Epilepsien

Diagnose und Behandlung

Epilepsien

Diagnose und Behandlung

Hermann Stefan

3., vollständig überarbeitete
und erweiterte Auflage

128 Abbildungen
24 Farbtafeln
87 Tabellen

1999
Georg Thieme Verlag
Stuttgart · New York

Prof. Dr. Hermann Stefan
Neurologische Klinik mit Poliklinik
Universität Erlangen-Nürnberg
Zentrum Epilepsie Erlangen
Schwabachanlage 6
91054 Erlangen

Die Deutsche Bibliothek –
CIP-Einheitsaufnahme

Epilepsien [Medienkombination] :
Diagnose und Behandlung / Hermann Stefan. –
Stuttgart ; New York : Thieme
Buch. – 3., vollst. überarb. und erw. Aufl. – 1999

Rüdigerstraße 14
D-70469 Stuttgart
(http://www.thieme.de)

Printed in Germany

Graphiken: Ziegler + Müller, Kirchentellinsfurt
Satz: Ziegler + Müller, Kirchentellinsfurt
Satzsystem: 3B2 (5.64)
Druck: Grammlich, Pliezhausen
Buchbinder: Koch, Tübingen

ISBN 3-13-113593-X 1 2 3 4 5 6

Wichtiger Hinweis: Wie jede Wissenschaft ist die Medizin ständigen Entwicklungen unterworfen. Forschung und klinische Erfahrung erweitern unsere Erkenntnisse, insbesondere was Behandlung und medikamentöse Therapie anbelangt. Soweit in diesem Werk eine Dosierung oder eine Applikation erwähnt wird, darf der Leser zwar darauf vertrauen, daß Autoren, Herausgeber und Verlag große Sorgfalt darauf verwandt haben, daß diese Angabe **dem Wissensstand bei Fertigstellung des Werkes** entspricht.

Für Angaben über Dosierungsanweisungen und Applikationsformen kann vom Verlag jedoch keine Gewähr übernommen werden. **Jeder Benutzer ist angehalten,** durch sorgfältige Prüfung der Beipackzettel der verwendeten Präparate und gegebenenfalls nach Konsultation eines Spezialisten festzustellen, ob die dort gegebene Empfehlung für Dosierungen oder die Beachtung von Kontraindikationen gegenüber der Angabe in diesem Buch abweicht. Eine solche Prüfung ist besonders wichtig bei selten verwendeten Präparaten oder solchen, die neu auf den Markt gebracht worden sind. **Jede Dosierung oder Applikation erfolgt auf eigene Gefahr des Benutzers.** Autoren und Verlag appellieren an jeden Benutzer, ihm etwa auffallende Ungenauigkeiten dem Verlag mitzuteilen.

Vorwort zur 3. Auflage

Nachdem das Buch in der neurologischen Praxis eine weite Verbreitung fand und 2 Auflagen mit 12000 Exemplaren vergriffen sind, wurde eine 3. Auflage bearbeitet.

Aufgrund der raschen Entwicklung auf den Gebieten der Grundlagenforschung, Klassifikation und klinischen Forschung soll der gegenwärtige Stand des Wissens hinsichtlich der Epilepsiediagnostik und -therapie aus der Sicht *eines* Autors übersichtlich und straff hinsichtlich der aktuellen klinischen Relevanz dargestellt werden. Berücksichtigt sind aber nicht nur die Forschungsergebnisse der letzten Jahre, sondern die gesamte Entwicklung bis zum heutigen Stand. Die Überarbeitung des Stoffes betrifft vor allem aktuelle Gebiete, wie Wirkmechanismen von Antiepileptika, sekundäre Epileptogenese, Pharmakotherapie, schwer zu behandelnde Epilepsien (einschließlich der Pharmakoresistenz), klinische Erfahrungen mit neuen Antiepileptika, Genetik und präoperative Diagnostik im Rahmen der Epilepsiechirurgie. Darüber hinaus wurden ergänzende illustrative Beispiele von Befunden der bildgebenden und elektrophysiologischen Diagnostik sowie Kasuistiken zur Veranschaulichung der Differentialdiagnose, der Lokalisationsdiagnostik des epileptischen Fokus und funktionell wichtiger Hirnregionen und andere Kasuistiken hinzugefügt.

Epilepsien sind heute einer sicheren Diagnostik und Therapie wesentlich besser zugänglich als früher. In dem vorliegenden Buch sollen aktuelle klinische Kriterien für die praktische Arbeit verdeutlicht werden. Hierbei ist sowohl an die ambulante, konservative aber auch präoperative stationäre Diagnostik und Therapie von Problemfällen, einschließlich der invasiven Diagnostik und Indikationsstellung zur operativen Therapie gedacht.

Das gedankliche Gerüst des Buches geht von einer historischen einleitenden Betrachtung über die Epidemiologie zur Pathophysiologie und dem gegenwärtigen Klassifikationskonzept der Anfälle und Epilepsien aus. Nach diesen einführenden Abschnitten wird bewußt das Kapitel der Differentialdiagnose vorgezogen, da die diagnostische Abgrenzung nicht-epileptischer von epileptischen Anfällen für die praktische Arbeit von eminenter Bedeutung ist und als systematischer Schritt vor einer weiteren Differenzierung der epileptischen Phänomene stehen sollte. Die Fehldiagnosen „Epilepsie" oder „nicht-epileptische Anfälle" können erhebliche soziale und juristische Konsequenzen mit sich bringen. Daher steht das Kapitel „Differentialdiagnose" vor der Aufschlüsselung der Epilepsien. Dem Leser bleibt es selbstverständlich freigestellt, das Kapitel „Differentialdiagnose" erst später zu bearbeiten, nachdem er sich über die Epilepsien informiert hat. Für die Entwicklung rationaler Therapiestrategien muß das in weiten Bevölkerungs- und Arztkreisen oft noch unscharfe und düstere „mystische Bild", welches den Patienten mit Epilepsien anhing, durch eine möglichst konkrete Beschreibung der individuellen Befunde und Symptome ersetzt werden. Die multimethodische klinische Analyse liefert heute neue Möglichkeiten zur Beantwortung folgender Fragen:

1. Läßt sich ein besonderes Hirnareal gesteigerter epileptischer Erregbarkeit erfassen?
2. Steht dieses in Beziehung zu einer nachweisbaren Läsion?
3. Besteht eine Generalisationstendenz der fokalen epileptischen Aktivität bis hin zum Grand mal?
4. Wie läßt sich das epileptische Syndrom definieren?
5. Welche individuelle Therapie ist erfolgversprechend?

Effektivere Diagnosemöglichkeiten, ein vermehrter Bedarf an Informationen, ein größerer Anteil älterer Patienten sowie höhere Erwartungen an die Lebensqualität erfordern eine sowohl differenziertere Diagnostik als auch zunehmend komplexere Entscheidungen zur individuell optimierten Behandlung. Einfache Handhabung der medikamentösen Therapie und schonendere Diagnostik bzw. nebenwirkungsärmere Behandlungsverfahren sowie ein immer stärker werdendes Interesse an der Grundlagenforschung (z.B. Genetik, Neurobiologie, Pharmakologie, Chronobiologie etc.) führen dazu, daß neben Ärzten ein breites Spektrum Interessierter über klinische Aspekte der Epilepsien informiert werden will. Hinzu kommen in der Epilepsiebehandlung die Institutionen für die soziale Integration und die Zusammenarbeit mit den Selbsthilfegruppen.

Die 3. Auflage wird zur besseren Veranschaulichung von anfallsartigen, nicht epileptischen Attacken, schwer zu diagnostizierenden und klassifizierenden oder speziell zu behandelnden epileptischen Anfällen und einzelnen interessanten Symptomen im Anfall durch eine CD-ROM ergänzt. Zu den im Text besprochenen Fällen, Untersuchungsbefunden sowie speziellen Therapiemaßnahmen erhält man unter Zuhilfenahme der Querverweise [⊙ **Fall X, Stichwort**] auf die CD-ROM einen „lebendigen" Eindruck aus der Praxis. Bezüglich der Klassifikationssymptomanalyse und der präoperativen Diagnostik zur Erfassung des epileptogenen Hirnareals, der im Hinblick auf die Epilepsiechirurgie funktionell wichtigen Hirnregionen, können zusätzlich Video-Aufzeichnungen herangezogen werden (s. S. 296).

Besonders wichtige Übersichtstabellen sind im Sachwortverzeichnis hervorgehoben.

Ergänzend zu den Danksagungen der 1. und 2. Auflage verdienen besonderen Dank Frau Hilbig, Frau Migliarina sowie Herr Mann und Frau Schoppelrey für die Hilfe bei der Text- und Tabellenbearbeitung.

Für die Überlassung zahlreicher MRT-Befunde danke ich Herrn Prof. Huk, für die Unterstützung bezüglich der neuropathologischen Befunde Herrn Prof. W. Paulus, für die Überlassung von Video-Aufzeichnungen zur Narkolepsie Herrn Dr. G. Mayer und für die Neuropsychologie Frau Dr. Pauli sowie Frau Pickel.

Erlangen, im Sommer 1999 H. Stefan

Inhaltsverzeichnis

1 Einleitung

In „Poor Miss Finch" von Wilkie Collins (1824–1899) wird die Situation beim Auftreten eines Grand-mal-Anfalls beschrieben und unter der Überschrift „Was ist es denn?" illustriert (Abb. **1**, Farbtafel S. T1). Dort heißt es:

„In diesem Moment ging eine fürchterliche Veränderung mit Oskar vor. Seine Züge verzerrten sich, seine Augäpfel kehrten sich nach oben, so daß man nur noch das Weiße sah und sein ganzer Körper verdrehte sich von oben nach unten, als hätte ihn eine Riesenhand gepackt und wollte ihn wie einen nassen Lappen auswringen. Eine Sekunde später wälzte er sich am Boden mit wilden Zuckungen, die nicht aufhörten. ‚Um Gottes willen, was ist das?' schrie ich auf, doch der Arzt antwortete nicht, er hatte alle Hände voll zu tun, um Oskars Krawatte zu lösen, die Möbel beiseite zu rücken, die der Wildumsichschlagende anstieß. Dann richtete der Arzt sich auf und sah bedrückt auf die sich windende Gestalt, der er nicht helfen konnte. ‚Können Sie denn nichts weiter tun?', schrie ich außer mir. Er schüttelte den Kopf. ‚Was ist es denn?' – ‚Ein epileptischer Anfall'".

Was können wir heute tun, um die Entstehung und die Manifestationen der Epilepsien besser zu verstehen? Wie können wir irrationale Vorurteile, die Epilepsie als eine Form der Besessenheit mißverstehen, abbauen, Präventivmaßnahmen entwickeln und Betroffene individuell als Mitglied unserer Gesellschaft behandeln? Hierzu soll das vorliegende Buch beitragen.

Dieses Buch über Epilepsien soll einen kurzgefaßten Einblick in den heutigen Kenntnisstand der Ätiopathogenese, die Symptomatik und Klassifikation von Anfällen, epileptischen Syndromen und Epilepsien sowie aktuelle Gesichtspunkte der gezielten Therapie vermitteln. Da das Buch vorwiegend für die praktische Arbeit konzipiert ist, wurden wissenschaftliche Ergebnisse nur insofern berücksichtigt, als sie für das pragmatische Ziel relevant erscheinen.

Die Bezeichnung Epilepsie stammt aus dem Griechischen (epilambanein) und bedeutet „ergriffen", „überwältigt" werden. Im Corpus Hippocratikum wird der Begriff der „heiligen Krankheit" bereits benutzt (Schneble 1984, Weinmann 1985, von Engelhardt 1993), welche dann später auch in der lateinischen Sprache „morbus sacer" hieß. Hippokrates selbst hielt sie jedoch nicht für göttlicher oder heiliger als die anderen Krankheiten, sondern führte sie bereits auf eine natürliche Ursache, wie übrige Krankheiten auch, zurück. Der Ort der Störung wurde im Gehirn angenommen. Kopfverletzungen, aber auch Vererbung, wurden bereits von Hippokrates als Ursachen erkannt. Auch Galen vertrat etwa 200 Jahre später die Auffassung, daß es sich bei der Epilepsie um eine Gehirnstörung handelt, wobei die Epilepsie entweder im Gehirn entstehen, vom Magen zum Gehirn übergreifen, oder weniger häufig auch von anderen Organen zum Gehirn ziehen könne. Tissot (1728–1797) schuf in seiner Abhandlung „Traité de l'épilepsie" den neuzeitlichen Ansatz der Beschreibung epileptischer Anfälle und ihrer Differenzierung von psychogenen Anfällen.

Wichtige Meilensteine der Anfallssemiologie bestanden in der Beschreibung der kindlichen (heute als BNS bezeichneten) Krämpfe von West und des bilateralen, massiven Myoklonus (Impulsiv Petit mal) von Herpin (1799–1865). Die Differenzierung von umschriebenen (fokalen) Konvulsionen (Schüttelkrampf) gegenüber generalisierten Anfällen erfolgte von Jackson (1835–1911). Ein wesentlicher neuer Ansatz bestand darin, Anfallssymptome und verschiedene Hirnfunktionsebenen zu korrelieren. Delasiauve (1854) benutzte den Begriff „idiopathisch" falls bei einer Epilepsie keine anatomische Läsion nachweisbar war, während Reynolds (1861) von „symptomatischer Epilepsie" sprach, falls eine zerebrale Läsion vorlag. Aufbauend auf Jacksons Überlegungen unterschied Gastaut (1954) schließlich zwischen partiellen und generalisierten Epilepsien. Während Penfield und Jasper (1954) den Ursprung generalisierter Epilepsien im sog. centrencephalen System von Hirnstamm und Thalamus vermuteten, stellte Gloor (1968) das Konzept der kortikoretikulären generalisierten Epilepsie auf, bei der physiologische Impulse aus dem Thalamus – bei diffuser, kortikaler Übererregbarkeit – zur epileptischen Entladung führen.

Während das Grand mal („großes Übel") bereits im Mittelalter erwähnt wurde und Tissot (1770) kleine Anfälle unter dem Begriff des Petit mal beschrieb, klammerte Calmeil (1824) Absencen als eigenen Anfallstyp innerhalb der Gruppe des Petit mal aus. Während der von Berger (1929) eingeleiteten elektroenzephalographisch orientierten Forschungsära, wechselten die Perspektiven der Anfallsbeschreibung einer zunächst vorwiegend phänomenologischen zu einer elektroenzephalographischen Definition (Gibbs 1935). Das Konzept einer Gleichsetzung von elektroenzephalographischem Korrelat mit Anfallstypen ließ sich jedoch nicht uneingeschränkt aufrechterhalten. Diese Erkenntnis bewirkte, daß die symptomatologische Differentialtypologie eine Renaissance erfuhr. Für die Petit-mal-Anfälle setzte sich z. B. im deutschsprachigen Raum zunächst eine qualitative Gruppierung von Absencen nach den Bewegungsrichtungen durch (Janz 1955). Durch die Möglichkeit der simultanen Aufzeichnung von Anfallssymptomen und EEG (Penin 1968) wurde die Synthese beider Betrachtungsweisen möglich und damit die lokalisatorische Zuordnung von fokaler epileptischer Aktivität und Anfallsabläufen.

Zusätzlich zur Entwicklung der objektiven Registrierung elektroenzephalographischer Anfallsphänomene lieferten neurophysiologische Untersuchungen, wie z. B. die Reizung motorischer Großhirnareale von Fritsch und Hitzig (1870), durch die Auslösung epileptischer Anfälle den Beweis für die Hypothese, daß das Gehirn der Ort der epileptischen Störquelle ist. Damit wurde der Kampf gegen die Vorurteile, den bereits Hippokrates führte, schließlich auf eine rationelle neurophysiologische Basis gebracht.

Zahlreiche Erkenntnisse führten in einem dialektischen Prozeß zur Verbesserung der Nomenklatur epileptischer Anfälle und Epilepsien, der selbst heute noch immer nicht abgeschlossen ist. Für den Nichtspezialisten kann der Wandel in der Nomenklatur zur Verwirrung führen, besonders wenn diese in verschiedenen Nationen unterschiedlich gehandhabt wird. Daher wurde an der Erschaffung einer internationalen Nomenklatur gearbeitet, die im vorliegenden Buch in deutscher Sprache verwendet wird.

Ein wichtiges Ziel des Buches besteht darin, besonders solche Kenntnisse zu vermitteln, die eine möglichst objektive Erfassung von diagnostisch wichtigen Symptomen erlauben. Dieses Ziel kann nicht erreicht werden, wenn Anfallssymptome lediglich aufgelistet werden, ohne ihre zeitliche Abfolge zu berücksichtigen. Durch die Beobachtung der Mehrgliedrigkeit des Anfallsablaufes (Hallen 1955) wurden wichtige Voraussetzungen für eine dynamische Anfallsstrukturierung geschaffen. Diese liefert wiederum die Möglichkeit, Initialsymptome (als den Anfallskern) von den ihn später im Anfall umlagernden, uncharakteristischen Schalensymptomen zu differenzieren (Stefan 1982). Das Kern-Schalen-Modell der epileptischen Anfälle stellt heute eine wichtige Grundlage für die klinische Analyse und Diagnose dar. Bei entsprechender Kenntnis von Anfallssymptomatologie und Ätiopathogenese ist eine erste Voraussetzung für die Anwendung eines Kern-Schalen-Modelles auch für Syndrome und Epilepsien gegeben. In der Praxis erhält man somit ein Rüstzeug, das dem Arzt erlaubt, den individuellen Fall multidimensional zu betrachten und schließlich zu interpretieren. „Kern" bedeutet zeitlich größte Nähe zum Anfallsursprung und dem hierfür verantwortlichen Ort im Gehirn, bzw. dem Zentrum eines Clusters polyätiologischer Symptomenkomplexe (Syndrom).

In den vergangenen Jahren wurden vor allem für das Kindesalter neue Syndrome definiert (Wolf et al. 1986). Sie wurden in dieses Buch aufgenommen, um sie einem breiten deutschsprachigen Leserkreis zugänglich zu machen.

Auch wenn die Beschäftigung mit der theoretisch-wissenschaftlichen Materie nicht in allen Einzelheiten unbedingt für die Praxis erforderlich scheint, so wurde die Folge der Kapitel so gewählt, daß am Anfang einige Gesichtspunkte zur Pathophysiologie stehen. Danach wird auf die Symptomatik und Klassifikation, die Lokalisation, die Syndrome und abschließend auf die Behandlung eingegangen.

Die Pharmakotherapie der Epilepsien konnte nach der Einführung der Brombehandlung (Locock 1857) und des Phenobarbitals 1912 durch weniger oder nichtsedierende Antiepileptika (Diphenylhydantoin 1930, Ethosuximid 1960, Carbamazepin 1963 und VPA 1973) zu einer effektiven Behandlung ausgebaut werden. Neben der gezielten und gestuften Therapie mit Antiepileptika wird auch auf nichtmedikamentöse Behandlungsverfahren und die Auswahl von Patienten für die operative Therapie eingegangen.

Das Buch wurde u.a. mit der Absicht verfaßt, eigene Ansichten und Erfahrungen für die praktische Arbeit weiterzugeben und den komplexen Themenkreis der Diagnostik und Therapie in seinem aktuellen Stand relativ kurzgefaßt zu besprechen.

2 Epidemiologie

5% der Bevölkerung weisen infolge einer epileptischen Reaktion des Gehirns vereinzelte Gelegenheitsanfälle auf, ohne daß sich hieraus eine chronische Erkrankung (Epilepsie) entwickelt. 10% der Gesunden weisen im EEG Zeichen einer gesteigerten neuronalen Erregungsbereitschaft auf. 0,5 bis 1% der Bevölkerung leidet an Epilepsie (Keränen und Riekkinen 1988). Epilepsie ist also fast ebenso häufig wie Diabetes mellitus.

Es wurden zahlreiche Untersuchungen über die Inzidenz- und Prävalenzraten der Epilepsien veröffentlicht. Da in einigen Studien nur Patienten mit spontan auftretenden und chronisch rezidivierenden und in anderen Untersuchungen auch Patienten mit einzelnen provozierten Anfällen erfaßt wurden, weisen die Ergebnisse eine große Spannweite auf. Die jährliche Inzidenzrate für Epilepsie variiert zwischen 30 und 50/100 000 und die Prävalenzrate zwischen 500 und 1000/100 000. Es wurden altersspezifische Prävalenzraten festgestellt (Granieri et al. 1983, Haerer et al. 1986), wobei die höchsten Inzidenzraten in den ersten Lebensjahren gefunden wurden. Danach findet sich eine Abnahme bis zum 20. Lebensjahr. Nach dem 20. Lebensjahr nimmt die Inzidenzrate erneut zu (Hauser 1975). Nach dem 60. Lebensjahr werden nur noch 2% der Epilepsien manifest (Lühdorf et al. 1987). Aufgrund der Veränderung der Alterspyramide ist eine deutliche Zunahme der Altersepilepsie zu erwarten. Während bei der Gruppe der idiopathischen Epilepsien keine Geschlechtsbevorzugung erkennbar ist, zeigt sich bei den symptomatischen Epilepsien eine Bevorzugung des männlichen Geschlechtes (Haerer et al. 1986). Die Prävalenz symptomatischer Epilepsien liegt zwischen 270 – 380/100 000.

Die Realisationsfaktoren, welche als wesentliche Teilursache für die Epilepsien gelten, wurden bei 26 – 50% (Pond et al. 1960, Hauser 1975, Keränen und Riekkinen 1988) (Tab. **1** u. **2**) der Patienten beobachtet. Durch die Einführung der Computertomographie des Gehirns wurden bei 37 – 60% ursächliche Faktoren aufgedeckt (Dam et al. 1985). Bei partiellen Epilepsien sind ursächliche Faktoren bei 30 – 66% nachweisbar (Joshi et al. 1977, Berganini et al. 1977, Pazzaglia et al. 1982, Danesi 1985 und Mattson et al. 1986). Bei einfach-partiellen Anfällen liegt bei 49 – 63% eine symptomatische Epilepsie und bei komplexpartiellen Anfällen bei 28 – 44% vor. Die Häufigkeitsverteilung generalisierter und partieller Epilepsien zeigt nach Gastaut et al. (1975) ein deutliches Überwiegen für die partiellen Epilepsien (62%) gegenüber den generalisierten Epilepsien (38%) (Tab. **2**). Einfach partielle Anfälle kommen mit einer Häufigkeit von 5 – 58% (Median 21,6%) vor. Bei zusammenfassender Betrachtung von 6 Studien (Gastaut et al. 1975, Joshi et al. 1977, Alving 1978, Jüül-Jensen und Foldspang 1983, Danesi 1985 und Joensen 1986) beträgt die Spannweite für einfach-partielle Anfälle 5 – 58% und für komplex-partielle Anfälle 10 – 40% (Tab. **1**). Temporallappenepilepsien wurden bei 170/100 000 beobachtet (Hauser 1975).

Tabelle 1 Häufigkeitsverteilung partieller und generalisierter Anfälle nach Gastaut et al. (1975), Joshi et al. (1977), Alving et al. (1978), Danesi et al. (1985), Jüül-Jensen und Foldsprang (1983), Joensen (1986) und Hauser und Kurland (1975), Brown et al. (1993), Sander et al. (1996)

	Spannweite	Median
Einfach-partielle Anfälle	5 – 58%	21,6%
Komplex-partielle Anfälle	10 – 40%	26,0%
Grand mal (general. Epilepsie)	7 – 33%	16,0%
Absencen, myoklonische Anfälle	3 – 11%	6,0%
Grand mal (überhaupt)		60,0%

Tabelle 2 Häufigkeitsverteilung generalisierter und partieller Epilepsien unter Berücksichtigung der gleichen 6 epidemiologischen Studien

	Häufigkeit	Spannweite
Generalisierte Epilepsien	38%	20 – 60%
Partielle Epilepsien	62%	33 – 66%

Die Prävalenz medikamentös schwer einstellbarer Epilepsien mit komplex-partiellen Anfällen beträgt nach Keränen und Riekkinen (1988) 80/100 000. Bei 24% der Patienten mit wiederholt auftretenden „Anfallserscheinungen" wird eine Fehldiagnose Epilepsie gestellt (Mattson et al. 1986). Nicht erkannte und unbehandelte Epilepsien bestehen nach Haerer (1986) bei weniger als 10%. 50–70% der Epilepsien weisen eine Remission für mindestens 2–5 Jahre auf (Elwes et al. 1985). Eine in Deutschland durchgeführte Umfrage (EPIDEG) bei Hausärzten und niedergelassenen Neurologen ergab, daß weniger als die Hälfte der Patienten mehr als 3 Jahre durch die konservative Therapie anfallsfrei werden (Pfäfflin et al. 1997). Die Mortalitätsrate wird unterschiedlich angegeben. Nach Henriksen et al. (1967) und Zielinski (1974) beträgt sie das Dreifache der Allgemeinbevölkerung.

Die Kosten medizinischer Epilepsieversorgung werden auf 20% der durch neurologische Erkrankungen verursachten Unkosten eingeschätzt (Department of Health, USA). 40% der Epilepsiepatienten benötigen eine langfristige spezielle Betreuung. Hierbei sollte der Einsatz aller modernen diagnostischen und therapeutischen Möglichkeiten (einschließlich neuer Antiepileptika) gewährleistet sein. In Deutschland kommen nach Einschätzungen jährlich ca. 1000 bis 2000 Patienten für das Vorfeld einer präoperativen Diagnostik zur Epilepsiechirurgie in Betracht (30 Patienten/1 Mio. Einwohner nach Brown et al. 1993).

3 Pathophysiologische Grundlagen

3.1 Epileptogenese: intra- und extrazelluläre Mechanismen

Epilepsie ist **nicht auf einen** Störmechanismus oder eine Erkrankung zurückzuführen, sondern multifaktoriell-polyätiologisch bedingt. Klinisch ist das epileptische Syndrom durch episodische Funktionsstörungen des Gehirns charakterisiert, welche durch exzessive neuronale Entladungen von Neuronen infolge gesteigerter Erregung oder Nachlassen von Bremsfunktionen bedingt sind. Obwohl die Einsicht in zelluläre Mechanismen, die zu epileptischer Aktivität führen in den letzten Jahren außerordentlich zugenommen hat, gibt es keine einheitliche Erklärung aller epileptischen Phänomene. Bei den Entstehungsbedingungen der Epilepsien spielen sowohl eine genetische Disposition als auch Realisationsfaktoren, wie z. B. perinatale oder postnatale frühkindliche Hirnschädigungen, Infektionen des Gehirns, Hirntumoren, zerebrale Durchblutungsstörungen, Mißbildungen und Stoffwechselerkrankungen eine Rolle. Bei den genetischen Faktoren können einzelne genetische Störungen mit Stoffwechselstörungen vergesellschaftet sein, oder polygenetische Störungen mit verschiedenen Realisationsfaktoren zusammenwirken.

Zwischen den Polen der genetischen Disposition und der erworbenen Auslösefaktoren gibt es ein breites pathogenetisches Spektrum, in das die verschiedenen epileptischen Syndrome einzuordnen sind. Die epileptischen Syndrome entstehen also als Resultante der angeborenen genetischen und erworbenen Realisationsfaktoren. Über eine noch nicht vollständig bekannte molekularbiologisch-biochemische Vermittlung entsteht eine gesteigerte neuronale Erregbarkeit mit charakteristischen elektrischen Phänomenen, die schließlich in den epileptischen Prozeß einmünden (Abb. **2**). Unter letzterem wird das spontan rezidivierende, chronische Auftreten epileptischer Anfälle verstanden.

Ableitungen vom Zellinneren eines epileptischen Fokus haben gezeigt, daß zum Zeitpunkt eines interiktualen Spikes im EEG eine hochamplitudige Membrandepolarisation auftritt, welche mit hochfrequenten Serien von Aktionspotentialen einhergeht. Diese Veränderung wird für gewöhnlich mit einer Hyperpolarisation beendet. Dieses elektrische Phänomen wird als **„Paroxysmale Depolarisationsshift"** (PDS) bezeichnet (Abb. **3**). Die „Paroxysmale Depolarisationsshift" (Matsumoto und Ajmono-Marsan 1964) wird von vielen Forschern als grundlegendes elektrophysiologisches zelluläres Phänomen fokaler interiktualer Entladungen betrachtet.

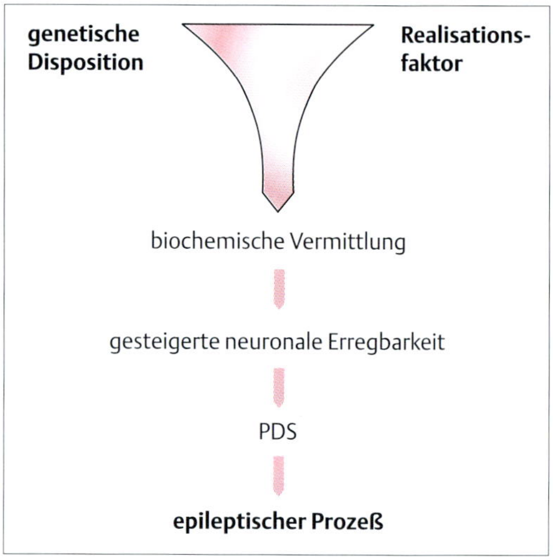

Abb. 2 Flußdiagramm zur Epileptogenese. Bei frühzeitiger und konsequenter Behandlung kann der epileptische Prozeß u. U. initial kontrolliert werden.

Die PDS entspricht einer außerordentlich lang anhaltenden Depolarisation mit zusätzlich getriggerten Aktionspotentialserien. Mit dem Oberflächen-EEG können interiktual Summenpotentiale (Spikes) erfaßt werden, deren intrazelluläres Korrelat die PDS darstellt. Iktual zeigt sich in der maximalen Ausprägung des tonisch-klonischen Anfalls zuerst eine Serie von Spikes, die von rhythmischen langsamen Wellen abgelöst werden. Unter den Bedingungen einer reduzierten synaptischen oder intrinsischen Inhibition kön-

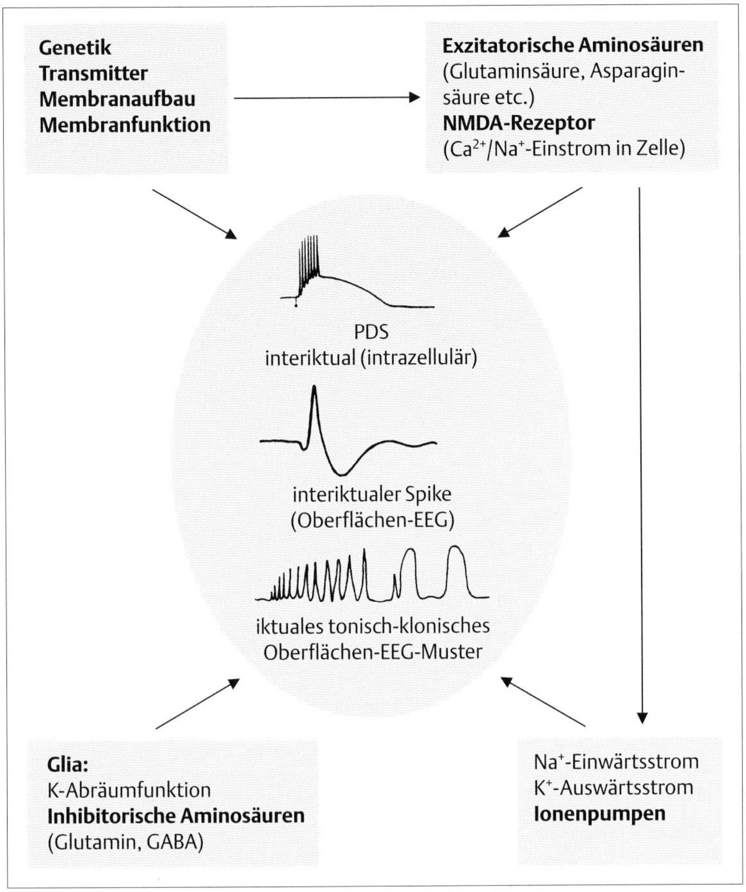

Abb. 3 Intra- und extrazelluläre Basismechanismen der epileptischen Aktivität: Bei bestimmten neuronalen Ensembles treten nach einer Depolarisation schnelle Aktionspotentialserien auf („bursts"). Hierfür wird einer hochregulierungsspannungsabhängigen Ca^{2+}-Leitfähigkeit Bedeutung zugemessen (Beck et al. 1998). Paroxysmale Depolarisationen können in intrinsischen sogenannten „burster cells" endogen oder im Rahmen synaptischer Reorganisationen nach erworbenen Hirnläsionen auftreten (Yaari et al. 1994). Einige regionale Netzwerkaggregate sind offensichtlich besonders leicht hyperexzitabel und vulnerabel (z. B. limbische Strukturen).

nen Schrittmacherzellen andere Nervenzellen anregen. Eine ungewöhnlich starke paroxysmale Depolarisation Tausender von Nervenzellen wird durch einen konzentrischen Hemmungshof – surround inhibition nach Prince et al. (1967) – um den Fokus eingegrenzt. Zusätzlich tritt eine Hemmung auf, die von oberflächlichen zu tiefen Schichten gerichtet ist und deshalb als vertikale Inhibition bezeichnet wird (Elger und Speckmann 1983). Die Hemmung (Nachhyperpolarisation im Anschluß an die PDS) kann bei Versagen der Bremsmechanismen kleiner werden und von Nachdepolarisationen abgelöst werden. Schließlich wird der Hemmungshof überwunden, und es entstehen Anfallsaktivitäten u. U. mit klinisch manifestierten Konvulsionen (Dichter und Ajala 1987).

Die PDS wird vor allem als Ergebnis eines gigantischen exzitatorischen, postsynaptischen Potentials (EPSP) aufgefaßt, bei dem allerdings auch endogene, spannungsabhängige Vorgänge zur Initiierung der Depolarisation beitragen. Hierzu gehören u. a. eine verminderte Hemmung infolge herabgesetzter Wirkung des inhibitorisch wirkenden Transmitters GABA (Gamma-Aminobuttersäure) sowie ein Verlust von Neuronen, welche Glutaminsäuredekarboxylase enthalten. Letztere wirkt als Enzym bei der Synthese des inhibitorisch wirksamen Transmitters GABA. Dieser Mechanismus wurde anhand tierexperimenteller Untersuchungen epileptischer Foci, die durch Aluminiumgel oder Cobalt verursacht waren, festgestellt (Avoli und Gloor 1987). Mikroelektroden-Ableitungen von Nervenzellen zeigen, daß in Ruhe ein Potential zwischen Zellinnerem und Zelläußerem von 60 – 70 mV mit negativer Polarität im Intrazellulärraum vorliegt. Falls die Nervenzelle von einer anderen über synaptische Verbindungen erreicht wird, kann je nach betroffener Synapse ein exzitatorisches postsynaptisches Potential (EPSP) oder inhibitorisches postsynaptisches Potential (IPSP) (Eccles 1964) registriert werden. Die exzessiven bioelektrischen Erregungsvorgänge sind mit charakteristischen Elektrolytverschiebungen zwischen Intra- und Extrazellulärraum gekoppelt. Charakteristisch für das epileptische Neuron ist die abnorme Labilität des Membranpotentials mit Neigung zu Spontanentladungen (Speckmann 1986) durch

a) Störungen spezieller Membranstrukturen,
b) Störungen des extra- und intrazellulären Ionenhaushaltes,
c) Imbalanz exzitatorischer Aminosäuren oder Transmittersubstanzen,
d) Mangel an inhibitorischen Nervenzellfunktionen.

Im Verlauf der Entstehung des EPSP strömen Kalzium^{2+} und Natrium^{+} in die Zelle. Dies führt zu einer Potentialumkehr (Depolarisation). In einem späteren Vorgang wird Kalium^{+} vom Zellinneren in das Zelläußere geschleust. Dies führt zur Repolarisation mit anschließender Hyperpolarisation. Der Depolarisationsphase entspricht die Erregung und der Hyperpolarisation die Refraktärphase. Während Erregung und Hemmung im physiologischen Aktionspotential geordnet ablaufen, kommt es im Falle der epileptischen Entladungen zu einer prolongierten Depolarisation (PDS). Hierbei spielen Kalzium-Einwärtsströme und Kalium eine wesentliche Rolle (Heinemann et al. 1977). Die erhöhte Kaliumkonzentration im Extrazellulärraum kann zur glialen Produktion von inhibitorischen Aminosäuren führen. Zum einen wird das Enzym Glutaminsynthetase, das für die Umwandlung des exzitatorischen Transmitters Glutaminsäure in den inhibitorischen Transmitter Glutamin von Bedeutung ist, über Gliazellen reguliert, zum anderen kann die Glia den inhibitorischen Transmitter GABA synthetisieren (Schrier und Thomson 1974). Der Glia kommt zusätzlich eine Abräumfunktion für das im Verlauf des Aktionspotentials vermehrt im Extrazellulärraum auftretende Kalium zu.

Bei der Entstehung iktualer epileptischer Aktivität müssen neben dem epileptischen Neuron sowohl die extrazelluläre Umgebung des Neurons als auch die Neuronenverbände **(„epileptisches Aggregat")** berücksichtigt werden (Abb. **3** u. **4**). Wichtige epileptische Aggregate betreffen neuronale Oszillationen im hippokampalen oder thalamokortikalen Netzsystem. Iktuale epileptische Aktivität entsteht als Verknüpfung zahlreicher interagierender physiologischer, anatomischer und biochemischer Prozesse.

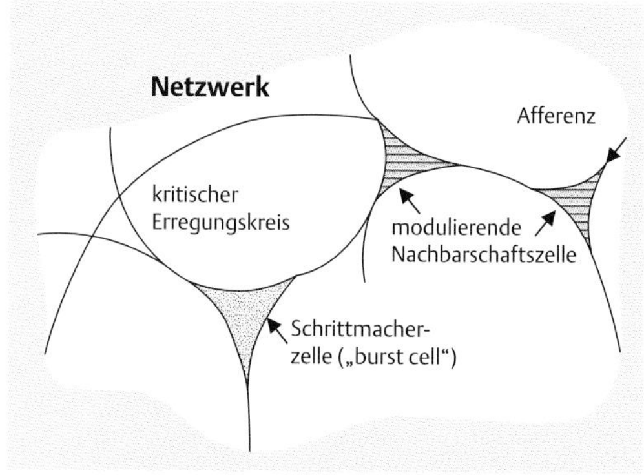

Abb. 4 Durch die Wechselbeziehung zwischen essentiell paroxysmal entladenen Neuronen (Schrittmacherzellen) und fakultativ aktiven Nachbarschaftszellen können weitere Neurone rekrutiert werden und ein epileptisches Aggregat in einem Netzwerk entstehen. Anfälle können als Ausdruck hypersynchroner Entladungen großer neuronaler Aggregate aufgefaßt werden. Dieses Netzwerk kann über verschiedene afferente Eingänge moduliert werden und Feed-back-Schleifen enthalten. Hierfür kann der Ausfall eines lokalen Systems durch „back up" kompensiert werden. Für die Entstehung eines Ungleichgewichtes von Hemmung und Erregung kommt verschiedenen „kritischen Erregungskreisen" sozusagen als „hot-spot-Relais" eine besondere Bedeutung für die Epileptogenese zu.

Als zelluläres Korrelat, welches zu iktualer Aktivität führen könnte, wird eine progressive Verminderung der der PDS folgenden Hyperpolarisation angenommen (Avoli und Gloor 1987). Die exzitatorischen Aminosäuren (Glutaminsäure, Asparaginsäure, Quinolinsäure) spielen hierbei eine wichtige Rolle. NMDA-(n-methyl-D-Aspartat)Rezeptoren binden Glutaminsäure. Magnesium blockiert die NMDA-kontrollierten Ionenkanäle. Da dieser Block spannungsabhängig ist, kann er im Fall einer starken Depolarisation der Zelle, z. B. bei Kaliumanhäufung, aufgehoben werden und die Ionenkanäle werden geöffnet. Daraus resultiert eine Vergrößerung des synaptischen Potentiales und durch eine relativ hohe Kalziumpermeabilität der Ionenkanäle ein starker Kalziumeinstrom (Heinemann et al. 1986). Hierdurch wird die Depolarisation weiter verstärkt. Neben NMDA kommt AMPA als Glutamatrezeptor und für die GABA-Abnahme Bedeutung bei der Entstehung von tonisch-klonischen Anfällen zu.

Ergebnisse von elektrischen Hirnstimulationen zeigen, daß die Ausbreitungsmuster und die Geschwindigkeit der Ausbreitung von der Stärke und Anzahl synaptischer Verbindungen und relativ wenig von exakten Bahnverbindungen abhängt. Die Propagationsgeschwindigkeit epileptischer Aktivität in neokortikalem Gewebe beträgt 200–1500 mm/s (Kuoleta et al. 1998). Der exzessive Kalziumeinfluß in die depolarisierende Zelle kann zu einem reversiblen oder gelegentlich sogar irreversiblen neuronalen Schaden beitragen (Abb. **5**). Beim epileptischen Hippocampus sind die Granulazellen der Fascia dentata und CA_4-Pyramidenbahnzellen weniger betroffen als die CA_3- und CA_1- sowie Prosubiculum-Region. Besonders verschont bleibt die CA_2- und die Presubiculum Region im Vergleich zur betroffenen Subiculum (SUB)Region. Die schematische Darstellung oben und unten rechts (Abb. **5**) zeigt die neuronale Reorganisation bei Patienten mit pharmakoresistenter TLE und postoperativ gesicherter Hippocampussklerose. Bei der Hippocampussklerose gehen Hiluszellen zugrunde, wodurch der afferente *input* zur inneren Molekularschicht verlorengeht und *mossy fibers* sprossen aus, um die Körnerzellen zu reinnervieren. Hierdurch soll eine rekurrente Exzitation entstehen, welche zur Genese der epileptischen Aktivität beiträgt.

Es ist unwahrscheinlich, daß einzelne Neurone für die Auslösung eines Anfalls von hinreichender Bedeutung sein können. Vielmehr sind epileptogene Zellverbände bzw. Aggregate notwendig. Hierbei wird angenommen, daß die Zellverbände durch positive Feedback-Schleifen zur synchronen Entladung gebracht werden. Als zusätzlicher Mechanismus kommt die Verminderung inhibitorischer Einflüsse zum einen durch Verlust inhibitorischer Interneurone und zum anderen durch eine Abnahme inhibitorischer Kalium- oder Chlorionen vermittelter Ströme (Trachtenberg 1983) in Betracht. Die Propagation fokaler epileptischer Aktivität kann über verschiedene Mechanismen erfolgen. Neben der synaptischen Transmission auf die benachbarten Neurone und der Einbeziehung thalamokortikaler Regelkreise sind andere Phänomene, wie z. B. ephaptische Effekte (elektrische „Synapsen", Gap junctions) und eine ektopische Aktionspotential-Entstehung mit antidromer Ausbreitung entlang des Axons diskutiert worden.

Während der Anfälle wird die PDS in eine anhaltende Depolarisation der Zellen übergeführt. Die Anfallsaktivität ist begleitet von einer Alteration des ionalen Umgebungsmilieus, welche zu transmembranalen Strömen führt. Die Ionenbewegungen beinhalten einen Anstieg der extrazellulären Kaliumkonzentration (Lux und Neher 1981) und der Chloridkonzentration und eine Verminderung der extrazellulären Kalziumkonzentration (Heinemann et al. 1977) sowie der Natriumkonzentration. Wichtige Basismechanismen der Epileptogenese bestehen in einer Disinhibition wie z. B. herabgesetzte GABA-Synthese durch Allyglyzin (Meldrum et al. 1979) und Antagonismus der GABA-Bindung durch Bicuculin und Penizillin. Für anhaltende epileptische Aktivität kommt 3 Faktoren eine besondere Bedeutung zu:

1. Eine **Imbalanz** zwischen Inhibition (auf intrinsischem Zellniveau, Synapsen oder durch exogene Reize) und Exzitation.
2. **Schrittmacherzellen** werden unabhängig von der synaptischen Kontrolle und autorhythmisch aktiv.
3. **Synchronisationsmechanismen** über synaptische und nicht synaptische Effekte wirken sich im Sinne eines positiven Feedbacks aus und führen zu einer Rekrutierung größerer Nervenzellverbände im Netzwerk, die je nach dem Ort der primär fokalen Erregung weitere Hirnregionen mit einbezieht. Lokalisation des primären Fokus und Ausmaß der sekundären Propagation führen zu den unterschiedlichen Anfallstypen.

Neben fokalen Mechanismen zur Epileptogenese spielen für **generalisierte Anfälle** rhythmogene Eigenschaften in thalamo-kortikalen Projektionssystemen sowie GABAerge Thalamusneurone eine wichtige Rolle. T-Zellströme aktivieren inhibitorische Neurone im Nucleus reticularis thalami. Im Anschluß an diese Inhibition wird eine Reexzitation ausgelöst. Dies führt zu rhythmischen Oszillationen (Absence) oder Übergang einer nichtkonvulsiven Absence in einen tonisch-klonischen Grand-mal-Anfall (Heinemann 1993).

Für die Beendigung der Anfallsaktivität sind Natrium-Kalium-Pumpen maßgeblich (Heinemann und Gutnick 1979). Kationen werden in den Extrazellulärraum befördert und intrazelluläre Kalziumanhäufungen führen zu kalziumabhängigen Kaliumströmen mit hieraus folgender Hyperpolarisation. Adenosin wird von Nervenendigungen freigesetzt und wirkt antikonvulsiv. Zusätzlich führt ein vermehrter Ionenfluß und die Aktivierung von Pumpen zu einem gesteigerten Metabolismus, der einen CO_2-Druckanstieg bedingt. Letzterer bewirkt ebenfalls eine Hyperpolarisation der Nervenzelle. Epileptische Aktivität führt zur Gliazellschwellung. Gliazellen nehmen Kalium vom extrazellulären Raum auf und befördern es in andere Regionen. Dies hat einen Gegenstrom zur Folge, der zu langsamen Potential-

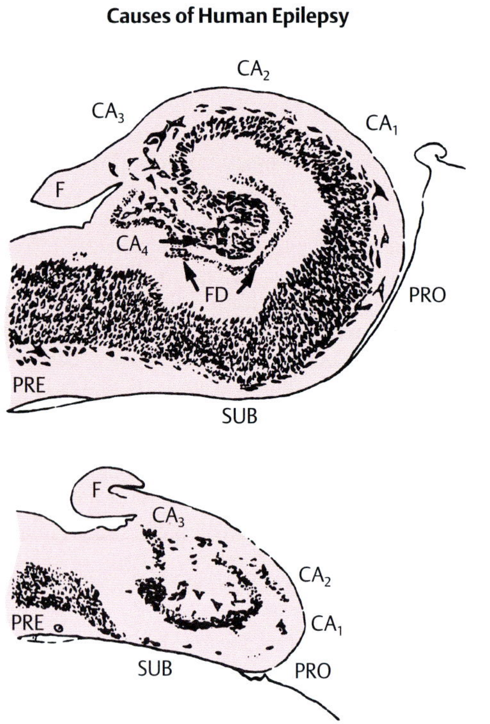

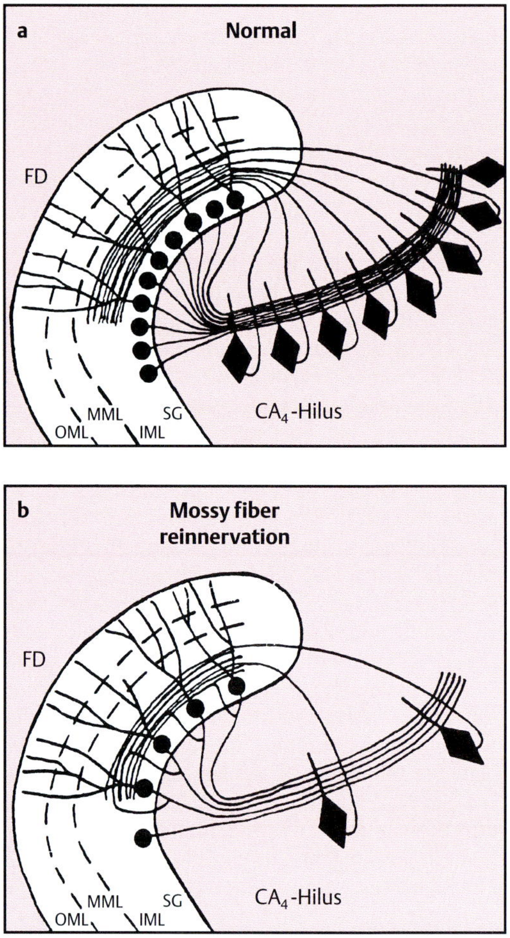

Abb. 5 a u. **b** Eine schematische Darstellung der Neuronendichte und Reinnervation durch Aussprossung von Mossy fibers im Hippocampusbereich bei kryptogener Temporallappenepilepsie zeigt diese Abbildung. Links die Zelldichte und rechts die Aussprossungsphänomene. Darstellung der Neurone im Hippocampusbereich oben links im Falle eines Gesunden, unten links bei sklerotischem Hippocampus. Beim Gesunden sind die großen CA_3-Zellen um das Ammonshorn orientiert (PRE = Presubiculum, F = Fimbria-Fornix). Bei epileptischem Hippocampus sind die Granulazellen der Fascia dentata und CA_4-Pyramidenbahnzellen weniger betroffen als die CA_3- und CA_1- sowie Prosubiculum-Region. Besonders verschont bleiben die CA_2- und Presubiculum-Region im Vergleich zur betroffenen Subiculum-(SUB)Region. Die schematischen Darstellungen oben und unten rechts zeigen die Reorganisation der neuronalen Integration bei Patienten mit Hippocampussklerose nach Untersuchungen operierter Patienten mit pharmakoresistenter Temporallappenepilepsie. FD = Fascia dentata. OML = äußere Molekularschicht. MML = mittlere Molekularschicht, SG = Stratum granulosum. Schwarze Kreise: Granulazellen im Dentatum. Sie senden Mossy-fiber-Axone zu Dendriten von Hiluszellen (schwarze Rhomben). Letztere sind in der CA_4-Region des Hippocampus lokalisiert und werden über die Mossy-fiber-Axone erregt. Die Hiluszellen senden Axone zur inneren Molekularschicht der Fascia dentata und erregen proximale Dendriten der Körperzellen. Bei der Hippocampussklerose gehen Hiluszellen zugrunde, wodurch der afferente Input zur inneren Molekularschicht verlorengeht, und Mossy fibers sprossen aus, um die Körnerzellen zu reinnervieren. Hierdurch soll eine rekurrente Exzitation entstehen, welche zur Genese der epileptischen Aktivität beiträgt (Babb und Brown W J [1987] Pathological findings in epilepsy. In: Engel J [ed] Surgical treatment of the epilepsies. Raven Press, New York, p. 511 – 540). Die Kontrolle neuronaler Exzitabilität im limbischen System wird ausführlich von Heinemann und Eder (1997) analysiert. Bei Temporallappenepilepsien findet man selektive Läsionen in der 3. Schicht des medialen enthorinalen Kortex. Dies kann zu einer Signaltransduktionsstörung frequenzabhängigen Informationsflusses von dort zum Hippocampus führen (Gloveli et al. 1998). Seine Untersuchungen lassen vermuten, daß „iktaforme" elektrophysiologische Ereignisse im entorhinalen Kortex nicht notwendigerweise vom Hippocampus aktiviert werden müssen (Jones 1993). Eine Propagation kann vom entorhinalen Kortex zum Neokortex (Meierkord et al. 1997) oder in einer mesiolateralen Schleife (Pare et al. 1992) erfolgen (Re-entrant-Hypothese). Die Ausbreitung vom entorhinalen Kortex in den Hippocampus kann durch verringerte Inhibition bei TLE (z. B. durch Reduktion GABAerger Zellen oder eine verstärkte Aktivität von NMDA-Rezeptoren ermöglicht werden (Heinemann 1998).

Shifts führt. Die dendritischen Nervenzellfortsätze schwellen ebenfalls. Diese neuronale Zellschwellung wird über die Wirkung exzitatorischer Aminosäuren und die dadurch bedingte Natrium-Chlor-Verschiebung erklärt. Prolongierte Anfallsaktivität führt zu einer Verschärfung der Situation und resultiert in lokaler Hypoxie sowie exzessiver Kalziumakkumulation in den Nervenzellen (Griffiths et al. 1982).

Generell läßt sich die neuromuskuläre Erregbarkeit durch die György-Formel ausdrücken:

$$K = \frac{(K^+) \cdot (HCO_3^- \cdot HPO_2^{2-})}{(Ca^{2+} \cdot (Mg^{2+} \cdot (H^+)}$$

Das Ansteigen von z. B. K^+ bedeutet Übererregbarkeit, seine Abnahme Untererregbarkeit des Nervensystems. Das Ca^{2+} nimmt in der Formel die zentrale Stellung (z. B. für die Tetanien) ein. Jeder Faktor der Gleichung kann zu einer Veränderung der Erregbarkeit beitragen (z. B. bei Hyperventilation, Alkalose etc.).

Hinsichtlich der Genese der posttraumatischen Epilepsien diskutieren Speckmann et al. (1993) eine Sequenz strukturell-funktioneller Vorgänge. Im Anschluß an eine umschriebene Verletzung sprossen umliegende Neurone aus. Hierdurch sollen Neurone in ihrer Eigenschaft verändert und gleichzeitig synaptische Verknüpfungsstellen vermehrt werden. Durch den Umbau entstehen epileptische Anfälle, die über weitere Sprossungen zu weiteren Anfällen führen. Überschreitet die epileptische Aktivität eine Grenze, so werden Proliferationsprozesse schließlich durch Degenerationsprozesse ersetzt.

Im Hinblick auf die Frage, ob der Nervenzellverlust im Hippocampus als Erkrankung des Hippocampus das ätiologische Moment der Epilepsie (Sommer 1880) oder Anfallsfolge sei (Scholz 1951), gewinnt die Erkenntnis Bedeutung, daß eine Interaktion der Zellschädigung mit einer sich anschließenden Entwicklungsstörung zu einem epileptogenen Prozeß führt. Nach Meyers Hypothese (1954) führen genetische Faktoren in Kombination mit perinataler Hirnschädigung oder Fieberkrämpfe in einem dialektischen Prozeß zur Epilepsiegenese.

In die Diskussion um das modellhafte Bedingungsgefüge der Epileptogenese treten in letzter Zeit vermehrt Hypothesen aufgrund von neuen Erkenntnissen über **molekularbiologische genetische Veränderungen** ein. Anfälle bewirken demnach durch zelluläre „early genes" (c-fos, c-jun u. a.) eine genetische Transkription. Hierdurch sollen durch epileptische Anfälle spezifische intrazelluläre Signalprozesse in den Neuronen angestoßen werden, welche möglicherweise den chronischen epileptischen Prozeß fördern (Morgan 1991).

Untersuchungen von Handforth et al. (1994) zeigten, daß auch interiktuale epileptische Aktivität (in der Umgebung kortikaler Läsionen), sowohl den Glukosehypermetabolismus, als auch die lokale c-fos-Expression aktivieren. Das Stimulieren der interiktualen „frühen-Gen"-Transkription weist darauf hin, daß interiktuale und iktuale Ereignisse pathophysiologisch gemeinsame Mechanismen aufweisen. Axonales Aussprossen und synaptische Reorganisation mit weiterer Erhöhung der neuronalen Erregbarkeit sind die Folge. Dieses Aussprossen und die synaptischen Reorganisationen könnten möglicherweise durch Antiepileptikagabe verhindert werden (Sutula et al. 1992). Es stellt sich die Frage, ob der epileptogene molekularbiologisch-neurophysiologische Prozeß durch frühzeitige medikamentöse Therapie langfristig günstig beeinflußbar ist.

3.2 Sekundäre Epileptogenese (Spiegelfokus)

Eine primär epileptogene Nervenzellaggregation kann durch synaptische Vermittlung im Tierversuch zur Auslösung entfernter epileptogener Herde führen (sekundärer Fokus). Der sekundäre Fokus weist ein epileptogenes Verhalten auf, ohne durch eine morphologische „Läsion" entstanden zu sein. Es werden drei Stadien der Entwicklung eines sekundären epileptogenen Fokus unterschieden (Morrell 1982). Im **ersten Stadium** werden evozierte epileptiforme Potentiale in Kortexarealen registriert, die in der dem primären Fokus entsprechenden kontralateralen Gehirnregion liegen. Die evozierten Spikes sind stets mit Spikes des primären Fokus assoziiert. Sie weisen eine charakteristische Latenz zum primären Fokus auf und verschwinden nach Auslöschen des primären Fokus. Im **zweiten Stadium** treten die Spikes kontralateral unabhängig zur epileptischen Aktivität im primären Fokus auf. Sie lassen sich jedoch ebenfalls durch Unterdrücken des primären Fokus auslöschen. In diesem Stadium sind die inhibitorischen Potentiale vermehrt. Im **dritten Stadium** wirkt sich die Entfernung des primären Fokus nicht mehr auf die Aktivität im kontralateralen Sekundärfokus aus.

Mikroelektroden-Ableitungen vom Spiegelfokus zeigen im ersten Stadium keine Differenzen zum Primärfokus. Biochemische Untersuchungen des Spiegelfokusgewebes zeigen einen verminderten RNA-Turnover sowie Hinweise für eine verminderte Glutaminsäure-dekarboxylase-Konzentration und GABA-Synthese. Mit zunehmender Dauer der Epilepsie steigt die Wahrscheinlichkeit zur Entwicklung eines Spiegelfokus (geringer als 12 Jahre: 29%, länger als 12 Jahre: 61%; Morrell 1982). Bei linksseitigem temporalen Fokus betrug der Mittelwert zur Entwicklung eines Spiegelfokus rechts 7 Jahre und bei rechtsseitigem Fokus 16 Jahre (Hughes 1985).

Durch wiederholte Elektrostimulation von Gehirnstrukturen mit niedriger Krampfschwelle können Nervenzellen ein epileptogenes Verhalten entwickeln. Dieser Vorgang wird „kindling" (anzündeln) genannt (Goddard et al. 1969, Wada und Sato 1974, Wada 1978). „Kindling" stellt ein wichtiges Modell zum Verständnis der Epileptogenese dar. Biochemisch wurde eine Abnahme von z.B. Noradrenalin, Dopamin im N. amygdala oder Na-ATP, C-AMP (Morell 1982) sowie Zunahme der Dopaminrezeptor-mRNA im Striatum und N. accumbens (Applegate et al. 1992) gefunden. Im Verlauf des Kindling ändert sich sowohl die Sensitivität der Glutamatrezeptoren als auch die GABA-Konzentration (Lopez da Silva 1992). Da einzelne Nachentladungen eine Zunahme der Genexpression (c-fos, c-jun, Krax 24 mRNA) im Hippokampus bedingen (Simonato et al. 1991) wird diskutiert, daß Kindling auf einer Induktion „früher Gene" und damit auf einer *de novo Proteinsynthese* beruht (Kiesling und Gass 1993). Das unreife Gehirn ist in erhöhtem Maße einer epileptogenen Entwicklung zugänglich, da inhibitorische Mechanismen unzureichend sind. Ein wichtiger Grund hierfür ist eine relativ geringe Dichte von GABA-A-Rezeptoren in der Substantia nigra pars reticulata (Moshe et al. 1995, Scott et al. 1998). Während CBZ, VPA, Pb sowohl beim Amygdala-Kindling als auch Neokortex-Kindling (WADA 1980, Racine et al. 1975) auf einen antikonvulsiven und antiepileptogenen Effekt hinweisen, war mit dem neokortikalen Kindling kein antiepileptogener Effekt von PHT oder Benzodiazepinen eindeutig nachweisbar (Leppik 1982).

Mögliche Faktoren, die bei Anfällen zu weiteren führen könnten, sind in Abb. **6** schematisch dargestellt. Verschiedene Faktoren beeinflussen molekularbiologisch die Signaltransduktion, welche 2 Konsequenzen bedingen: 1. gesteigerte Erregungsbereitschaft infolge Plastizität, 2. Zelluntergang. Mögliche epileptogene Mechanismen infolge Plastizität finden sich sowohl auf zellulärer als auch synaptischer Ebene. Hierbei wird den NMDA-Rezeptoren eine besondere Rolle zur Langzeitpotenzierung im Rahmen von Fern- und Gedächtnisvorgängen zugesprochen (Schwartzkroin 1995, Malenka et al. 1993) sowie auch bei non-NMDA-Rezeptoren und der Genregulation (Glass und Dragunow 1995) diskutiert. Morphologische Konsequenzen können ein Sprouting, eine reaktive Gliose oder Veränderungen an den Dendriten sowie an der Spine-Struktur darstellen. Der Ausfall eines inhibitorischen Systems wird häufig durch ein „back up"-System kompensiert. Regionen, die für Lernvorgänge verantwortlich sind, weisen infolge hoher Plastizitätseigenschaften eine besondere Instabilität für Erregungsvorgänge im Netzwerk auf fokale „Feedback"-Schleifen der CA_1-Region des Hippocampus und andere Neurone sind für die Balance von Erregung und Hemmung verantwortlich (Lopez da Silva et al. 1994, Meldrum 1997). Die Erfassung von Plastizitätseigenschaften ist auch für das Verständnis der Dynamik klinischer Phänomene und Epilepsieverläufe eine wichtige Grundlage (Stefan et al. 1999).

3.3 Wirkungsmechanismen von Antiepileptika

Die biochemischen Modellvorstellungen zur Epileptogenese betreffen vorwiegend folgende Systeme:

1. Elektrolytverschiebungen/Ionenkanäle,
2. neuronaler Energiestoffwechsel einschließlich reduzierter ATP-Produktion,
3. Störungen im Gleichgewicht erregender und hemmender Neurotransmission,
4. Membranrezeptoren.

Unterdrückt ein Medikament akut Anfälle, so beweist dies eine **antikonvulsive Wirkung.** Von einer **antiepileptogenen Wirkung** im eigentlichen Sinne kann erst dann ausgegangen werden, wenn eine zusätzliche Langzeiteinwirkung auf die Epileptogenese vorliegt. Bei der Wirkung der Antiepileptika sind vor allem folgende Mechanismen von Bedeutung:

- Eine Herabsetzung der Membran-Übererregbarkeit durch einen direkten Angriff an Ionenkanälen,
- verminderte räumlich-zeitliche Bahnung,
- Veränderungen der synaptischen Transmission durch einen Eingriff im Neurotransmittersystem,
- Steigerung der zentralnervösen Hemmfunktion.

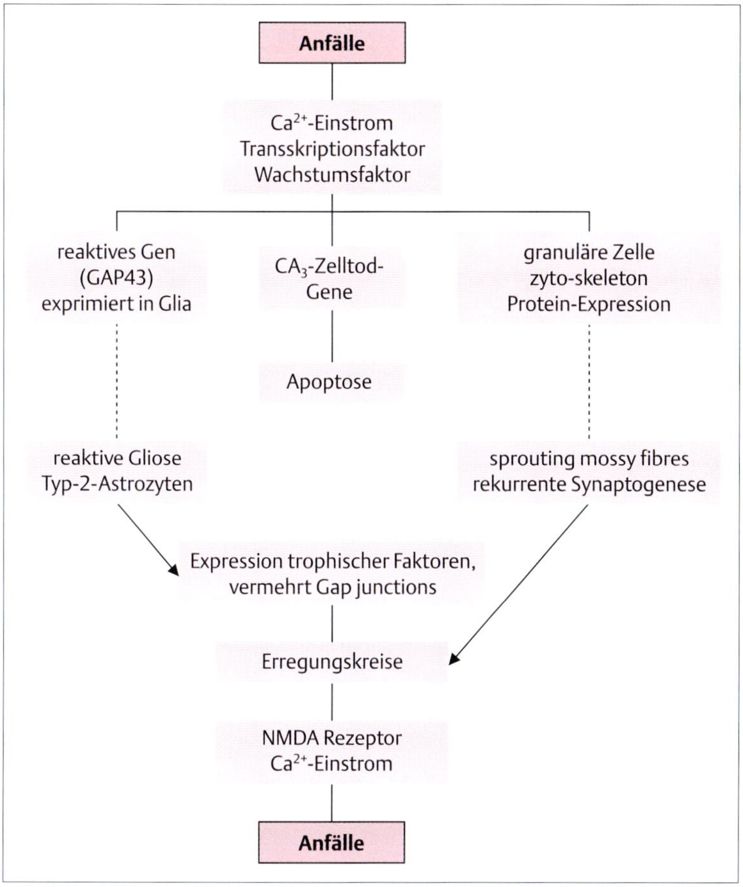

Abb. 6 Mögliche Faktoren der Epileptogenese: Plastizität und Zelltod.

Hierbei kommt vor allem dem inhibitorischen Neurotransmitter Gamma-Aminobuttersäure (GABA) eine wichtige Rolle zu. Unter Berücksichtigung dieser Mechanismen lassen sich Antiepileptika in verschiedene Gruppen einordnen. Tierexperimentell wird der maximale Elektroschock-Test (MES) als Modell für Grand mal und der Pentylentetrazol-Test (PTZ) als Modell für kleine generalisierte Anfälle herangezogen. Einen kurzgefaßten systematischen Überblick über neuropharmakologische Untersuchungsmethoden zur Epilepsieforschung lieferten Petersen und Albertson (1998). Die Wirkungsspektren der gebräuchlichsten Antiepileptika sind unter Berücksichtigung dieser Mechanismen nach Löscher (1987) in Tab. **3** wiedergegeben.

Die wichtigsten Wirkungsmechanismen der unterschiedlichen Antiepileptika werden nach Löscher (1987), Faingold und Browning (1987), Schmutz et al. (1989) folgendermaßen zusammengefaßt:

Diphenylhydantoin (PHT) und **Carbamazepin (CBZ)** haben einen bevorzugten membranstabilisierenden Effekt, während Antiepileptika mit breiterem Wirkungsspektrum, wie **Valproinsäure (VPA), Benzodiazepine, Phenobarbital (Pb)** die GABAerge Wirkung verstärken. **PHT** wirkt besonders auf den Ionentransport (Abnahme des Natrium- und Kalziumeinstroms in die Zelle), aber auch auf die Transmitterfreisetzung (GABA, Adenosin). Repetitive Entladungen der Neurone werden bei posttetanischer Potentierung blokkiert. Aber auch inhibitorische Feedback-Mechanismen, einschließlich des Hirnstammes, werden verstärkt. **CBZ** reduziert besonders die Kalium- und Natriumpermeabilität, erhöht die Konzentration von Norepinephrin und blockiert die Wiederaufnahme von Katecholaminen. Außerdem wirkt **CBZ** auf Transmitter (wie z.B. Adenosin) und vermindert die Kalzium-Calmodulin-Freisetzung (Calmodulin ist ein Ca-bindendes Protein, welches über Ca-vermittelte Vorgänge bei der Epilep-

Tabelle 3 Zeichen: + bis + + + = antikonvulsive Wirkung, Ø = keine oder nicht ausreichende Wirkung, * = bei primär generalisierten Anfällen, ** = häufig Toleranzentwicklung

	Tiermodelle		**Anfallstypen beim Menschen**					
	MES	PTZ	fokale Anfälle	große generalisierte Anfälle	kleine generalisierte Anfälle			
					Absencen	myoklonische Anfälle	Lennox-Syndrom	BNS-Krämpfe
Phenytoin	+ + +	Ø	+ + +	+ + +	Ø	Ø	Ø	Ø
Carbamazepin	+ + +	Ø	+ + +	+ + +	Ø	Ø	Ø	Ø
Valproinsäure	+ +	+ + +	+	+ + + *	+ + +	+ +	+ +	+
Phenobarbital	+ + +	+ +	+ +	+ + +	Ø	+ +	Ø	Ø
Primidon	+ + +	+ +	+ +	+ + +	Ø	+ +	Ø	Ø
Benzodiazepine	+	+ + +	+ (Status + + +)	+	+	+	+ + **	+ **
Ethosuximid	Ø	+ + +	Ø	Ø	+ + +	+	Ø	Ø

Abkürzungen: BNS = Blitz-, Nick-, Salaam-Krämpfe, MES = maximaler Elektroschock-Test (als Modell für große generalisierte Anfälle); PTZ = Pentylentetrazol-Test (als Modell für kleine generalisierte Anfälle). Löscher (1987); neue Antiepileptika siehe Tab. **51, 53** und Abb. **7**.

togenese Bedeutung hat). Pb reduziert besonders die Freigabe verschiedener Transmitter (GABA, Glutaminsäure, Aspartat, Acetylcholin, Norepinephrin).

Ethosuximid (Etho) hemmt den T-Kalziumeinstrom in Thalamusneurone. Es inhibiert das Enzym Succinatsemialdehydrogenase, welches die Entstehung von Gamma-Hydroxybuttersäure bewirkt. Gamma-Hydroxybuttersäure führt im Tierversuch zu absenceähnlichen Zuständen mit Spike-wave-Komplexen. Letztere Substanz blokkiert dopaminerge neuronale Systeme. **Valproinsäure (VPA)** führt sowohl zu einer Membranstabilisierung als auch zu einer Verstärkung der GABAergen Transmission. **VPA** erhöht die GABA-Konzentration, indem es die GABA-Transaminase, aber auch die Succinatsemialdehydehydrogenase blockiert. Während **Ethosuximid** als Antiepileptikum das Öffnen des T-Types der Kalziumkanäle in der Membran isolierter thalamischer Neurone blockiert, ermöglicht der inhibitorische Effekt von GABA-Rezeptoren den T-Kanälen, sich wieder neu zu setzen. Die Wirkung von VPA auf GABA ist in verschiedenen Hirnregionen unterschiedlich. VPA verringert außerdem die Gamma-Hydroxybutyrat-Aspartat-Ausschüttung und vermindert hochfrequente, wiederholte Entladungen in zentralen Neuronen (Löscher 1993). Außerdem wird ein extrazellulärer Anstieg von Dopamin festgestellt.

Benzodiazepine wirken auf eine Reihe von Neurotransmittern, von denen GABA der wichtigste ist. Benzodiazepine erhöhen die Verbindung von GABA an die GABA-Rezeptoren (Löscher 1987, Faingold und Browning 1987). Benzodiazepinrezeptoren sind mit Chloridkanälen und GABA-Rezeptoren des Gehirns assoziiert. GABA spielt eine wesentliche Rolle bei der Steuerung der neuronalen Exzitabilität. Die GABA-Bindung an den Rezeptoren ermöglicht die Öffnung von Chloridkanälen und den Einwärtsstrom von Chlor ins Zellinnere. Hierdurch wird die Negativität im Zellinneren erhöht und ein inhibitorischer Effekt bewirkt. **Barbiturate** können die Benzodiazepinrezeptorenbindung erhöhen und dadurch indirekt einen GABA-Effekt erzielen. **PHT** und **CBZ** wirken auf die Membranstabilität über Natriumkanäle. Außerdem inhibieren Benzodiazepine, **PHT** und **CBZ** spannungsabhängig Kaliumkanäle.

Der Eintritt von Kalzium in die Zelle triggert viele biochemisch-biophysikalische Vorgänge. Im Verlauf der epileptischen Depolarisation (PDS) werden die Aktionspotentiale durch Natrium- und Kalziumeinstrom vermittelt. Exzitatorische Aminosäuren öffnen Kalziumkanäle. Glutaminsäure wirkt auf mehrere Klassen von Membranrezeptoren (N-methyl-D-Aspartat [NMDA], Quisqualat und Kainat). Die Wirkmechanismen sind am besten beim NMDA-Rezeptor bekannt. Der Rezeptor öffnet einen bestimmten Membrankanal, welcher durch hohe Leitfähigkeit, spannungsabhängige Mg^{2+}-Blockade und Permeabilität für Ca^{2+} und Na^{+} gekennzeichnet ist. Der NMDA-Rezeptor kann durch verschiedene endo-

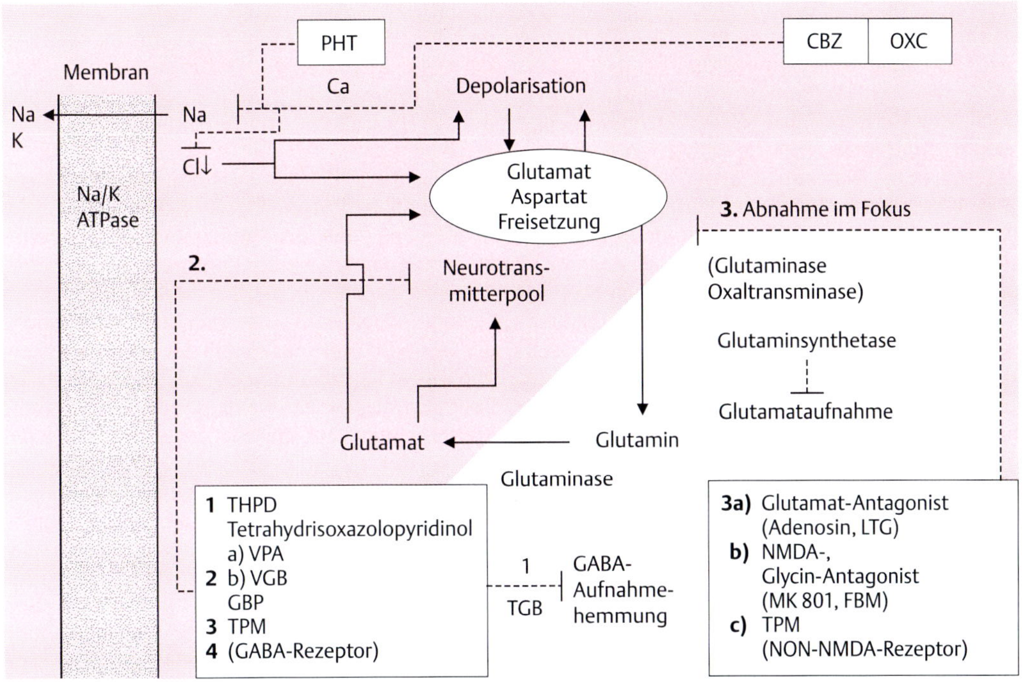

Abb. 7 Vereinfachte Darstellung der Hauptwirkungsmechanismen von alten (1. Generation) und neueren (2. Generation) Antiepileptika. Bei der Biochemie der Epilepsien spielen exzitatorische und inhibitorische Transmitter eine wesentliche Rolle. Als dominante exzitatorische Aminosäuren gelten Glutamat, Aspartat, Quisqualat, und zu den wichtigsten inhibitorischen z. B. GABA und GABA-Agonisten. Durch eine Glutamatexposition werden NMDA-Rezeptoren aktiviert und leiten elektrophysiologisch die Depolarisation der Neurone ein. Dieses epilepsietypische Elementarphänomen wird elektrophysiologisch als paroxysmale Depolarisation bezeichnet. In der Abbildung sind einige der wichtigsten Wirkungsmechanismen von Antiepileptika grob schematisch zusammengefaßt. Carbamazepin und Phenytoin wirken über die Beeinflussung von Ionenströmen membranstabilisierend und verhindern paroxysmale Depolarisationen. Valproat hat zusätzlich einen Effekt auf Gammaaminobuttersäure im Neurotransmitterpool. Einen ähnlichen Effekt erzielt Tetrahydroisoxazolopyridinol (THPD). Vigabatrin wirkt als GABA-Transaminase-Inhibitor und erhöht dadurch die GABA-Konzentration. Andere Substanzen (wie z. B. Tiagabin) wirken über die GABA-Wiederaufnahme-Hemmung in der Glia. Bei Lamotrigin zeigten neurochemische In-vitro-Studien an der Hirnrinde von Ratten, daß spannungsabhängige Natriumkanäle in der präsynaptischen Membran blockiert werden. Es wird angenommen, daß durch diesen membranstabilisierenden Effekt auch die exzessive Glutamatfreisetzung gehemmt werden kann. Bei Felbamat wird ein Wirkungsmechanismus an der Glyzin-Bindungsstelle der NMDA-Rezeptoren diskutiert. Bei der Diskussion der Wirkungsmechanismen von Antiepileptika müssen, abgesehen von Hauptmechanismen, auch komplexe Regelkreise berücksichtigt werden. In der linken Hälfte der Abb. ist der funktionelle Anteil neuronaler Aktivität und rechts (hell) der Gliaaktivität schematisch dargestellt.

gene Substanzen, wie z. B. L-Aspartat oder Quinolinate etc. aktiviert werden. Die Wirkung von Glutaminsäure auf den NMDA-Rezeptor kann selektiv antagonisiert werden (z. B. durch Medikamente).

Die bevorzugten Wirkmechanismen etablierter und neuer Antiepileptika sind in Abb. **7** schematisch vereinfacht dargestellt. Carbamazepin und Phenytoin wirken über die Beeinflussung von Ionenströmen membranstabilisierend und verhindern paroxysmale Depolariationen. Valproat hat zusätzlich einen Effekt auf GABA im Neurotransmitterpol. Einen ähnlichen Effekt erzielt Tetrahydroisoxazolopyridinol (THPD). Vigabatrin wirkt als GABA-Transaminase-Inhibitor und erhöht dadurch die GABA-Konzentration. Andere Substanzen (wie z. B. Tiagabin) wirken über die GABA-Wiederaufnahme-Hemmung auch in der Glia. Bei Lamotrigin zeigten neurochemische *In-vitro*-Studien an der Hirnrinde von Ratten, daß spannungsabhängige Natriumkanäle in der präsynaptischen Membran blockiert werden. Es wird angenommen, daß durch diesen membranstabilisierenden Effekt auch die exzessive Glutamatfreisetzung gehemmt werden kann. Bei Felbamat wird ein Wirkungsmechanismus an der Glyzin-Bindungsstelle der NMDA-Rezeptoren diskutiert. Topiramat wirkt bevorzugt an GABA A-Rezeptoren, Natriumkanälen, Non-NMDA-(Ampa-)Rezeptoren und in geringerem Maße über eine Karboanhydrasehemmung. Eine Übersicht über Haupt- und Nebenwirkungsmechanismen gibt Abb. **7**.

Bei der Diskussion der Wirkungsmechanismen von Antiepileptika müssen, abgesehen von den Hauptmechanismen, auch komplexe Regelkreise in zusammengehörigen **Netzwerken** berücksichtigt werden. Der über NMDA-Rezeptoren vermittelte prolongierte Kalziumeinstrom in die Zelle kann zu lang andauernden hypersynchronen Entladungen und die epileptische Depolarisation kann durch die Aktivierung von Calmodulin und katabolen Enzymen (Proteinkinase, Calpain, Phospholipase etc.) zur Zellschädigung und zum Untergang der Neuronen führen. Diese Vorgänge werden zur Erklärung hippokampaler Neuronenzelluntergänge bei prolongierter epileptischer Aktivität (z.B. im Status) herangezogen (Olney 1986, Choi 1988). Der zerebrale Stoffwechsel im Anfall führt zunächst zu einem Glukose- und Sauerstoffanstieg mit vermehrtem ATP-Verbrauch, gesteigerter regionaler Durchblutung, Pyruvat- und Laktatanstieg mit möglicher intrazellulärer Azidose. Über die oben erwähnte Glutamatausschüttung und den intrazellulären Kalziumeinstrom mit Phospholipase, Arachidonsäurefreisetzung und anhaltender Glutamatfreisetzung wird die Schwellung der Neurone und der Zelluntergang als neurotoxischer Vorgang, vermittelt durch Enzyminduktion und Proteolyse, erklärt. Zusätzlich sollen durch sog. „second messenger"-Systeme die Genexpression reguliert und Signale in Kerninformation der Neurone übertragen werden. Sog. „frühe Gene" stellen hierbei genetische Elemente dar, welche Änderungen neuronaler Funktionen auf diesem Wege weitergeben. Epileptische Anfallsaktivität soll die Expression von c-fos und anderer früher Gene veranlassen sowie deren Bindung an DNA-Bestandteile vermitteln. Dies soll eine Transkription anderer Gene induzieren (Sheng et al. 1990, Wolfe und van Gelder 1994).

Zur Untersuchung der Pharmakoresistenzentstehung wurde von Heinemann (1992) ein tierexperimentelles Modell vorgestellt, bei dem die Effektivität von Antiepileptika unter anhaltender epileptischer Aktivität (Niedrig-Magnesiummodell) im Zeitverlauf analysiert werden kann. Hierbei zeigte sich, daß ein Status enthorinaler Kortexentladungen nach einiger Zeit nicht mehr durch PHT, CBZ und andere Antiepileptika unterdrückbar war.

Ebenso wie bei den Entstehungsbedingungen der Epilepsien, ist auch zwischen den Polen der fokalen und generalisierten Epilepsien ein breites Spektrum im Sinne eines Kontinuums vorhanden. Die elektrischen Phänomene der paroxysmalen Depolarisationsshift innerhalb der Zelle sowie der Feldpotentiale außerhalb der Zelle stellen ein wichtiges pathophysiologisches Bindeglied der Epileptogenese dar, welches durch genetische Komponenten auf molekularbiologisch-biochemische Weise (z.B. Transmitter, Imbalanz, Membranaufbau bzw. Funktionsstörungen, Stoffwechsel, Energiestörung, Elektrolyte, Ionenpumpen, Gliastörung) vermittelt wird und in Wechselbeziehung zur inhibitorischen Situation des Gehirns steht. Abgesehen von der Einteilung in fokale und generalisierte Epilepsien, ist die Unterscheidung in läsionelle und nichtläsionelle Epilepsien von Bedeutung. Von läsionellen Epilepsien wird gesprochen, falls sich eine morphologische Läsion nachweisen läßt, welche für die Epileptogenese von Bedeutung ist. Falls keine morphologische Läsion nachweisbar ist, sowohl durch die bildgebenden Verfahren als auch aufgrund neuropathologischer Untersuchungen, müssen im vermehrten Maße molekularbiologische Mechanismen diskutiert werden. Hierbei kommen sowohl die Exprimierung früher Gene, die Beeinflussung hemmender und erregender Transmitter als auch Veränderungen der Übertragung von Informationen im neuralen Netzwerk der epileptogenen Hirnregion in Betracht. Einen innovativen Ansatz zur Untersuchung der Transmitterbeeinflussung von AED stellt die MR-spektroskopische Konzentrationsbestimmung der GABA- und Glutamatkonzentrationen bei Verabreichung von Antiepileptika im Gehirn von Menschen dar (Petroff 1998).

Hiernach ergeben sich erste Hinweise darauf, daß GABA durch Vigabatrin und TPM (evtl. auch GBP) erhöht und durch LTG sowie TGB erniedrigt werden könnte. Andererseits führen offensichtlich VGB , VPA, Pb und GBP zu einer Erniedrigung von Glutamat.

4 Internationale Klassifikation

4.1 Partielle und generalisierte Anfälle

Zur besseren internationalen Verständigung wurde eine internationale Terminologie für die Klassifikation epileptischer Anfälle eingeführt. Fokale epileptische Anfälle weisen durch ihre Symptome oder den Beginn der Anfallsaktivität im EEG auf eine initiale Aktivierung eines umschriebenen Neuronensystems einer Hirnhemisphäre hin. Da der Ausgangspunkt der epileptischen Aktivität nur einen Teil einer Hemisphäre betrifft, werden **fokale Anfälle** international als **„partielle"** Anfälle bezeichnet. Nach der internationalen Klassifikation epileptischer Anfälle (Tab. **4a–c**) (Dreifuss 1981) werden einfache und komplex-partielle Anfälle unterschieden.

Bei einfach-partiellen Anfällen bestehen **keine „Bewußtseinsstörungen"** im Anfall, bei komplex-partiellen Anfällen ist das **„Bewußtsein"** im Anfall **verändert.** Bewußtseinsveränderung wurde hierbei sowohl durch eine Aufmerksamkeitsstörung sowie eine eingeschränkte Kontakt- und Reportfähigkeit während des Anfalls (Amnesie) als auch durch eine eingeschränkte Reaktionsfähigkeit auf Anruf oder bestimmte Aufgaben pragmatisch definiert. Komplex-partielle Anfälle können mit einer Bewußtseinsveränderung in dem oben definierten Sinne beginnen, oder sich an einfach-partielle Anfallssymptome anschließen (Abb. **8**). Einfach-partielle und komplex-partielle Anfälle können sich zu sekundär generalisierten Anfällen mit tonisch-klonischen Konvulsionen entwickeln. Die Analyse der Zeitverlaufsstruktur von Anfallssymptomen ist für die praktische Arbeit zur funktionellen und lokalisatorischen Differenzierung von Anfällen von Bedeutung. Die Sequenz der Anfallssymptome kann mit Hilfe des **Kern-Schalen-Modells** (Abb. **8**) [⊙ Fall 2 und 3] wichtige Hinweise zur Interpretation im Hinblick auf möglicherweise involvierte Hirnregionen liefern. Die wichtigsten Anfallssymptome sind in Tab. **5** aufgeführt. Ihre zeitliche Folge sollte zunächst deskriptiv erfaßt und anschließend anhand des Kern-Schalen-Modells analysiert werden. Ergänzend zur Erfassung der iktualen Symptome sind postiktuale Defizite (motorisch, sensorisch, Sprache, Gedächtnis) nicht zu vernachlässigen (Stefan 1996).

Bei den generalisierten Anfällen werden Absencen, myoklonische, klonische, tonische, tonisch-klonische und atonische Anfälle aufgeführt.

Von einer Epilepsie wird erst dann gesprochen, wenn spontan Anfälle chronisch rezidivierend auftreten. Im Falle der partiellen Anfälle wird von fokaler oder **lokalisationsgebundener Epilepsie** oder von **„partieller Epilepsie"** gesprochen. Auf der genauen Klassifikation der partiellen Anfälle aufbauend, werden zur Charakterisierung der Epilepsie zusätzlich das Manifestationsalter und die Ätiologie berücksichtigt. Neben dem übergeordneten Begriff der Epilepsie werden polyätiologische Symptom- und Befundkonstellationen in verschiedenen Altersgruppen als epileptische Syndrome bezeichnet. Die exakte Anfallsbeschreibung ist eine wichtige Voraussetzung zur Unterscheidung fokaler und generalisierter epileptischer Syndrome. Im folgenden werden fokale Anfälle unter Berücksichtigung zugrundeliegender Hirnerkrankungen, der notwendigen Diagnostik und ihrer Ergebnisse sowie Behandlung und Prognose erörtert.

4.2 Epileptische Anfälle und Epilepsien

Unter Berücksichtigung von Ätiologie, Altersbindung und Verlauf lassen sich komplexere Entitäten abgrenzen, die bereits Hinweise für die Prognosebeurteilung liefern (Abb. **10**). Auch die Klassifikation der Epilepsien beruht u.a. auf der Dichotomie in **partielle und generalisierte Anfälle bzw. Epilepsien.** Hinzu kommt die Unterscheidung in **kryptogene Epilepsien,** falls keine eindeutigen klinischen Befunde erhoben werden können, die auf eine zweifelsfrei sichere Ursache schließen lassen (keine familiäre Disposition, unauffälliger neurologischer Befund, unauffälliges CT) und Kernspintomogramm sowie sonstige Laborbefunde [⊙ Fall 2] und in symptomatische Epilepsien mit nachweislicher Ursache. Bei **idiopathischen Epilepsien** läßt sich ebenfalls kein

Tabelle 4 a – c Internationale Klassifikation epileptischer Anfälle (Commission on Classification and Terminology of the International League against Epilepsy 1981)

Tabelle 4 a

Anfallstyp fokale (partielle, lokale) Anfälle

A. Einfach-partielle Anfälle (Bewußtsein ist erhalten)

1. *Mit motorischen Symptomen*
   a) Fokal motorisch ohne March
   b) Fokal motorisch mit March (Jackson-Anfälle)
   c) Versiv-Anfälle
   d) Haltungsanfälle
   e) Phonatorisch (Vokalisation ohne Sprechhemmung)
2. *Mit sensiblen oder sensorischen Symptomen (einfache Halluzinationen wie Kribbeln, Lichtblitze, Summen)*
   a) Sensibel
   b) Visuell
   c) Olfaktorisch
   d) Gustatorisch
   e) Vertiginös
3. *Mit vegetativen Symptomen (z. B. epigastrisches Gefühl, Blässe, Schweißausbruch, Erröten, Piloerektion, Mydriasis)*
4. *Mit psychischen Symptomen (Störungen höherer kortikaler Funktionen). Solche Symptome treten selten ohne Bewußtseinsstörung auf und finden sich viel häufiger in komplex-partiellen Anfällen*
   a) Aphasisch
   b) Dysmnestisch (z. B. Déjà vu)
   c) Kognitiv (z. B. Dreamy state, Zeitsinnstörung)
   d) Affektiv (Angst, Ärger usw.)
   e) Illusionen (z. B. Makropsie)
   f) Strukturierte Halluzinationen (z. B. Musik, Szenen)

Iktuale EEG-Charakteristik
Lokale kontralaterale Entladung, die über dem korrespondierenden Areal der kortikalen Repräsentation beginnt (vom Skalp nicht immer abzuleiten).

Interiktuale EEG-Charakteristik
Lokale kontralaterale Entladung.

B. Komplex-partielle Anfälle (mit Bewußtseinsstörung; können manchmal mit einfach fokaler Symptomatik beginnen)

1. *Einfach fokaler Beginn mit nachfolgender Bewußtseinsstörung*
   a) Nur mit einfach fokalen Merkmalen (A.1 – A.4)
   b) Mit Automatismen
2. *Mit Bewußtseinsstörung von Anfang an*
   a) Nur mit Bewußtseinsstörung
   b) Mit Automatismen

Iktuale EEG-Charakteristik
Einseitige oder häufig beidseitige Entladung, diffus oder fokal in den temporalen oder frontotemporalen Regionen.

Interiktuale EEG-Charakteristik
Einseitiger oder beidseitiger, gewöhnlich asynchroner Fokus; üblicherweise in den temporalen oder frontalen Regionen.

C. Partielle Anfälle mit Entwicklung zu sekundär generalisierten Anfällen (diese können generalisiert tonisch-klonisch, tonisch oder klonisch sein)

1. *Einfach-partielle Anfälle mit Entwicklung zu generalisierten Anfällen*
2. *Komplex-partielle Anfälle mit Entwicklung zu generalisierten Anfällen*
3. *Einfach-partielle Anfälle, die sich über komplex-partielle zu generalisierten Anfällen entwickeln*

Iktuale EEG-Charakteristik
Die oben genannten Entladungen werden sekundär rasch generalisiert.

Fortsetzung nächste Seite

Tabelle 4b

Anfallstyp generalisierte Anfälle (konvulsiv oder nichtkonvulsiv)

A. 1. Absencen

a) Nur Bewußtseinsstörung
b) Mit milden klonischen Komponenten
c) Mit atonischen Komponenten
d) Mit tonischen Komponenten
e) Mit Automatismen
f) Mit vegetativen Komponenten (b–f können allein oder in Kombination auftreten)

Iktuale EEG-Charakteristik
Gewöhnlich reguläre und symmetrische 3/s oder auch 2–4/s Spike-and-slow-wave-Komplexe, evtl. Poly-spike-and-slow-wave-Komplexe. Die Abnormitäten sind bilateral.

Interiktuale EEG-Charakteristik
Gewöhnlich normale Hintergrundaktivität, wobei paroxysmale Aktivität auftreten kann (wie Spikes oder Spikes-and-slow-wave-Komplexe). Diese Aktivität ist gewöhnlich regelmäßig und symmetrisch.

A. 2. Atypische Absencen
Möglich sind:
a) ausgeprägtere Tonusveränderungen als in A 1
b) kein abrupter Anfang und Schluß

Iktuale EEG-Charakteristik
Stärker heterogenes EEG; es kann irreguläre Spike-and-slow-wave-Komplexe einschließen, schnelle Aktivität oder andere paroxysmale Aktivität. Die Abnormitäten sind beidseitig, aber oft irregulär und asymmetrisch.

Interiktuale EEG-Charakteristik
Gewöhnlich abnorme Hintergrundaktivität; die paroxysmale Aktivität (z. B. Spikes oder Spike-and-slow-wave-Komplexe) ist häufig irregulär und asymmetrisch.

B. Myoklonische Anfälle, myoklonische Zuckungen (einzeln oder multipel)

Iktuale EEG-Charakteristik
Poly-spikes-and-waves, in anderen Fällen Spike-and-wave oder Sharp-and-slow-waves.

Interiktuale EEG-Charakteristik
Wie iktual.

C. Klonische Anfälle

Iktuale EEG-Charakteristik
Schnelle Aktivität (10/s oder schneller) und langsame Wellen; gelegentlich Spike-and-wave-Muster.

Interiktuale EEG-Charakteristik
Spike-and-wave- oder Poly-spikes-and-wave-Entladungen.

D. Tonische Anfälle

Iktuale EEG-Charakteristik
Kleinamplitudige, schnelle Aktivität oder ein schneller Rhythmus von 9–10/s oder darüber, der in der Frequenz abnimmt und in der Amplitude zunimmt.

Interiktuale EEG-Charakteristik
Mehr oder weniger rhythmische Entladungen von Sharp-and-slow-waves manchmal asymmetrisch. Die Hintergrundaktivität ist oft nicht altersentsprechend.

E. Tonisch-klonische Anfälle

Oft niedrig amplitudige, schnelle Aktivität um 8–12/s oder darüber in Frequenz abnehmend und Amplitude zunehmend, anschließend rhythmische Slow-wave-Aktivität oder Spike-slow-wave.

Fortsetzung nächste Seite

Tabelle 4 c

Nicht klassifizierte epileptische Anfälle

Dazu zählen alle Anfälle, die aufgrund unzureichender oder unvollständiger Daten nicht klassifiziert werden können sowie einige, deren Klassifikation in den bisher beschriebenen Kategorien nicht möglich ist. Dazu gehören manche Anfälle bei Neugeborenen, z. B. rhythmische Augenbewegungen, Kauen und Schwimmbewegungen.

Addendum

Wiederholte, epileptische Anfälle kommen unter mehreren Bedingungen vor:

1. Als zufällige Anfälle, unerwartet und ohne ersichtliche Provokation
2. Als zyklische Anfälle in mehr oder weniger regelmäßigen Intervallen (z. B. mit Beziehung zum Menstruationszyklus oder zum Schlaf-Wach-Zyklus)
3. Als ausgelöste Anfälle durch:
   a) nicht-sensorische Faktoren (Übermüdung, Alkohol, Emotionen usw.)
   oder
   b) sensorische Faktoren, wofür manchmal der Begriff „Reflexanfälle“ verwendet wird.

Kern-Schalen-Modell partieller und sekundär generalisierter Anfälle		
epigastrische Aura EEG: fokal epileptisch unilateral temporal	einfach-partiell	Anfallskern
starrer Blick, Umdämmerung, Automatismen EEG: bilateral temporal	komplex-partiell	1. Schalenbereich
tonische Verkrampfung, Klonien bei Bewußtlosigkeit EEG: generalisiert	tonisch-klonischer Grand-mal-Anfall	2. Schalenbereich

Abb. 8 Beispiel der Anwendung des Kern-Schalen-Modells zum Verständnis und zur Klassifikation von Anfällen. Der Kernbereich entspricht der fokalen epileptischen Initialaktivität zu Anfallsbeginn und die Schalenbereiche der teilweisen oder vollständigen Generalisation. Je nach Anfallstyp können im ersten Schalenbereich während des Beginns der Generalisation unterschiedliche Funktionssysteme miteinbezogen werden. Es handelt sich dann um eine Teilgeneralisation mit Ausbreitung epileptischer Aktivität auf bestimmte Regionen in beiden Hemisphären. Im Falle der vollständigen Generalisation werden alle wichtigen Hirnstrukturen erfaßt.

pathologischer neurologischer Befund und keine morphologische Läsion nachweisen. Es liegt jedoch eine Altersbindung bzw. familiäre Disposition vor.

Der Nachweis eines Gendefektes wirft die Frage auf, ob man in einem solchen Fall von symptomatischer Epilepsie sprechen müßte. Falls idiopathisch synonym mit „von innen heraus aus dem Gehirn selbst entstehend“ verstanden wird, könnte auch die Bezeichnung idiopathisch weiterhin benutzt werden.

Läßt sich eine Ursache nachweisen, so wird von **symptomatischer** Epilepsie gesprochen. Die Klassifikation unterscheidet also kryptogen partielle und generalisierte Epilepsien, idiopathisch partielle und generalisierte Epilepsien und symptomatisch partielle und generalisierte Epilepsien. Bei den partiellen Epilepsien wird außerdem der **Ausgangspunkt** der **fokalen Entladungen** in bestimmten Hirnregionen **(z. B. frontal, temporal, parietal und okzipital)** für weitere Unterteilungen berücksichtigt. Der Klassifikationsentwurf der Epilepsien ist in Tab. **6 a** u. **b** aufgeführt.

Schwierigkeiten bei der praktischen Anwendung der internationalen Klassifikation epileptischer Anfälle können sich vor allem dann

Tabelle 5 Symptome, die häufig zur somatotopischen Deskription im zeitlichen Ablauf von Anfällen analysiert werden. Sie liefern die Bausteine zur Bestimmung der Anfallsphasen im Kern-Schalen-Modell [⊙]

Anfallsymptome
somatosensorisch
visuell
auditiv
olfaktorisch
gustatorisch
autonom
abdominal
psychisch
gestörte Antwort, keine Reaktion
myoklonisch
klonisch
tonisch
tonisch-klonisch
atonisch
astatisch
versiv
postural
akinetisch
hypermotorisch
automotorisch
hypotomotorisch
aphasisch

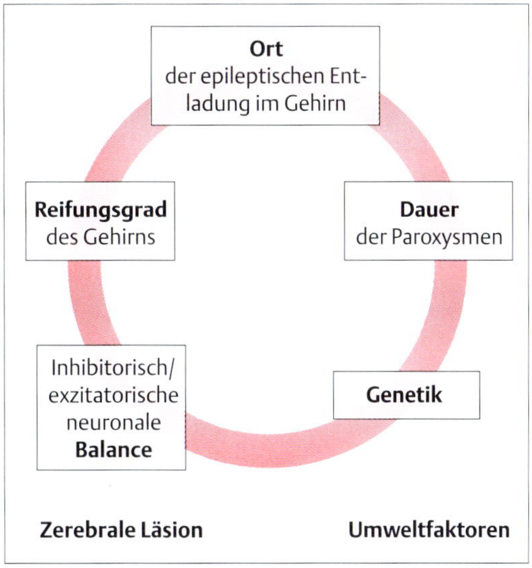

Abb. 9 Die klinische Symptommanifestation wird von dispositionellen (Anfälligkeit), konstitutionellen (Reaktionseigentümlichkeit des Organismus) und expositionellen (von außen einwirkenden Realisations-)Faktoren bestimmt.

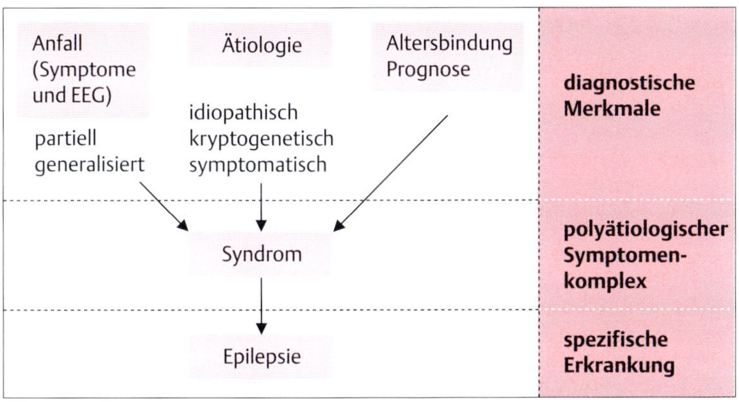

Abb. 10 Stufen der klinischen Epilepsiediagnostik für das praktische Vorgehen vom Symptom bis zur Erkrankung in drei Stufen.

ergeben, wenn einfach-partielle Anfälle mit psychischen Symptomen vorliegen oder wenn die getestete Person infolge einer iktualen Aphasie nicht reagieren kann [⊙ **Fall 1,10**] und dadurch eine Bewußtseinsstörung nicht beurteilbar ist. Hier ist es u.U. schwierig, in der Praxis zu unterscheiden, ob es sich um einfach- oder komplex-partielle Anfälle handelt. Die wichtigsten Ursachen und Grunderkrankungen symptomatischer Epilepsien sind in einem Appendix beigefügt (Tab. **6b**). Für die präoperative Epilepsiediagnostik wird eine Ergänzung des Klassifikationskonzeptes epileptischer Anfälle durch zusätzliche somatotopische Kategorien (Lüders et al. 1993, Noachtar et al. 1998) und bessere Möglichkeit zur Erfassung des zeitlichen Ablaufes fokaler und generalisierter Anfälle empfohlen. In weiteren Schritten folgt der subtilen Anfallsklassifikation

Tabelle 6 Internationale Klassifikation von Epilepsien

a Übersicht über die vier Hauptgruppen der Internationalen Klassifikation von Epilepsien (Commission on Classification and Terminology of the International League against Epilepsy 1989)

1. Lokalisationsbezogene (fokale, lokale, partielle) Epilepsien und Syndrome
- 1.1 Idiopathisch
- 1.2 Symptomatisch
- 1.3 Kryptogen

2. Generalisierte Epilepsien und Syndrome
- 2.1 Idiopathisch (mit altersbezogenem Beginn)
- 2.2 Kryptogen oder symptomatisch
- 2.3 Symptomatisch

3. Epilepsien und Syndrome – ungewiß ob fokal oder generalisiert
- 3.1 Mit generalisierten und fokalen Anfällen
- 3.2 Ohne eindeutig generalisierte oder fokale Merkmale

4. Spezielle Syndrome
- 4.1 Situationsbezogene Anfälle (Gelegenheitsanfälle)

b Internationale Klassifikation der Epilepsien mit zugeordneten Syndromen

1. Lokalisationsbezogene (fokale, lokale, partielle) Epilepsien und Syndrome
- 1.1 Idiopathisch (mit altersbezogenem Beginn)
  Z. Z. sind folgende Syndrome festgestellt, die jedoch erweitert werden können:
  - Benigne Epilepsie im Kindesalter mit zentrotemporalem Spike
  - Epilepsie im Kindesalter mit okzipitalen Paroxysmen
  - Primäre Leseepilepsie
- 1.2 Symptomatisch (Anhang)
  - Chronisch progressive Epilepsie partialis continua in der Kindheit (Kojewnikows-Syndrom)
  - Syndrome gekennzeichnet durch Anfälle mit bestimmter Auslösung (s. Anhang)
- 1.3 Kryptogen
  Kryptogene Epilepsien sind wahrscheinlich symptomatisch und die Ätiologie ist unbekannt.
  Diese Kategorie unterscheidet sich von der vorherigen durch das Fehlen ätiologischen Beweismaterials.

2. Generalisierte Epilepsien und Syndrome
- 2.1 Idiopathisch (mit altersbezogenem Beginn – aufgeführt nach Alter)
  - Benigne familiäre Neugeborenenkrämpfe
  - Benigne Neugeborenenkrämpfe
  - Benigne myoklonische Epilepsie des Kleinkindesalters
  - Absence-Epilepsie des Schulkindesalters (Pyknolepsie)
  - Juvenile Absence-Epilepsie
  - Juvenile myoklonische Epilepsie (Impulsiv-Petit-mal)
  - Aufwach-Grand-mal-Epilepsien (GTCS)
  - Andere generalisierte idiopathische Epilepsien, welche oben noch nicht aufgeführt sind
  - Epilepsien mit ausgelösten Anfällen
- 2.2 Kryptogen oder symptomatisch (altersentsprechend)
  - West-Syndrom (infantile Spasmen, Blitz-Nick-Salaam-Krämpfe)
  - Lennox-Gastaut-Syndrom
  - Epilepsie mit myoklonisch-astatischen Anfällen
  - Epilepsien mit myoklonischen Absencen
- 2.3 Symptomatisch
  2.3.1 Nicht spezifische Ätiologie
  - Myoklonische Frühenzephalopathie
  - Frühe infantile epileptische Enzephalopathie mit „Suppression burst"
  - Andere, nicht oben genannte symptomatische generalisierte Epilepsien

  2.3.2 Spezifische Syndrome
  - Epileptische Anfälle können viele Krankheitszustände überlagern. Unter dieser Überschrift sind Krankheiten eingeschlossen, bei denen Anfälle eine herausragende Rolle spielen

Fortsetzung nächste Seite

b Internationale Klassifikation der Epilepsien mit zugeordneten Syndromen *Fortsetzung*

3. Epilepsien und Syndrome – ungewiß ob fokal oder generalisiert

3.1 Mit generalisierten und fokalen Anfällen
- Neugeborenenkrämpfe
- Schwere myoklonische Epilepsien des Kleinkindesalters
- Epilepsien mit kontinuierlichen Spike-waves während Slow-wave-Schlaf
- Erworbene epileptische Aphasie (Landau-Kleffner-Syndrom)
- Andere unbestimmte, nicht obengenannte Epilepsien

3.2 Ohne eindeutig generalisierte oder fokale Zeichen. Alle Fälle mit generalisierten tonisch-klonischen Anfällen, bei denen klinische und EEG-Befunde eine Klassifikation als eindeutig generalisiert oder lokalisationsbezogen nicht erlaubt, wie z. B. Schlaf-Grand-mal (GTCS), das in vielen Fällen keine endeutigen generalisierten oder fokalen Merkmale aufweist

4. Spezielle Syndrome

4.1 Situationsbezogene Anfälle (Gelegenheitsanfälle)
- Fieberkrämpfe
- Isolierte Anfälle oder isolierter Status epilepticus
- Anfälle, die nur bei akuten metabolischen oder toxischen Gelegenheiten auftreten

Anhang: Spezifische Syndrome

Epilepsie bei Mißbildungen
- Aicardi-Syndrom
- Lissenzephalie-Pachygyrie etc.
- Phakomatosen

Epilepsie bei nachgewiesenen oder vermuteten angeborenen Stoffwechseldefekten
- Manifestation beim Neugeborenen: Nichtketotische Hyperglykämie und D-Glyzeroazidämie
- Manifestation beim Kleinkind: Phenylketonurie, Phenylketonurie mit Biopterinmangel, Tay-Sachs-Krankheit und Sandhoff-Krankheit, Zeroidlipofuszinose (frühinfantiler Typ), Pyridoxonabhängigkeit
- Manifestation beim Kind: Zeroidlipofuszinose (spätinfantiler Typ), Huntington-Krankheit (infantiler Typ)
- Manifestation in Kindheit und Jugendalter: Morbus Gaucher (juvenile Form), Zeroidlipofuszinose (juveniler Typ), Myoklonusepilepsie (Lafora-Typ), Myoklonusepilepsie (Typ Lundborg), Dyssynergia cerebellaris myocoloninca (Ramsay-Hunt-Syndrom), Cherry-red-spot- und Myoklonussyndrom)
- Manifestation beim Erwachsenen: Kufs-Syndrom

die Erfassung der Ätiologie und zerebralen Lokalisation. Die Klassifikation erfolgt also, ausgehend vom Anfall, der Ätiologie, der Lokalisation, bis zum epileptischen Syndrom auf 4 diagnostischen Ebenen. Da in der Praxis nicht immer für jeden Patienten alle Informationen zur sicheren Definition eines umschriebenen epileptischen Syndroms vorliegen, muß je nach klinischer Fragestellung auf die ersten 3 Ebenen zurückgegriffen werden (Stefan 1994, 1996).

Aufgrund zunehmend vertieften Verständnisses über grundlegende neurobiologische Mechanismen zur Anfallsentstehung und immer differenzierteren Anwendungen für die medikamentöse und operative Therapie sowie soziale Wiedereingliederung werden zugeschnittene Klassifikationsebenen für Anfälle (pathophysiologisch-anatomisch), Syndrome und funktionelle Behinderung geschaffen (Engel 1998).

Ein anderer wichtiger Ansatz besteht in der neurobiologischen Klassifikation von Epilepsien. Hier können Epilepsien, die während der Hirnreifung – entwicklungsbedingt – entstehen und solche, die sich am ausgereiften (adulten) Hirn manifestieren (Spencer 1998) unterschieden werden.

Tabelle 7 Diagnosesystem Epilepsie: 4 Stufen der Klassifikation. Da häufig nicht alle Informationen bis zur Ätiologie geklärt werden können, muß man sich in der Praxis noch häufig mit einem Cluster von Informationen zu Stufe I–III (Anfallstyp, Dauer, tageszeitliches Auftreten, Auslösung, Häufigkeit, Lokalisation, ML-Befund etc.) begnügen. Hierbei handelt es sich also um ein Anfallssymptom-Aktivitätsprofil, dem spezielle MR-Befunde als Hinweise zur Ätiologie zugeordnet werden.

A Stufendiagnostik Klassifikation

Stufe		**Ergebnis**	**Bemerkung**
I	a) Anfallsklassifikation (Anfallstyp)	einfach fokale Anfälle komplex fokale Anfälle	Tonische Anfälle können bisher nur unter generalisierten Anfällen klassifiziert werden
	b) dynamische Anfallssymptomanalyse (zeitliche Entwicklung der Symptome)	Kirbbeln der Beine ➟ tonische Fechterstellung der Arme ➟ Bewußtseinstrübung, Sturz ➟ postiktuale Sprachhemmung	
II	Lokalisationshypothese	Frontalhirn (supplementärmotorische Region [SMA])	Seite noch nicht eindeutig; falls MR einseitige Läsion in der SMA, liefert dies einen weiteren wichtigen Hinweis
III	Ätiologie-Anfallsaktivitätsprofilkomplex (Cluster)	Anfallsdauer > 30 s massive tonische Verkrampfung ➟ Sturz 3 Anfälle/Tag, diffuse tageszeitliche Verteilung, nur spontan ohne Auslöser, 60% komplex, 40% einfach fokal, MR unauffällig, EEG: bilaterale Sharp-waves in Vertexregion re > li	Dieser Komplex entspricht einem Cluster von Anfallseigenschaften zur individuellen Beurteilung des Ausmaßes der epileptischen Aktivität und der Ätiologie
IV	Syndromklassifikation	kryptogene fokale Frontalhirnepilepsie (SMA-Region)	Kriterien für Medikamentenwahl Prognose, genetische Beratung

B Soziomedizinische Gewichtung

Ausmaß der Behinderung	**Ergebnis**	**Bemerkung**
	Unter Antiepileptikatherapie zunächst nur noch einfach fokale Anfälle mit milden tonischen Kopfwendebewegungen < 10 s Dauer ohne Sturz, ausschließlich nachts. 1 Anfall/Woche, kein postiktuales Defizit; Beurteilung: außer Schichtdienst nachts weitgehend arbeitsfähig	Quantifizierung zur Beurteilung des Therapieerfolges, Arbeitsplatz und Führerschein

Für die praktische Anwendung empfiehlt sich eine Stufendiagnostik zur Klassifikation je nach klinischer Fragestellung (**A**) sowie eine sozio-medizinische Gewichtung (**B**). Die beispielhaft dargestellten Befunde werden im Text als „Fall 2: Frontalhirnepilepsie" diskutiert. Für die Praxis ist im Diagnosesystem zusätzlich eine Quantifizierung des Ausmaßes der Behinderung von Bedeutung, wodurch man Anhaltspunkte für die sozio-medizinische Gewichtung (**B**) erhält (aus Stefan, H.: Internationale Klassifikation epileptischer Anfälle und Syndrome: Rück- und Ausblick, Epilepsieblätter 9/1996; 35–44).

5 Differentialdiagnose

Zu Beginn der Besprechung der Differentialdiagnose werden einige kasuistische Kurzdarstellungen vorangestellt.

Fall: 35 Jahre alter Mann, seit 12 Jahren wegen nächtlicher Anfälle CBZ, PHT und Pb auch in Kombination ohne Erfolg, daher Überweisung zur diagnostischen Reevaluation mit Hilfe des Intensiv-Monitorings. Hierbei zeigt sich im Schlaf ein abruptes Aufbäumen und vereinzelt Myoklonien, die jedoch auf ein Schlafapnoe-Syndrom zurückzuführen waren. Antiepileptika sind hier nutzlos.

Fall: Patient mit rezidivierenden Anfällen und Bewußtseinstrübung sowie tonischen Bulbusdeviationen. Wegen Verdacht auf Epilepsie wurde eine Antiepileptikatherapie ohne Effekt durchgeführt. Die Diagnostik zeigt später, daß es sich um konvulsive Synkopen bei AV-Blockierung handelt. Hier sind Antiepileptika nicht nur nicht indiziert, sondern potentiell gefährlich.

Fall: Eine 50jährige Patientin wird eingewiesen wegen Impulsiv-Petit-mal-Status. Die Erhebung der Krankengeschichte zeigt, daß die Patientin an einer chronischen Niereninsuffizienz mit akuter Exazerbation leidet. Kreatinin jetzt 6,8. Die akute Exazerbation mit Myoklonien und Asterixis wurde nicht mit Antiepileptika, sondern internistischer Therapie der Niereninsuffizienz behandelt [⊙ Fall 14, **Asterixis**].

Fall: Ein 18jähriger Patient leidet seit 3 Jahren an „Antiepileptika-refraktärer Grand-mal-Epilepsie" überwiegend morgens, besonders vor oder kurz nach dem Aufwachen treten Grand-mal-Anfälle auf. Die Diagnostik ergibt schließlich das Vorliegen rezidivierender hypoglykämischer Anfälle bei Insulinom. Hier ist die Fehldiagnose einer idiopathischen Aufwach-Epilepsie zu vermeiden.

Fall: Eine 39jährige Frau erleidet eine zerebrale Venenthrombose links. Ein Jahr später treten erneut Symptome in Form plötzlicher Aphasien für Stunden (TIA?) auf. Ein neu durchgeführtes Kernspintomogramm zeigt keinen Anhalt für eine erneute zerebrale Durchblutungsstörung. Einige Monate später kommt es wieder zur Aphasie. Nach einigen Stunden beendet ein Grand-mal-Anfall den aphasischen Zustand. Es handelte sich um einen Status fokaler Anfälle (Status aphasicus) bei symptomatischer Epilepsie. Unter Carbamazepin wurde die Patientin schließlich beschwerdefrei.

Bei 20–25% der Patienten werden nichtepileptische Anfälle irrtümlich einer Epilepsie zugeordnet. Besonders häufig handelt es sich um Verwechslungen mit Synkopen, psychogenen Anfällen, Dys- und Parasomnien, Migräne etc. 15% der Patienten mit der Fehldiagnose Epilepsie werden zu Unrecht mit Antiepileptika behandelt. 10% der Epilepsien werden als nichtepileptische Anfallsleiden verkannt (Jeavons 1983, Haerer et al. 1986). Der Routineweg zur Diagnose von Anfallskrankheiten wird am sichersten Schritt für Schritt in mehreren Stufen zurückgelegt. Zunächst ist zu kären, ob epileptische oder andersartige Anfälle vorliegen.

In der ersten Stufe müssen vor allem hysterische bzw. psychogene Anfälle im Rahmen von Konversionsneurosen, Synkopen, nächtlichen nichtepileptischen Episoden mit anfallsartigem Charakter (Pavor nocturnus, Schlafapnoe), extrapyramidale Erkrankungen bzw. Intoxikationen ausgeschlossen werden. Stets muß nach Blutspuren auf dem Kopfkissen, Muskelkater und nächtlichem Einnässen gefragt werden.

Sind zerebrale Anfälle gesichert, so muß in der zweiten Stufe entschieden werden, ob es sich um organische Gelegenheitsanfälle oder um Anfälle bei beginnender Epilepsie handelt. Zerebrale Anfälle bei Elektrolytstörungen und im Rahmen von metabolischen Erkrankungen (Hypokalziämie, Hypomagnesiämie, Hypernatriämie, Hyperglykämie, Vitamin-B_6-abhängige Krämpfe, Hyperthyreose, hepatische Porphyrie, Mikati et al. 1991) müssen frühzeitig erkannt werden, da sie durch Korrektur der Stoffwechselstörungen behandelbar sind und Antiepileptika, wie z.B. im Falle

Tabelle 8 Wichtige Gesichtspunkte zur Routine-Diagnostik und Therapie von Anfällen

Diagnostik

Anamnese/Fremdanamnese!
- Schwangerschaft
- Geburt (Steißlage, verzögert, Asphyxie etc.)
- Laufen, Sprechen, mentale Entwicklung
- Meningitis, Enzephalitis, Impfung, Stoffwechselerkrankung
- Unfälle (Commotio, Contusio)
- Migräne, Fieberkrämpfe, Anfälle
- Familiäre Erkrankung, Allergie, Alkohol, Drogen

Untersuchungsbefund
- Allgemein-körperlich (Körperbau, Gesichtsasymmetrie, Körperasymmetrie, Kopfumfang, Mißbildung, Ptose, Augenhintergrund, Adenoma sebaceum, Naevus, Forellenphänomen)
- Neurologischer Befund
- Psychischer Befund
- Händigkeit

Im Anfall

a) Reaktionsfähigkeit (Ansprache)
b) Satznachsprechen, z. B. „Heute ist ein schöner Tag" (Erinnerung?)
c) motorische oder sensorische Symptome (Körperseite, Region?)
d) Aphasie?

Labor
- EEG (HV, Photostimulation, falls negativ → evtl. Schlafentzugs-Schlaf-EEG);
- EEG-Indikation siehe S. 51, 60
- Blutbild, Blutzucker, Leberwerte, Nieren-Elektrolytwerte, Hypothyreose?
- vor der Behandlung MRT (sowie u. U. andere bildgebende Zusatzdiagnostik); siehe S. 66

Therapie

Indikation
(Gelegenheitsanfälle, Oligo-Epilepsie) siehe S. 171 – 176

Kontraindikation siehe S. 180

Medikamentenwahl siehe S. 178, 179
und *Dosierung* siehe S. 214, 217

Interaktionen siehe S. 222 – 226

Therapieüberwachung siehe S. 189

eines hyperosmolaren nicht-ketoazidotischen Coma diabeticum eine Kontraindikation für bestimmte Antiepileptika (PHT) darstellen. Bei zerebralen Anfällen unklarer Ursache wird daher, abgesehen von der zerebralen Computertomographie, eine kardiovaskuläre Diagnostik und ein laborchemisches Screening durchgeführt, welches neben den üblichen internistisch relevanten Werten vor allem die Blutsenkungsgeschwindigkeit, Kalzium, Magnesium, Natrium, Glukose und Osmolarität enthält. Die Diagnose Epilepsie stellt eine klinische Diagnose dar. Technische Zusatzuntersuchungen liefern meistens nur eine ergänzende Information.

Die wesentliche Bedeutung kommt der Erhebung der Anfallsanamnese zu. Besteht der Verdacht auf epileptische Anfälle, so muß eine sorgfältige Analyse des Anfallsgeschehens nach mehreren Gesichtspunkten durchgeführt werden. Hierbei ist zu unterscheiden, ob es sich um fokale oder generalisierte epileptische Anfälle handelt, in welchem Alter die Anfälle erstmals auftraten, und zu welcher tageszeitlichen Bindung. Erst nach sorgfältiger Analyse dieser Punkte wird über die antiepileptische Therapie entschieden.

Zu den Methoden der Routineuntersuchung (Tab. **8**) gehören Anamnese, **Fremdanamnese,** allgemein körperliche und neurologische Untersuchungen, EEG, laborchemisches Screening und Röntgen-CT. Eine Liquordiagnostik ist bei Verdacht auf eine entzündliche Erkrankung (z. B. Enzephalitis) oder unklarer Ätiologie partieller Epilepsien indiziert. Bei unklar erhöhter Blutsenkungsgeschwindigkeit muß u. U. nach einer immunologischen Erkrankung (z. B. LE, zerebrale Vaskulitis) gesucht werden (Berlit 1989). Während meistens andere neurologische Symptome oder Hautveränderungen das Leitsymptom einer Vaskulitis oder Kollagenose darstellen, können in 3% das erste oder einzige Zeichen einer Vaskulitis zerebrale Anfälle sein (Schmidt 1993). Sämtliche Laboruntersuchungen können hierbei negativ sein (Angiographie in 10%, MRT in 25%).

Bei Kindern oder Patienten, die nur Fremdsprachen beherrschen, kann die Erhebung der Anamnese extrem schwierig sein. Bei Kindern haben häufig Eltern, Verwandte oder sonstige Aufsichtspersonen Anfälle beobachtet und können den Anfallsablauf beschreiben. Die Angaben des Patienten und die Fremdbeobachtung sind für jeden Anfallskranken eine wichtige Ergänzung zur Rekonstruktion des Anfallsgeschehens. Wichtig sind die **Erstsymptome** bzw. Wahrnehmungen des Anfalls. Oft bestehen sie in subjektiven Sensationen. Abgesehen vom **Anfallsablauf** (d. h. vor allem der Beginn und die nachfolgende Ausbreitung der Symptome), sind auch **postiktuale Phänomene** wie Umdämmerung, Terminalschlaf, Amnesie und Dys- bzw. Aphasie von Bedeutung. Absencen bei generalisierten Spike-wave-Epilepsien beginnen und enden plötzlich, während komplexpartielle Anfälle häufig einen etwas unschärferen Beginn bzw. ein unschärferes Ende aufweisen. Komplexpartielle Anfälle, welche vom Temporalhirn ausgehen, dauern in der Regel länger (über 1 Minute, Absencen im Mittel 10 Sekunden).

Umstände und zeitliches Auftreten (tagsüber, Schlaf, Aufwachen, Feierabend) sowie Auslösefaktoren von Anfällen (Emotionen, Schmerz, visuell-akustische Reize, Streß) müssen gründlich erfragt werden, da sie für Therapiestrategien genutzt werden können. Bei der allgemein körperlichen und neurologischen Untersuchung sollte auf kardiovaskuläre Erkrankungen, auf **Körperasymmetrien** (frühkindliche Hirnschädigung) und Zeichen einer Endokrinopathie geachtet werden. Die kleinere Gesichtshälfte kann einen ersten klinischen Hinweis für die Lateralisation bei Temporallappenepilepsie liefern (Abb. **11 a** u. **b**). Hautveränderungen können bereits auf ein neurokutanes Syndrom, z.B. tuberöse Sklerose, Sturge-Weber-Syndrom etc., aufmerksam machen. Der neurologische Befund liefert u.U. weitere Hinweise für einen zerebralen Prozeß bzw. eine Stoffwechselerkrankung. Wichtige Befunde des Augenhintergrundes sind in Abb. **12 a–e** (Farbtafel, S. T 1 f.) dargestellt. Wichtig sind außerdem Hinweise auf ein psychoorganisches Syndrom oder abnorme erlebnisreaktive bzw. sonstige psychisch abnorme Entwicklungen.

5.1 Stoffwechselstörungen

5.1.1 Hypokalziämie

Eine Hypokalziämie kann durch Erregbarkeitsstörungen im zentralen und peripheren Nervensystem Anfallssymptome hervorrufen (siehe Györgi-Formel Seite 11). Sie manifestieren sich entweder als zerebrale Anfälle (komplexpartielle Anfälle, tonisch-klonische Grand-mal-Anfälle, tonische Anfälle, choreoathetoide Hyperkinesen) oder als Tetanie. Bei der neurologischen Untersuchung dienen das Chvosteksche Zeichen sowie eine Verlängerung der QT-Zeit im EKG als weiterführende klinische Befunde. Die klinischen Symptome korrelieren nicht sicher mit einem Schwellenwert des hypokalziämischen Laborbefundes. Die Symptomatik der Tetanie im akuten Anfall ist eindeutig. Die Muskulatur von Armen und Beinen ist verkrampft, die Hände befinden sich in Geburtshelferstellung, die Füße sind in Spitzfußstellung verzogen und die Gesichtsmuskulatur verzieht sich zu einer „Fischmaulstellung". Auch die glatte Muskulatur des Darmes kann als viszerale Tetanie beteiligt sein. Die Krämpfe werden von Parästhesien begleitet, die als Ameisenlaufen, pelziges Gefühl und ähnliche Mißempfindungen dem eigentlichen tetanischen Anfall vorausgehen können. Häufig entsteht eine starke Angst, ohne daß eine Gefährdung für den Patienten besteht. Selten kann ein Laryngospasmus zur Hypoxie und Bewußtlosigkeit führen. Geringere Ausprägungen führen zu leichten Parästhesien, Globusgefühl und pektanginösen Beschwerden.

Tetanische Symptome können bei Hypokalziämie oder auch bei normokalziämischen Tetanien auftreten. Beim Hyperventilationssyndrom liegt oft eine psychosomatische Erkrankung und respiratorische Alkalose vor, bei der Hyperemesis eine metabolische Alkalose. Weiterhin führen akute Hyperkaliämien, Hypomagnesiämien, schwere Infektionskrankheiten und Intoxikationen mit Strychnin und Blei zu normokalziämischen Tetanien (Ziegler 1977). Bei einer Hypokalziämie kommt der Serumphosphat- und Parathormonbestimmung eine wegweisende Bedeutung zu. Die meisten Fälle von Hypokalziämie werden bei Niereninsuffizienz gefunden. Eine Tetanie entwickelt sich hierbei meistens nicht, da die Azidose dies verhindert.

Häufigste Ursache einer hypokalziämischen Tetanie ist der Hypoparathyreoidismus. Als wichtige Ursache ist der Hypoparathyreoidismus nach Schilddrüsen- oder Nebenschilddrüsenoperationen zu nennen. Falls bei einer Hypokalziämie und Hyperphosphatämie das Parathormon zwar erhöht meßbar ist, jedoch offensichtlich nicht zur Wirkung kommt, liegt eine Endorganresistenz gegen PTH vor: ein Pseudohypoparathyreoidismus (Tab. **9**) ist zu finden. Klinisch kann diese Diagnose durch Minderwuchs, Rundgesicht und Verkürzung von Metakarpalia oder Metatarsalia (Abb. **13**) gestützt werden. Andere Symptome können in Form einer Oligophrenie, eines Kataraktes oder in Schmelzdefekten der Zähne bestehen. Kommen diese Stigmata ohne Kalziumstoffwechselstörung vor, so wird von Pseudo-Pseudohypoparathyreoidismus gesprochen. Weitere Ursachen sind das Malabsorptionssyndrom, Mangel an Vitamin-D-Hormon, Schwangerschaft, Pankreatitis und Chemotherapie bei Tuberkulose. Tetanische Symptome können bei Hypokalziämie infolge eines Pseudohypoparathyreoidismus fehlen, falls Anfälle bereits mit PHT behandelt werden. Bei Kalziumwerten unter 6 ml/dl zeigen sich häufig im EEG Allgemeinveränderungen, seltener auch Sharp-waves, Sharp-slow-waves und Delta-Rhythmen. Neben den genannten Symptomen sind eine negative Familienanamnese und bei

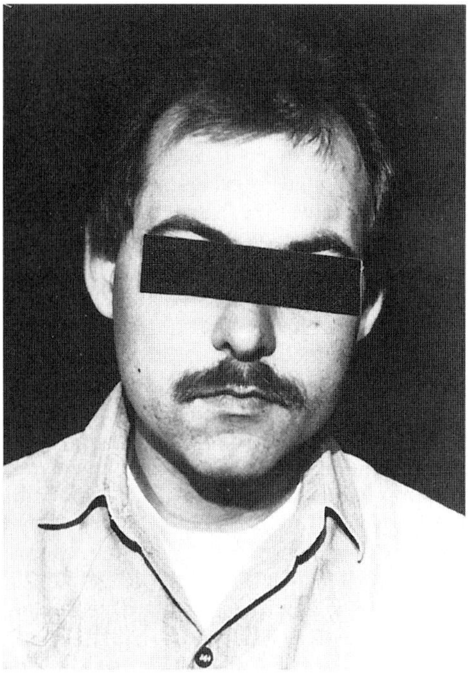

a

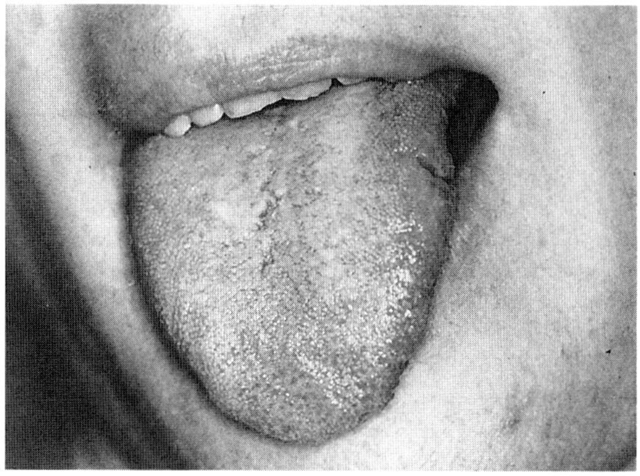

b

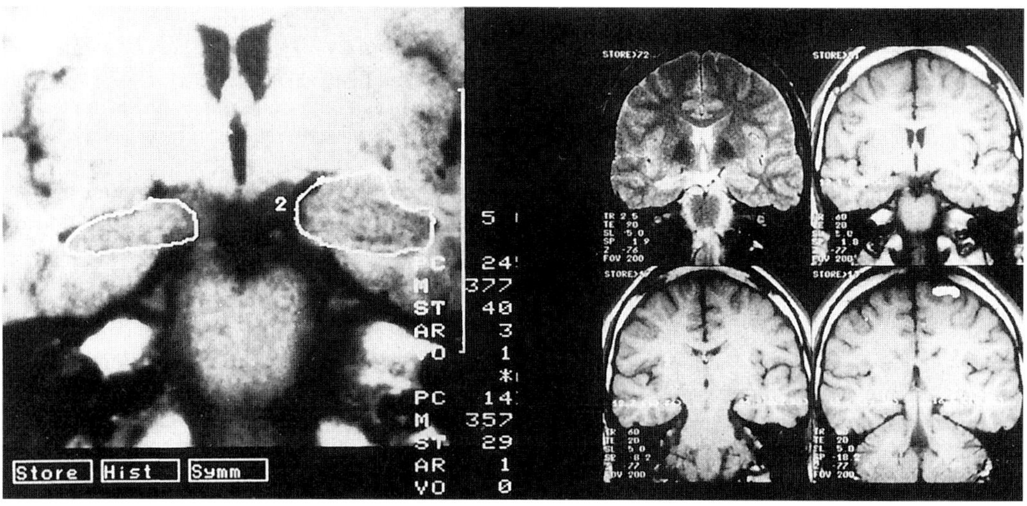

c

Abb. 11 a–c Bei der Untersuchung zeigt sich häufig eine leichte Asymmetrie; **a** Asymmetrie des Gesichts bei unilateralem Fokus im Temporalhirn; die linke Gesichtshälfte ist schmäler. **b** Zungenbißnarbe am lateralen Zungenrand nach tonisch-klonischem Grand-mal-Anfall (bei nicht-epileptischen hysterischen Anfällen u. U. Zungenbiß an der Zungenspitze). **c** Die Volumenmessung im Kernspintomogramm zeigt eine Verschmächtigung des linken Hippocampus (Fokus temporal links) (Schüler et al. 1990); im rechten Bildteil sind die Meßzahlen für den Rechts-Links-Vergleich angegeben (Cave: eine nicht standardisierte, verkippte Aufnahme kann zu Fehlbeurteilungen führen!).

Tabelle 9 Klinische Laborcharakteristika bei Pseudohypoparathyreoidismus

Pseudohypoparathyreoidismus	
Ätiologie	fehlendes Ansprechen auf normal gebildetes Parathormon
Symptome	
bei ca. 60%	tetanische Manifestation (Verkrampfungen, Karpopedalspasmus, Parästhesien, Chvostek-Zeichen, Grand-mal-Anfälle)
selten	Psychosen, Choreoathetose, Parkinson-Syndrom, komplex-partielle Anfälle
EEG	in schweren Fällen Allgemeinveränderung, paroxysmale Dysrhythmien, Sharp-waves, Sharp-slow-wave-Komplexe (besonders bei Hyperventilation); gelegentlich photokonvulsive Reaktionen
Rö-Schädel	oft o. B.
CT	Verkalkungen in den Basalganglien, Frontalhirn, Cerebellum
Labor	Hypokalziämie (< 4,4 mval/l [9 mg%]) Hyperphosphatämie (> 2,6 mval/l [4,4 mg%]), Parathormon, AP erhöht
Therapie	Vitamin D_2 1 000 E/jeden 2. Tag; Kalzium 2 × 500 mg/die

der zerebralen CT Verkalkungen in den Basalganglien für die klinische Diagnose von Bedeutung. Die Anfälle sprechen unzureichend auf Antiepileptika an. Bei Pharmakoresistenz muß daher auch an einen larvierten Pseudohypoparathyreoidismus gedacht werden. Die Korrektur des Kalziumhaushaltes führt meistens zu einem schnellen Effekt. Die Behandlung mit Vitamin D führt zur Anfallsfreiheit ohne Antiepileptika (Guberman und Jaworski 1979).

5.1.2 Hypomagnesiämie, Hypo-, Hypernatriämie, Hypoglykämie

Hypomagnesiämien treten bei Malabsorption und gastrointestinalen Verlusten, vermehrter renaler Ausscheidung oder Endokrinopathien (Hypo- und Hyperparathyreoidismus, Hyperthyreose und Hyperaldosthyreoidismus) auf. Hypo- und Hypernatriämien treten im Rahmen einer hypotonen Dehydratation, einer hypotonen Hyperhydratation und einer Hypernatriämie bei einer hypertonen Hyperhydratation oder hypertonen Dehydratation auf. Zerebrale Anfälle werden gehäuft bei Serum-Natriumkonzentration unter 115–120 mmol/l oder bei einer Hypernatriämie infolge zu rascher Hirnödemtherapie beobachtet.

Das Unterschreiten einer exakten Blutzucker-Konzentrationsgrenze kann nicht für das Auftreten von Symptomen verantwortlich gemacht werden. Häufig werden hierfür Werte von 40 mg/dl angegeben. Neben dem Absolutwert kommt jedoch auch der Schnelligkeit der Blutzuckersenkung für die Auslösung klinischer Symptome Bedeutung zu. Bei lang bestehenden Hypoglykämien muß an Endokrinopathien gedacht werden. Ein Inselzelladenom des Pankreas stellt hierfür eine nicht seltene Ursache dar (nächtliche bzw. morgendliche Anfälle! Hypoglykämie < 30 mg/dl). Ohne Hyperinsulismus treten Hypoglykämien bei Hypophysen-, Leber-, Nebennieren- und Schilddrüsenerkrankungen und auch bei ketotischer Hypoglykämie im Hunger oder bei fettreicher Kost auf. Für die Erfassung des Hyperinsulismus hat es sich bewährt, die Insulinkonzentrationen in Beziehung zur Höhe des Blutglukosespiegels zu setzen. Ein Insulinspiegel von über 12 µg/ml während einer Hypoglykämie gilt als pathologisch (Kruse 1986). Hypoglykämie-bedingte zerebrale Anfälle können durch folgende Kohlehydrat-Stoffwechselstörungen entstehen:
- Glykogenose Typ I und Typ III,
- hereditäre Fruktoseintoleranz,
- Galaktosämie,
- Fruktose-1,6-Diphosphatasemangel.

Zur diagnostischen Sicherung dienen der Hungerversuch (72 h), der Tolbutamid-Test, der Senein-Test, der Glukagon-Test, eine Hypophysen-, Nebennieren-, Schilddrüsen- und Pankreasdiagnostik (Alkohol?). Grand-mal-Anfälle treten in 7–10% auf.

5.1.3 Hyperglykämie

Ein Status partieller oder generalisierter Anfälle, der nicht auf die antiepileptische Medikation anspricht (protrahierter Verlauf über Tage!), kann vor allem im höheren Lebensalter (> 50 Jahre) Folge eines sich langsam entwickelnden hyperosmolaren, nicht-ketoazidotischen Komas sein. Der Blutzucker liegt häufig zwischen 400 und 2000 mg/dl, die Osmolarität über 320 mmol. Als klinische Symptome können Polydipsie, Inappetanz, Gewichtsabnahme und einfach-partielle motorische Anfälle bei zunächst nur leichtem hirnorganischen Psychosyndrom im Vordergrund stehen. Da PHT die Hyperglykämie verstärken kann, ist es kontraindiziert.

a b c d

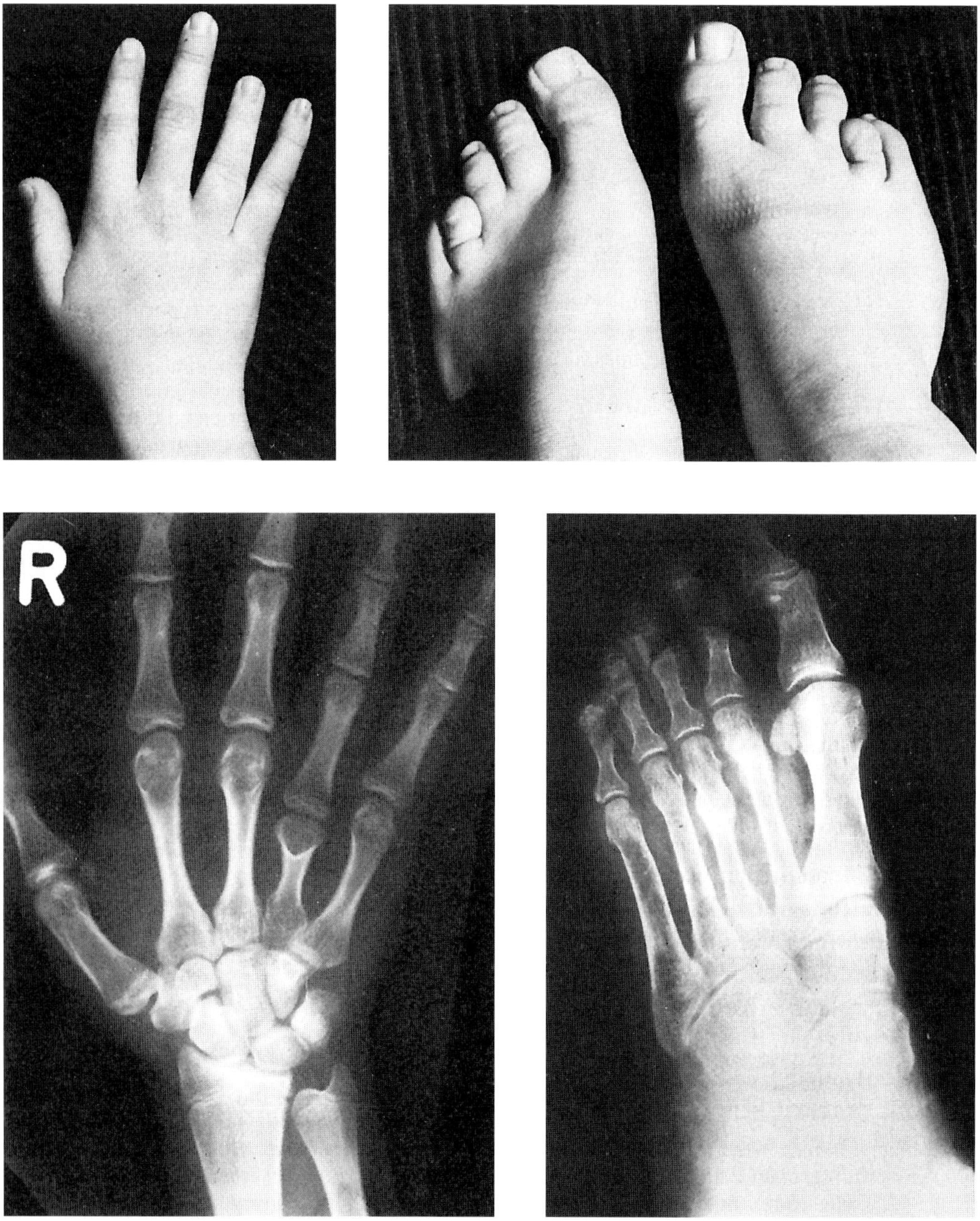

Abb. 13 a – d Hypoparathyreoidismus: **a** Rechte Hand mit Brachydaktylie des 4. Strahls, **b** Brachydaktylie des 4. Strahls beider Fußzehen, **c** vorzeitiger Epiphysenschluß des Os metacarpale IV. (Mit freundlicher Genehmigung von Herrn Dr. Rochel, Neuropädiatrie, Königstein), **d** Osteomalazie bei Antiepileptika-Langzeittherapie (10 Jahre), deutliche Kalksalzminderung, Rarefizierung der Trabekelstruktur und Verschmälerung der Kortikalis (alte, knöchern durchbaute Fraktur) besonders im Metakarpalbereich. (Mit freundlicher Genehmigung von Herrn Prof. Rödl, Röntgenabteilung der Universität Erlangen-Nürnberg). Bei Patienten mit Antiepileptika-Langzeittherapie (vor allem PHT, Pb) müssen regelmäßige Kontrollen zur Erkennung einer antiepileptikabedingten Osteomalazie erfolgen.

Tabelle 10 a Erste wichtige diagnostische Laboruntersuchungen bei Verdacht auf metabolische Anfallsgenese (nach: Kluger, G. [1993] Stoffwechselstörungen bei Epilepsien. Vortrag Epilepsie-Forum, Köln 11.6.1993.)

Laboruntersuchungen
1. Plasma, Urin, evtl. Liquor asservieren (erspart evtl. aufwendige Belastungstests)
2. Erweitertes Routinelabor BSG, CRP, BB, Diff. BZ (Tagesprofil), Elektrolyte mit Mg, P, Cl, AP, Krea, GOT, GPT, Ammoniak, Laktat, Astup, Urinstatus mit Ketonkörper Meist auch: – AS/OS im Urin – Anionendefizit (Hinweis für metabolische Azidose)
3. Bei entsprechender Klinik und Auffälligkeiten unter 2. – Laktat-Mehrfachbestimmungen, evtl. aus liegendem i.v. Zugang, Pyruvat – Laktat/Kreatinin-Quotient im Urin – Carnitin – Cu. Coeruloplasmin – Parathormon – LP (E. phorese, oligoklonale Banden, evtl. Vit. B_6, Neurotransmitter, AS/OS, Pyruvat) – lysosomale Enzyme – VLCFA/Phytansäure – Oligo-, Mukopolysaccharide im Urin/Serum/Fibroblasten – Bildgebende Verfahren – EMG, NLG – LM/EM/Biochemie einer Biopsie aus Haut/Nerv/Muskel – Kontakt mit „Stoffwechselfachmann“

Tabelle 10 b Stoffwechselstörungen (Aminosäuren und Harnstoffzyklus) modifiziert nach Kruse (1986)

Stoffwechselstörungen der verzweigtkettigen AS (organische Azidurien)	**Harnstoffzyklus-Störungen**
1. Ahornsirupkrankheit 2. Isovalerianazidämie 3. Beta-Methylkrotonylglyzinurie 4. 3-OH-3-Methylglutaraturie 5. Alpha-Methylazetoazetaturie 6. Propionazidämie 7. Methylmalonazidurie (4 verschiedene Typen)	1. Karbamylphosphatsynthetase-Mangel 2. Ornithintranscarbamylase-Mangel 3. Zitrullinämie 4. Argininbernsteinsäure-Krankheit 5. Argininämie
Symptome Episodisches Auftreten von Anorexie, Erbrechen, Ataxie, auffälligem Körpergeruch, Bewußtseinseintrübung, Anfällen und/oder Retardierung, Gedeihstörung, Mikrozephalus, Muskelhypotonie	
Labor Metabolische Azidose, Ketonkörper/Ketosäuren im Urin (Azetest, DNPH-Test), Hyperammoniämie, Respiratorische Alkalose	
Diagnose Aminosäuren im Serum und Urin, organ. Säuren/Orotsäure im Urin	
Therapie Dialyse, Diät, Verlegung in Spezialklinik (?)	

5.1.4 Aminosäure- und andere Stoffwechselstörungen

Die wichtigsten diagnostischen Laboruntersuchungen bei Verdacht auf metabolische Anfallsgenese sind nach Kluger (1992) in Tab. **10 a** wiedergegeben.

Zerebrale Anfälle können durch verschiedene Aminosäure-Stoffwechselstörungen entstehen. Klinische Leitsymptome stellen neben den Anfällen dann häufig episodisches Auftreten von Anorexie, Erbrechen, Ataxie, Muskeltonusveränderungen, Körpergeruch und Bewußtseinstrübung bis zum Koma dar. Tab. **10 b** faßt die wichtigsten Stoffwechselstörungen der verzweigtkettigen Aminosäuren- und Harnstoffzyklusstörungen zusammen (Kruse 1986). Weitere Stoffwechselstörungen stellen die nicht-ketotische Hyperglyzinämie (Urin, Liquor, Serum), die Hyperphenylalaninämie und neurometabolische Speicherkrankheiten dar. Die neurologische Symptomatik äußert sich in Paresen, Hirnnervenatrophien (Nervus opticus), verlangsamter Nervenleitgeschwindigkeit und erhöhtem Liquoreiweiß. Die wichtigsten neurometabolischen Speicherkrankheiten, die zu zerebralen Anfällen führen, sind nach Kruse (1986) in Tab. **11** zusammengefaßt.

Hepatomegalie, Splenomegalie, Speicherzellen in Leukozyten und Knochenmarkszellen sowie Haut-, Augen- und Skelettsymptome stellen wichtige extrazerebrale Symptome der Speicherkrankheiten dar (Stanbury et al. 1983). Zum Nachweis des Enzymdefektes werden Serum, Leukozyten und Fibroblasten untersucht. Zeroidlipophuszinosen werden mittels elektronenoptischer typischer Einschlüsse in Lymphozyten nachgewiesen. Die Adrenoleukodystrophie weist eine erhöhte

Tabelle 11 Neurometabolische Speicherkrankheiten, die mit Anfällen einhergehen können (modifiziert nach Kruse 1986)

Zerebrale Anfälle bei neurometabolischen Speicherkrankheiten

A. Sphingolipidosen
1. GM_1-Gangliosidose (infantile und juvenile Form)
2. GM_2-Gangliosidose (infantile Form = M. Tay-Sachs, juvenile Form)
3. M. Gaucher (Typ 2 und 3)
4. M. Niemann-Pick (Typ A, B, D)
5. M. Krabbe (Stadium II)

B. Andere Speicherkrankheiten
1. Adrenoleukodystrophie
2. Zerodlipofuszinosen (infantile und juvenile Form)
3. Oligosaccharidosen
   a) Fukosidose Typ 1
   b) Sialidose Typ 1

Symptom
Entwicklungsknick, Amaurose, Schwachsinn, Hepatomegalie, Splenomegalie, zerebrale Anfälle u. a.

Konzentration an langkettigen Fettsäuren in Fibroblasten auf.

Therapieresistente Anfälle im Säuglingsalter können sog. Vitamin-B_6-abhängige Krämpfe (Myoklonien und andere Anfälle) darstellen. Die Diagnose erfolgt durch Sistieren der Anfälle nach i. v. Injektion von 50 mg Vitamin B_6. Neben angeborenen Biotinmangelzuständen können im Erwachsenenalter erworbene Vitamin-B_6-Mangelzustände auftreten. Differentialdiagnostisch muß wegen der Myoklonien die progressive Myoklonusepilepsie abgegrenzt werden. Neben den genannten diagnostischen Maßnahmen müssen in unklaren Fällen auch Urin- und Blutuntersuchungen zum Nachweis einer Melliturie (Fruktose und Galaktose), Ketose (AZ-Test im Urin), einer metabolischen Azidose und respiratorischen Alkalose (Blutanalyse) und Hyperamoniämie (Ammoniakbestimmung im Vollblut) durchgeführt werden. Bei Hinweisen auf Kohlenhydrat-Stoffwechselstörungen sollte auch eine Laktat- und Pyruvatbestimmung im Blut erfolgen. Als neurometabolisches Labor-Screening werden folgende Untersuchungen empfohlen (Kolodny und Jatziv 1985):
- Blutammoniak-Bestimmung bei Hyperammoniämiesyndromen,
- Aminosäure-Screening im Plasma und Urin bei Aminosäure-Stoffwechselstörungen,
- Anionendefizit-Nachweis bei organischen Azidämien,
- Anionendefizit-, Laktat- oder Pyruvat-Nachweis im Blut bei Pyruvat-Stoffwechselstörungen,
- Nachweis reduzierender Substanzen im Urin oder Galaktose im Blut bei Galaktose-Stoffwechselstörungen,
- Untersuchung von Lymphozyten, Knochenmark, Uronsäure im Urin und Oligosacchariden bei lysosomalen Störungen.

An metabolische Ursachen muß gedacht werden, wenn bei den Eltern Konsanguinität, Geschwisterbefall, Neugeborenenkrämpfe, katabole Stoffwechsellage, neonataler Ernährungsbeginn, Myoklonus-Epilepsie oder myoklonische Frühenzephalopathie, Photosensibilität oder Pharmakoresistenz im Kindesalter (Vasella 1990) besteht. Bei 50% der Epilepsien im Kindesalter lassen sich angeborene zerebrale Fehlbildungen, Stoffwechselstörungen, prä-, peri-, oder postiktuale Faktoren (Infektionen, wie z. B. Toxoplasmose, Röteln, Syphilis, Zytomegalie, Herpes, Hypoxie, Trauma, Neoplasie und Blutung) nachweisen (Vasella 1985). Phänotypisch können erste Hinweise auf bestimmte Syndrome wie z. B. Ringchromosom 14 (Dolichozephalie, hohe Stirn, Epikanthus, antimongoloide Lidstellung, große Ohren, geistige Retardierung, Epilepsie, häufige Infekte des Respirationstraktes) oder ein Rett-Syndrom (psychomotorische Entwicklungsverzögerung bei Mädchen nach 6 Monaten bis 1,5 Jahren, Retardierung, Demenz, Handbewegungsstereotypen, Ataxie, Epilepsie bei 80%, vermindertes Kopfwachstum) gewonnen werden. Zusätzlich können abnorme Schlafmuster, Apnoe und Spastik auftreten.

5.1.5 Neurologische Syndrome mit Anfallssymptomen bei mitochondrialen Zytophatien

In den letzten zwei Jahrzehnten wurden verschiedene mitochondriale Störungen beschrieben, die den aeroben Energiehaushalt entweder durch veränderten Eintritt energiereicher Substrate in die Mitochondrien (Substratutilisation), die Fähigkeit der oxydativen Phosphorilierung (Ankoppelung im Krebszyklus) oder Defekte bestimmter Komplexe in der Atmungskette betreffen. Der rasche Zuwachs von Erkenntnissen auf biochemischem Gebiet über zahlreiche Stoffwechselstörungen führt zu ständig neuen Einsichten in die Pathogenese neurologischer Erkrankungen. Während sich die ersten Untersuchungsergebnisse zunächst überwiegend auf Stoffwechselentgleisungen (Luft et al. 1962) und Myopathien (Shy et al. 1963, Gonatas et al. 1965, Jerusalem et al. 1973) bezogen, wurden in den letzten Jahren in zunehmendem Maße klinische Syndrome mit zusätzlicher internistischer oder neurologischer Symptomatik beschrieben, die auf die Beteiligung anderer Organsysteme hinweisen (Reichmann und DiMauro 1998).

Nachdem Engel und Cunningham (1963) mit Hilfe einer modifizierten Gomori-Trichrom-Färbung „ragged red fibers" im Muskelpräparat darstellen und Olson et al. (1972) hierbei Mitochondrienanhäufungen nachweisen konnten, bestand das nächste Forschungsziel in der Korrelation der morphologischen Mitochondrien-Veränderungen (Di Mauro et al. 1985) mit biochemischen Veränderungen und klinischen Manifestationen. Diese Forschungsansätze sind heute noch nicht abgeschlossen, und obwohl viele Beobachtungen über Erkrankungen mit dem Befund von „ragged red fibers" in der Muskelbiopsie – mit und ohne biochemische Defekte – mitgeteilt wurden, sind erst wenige klinische Syndrome ausreichend abgrenzbar.

Bei manchen Syndromen stehen sogar zerebrale Symptome im Vordergrund der klinischen Manifestation. Für diesen Fall wurde von Shapira et al. (1977) die Bezeichnung Mitochondriale Enzephalomyopathien vorgeschlagen. Hierzu gehören in erster Linie die Mitochondriale Myopathie, Enzephalopathie, Laktat-Azidose und „Schlaganfalls"-Episoden (MELAS), die Myoklonus-Epilepsie mit „ragged red fibers" (MERRF) und das Kearns-Sayre-Syndrom (KSS) (s. S. 150).

Die Diagnose oben genannter Syndrome stellt eine wichtige Voraussetzung nicht nur zur Erweiterung der pathophysiologischen Erkenntnisse durch den Nachweis biochemischer Defekte, sondern auch im Hinblick auf mögliche therapeutische Konsequenzen dar. Die klinische Erfassung der genannten Enzephalomyopathien ist heute bereits als bedeutender Fortschritt anzusehen.

Zur klinischen Untersuchung bei *Verdacht auf Stoffwechselerkrankungen* gehören neben dem körperlichen und dem Laborbefund auch Röntgen, Spaltlampe, Augenhintergrund, Nervenleitgeschwindigkeit und Biopsie. Bei fokalen oder generalisierten Anfällen, im Kindesalter mit bilateralen Verkalkungen okzipital und Hinweisen für ein Malabsorptions-Syndrom, muß nach einer Zöliakie gefahndet werden (serologische Marker, z. B. antiendomisium Antikörper, intestinale Biopsie).

Bei Stoffwechselerkrankungen, die sich am Zentralnervensystem manifestieren, ist in der Regel bis auf Verdacht von M. Alexander oder infantiler Dystrophie keine Hirnbiopsie indiziert. Haut-, Bindehaut-, Nerven-, Muskel- oder Leberbiopsien geben ausreichend Informationen (Pfeiffer 1988).

5.2 Realisationsfaktoren

Bei der Differentialdiagnose epileptischer Syndrome bzw. von Epilepsien sind besonders folgende Realisationsfaktoren symptomatischer Epilepsien im Kindesalter zu berücksichtigen:

1. kongenitale Störungen (zerebrale Mißbildungen und Stoffwechselstörungen),
2. prä-, perinatale Infektionen (Hypoxie, Trauma, Blutung),
3. postnatale metabolische Störungen (Infektionen, Neoplasien, vaskuläre Störungen, Trauma, Intoxikationen).

Im Jugend- und Erwachsenenalter treten vaskuläre Störungen und Traumen mehr in den Vordergrund; im höheren Erwachsenenalter finden sich schließlich Neoplasien. Die ätiologische Klärung stellt einen wesentlichen Eckpfeiler bei der Diagnose des klinischen epileptischen Syndroms dar.

Neben der ätiologischen Klärung muß allerdings die Diagnose Epilepsie gesichert sein. Ein isolierter epileptischer Anfall erlaubt nicht die Diagnose einer Epilepsie. Für sie ist das Auftreten spontaner, chronisch rezidivierender epileptischer Anfälle erforderlich. Fehldiagnosen durch Verwechslung nicht-epileptischer Ereignisse mit epileptischen Anfällen sind häufig. Etwa 20% der Patienten, die zu Epilepsiezentren überwiesen werden, weisen keine epileptischen Anfälle auf. Im Kindesalter entstand die Fehldiagnose „Epilepsie" bei 44% durch Synkopen, bei 20% durch psychiatrische Störungen, bei 11% durch Atemanhalteattacken, bei 6% durch Migräne und Pavor nocturnus und bei 11% durch andere nicht-epileptische Erkrankungen (Jeavons 1983). In den meisten Fällen war keine gründliche Anamnese erhoben oder EEG-Befunde waren fehlinterpretiert worden. Auch Inkontinenz bzw. pseudoklonische Bewegungen (z. B. Tremor und Hyperkinese) oder z. B. paroxysmale Vertigo können als epilepsiespezifische Ereignisse fehlinterpretiert werden.

5.3 Synkopen

Der Begriff „Synkope“ kommt aus dem Griechischen (syncoptein) und bedeutet soviel wie Zusammenbruch der Kräfte oder Pause mentaler Funktionen mit Bewußtseinsverlust ohne weitere neurologische Folgeerscheinungen. Als Ursache ist eine Abnahme der zerebralen Perfusion durch verschiedene kardiovaskuläre und autonome Funktionsstörungen zu finden.

Auch im Erwachsenenalter werden Synkopen häufig als epileptische Anfälle verkannt. Nach Gastaut et al. (1974 a) führt die kurzfristige zerebrale Durchblutungsstörung (> 5 s) anfangs zu einem Schwindel (Lipothymia). Eine länger andauernde Minderperfusion des Gehirns (bis zu 10 s) führt zur eigentlichen Synkope mit Abwesenheit, längere Perfusionsstörungen (über 10 s) führen schließlich zur konvulsiven Synkope **[⊙ Fall 13, Asystolie, Tonusverlust, Tonuszunahme, Myoklonus, Hyperventilation]**. Bei der konvulsiven Synkope können leichte tonische Phänomene (Seitwärts- oder Aufwärtsbewegungen der Bulbi oder tonische Streckbewegungen der Arme) und ein bis drei nachfolgende klonische Zuckungen auftreten. Selten sind Einnässen oder Zungenbiß vorhanden. Synkopen können als partielle ischämische Krisen (u. U. mit auraähnlichem Unwohlsein) oder mit den Symptomen generalisierter Anfälle manifest werden. Nach leichter initialer Tonuszunahme kann ein Tonusverlust und ein bilateraler Myoklonus auftreten. Bei entprechendem Verdacht muß eine ausführliche internistische Untersuchung erfolgen. Die Ableitung von Ruhe-Wach-EEG ist wenig ergiebig. Sie zeigt charakteristischerweise ein unauffälliges EEG, in dem allenfalls Herzrhythmusstörungen sichtbar werden. Für die Diagnose der Synkopen sind anamnestische Angaben (Schmerz, seelische Erregung, Spritze bei psychovagaler Synkope) **[⊙ Fall 13, nach Blutentnahme]** oder Provokationsmaßnahmen (Karotis-Sinus-Massage, psychovagaler Reiz während Video-Simultan-Doppelbildaufzeichnung [SDA], Orthostasetest und u. U. invasive kardiale Stimulation) erforderlich. Paroxysmale Dysrhythmien im EEG werden bei 15 – 20% der Patienten mit nicht-epileptischen Synkopen registriert. Für die klinische Manifestation einer

Tabelle 12 Klassifikation hypoxischer Anfälle nach Gastaut (1974)

Hypoxische Anfälle
Anoxo-ischämisch (zerebrale Perfusion) – generalisiert ischämische Synkope (Orthostase, kardial; DD epileptische Ohnmacht, Grand-mal-Anfall) – partiell ischämische Attacke (z. B. zerebrale Durchblutungsstörungen bei Gefäßprozessen; DD partiell elementarer und komplexer Anfall bei Epilepsie)
Anoxo-anoxisch (verfügbarer alveolärer Sauerstoff) – Blockade der Atemwege bei Asphyxie – Atemanhalte-Attacke
Anoxo-toxisch – Blockade von Enzymen des oxydativen Metabolismus (z. B. Zyan) oder – CO-Vergiftung mit Verdrängung O_2 vom Hämoglobin
Anoxo-hypoglykämisch – Glukosemangel – DD: partielle und generalisierte Anfälle, Dämmerzustände

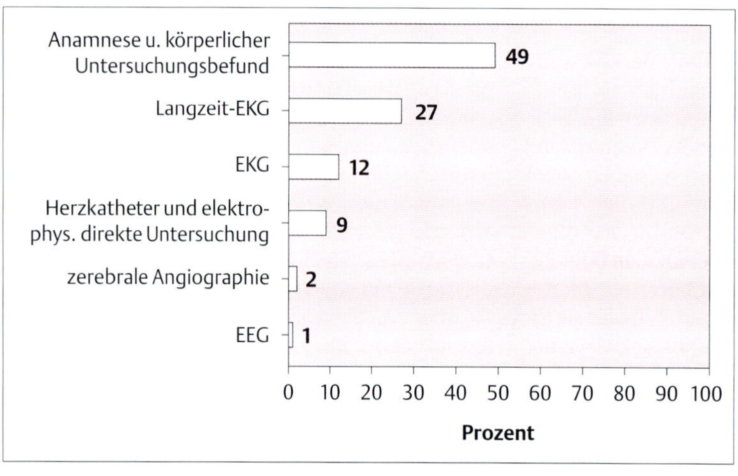

Abb. 14 Graphische Darstellung der Ergebnisse von Kapoor et al. (1983) über den internistischen Beitrag zur Klärung von Synkopen.

Tabelle 13 Häufigkeit kardiovaskulärer und nicht-kardiovaskulärer Ursachen von Synkopen (Kapoor et al. 1983). Bei den nicht-kardiovaskulär ausgelösten Synkopen sind situative Provokationstests für die Diagnostik besonders ergiebig

Ursache	Anzahl der Patienten
Kardiovaskulär	53
Ventrikuläre Tachykardie	20
Sick-sinus Syndrom	10
Aortenstenose	5
Supraventrikuläre Tachykardie	3
Vollständiger Herzblock	3
Bradykardie	2
Mobitz II atrioventrikulärer Block	2
Myokardialer Infarkt	2
Pulmonale Hypertension	2
Schrittmacher-Defekt	1
Karotis-Sinus-Synkope	1
Aortenaneurysma	1
Pulmonale Embolie	1
Nicht kardiovaskulär	54
Situativ ausgelöste Synkope	15
Orthostatische Hypotension	14
Vasodepressorische Synkope	9
Medikamentös ausgelöste Synkope	6
Transiente ischämische Attacken	3
Anfall	3
Subclavia Steal-Syndrom	2
Vagale Reaktion mit Trigeminusneuralgie	1
Konversionsreaktion	1
Unbekannt	97

Synkope gilt als Grenzwert eine Bradykardie von weniger als 40 Schlägen/min und eine Tachykardie von mehr als 150 Schlägen/min. Asystolien, die länger als 4 s dauern, oder ein systolischer Blutdruck von weniger als 50 mmHg lösen ebenfalls häufig Synkopen aus. Ein absoluter Grenzwert für die genannten Meßbereiche ist nicht vorhanden, da die individuelle Kreislauf- und zerebrale Perfusion an der Symptommanifestation beteiligt ist. Bei 204 Patienten mit Synkopen konnten Kapoor et al. (1983) in 50% die Genese klären. Je zur Hälfte handelte es sich um kardiovaskulär und nicht-kardiovaskulär bedingte Synkopen. Der internistische Beitrag diagnostischer Maßnahmen zur Klärung der Ursache von Synkopen ist nach Kapoor (1983) in Abb. **14** wiedergegeben.

Die zerebrale Minderperfusion kann kardiovaskulär (z. B. Arrhythmie, Adam Stokes-Anfall, Karotis-Sinus-Syndrom), vagovasal, orthostatisch durch hypertensive Krisen, zerebrale ischämische

Tabelle 14 Übersicht über die wichtigsten Ursachen von Synkopen

Ursachen von Synkopen
Kardial (output)
– Herzvitien, insbesondere Aorten-, Mitralklappenstenosen, Embolien
– Myokardinfarkt, perikardiale Tamponade
– Bradyarrhythmie: Sick sinus, AV-Block II. und III. Grades (Typ MOBITZ), ventrikuläre ES etc. → Synkopen ohne Prodrome; (Glossopharyngeusneuralgie, Schlucken) Tachyarrhythmie: supraventrikulär, ventrikulär QT-Verlängerung: Jervell-Lange-Nielsen, Romano-Ward-Syndrom!
Venöser Rückfluß
– VALSALVA-Manöver, Husten, Miktion, Vorhof-Myxom
Gehirndurchblutung
– Hypoxie, Hypovolämie, Anämie
– Extrakranielle oder intrakranielle Gefäßstenosen
– Migraine accompagnée
– Hyperventilationskonstriktion
Neurologische Grunderkrankung
– Hirnstamm (Syringobulbie), Multisystematrophie
– ALS
– Polyneuropathie, Guillain-Barré-Syndrom
– autonome Funktionsstörungen

Attacken bei Gefäßprozessen u. a. m. ausgelöst werden (Tab. **13** u. **14**). Wichtig ist, bei der Exploration eingehend nach Auslösemechanismen (Husten, Pressen, Miktion, Schmerz, Schreck, Essen) und internistischen bzw. neurologischen Begleiterkrankungen (z. B. autonome Polyneuropathie) zu suchen.

Besonders schwer von epileptischen Anfällen zu differenzieren sind Synkopen bei QT-Verlängerung infolge eines Romano-Ward-Syndroms. Die Gefahr der Fehldiagnose Epilepsie ist dabei groß! Die Synkopen treten erstens plötzlich u. U. mit Sturz und zweitens bei Patienten mit familiärer Disposition auf. Hierbei handelt es sich um Ionenkanalkrankheiten infolge von Mutation (Barchi 1998). Zur Diagnose werden neben der QT-Analyse im EEG, eine Verminderung der kardialen Sympathikusinnervation mit Hilfe des MIBG SPECT und in zunehmendem Maße die Molekulargenetik (Chromosom-11-lokalisierter Marker) herangezogen. Hier ist u. U. die Implantation eines Kardioverters/Defibrillators mit individuell optimierter Programmierung erforderlich. Eine prophylaktische Therapie mit β-Rezeptor-Blockern wird kontrovers beurteilt (Havekamp et al. 1997). Bei Morbus Addison kann eine Hypovolämie und

Hypotonie zu Synkopen führen. Sehr schwierig gestaltet sich die Differentialdiagnose, wenn im Verlauf eines komplex-partiellen Anfalls (z. B. Temporalhirnepilepsie) eine Asystolie oder ein Blutdruckabfall auftritt [⊙ Fall 15, **iktuale Asystolie, Propfsynkope, Myoklonus**]. Die Frage, ob in einem solchen Fall eine „epileptische Synkope" vorliegt (Egli 1982, v. Manitius-Robeck et al. 1998), erfordert eine video-polygraphische Anfallsaufzeichnung. Im Kindesalter können heftige Affektänderungen durch verminderte Einatmung, Apnoe und reduzierte Sauerstoffsättigung des Blutes zu Synkopen führen. Länger dauernde partielle und generalisierte ischämische Krisen unterschiedlicher Ursache führen über eine akute ischämische Hypoxidose der Ganglienzellen zur Enthemmung subkortikaler Strukturen und dadurch zum Auftreten langsamer Wellen im EEG sowie zu kurzen tonischen Symptomen (Kugler 1972).

Beim Vorliegen von Synkopen werden neben dem Haupttyp der vasopressorischen Synkope (mit Blutdruckabfall einhergehend) und der kardioinhibitorischen Synkope (Abfall der Herzfrequenz), verschiedene Herzrhythmusstörungen oder extrakardiale Ursachen zu differenzieren sein. In etwa der Hälfte der Fälle können Kipptisch-Untersuchungen eine Synkope reproduzieren. Nach Klingenheben und Hohenloser (1995) liegt die Spezifität der Kipptisch-Untersuchung bei ca. 85%. Bei Patienten mit Synkopen muß außerdem nach Hinweisen für das Vorliegen einer autonomen Neuropathie gefahndet werden.

Die Symptomatik von Synkopen kann fokalen epileptischen, fokalen oder generalisierten epileptischen Anfällen täuschend ähnlich sein. Es können auch auraähnliche subjektive Warnungen vor der Attacke auftreten. Während der Attacke kann neben der Bewußtseinsstörung eine überwiegend tonische motorische Aktivität im Augen-, Kopf- oder Bauch-Extremitäten-Bereich auftreten (Lempert et al. 1997). Meistens fehlen Klonien oder sie treten nur diskret ein bis einige Male auf. Die Augen können geschlossen oder offen sein, ein Zungenbiß kann gelegentlich beobachtet werden, Einnässen selten. Bei einigen Patienten sind stärkere motorische Erscheinungen (Kloni) oder visuelle Wahrnehmungen vorhanden. Während bei vasovagaler Genese häufiger auraähnliche Initialsymptome auftreten [⊙ Fall 13, **„Aura-"ähnliche Warnung**], fehlen diese häufiger bei kardioinhibitorischer Genese. Nach Linzer et al. (1997) kann eine Kipptischreaktion („psychosomatische Antwort mit normalem RR

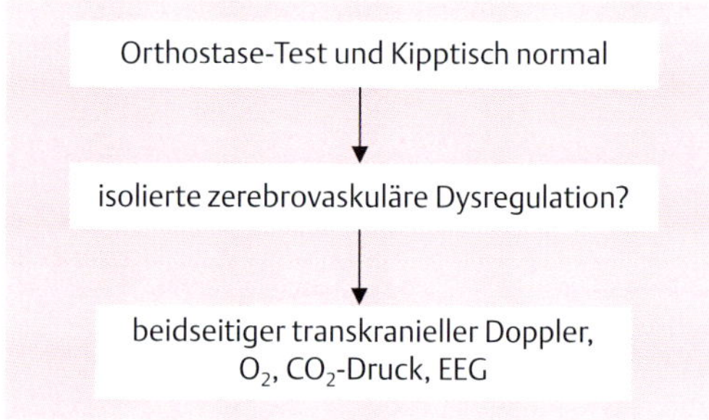

Abb. 15 Untersuchungen bei Verdacht auf isolierte zerebrovaskuläre Dysregulation.

oder Frequenzverhalten) für eine Beteiligung einer psychosomatischen Störung (Angststörung, Depression etc.) sprechen.

Ein weiterer neuer Ansatz zur Diagnostik von Synkopen besteht in der kombinierten EEG- und TCD- sowie Herzraten- und Blutdruckregistrierung. Hierdurch können auch der zerebrale Blutfluß und die Regulation im Hinblick auf Orthostasephänomene genauer untersucht werden. Eine isolierte zerebrovaskuläre Dysregulation (d. h. ein Abfall der zerebralen Perfusion ohne signifikante Erniedrigung des peripheren Blutdruckes) kann damit nachgewiesen werden (Abb. **15**). Die kombinierte EEG- und TCD-Analyse wird daher als neuer Zugang zur diagnostischen Bearbeitung andererseits unerklärter Synkopen empfohlen (Ladwig 1997). Prolaktinerhöhungen wurden auch nach Synkopen beobachtet (Oribe et al. 1996).

5.4 „Pseudoepileptische", hysterische, psychogen-nicht-epileptische Attacke

Unter pseudoepileptischen Anfällen wird eine heterogene Gruppe nicht-epileptischer Anfälle subsumiert, die je nach der individuellen klinischen Situation auf verschiedene psychische Bedingungen zurückgeführt werden können und epileptische Anfälle imitieren. Sahlholdt und Alving (1993) stellten dies in 7% eines Anfallskollektives fest. Eine Behandlung mit Antiepileptika bis zu 5 Jahren auf dem Boden der Fehldiagnose „Epilepsie" lag vor.

Die unter den obengenannten Synonyma aufgeführten Anfälle sind oft Teil einer Konversionssymptomatik. Psychogene „Anfälle" können allerdings auch ohne hysterische Persönlichkeitsstruktur auftreten, was jedoch selten ist. Etwa 5–35% der Anfallspatienten haben zusätzlich oder nur psychogene Attacken (Wilkus et al.

1984). Psychogene, pseudoepileptische Attacken können isoliert oder mit anderen Konversionssymptomen auftreten (Rabe 1970, 1974, 1987). Die Konversionssymptomatik kann bei zusätzlichem Auftreten von epileptischen und psychogenen Anfällen vorliegen und ist dann differentialdiagnostisch schwierig einzuordnen. Streng in der Medianlinie der Körperlängsachse begrenzt angegebene „Hemihypästhesien oder Hypalgesien" besonders unter Einschluß des Penis oder erhaltene Fremdreflexe (Plantarreflex) bei angegebenen Anästhesien der betreffenden Extremität weisen auf eine psychogene Körperstörung hin.

Patienten, die zuvor an Epilepsie erkrankt waren, imitieren u. U. die Symptomatik ihrer epileptischen Anfälle. „Konvulsivähnliche" Anfallssymptome wiesen 46% und nicht konvulsive Symptome 54% auf (Kloster 1993). Dabei können tonisch-klonische oder tonische Anfälle und selten partielle Anfälle nachgeahmt werden. In den meisten Fällen sind die pseudoepileptischen Anfälle von epileptischen zu differenzieren. In einzelnen Fällen kann die Unterscheidung jedoch extrem schwierig werden. Oft geben die Patienten bei pseudoepileptischen psychogenen Anfällen Schwindel, „komische Gefühle" und Taubheit als Initialsymptome an. Die eigentliche Anfallssymptomatik beginnt in Gegenwart von Zuschauern, wobei bizarre und unkoordinierte Bewegungen auftreten, die nicht die Stereotypie der bekannten krampfmotorischen Bewegungsschablonen epileptischer Anfälle aufweisen (cave Frontalhirnepilepsie) [⊙ Fall 3, **hypermotorisch**]. Der Anfall kann meist plötzlich aber auch allmählich beginnen. Nach dem pseudoepileptischen psychogenen Anfall ist der Patient häufig sofort ansprechbar oder kneift die Augenlider zu beim Versuch des Untersuchers, diese zu öffnen. Sind die Augen geöffnet und wird unvermittelt ein Spiegel vorgehalten, dann blickt der Patient oft in den Spiegel. Das Elektroenzephalogramm zeigt keine epilepsietypische Aktivität im Anfall. Allerdings kann die Beurteilung durch Muskelartefakte erheblich erschwert sein. Dann ist vor allem auf das postiktuale EEG zu achten. Eine unauffällige Alpha-Tätigkeit sofort nach dem Anfall wird bei psychogenen Anfällen und seltener bei epileptischen Anfällen beobachtet. Oft ist die Symptomatik der psychogenen Anfälle theatralisch mit massiven motorischen Erscheinungen, lautem Schreien, Arc de Cercle [⊙ Fall 16] oder anderen ausdrucksstarken Symptomen. Falls ein Zungenbiß vorkommt, befindet er sich meistens in der Mitte der Zunge und nicht, wie beim epileptischen Anfall, an der Seite. Selten tritt Einnässen im psychogenen Anfall auf. Die psychogenen Anfälle lassen sich oft durch Suggestivmaßnahmen auslösen und beenden.

Die simultane Beobachtung des Anfallsverhaltens und des EEG (SDA = Simultandoppelbildaufzeichnung) erhöht die diagnostische Sicherheit. Interiktuale EEG-Ableitungen zeigen bei ca. 20% der Patienten mit pseudoepileptischen „Anfällen" steilere Potentiale oder sogar Sharp-waves bzw. Spikes. In diesen Fällen muß ein Anfall mit Hilfe der SDA registriert werden, um diagnostisch weiterzukommen. Psychogene Anfälle treten nicht im Schlaf (EEG!) auf, sind oft suggestiv auslösbar, zeigen keinen Prolaktinanstieg oder Perfusionsänderung im SPECT, die auf eine fokale Hyperperfusion bei Epilepsie zurückzuführen wäre. Die Anfallsregistrierung sollte jedoch stets im Zusammenhang mit der psychischen Situation des Patienten, seiner Familien- und Eigenanamnese gewertet werden. Remschmidt (1986) betont, daß die Imitationsphänomene der psychogenen Anfälle nicht bewußt und willentlich herbeigeführte Nachahmungen darstellen, sondern daß es sich dabei oft um unbewußte Vorgänge handelt, die dem Patienten auch bei eingehender Besprechung der Symptomatik und der auslösenden Situation nicht präsent sind.

Psychogene Anfälle und Konversionssyndrome haben nichts mit Simulation zu tun, obwohl Simulationen auch ausgeführt werden, um einen irgendwie gearteten Vorteil zu erlangen. Aus den Untersuchungen von Kruse (1978) geht hervor, daß der epileptische Anfall als Modell psychogener Anfälle dienen kann, und daß dieser Zusammenhang insbesondere bei jenen Patienten festgestellt wird, die sowohl an epileptischen als auch psychogenen Anfällen leiden. Bezüglich der Anamnese ist besonderes Augenmerk auf das zeitliche Auftreten von Anfällen in bestimmten Auslösesituationen (Überforderung, Konflikte, „broken home" und die Sexualanamnese) zu richten (Dieterle et al. 1994). Die Persönlichkeitsstruktur weist häufig infantile Züge und Regressionsphänomene auf, wobei sich Dominanz und Geltungsstreben, hypochondrische Neigungen und erhöhte Hysterieskalawerte zeigen (Wilkus et al. 1984). Der Intelligenz-Quotient liegt eher unterhalb des Durchschnitts der Allgemeinbevölkerung (Ramani et al. 1980). Bisher konnte keine Theorie die Entstehung schlüssig und widerspruchsfrei erklären. Remschmidt (1986) stellte bestimmte Faktoren heraus:

- Genetische Belastung,
- Persönlichkeitsstruktur,
- Vorbild in der Familie und Nachbarschaft,
- Konflikt- und Überforderungssituation,
- Eigenerkrankungen in der Vorgeschichte für die Symptomwahl.

Krankheitsgewinn und Begünstigung durch organische Hirnschädigung. Nicht selten spielt psychodynamisch eine sexuelle Traumatisierung eine wichtige Rolle. Die Behandlungsstrategien bestehen in aufdeckenden und stützenden Gesprächen, später Gruppen- und Familientherapie.

Aufgrund unserer Erfahrungen sollte beim Verdacht auf psychogene Anfälle nach dem Routine-Wach- und Schlaf-EEG (einschließlich Provokationsmethoden) eine SDA des Patientenverhaltens und der polygraphischen Registrierungen durchgeführt werden. Hierbei sollte ein Arzt den Patienten interviewen und durch Suggestivmaßnahmen versuchen, den Anfall auszulösen. Tritt ein „Anfall" auf, so sollte sofort versucht werden, mit dem Patienten Kontakt zu bekommen. Der Patient wird angesprochen und ebenfalls eine suggestive Beendigung des Anfallsgeschehens versucht. Im „Anfall" empfiehlt es sich, den Lidtest (Öffnen der Augenlider) oder Spiegeltest (Patient blickt sich im psychogenen Anfall im Spiegel an) und sofort nach Anfallsbeendigung weitere Explorationen des Patienten (Amnesie? Erstsymptom?) durchzuführen. Zur Abgrenzung von Synkopen, psychogenen epileptischen Anfällen sind simultane Video-EEG- und EKG-Ableitungen erforderlich. Dies gilt besonders, wenn physiologische NaCl-Lösung intravenös injiziert wird. Hierdurch können hysterische Anfälle oder auch psychovagale Synkopen provoziert werden.

De Toledo und Ramsay (1996) fanden bei 654 Anfällen in mehr als 90% der epileptischen Anfälle während der „tonischen Phase" offene Augen. Bei 41 von 75 psychogenen Attacken wurden die Augen zugekniffen.

Pseudoepileptische Anfälle sind häufig der nicht-verbale Ausdruck unaussprechbarer Konflikte wegen Bedrohung, Scham oder Schuld (explosive Körpersprache). Nach Bets und Boden (1992) können psychogene Attacken 3 Prägnanztypen zugeordnet werden: 1. „Swoons": Ohnmachtsanfälle, bei denen sich der Patient der Situation und dem Konflikt entzieht. 2. „Abreactive attacks", bei denen die Konfliktspannung psychosomatisch motorisch in heftigen Bewegungsmustern entladen wird und 3. Tantrum (Wutanfall).

Bei Swoons sollte auf eine zusätzliche autonome Störung (z. B. psychoreaktives Kipptisch-Profil bzw. POTS) geachtet werden!

Eine in Hypnose auflösbare Amnesie wurde bei 16 von 18 Patienten mit pseudoepileptischen „Anfällen" beobachtet. Bei Patienten mit epileptischen Anfällen bleibt die Amnesie stets erhalten. Der Hypnose-Amnesie-Test liefert nach Kugk et al. (1995) eine Sensitivität von 84% und eine Spezifität von 100%.

5.5 Postiktuale Serum-Prolaktinbestimmung und Kreatinphosphokinase (CPK) zur Differenzierung zwischen epileptischen und psychogenen Anfällen

Nach Grand-mal- und komplex-partiellen, seltener auch einfach-fokalen Anfällen wurden im Serum erhöhte Prolaktinspiegel gemessen. Tonisch-klonische Grand-mal-Anfälle sind am häufigsten von Prolaktinanstiegen gefolgt (80–100%), während bei komplex-partiellen Anfällen zwar häufig, jedoch keineswegs immer ein postiktualer Serumkonzentrationsanstieg auftritt (besonders bei Frontalhirnepilepsie und männlichen Patienten). Bei psychogenen Anfällen wurde bisher nur bei einem Patienten ein fraglicher Prolaktinanstieg festgestellt. Daher kann das Verhalten der Serumkonzentration von Prolaktin unmittelbar nach dem Anfall wertvolle, differentialdiagnostische Hinweise für eine Unterscheidung zwischen einem epileptischen und einem psychogenen Anfall liefern. Derzeit ist allerdings eine sichere Korrelation, vor allem im Hinblick auf verschiedene Anfallstypen und postiktuale Prolaktinverläufe, noch nicht erwiesen. Der fehlende Anstieg postiktualer Prolaktinwerte unterstreicht den klinischen Verdacht auf das Vorliegen psychogener Anfälle (Bauer et al. 1987, Rao et al. 1989); ein Anstieg über 700–1000 µU/ml das Vorliegen epileptischer Anfälle. Oribe et al. (1996) berichten über das Ansteigen von Prolaktin nach Synkopen.

Postiktuale CK-Erhöhungen können auf das 8- bis 19fache (Mittelwert: 12fach) des Ausgangswertes (Wyllie et al. 1984) eines anfallsfreien Referenztages (meistens Maximalwert 24–48 h nach Anfall) ansteigen. Allerdings wurden nur bei 15% postiktuale Anstiege beobachtet. Da die CK auch nach Stürzen im psychogenen Anfall, Sport, i. m. Injektionen etc. ansteigen kann, ist ihr Anstieg nur von geringem Wert für die Differentialdiagnose.

Da CK-Werte häufig erst protrahiert ansteigen, sind Messungen an drei dem Ereignis folgenden Tagen erforderlich (24–48 h).

5.6 Tics

Generalisierte Tics, Koprolalie und Echolalie kennzeichnen das Gilles de la Tourette-Syndrom. Die Tics stellen plötzliche, kurzdauernde und sich häufig wiederholende Bewegungen in umschriebenen Muskelgruppen dar, die nicht einem offensichtlichen Zweck dienen. Die zeitliche Abfolge der Bewegung ist unregelmäßig, weniger schablonenhaft als z. B. Myoklonien. Bei einem einfachen Tic ist oft nur der Kopf- und Schulterbereich betroffen. Die Tic-Hyperkinesen bestehen in Augenblinzeln, Kopfbewegungen, Grimassieren, Räuspern, Schulterzucken, Schnüffeln, Naserümpfen, Husten, Hüpfen, Stampfen, Hinstürzen, Sich-Überschlagen und Vokalisationen. Die Kombination der Symptome ergibt das charakteristische Syndrom. Das EEG zeigt keine für Epilepsie typischen Potentiale.

Nicht selten sind Entzündungsparameter z. B. nach Tonsillitis erhöht. Die Bedeutung dieser Befunde ist ungekärt.

5.7 Phäochromozytom-Krise

Katecholaminausschüttungen führen beim Phäochromozytom zu einer Sympathikuskrise mit Herzklopfen, Kopfschmerzen, Nausea, Diarrhö, Oligurie, Schweißausbruch und selten auch Bewußtlosigkeit. Bei entsprechendem Verdacht ist durch Palpation des Tumors u. U. eine Anfallssymptomatik auslösbar oder Provokationstests mit Histamin sind erforderlich. Die Bestimmung der Vanillinmandelsäure im 24-h-Urin ermöglicht die Diagnose. Bei klinischem Verdacht auf Phäochromozytom (Hypertonie, Kopfschmerz, Palpitation, Schweißneigung) ist als Screening-Diagnostik die Bestimmung der Katecholamine und ihrer Metaboliten im 24-h-Urin sowie der Vanillinmandelsäure angebracht. Bei kombinierter Bestimmung werden bei 96 % der Fälle pathologische Befunde erhoben, falls wenigstens zweimal hintereinander 24-h-Urin-Untersuchungen erfolgen. Für die Bestimmung von Plasmakatecholaminen muß der Patient 12 h nüchtern bleiben und 30 min ruhen. Eine Plasmagesamtkonzentration von Adrenalin und Noradrenalin (mehr als 2000 pg/ml) beweist ein Phäochromozytom (Schofer 1988).

5.8 Hirnstammanfälle, paroxysmale Ataxien, Choreoathetose

Der Begriff **„Hirnstammanfall"** geht auf Mumenthaler und Hecker (1973) zurück, wobei motorische und sensible sowie sensorisch auftretende Phänomene von anfallsartigem Charakter mit stereotypen Entäußerungen zusammengefaßt wurden. Die sensible motorische Symptomatik, welche in meist tonischen, z. T. schmerzhaften Symptomen besteht, geht meist ohne Bewußtseinsstörungen einher. Unterschieden wurden als einzelne Unterformen tonisch-algetische, dystone oder choreoathetotische, sensible oder ataktische Anfälle. Auch eine paroxysmale Dysarthrie und Ataxie kann zum Leitsymptom werden (Assmus 1975, Bülau et al. 1985). Kurze Anfallsdauer, häufiges Auftreten bei fehlenden EEG-Änderungen oder Bewußtseinsstörungen und gute Ansprechbarkeit auf Antiepileptika stellen gemeinsame Charakteristika dar. Ätiologisch wurden multiple Sklerose, Atrophien im Bereich der Stammganglien, Tumore und Infarkte nachgewiesen (Glötzner 1979).

Klinisch werden zwei Formen der **paroxysmalen Ataxie** unterschieden. Die erste Form ist mit Myokymie und Neuromyotonie kombiniert. Hierbei ist das EEG normal, der Erbgang ist autosomal dominant (Chromosom 12 p, Kaliumkanal-Gen-Mutation). Die Behandlung erfolgt mit CBZ, PHT. Die zweite Form weist zusätzlich einen Nystagmus und in 50 % pathologische EEG-Veränderungen, bei autosomal dominantem Erbgang (Chromsom 19 p, Kalziumkanal-Gen) auf. Sie wird mit Acetazolamid und Sultiam behandelt (Klein und Vieregge 1998).

Die paroxysmalen Choreoathetosen bzw. Dystonien können mit „Aura-ähnlichen" Vorboten (Kribbeln, nervöse Unruhe etc.) beginnen. Auslöser sind Alkohol, Koffein, Dopaminagonisten und Temperaturänderungen. Neben einer autosomal dominanten Vererbung treten sporadisch symptomatische Erkrankungen bei MS, Hyperglykämie, Insulinom, Hypoparathyreoidismus und Thyreotoxikose auf. Differentialdiagnostisch muß ein M. Wilson, eine Chorea Huntington oder eine Dopa-responsive Dystonie sowie Frontalhirnanfälle aus der SMA-Region ausgeschlossen werden. Während diese Form besonders gut mit Benzodiazepinen oder VPA behandelt werden kann, spricht die kinesiogene Form besser auf CBZ und PHT an.

5.9 Hypersomnien, Dyssomnien und Parasomnien

Bei einem vermehrten Schlafbedürfnis über 10 h wird bei Erwachsenen in der Regel von Hyper- und bei Schlafdefizit mit weniger als 4 h Schlaf von Hyposomnie gesprochen. Die angegebene Stundenzahl stellt allerdings nur Richtwerte fest, da das individuelle Schlafbedürfnis stark schwankt. Als Dyssomnien werden Schlafstörungen bezeichnet, bei denen der phasische Ablauf der Schlafstruktur in 4 oder 5 Zyklen stark gestört ist. Dyssomnien treten bei Narkolepsie oder beim Schlafapnoesyndrom auf. Beide Schlafstörungen führen zu einer vermehrten tageszeitlichen Schläfrigkeit bzw. morgendlichen Kopfschmerzen.

Selten werden anfallsartige Zustände nachts angegeben. Hierbei kann es sich um eine motorische Arousal-Reaktion bei einer langen Schlafapnoe handeln oder um eine hypoxische Myoklonie. Selten wurde hierbei Einnässen beobachtet. Die Angaben nächtlicher Anfälle führen u. U. zur Fehldiagnose einer Epilepsie mit Schlaf-Grand-mal-Anfällen. Eine genaue Anamnese ergibt jedoch, daß der Patient schnarcht und Apnoen aufweist. Der beschriebene anfallsartige Zustand entspricht einer motorischen Reaktion infolge der Hypoxie, die zum Aufwachen und zum Eröffnen funktionell stenosierter oberer Luftwege führt.

5.9.1 Schlafapnoesyndrom

Die Diagnose kann dann gestellt werden, wenn Apnoen von längerer Dauer als 10–20 s und mehr als 7mal pro Stunde auftreten. Die Patienten schnarchen meistens laut und der Ehepartner stellt Apnoen während des Schlafes fest. Anfallsartige, aber nicht-epileptische, motorische Symptome (plötzliches Aufbäumen, motorische Unruhe, Myoklonien) können im Rahmen von Arousal-Reaktionen auftreten. Auch Herzrhythmusstörungen, Enuresis und Amnesien können auftreten. Im Wachzustand weisen die Patienten ein vermehrtes tageszeitliches Schlafbedürfnis, häufig Kopfschmerzen und u. U. „automatisches Verhalten" oder andere Symptome einer Narkolepsie auf. Diagnostisch beweisend für das Schlafaponoesyndrom sind videopolygraphische Schlafableitungen. Hierbei kann zwischen zentralen, peripheren und gemischten Apnoen differenziert werden. Die verschiedensten peripheren und zentralen Mechanismen führen im Schlaf zu einer Tonusabnahme der Muskulatur des oberen Respirationstraktes und können bei entsprechender Prädisposition zu einem funktionellen Kollaps der oberen Luftwege und Schnarchen führen. Die Fehldiagnose Schlaf-Grand-mal führt u. U. zur falschen Langzeitbehandlung mit Antiepileptika. Es sind Fälle beobachtet worden, die über 10 Jahre mit Antiepileptika fehlbehandelt wurden. Da die „Anfälle" im Schlaf nicht sistierten, wurden sogar mehrere Antiepileptika kombiniert ohne Erfolg verabreicht.

5.9.2 Narkolepsie

Die häufigsten Symptome der Narkolepsie sind in Abb. **16** dargestellt (Roth 1980). Kurz-Mikroschlafepisoden mit REM- oder Non-REM-Schlaf von ca. einer oder wenigen Sekunden Dauer werden u. U. als Absencen verkannt. Bei starker Häufung kann ein automatisches Verhalten wie beim epileptischen Dämmerzustand auftreten [⊙ **Fall 12, Status narkoleptikus, atonische Krisen**]. Nach Meier-Ewert (1989) können verschiedene Typen aufgrund polygraphischer Befunde differenziert werden (REM, NREM-REM, REM-NREM). Auch bei der Narkolepsie ist der Schlaf nicht mehr zyklisch strukturiert und so liegt ein häufiges Erwachen mit Verminderung der tiefen Schlafstadien bei überwiegend oberflächlichem Schlaf vor. Das humane Leukozytenantigen HLA-DR2 ist bei über 90% der Patienten mit Narkolepsie nachweisbar. Allerdings finden sich auch bei ca. 25% von Probanden ohne Narkolepsie HLA-DR2 positive Befunde.

5.9.3 Parasomnien

Eine abnorme Intensivierung bestimmter physiologischer Komponenten des Arousals aus dem Tiefschlaf oder REM-Schlaf führt zu verschiedenen klinischen Erscheinungen, die auch als „Schlafterror" bezeichnet werden und durch ihr nächtliches Auftreten gegen epileptische Anfälle im Schlaf abgegrenzt werden müssen. Beim Pavor nocturnus führt ein plötzliches Arousal aus dem Tiefschlaf zu psychischen, motorischen und autonomen Aktivitäten z. T. mit Amnesie. Eine Kontraktion des Musculus detrusor vesicae kann zur Enuresis nocturna führen. Bei dem sog. Nightmare, dem Alptraum, findet das Erwachen aus dem Angsttraum im REM-Schlaf statt. Der Patient richtet sich im Bett auf, hat ein Oppressionsgefühl und schläft dann wieder ein. Ein plötzliches Arousal aus Non-REM, Stadium 3–4, kann zu einem heftigen, vegetativen Sturm mit Tachykardie,

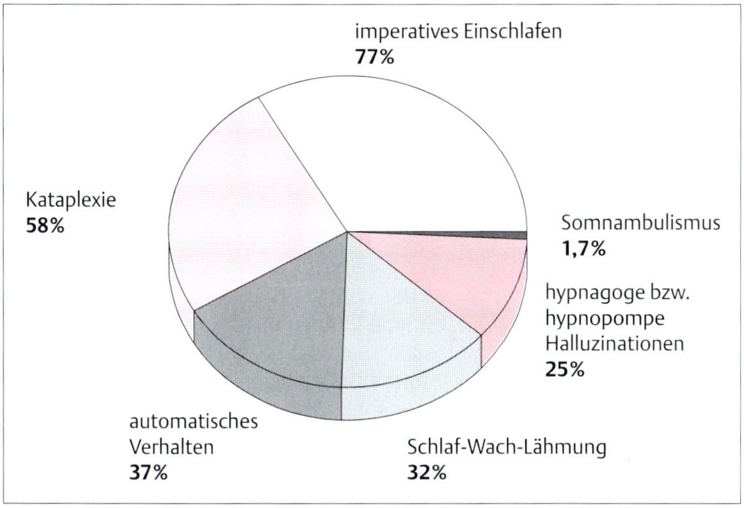

Abb. 16 Graphische Darstellung der Befunde von Roth (1980) über die Häufigkeit von Symptomen bei Narkolepsie. Bei monosymptomatischer Verlaufsform zunächst nur Vigilanzstörungen (Cave: Fehldiagnose: Absencen oder komplex-partielle Anfälle, bei Kataplexie Fehldiagnose epileptischer Sturzanfall bei Status epilepticus, bei Halluzinationen Verwechslungsgefahr mit Schizophrenie; n = 360; Mehrfachnennung).

Hyperventilation, Angst und motorischer Unruhe führen. Die Patienten laufen u. U. umher und weisen anschließend eine Amnesie auf. Beim Somnambulismus findet das Arousal aus dem Non-REM-Schlaf, Stadium 4, statt. Hierbei liegt offensichtlich eine funktionelle Deafferenzierung sensorischer Bahnen zum Kortex vor. Es liegen Störungen sensorischer Integration vor, welche zur Desorientierung und Amnesie führen. Der Patient steht meistens ruhig auf und wandelt umher. 30% der Patienten mit Pavor nocturnus leiden zusätzlich an Somnambulismus. In manchen Fällen ist die Differenzierung zwischen nicht-epileptischem und epileptischem Schlafterror schwierig. Dies gilt besonders dann, wenn steile Vertexzacken oder K-Komplexe spitzenpotential-ähnliche Konfiguration aufweisen oder paroxysmale Muster mit Theta-Rhythmen sichtbar werden. In solchen Fällen paroxysmaler Aktivität kann u. U. eine Behandlung mit Carbamazepin erfolgreich sein.

Mit Hilfe von Schlaf-Video-EEG-Ableitungen können nächtliche epileptische Anfälle gegenüber nicht-epileptischen durch das Auftreten charakteristischer Symptome mit und ohne epilepsiespezifischen Potentialen während des Anfalls differenziert werden. Meistens handelt es sich um komplex partielle oder tonische Anfälle. Frontalhirnepilepsien führen zu nächtlichen Anfällen, die von psychogenen Anfällen oder Pavor nocturnis besonders schwer abgrenzbar sind. Sie treten in Form eines Arousals mit affektiven Symptomen, ängstlichen Ausdrucksbewegungen, vermehrter Atmung, bilateralen motorischen Symptomen (tonische Anspannung, M_2E), motorische Anfallsschablone mit Elevation eines Armes im Schultergelenk, Flexion im Ellenbogengelenk und tonischer Haltebewegung einer oder beider unterer Extremitäten, Beckenbewegungen, Vokalisation und genitalen Manipulationen) auf. Die Anfälle dauern oft weniger als 1 Minute. Im EEG kann sich interiktual parasagittal eine Sharp-wave-Aktivität zeigen. Während des Anfalls zeigt sich oft nur eine Abflachung oder rhythmische Aktivität fronto-temporal oder kein eindeutig als pathologisch zu bewertender Befund. Zum Nachweis spezifisch epileptischer Aktivität sind u. U. invasive Ableitungen erforderlich (Wada 1989).

5.9.4 Nächtliche Hypoglykämie

Nächtliche Anfälle mit Unruhe, Schwitzen, Tachykardie, Kollapsneigung, Angstgefühl, Schwindel, Kopfschmerzen mit und ohne Bewußtseinsveränderung können die Folge nächtlicher Hypoglykämien sein. Bei Magenresezierten kann eine reaktive Hypoglykämie nach kohlenhydratreichen Mahlzeiten auftreten (Spätdumping).

5.10 Episodische Bewußtseinsstörung, Dämmerzustand

Epileptische Funktionsstörungen können zu Durchgangssyndromen führen oder als Dämmerzustände auftreten und mit verschiedenen psychischen Symptomen einhergehen, die entweder einer episodischen Bewußtseins- oder Verhaltensstörung entsprechen. Bei manchen Patienten ist die Diagnose schwer zu stellen, weil weder aus der eigen- noch aus der fremdanamnestischen Schilderung der Anfallssymptome ein epilepsietypisches, kritisches Detail zu entnehmen ist. Aufgrund sporadisch oder periodisch wiederkehrender „Verhaltensstörungen" wird u. U. daran gedacht, und es kann Jahre dauern, bis die Diagnose einer organischen zerebralen Funktionsstörung z.B. einer Epilepsie gestellt werden kann. Patienten mit episodischen Bewußtseinsstörungen oder Dämmerzuständen, bei denen trotz Verdachts eindeutige epileptische Anfallssymptome anamnestisch nicht feststellbar sind, können mit Hilfe von Langzeit-EEG-Ableitungen, PET und SPECT untersucht werden. Elektroenzephalographisch treten während epileptischer episodischer Bewußtseinsstörungen sowohl Serien von Paroxysmen bis hin zum diskontinuierlichen Spike-wave-Status als auch prolongierte Spike-wave-Paroxysmen von der Dauer weniger Minuten bis hin zum kontinuierlichen Status auf. Da das Symptomspektrum epileptischer episodischer Funktionsstörungen von mehr oder weniger starken quantitativen Bewußtseinsstörungen bis zur Symptomatik von paranoid-halluzinatorischen oder Affektpsychosen mit nur wenig eindrucksvoller Bewußtseinsveränderung oder einer Bewußtseinseinengung reichen kann, muß bei der Differentialdiagnose „unklare episodische Verhaltensstörungen" und der Bewußtseinsstörung eine große Zahl möglicher Ursachen beachtet werden. Für die Differentialdiagnose in der neurologischen Praxis sind besonders folgende „episodische Funktionspsychosen" zu berücksichtigen:

Epileptische Störung

- Der paroxysmale (iktuale) Absence-Dämmerzustand oder auch Status non-konvulsivus, bei komplex-partiellen Anfällen.
- Der postiktuale Dämmerzustand nach Grand-mal-Anfällen oder komplex-partiellen Anfällen.

Epileptische oder nicht-epileptische Störung

- Der autochthone Dämmerzustand.
- Die endoforme, episodische paranoid-halluzinatorische bzw. Affektpsychose und
- nicht-epileptische episodische Bewußtseinsstörungen.

Hinsichtlich der Symptomausgestaltung des Absencestatus ist für die Differentialdiagnose von Bedeutung, daß hierbei u. U. minimale quantitative Bewußtseinsveränderungen vorliegen. Bei Absencestatus können minimale Symptome auftreten, wobei die Patienten allenfalls diskrete subjektive Beschwerden in Form von z. B. Kopfdruck, Schwindel, Interesselosigkeit, Schwunglosigkeit, Konzentrationsschwäche oder Leistungsschwäche angeben (Roger und Tassinari 1974). Bei Patienten mit kontinuierlichen paroxysmalen EEG-Entladungen können hirnorganisch bedingte Verhaltensstörungen ohne gleichzeitig faßbare Bewußtseinsveränderungen auftreten. Die Patienten sind ansprechbar, reagieren, verhalten sich jedoch ungesteuert und distanzlos und sind leicht reizbar (Lugaresi et al. 1971, Bauer 1975). Die Verhaltensstörungen während kontinuierlicher paroxysmaler EEG-Entladungen können z. T. als Ausdruck epileptischer, episodischer Funktionspsychosen mit affektiver bzw. paranoider Symptomatik aufgefaßt werden. Ohne EEG-Ableitungen sind diese organischen, episodischen Verhaltensstörungen nicht hinreichend zu erfassen. Solche „maskierten epileptischen Status" mit diskontinuierlichen bzw. kontinuierlichen Spike-waves oder Slow-spike-wave-Paroxysmen sollten in der Praxis erwogen werden, wenn auf andere Weise unerklärbare episodisch auftretende Verhaltensstörungen mit Leistungsabfall, Amnesie und nächtlichen Unruhezuständen oder „psychischen Erschöpfungssyndromen" einhergehen. Nicht nur Status bei Spike-wave-Epilepsien, sondern auch komplex-partielle Status können als Verhaltensstörungen maskiert auftreten.

Aus phänomenologischer Sicht existieren zwischen den charakteristischen Prägnanztypen – dem Absencestatus und dem komplex-partiellen Status – Übergangsfälle. Karbowski et al. (1977) stellten die Frage, ob eine scharfe Trennung zwischen diesen beiden Epilepsieformen tatsächlich angebracht sei. Sogenannte Mikro-Non-REM- oder Mikro-REM-Episoden im Rahmen der Narkolepsie können selten auch tagsüber bei starker Häufung als Zustände kurzer Bewußtseinsveränderungen oder länger dauernder Hypovigilanzzustände einen Dämmerzustand imitieren. Bei zunächst monosymptomatisch beginnenden Narkolepsien, d. h. wenn lediglich eine Hypovigilanz oder Einschlafsymptomatik ohne die anderen für Narkolepsie charakteristischen Begleitsymptome vorliegt, können sie als Absencen verkannt werden.

5.11 Kopfschmerzen und Epilepsie

Das gleichzeitige Vorkommen von Epilepsie und Migräne ist selten (Andermann und Lugaresi 1986). Bisher konnte die pathogenetische Verwandtschaft nicht bewiesen werden. Bei Disposition zur Epilepsie kann allerdings eine Epilepsie durch eine Hypoxie infolge Migräne möglicherweise manifest werden. Gemeinsame Merkmale von Migräne und Epilepsie sind:

1. Reiz- und Ausfallserscheinungen, die anfallsartig auftreten, wobei sich allerdings bei der Migräne die Symptome allmählich entwickeln und über Stunden andauern,
2. Sensible Parästhesien bei Migraine accompagnée, wie sie auch bei Jackson-Anfällen auftreten,
3. Herdförmige EEG-Veränderungen mit Delta-Wellen-Fokus.

Die klinische Symptomatik und ein temporaler Herdbefund im EEG können bei einem normalen Computertomogramm die Differentialdiagnose zu einer Herpes-Simplex-Enzephalitis schwierig gestalten. In diesem Fall muß eine Liquoruntersuchung und Kernspintomographie (MRT) durchgeführt werden. Migräne und Epilepsie weisen kein familiär gehäuftes gemeinsames Vorkommen auf. Bei bestimmten Epilepsiesyndromen, wie der benignen Epilepsie mit zentrotemporalen Spikes im Kindesalter oder der benignen Epilepsie mit okzipitalen Spike-waves im Kindesalter kommen gehäuft Migräneanfälle in der Familie vor. Als gemeinsamer Mechanismus von Migräne und Epilepsie wird eine vermehrte Freisetzung von Glutaminsäure diskutiert (van Gelder 1982, 1983).

Kopfschmerzen während oder nach epileptischen Anfällen können gelegentlich auftreten. Sie sind dann überwiegend bei temporalen oder okzipitalen epileptischen Entladungen zu registrieren. Kopfschmerzen als epileptische Manifestationen könnten die Folge vaskulärer Veränderungen aufgrund der epileptischen Entladungen darstellen. Von manchen Autoren wird jedoch ein neuronaler Mechanismus für diesen Kopfschmerztyp als eher wahrscheinlich angenommen. Penfield und Jasper (1954) stellten jedoch fest, daß das Gehirn selbst gegenüber Schmerz unempfindlich ist. Präiktuale, iktuale und postiktuale Kopfschmerzen können u. U. durch Behandlung mit Kalziumantagonisten wie Flunarizin unterdrückt werden (Binnie et al. 1986 a).

Ein mögliches Überlappen homologer Störungen durch Mutation von α_{14}-Kanalunterheiten deutet sich nach Ophoff et al. (1997) und Fletcher et al. (1993) bei der familiären hemiplegischen Migräne und episodischen Ataxien und Anfällen an.

5.12 Kolik

Koliken und periodisches Erbrechen sind selten Ausdruck fokaler epileptischer Aktivität in der Inselregion. Meistens handelt es sich um nicht-epileptische Symptome internistischer Erkrankungen.

5.13 Transiente kognitive Störung

Epileptische Aktivität des Gehirns kann in verschiedenen Ausbreitungsformen und Intensitätsgraden vorkommen. Bei manchen Patienten manifestieren sich Anfälle und zusätzlich sehr diskrete kognitive, motorische oder vegetative Symptome. U. U. liegt nur eine transiente kognitive Funktionsstörung vor, die durch die klinische Beobachtung nicht als Anfall erkennbar ist, sondern nur einer elektrophysiologischen und neuropsychologischen Testung für den Nachweis zugänglich ist. Solche diskreten epileptischen Manifestationen entsprechen oft Mikroanfällen. Zur klinischen Beschreibung sollte die Art der Funktionsstörung durch das EEG-Korrelat angegeben werden. Begriffe wie subklinische Anfälle, latente Epilepsien oder Äquivalente sind mißverständlich und sollten gemieden werden.

5.14 Myoklonien

Die deskriptive Einteilung von Hyperkinesen ist in Tab. **15** wiedergegeben. Myoklonien werden als unwillkürliche, plötzliche, schnelle singuläre oder repetitive Zuckungen eines Muskels oder Muskelgruppe mit oder ohne Bewegungseffekt definiert. Je nach dem Innervationsmuster werden elementare Myoklonien (auf einen Muskel beschränkt und ohne Bewegungseffekt) von komplexen Myoklonien (mehrere Muskeln, lokomotorischer Effekt) unterschieden. Topographisch lassen sich Myoklonien in parzelläre (unilateral regionär), segmentale und massive bilaterale synchrone Myoklonien differenzieren. Myoklonien können intermittierend, kontinuierlich, rhythmisch oder arrhythmisch auftreten. Ein letztes zeitliches Kriterium ist die Synchronizität. Man kann synchrone von asynchronen Myoklonien abgrenzen. Die Unterscheidung in pyramidale, extrapyramidale und segmentale Myoklonien

Deskriptive Einteilung von Hyperkinesen

Fibrillation
Mit dem Auge unsichtbare (außer an der Zunge) Kontraktion einzelner Muskelfasern.
EMG: Di- und triphasische Aktionspotentiale mit positivem Abgang von der Grundlinie und einer Dauer von ca. 1 – 5 ms bei durchschnittlichen Amplituden um 100 µV.

Faszikulation
Sichtbare Kontraktion infolge Aktivierung motorischer Einheiten eines Muskelbündels; bis auf Finger- und Zehenbereich ohne Bewegungseffekt.
EMG: Aktionspotentialdauer oft bis ca. 25 ms, Amplitude zwischen 200 – 5 000 µV.

Myokymie
Wellenförmige Bewegung entlang eines Muskels durch unregelmäßige repetitive Kontraktion mehrerer motorischer Einheiten.
EMG: Anhaltende kontinuierliche oder diskontinuierliche Folge von Entladungen eines oder mehrerer motorischer Einheiten nach Art von Faszikulationen mit Frequenzen zwischen 0,5 – 43/s.

Myorhythmie
Regelmäßige Sukzession von sichtbaren Muskelzuckungen bei fehlender reziproker Innervation.
EMG: Kontinuierliche rhythmisch ablaufende schnelle Muskelkontraktion mit einer Frequenz von 1 – 3/s.

Tremor
Regelmäßige Folge alternierender Muskelaktivität von Agonist und Antagonist nach dem Muster einer reziproken Innervation.
Kinesiologisch: Gleichzeitig fließende Folge oszillierender Bewegungen bestimmter Körperabschnitte.
EMG: Ziemlich konstante Frequenz der Bewegungen, je nach Art des Tremors werden verschiedene Frequenzen bevorzugt (3 – 20/s).

Choreatische Hyperkinese
Weniger brüsker Bewegungsablauf unwillkürlicher motorischer Aktivität, welche häufig an verschiedenen Körperstellen auftritt. Die Regellosigkeit des zeitlichen Eintrittes und das variable Auftreten der oft komplex zusammengefügten Hyperkinesen in verschiedenen Muskeln oder Körperabschnitten führt zur sog. „choreatischen Körperunruhe", welche durch situationsinadäquat und unkoordiniert ablaufende motorische Erscheinungen hervorgerufen wird, die an Fragmente von Willkürbewegungen erinnern.

Myoklonus
Kurze, abrupte, oft blitzartig ablaufende Muskelzuckung („twitch") mit und ohne Bewegungseffekt (mitunter Fortfall der reziproken Innervation).
EMG: Plötzlich beginnende und rasch endende gruppierte Aktivität motorischer Einheiten in der Regel zwischen 25 – 100 ms Dauer, jedoch unter Umständen auch kürzer oder mehrere 100 ms lang (elektromyographische Typologisierung bei Halett et al. 1977).

Tonische Verkrampfung
Länger dauernder Kontraktionszustand der Muskulatur.
EMG: Aktivierung motorischer Einheiten von mindestens 100 ms bis mehrere Sekunden Dauer; unwillkürliche motorische Aktivität nach Art eines anhaltenden Interferenzmusters.

Klonus
Rhythmische Folge abrupter, kurzer Muskelkontraktionen in funktionell zusammengehörigen Muskeln eines Regelkreises (z. B. Mono- oder polysynaptischer spinaler Regelkreis). Klinische „Verkrampfung" im epileptischen Anfall: Rhythmische Folge komplexer Myoklonien um 3 – 8/s, allmählich unter Frequenzverlangsamung abebbend.

Tabelle 15 Hyperkinesen lassen sich nach Bewegungsgestalt, Ablauf, Dauer, Lokalisation und EMG-Befund differenzieren. Myoklonien und Klonus treten bei epileptischen und nicht-epileptischen Funktionsstörungen auf nach Gastaut und Remond (1952) läßt sich klinisch nicht immer eindeutig durchführen. Hinsichtlich der ätiologischen Zuordnung können zwei Gruppen von Myoklonien unterschieden werden:

5.14.1 Essentielle Myoklonien

Hierunter versteht man die Einschlaf-, Schlafmyoklonien und den Paramyoklonus multiplex.

5.14.2 Symptomatische Myoklonien

Bei den symptomatischen Myoklonien wird zwischen solchen Formen unterschieden, die *häufig mit zusätzlichen epileptischen Manifestationen* einhergehen, wie z.B. Myoklonien als Bestandteil einer symptomatischen Epilepsie, z.B. bei fokalmotorischen Anfallssymptomen, Epilepsia partialis continua, myoklonisch-astatischen Petit mal, BNS-Syndrom etc. oder progressiver Myoklonusepilepsie, Leukodystrophie, Aminosäure-Stoffwechsel etc.

Eine andere Untergruppe der symptomatischen Myoklonien tritt häufig auch *ohne regelhafte Zuordnung zu epileptischen Manifestationen* auf. Hierzu gehören z.B. endogen-metabolisch toxische Erkrankungen, wie die hepatisch-urämisch bedingte Myoklonie (Karbowski u. Wegmüller 1983), oder Myoklonien bei Morbus Wilson bzw. Morbus Whipple. Auch exogen toxische Noxen (Blei, Quecksilber, Penicillin, Methylbromid, trizyklische Antidepressiva, Strichnin, L-Dopa etc.) können Myoklonien auslösen. Weitere Ursachen sind hypoxische Myoklonien bei Lance-Adams-Syndrom oder infektiös bedingte Myoklonien z.B. Enzephalitis, Jacob-Creutzfeldt-Erkrankung (Abb. **17**), systemdegenerativ bedingte Myoklonien (Dyssynergia cerebellaris Ramsay-Hunt, Hallervorden-Spatz-Erkrankung etc.). Schließlich sind weitere Erkrankungen des ZNS, wie Tumore, Traumen, Durchblutungsstörungen, MS, Atrophien und Glykogenosen zu nennen. Der Versuch, unterschiedliche EEG-Befunde bestimmten Gruppen von Myoklonien zuzuordnen, führte zur Klassifikation von Gastaut und Remond (1952) in drei Gruppen:

a) Plötzliche explosive Muskelzuckungen; EEG: Gruppen schneller Spitzen, Poly-spikes gefolgt von einer langsamen Welle.
b) Länger andauernde mildere Zuckungen fast ausschließlich bei Kindern unter zwei Jahren; EEG: Komplex aus einzelnen Spikes in Kombination mit einer langsameren Welle.

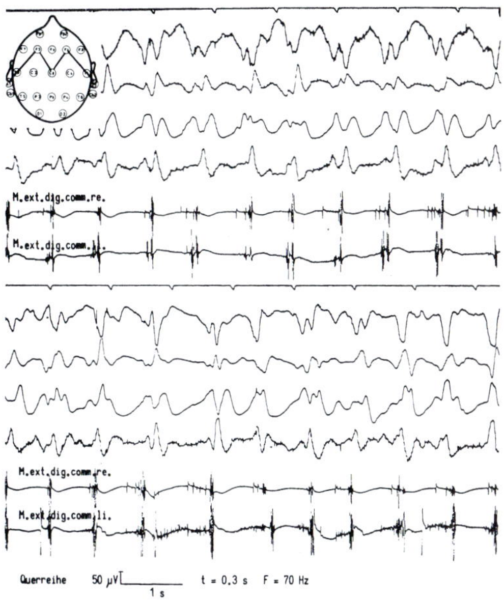

Abb. 17 Jacob-Creutzfeldt-Erkrankung. Kanal 1–4: biphasische und triphasische Potentiale im EEG. Kanal 5–6: Myoklonien (EMG).

c) Häufige rhythmische Zuckungen; EEG: pseudorhythmische Wiederholungen langsamer wie phasischer Wellen.

Untersuchungen in den letzten Jahren führten zu der Vermutung, daß auch in den Fällen der bilateral „synchronen" Maximalformen des Myoklonus bei genauer Analyse klinisch häufig ein fokaler Mechanismus nachzuweisen ist, welcher der Generalisation vorausgeht (Stefan et al. 1983). Symptome, klinische Syndrome und Pathophysiologie der Myoklonien sind in Übersichtsreferaten (Halliday 1967, Bauer 1974, Halliday 1983) ausführlich dargestellt. Bilateral massive Klonien können die Ursache von Sturzanfällen darstellen.

5.15 Sturzanfälle

Bei der Differentialdiagnose von Sturzanfällen sind epileptische Anfälle (Grand mal, myoklonisch astatische Anfälle, Impuls-Petit-mal, Anfälle der supplementär-motorischen Region [Tab. **16**] [⊙ Fall 5]) von nicht-epileptischen Anfällen (Drop attack bei vertebrobasilärer Insuffizienz, hysterischer Anfall, Kataplexie, Synkope, Ataxie, paroxysmale Ataxie bzw. Choreoathetose, Parkinson mit Fallneigung oder einer Multi-System-Atrophie mit autonomer Dysregulation und Synkope)

Tabelle 16 Differentialtypologie wichtiger epileptischer Anfallstypen, die zu Stürzen führen können

	Grand mal tonisch-klonisch	myoklonisch-astatische Anfälle	Impulsiv-Petit-mal	partiell-komplexe Anfälle	Anfälle der supplementär motorischen Region
Bewußtsein	plötzliche Bewußtlosigkeit	kurze Abwesenheit	keine Bewußtseinsstörung	Aura, Umdämmerung oft > 1 min	ohne Bewußtseinsveränderungen möglich
motorische Erscheinungen	tonisch-klonisch (Sturz wie gefällter Baum)	Myoklonus (postmyoklonische Atonie), Kopf oft ruckartig propulsiv, Einknicken in Knien	bilateral massiver Myoklonus (proxim. extr. Abschnitte)	orale, nicht-orale Schablone, tonische Versivbewegung, Dysphasie (steifes Zu-Boden-sinken)	tonische Fechterstellung, (M_2E)-Vokalisation, Erröten, Tachykardie
Augen	offen, Pupillen oft weit	uncharakteristisch	uncharakteristisch	offen, trüber Blick	uncharakteristisch
Zungenbiß	seitlich	nein	nein	nein	nein
Einnässen	+	(+)	nein	(+)	nein
Anfallsende	paroxysmale Umdämmerung	abrupt	abrupt	allmähliche Reorientierung	uncharakteristisch
Variante	abortiv tonisch ohne postparoxysmale Umdämmerung, ohne Zungenbiß	tonisch	milde regionär akzentuierte Myoklonien	temporale Ohnmacht, extratemporaler KPA (heftige bilaterale Automatismen)	sekundär generalisierter Grand-mal-Anfall
Erstmanifestation	keine Alters-Bindung	2.–5. Lebensjahr	10.–25. Lebensjahr	keine Bindung	keine Bindung
EEG	Spitzenaktivität → Delta-Wellen	Petit mal, variant, Poly-spike-wave	Poly-spike-wave	initial z. B. temporal, frontal Spitzenpotentiale → Rhythmen	irreguläre Spike-wave bei invasiver Ableitung, Oberflächen-EEG, oft negativer Befund, Lennox-Gastaut-Syndrom

zu unterscheiden. In Tab. **17** sind einige der wichtigsten Unterscheidungsmerkmale kurz zusammengefaßt. In Tab. **18** sind weiterhin anamnestische Hinweise wiedergegeben, welche bei der Frage nach nicht-epileptischen Anfällen ätiologisch weiterhelfen können (s. a. S. 49).

Differentialdiagnose des Sturz-Anfalls

Neben der ausführlich beschriebenen Schwierigkeit, zwischen aktiven und atonischen Sturzanfällen oder astatischen Anfällen zu differenzieren, muß die Unterscheidung zu nicht-epileptischen Anfällen, wie z.B. der Kataplexie durchgeführt werden. Kataplektische Attacken werden in der Regel durch Affektreaktionen hervorgerufen. Außerdem leiden Patienten mit kataplektischen Attacken häufig an anderen Symptomen der Narkolepsie (z.B. imperativer Schlafdrang, hypnagoge Halluzinationen, Schlaflähmung, Sleep-onset-REM, HLA-DR2 positiv). Die Kataplexie ist keine Erkrankung des Kindesalters. Synkopen können ebenfalls zum Sturz oder Zubodengleiten führen. Der Vorgang ist meistens relativ langsam, während der Sturz einer atonischen Attacke abrupt und plötzlich erfolgt. Vagale Auslösefaktoren, normales EEG und Provokation einer z.B. psychovagalen Attacke im SDA-Labor während Videopolygraphischer Aufzeichnungen helfen bei der

Tabelle 17 Klinische Charakteristika des Anfallsablaufes und der Befunde von Zusatzuntersuchungen bei verschiedenen nichtepileptischen Anfällen und Anfällen, die zu Stürzen führen

Synkope	
Bewußtsein	Bei längerer zerebraler Perfusionsminderung (> 5 s) Ohnmacht (Synkope Proper); falls kürzer, oft nur unsystematischer Schwindel, Schleiersehen, komisches Gefühl unwohl im Bauch (Lipothymia), dunkel oder schwarz vor Augen und Gesichtsblässe
motorische Erscheinungen	> 10 s Dauer diskret tonische oder wenige myoklonische Symptome (konvulsive Synkope)
Augen	Geschlossen oder offen; Pupillen oft eng
Zungenbiß	Gelegentlich
Einnässen	Selten
Anfallsende	Schnelle oder allmähliche Reorientierung
Variante	„Auraähnlich" oft bei vasovagaler Genese, „keine Aura" bei kardioinhibitorischer Genese
Erstmanifestation	Je nach Pathogenese Kindheit, Jugendalter, Senium
EEG	Abflachung, Verlangsamung, Theta-Delta-Aktivität, unter Umständen bis Nullinie während der Attacke
Zusatzuntersuchung	Schellong-Test, psychovagaler Reiz, Kardiologie
Startle (Schreck) Anfall	
Bewußtsein	Bei kurzem Anfall nur myoklonisch oder tonisch; jäher Sturz, Bewußtseinstrübung möglich
Motorische Erscheinungen	Auslösung durch Schreck Geräusch, Berührung, Temperaturänderung
Augen	Uncharakteristisch
Zungenbiß	Nein
Einnässen	Nein
Anfallsende	Meist abrupt; seltener mit allmählicher Reorientierung falls Bewußtseinstrübung, dann u. U. epileptische Reaktion
Erstmanifestation	Kinder, junge Erwachsene
EEG	Initial-Vertex-Welle; (Spitzen-Aktivität bei Startle-Epilepsie)
Zusatzuntersuchung	CT, MR, evozierte Potentiale, Lipoidspeicherkrankheit? Hyperekplexia?
Hysterischer Anfall (psychogen-nichtepileptische Attacke)	
Bewußtsein	Meist nicht ansprechbar, Reaktion auf Schmerzreize
Motorische Erscheinungen	Theatralisch, demonstratives Zittern, Verkrampfungen, Arc de Cercle, Um-sich-schlagen, lenkbar, oft situationsgebunden, starker Intensitätswechsel, Konflikt-Körpersprache
Augen	Oft zugekniffen, Spiegeltest (Patient blickt sich an)
Zungenbiß	Oft in der Mitte
Einnässen	Sehr selten
Anfallsende	S. EEG, keine AV, kein Herd, unscharf begrenzt, anschließend Weinen oder Lächeln
Variante	Ohnmachtähnlich (Augen offen, Bulbi nach oben gedreht), Seitenwechsel → Augen nach kontralateral
Erstmanifestation	Kinder und junge Erwachsene
EEG	Iktual keine epilepsietypischen Potentiale, im oder unmittelbar nach Anfall normale Grundtätigkeit, interiktual epilepsiespezifische Potentiale möglich (Hysteroepilepsie)
Zusatzuntersuchung	Postiktual Prolaktin nicht erhöht; Psychodynamik?, SPECT, Pflastertest
Paroxysmale Ataxie	
Bewußtsein	Keine Bewußtseinsstörung
Motorische Erscheinungen	Paroxysmale Extremitäten- und Rumpfataxie, Dysarthrie, Sehstörung, Tremor
Augen	Uncharakteristisch
Zungenbiß	Nein
Einnässen	Nein
Anfallsende	Uncharakteristisch
Variante	–
Erstmanifestation	Keine Bindung
EEG	Uncharakteristisch
Zusatzuntersuchungen	Keine Symptome einer VBI

Fortsetzung nächste Seite

Tabelle 17 Klinische Charakteristika des Anfallsablaufes und der Befunde von Zusatzuntersuchungen bei verschiedenen nichtepileptischen Anfällen und Anfällen, die zu Stürzen führen *Fortsetzung*

Paroxysmale Choreoathetose	
Bewußtsein	Keine Bewußtseinsstörung
Motorische Erscheinungen	Choreoathetotische Hyperkinesen, paroxysmale tonische Dystonie
Augen	Uncharakteristisch
Zungenbiß	Nein
Einnässen	Nein
Anfallsende	Uncharakteristisch
Varinate	–
Erstmanifestation	Kindes- und Jugendalter; familiäre Häufung; Auslösung (Bewegung? Cola, Alkohol?)
EEG	Uncharakteristisch
Zusatzuntersuchung	o.B.
Drop Attack	
Bewußtsein	Keine Bewußtseinsstörung (allenfalls Bruchteile von Sekunden)
Motorische Erscheinungen	Plötzlicher Sturz auf die Knie infolge Tonusverlust
Augen	Uncharakteristisch
Zungenbiß	Nein
Einnässen	Nein
Anfallsende	Abrupt
Variante	–
Erstmanifestation	Senium (meist)
EEG	Uncharakteristisch
Zusatzuntersuchung	Symptome einer VBI
Kataplexie	
Bewußtsein	Keine Bewußtseinsstörung; Hypovigilanz und Halluzination möglich
Motorische Erscheinungen	Plötzlicher Tonusverlust (evtl. mit Sturz) infolge Affekt (Twitches möglich), schlaffes Zu-Boden-gleiten
Augen	Uncharakteristisch
Zungenbiß	Nein
Einnässen	Selten
Anfallsende	Abrupt
Variante	Kopf-Mund-Stamm nacheinander Tonusverlust
Erstmanifestation	Nicht vor 10. Lebensjahr
EEG	REM-Aktivität, Vigilanzschwankungen
Zusatzuntersuchung	HLA DR_2

Differentialdiagnose zur Synkope weiter. Gleiches gilt auch für den psychogenen, nicht-epileptischen Anfall, welcher häufig ein sehr theatralisches Erscheinungsbild hat (zugekniffene Augen, Arc de cercle), aber u. U. auch mit diskreten motorischen Abläufen einhergehen kann. Emotional ausgelöste Anfälle weisen ein unauffälliges EEG auf. Dafür ist die Familien-, Sozial- und Eigenanamnese des Patienten hinsichtlich der psychosozialen Gegebenheiten auffällig. Neben bewußtseinsnahem (Rentenbegehren) ausgelösten psychogenen Anfällen kommen bewußtseinsferne Mechanismen in Betracht.

Drop attacks bei vertebrobasilärer Insuffizienz (hohes Lebensalter, meistens älter als 60 Jahre, Hinweise für einen zerebralen Gefäßprozeß, Symptome der vertebrobasilären Insuffizienz, Sturz ohne Bewußtseinsänderung auf die Knie) bereiten selten größere differentialdiagnostische Probleme. Schwierig wird die Situation dann, wenn im interiktualen EEG infolge Dispositionen des Patienten isolierte Spike-wave-Komplexe auftreten. Hierbei kann es sich um eine zufällige Koinzidenz einer genetischen Disposition zu einer Epilepsie und Drop attacks infolge Hirnstammdurchblutungsstörungen handeln.

Epileptische Anfälle mit fokalem Beginn im Temporalhirn, aber auch extratemporale fokale Epilepsien, können drop-attack-ähnliche Abläufe imitieren. Die Patienten stürzen dabei nicht wie bei einem atonischen Anfall abrupt zu Boden – der Sturz läßt sich eher als Gleiten beschreiben. Im iktualen EEG findet man die für die Epilepsie typische Anfallstätigkeit. Diese synkopenartigen

Tabelle 18 Hinweise zur Anamneseerhebung bei schwer zu diagnostizierenden Anfällen

Anamnestische Hinweise zur Anfallsauslösung	
Hypoglykämie	Schwäche, Schwitzen, Zittern bei Hunger, Muskelarbeit
Hypoparathyreoidismus	Strumektomie
Phäochromocytom	Symptome eines Hypermetabolismus ohne Hyperthyreose, Hypertonie, paroxysmale vegetative Symptome
Toxische Gelegenheitsanfälle	Medikamenteneinnahme, Entzug, Gifte, Niereninsuffizienz etc.
Tetanische Anfälle	Hypoparathyreoidismus, Erbrechen, Durchfälle, Hyperventilation
Synkope	Auslösung 50%, psychischer Streß, körperliche Arbeit, Stehen, enger Kragen, Schlucken, Miktion, Husten, Lachen, Glossopharyngeusneuralgie, Herzrhythmusstörungen; internistische Erkrankung; Polyneuropathie (Blase, Mastdarm, Potenz, Hyperhidrose), Hirnstammsymptome, Diuretika, Sympatholytika, Psychopharmaka
Schlafapnoe	Schnarchen, häufiges Erwachen, Adipositas, periphere Obstruktion
Narkolepsie	Imperativer Schlafdrang bei monotoner Tätigkeit, affektiver Tonusverlust (Witz, Schadenfreude), Schlaflähmung und Halluzination beim Einschlafen und Aufwachen, „Zerstreutheit"
Hirnstammanfälle	MS, RF, zerebrale Durchblutungsstörung
Paroxysmale Choreoathetose	Kinesiogen, Cola, Kaffee, Alkohol; Auslösung der Hyperkinesien

Anfälle mit schlaffem Zusammensacken wurden von Landolt (1960) als temporale Ohnmachten bezeichnet. Komplex-partielle Anfälle, nach Art von Drop attacks, wurden von Delgado-Escueta et al. (1982) einwandfrei im Video-EEG dokumentiert. Auch wir haben solche komplex-partiellen Anfälle im Video-EEG (SDA) aufgezeichnet. Bei den komplex-partiellen Anfällen handelt es sich überwiegend um astatische Anfälle infolge Bewußtseinsveränderung und Tonuszunahme während des Sturzes zu Boden. Auf das myoklonisch astatische Petit mal wird bei der Besprechung der Anfallssyndrome näher eingegangen. Hierbei treten blitzartige Myoklonien betont im Bereich der proximalen Extremitätenabschnitte bzw. Atonien auf. Dysfunktionen und posturale Reflexe im Rahmen extrapyramidalmotorischer Erkrankungen können zu Stürzen führen, die Sturzanfälle vortäuschen (Weiner et al. 1984). Auch Vestibulopathien können zu plötzlichem Sturz mit Drehschwindel und Spontannystagmus führen. Solche Stürze wurden als vestibulo-zerebrale Synkopen beschrieben (Kuhl 1980) (Abb. **18**, Farbtafel, S. T2).

Kryptogene Drop attacks wurden von Stevens und Matthews (1973) bei Frauen im Durchschnittsalter von 44 Jahren während des Gehens beschrieben. Die Ursache blieb unklar.

5.16 Asthma und anoxisch-tonische Anfälle

Schweres Asthma kann mit tonischen Anfällen infolge Anoxie einhergehen. Diese Anfälle sprechen nicht auf Antiepileptika an, sondern lassen sich mit erfolgreicher Behandlung des Asthmaleidens unterdrücken (Keene et al. 1981). Bei Vorliegen von Asthma und Epilepsie können Asthmaanfälle durch Interaktion (z. B. von CBZ und Theophyllin) aktiviert werden, da die Halbwertszeit von Theophyllin vermindert wird (Rosenberry et al. 1983).

5.17 Respiratorischer Affektkrampf

Diese nicht-epileptische, affektiv bedingte Anfallssymptomatik kommt bei ca. 3% der Kinder bis zum 6. Lebensjahr vor. Bei geringer Frustrationstoleranz werden heftige Affektausbrüche von motorischen und respiratorischen Symptomen begleitet. Wut und Trotzreaktionen treten gleichzeitig mit Schreien und exspiratorischer Apnoe auf. Bei prolongierter Apnoe können auch Zyanose, Bewußtlosigkeit und Myoklonien auftreten. Die Anfallsauslösung in charakteristischen Verweigerungssituationen, die anschließende Atemanhalte-Attacke und die negativen EEG-Befunde stützen die Diagnose. Die Behandlung erfolgt durch Gesprächs- und Verhaltenstherapie unter Einschluß der Eltern.

5.18 Panikattacken

Plötzlich auftretende, wiederkehrende Angstattacken mit vegetativer Begleitsymptomatik für Minuten bis Stunden andauernd, treten mit einer Prävalenz von 1,4% auf. Die diagnostischen Kriterien (DSM-IIIR) fordern das spontane Auftreten von 4 Attacken ohne Auslöser pro Monat. Zusätzlich sollten vier weitere Symptome wie z.B. Atemnot, Schwindel, Tachykardie, Zittern, Schwitzen, Übelkeit, Depersonalisation, Flush vorliegen. Dysregulationen im katecholaminergen System werden diskutiert. Im MRT wurde gehäuft eine Temporalhirnatrophie gefunden (Lepola 1993, Fontaine et al. 1990).

Differentialdiagnostisch müssen epileptische Anfälle (Parietal-/Temporalhirn) abgegrenzt werden.

Differentialdiagnose Fall

Rezidivierende Anfälle mit Schwindel, Sturz, Verkrampfung, Urinabgang, Tachykardie, rotem Gesicht, Übelkeit, Erbrechen, Sich-nicht-bewegen-können, Schmerzen, Somnolenz (15–20 min).

Labor: Leukozyten 20 000, Kalium 3,5.

EEG: Frequenzlabil, keine für Epilepsie typischen Potentiale, MRT: normal, neurologischer Befund: normal außerhalb der Anfälle; Auslösung Streß, Medikamente?

Diagnose? (Aufklärung siehe Seite 298.)

6 Methoden der apparativen Zusatzdiagnostik

6.1 Elektrophysiologische Untersuchungen

6.1.1 Elektroenzephalogramm (EEG)

Bei der apparativen Routinediagnostik hat sich als nichtinvasive Untersuchungsmethode das EEG zur Erfassung epileptischer Hirnfunktionsstörungen bewährt. Mit dem Oberflächen-EEG werden Summenpotentiale von Neuronenverbänden (Abb. **19**) und hierdurch Funktionsänderungen des Gehirns erfaßt. Neben Allgemeinveränderungen lassen sich umschriebene Funktionsstörungen als Herdbefunde registrieren (Niedermeyer u. Lopez da Silva 1982, Neundörfer 1990, Walzak et al 1997, Sperling et al. 1997). Bei den Herdbefunden muß zwischen unspezifischen Verlangsamungsherden und solchen mit epilepsiespezifischen Potentialen differenziert werden (Abb. **20**). Ein umschriebener Fokus selbst in der dritten oder fünften Rindenschicht kann allerdings u. U. der Registrierung mit dem Oberflächen-EEG entgehen (Speckmann et al. 1986). **Ein negativer EEG-Befund schließt also eine Epilepsie nie aus.** Bei ca. 30–90% der Patienten mit Epilepsie – je nach Anfallstyp und Verlaufsform unterschiedlich häufig – gelingt im Routine-Ruhe-Wach-EEG von 20–30 min Dauer bereits interiktual der Nachweis epilepsietypischer Potentiale (Abb. **20, 21** u. **22**).

In den Fällen, bei denen aufgrund der Anamnese der Verdacht auf Anfälle aus dem epileptischen Formenkreis vorliegt, das Ruhe-Wach-EEG jedoch unauffällig ist, werden außerdem Aktivationsmaßnahmen durchgeführt. Sie bestehen in Schlafentzug und nachfolgendem Schlaf-EEG bzw. Schlafpolygraphie (Abb. **23**). Mit ihrer Hilfe lassen sich epilepsietypische EEG-Muster in der Hälfte solcher Fälle nachweisen, deren Routine-EEG unauffällig ist (Kubicki et al. 1984). Ergänzend zu dem Schlafentzug kann eine Schlafinduktion durch Doxylaminsuccinate (Mereprine) oder Protactyl (1 – 1,5 mg/kg Körpergewicht) durchgeführt werden. Das Medikament wird ca. ½ bis ¾ h vor der Ableitung verabreicht und dann wird 15 min ein Wach-EEG und bis zu 1 h ein Schlaf-EEG registriert. Vergleichende Untersuchungen zeigten, daß auch im Wach-EEG nach Schlafentzug schon in 60% der Fälle epileptische Aktivität registriert wurde, welche im Schlaf-EEG feststellbar war (Degen 1980). Bisher konnte nicht bewiesen werden, daß ein 24stündiger **Schlafentzug** stets entscheidende Vorteile hinsichtlich der epilepsietypischen Aktivität im EEG gegenüber dem Kurzschlafentzug (Wachen bis 1 Uhr nachts) liefert (Degen et al. 1987). Der Nachweis epileptischer Aktivität gelingt bei 90% der Patienten im leichten Schlaf (besonders bei partieller Epilepsie) (Stadi-

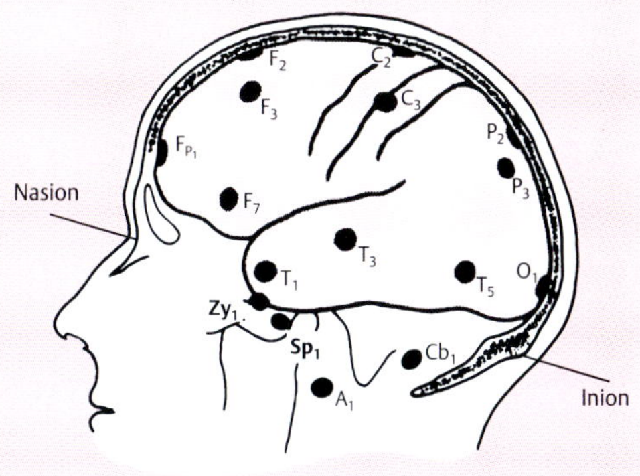

$T_1 + T_2$:	Nach Silverman: Entfernung vom äußeren Gehörgang zum lateralen Augenwinkel dritteln und nach dem ersten Drittel 1 cm nach oben
$A_1 + A_2$:	Ohr (= Aurius)
$Cb_1 + Cb_2$:	(Cerebellum) nach Jasper: unmittelbar an der hinteren Grenze des Mastoids
$Zy_1 + Zy_2$:	Zygomatikum-Elektrode auf dem Os zygomaticum
$Sp_1 + Sp_2$:	Sphenoidal-Elektrode 2,5 cm vom Tragus, 3 mm unterhalb des Os zygomaticum

Abb. 19 Schematische Darstellung der wichtigsten Zusatzelektroden zum 10-20-System. Bei Ableitung gegen eine gemeinsame Referenz bedeuten: A = Ohr, S = Quellenableitung (toposelektiv) und IND = Goldmann-Ableitung (siehe weitere Abbildungen).

a

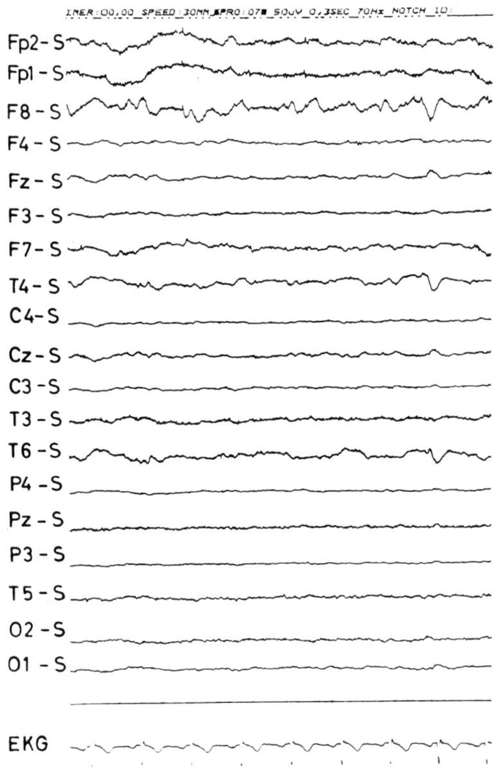

c

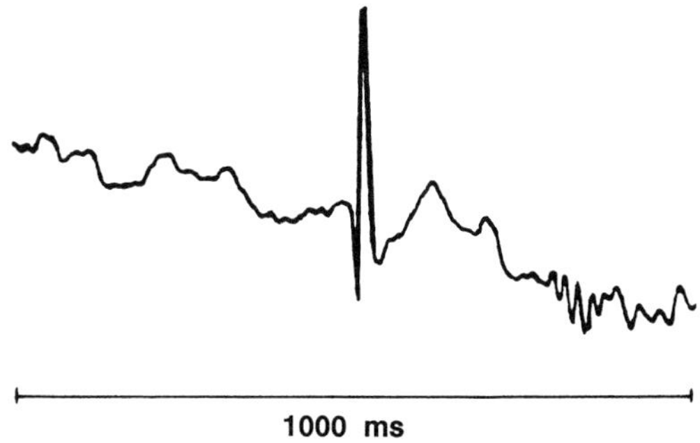

T.F. *5.5.63 4474/89 50 μV t = 0,3 s F = 30 Hz

Abb. 20 **a** Unspezifischer Herdbefund mit Theta- und Deltawellen temporal rechts (Quellenableitung) bei symptomatischer partieller Epilepsie (Astrozytom temporal rechts). Ein Herdbefund muß mit CT oder MRT weiter untersucht werden. Im vorliegenden Fall trat unter antiepileptischer Medikation eine vorübergehende Anfallsreduktion auf.
b Verlangsamungsherd δ bei F7 mit eingelagerter Spike-Aktivität. Verlangsamungsherd (2/s) mit biphasischem Spike und langsamer Nachschwankung in F7. Die Kombination von umschriebener Verlangsamung mit eingelagerten epilepsietypischen Spike-Potentialen ermöglicht die Diagnose eines Herdbefunds mit fokaler epileptischer Aktivität. Der Begriff Krampffokus ist obsolet (der Fokus hat keine Muskulatur zum Krampfen, und fokale epileptische Aktivität führt keinesfalls immer zu Krämpfen, sondern u. U. überhaupt nicht zu klinischen Manifestationen bzw. häufig zu Anfallsmanifestationen ohne motorische Krampfaktivität).
c Spike 20–70 ms Dauer, bi- oder triphasisches Graphoelement, welches sich deutlich von der umgebenden Hintergrundaktivität abhebt und von einer langsamen Nachschwankung gefolgt ist (Ableitung vom Kortex bei Elektrokortikographie); Sharp-waves dauern bis zu 200 ms. Die Kenntnis der charakteristischen Spike-Morphologie ist zur Abgrenzung nichtepileptogener, steilerer Potentiale, wie z. B. Small-sharp-spikes (sss) u. a., unbedingt erforderlich, um Über- und Fehlinterpretationen zu vermeiden.

b

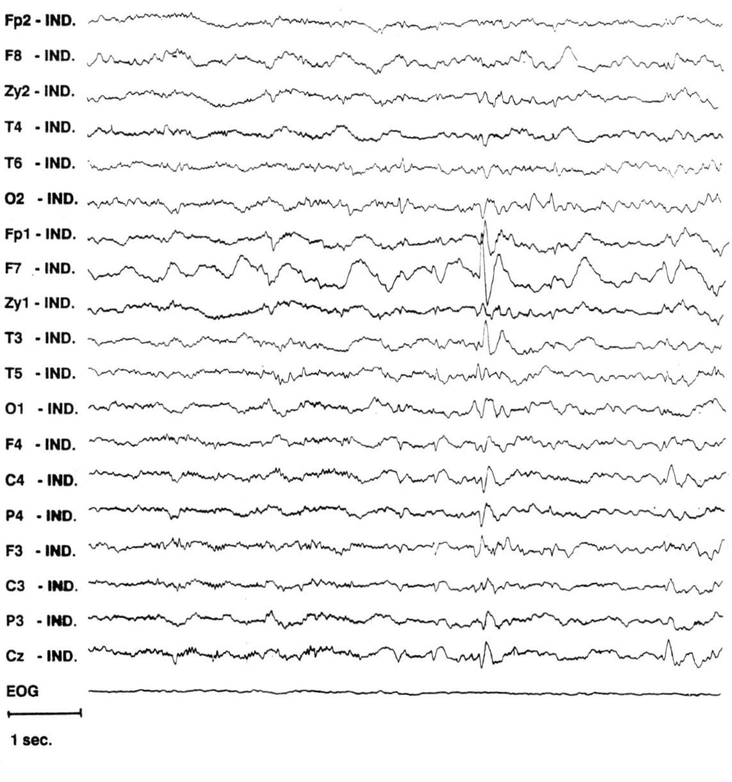

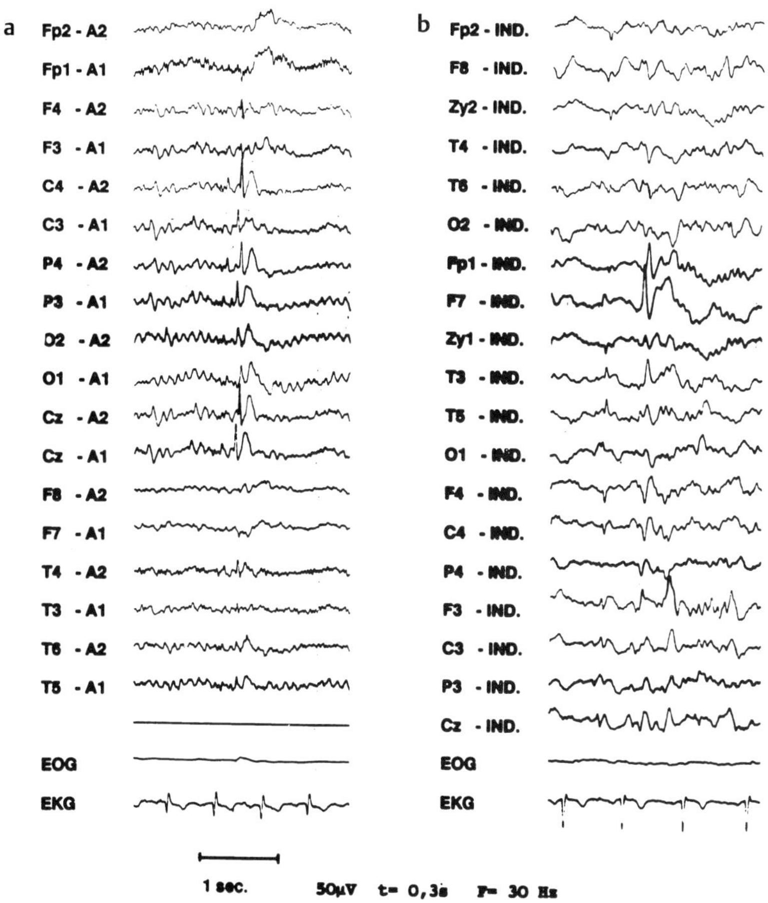

Abb. 21 a, b Spike-wave-Epilepsie.
a Bilateral mittelliniennah bei generalisierter Epilepsie.
b Frontotemporal links bei partieller Epilepsie (IND-Ableitung mit gemeinsamer Durchschnittsreferenz nach Goldmann). Der Patient gab „Abwesenheit" an. Sie wurden fälschlicherweise mit Absencen bei generalisierter Spike-wave-Epilepsie gleichgesetzt. In Wirklichkeit handelte es sich um komplex-partielle Anfälle mit dem Leitsymptom der Abwesenheit.

um Non-REM I bis II nach Rechtschaffen und Kales). Für Registrierungen im Tiefschlaf ist bei 10% der Patienten selbst ein Ganznachtschlafentzug nicht ausreichend (Declerck et al. 1982).

Bereits im Anschluß an die Ruhe-Wach-Ableitung sind bei Patienten mit Verdacht auf Epilepsie Provokationsmethoden zu empfehlen. Hierzu gehört die **Hyperventilation,** welche vor allem bei generalisierter Spike-wave-Epilepsie, z. B. Absenceepilepsie häufig epilepsiespezifische Graphoelemente und Absencen aktivieren kann (Abb. **24**). Weniger oft lassen sich auch komplex-partielle Anfälle auslösen. Die Hyperventilation sollte zunächst nasal, dann oral für ca. 1 min Dauer durchgeführt werden und maximal bis zu 5 min betragen.

Bei der **intermittierenden Lichtstimulation** wird bei geschlossenen Augen die Blitzfrequenz in 10-s-Abständen von 1/s auf 25/s erhöht (zuerst mit Einzel- und später mit Doppelblitzen). Intermittierende Lichtstimulation mit Reizfrequenzen von 10–20 Lichtblitzen pro Sekunde weisen die häufigsten elektrischen Reaktionen im EEG auf. Intermittierende Lichtreiz-Reaktionen im EEG werden besonders bei Patienten mit generalisierten Epilepsien, wie z. B. Absencen, myoklonischen Anfällen oder tonisch-klonischen Grand-mal-Anfällen beobachtet. Patienten mit symptomatischen partiellen Epilepsien weisen dagegen selten eine Fotosensitivität auf. Abnorme Reaktionen auf Fotostimulation werden besonders häufig nach dem Aufwachen aus dem Schlaf im EEG registriert. Folgende Reaktionstypen können unterschieden werden:

1. Nicht-abnorme Reaktionen, wie z. B. photic driving. Hierbei kommt es in Abhängigkeit von der Reizfrequenz zu einer synchronen Antwort in Form von nicht epilepsietypischen EEG-Graphoelementen bevorzugt in der Okzipitalregion.

a

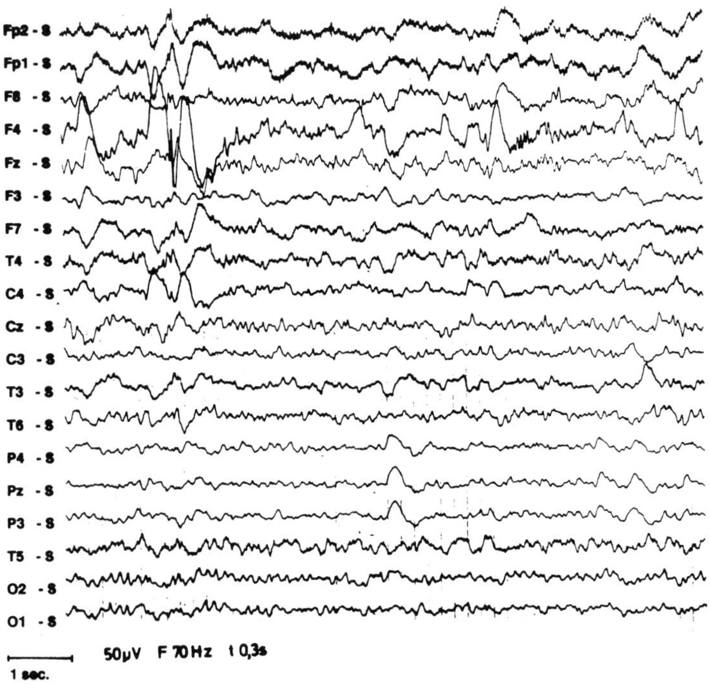

Abb. 22 **a** Spike-wave-Komplex frontal (F4) rechts bei partieller (Frontalhirn-) Epilepsie.
b Sharp-wave und Sharp-slow-wave (T4/T6) bei partieller (Temporalhirn-) Epilepsie.

b

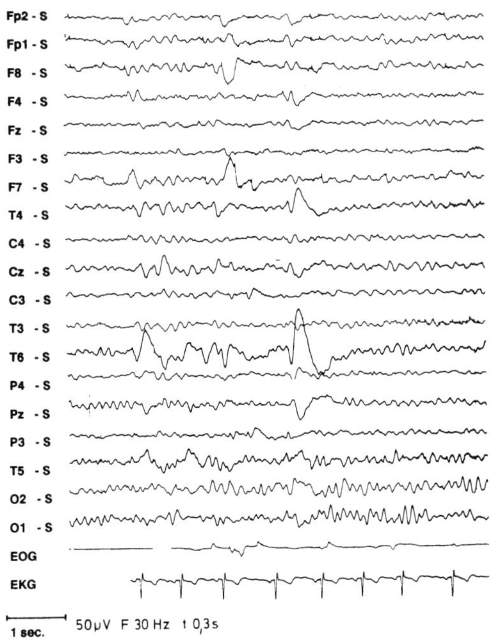

2. Photosensibilität: frontal oder okzipital treten Spikes oder Sharp-waves auf, die mit Sistieren der Lichtreize ebenfalls nicht mehr nachweisbar sind. Patienten mit Photosensibilität weisen eine familiäre Disposition auf. Photosensibilität zeigt eine altersabhängige Penetranz. Der Nachweis dieses Reaktionstypes erlaubt nicht die Diagnose einer Epilepsie.
3. Photomyogene (photomyoklonische) Reaktion: Während der Flackerlichtstimulation treten rhythmische Muskelzuckungen im Bereich der Augenlider bzw. des Musculus orbicularis oculi, Gesicht oder Extremitäten auf. Elektroenzephalographisch zeigen sich Muskeleinstreuungen. Obwohl selten aus einer photomyogenen Reaktion ein generalisierter Anfall entstehen kann, erlaubt dieser Reaktionstyp keinesfalls die Diagnose einer Epilepsie. Nach Rabending und Klepel (1970) tritt die myoklonische Reaktion gehäuft bei metabolisch-toxischen Einwirkungen (Urämie, Alkohol) auf. Es handelt sich um einen unspezifischen retinopalpebralen Reflex (Abb. **25 b**).
4. Photokonvulsive Reaktion: Frontozentral betonte Spike-wave- oder Poly-spike-wave-Komplexe mit Generalisationstendenz, die den Stimulus überdauern, weisen die höchste Korrelation zur manifesten Epilepsie auf. Sie ist besonders bei generalisierten Epilepsien (50%), aber auch bei Myoklonusepilepsien, Lipidosen, Jacob-Creutzfeldt-Erkrankung und Urämie nachweisbar (Rabending und Klepel

a

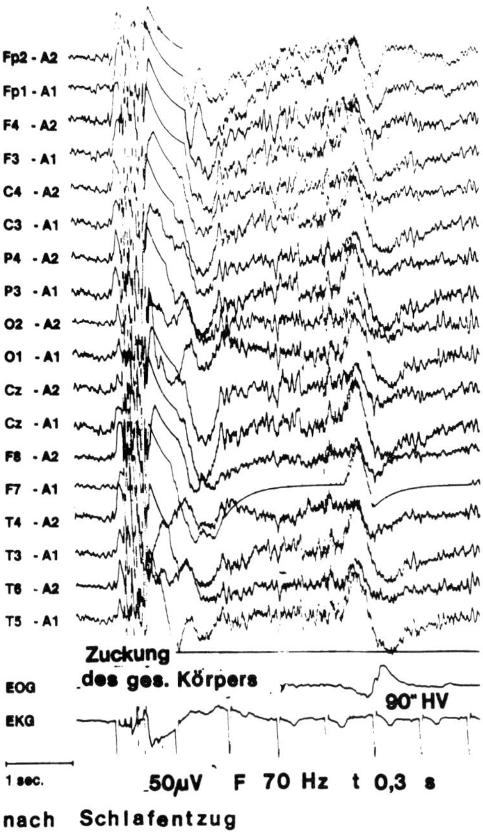

b

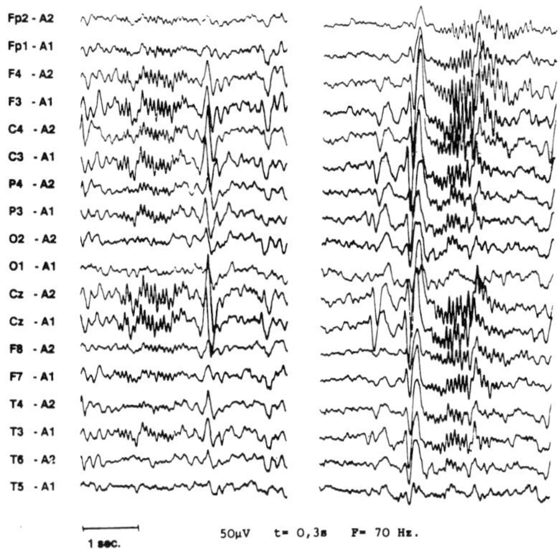

Abb. 23 Schlaf-EEG

a Aktivation generalisierter Poly-spike-wave-Aktivität und eines bilateralen Myoklonus (Impulsiv-Petit mal), welcher im Ruhe-Wach-EEG nicht nachweisbar war.

b Gefahr der Fehldiagnose Epilepsie; Vertex-Welle (im Schlafstadium II nach Rechtschaffen und Kales K-Komplex); die steile Konfiguration des Potentials beweist keine Epilepsie, sondern wird im Schlaf bei Gesunden angetroffen.

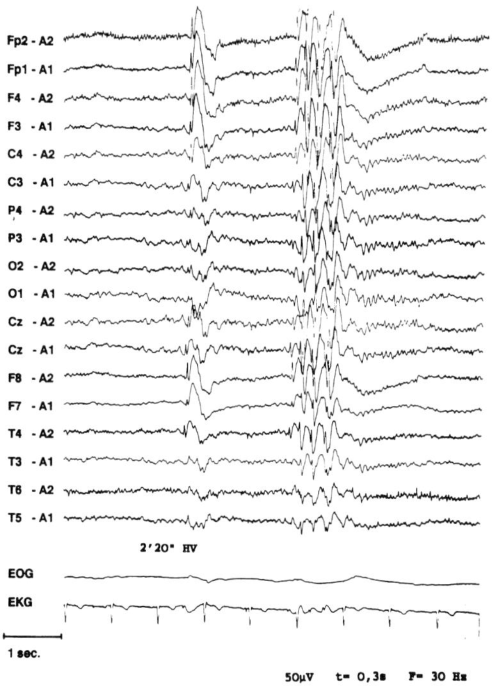

Abb. 24 Generalisierte und bilateral frontal akzentuierte Spike-wave-Paroxysmen, um 3–4/s.

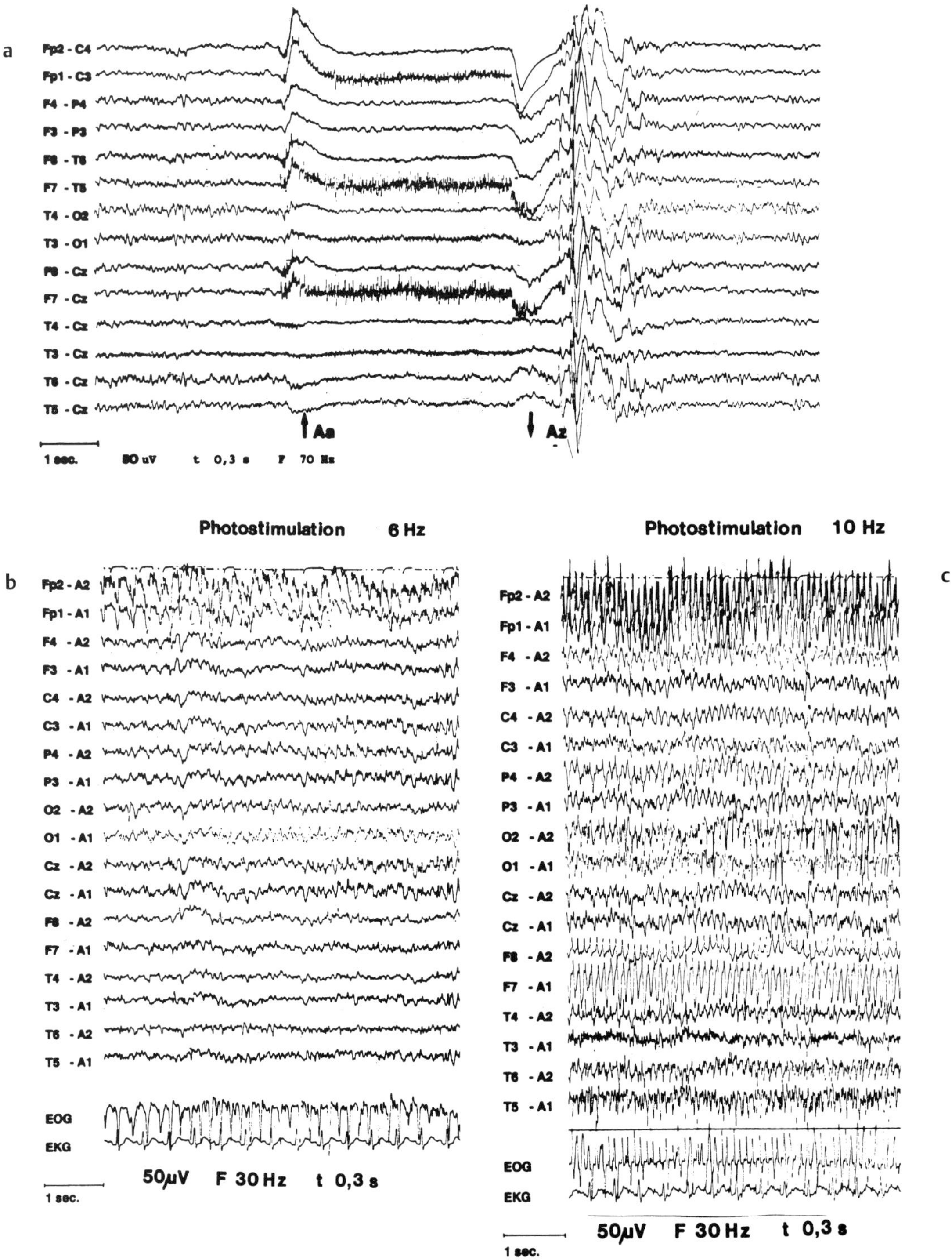
a
Aa
Az
1 sec.
b
Photostimulation 6 Hz
EOG
EKG
50µV F 30 Hz t 0,3 s
1 sec.
c
Photostimulation 10 Hz
EOG
EKG
50µV F 30 Hz t 0,3 s
1 sec.

Abb. 25

d

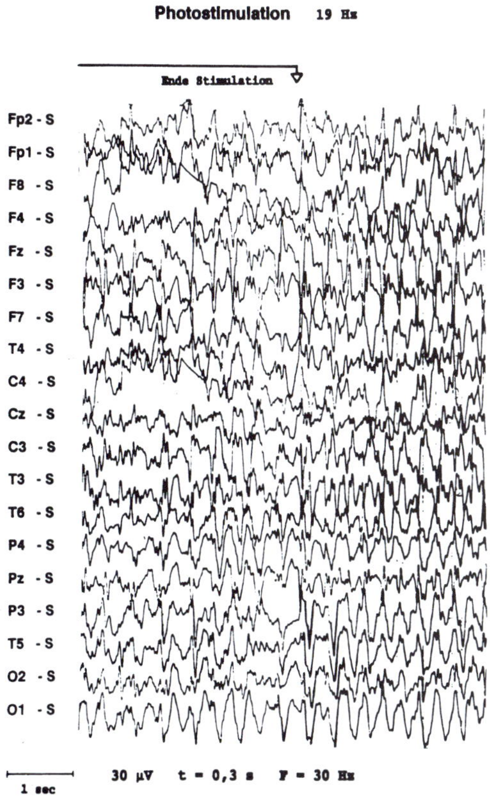

Abb. 25 **a** Lidschlußaktivierte Spike-wave-Komplexe (Aa Augenöffnen, Az Augen geschlossen); Lidschluß kann nicht nur Spike-wave-Komplexe, sondern auch Absencen auslösen. Lidschlußinduzierte, selbstausgelöste Anfälle können eine Ursache der Therapieresistenz sein. **b** u. **c** Photomyogene Flackerlichtreaktion, im Rhythmus der Stimulationsfrequenz (6 Hz) Muskelzuckungen (sichtbare Augenbewegungen im EOG), frontal betont; bei 10 Hz Stimulationsfrequenz Anpassung der Frequenz der Muskelzuckungen mit entsprechenden Muskelartefakten im EEG, die nicht mit epileptischen Spikes verwechselt werden dürfen (Muskel: Dauer < 20 ms, keine Nachschwankung).
d Photokonvulsive Reaktion: Die durch intermittierende Lichtstimulation ausgelösten Spike-wave-Komplexe überdauern das Ende der Stimulation.

1978) (Abb. **25 d**). Die wertvollsten Informationen liefern allerdings spontan auftretende epilepsiespezifische Potentiale.

Sind die genannten Untersuchungsmethoden ausgeschöpft worden, ohne daß sich im EEG epilepsietypische Aktivität zeigt und dennoch der Verdacht auf das Vorliegen epileptischer Anfälle bleibt, oder die Diagnose unklar ist, ist eine intensive Überwachung mit Langzeit-EEG oder Video-Simultan-Doppelbildaufzeichnung (SDA) u. U. indiziert. Das EEG im Zeitraum zwischen den Anfällen kann bei kurzer Ableitungsdauer von 20 – 30 Minuten unauffällig sein, so daß es trotz Vorliegens einer Epilepsie diagnostisch nicht immer wegweisende Befunde liefern kann. Selbst bei wiederholter Ableitung trifft man bei ca. 20 % der Patienten mit Epilepsie einen unauffälligen Routine-EEG-Befund an. Für schwer zu diagnostizierende Anfälle wurde daher in den letzten Jahren eine neue diagnostische Funktionsebene entwikkelt: das Intensiv-Monitoring. Hierbei wird über lange Zeiträume (Stunden bis Tage) kontinuierlich das EEG oder das Verhalten des Patienten und das EEG gleichzeitig registriert (Penin 1968, Stefan 1984 a). Bei Einsatz des Intensiv-Monitorings mit Ableitedauern bis zu einer Woche können die meisten Patienten, sofern Anfälle auftreten, diagnostisch zugeordnet werden. In einzelnen Fällen kann auch trotz Registrierung eines Anfalls die Diagnose nicht eindeutig geklärt werden. In schwierigen Fällen empfehlen sich eine Video-EEG-Langzeitregistrierung und postiktuale Prolaktin-Serum-Konzentrationsmessungen, um die Diagnostik zu optimieren. Selbstverständlich gelten auch diese Untersuchungen des Intensiv-Monitorings lediglich als ergänzende, wichtige diagnostische Hilfsmittel für die ärztliche Tätigkeit. Sie können keinsfalls die sorgfältige Anamnese oder den klinischen Befund und die ärztliche diagnostische Arbeit ersetzen. U. U. müssen sogar verschiedene EEG-Ableitungen, mit und ohne Video-Dokumentation und Provokationsmaßnahmen wiederholt werden. Bevor die aufwendige Diagnostik eingeleitet wird, sollte stets nach voller Ausschöpfung der Routine-Wach- und Schlafdiagnostik ein erfahrener Diagnostiker zur Indikation Stellung nehmen.

6.2 Intensiv-Monitoring

Das Intensiv-Monitoring wurde in zunehmendem Maße im Bereich der Epilepsie, Intensivmedizin, Schlafdiagnostik und Biorhythmik eingesetzt (Stefan und Burr 1982, Zschocke und Alexopoulus 1984). Die folgenden Ausführungen betreffen Indikationsstellungen für verschiedene Ableitungsmethoden.

Für die vergleichende Betrachtung werden Routine-EEG-Ableitungen (20 min – 1 h), prolongierte Ableitungen (1 – 6 h) und Langzeitableitungen (6 – 24 h) unterschieden. Langzeitableitungen können mit Hilfe verschiedener EEG-Signaltransa b c

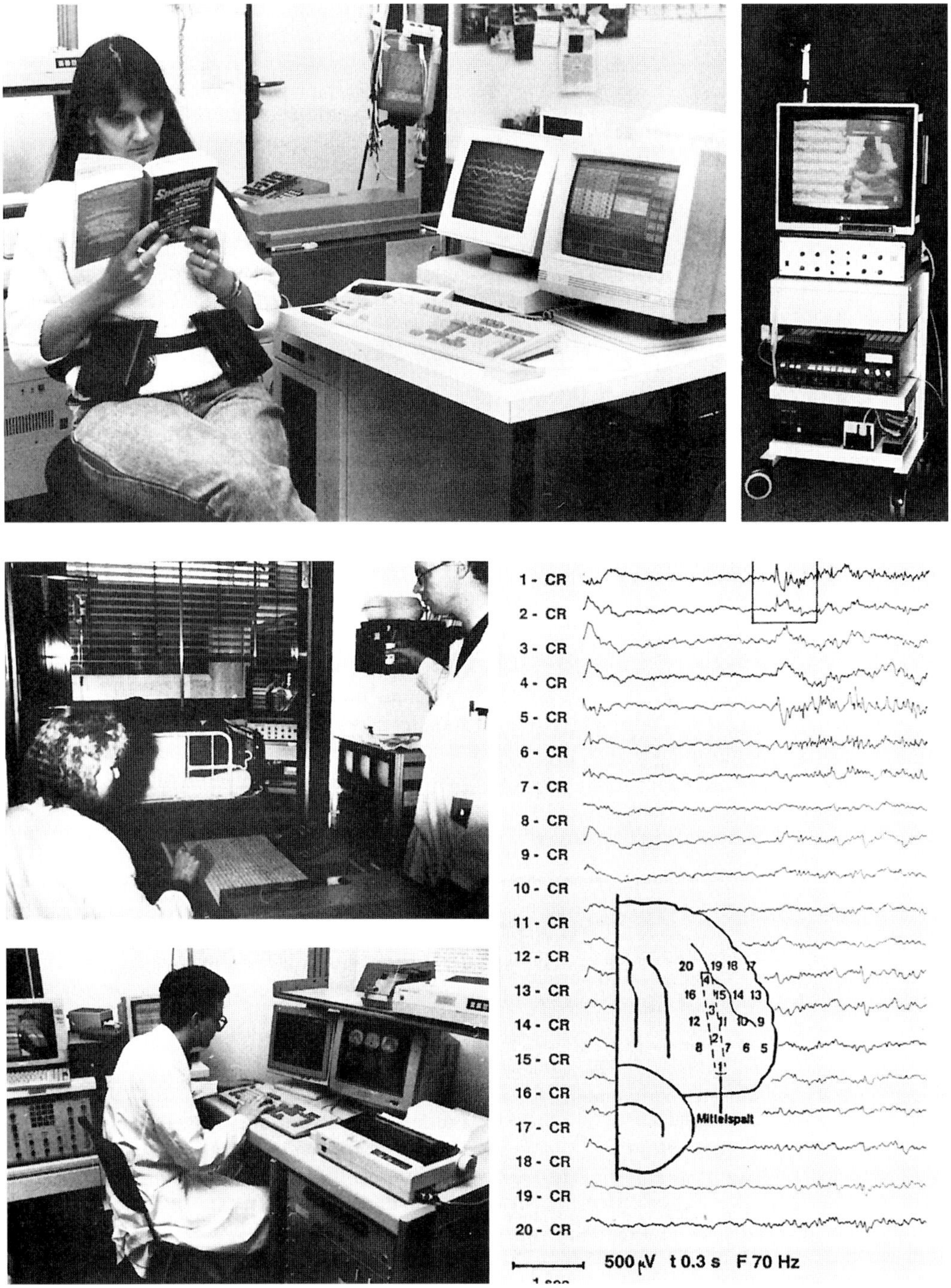

Abb. 26 a Langzeit-EEG-Ableitung mit mobilen 16-Kanal-Kassetten-EEG-Rekordern für ambulante Registrierung. Probandin mit Rekordern und Auswerteeinheit für zeitgeraffte, schnelle Wiedergabe oder innerhalb von 24 h durchgeführte Aufzeichnungen.

b Semimobiles Intensiv-Monitoring-System zur simultanen Video-EEG-Aufzeichnung von Anfällen (16–32 Kanal Glonner Videometrie/Pasas-System).

missionen (Kabel-, Funktelemetrie, Kassette) mit und ohne simultane Videoaufzeichnung erfolgen. Die verschiedenen Aufzeichnungsmodalitäten ergänzen sich und bilden eine komplexe, übergeordnete neurodiagnostische Funktionseinheit. Die Wahl des Untersuchungsverfahrens wird durch die für die Fragestellung erforderliche Aufzeichnungsqualität und Dauer sowie die Notwendigkeit einer Verhaltenskontrolle bestimmt. Bei den **simultanen Doppelbildaufzeichnungen (SDA)** wird Patientenverhalten und EEG synchron auf einem Fernsehmonitor wiedergegeben. Hier wird der Patient z. B. auf einem Untersuchungsstuhl sitzend oder im Bett abgeleitet (Abb. **26c**), wobei die EEG-Signale über Kabel zum EEG auf Papier ausgeschrieben werden. Sie können eine hohe Aufzeichnungsqualität aufweisen. Daher wurden sie früher als prolongierte Ableitungen hauptsächlich zu Forschungszwecken eingesetzt, um exakte Analysen der Anfallsphänomenologie durchzuführen. Mittlerweile sind sie auch für Video-EEG-Langzeitableitungen geeignet. Die Möglichkeit zum erfolgreichen Einsatz in der klinischen Praxis wurde durch vermehrte Mobilität und EEG-Signalaufzeichnungen auf Band erzielt.

Telemetrische Video-EEG-Systeme ermöglichen Langzeitableitungen von relativ hoher Qualität. Der Patient ist jedoch an ein Labor bzw. bestimmte Räume gebunden. Daher werden diese Aufzeichnungssysteme als *semimobil* bezeichnet (Abb. **26b**). Größte Mobilität und Patientenkomfort werden bei Verwendung von Kassettenrekordern gewährleistet (Abb. **26a**).

Ambulante Kassetten-Langzeit-EEG-Ableitungen ermöglichen Untersuchungen außerhalb des Krankenhauses unter gewohnten Umweltbedingungen. Hierbei muß allerdings eine Einschränkung der Aufzeichnungsqualität und Kanalzahl (8–16 Kanäle) in Kauf genommen werden. Mobile Videoaufzeichnungssysteme mit Zeitkodierung erlauben ambulante und synchronisierte Langzeit-EEG-Ableitungen außerhalb des Krankenhauses. Von videokontrollierten EEG-Ableitungen spricht man, wenn die Langzeit-EEG-Registrierung durch eine getrennte Aufnahme und Wiedergabe der Videoaufzeichnung des Patientenverhaltens ergänzt wird. Eine Uhr erlaubt die Synchronisierung des EEG und der Verhaltensaufzeichnung bei der Wiedergabe von 2 Monitoren. Im übergeordneten Sinne heißt videokontrolliert, daß eine EEG- und Video-Verhaltensdokumentation besteht, die bei der Analyse zeitlich korreliert werden kann.

◀ **Abb. 26c** Stationäre Intensiv-Monitoring-Einheit für invasive Ableitung. *Links oben:* Der Patient wird in einem speziellen Raum überwacht (mit SPECT-Bereitschaft); *links unten:* Auswertestation mit computerunterstützter Analyse; *rechts:* Anfallsbeginn in der Elektrokortikographie (ECoG): Elektroden 1–4 im Interhemisphärenspalt rechts (1 Gyrus cinguli basal), Elektroden 5–20 frontal neokortikal, lateral rechts plaziert (Dr. U. Neubauer). Die direkte Ableitung vom Gehirn beweist den Anfallsbeginn von frontal rechts (Elektrode 1, später 5–7, dann Generalisation).

6.2.1 Klinische Anwendungen

Differentialdiagnose epileptischer und nicht-epileptischer Anfälle

1. Der Nachweis epileptischer Aktivität wird im Vergleich zum Routine-EEG verbessert (Abb. **27**) (Legatt und Ebersole 1997). Für die Differentialdiagnose ist vor allem die erhöhte Wahrscheinlichkeit der Registrierung von **iktualen Befunden** bedeutend. Interiktuale epileptische EEG-Aktivität findet sich bei Routine-EEG-Untersuchungen bei 40–50% der Ableitungen von Patienten mit Epilepsien (Ajmone-Marsan und Zivin 1970). Iktuale Befunde werden im Routine-EEG selten registriert (2,5–7% nach Perry et al. 1983). Selbst bei wiederholten Routineableitungen werden bei manchen Patienten mit Epilepsie stets negative EEG-Befunde erhoben.

Während **videokontrollierter Langzeitableitungen** wurden bei 50–70% Anfälle erfaßt (Mattson 1980). Dies führt bei 48–84% zur neuen Klassifikation der Anfälle eines Patienten (Penry und Porter 1977, Perry et al. 1983). Bei 20% wurden zuvor unerkannte Anfälle entdeckt (Sutula et al. 1981). Die Untersuchungsergebnisse liefern bei 68% klinisch relevante Hinweise (Binnie et al. 1980) für die Diagnose und Therapie und führen bei 27% zu einer anhaltenden klinischen Verbesserung. Die Kenntnis iktualer EEG-Befunde (Karbowski 1975, Stefan und Burr 1986a) ist daher für die Diagnostik von großer Bedeutung. Die Untersuchungen von Patienten mit gesicherten Epilepsien wiesen bei 75% der Patienten epileptische Aktivität während 48stündiger 8-Kanal-Registrierungen auf (82% der Patienten mit generalisierten Epilepsien und 60% der Patienten mit fokalen Epilepsien und komplex-partiellen Anfällen). Bei vergleichender Aufzeichnung von Routine-EEG und Langzeit-Kassetten-EEG innerhalb zweier Tage waren im Routine-EEG bei 14% und im Langzeit-EEG bei 50% iktuale Befunde zu erhe-

Untersuchungsmethoden für Diagnostik und Therapie

1 Routinediagnostik

- nicht epileptische Anfälle
- Gelegenheitsanfälle
- epileptische Anfälle:
  - partiell/generalisiert
  - Anfallstyp
  - Altersbindung
  - tageszeitliche Bindung

falls Routinediagnostik (einschl. Schlaf-EEG) bei häufigen Anfällen (ca. 1/Woche) unzureichend → Prüfung der Indikation zum Intensiv-Monitoring

2 Klinische Anwendungen des Intensiv-Monitorings
Video/EEG (SDA/MLE) u. serielle BSP

- Differentialdiagnostik epileptischer und nicht epileptischer Anfälle
- kognitive Funktionsstörungen
- Charakterisierung der Anfälle und Epilepsien
- Beurteilung des therapeutischen Effekts von Antikonvulsiva
- Auslösefaktoren

Abb. 27 Schwerpunkte der klinischen Anwendung des Intensiv-Monitorings in der Epileptologie.

ben. Bei Patienten mit Verdacht auf Epilepsie betrug der Informationsgewinn durch das Langzeit-Kassetten-EEG 10–40%. Darin enthalten waren iktuale EEG-Befunde bei 10% (Zschocke et al. 1982, Kuhnen et al. 1985, Stefan und Burr 1986a, Krenn et al. 1987). Körner (1993) fand einen Informationsgewinn von 28% bei generalisierten und 42% bei fokalen Epilepsien im Vergleich zum Routine-EEG. In 31% waren Routine-Wach- und Schlaf-EEG unauffällig, und nur das MLE zeigte einen positiven Befund.

Tab. **19 a, b** u. **c** geben den Informationsgewinn durch Video-EEG (SDA) und pathologische Befunde bei verschiedenen Epilepsien (MLE mit Kassettenrekordern) wieder.

2. **Unklare episodische Verhaltens- und Bewußtseinsstörungen** stellen ein besonderes diagnostisches Problem dar, da Routine-EEG-Befunde im Intervall normal sein können oder lediglich suspekte interiktuale Befunde aufweisen. Petit-mal-Status ohne das Leitsymptom des Stupors, sondern mit nur diskreten quantitativen Bewußtseinsstörungen in Form von Schwerbesinnlichkeit oder inadäquatem Verhalten entgeht daher u. U. der Routinediagnostik. Gleiches gilt für fokale epileptische Entladungen im limbischen System (Findje et al. 1979, Wieser 1979) mit affektiv-paranoider Symptomatik. Die Diagnose solcher **nicht-konvulsiver Status** wird mit Langzeitableitungen eher möglich, da die Wahrscheinlichkeit der Registrierung epileptischer Aktivität erhöht ist (Stefan 1984b). Der Informationsgewinn von Kassettenableitungen ist hier gering (Ebersole 1989).

3. **„Absence"-ähnliche Symptome** treten bei Narkolepsie als Folge von Mikro- (REM oder Non-REM) Schlafepisoden auf und können bei serienhafter Häufung zu Dämmerzuständen mit automatischem Verhalten führen (Guilleminault et al. 1975). Sie können mit polygraphischen Langzeitableitungen erfaßt werden. Unklare episodische Schlafstörungen oder **vermehrte Schläfrigkeit** am Tage (Declerck et al. 1984) erfordern ebenfalls eine differenzierte polygraphische Klärung. Häufig handelt es sich bei anfallsartigen Symptomen im Schlaf um nicht-epileptische Phänomene wie z.B. Pavor nocturnus, Schlafapnoe-Syndrome etc. (Stefan und Burr 1986a). Sie führen u. U. zu nächtlichen Schlafstörungen und Vigilanzschwankungen am Tag. Die Fehldiagnose einer Schlafepilepsie kann zu jahrelanger inadäquater Therapie mit Antiepileptika führen. Umgekehrt kann dem Somnambulismus auch eine epileptische Funktionsstörung zugrunde liegen. Die Erfassung der epileptischen Aktivität **nächtlicher komplex-partieller Anfälle** im Schlaf kann auch bei Verwendung von Langzeitableitungen schwierig sein, weil selbst im Falle einer Anfalls-

Tabelle 19a Wichtigste Indikationen für EEG-Ableitungen bei Epilepsien

EEG-Indikationen
1. Nachweis epileptischer Aktivität (fokal, generalisiert; Ausprägung)
2. Ausgangswert für Therapiekontrolle (Grundtätigkeit, unspezifischer Herdbefund und epilepsietypische Aktivität (letzteres besonders bei generalisierter regulärer bilateral-synchroner spike-wave Aktivität)
3. Psychische Symptome (Intoxikation, Psychose, sonstige psychische Veränderungen)
4. Schwer einstellbare Epilepsien, Befund- oder Symptomwandel, Anfallshäufung, Pharmakoresistenz
5. Medikamentenreduktion?

Tabelle 19b Abschätzung des Informationsgewinns verschiedener elektrophysiologischer Untersuchungsverfahren zur Diagnostik und Therapie-Überwachung bei Patienten mit Epilepsien

Routine-EEG/Intensiv-(Video-EEG-)Monitoring	Nachweis epileptiformer EEG-Aktivität	Informationsgewinn	Literatur
Routine-EEG	+	40%	Ajmone Marson und Zivin 1970
Routine-EEG iktual	+	2,5–7%	Perry et al. 1983
Langzeit (Video/EEG) iktual	+	50–70%	Mattson 1980
Neue Klassifikation		48–84%	Perry et al. 1983, Porter et al. 1977
Anfallsreduktion		60–70%	Sutula et al. 1981
Klinische Hinweise		67–72%	Binnie et al. 1981

Tabelle 19c Vergleich der Häufigkeit epilepsietypischer Veränderungen im Routine-EEG und während des intensiven mobilen Langzeit-Monitorings bei verschiedenen Anfallstypen

Anfallstypen	positive Routine-EEG-Befunde	intensive Monitoring iktual bzw. interiktual
alle Anfälle	30–70% (Kooi 1971)	71% interiktual/iktual + 48 h 8-Kanal MLE (Ritter, Burr, Stefan 1984)
Absencen	92% unbehandelt (Stefan 1982)	100% unbehandelte Patienten mit Absencen 24 h 4-Kanal MLE; 60% behandelte Patienten (davon 20% Routine-EEG +) (Stefan und Burr 1982)
Grand mal	58% (15% trotz mehrfacher Ableitung immer negativ) (Marsan und Zivin 1970)	
fokale Anfälle	Fokus 5–30%	60% 48 h 8-Kanal MLE + (Ritter, Burr, Stefan 1984) 79% iktual + (Ives et al. 1981) 10% Auren +

+ positive epilepsietypische Befunde

registrierung keine epilepsietypische Aktivität im Oberflächen-EEG registriert werden kann. Zusätzliche Elektroden wie z. B. Sphenoidalelektroden und u. U. **SPECT-Messungen** sind dann erforderlich (Touchon et al. 1985). Falls ausschließlich die Schlafaktivität während der Nachtruhe untersucht werden soll, genügen prolongierte Ableitungen. Bei Schlafepilepsien mit komplex-partiellen und/oder tonischen Anfällen werden auch bei negativem Routine-Wach-EEG-Befund häufig nächtliche Anfälle erfaßt. Da Anfälle bei Frontalhirnepilepsie nicht selten nachts auftreten und z. B. bei Erregung in der supplementärmotorischen Region im Oberflächen-EEG keine epileptische Aktivität aufweisen müssen, ist die Kenntnis der Anfallssymptomatik von großer Bedeutung.

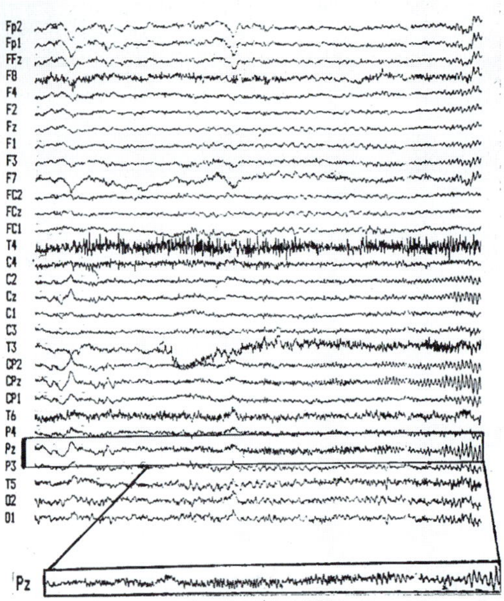

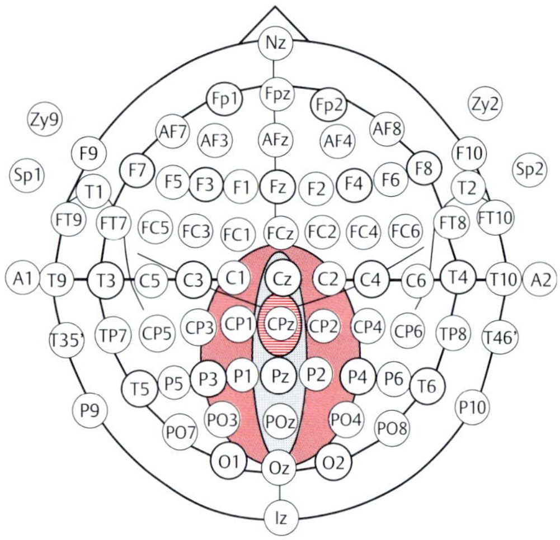

Abb. 28 Anfallsregistrierung: iktuales EEG während tonischer Versteifung im Bein während des Schlafes und Schlafstörungen.
a Im Oberflächen-EEG des Anfallbeginns ist in CPZ und PZ eine *Fast-spike*-Aktivität nachzuweisen, später auch in anderen Kanälen, die im Mantelkantenbereich liegen. Ein führender Kanal ist noch einmal vergrößert hervorgehoben. Bei Anwendung von sog. „closely spaced-Elektroden“ können solche umschriebenen, mittelliniennahen Aktivitäten im Oberflächen-EEG erfaßt werden. Sie reflektieren u. U. Anfälle, die in der supplementär-motorischen Region oder benachbarten Hirnregionen entstehen und dem Nachweis mit dem üblichen 10/20-Oberflächen-EEG Schema leicht entgehen. Solche Anfälle werden häufig als psychogen fehlgedeutet.
b Amplituden-Map der epileptischen Aktivität: höchste Amplitude 100% (rot schraffiert), 70% (grau), 50% (rot). Elektroden mit breitem, schwarzem Ring entsprechen den routinemäßig geklebten 10 – 20 Elektroden. Sie erfassen u. U. nicht das Maximum der fokalen epileptischen Aktivität im Mittellinienbereich. Im vorliegenden Fall wurde zunächst an eine Angstneurose mit Benzodiazepinabusus und hysterischen Anfällen gedacht, bis es die Anfallsaufzeichnung ermöglichte, den fokalen epileptischen Anfall nachzuweisen.

Bei supplementär-motorischen Anfällen führt oft nur der Nachweis der M_2E-Anfallsschablone diagnostisch weiter.

4. Die **Erfassung psychogener Anfälle** erfordert oft komplexe Untersuchungstechniken. Besonders schwierig kann die Diagnose psychogener Anfälle bei Patienten mit interiktualer epileptischer Aktivität im Routine-EEG sein. Diagnostisch unklare Fälle weisen zu 25% psychogene Anfälle auf, die bei ¼ dieser Patienten mit epileptischen Anfällen kombiniert auftreten. Der dringende Verdacht auf nicht-epileptische (z. B. psychogene) Anfälle kann durch das Fehlen epileptischer Anfallsaktivität im EEG gestützt werden. Ein negativer Oberflächen-EEG-Befund – auch während eines Anfalls im Wachzustand – schließt jedoch epileptische Aktivität in tieferen Gehirnregionen nicht immer aus. Dies gilt vor allem für den einfach-partiellen (z. B. fokal-motorischen) Anfall, die Aura oder für Anfälle, deren iktuales Korrelat in den Mittellinienstrukturen (z. B. der Vertexregion) liegt und in Form einer Abflachung bzw. eines elektrodermalen Dekrementes auftritt. Im hysterischen Anfall treten zwar häufig Bewegungs- und Muskelartefakte auf, jedoch auch bei Frontalhirnepilepsien. Da das Verhalten während des Anfalls zusätzliche diagnostische Hinweise liefert, ist bei Verdachtsdiagnose psychogener Anfälle eine **videokontrollierte EEG-Ableitung** zu empfehlen. Zur Differentialdiagnose nicht-epileptischer, episodischer, motorischer und psychischer Symptome im Bereich von Kopf, Auge, Mund, Respiration, Extremitäten sind u. U. synchrone Aufzeichnungen von Patientenverhalten

und EEG zur Abgrenzung von epileptischen Anfällen erforderlich (Donat et al. 1990), um eine sonst nicht indizierte Therapie mit Antiepileptika zu vermeiden.

5. Bei **Synkopen** liefern Spontanableitungen ohne Provokationsmaßnahmen in der Regel nur einen relativ geringen Informationsgewinn (Graf et al. 1982, Ebersole 1987). Simultanregistrierungen von Langzeit-EEG und EKG können zur Erfassung von Herzrhythmusstörungen beitragen. Vasovagale Synkopen erfordern videokontrollierte Ableitungen mit entsprechenden Provokationsmaßnahmen (Kreiten und Stefan 1984). Für das Intensiv-Monitoring mit videokontrollierten Langzeit-EEG-Ableitungen sollten Patienten mit häufigen Anfällen (mindestens wöchentliche Anfälle) oder provozierbaren Anfällen vorgezogen werden. Unter Umständen kann eine Reduktion der Antiepileptika erforderlich werden.

Charakterisierung der Anfälle und Epilepsien

1. Die iktuale EEG-Aktivität ermöglicht eine verbesserte Differentialtypologie fokaler und generalisierter Anfälle sowie ihrer tageszeitlichen Bindung. Die internationale Klassifikation epileptischer Anfälle wurde daher auf der Grundlage von simultanen Video- und EEG-Aufzeichnungen aufgestellt. Die Differenzierung von Absencen mit dem Leitsymptom der Bewußtseinsstörung stellt ein praktisches Beispiel dar. Anfälle mit dem Leitsymptom einer kurzen Abwesenheit von Sekunden bis Minuten Dauer kommen sowohl bei Epilepsie mit generalisierten Spike-wave-Paroxysmen als auch bei komplex-partiellen Anfällen mit z.B. temporalem, frontalem oder okzipitalem Fokus vor. Falls eine Langzeit-EEG-Registrierung nicht möglich ist, kann das postiktuale EEG Hinweise für den Anfallsbeginn liefern. Regionale Delta-Wellenherde (57%), Abflachungen (29%) oder Spikes (25%) weisen auf den für die Anfälle verantwortlichen Gehirnlappen hin. Bei 31% liefert das postiktuale EEG keinen Seitenhinweis (Kaibava und Blume 1988). Der Nachweis des Fokus' kann oft erst exakt durch das iktuale EEG geführt werden (Penin 1968, Dreyer und Wehmeyer 1978, Stefan und Penin 1979, Delgado-Escueta et al. 1981, Stefan 1982, Bülau et al. 1986).

2. **Präoperative Fokuslokalisation.** Bei Patienten mit pharmakoresistenten fokalen Epilepsien kann eine operative Behandlung durchgeführt werden, falls der für die Anfälle des Patienten verantwortliche Fokus lokalisiert werden kann und andere Einschlußkriterien erfüllt werden (Stefan 1989). Die Ergebnisse der interiktualen und iktualen Langzeit-EEG-Befunde werden zur Optimierung der Diagnostik mit CT-, MRT-, SPECT- und PET-Befunden korreliert (Stefan und Wieser 1987). Hierbei ist die Erfassung mehrerer Anfälle zur Lokalisation des epileptogenen Areals erforderlich. Bei Übereinstimmung des unspezifischen funktionellen EEG-Herdes mit dem morphologischen Befund und dem epileptogenen Areal kann die Operation erwogen werden. Falls die Lokalisation der Befunde nicht kongruent ist, muß eine invasive Ableitung mit Subdural- oder Tiefenelektroden durchgeführt werden [⊙ **Fall 1, iktuale Poly-spikes in Amydala und Hippokampus**]. Diese klinische Fragestellung erfordert synchronisierte, tage- bzw. wochenlange videokontrollierte Langzeit-EEG-Ableitungen im Krankenhaus, da eine Medikamentenreduktion und invasive Techniken eine ständige ärztliche Überwachung bedingen. Durch kontinuierliche Langzeitableitungen lassen sich in 30–40% der Fälle Anfälle, die ausschließlich nachts auftreten, registrieren.

Auslösefaktoren

Reflex- bzw. Umwelt- oder situationsbezogene Anfallsauslöser können Ursache einer scheinbaren Therapieresistenz sein. Die Vielfalt der auslösenden Mechanismen kann an dieser Stelle nicht im Detail erörtert werden. Durch Langzeitableitungen in häuslicher oder beruflicher Umgebung (Stores 1982, Fariello et al. 1983) lassen sich oft schwer diagnostizierbare Auslösefaktoren erfassen. Andere Auslösefaktoren können z.B. Essen, Kauen, Entspannung oder überhaupt Aktivität sowie auch der Augenschluß (Darby et al. 1980) sein. Leicht reproduzierbare und auslösbare Anfälle können mit Hilfe einer prolongierten SDA und umweltbedingte Faktoren außerhalb des Krankenhauses, die die epileptische Aktivität aktivieren, mit Kassettenrekorder und Langzeit-EEG erfaßt werden.

Kognitive Funktionsstörungen

Neuropsychologische EEG-korrelierte Testungen während interiktualer epileptischer Aktivität zeigten während generalisierter Spike-wave-Paroxysmen eine statistisch signifikante **Abnahme von Reaktionszeit und Aufmerksamkeit** (Mirsky und Van Buhren 1965, Porter und Penry 1973, Browne et al. 1974, Mallin et al. 1981) und eine

Korrelation der Dauer der Spike-wave-Paroxysmen mit dem Auftreten von manifesten Anfallssymptomen. Diskrete kognitive Störungen werden vom Patienten nicht als Anfall erlebt. Ihr Nachweis bedarf spezieller Testung während Langzeitableitungen (Aarts et al. 1984). Generalisierte, reguläre 2,5 – 3,5/s-Spike-wave-Aktivität wird oft nur von „subklinischen" Funktionsstörungen höherer kortikaler Funktionen begleitet. In Abhängigkeit von Dauer und Häufung der Spike-wave-Paroxysmen treten klinisch manifeste kleine Anfälle und Absencen auf. Für generalisierte, reguläre 2,5 – 3,5/s-Spike-wave-Aktivität ist die Konvention der Dichotomie zwischen interiktualer und iktualer Aktivität nicht strikt anwendbar. Die Quantifizierung der epileptischen EEG-Aktivität liefert korrelationsstatistische Hinweise für kognitive Beeinträchtigung und Wahrscheinlichkeiten für das Auftreten von Absencen. Der Nachweis langdauernder und häufiger kurzer Spike-wave-Paroxysmen gelingt mit dem Langzeit-EEG besser als mit dem Routine-EEG und er beeinflußt die Indikation sowie die Dosis der medikamentösen Behandlung (Stefan et al. 1980b, Inoue und Janz 1985).

Beurteilung des therapeutischen Effektes von Antikonvulsiva

Der prognostische Wert des EEG im Hinblick auf die Effektivität der Therapie muß nach der vorliegenden Grundtätigkeit und epileptiformen Potentialen differenziert werden. Eine Allgemeinveränderung im EEG stellt häufig einen ungünstigen Hinweis dar. Beim Absetzversuch von Antiepileptika liefern generalisierte SW-Paroxysmen ein unübersehbares Warnzeichen. Bei fokalen Epilepsien stellt das Auftreten oder die Zunahme epileptischer Aktivität einen Hinweis für erhöhte Rezidivgefahr nach vorheriger Anfallsfreiheit dar (Tinuper et al. 1996).

Die Effektivität des Intensiv-Monitorings bei schwer einstellbaren Patienten ist evident. Eine Reduktion der Anfallsfrequenz wurde bei 48 – 60% (Penry und Porter 1977, Sutula et al. 1981) nach Anwendung von Video-EEG-Langzeitableitungen beobachtet. Die Ursache für die Anfallsreduktion ist u.a. in einer Korrektur der Diagnose und daraus folgender Behandlung mit Umstellung auf eine andere adäquate Therapie mit Antiepileptika und Blutspiegelkontrolle zurückzuführen. Die Korrelationen von Nebenwirkungen und Blutspiegelprofilen während der EEG-Ableitung können zur Differenzierung von flüchtigen Intoxikationserscheinungen außerhalb der Routineuntersuchungszeit zu Anfällen beitragen.

Die Einschätzung der Anfallsfrequenz aufgrund anamnestischer Angaben der Patienten kann schwierig und fehlerhaft sein, da der Patient infolge Amnesie bestimmte Anfälle nicht registriert und Anfälle nicht erfaßt werden. Neuropsychophysiologische Tests zeigten, daß generalisierte Spike-wave-Paroxysmen ein paroxysmales Ereignis im EEG widerspiegeln, welches oft mit diskreten kognitiven Funktionsstörungen einhergeht. Langdauernde reguläre 3/s-Spike-wave-Paroxysmen werden in der Regel von klinisch manifesten Absencen begleitet. Die quantitative Erfassung der Spike-wave-Paroxysmen im 24-h- oder besser 48-h-EEG liefert einen Anhalt für die individuelle Ausprägung epileptischer Aktivität zur Abschätzung der Signifikanz des Therapieeffektes. Für die Spike-wave-Absenceepilepsie wurde ein Spike-wave-Variogramm entwickelt (Burr und Stefan 1987). Hierbei werden Minimal- und Maximaldauer, mittlere Dauer, Anzahl und Gesamtdauer der Spike-wave-Paroxysmen innerhalb von 24 h (besser 48 h) mit mobilen Kassettenrekorder-Ableitungen registriert. Ein Vergleich vor und während der Behandlung mit Antiepileptika zeigt den Effekt der Antiepileptika an (Stefan et al. 1980b, 1984). Bei ungenügendem Ansprechen von generalisierten Epilepsien auf Antiepileptika kann durch den Nachweis einer sekundären Generalisation die Auswahl des Medikamentes beeinflußt werden (Stefan und Burr 1986a, b). Außerdem kann eine unnötige Verabreichung von Antiepileptika u.U. nach Stützung der Diagnose nicht-epileptischer Anfälle vermieden werden. Zur Quantifizierung komplex-partieller Anfälle von kurzer Dauer sind videokontrollierte Langzeitableitungen mit der verbesserten Möglichkeit der Korrelation paroxysmaler fokaler EEG- und Verhaltensänderungen in der Therapie-Überwachung schwieriger Fälle u.U. empfehlenswert.

Bei Beachtung der klinischen Anwendungsschwerpunkte für das Intensiv-Monitoring mit Langzeitableitungen ergeben sich wichtige Befunde, welche die Diagnostik und Therapie von Anfallsleiden verbessern. Dabei ergänzen Langzeitableitungen anamnestische Angaben und Anfallsschilderungen sowie die Befunde der Routine-Diagnostik. Vor Anwendung der aufwendigen Methoden ist der Einsatz des Routine-EEG unerläßlich. Aufgrund dieser Ergebnisse wird die klinische Hypothese hinsichtlich der Fragestellung und darauf aufbauend die geeignete Technik der

Langzeitableitung für den jeweiligen Fall ausgewählt. In Anbetracht des Aufwandes bei der Registrierung und Auswertung muß die Indikationsstellung jedoch nach strengen Kriterien getroffen werden. Die „Diagnose: unklare Anfälle" reicht ohne weitere klinische Präzisierung der Verdachtsdiagnose zur Indikationsstellung nicht aus, da erst bei dringendem, anamnestisch begründbarem Verdacht positive Langzeit-EEG-Befunde zu erwarten sind. Das Langzeit-EEG ersetzt nicht die Anamnese und gründliche klinische Untersuchungen, sondern kann bei der Sicherung eines begründeten klinischen Verdachts hilfreich sein. Falls Anfälle nicht mindestens wöchentlich auftreten, ist der Informationsgewinn gering. Die Auswertung von Langzeit-EEG-Ableitungen setzt eingehende Kenntnisse der Manifestationsvarianten von Epilepsien voraus.

Elektrophysiologisch muß hinreichende Erfahrung mit physiologischen, uncharakteristischen und epilepsietypischen Veränderungen im Wach- und Schlafzustand vorhanden sein (Niedermeyer und Lopez da Silva 1982). Die Auswertung mobiler Ableitungen erfordert darüber hinaus besondere Erfahrungen in der Artefakterkennung (Stefan und Burr 1986 a).

Computerunterstützte Mustererkennungsverfahren reduzieren den enormen Arbeitsaufwand bei der Analyse von Langzeit-EEG-Ableitungen (Gotmann et al. 1985), ersetzen den menschlichen Auswerter jedoch nicht. Der höchste Informationsgewinn ist in der Regel von videokontrollierten Langzeitableitungen zu erwarten. Zwischen der theoretischen Anforderung und den praktisch realisierbaren Gegebenheiten muß für jede Institution die geeignete technische Lösung individuell gefunden werden. Bei der Organisation einer neurodiagnostischen Intensiv-Monitoring-Einheit muß die Möglichkeit zu langen Aufzeichnungen über mehrere Tage und Nächte unter Videokontrolle berücksichtigt werden. Je nach Kapazität der Einrichtung können nur wenige Patienten effizient untersucht werden. Hierbei muß sich der Informationsgewinn nicht unbedingt in großen Fallzahlen widerspiegeln, sondern kann in der diagnostischen Zuordnung und optimierten Therapie der vorliegenden Epilepsiemanifestation des jeweiligen Problempatienten gesehen werden.

Ergänzend zu den zunehmend höher auflösenden und komplexen Datenaufnahmesystemen des Video-EEG-Monitorings mit über 100 Kanälen haben sich in der Computertechnik neue Entwicklungen ergeben. Computerbasierte EEG-Geräte werden unter dem Stichwort „papierloses EEG" geführt. Das bedeutet, daß der Personalcomputer das Kernstück eines neuen EEG-Gerätes bildet. Im Zuge der Miniaturisierung sind Verstärker und Elektrodenanschlußbox zu einer Einheit verschmolzen, die nun über einen Kabelstrang (z. B. optischen Leiter) mit dem PC verbunden sind. Die ehemalige Schreibeinheit des EEG-Gerätes wird nun durch immer reproduzierbare und jederzeit modifizierbare Darstellung am Computermonitor ersetzt, wobei ein zusätzlicher Computerdrucker hauptsächlich für den Ausdruck von Berichten und Befundergebnissen dient. Mit dem neuen Medium sind sowohl neue Arbeitsabläufe als auch neue Dienste hinzugekommen. Das heißt, daß anstelle von Papierausschrieben nun digitale Datenträger (z. B. CD-ROM) archiviert werden, oder durch die Verbindung von EEG-Programmen mit existierenden PC-Programmen (z. B. Word, Excel) Daten ausgetauscht werden. Im Falle der Befunderstellung werden die notwendigen Elemente oder Ergebnisse der EEG-Auswertung in den vorgefertigten Befundtext eingeführt. Die Steuerung von Photostimulationen oder die mitlaufende Ermittlung von evozierten Aktivitäten erfolgt zentral und ist in Form von Markierungen (Events) allzeit verfügbar und modifizierbar. Zudem werden Patientenkarten gelesen und Verbindungen zu Krankenhausinformationssystemen (Datenbanken) im Hinblick auf rechnergestützte Abrechnungen hergestellt. Neuere Verfahren der Spike-Erkennung, wie z. B. Templas (Hellmann et al. 1997), unter der Verwendung künstlicher neuronaler Netze werden eingesetzt. Im Forschungsstadium befinden sich Programme oder Datenbanken, welche kernspintomographische Bilder, Röntgenbilder oder Bildmaterial allgemein mit den EEG-Daten verknüpfen.

Neue Geräte können die simultane Registrierung von digitalem Videobild und digitalem EEG demonstrieren, wobei hier noch deutliche Entwicklungen zu beobachten sein werden. Obwohl im EEG nicht-periodische Signale auftreten, werden sie gewöhnlich mit linearen statistischen Verfahren computergestützt ausgewertet. Mit Hilfe nicht-linearer Analyseverfahren wird mit neuen Verfahren versucht, ein Maß für die Komplexität der Hirntätigkeit zu erhalten. Je größer die Anzahl epileptisch arbeitender Neurone ist, desto geringer ist die Komplexität. Bei Überschreiten einer kritischen Menge synchronisierter Neurone entsteht ein epileptischer Anfall (Pijn et al. 1991, Lehnertz et al. 1995). Bei der präoperativen Epilepsiediagnostik wird z. B. an dem im beliebigen Kernspinschnittbild lokalisierten Positionen der invasiven Elektroden durch die Höhe eingetragener Markierungen, welche durch Mustererkennungsverfahren automatisch erstellte Spike-Aktivitätsraten im Langzeit-EEG wiedergeben, komprimiert dargestellt werden (Spreng 1996).

6.3 Computertomographie (CT) und Magnetresonanztomographie (MRT)

Die zerebrale Computertomographie hat die ätiologische Diagnostik der symptomatischen Epilepsien durch den Nachweis morphologischer Läsionen bis zu wenigen Millimetern Durchmesser erheblich verbessert. Bei einfach-partiellen Anfällen wurden Läsionen bei 40–50%, und bei ca. ⅕ der Patienten mit chronischen partiellen Epilepsien morphologische Veränderungen (z.B. Tumoren, Atrophien, Traumafolgen) im CT nachgewiesen (Abb. **29**). CT-Befunde in Korrelation zur Art der Anfälle, Erkrankungsalter und Ätiologie wurden von Janz et al. (1986) analysiert. Das CT hat heute seine besondere Aussagekraft und Bedeutung in der Notfallsituation zum Nachweis von Kalkstrukturen im Gehirn, die im MRT dem Nachweis entgehen können, und bei Patienten mit Clip bzw. Kontraindikationen für MRT. Durch die Entwicklung der Magnetresonanztomographie (MRT) konnte eine weitere Verbesserung der Darstellung morphologischer Veränderungen erfolgen (Tab. **20**) (Huk 1990, Duncan 1997, Shorvon et al. 1994). Bei der MRT wird die Verteilung von Wasserstoffatomkernen im Hirngewebe gemessen (Abb. **30–32**). Im Vergleich zum CT läßt sich die knöcherne Schädelbasis und Temporallappenregion besser (artefaktfrei) darstellen. Vor allem kleine Läsionen, die sich im Computertomogramm nicht darstellen lassen, wie z.B. Gliosen und hier insbesondere die Ammonshorn-Sklerose mediobasaler Temporallappenanteile, oder kleine Tumoren bzw. Migrationsstörungen wurden vor Anwendung der MRT häufig nicht erfaßt.

Die MRT ist dem CT durch die wesentlich bessere Möglichkeit zur Differenzierung von weißer und grauer Substanz deutlich überlegen und als Methode der Wahl anzusehen. Wichtigstes Kennzeichen der Heterotopien bei der MRT ist ihre Isointensität mit der grauen Substanz in allen Meßsequenzen. Dies hilft auch bei der Abgrenzung periventrikulärer Heterotopien von subependimalen Knötchen oder tuberösen Sklerosen, bei denen insbesondere im Protonendichtebild eine höhere Signalintensität gefunden wird. Lassen

Tabelle 20 Computertomographische und kernspintomographische Befunde bei Patienten mit Epilepsien

CT- und MRT-Befunde bei Patienten mit Epilepsie	
CT-Befunde	
Pathologischer Befund bei ca. 40–50%	(Gastaut et al. 1976, Glötzner et al. 1980, Janz 1978, Ladurner et al. 1980, So und Penry 1981)
Gehirntumor bei 4–16%	(Bauer et al. 1980, Ladurner et al. 1979, Janz 1978)
Je nach Patientenkollektiv Tumornachweis in 3–30% unerwartet, d.h. bei unauffälligem Neurostatus;	(Gastaut 1976, Guberman 1983)
Lokalisation meist fronto-temporal	
EEG: Verlangsamungsherd 60%, für epilepsiespezifische Potentiale 15%	(Neundörfer 1986)
EEG häufiger pathologisch als CT. Übereinstimmung 95%	(Scollo-Lavizzari 1976)
Arteriovenöse Mißbildung 10%; seltener tuberöse Sklerose; Verkalkung etc.	(Guberman 1983)
Pathologische Befunde besonders häufig bei partiellen Anfällen mit oder ohne sekundärer Generalisation oder partiellen elementaren Anfällen;	(Angelerie et al. 1980)
West- bzw. Lennox-Syndrom	(Zimmerman et al. 1977, Gastaut et al. 1978)
MRT-Befunde	(Huk 1990)
Je nach Kollektiv 50–80%	
Vorteil: Nachweis auch kleinerer Läsionen, z.B. temporo-mesial	
Nachteil: ungenügender Nachweis von Verkalkungen	
MR-Volumetrie: 76% Lateralisation bei TLE	(Jack et al. 1990)
MR-Pathologie: prädiktiver Wert für Lateralisation	(Kuzniecky et al. 1993)
MRS (NAAI/Cr Ratio): Lateralisation bei TLE	(Cendes et al. 1994)
MRS: präoperative Prognose bei kryptogener TLE	(Eberhardt et al. 1998)

a b

c d

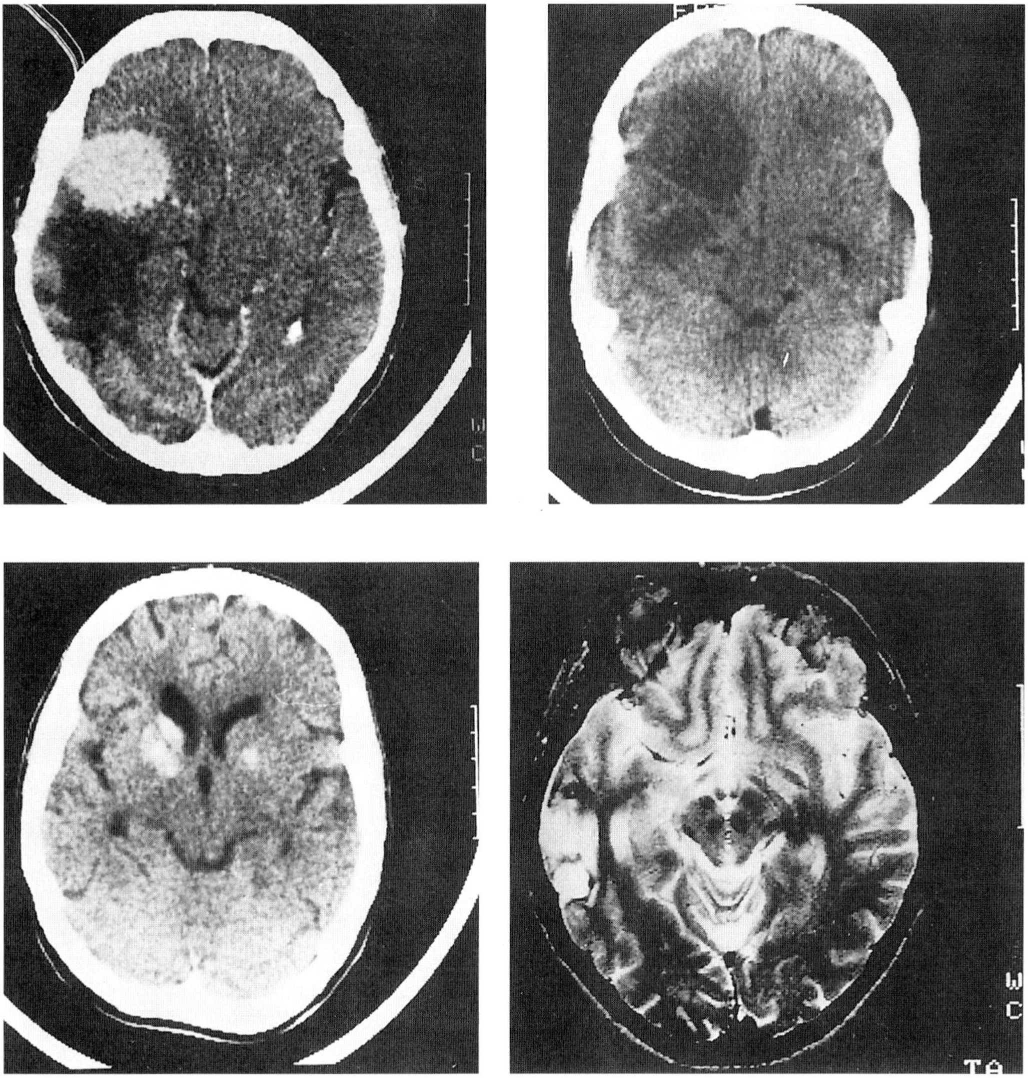

Abb. 29 a – d Computertomographie bei symptomatischer Epilepsie. **a** Keilbeinmeningiom links bei symptomatischer partieller Epilepsie, einfach-partieller Anfall mit olfaktorischer Halluzination (Geruch). **b** Astrozytom frontotemporal links; Beginn der Symptommanifestation mit „giftigem Geschmack beim Essen“ (einfach partielle Anfälle), später Grand-mal-Anfälle. **c** Verkalkungen bei Hypoparathyreoidismus; Fehldiagnose therapieresistente kryptogene partielle Epilepsie, keine Antiepileptika (PHT) verabreichen! **d** MRT-Signalanhebung bei Zustand nach Venenthrombose mit rezidivierendem Status aphasicus.

sich zudem kortikale Signale, intensive Tuberi und Verkalkungen im CT nachweisen, dann ist eine Differenzierung von Heterotopie und tuberöser Sklerose zuverlässiger möglich. Auch von Tumoren, insbesondere Gliomen, ist eine Heterotopie mittels Vergleich von T_1–T_2 und Protonendichtebild zu unterscheiden. Letztere weist kein perifokales Ödem auf und nimmt kein Kontrastmittel auf. Schuirer et al. (1990) betonen außerdem, daß bei der Auswertung der MR-Untersuchungen mehrere Ebenen zur Verfügung stehen müssen. Die Schichtdicke sollte 1,5 mm betragen.

Kryptogene Angiome entgehen oft dem Nativ-CT und werden dann erst wieder entweder durch die Kontrastmittel-Computertomographie oder

a b c d

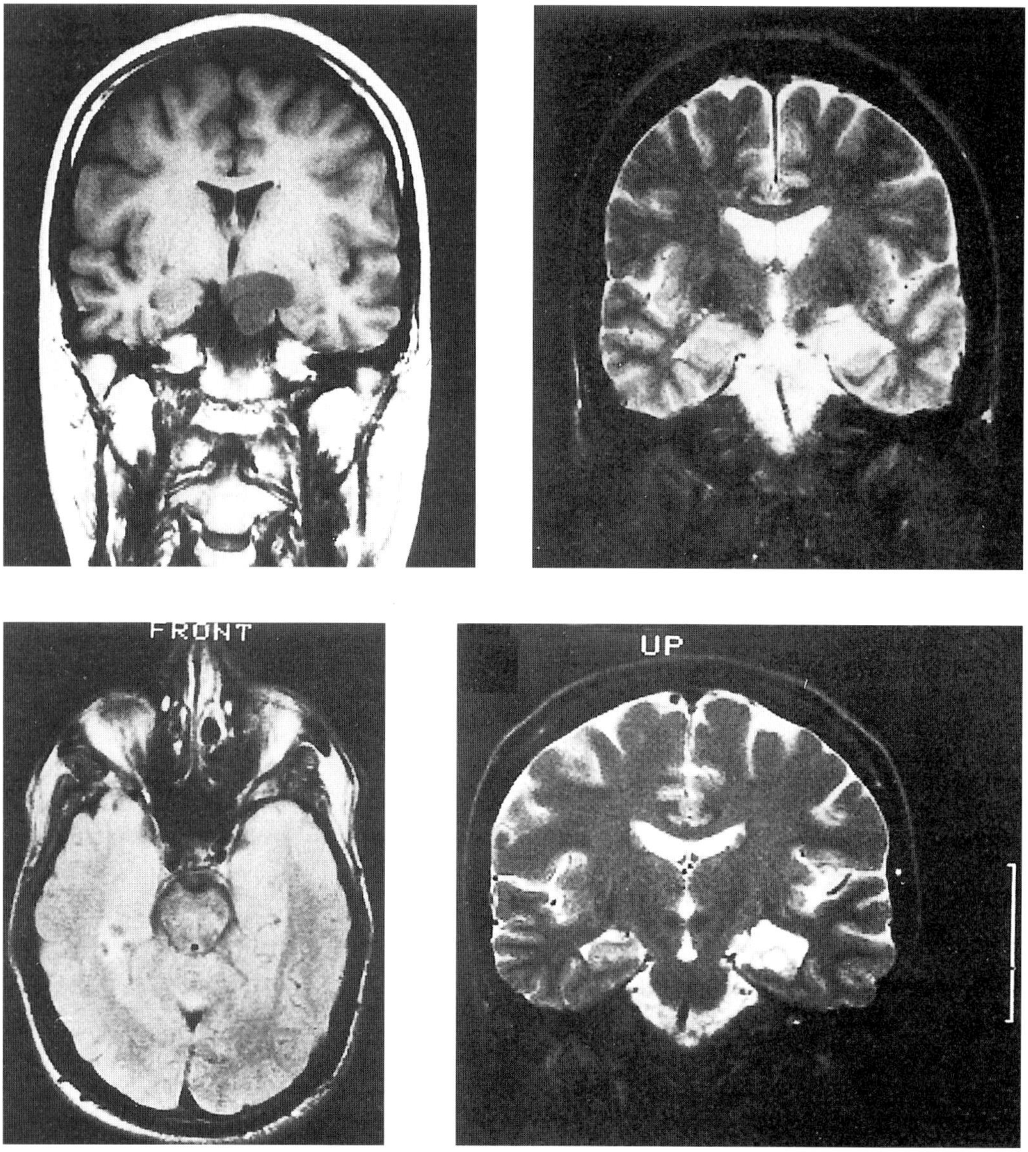

Abb. 30 a–d Kernspintomographie bei symptomatischer Temporallappenepilepsie. **a** Astrozytom im Hippocampusbereich links (initial Anfallsreduktion durch Antiepileptika. **b** Gliose im Hippocampusbereich links. **c** Kryptogenes kavernöses Angiom im hinteren Hippocampusbereich rechts. **d** Oligodendrogliom im Hippocampusbereich links.

die Magnetresonanztomographie nachgewiesen (Farmer et al. 1988). Die Erfassung fokaler kortikaler Dysplasien und Makrogyrien (Andermann et al. 1985, Hardiman et al. 1988) wird durch das Kernspintomogramm ebenfalls verbessert. Bei Verdacht auf kortikale Malformationen sind T_2-gewichtete Aufnahmen (übersieht Ausdehnung weißer Substanz), T_1-gewichtete sagittale Schichtführungen zur Feststellung der Hirnstammposition, Cerebellum des Corpus callosum und T_1-gewichtete 3D-Volumenakquisitionen mit 1,5 mm gekippten koronaren Schichten zur Unterscheidung von Anschnittszeichen der Gyri und echter Malformation erforderlich (Koepp et al. 1997). Hiermit werden Lissenzephalie, Bandheterotopien, noduläre Heterotopien, Megenzepha-

a b c d

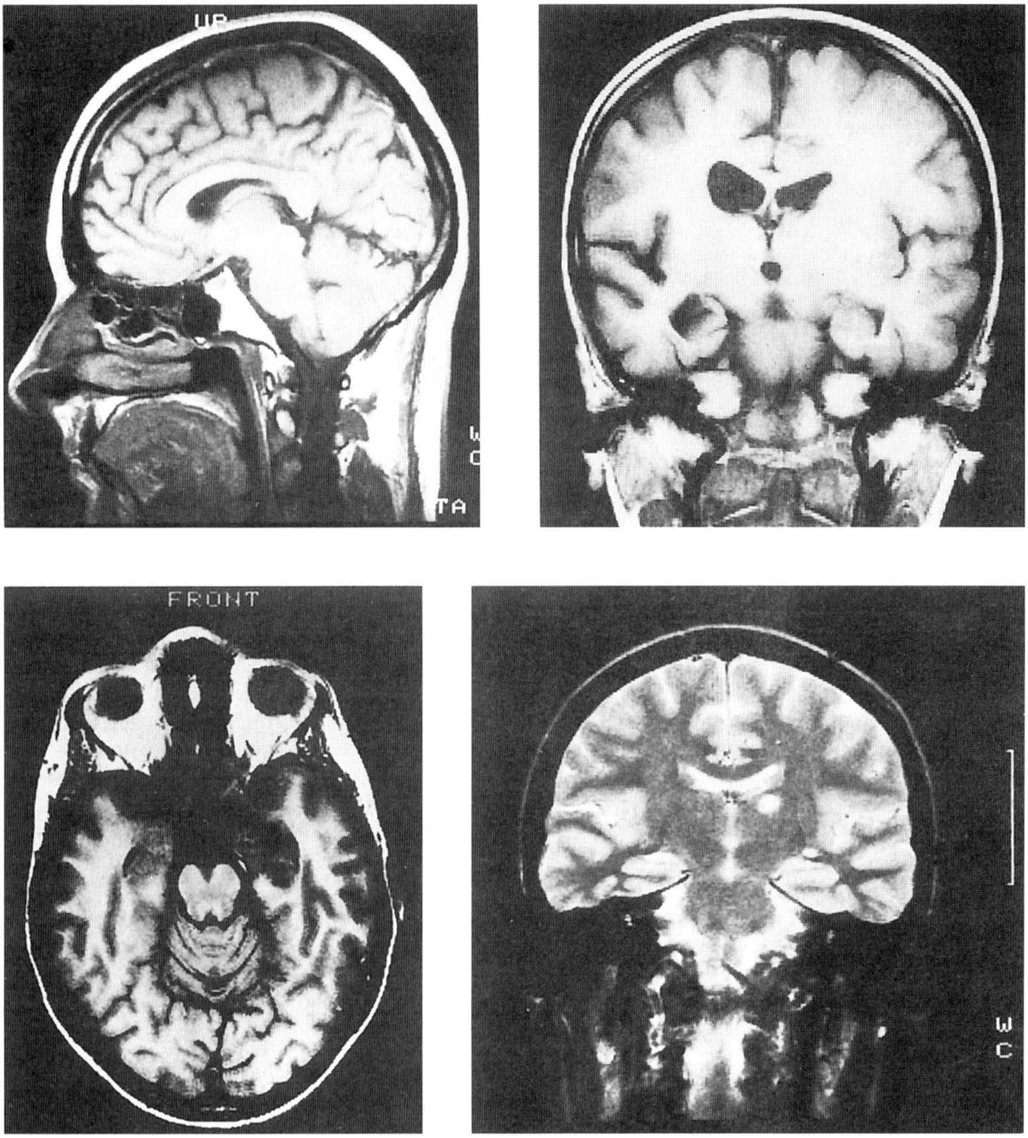

Abb. 31 a – e Kernspintomographie bei symptomatischer partieller Epilepsie. **a** Sinusthrombose (Kopfschmerzen, Übelkeit, komplex-partielle und Grandmal-Anfälle, Liquor: 61 mg Eiweiß, 341 Erythrozyten und 1 Leukozyt pro dl). **b** Atrophie in der rechten Hemisphäre mit Erweiterung des Ventrikelsystems bei Rasmussen-Syndrom (chronische Enzephalitis) und Epilepsia partialis continua; ECoG-Befund s. Abb. **64**, S. 121. **c** Gangliogliom temporomesial (komplex-partielle Anfälle seit 14 Jahren mit Abwesenheit; Fehldiagnose Absence bei generalisierter Epilepsie! Daher kein CT oder MRT gemacht!). **d** Entmarkungsherde bei multipler Sklerose und komplex-partiellen Anfällen (seltener Befund) mit epigastrischer oder visueller szenischer Aura (sieht Gestalten auf einer Wiese).

lien/Polymicrogyrien, Schizenzephalien differenziert. Obwohl mit hochauflösender MR-Technik kortikale Malformationen besser als früher erfaßt werden, ist der Nachweis diskreter Malformationen (z. B. Marklagerheterotopien) noch nicht hinreichend sicher möglich. Bei Temporallappenepilepsien fanden sich nach Erfahrungen der Erlanger Arbeitsgruppe in ca. 25 % der Patienten mit kryptogener Epilepsie histologisch sowohl Zeichen einer Ammonshorn-Sklerose als auch dis-

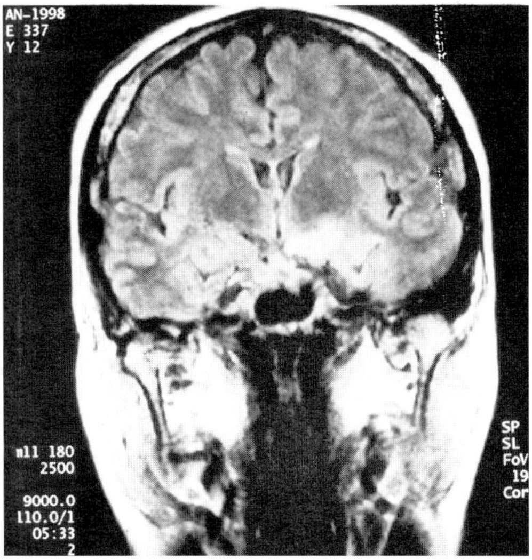

Abb. 31 e Dysembryoplastischer neuroepithelialer Tumor.

kreter kortikaler Malformationen, die meist im MRT nicht dargestellt worden waren.

Im Anschluß an fokale Anfälle bzw. Status kann ein fokales Ödem nachweisbar sein. Aus diesem Grund ist die zeitliche Beziehung der Untersuchung zu dem Auftreten von Anfällen zu berücksichtigen. U.U. kann ein fokales Ödem zu der irrtümlichen Annahme eines Gehirnneoplasmas verleiten (Kramer et al. 1987). Bei Kenntnis dieser Veränderungen und der richtigen elektroklinischen Korrelationen wird man von einer unnötigen invasiven Diagnostik (Angiographie) Abstand nehmen können. Das fokale Ödem entsteht infolge der metabolischen Störung im epileptogenen Gehirnareal im Verlauf des Anfalls bzw. des Status. Mit dem Abklingen des Anfalls bzw. des Status bildet sich das Ödem zurück.

Mit der MR-Volumetrie können bei Schläfenlappenepilepsien häufig diskrete Verschmächtigungen – besonders im amygdalo-hippokampalen Bereich – nachgewiesen werden (s. Abb. **11 c**, S. 28; T_1-Signal↓, T_2-Signal↑). Die MR-Volumetrie stellt eine wichtige Technik zur Untersuchung kryptogener Epilepsien mit partiellen Anfällen dar (Berkovic et al. 1986, Jack et al. 1990, Schüler und Stefan 1994). Volumetrische Vermessungen des Magnetresonanztomogramms sind heute besonders wichtige Untersuchungen in der präoperativen Epilepsiediagnostik. Viele Patienten mit Temporallappenepilepsie, deren MR keine tumoröse oder andersartige größere Läsion erkennen läßt, weisen eine Gliose und Neuronenverlust in mesialen temporalen Strukturen auf. Volumetrische Vermessungen der Hippocampusformation liefern lateralisierende Hinweise in 50–87%. Die kombinierte Volumetrie von Hippocampus und Amygdala ergab in bis zu 93% eine richtige Lateralisation im Vergleich zum EEG-Fokus (Cendes et al. 1993).

Bei Patienten mit zusätzlichen Läsionen im Temporalhirn oder in der Extratemporalregion muß die klinische Wertigkeit der Volumetrie noch geprüft werden. Ein zuverlässiger Nachweis von Asymmetrien bei einseitiger Ammonshorn-Sklerose ist nach Reutens et al. (1996) erst bei Atrophien > 30% möglich. Durch quantitative volumetrische MR Messungen kann die Sensitivität erhöht werden, allerdings sind bilaterale Atrophien u.U. schwierig zu erfassen und technisch bedingte Meßungenauigkeiten möglich. Selten können kontralateral zum epileptischen Herd Hippocampusatrophien vorliegen. Bei unvollständiger Erfassung vorderer Hippocampusanteile wird die Fehlerrate auf 5% geschätzt. Je nach Meßtechnik und Analyseverfahren soll sie bis zu 20% betragen (von Paeschen et al. 1995). Andererseits muß auch berücksichtigt werden, daß häufig bitemporale Gliosen im neuropathologischen Untersuchungsbefund festgestellt werden und die MR-Volumetrie trotz neuropathologisch bewiesener Gliose unauffällige Befunde liefern kann (Jackson et al. 1994). Für die präoperative Diagnostik ist ein „Routine-MRT“ ungeeignet.

Tabelle 21 Indikation verschiedener MR-Techniken bei unterschiedlichen klinischen Fragestellungen

MR bei Dysplasien und Heterotopien
- MP-Rage (Magnetization prepared rapid acquired gradient echo ist eine hochauflösende T_1-gewichtete Sequenz mit isotroper Auflösung)
- TSE (Turbo-Spin-Echo-T_2-gewichtete Sequenz)
- dark fluid

MR bei Tumoren (speziell: Gangliozytom/gliom, DNET (dysembryoplast. neuroepithelialer Tumor)
- MP-Rage als pre/post Gd-DPTA
- TSE (T_2-gewichtet)
- Flair (Fluid attenuated inversion recovery) Liquorrelaxation fällt mit dem Ende der Repetitionszeit zusammen und kann deshalb nicht angeregt werden. (Der Liquor ist deshalb bei T_2-Wichtung dunkel.)

MR bei TLE
- TIR (Turbo inversion recovery – schnelle IR, wegen des sehr guten Grau/Weiß-Kontrastes hervorragend für die automatisierte Volumetrie geeignet)
- Spektroskopie
- evtl. T_2-Relaxometrie

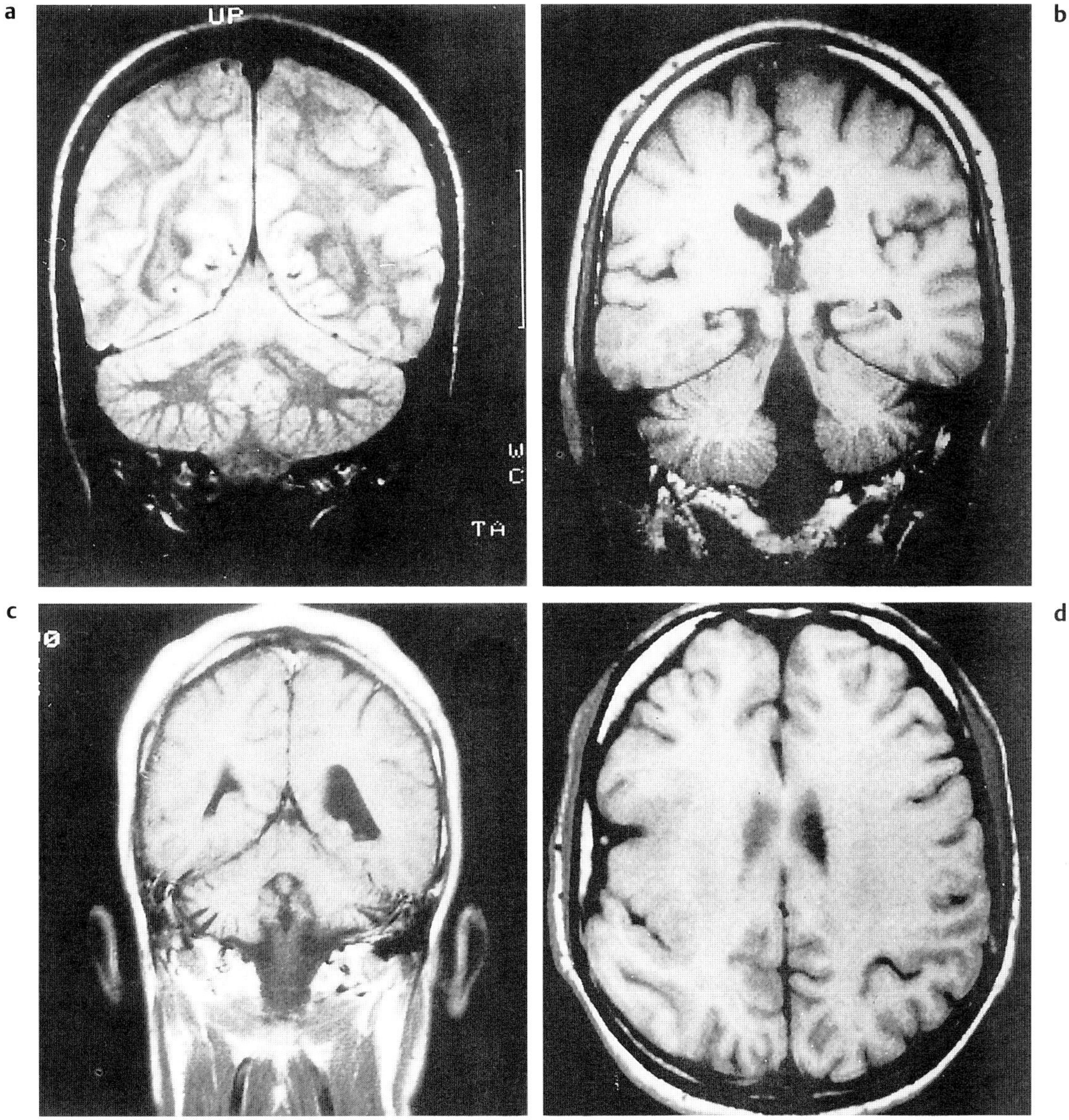

Abb. 32 a–d **a** Laminäre Heterotopie infolge von Migrationsstörungen (sog. Double-cortex-Syndrom). **b** Atrophie im Hippocampusbereich rechts, zusätzlich Anomalie der Kortexarchitektur im gesamten Temporallappen rechts. **c** Noduläre Heterotopie bei fokaler Epilepsie (gehäuft bei Frauen, normale Intelligenz, fokale und generalisierte Anfälle. Abgrenzung von tuberöser Sklerose durch Gadolinium-MRT). **d** Pachygyrie im Bereich der linken Hemisphäre (betont in der Inselregion).

Schließlich können Gliosen und Atrophien auch unabhängig von Epilepsien auftreten. Daher ist stets der elektrophysiologische Beweis für die relevante Lateralisation des epileptischen Fokus erforderlich (Andermann 1994). Die Kommission Bildgebung der ILAE hat 1997 Orientierungshilfen für die Indikation und Durchführung von CT- und MR-Diagnostik veröffentlicht (Tab. **21**).

Hierbei werden für nicht akute Situationen vor allem folgende Indikationen für das MR gesehen:

1. fokale Anfälle,
2. unklassifizierbare Anfälle,
3. neurologische Herdbefunde,
4. schwer behandelbare Epilepsien,
5. Verdacht auf progressive Hirnerkrankung.

Bei der Interpretation des MRT müssen systematisch folgende Areale besonders analysiert werden:
1. Gesamtsymmetrie,
2. amydalo-hippokampaler und parahippokampaler Komplex,
3. periventrikular-Bereich,
4. kortikaler Hirnmantel mit Sulci und Gyri,
5. weiße Substanz, Übergang zur grauen Substanz,
6. Kleinhirn-Hirnstammbereich,
7. duale Pathologie.

MR-Spektroskopie (MRS)

Ergänzend zur morphometrischen Untersuchung des Kernspintomogrammes gewinnen 1 H- und 31 P-spektroskopische Untersuchungen an klinischer Bedeutung. Sie betreffen sowohl Neurotransmitter, die für exzitatorische (Glutamat) und inhibitorische Einflüsse (GABA) auf die Erregbarkeit des Gehirns von Bedeutung sind, als auch Substanzen, welche auf einen neuronalen Funktions- oder Zelluntergang hinweisen können (z. B. N-Acetylaspartate [NAA], Cholin [Membranaufbau]) oder Laktat. Bei Patienten mit fokalen Epilepsien wurde bei ersten Pilotuntersuchungen eine Erhöhung der Glutamatkonzentration auf der Fokusseite gefunden (Stefan et al. 1991). NAA war bei Temporalhirnepilepsien auf der Fokusseite erniedrigt (Laxer et al. 1992, Cendes et al. 1993). Eine aktuelle Standortbestimmung der MR-Spektroskopie bei Epilepsien wird von Shorvon et al. 1994, Cendes et al. 1995, Laxer et al. 1995 gegeben. Neuere Befunde zeigen je nach verwendeter Technologie für die MR-Volumetrie, T_2-Relaxationszeit oder Spektroskopie eine etwas unterschiedliche Sensitivität. Nach unseren Erfahrungen (Eberhardt et al. 1997) liefert die Multivoxel-MRS höchste Sensitivität. Sie liefert selbst bei unauffälliger Volumetrie pathologische Befunde (Laxer et al. 1997). Die Multivoxel-H_1-Spektroskopie ist eine zuverlässige Untersuchungsmethode, mit der in über 90% charakteristische metabolische Veränderungen quantifizierbar und mit relativ hoher räumlicher Auflösung erfaßt werden können. Sie ermöglicht nicht nur eine gewichtete Lateralisation, sondern auch prognostische Aussagen zum postoperativen Erfolg bei Temporallappenepilepsien (Eberhardt et al. 1999). Der H-MRS wird besondere Bedeutung für die Diagnose der mesialen Temporallappenepilepsie beigemessen (Jahnke et al. 1994, Wieser et al. 1994; Abb. **33**, Farbtafelteil S. T3).

Funktionelles MRT (fMRT)

In Ergänzung zur strukturellen Information liefern neue Verfahren der funktionellen Bildgebung mit Hilfe der Kernspintomographietechnik wichtige Ansätze zur Verbesserung der topographischen Funktionsdiagnostik. Es werden Gradientenechosequenzen mit langen Echozeiten verwendet. Diese sind sensitiv auf den Oxygenierungsgrad des Hämoglobins. Beispiele motorischer und sensorisch evozierter Funktionsänderungen im Kernspintomogramm in der Zentral- und supplementär-motorischen Region wurden dargestellt (Stefan et al. 1993). Das f-MRT soll bei der Lateralisation der sprachdominanten Hemisphäre (Pujol et al. 1996) und von Gedächtnisleistungen (Detre et al. 1998) hilfreich sein und in vielen Fällen eine invasive Diagnostik erübrigen. Die Kombination von MRT und MEG kann wiederum die 3D-Lokalisation fokaler epileptischer Aktivität in bezug zur Anatomie in bestimmten Hirnregionen verfeinern. Das MEG kann hierbei als „Pointer" für die selektive MRS-Untersuchung genutzt werden. Hierdurch kann u. U. die Unterscheidung neokortikal lateraler und mesialer pathologischer Aktivität verbessert werden.

Inwiefern die durch die MRS gemessene Konzentration von GABA, Glutamat oder anderer inhibitorischer bzw. exzitatorischer Substanzen zukünftig zur individuellen Therapie genutzt werden kann, muß noch geklärt werden.

6.4 Magnetoenzephalographie (MEG)

Die umschriebene Aktivierung von Neuronenverbänden läßt sich unmittelbar elektrisch, z. B. über Magnetfeldänderungen – nicht invasiv – registrieren, während regionale Hirndurchblutungsänderungen die neuronale Funktionsänderung mittelbar verzögert über die neurovaskuläre Kopplung erfassen. MEG/EEG können infolge ihrer hohen zeitlichen Auflösung auch schnelle transiente Funktionsänderungen z. B. im Verlauf eines Spikes erfassen.

Die Nervenzelle weist einen positiven und negativen Ladungsschwerpunkt auf, ähnlich einem elektrischen Dipol. Elektrische Aktivität bewirkt ein magnetisches Feld senkrecht zu der Stromrichtung. Im Vergleich zum EEG sind von dem Magnetoenzephalogramm verschiedene hypothetische Vorteile für die Lokalisationsdiagnostik zu erwarten. Bei der Magnetoenzephalographie sind die Signale weniger als beim EEG durch die verschiedene Leitfähigkeit unterschiedlicher Gehirngewebe (Knochen, Haut, Meninges, Liquor etc.) beeinflußt. Ein anderer Unterschied besteht darin, daß im Gegensatz zum EEG bei der Magnetfeldmessung keine Referenzelektrode erforderlich ist. Es handelt sich also um eine lokale, referenzlose Ableitung von Magnetfeldern, die durch die lokale Funktionsstörung (Quelle) verursacht werden. Allerdings wird nur die tangentiale Dipolquelle erfaßt. Beim EEG dagegen sind durch die Referenzableitpunkte auch Aktivitäten von anderen Orten erfaßt.

Die Vorteile der Magnetfeldmessung sprechen für eine exaktere Lokalisation der epileptischen fokalen Aktivität als bisher mit Oberflächen-EEG-Elektroden möglich war. Zur MEG-Ableitung werden keine Elektroden auf dem Kopf benötigt. Die Messung ist also kontaktlos. Für EEG-Potentialfeldanalysen werden exakt vermessene Elektrodenpositionen am Kopf benötigt. Aufgrund der hierfür erforderlichen Anzahl der Ableitorte im EEG (32–128 Kanäle) sind entsprechende EEG-Analysen sehr arbeits- und zeitaufwendig. Da Magnetfelder nur eine sehr geringe Intensität aufweisen, wurden Geräte mit hoher Empfindlichkeit (SQUID = super conducting quantum interference device) entwickelt. Mit Hilfe einer Abschirmkammer werden magnetische Störfelder ferngehalten. Entsprechend den Potentialdifferenzen im EEG werden Magnetfeldverteilungsmuster mit Hilfe von Isofeldlinien-Maps wiedergegeben. Aufgrund eines konstanten Maximums und Minimums der Magnetfeld-Maps kann auf die Tiefe des elektrischen Dipoles geschlossen werden. Eine optimale Übereinstimmung zwischen berechneter und gemessener Dipollage läßt sich durch Analyse der kleinsten Fehlerquadrate (best fit) erzielen. Interiktuale Spike-Messungen wurden von Barth (1982), Ricci et al. (1985), Vieth (1988) durchgeführt. Hierbei handelt es sich um Messungen mit Einkanal- oder Wenig-Kanal-Systemen. Durch die Entwicklung von Vielkanalsystemen konnte schließlich eine Hemisphäre durch eine Messung während eines Spikes flächendeckend erfaßt werden oder sogar beide Hemisphären. Da das konventionelle Oberflächen-EEG oft zu unzureichenden Lokalisationen führt und invasive Ableitungen aufwendig und risikobehaftet sind, besteht ein Bedarf für neue patientenschonende neurophysiologische Methoden. Dadurch können die Magnetfelder von einzelnen Ereignissen des Gehirns wie z. B. eines Spikes simultan gemessen und Quellen lokalisiert werden. Durch die Korrelation der magnetoenzephalographischen Lokalisation der fokalen epileptischen Aktivität mit der Gehirnanatomie des Patienten (Stefan et al. 1988 a, 1990, 1992, 1994) ergeben sich neue Möglichkeiten, auf nichtinvasivem oder wenig invasivem Weg den Primärfokus in seiner räumlichen Beziehung zu einer Läsion im Kernspintomogramm darzustellen.

Die überwiegenden Untersuchungen übertrafen bisher interiktuale epileptische Aktivität. Die klinischen Evaluationen in hinreichend großer Fallzahl müssen noch erfolgen. Bisherige Ergebnisse bei Patienten, welche im Rahmen der präoperativen Epilepsiediagnostik untersucht wurden, zeigen eine häufige Kongruenz der MEG/MR-Lokalisation. Die kombinierte EEG/MEG-Registrierung ermöglichte in 96% der untersuchten Patienten mit fokaler Epilepsie die Aufzeichnung von Spikes – vor allem bei Frontal- und Parietalhirnepilepsie (Fukaja et al. 1996). Spikeaktivierungen können durch Schlaf oder Clonidin erfolgen (Kirchberger et al. 1998). Bei Patienten mit Schädeldeformitäten bzw. Lücken nach Trepanationen oder anderen Operationen kann das MEG wichtige lokalisatorische Hinweise für die Indikation zu einem zweiten epilepsiechirurgischen Eingriff liefern (siehe S. 74). Die dreidimensionale Lokalisation der fokalen epileptischen Aktivität mit dem MEG in bezug zur Hirnanatomie im Kernspintomogramm zeigt, daß die fokale Aktivität häufig in der Nähe von Läsionen lokalisiert ist. Ergänzend zu Lokalisationen der Spikeaktivität ergibt die Analyse aus langsamer Theta- und rhythmischer Aktivität Lokalisationen. Die klinische Erfahrung spricht dafür, daß eine übereinstimmende Lokalisation von langsamer MEG- (oder EEG-) Aktivität und Spikeaktivität einen besonders hohen diagnostischen Stellenwert aufweist. Während das konventionelle EEG-Monitoring eine Lateralisation und häufig auch Zuordnung der epileptischen Aktivität zu einer lobären Hirnregion ermöglicht, kann das MEG u. U. eine Akzentuierung in einer intralobären Kortexstruktur ermöglichen. In diesem Fall wird das Zentrum fokaler epileptischer Aktivität oder Cluster von Dipolaktivität in Verbindung mit der individuellen Hirnanatomie im Kernspintomogramm des Patienten korreliert.

Durch Vergleiche mit der Elektrokortikographie (ECoG) wird ergänzend zur nichtinvasiven MEG-Lokalisation eine Abschätzung der Verteilung der Spikeaktivität auf dem Kortex ermög-

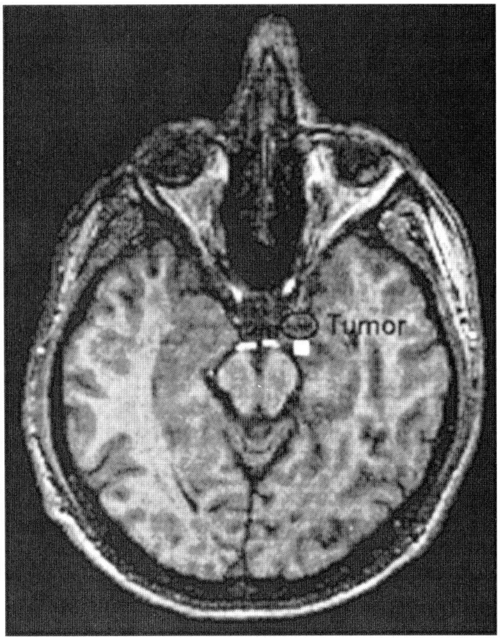

Abb. 34 Magnetische Quellenlokalisation bei einem Patienten mit Astrozytom im Hippocampus (Kreis) (Zusammenarbeit mit Frau Dr. Hummel), Lokalisation der fokalen epileptischen Aktivität im MEG unmittelbar benachbart im Hippocampus (Quadrat). Patient ist nach selektiver Amygdalophippocampektomie anfallsfrei; MEG-Befunde durch intraoperative Ableitung bestätigt.

licht. In einer Studie von 40 Patienten mit pharmakoresistenten Temporallappenepilepsien wurden die Ergebnisse der prä- und intraoperativen Lokalisationsdiagnostik von EEG, MEG, MRT, SPECT und ECoG verglichen. Hierbei war bei 72% der operierten Patienten eine schwerpunktmäßige Übereinstimmung der MEG-Lokalisation mit den Ergebnissen der übrigen Diagnostik feststellbar (Stefan et al. 1993). Voraussetzung für die MEG-Analysen sind allerdings umschriebene Quellen fokaler epileptischer Aktivität. Für multifokale epileptische Aktivitäten sind Weiterentwicklungsschritte, wie z.B. die multiple Dipolanalyse (Baumgartner et al. 1993/94 und Scherg 1994) oder „current density"-Analysen sowie andere Analyseverfahren erforderlich. Ein weiterer wichtiger Schritt künftiger Forschungsaktivitäten besteht in der komplimentären Analyse von MEG und EEG. Simultane Multikanal-MEG/EEG-Ableitesysteme schaffen die Möglichkeit, die Vorteile beider elektrophysiologischer Methoden optimiert zu nutzen (Ebersole 1997, Paetau et al. 1999).

Tabelle 22 Indikationen für Multikanal MEG/EEG-Registrierungen

- Lokalisationen kortikaler Generatoren für umschriebene Hirnfunktion
- Darstellung fokaler Entladungsschwerpunkte „hot spot cluster" bei fokalen Epilepsien in bezug zur individuellen Hirnanatomie und Läsionen
- räumliche Beziehung von fokaler epileptischer Aktivität und funktionell wichtiger Hirnregion für prä- und intraoperative Neuronavigation
- präzisere Planung invasiver Diagnostik
- Restfokusidentifizierung nach erfolgloser Erstoperation

MEG-Analysen sind nicht nur zur Lokalisation fokaler Spontanaktivität, sondern auch zur Lokalisation funktionell wichtiger Zonen, wie z.B. der sensomotorischen Zentral- und Sprachregion, akustischen oder visuellen Region geeignet. Die kortikalen Generatoren evozierter magnetischer Felder liefern wichtige nicht-invasive Hinweise zur Lage funktioneller Hirnregionen. Die magnetische Quellendarstellung im Kernspintomogramm kann als Orientierungshilfe für die invasive Diagnostik genutzt werden und trägt zur Reduktion der invasiven Diagnostik bei (Hummel et al. 1997). Abb. **34, 35** (Farbtafelteil S. T4), **36** u. **37** zeigen die Lokalisation fokaler epileptischer Aktivität mit Hilfe einer Multikanal-Magnetfeldregistrierung und -analyse im Temporalhirn eines Patienten mit Temporallappenepilepsie (Tab. **22**).

In der präoperativen Diagnostik werden routinemäßig die Bestimmung der Zentralregion unter Einschluß der Neuronavigation (Ganslandt et al. 1997) und bei fokalen Epilepsien vor allem bei eingeschränktem Lösungsraum (z. B. kortikale Läsion, Zustand nach erfolglosem ersten epilepsiechirurgischen Eingriff [Kirchberger et al. 1998]) mit Hilfe der MEG/EEG/MR-Analyse durchgeführt. Die Korrelation des räumlichen Bereichs von epileptogener Läsion und funktionell wichtiger Hirnregion trägt zur Erfassung von Plastizitätsphänomenen und der nicht-invasiven OP-Planung bei (Stefan et al. 1999).

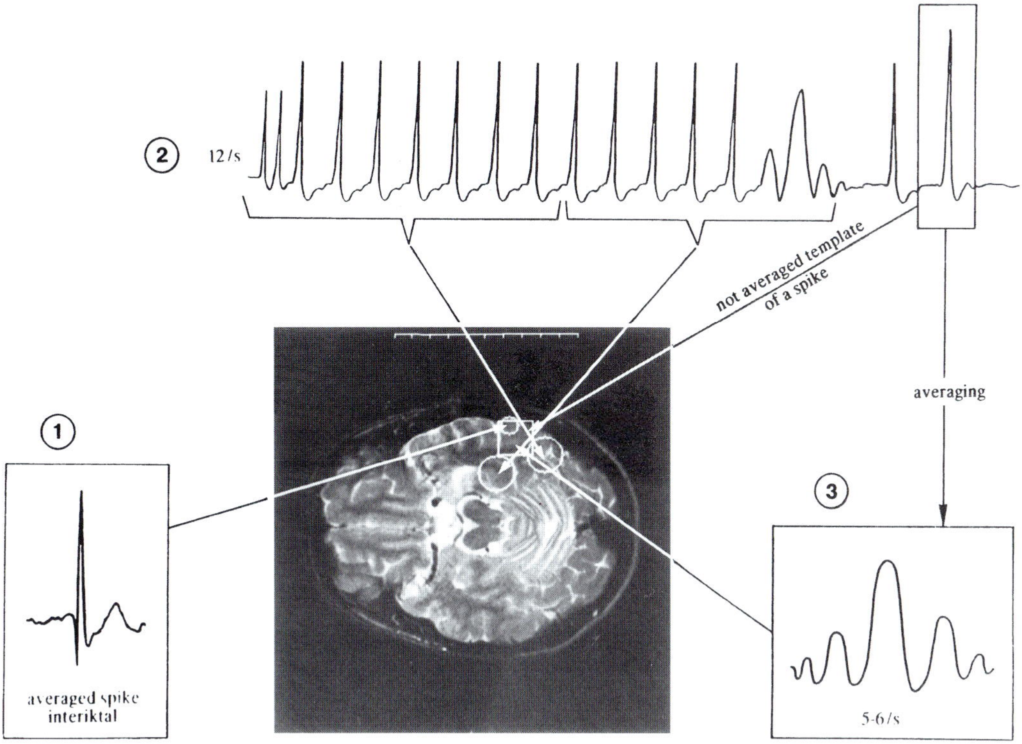

Abb. 36 Magnetische Quellenlokalisation in Kombination mit dem Kernspintomogramm (MSI: magnetic source imaging). 1 gemittelter Spike im MEG und dessen Lokalisation im Bezug zur Hirnanatomie, 2 Anfalls-Spike-Aktivität und Lokalisation am Ende, 3 interiktale Theta-Aktivität um 5–6/s, und deren Lokalisation in bezug zur Hirnanatomie. Kreise: Lokalisation eines komplex-partiellen Anfalls. Die Kernspintomographie zeigt eine Atrophie, die temporal mesial betont ist, jedoch auch äußere Temporallappenabschnitte neokortikal temporal hinten betrifft. Die Lokalisation der interiktalen MEG-Aktivität ist vorwiegend temporal lateral, während des Anfalls reicht sie bis nach mesial. Die Zonen der interiktalen und iktalen Aktivität sind eng benachbart und korrelieren mit dem diskreten morphologischen Befund. (Stefan et al. 1992. In: Multichannel MEG/EEG of interictal and ictal epileptic activity. Bachmann K, Stefan H, Vieth J [eds] [1990] Biomagnetism: Principles, models and clinical research. Proceedings of the Opening Symposium of the Biomagnetic Center Erlangen; 5.–6. Okt. 1990).

6.5 Positronen-Emissionstomographie (PET) und Single Photon Emission Computed Tomography (SPECT)

Neben der Erfassung regionaler, morphologischer Strukturveränderungen konnten nuklearmedizinische Verfahren entwickelt werden, die den Stoffwechsel (PET) und/oder die regionale Hirndurchblutungsänderung registrieren (SPECT). Die Verteilung bestimmter Isotope kann mit Hilfe der PET-Untersuchung im Schnittbild dargestellt werden. Positronen-emittierende Nukleide können zur Darstellung physiologischer und pathophysiologischer Vorgänge benutzt werden. Das positiv geladene Positron vereinigt sich nach dem radioaktiven Zerfall eines Atomkernes mit dem entgegengesetzt negativ geladen Elektron. Hierbei wird Strahlungsenergie freigesetzt und es entstehen zwei Gamma-Quanten, welche im Falle der PET mit zwei Detektoren in zeitlicher Koinzidenz nachgewiesen werden. Durch eine Vielzahl von Projektionen der Aktivitätsverteilungen kann im Computer ein Querschnittsbild der Verteilung errechnet und später dargestellt werden (Heiss et al. 1988). Bei 70–90% der Patienten mit fokalen Epilepsien konnten interiktual ein oder mehrere hypometabole Areale im PET (Abb. **38**, Farbtafelteil, S. T5) nachgewiesen werden (Engel et al. 1982, 1983, Theodore et al. 1983a, Böcher-Schwarz et al. 1987, Witte et al. 1993, Pawlik et al. 1994). Die Sensitivität der PET-Untersuchung für TLE liegt bei 80–90% für FLE in

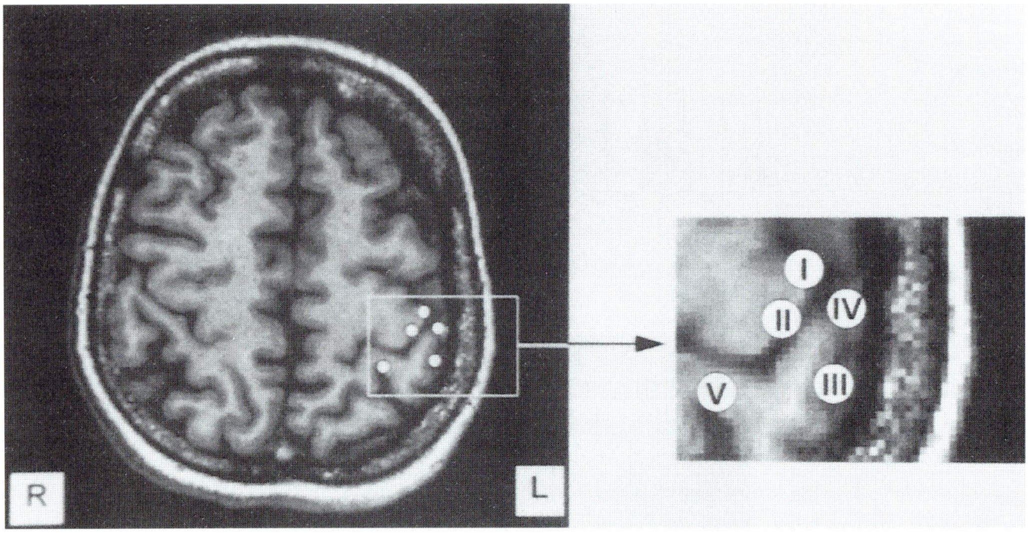

Abb. 37 Nichtinvasive Lokalisation der kortikalen Fingerrepräsentation mittels somatosensorisch evozierter Magnetfeldaktivität durch Elektrostimulation der Nervi digiti I–V. Durch diese nichtinvasive Diagnostik können wichtige Informationen für die weitere Planung der invasiven Diagnostik im Rahmen der präoperativen Evaluation gewonnen werden. Falls die fokale epileptische Aktivität in der Zentralregion oder in der Nähe der Zentralregion lokalisiert ist, muß die räumliche Beziehung zur funktionell wichtigen somatosensorischen Region dargestellt werden (Hummel und Stefan 1994).

40–70% (Chugani et al. 1995). Selten sind allerdings falsche Lateralisierungen bei TLE beschrieben worden (Sperling et al. 1995); Spezifität 86% TLE, 95% Extra TLE (Spencer et al. 1995). In 66% der Patienten mit lateralisierendem EEG konnte ein wichtiger Hinweis für die Differenzierung zwischen frontalen und temporalen Epilepsien erzielt werden (Theodore et al. 1997).

Mit dem Einsatz eines zusätzlichen Markers für Benzodiazepinrezeptoren soll die anatomische Lokalisierung mit Hilfe des interiktualen PET künftig noch verbessert werden (Savic et al. 1993). Eine regionale Hypoperfusion (Biersack et al. 1985) ließ sich bei 50–75% mit Hilfe des SPECT nachweisen. Der Vergleich von MRI, PET und interiktualem SPECT zeigt, daß das PET die höchste Sensitivität bezüglich des Nachweises einer Funktionsstörung aufweist (Stefan et al. 1987, 1990, Rowe et al. 1989, Noachter et al. 1993, Grünwald et al. 1997). Die nuklearmedizinischen Untersuchungsverfahren können als bestätigende Tests oder zur Planung weiterer invasiver elektrophysiologischer Registrierungen herangezogen werden. Bei Verwendung schnell im Gehirn fixierter Substanzen wie z.B. Tc-HMPAO sind Messungen der regionalen Hirndurchblutung durch iktuale SPECT-Aufzeichnungen durchführbar (Stefan et al. 1987b, 1990). Bei Temporallappenepilepsien zeigt sich interiktual häufig eine Hypoperfusion oder ein Hypometabolismus im Temporalhirn. Bei iktualen SPECT-Messungen kann bei partieller Epilepsie (z.B. frontal, temporal) u.U. eine regionale Hyperperfusion nachgewiesen werden.

SPECT-Messungen werden zur Optimierung der diagnostischen Sicherheit während der EEG-Registrierung durchgeführt. Sie liefern wichtige ergänzende Befunde zur neurophysiologischen Untersuchung z.T. als bestätigende Befunde für elektrophysiologische Untersuchungen. Vergleichende Untersuchungen von interiktualen, iktualen und postiktualen SPECT (Abb. **40, 119b** [Farbtafel, S.T6u.T15]) am eigenen Kollektiv erfolgreich operierter Patienten mit Temporalhirnepilepsie haben in einer Studie gezeigt, daß das interiktuale SPECT in 50–70% eine Hypoperfusion, das iktuale SPECT in 75–90% eine Hyperperfusion und das postiktuale SPECT (bei Injektion von <2 min nach einem Anfall) in 50–70% eine Veränderung zeigt (Weis et al. 1994). Die Information des iktualen SPECT mit rascher Injektionslatenz war am größten (30–60 s nach Anfallsbeginn) [⊙ **Fall 3, iktuale SPECT-Injektion**]. Postiktuale SPECT-Aufzeichnungen (später als 2 min nach Anfallsbeginn) zeigen mit zunehmender Latenz zum Anfallsbeginn bei TLE einen Übergang von der Hyperperfusion im Anfall in die Hypoperfusion (Berkovic et al. 1990, Weis et al. 1994). Eine Hypoperfusion kann jedoch auch Ausdruck einer nicht-epileptogenen Läsion (z. B. Zyste) sein. In einzelnen Fällen kann die Unterscheidung zwischen postiktualer Hypo- oder Hyperperfusion zu Schwierigkeiten bei der Lateralisation führen. In diesem Fall ist eine rasche iktuale Injektion erforderlich. Besonders bei Patienten mit kryptogener Temporallappenepilepsie wird periiktual häufig eine Hyperperfusion im Temporalhirn nachgewiesen. Bei extratemporalen Epilepsien ist nach unserer Erfahrung eine besonders rasche Injektion erforderlich. Bei Frontalhirnepilepsien ermöglicht das iktuale SPECT selbst bei unauffälligem Kernspintomogramm und interiktualem unauffälligen SPECT durch den Nachweis einer regionalen Hyperperfusion im Frontalhirn wichtige diagnostische Hinweise (Abb. **119 b**, Farbtafel S. T 15).

Bei später Injektion kann infolge einer Propagation vom Frontal- zum Temporalhirn eine temporale ein- oder beidseitige Hyperperfusion überwiegen. Eine frontale Hyperperfusion ist bei adäquater, schneller Injektionstechnik (< 20 s) in ca. 70% der untersuchten Patienten mit Frontalhirnepilepsien im Verlauf der präoperativen Diagnostik nachweisbar. Die Sensitivität konventioneller MR-Untersuchungen lag im gleichen Patientenkollektiv bei 50% (Feistel et al 1992, Stefan et al. 1994). Die Aussagekraft iktualer SPECT-Untersuchungen wurde durch Harvey et al. 1993 an einem großen Patientenkollektiv mit Frontalhirnepilepsie bestätigt. Ein Vergleich der SPECT-Ergebnisse bei Verwendung unterschiedlicher Injektionslatenzen ist in Abb. **119 b** (Farbtafel, S. T 15) wiedergegeben. Das interiktuale SPECT weist bei diesem Patienten mit Frontalhirnepilepsie einen unauffälligen Befund auf. Bei Injektionslatenz von 30 s liegt eine Hyperperfusion frontal und temporal rechts vor, bei Injektionslatenz von 50 s frontal und beidseits temporal und bei Injektionslatenz von 120 s in den Mittellinienstrukturen. Da nur bei kurzer Injektionslatenz die initiale Beteiligung des Frontalhirns nachgewiesen werden kann, ist eine kontinuierliche Präsenz ärztlichen Personals während des Video-EEG-Monitorings erforderlich. Durch spezielle Injektionsstrategien sind Verringerungen vor Latenzen von Anfallsbeginn bis Injektion unter 5 s möglich (Senkuty et al. 1998, Herrendorf und Steinhoff 1998 [persönl. Mitteilung]).

Da der Aufwand zur periiktualen SPECT-Diagnostik personell und zeitlich beträchtlich ist, kommt sie vor allem in der präoperativen Lokalisationsdiagnostik bei solchen Patienten in Betracht, die ein unauffälliges Kernspintomogramm und interiktuales SPECT aufweisen. Auch bei Patienten mit nicht eindeutigen Oberflächen-EEG-Befunden kann das SPECT eine wichtige bestätigende Untersuchung darstellen. Nach unseren Erfahrungen ergeben sich bei ca. 20% der pharmakoresistenten Patienten in der präoperativen Diagnostik durch das iktuale SPECT wichtige diagnostische Zusatzinformationen. Der Einsatz computergestützter Analysen zur Früherkennung iktualer epileptischer Aktivität im EEG zur schnellen SPECT-Injektion ist Gegenstand z. Z. laufender Untersuchungen (Gotman, persönliche Mitteilung). Die Sensitivität für iktuales SPECT bei TLE wird nach verschiedenen Studien zwischen 80 und 95% angegeben, bei FLE zwischen 70 und 90%, falls kurze Injektionslatenz (Berkovic und Newton 1997, Stefan et al. 1999).

^{11}C-Flumazenil-PET und ^{123}J-Jomazenil-SPECT können die Sensitivität interiktualer Messungen verbessern (Debets et al. 1994, Straub et al. 1994, Szelies-Stock et al. 1996).

Korrelationen von verschiedenen iktualen Perfusionsmustern und Outcome sprechen bei definierten Injektionslatenzen für eine günstige Prognose, falls eine anteromesiale temporale Hyperperfusion vorliegt (Hopp et al. 1999).

Das Ausmaß der Verminderung der cBZR-Dichte im Hippocampus ist ausgeprägter als der im MR registrierte Volumenverlust (Koepp et al. 1996). Flumazenil-PET kann möglicherweise mehr Informationen zur Lokalisation einer epileptischen Region liefern als FDG-PET, z. B. Bilateralität bei TLE oder „Hot spot/cold spot" bei kryptogener Epilepsie bzw. bei kortikalen Malforma-

Tabelle 23 Die Indikation für das interiktuale und iktuale sowie postiktuale SPECT sind in Abb. **24** zusammengefaßt

Indikation: Interiktuales SPECT
MRT und EEG zeigen keinen eindeutigen Herd (besser PET)

Indikation iktuales und interiktuales SPECT
1. MRT und iktuales EEG → kein eindeutiger Befund
2. Hinweis für invasive Elektrodenimplantation, z. B. frontal, temporal, periläsionelle Region, bitemporale Aktivität
3. Subtraktion (iktual-interiktual) in schwierigen Fällen

Indikation postiktuales SPECT
Bestätigender Test in der präoperativen Diagnostik der Temporalhirnepilepsien, falls iktuale Injektionen nicht möglich sind; nicht bei extratemporalen Epilepsien

Tabelle 24 Sensitivität und Spezifität bildgebender Diagnostik

	TLE interiktual	Iktual	FLE interiktual	iktual
SPECT				
Sensitivität	40–60%	> 90%	30%	> 80% (62% lob.)
Spezifität		98%	75%	> 90%
Outcome-Prädiktion		atypische Muster?	–	–
PET				
Sensitivität	80%	nur Einzelbeob.	50%	–
Spezifität			95%	
Outcome-Prädiktion	uni-bilateral			
MRS				
Sensitivität	> 90%		–	–
Spezifität	78%			
Outcome-Prädiktion	uni-leicht bilateral massiv bilateral			

Übersicht nach Spencer 1998, Stefan und Hopp 1999, Kuwert et al. 1998

tionen (Koepp et al. 1997). Der klinische Informationsgewinn ist noch nicht evaluiert. 81% abnormer Befunde waren mit Läsionen im MR konkordant (Ryvlin et al. 1998). Der multimodale Vergleich elektroenzephalographischer und bildgebender Registrierungen ergab bei Patienten mit kryptogener TLF die höchste Sensitivität für PET (87%) im Vergleich zur MR-Volumetrie (65%) und T_2-Relaxometry (Knowlton et al. 1997). Während PET vor allem für interiktuale Messungen (Sadzot et al. 1996) geeignet ist, liegt der stärkste Anwendungsbereich für SPECT im periiktualen Bereich (Duncan 1997, Mayberg 1996, Heiss 1995). Eine Übersicht zur Sensitivität verschiedener Methoden ist in Tab. **24** zusammengefaßt.

6.6 Telemedizin

Die Diagnostik und Behandlung von Patienten mit Epilepsie wird durch telemedizinische Sprechstunden mit Fernübertragung von Anamnese und Befunddaten – einschließlich EEG, Laborchemie und Bildgebung (MR) verbessert. Durch die Telemedizin wird nicht nur eine Online-Diskussion mit entfernt arbeitenden niedergelassenen Kollegen zu Lande, zu Wasser oder in der Luft während Langzeittherapie möglich, sondern – mit Hilfe eines mobilen Fax und Internetkommunikation – auch eine kontinuierliche Kommunikation zwischen Intensiv-Monitoringeinheit und außerhalb der Klinik befindlichem Supervisor. Hierdurch können Anfälle diagnostisch klarer zugeordnet werden und ein verbessertes Patientenmonitoring mit Vermeidung unnötiger zweit- oder langstationärer Untersuchungen erreicht werden (Busis 1999, Stefan 1999).

Einerseits wird eine Verbesserung der Patientenversorgung durch schnellere, ökonomischere und effizientere Bearbeitung ambulanter und stationärer Schnittstellen in der Epilepsiediagnostik und -behandlung ermöglicht. Andererseits sind „Fernbeobachtungen" und aktuelle Beratungen von Patienten über große Distanzen durchführbar.

7 Ätiopathogenese

Als elektrophysiologisches Korrelat eines fokalen Anfalls gilt eine besonders rasche und langanhaltende Depolarisation (paroxysmaler Depolarisationsshift PDS) im Bereich der epileptogenen Neurone (Matsumoto und Ajmone Marsan 1964). Die Epileptogenese ist unter Berücksichtigung intra- und extrazellulärer Mechanismen auf Seite 3 dargestellt. Diese epileptische Aktivität kann vom Kortexbereich (bevorzugt zentral, frontal, temporal) produziert werden, wobei Herdläsionen verschiedenster Art nachweisbar sind. Wird eine Läsion nachgewiesen, so liegt eine symptomatische fokale Epilepsie vor. Wird die Ursache nicht erfaßt, dann handelt es sich um eine kryptogene fokale Epilepsie, d. h. die Ursache der fokalen epileptischen Aktivität bleibt unbekannt. Bei Vorliegen einer familiären Disposition wird im letzteren Fall die Bezeichnung idiopathisch bevorzugt. Grundsätzlich kann jedoch jede Epilepsie als Resultante aus einer multifaktoriellen Genese (Realisationsfaktor und genetische Disposition) verstanden werden, d. h. auch bei der fokalen Epilepsie kann eine genetische Komponente vorhanden sein. Allerdings ist ihr Ausmaß von Familie zu Familie unterschiedlich stark ausgeprägt.

Bei der Ätiopathogenese der Epilepsien sind in Ergänzung zu genetischen Faktoren besonders embryofetale und peri- sowie postnatale Läsionen zu diskutieren. Kongenitale Mißbildungen entstehen durch eine Störung der Migration von Neuroblasten in der embryonalen Hirnentwicklung. Neben verschiedenen Formen der Heterotopien oder Ektopien werden hierzu auch die sog. Agyrie oder Pachygyrie, Polymikrogyrie, die Schizenzephalie und Hemimegalenzephalie gestellt. Heterotopien entstehen aus Ansammlungen von Neuronen und Gliazellen, welche lokalisiert oder diffus in der weißen Substanz verteilt sind. Man unterscheidet noduläre (mit einzelnen oder multiplen, z. T. unterschiedlich großen subependymalen Knoten) und lamelläre (streifenförmige Ansammlungen in der grauen Substanz), welche von Ventrikelwand und Kortex jeweils durch die weiße Substanz getrennt sind. Zusätzlich sind kortikale Heterotopien bekannt, wobei die lokalen kortikalen Dysplasien eine im Rahmen der Epilepsiechirurgie operativ angebbare Anfallsursache darstellen (Taylor et al. 1971, Kuzniecki et al. 1988). Nicht selten werden auch zerebelläre Heterotopien festgestellt. Infolge einer unvollständigen Wanderung von Neuroblasten von der Ventrikelwand zum Kortex entstehen die genannten Migrationsstörungen. Diese von innen nach außen gerichtete Migration tritt im 3.–5. Embryonalmonat auf, setzt sich dann bis etwa 8 Wochen nach der Geburt fort. Typ und Ausprägung der Migrationsstörung werden vor allem vom Zeitpunkt der Noxe bestimmt. Noduläre und lamelläre Heterotopien sollen etwa im 5. Embryonalmonat entstehen. Eine häufige Assoziation mit Balken- und Kleinhirnwurmmißbildungen weisen ebenfalls auf den genannten Zeitpunkt der Störung hin.

Auslösende Ursachen für Migrationsstörungen sind Infektionen, Ischämien, Intoxikationen oder Folgen von Strahlenschäden. Diese Noxen sollen über einen Verlust der radiären Gliaphasen oder durch eine Störung der möglicherweise durch Chemotaxis gesteuerten Migrationen von Neuronen die Migrationsstörung bedingen. Zusätzlich liegen jedoch Hinweise für eine genetisch bedingte Neigung zu Migrationsstörungen vor. Schuirer et al. (1990) beschrieben bei einer Familie mit Epilepsie identische multiple noduläre Heterotopien bei Mutter und Tochter. Während die Mutter mit einer Spätmanifestation ihrer Grand-mal-Anfälle im Erwachsenenalter im EEG nur Dysrhythmien aufwies, war bei der Tochter, die seit dem 4. Lebensjahr unter Partialanfällen litt, ein EEG-Fokus nachweisbar.

Die Zelldichte ist nach Meencke (1986) bei der Absenceepilepsie z. B. infolge leichter diffuser Dystopie nicht-pyramidaler Neurone vermehrt. Beim West-Syndrom finden sich dagegen eher regional betonte Mikrodysgenesien und zusätzliche Hinweise für hypoxische exogene Läsionen. Das Ausmaß morphologischer Veränderungen und eine genetische Penetranz der Disposition könnten als Resultante zur Manifestation verschiedener klinischer Symptome beitragen. Morphologi-

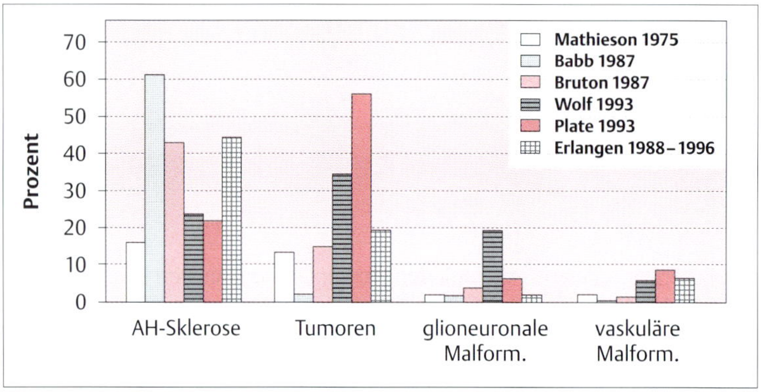

Abb. 39 Neuropathologische Befunde bei Temporallappenepilepsie (temporale Lobektomie und selektive Amygdalohippocampektomie).

sche Veränderungen als Ausdruck pränataler Entwicklungsstörungen, exogene peri- und postnatale Läsionen, Reifegrad des Gehirns zum Zeitpunkt der einsetzenden Störung und genetische Komponenten sind allerdings nur einige der zahlreichen Faktoren, welche bei der Ätiopathogenese in unterschiedlicher Verknüpfung von Bedeutung sind. Aus dem z.Zt. verfügbaren Wissen deuten sich insofern Beziehungen an, als der Manifestationszeitpunkt bei ausgeprägten Mikrodysgenesien relativ früh eintritt (z.B. West-Syndrom), während bei vergleichsweise nur geringer Mikrogenesie vom diffusen kortikalen Typ die Manifestation der Epilepsie später eintritt (z.B. Absenceepilepsie des Schulkindalters). Nach Meencke (1996) spricht das Verteilungsmuster häufig für eine vaskuläre Pathogenese. In vaskulären Territorien können hierbei Glialeitschienen für Migrationsstörungen von Bedeutung sein. 64% großräumiger perisylvischer Fehlbildungen liegen in venösen Drainagegebieten.

Bei generalisierten Epilepsien mit Spike-wave-Komplexen werden die diffusen Entladungen aufgrund von Tierversuchen bei der Katze als ungebremste diffuse kortikale Reaktion auf thalamokortikale physiologische Erregungen (Spindeln) zurückgeführt (Gloor 1968). Diese tierexperimentellen Untersuchungen führten zum Konzept der generalisierten kortikoretikulären Epilepsie. Hier findet man meistens keinen läsionellen Realisationsfaktor, der auf eine symptomatische Epilepsie hinweist. Es überwiegt oft eine familiäre Disposition, die für eine starke genetische Komponente spricht (idiopathische generalisierte Epilepsie). Siehe auch Genetik der Absenceepilepsie (Seite 283). Nach einer englischen Studie (Brown et al. 1993) verteilten sich die Ursachen symptomatischer Epilepsien folgendermaßen: zerebrovaskulär 15%, Tumoren 6%, Alkohol 6%, posttraumatisch 3%, postinfektiös 3%, andere 7%. Bei Temporallappenepilepsien fanden sich nur in 16,5% der operierten Patienten bei der neuropathologischen Untersuchung keine morphologisch pathologischen Befunde (Bruton 1988). In 43% dieses Kollektives lag eine Ammonshorn-Sklerose und in 15% Mikrodysgenesien vor. Die neuropathologischen Befunde bei pharmakoresistenten Schläfenlappenepilepsien sind nach Paulus (1997) in Abb. **41** u. **42** (Farbtafelteil, S. T 7 ff.) dargestellt.

Die Relevanz kortikaler Malformationen bei fokalen Epilepsien läßt sich u.a. dadurch bestimmen, daß Vergleiche mit autoptisch untersuchtem Gewebe bei nicht an primär zerebralen Erkrankungen Verstorbenen durchgeführt werden. Entsprechende Vergleichsuntersuchungen zeigten ein gehäuftes Auftreten von glioneuralen Hamartien bei mehr als 10 Neuronen in der weißen Substanz, Neuronencluster und eine subpiale Gliose ($p < 0,05$) als auch Ammonshorn-Sklerose ($p < 0,001$) bei präoperativ diagnostizierten pharmakoresistenten kryptogenen Temporalhirnepilepsien (Kasper et al. 1999) (Abb. **41 a, 42 e, f**, Farbtafel, S. T 7, T 12). Ein Vorschlag zur Klassifikation kortikaler Malformationen unterscheidet zwischen: I. abnormen neuronalen und glialen Proliferationen (a: nicht neoplastisch, b: neoplastisch [DNET, Gangliogliom], II. abnormer neuronaler Migration, III. abnormer kortikaler Organisation [z.B. Mikrodysgenesien]. IV. Varia [Barkovich et al. 1995, Baulac et al. 1996, Mischel et al. 1995]).

Die meisten symptomatischen fokalen Epilepsien im **Kindesalter** sind auf Folgen *perinataler Enzephalopathien* zurückzuführen. Tumoren sind selten (0,5–1%). Dagegen sind ca. 10% der kindlichen Epilepsien Folge *entzündlicher* Erkrankungen des Gehirns. Bei Rasmussen-Syndrom wurden $GLuR_3$-Antikörper nachgewiesen, welche auf eine immunvermittelte Pathogenese hinweisen. Bei 5–10% von Patienten mit operativer TLE lassen sich fokale enzephalitische Veränderungen im Hirngewebe nachweisen, die daran denken lassen, daß eine nicht-progressive Variante des Rasmussen-Syndroms vorliegt (Larner und Anderson 1995, Sanders et al. 1997). Weitere wichtige Ursachen stellen zahlreiche *metabolische* Störungen dar. Nicht selten sind *Mißbildungen* Ursache frühkindlicher Epilepsien. Dabei treten Chromosomen-Aberrationen wie z. B. Trisomie 21 (2–12%), Trisomie 13, 18, 22 (25–50%) oder Agenesie des Corpus callosum (z. B. mit Choreoretinopathie als Aicardi-Syndrom), umschriebene kortikale Dysplasien und Phakomatosen kombiniert mit Epilepsie auf (Rabending 1985).

Die frühkindliche Hirnschädigung führt häufig zu umschriebenen statischen Gliosen. Ätiologisch kommen als häufigste Ursachen hypoxische Hirnschädigungen während der Geburt oder Meningoenzephalitiden in Betracht. Letztere können u. U. zu Fieberkrämpfen führen, wobei die Liquor-Untersuchung nicht immer den Nachweis einer Herdenzephalitis ermöglicht. Bei Temporallappenepilepsien finden sich nicht-raumfordernde Gewebsveränderungen, bevorzugt in Rinde und Mark von medio-basalen Temporalhirnregionen, welche zwischen den Dysplasien und Gliomen einzuordnen sind. Für diese Mischgeschwülste wurde von Daumas-Duport et al. (1988) der Name „dysembryoplastic neuroepithelial tumors" (DNT) vorgeschlagen.

Partielle Anfälle, die sich erstmals im **Erwachsenenalter** manifestieren, weisen häufig auf einen umschriebenen Gehirnprozeß hin. *Hirntumoren* werden bei 10–20% aller Patienten mit fokaler Epilepsie gefunden (Rasmussen 1974) und bei einer Erstmanifestation nach dem 30. Lebensjahr bei 30–60%. Autochtone Hirntumoren sind häufiger (Astrozytome 60% und Oligodendrogliome 70–80%) mit Epilepsie kombiniert als Metastasen (10%) (Patzold und Haller 1975). Bei Metastasen steht das Bronchialkarzinom an erster Stelle, gefolgt vom Mammakarzinom, Melanomen, Karzinomen des Gastrointestinaltraktes. Extrem selten führt ein Blasenkarzinom zu einer symptomatischen Epilepsie. Bevorzugter Sitz der Metastasen ist die Zentroparietalregion und häufigster Anfallstyp der einfach-partielle (motorische oder sensible) Jackson-Anfall (Neundörfer et al. 1979). Bei ca. 50% der Meningiome treten epileptische Anfälle auf. Jede Spätmanifestation einer ätiologisch unklaren Epilepsie ist so lange tumorverdächtig, bis das Gegenteil bewiesen ist.

Weitere häufige Ursachen sind *Traumen* (20%), *postenzephalitische* Narben (12%) und *arteriovenöse Malformationen* (1%). Auch *metabolische Enzephalopathien* (z. B. Lipoidosen, exogene und endogene *Intoxikationen*, wie z. B. Alkohol, Medikamente, Kokain, aber auch Hypoglykämien, Urämie, hepatoportale Enzephalopathien und Hypokalziämien oder Hypokaliämien) können partielle und generalisierte Anfälle und epileptische Syndrome verursachen. Bei der Alkoholepilepsie wird die Glutaminsynthetase durch Radikale inaktiviert. Hierdurch soll vermehrt Glutamat als exzitatorischer Transmitter entstehen. Zusätzlich wird u. U. ein Vitamin-B_1-Mangel wirksam, der über eine Decarboxylase-Hemmung zu einem Glutamatstau führen soll. Normalerweise wird durch die Decarboxylase Glutamat zu GABA umgewandelt. Zusätzlich wird bei chronischem Alkoholabusus eine Vermehrung von Ca^{2+}-Kanälen in neuronalen Membranen diskutiert. Dies führt neben einer Tendenz zur Alkalose zur vermehrten Erregbarkeit (Samson und Harris 1992).

Bei Manifestationen nach dem 50. Lebensjahr treten *zerebrovaskuläre Ursachen* mit 32% in den Vordergrund (White et al. 1953). In einer prospektiven Studie bei 1000 Patienten mit Hirninfarkten, intrazerebralen Blutungen oder TIA beobachteten Kilpatrick et al. (1990) bei 4,4% Frühanfälle (meist innerhalb 24 h). Bei 6,5% der Infarkte im Karotisstromgebiet (nur bei kortikaler Beteiligung), bei 15,4% der Blutungen, bei 8,5% der Subarachnoidalblutungen und bei 3,7% der TIA traten Frühanfälle auf. Anfälle nach arterio-arteriellen Embolien traten nach einem längeren Intervall zum Hirninfarkt auf als nach kardialen Embolien (Kraus und Berlit 1998). Für AVM und symptomatische Epilepsie berechneten Forster et al. (1972) ein Blutungsrisiko von 25% in 15 Jahren. Steiner et al. (1992) schätzten die Nachblutungsrate zwischen 1,9% und 6,5% pro Jahr ein. Diagnostik, Klinik und Therapie zerebraler arteriovenöser Malformationen (AVM) werden ausführlich in einer Übersicht von Berlit et al. (1994) wiedergegeben. Die Klassifikation kongenitaler Malformationen wird anhand ihres Durchmessers (< oder > 3 cm) der Zahl ihrer Felder und der arteriovenösen Drainage sowie ihrer Lokalisation, im Hinblick auf verschiedene Behandlungsindikationen, durchgeführt.

Epileptische Anfälle stellen ein häufiges zerebrales Symptom bei immunologischen Erkrankungen (40% bei Lupus erythematodes) dar. Selten verursacht eine isolierte zerebrale Immunvaskulitis eine symptomatische fokale Epilepsie. Epileptische Anfälle sind ein seltenes Symptom der Multiplen Sklerose. Büttner et al. (1989) fanden Anfälle in 1,8% im Sinne einer symptomatischen Epilepsie. Im *Senium* kommen ätiologisch neben raumfordernden Prozessen zerebrovaskuläre Erkrankungen, Traumen und toxisch-metabolische Enzephalopathien als Ursache von epileptischen Anfällen in Betracht. Idiopathische generalisierte Epilepsien sind im Senium sehr selten. Bei fortgeschrittenem Morbus Alzheimer können generalisierte tonisch-klonische Anfälle in 3–10% auftreten (Romanelli et al. 1990). Fokale Anfälle oder ein fokaler Status epilepticus bei Patienten im Senium mit leichter Demenz sollten nach anderen Ätiologien als der einer Alzheimer Demenz fahnden lassen. Kommen partielle Anfälle mit langer Latenz nach frühkindlicher Hirnschädigung vor, dann wird von Residualepilepsie gesprochen. Zur Annahme einer posttraumatischen Epilepsie ist der Nachweis eines Substanzdefektes in der zerebralen Computertomographie oder in der Kernspintomographie (Magnetresonanztomographie MRT) erforderlich. Als indirekte Hinweise für ein adäquates Trauma im Sinne einer Contusio cerebri gelten nach Übereinkunft eine Bewußtlosigkeit von mehr als 3 h, ein pathologischer Herdbefund im Neurostatus oder bei der Elektroenzephalographie sowie fokale Frühanfälle in den ersten 4 Wochen nach dem Trauma. Die meisten posttraumatischen Epilepsien manifestieren sich in den ersten 2 Jahren nach dem Trauma (bis zu 80%), können jedoch selten auch mehrere Jahrzehnte später auftreten. Patienten mit posttraumatischer Enzephalitis wiesen in 70–80% eine spätere Epilepsie auf.

Bei Patienten mit HIV-Infektion wurden Anfälle bei ca. 10% beobachtet (Wong et al. 1990). Bei der Mehrzahl der Patienten lagen keine sekundären zerebralen Läsionen vor. Die Kombination von HIV-Infektion und Anfällen veranlaßt zur Liquoruntersuchung einschließlich Kryptokokken-Antigen, Pilzkultur und qualitative Zytologie.

Temporallappenepilepsien zeichnen sich artdiagnostisch von anderen Epilepsien durch zwei Besonderheiten ab:

1. Häufiger Nachweis einer Sklerose, insbesondere in mediobasalen Temporalhirnabschnitten, die z.T. als Folge einer Herniation (im Tentoriumschlitz z.B. bei einer verzögerten Geburt) und z.T. als Folge epileptischer Anfälle aufgefaßt wird.
2. Die familiäre Häufung von Temporalhirnläsionen ist nach Hess und Ketz (1978) doppelt so hoch wie bei anderen partiellen Epilepsien.

Bei chronischen fokalen Epilepsien, die auf eine medikamentöse Behandlung nicht ausreichend ansprechen, muß an einen bisher nicht ausreichend erkannten zerebralen Prozeß z.B. eine Neoplasie gedacht werden und computertomographische oder kernspintomographische Kontrollen in größeren Zeitintervallen (1–2 Jahre) durchgeführt werden. In unserem Patientenkollektiv einer neurologischen Klinik befanden sich 40% symptomatische, 50% kryptogene und 10% idiopathische Epilepsien. Bei den symptomatischen Epilepsien war die häufigste Ursache eine Raumforderung (22%), 15% posttraumatische, 13% vaskuläreischämische, 11% nach Meningo-Enzephalitis und 10% nach frühkindlicher Hirnschädigung. Der Rest beruhte auf anderen Ursachen. Bei fokalen symptomatischen Epilepsien lag in 7,4% zusätzlich eine positive Familienanamnese vor (Zahner et al. 1993). Abb. **42** (Farbtafelteil, S. T 10f.) zeigt verschiedene Befunde bei symptomatischer Epilepsie (z.B. bei isolierter zerebraler Vaskulitis, Myoklonus-Epilepsie, Melas-Syndrom). Weitere Ursachen einer symptomatischen Epilepsie (fokale Enzephalitis bei Rasmussen-Syndrom, kryptogenes Kavernom, Gangliogliom und lymphozytäre Infiltrate bei postvakzinaler Epilepsie) zeigt Abb. **41** (Farbtafelteil, S. T 7f.).

Eine interessante kontroverse Diskussion über die Deutung neuropathologischer *Befunde im Hippocampus* als Ursache oder als Folge ungebremster Entladungen wird von Peiffer (1993) ausführlich reflektiert. Hierbei werden Befunde hervorgehoben, die zeigen, daß

1. nicht nur Hypoxien, sondern auch epileptische Entladungen selbst Nervenzellen schädigen (Meldrum et al. 1975, Wasterlain 1979),
2. auch subklinische Entladungen Neurone schädigen können (Goddard et al. 1969),
3. exzitatorische Aminosäuren im Wechselspiel mit hemmenden Neurotransmittern eine Rolle spielen (Olney 1983), welche aberrierende Axonsprossungen hervorrufen (Sutula et al. 1988),
4. offensichtlich eine selektive Vulnerabilität von Neuronen im Ammonshorn besteht,
5. als besonders wichtiger biochemischer Mechanismus infolge abnormen Kalziumeinstroms eine Überlastung der Cytosol- und Mitochondrienpufferungskapazität diskutiert wird.

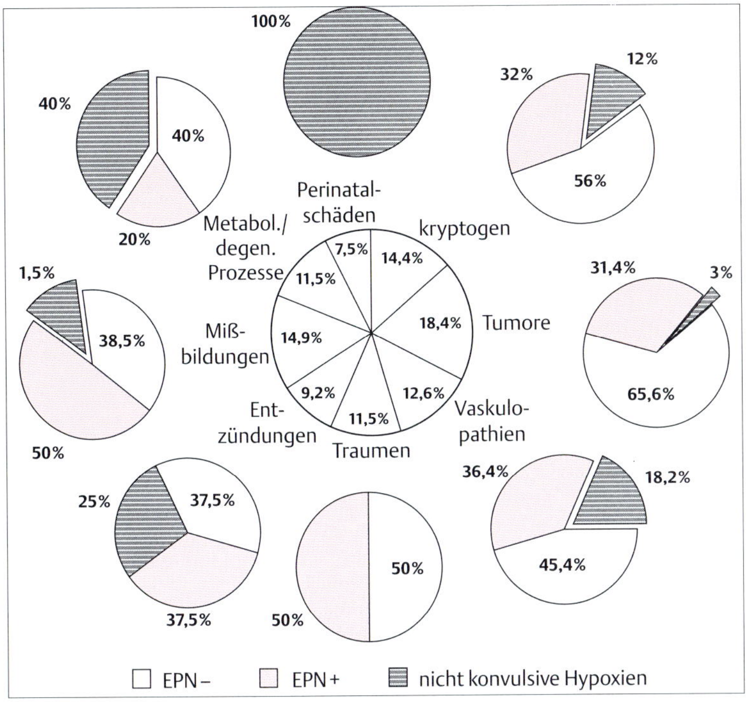

Abb. 43 Prozentualer Anteil an elektiven Parenchymnekrosen aufgeschlüsselt nach verschiedenen Anfallsursachen (Peiffer 1993). Elektive Parenchymnekrosen wurden bei 55% der Patienten mit Epilepsien und 14% eines Kontrollkollektivs festgestellt. Patienten mit fokalen Epilepsien (komplex-fokale Anfälle) mit einer Krankheitsdauer von über 10 Jahren weisen eine Häufung von elektiven Parenchymnekrosen im Ammonshorn auf. (Aus: Peiffer J [1993] Neuronale Schäden durch Epilepsien. Klinisch-neuropathologische Korrelationsversuche zur Frage der Krampfschäden beim Menschen. In: Peters UH, Heinrich K, Neundörfer B [Hrsg] Sammlung psychiatrischer und neurologischer Einzeldarstellungen. Thieme, Stuttgart, New York.)

Bei seinen neuropathologischen Untersuchungen (Abb. **43**) stellt Peiffer (1993) fest, daß 85% der neuropathologisch nach der Obduktion untersuchten Epilepsien symptomatischer Genese waren. Elektive Parenchymnekrosen fanden sich im Kontrollkollektiv in 16%, bei Epilepsien in 55%. Die häufigsten elektiven Parenchymnekrosen wurden bei Patienten mit Grand-mal- und fokalen Anfällen gefunden. Bei Temporallappenepilepsien mit zusätzlich generalisierten Anfällen wurden in 80% elektive Parenchymnekrosen gefunden. Es zeigt sich außerdem eine Tendenz zur Häufung solcher Parenchymnekrosen bei Krankheitsdauer über 10 Jahre und hoher Anfallsfrequenz.

Bei medikamentös refraktären Epilepsien fanden Marks et al. (1992) mit einer Inzidenz von 2,7–6,7% nach Infektionen Epilepsien. Bei 10 von 11 Meningitispatienten und nur bei 5 von 14 Patienten mit Enzephalitis wurde eine mesiale Sklerose nachgewiesen. Bei Patienten, die eine Enzephalitis durchgemacht hatten, überwogen extrahippokampale, neokortikale Herde temporal und parietal.

Experimentelle Untersuchungen unterstützen die Hypothese, daß prolongierte limbische Anfälle im Entwicklungsalter in hippokampalen Strukturen zu Nervenzelläsionen und später zur Epileptogenese beitragen (Meyer 1954, Meldrum 1997).

MR-Verlaufsuntersuchungen nach komplizierten Fieberkrämpfen zeigten eine vorübergehende Volumenzunahme im Hippocampus. Diese ist auf ein okkultes Ödem zurückzuführen, welches u.U. von einer Atrophie gefolgt ist. Da sich in einigen Fällen anschließend eine Temporallappenepilepsie entwickelte, wird angenommen, daß das Ödem zu einer hippokampalen Läsion führt und infolge Änderungen von Ionenkanaleigenschaften eine Epilepsie entsteht (K. E. van Landingham et al. 1998, Heinemann 1998, Kalviäinen et al. 1998). Eine präexistente Läsion (z.B. assoziierte Heterotopien) kann dazu führen, daß Fieberkrämpfe ausgelöst werden, die zu einer nachfolgenden Hirnschädigung führen können (Fernandez et al. 1998).

Das Vorliegen einer partiellen Epilepsie, eines zunehmenden pathologisch-neurologischen Befundes oder einer Erstmanifestation nach dem 20. Lebensjahr muß daher zu einer intensivierten Diagnostik im Hinblick auf die Ätiologie – unter Einschluß der Kernspintomographie – veranlassen.

Bei der Diagnostik der fokalen Epilepsie müssen daher Antworten auf Fragen in verschiedenen Ebenen gegeben werden. Sie betreffen erstens den Anfallstyp, zweitens die Ätiologie und drittens das epileptische Syndrom.

Die initialen Anfallssymptome haben bei den partiellen Anfällen die engste Beziehung zum Ursprung der epileptischen Entladung im Gehirn (Fokus) und werden daher dem Anfallskern zugeordnet. Mit zunehmender Dauer der epileptischen Entladung kann eine Ausbreitung in umgebende oder weiter entfernte Gehirnregionen stattfinden, so daß der initiale Anfallskern schalenförmig von weiteren Symptomen umgeben wird. Im Extremfall entwickelt sich aus einem epileptischen Fokus in der Zentralregion (z. B. Finger- oder Fußregion des Homunculus, siehe Seite 113) ein einfach-partieller Anfall mit fokal-motorischen Symptomen der kontralateralen Hand bzw. des Beines, welcher nach weiterer Ausbreitung in der Zentralregion später in einen komplex-partiellen Anfall mit Bewußtseinsveränderung und einen tonisch-klonischen Grand-mal-Anfall übergeht (Abb. **44**). Pathophysiologisch können zu der initialen exzessiven neuronalen Entladung verschiedene Faktoren beitragen.

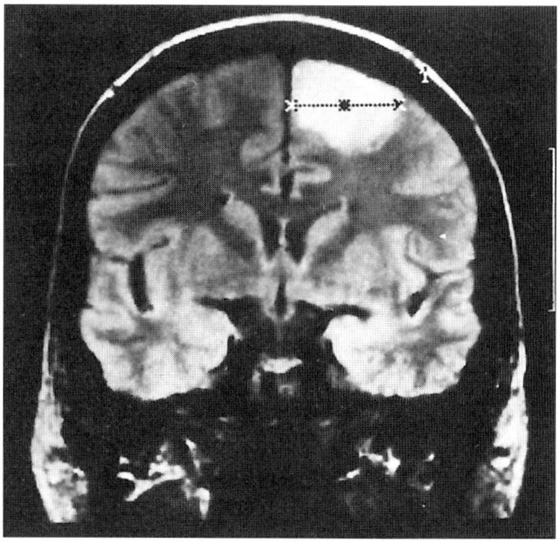

Abb. 44 Signalanhebung zentral parasagittal links; einfach-partielle Anfälle mit Beginn der Symptome im rechten Fuß (Anfallskern), dann Ausbreitung zum komplex-partiellen Anfall (erste Schale) bis zum generalisierten Grand mal (2. Schalenbereich); Histologie: Astrozytom, Grad 2 (siehe Kern-Schalen-Modell S. 17).

8 Anfallstypen

Je nach Lokalisation der fokalen epileptischen Aktivität werden unterschiedliche Initialsymptome, d. h. Anfallskerne manifest. Voraussetzung zur Interpretation der Symptomatik fokaler Anfälle ist daher die Kenntnis der Repräsentation motorischer, sensorischer, autonomer und neuropsychologischer Funktionssysteme im Gehirn sowie der Erstsymptome des epileptischen Anfalls.

Wichtige Elementarsymptome von Anfällen sind in Tab. **5** (S. 21) aufgeführt.

8.1 Einfach-partielle Anfälle

8.1.1 Motorische Anfälle

Sie können mit myoklonischen, tonischen oder klonischen Symptomen einhergehen und lassen sich aufgrund der bevorzugten Lokalisation der Symptome, ihrer Ausbreitungstendenz und des Musters der motorischen Bewegungsschablonen differenzieren. Die Unterscheidung myoklonischer und klonischer Anfälle beruht im wesentlichen auf dem Merkmal der Rhythmizität der Kloni. Der Ort des Auftretens und die zeitliche Propagation der Myoklonien sollte stets bei der klinischen Analyse beschrieben werden. Besteht keine Propagation, so spricht man vom stationären einfach-partiellen motorischen Anfall.

Je nach Lokalisation des Fokus in der kontralateralen Zentralregion (siehe Homunculus) werden bestimmte Extremitätenabschnitte (z. B. Finger einer Hand, Fazialismuskulatur, Auge, Mund oder andere Körperabschnitte) betroffen. Beim Mastikatoriusanfall setzen schnelle Mahl-, Schleck- und Kaubewegungen der Kiefer bei klarem Bewußtsein ein. Zusätzlich treten Parästhesien um den Mund und bei Auftreten der epileptischen Erregung in der Area 6 bβ der dominanten Hemisphäre eine motorische Aphasie auf. Ein epileptischer Nystagmus kann bei fokalen Entladungen in verschiedenen Hirnregionen auftreten (frontal, temporal und parieto-okzipital). Dysphasie und motorische Sprechhemmung werden bei epileptischen Entladungen sowohl im Gyrus frontalis inferior der dominanten Hemisphäre als auch im Gyrus temporalis superior und der sup-

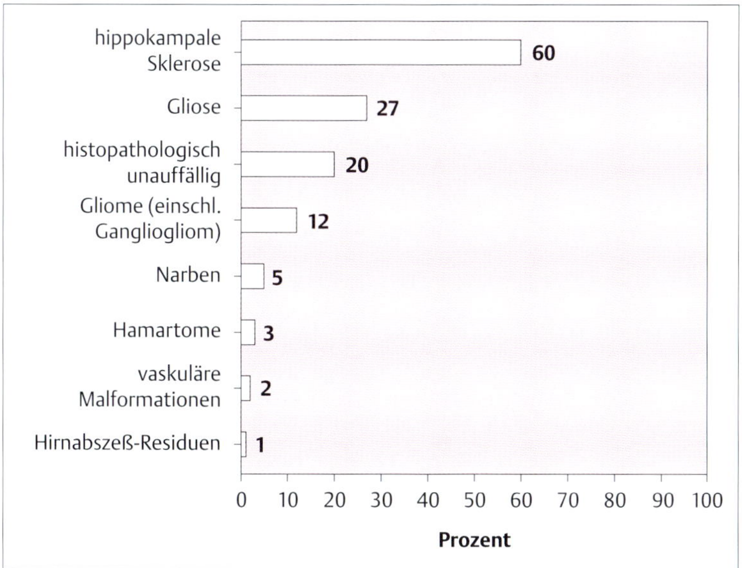

Abb. 45 Darstellung der neuropathologischen Befunde bei fokalen Epilepsien von Mathieson (1975).

plementär-motorischen Region beobachtet (Homunculus). Eine postiktuale motorische Aphasie spricht für einen Fokus in der dominanten Hemisphäre.

Bei einem Fokus in der prämotorischen Frontalhirnregion können im Anfall einseitige, meist tonische Extremitäten-Bewegungen auftreten, die komplexen Bewegungsschablonen (z.B. der Greifbewegung einer Hand) entsprechen. Ist das neokortikale frontale Versivfeld (Area 6aβ und 8aβ) betroffen, werden Kopf, Augen und u.U. auch die Extremitäten tonisch nach einer Seite gewendet bzw. gestreckt. Das Leitsymptom der Wendebewegung hat zu der Bezeichnung „Versivanfälle" geführt. Sie wird nur dann benutzt, wenn Wendebewegungen mit starker tonischer Komponente bestehen. Seitwärtsbewegungen der Bulbi oder des Kopfes im Rahmen einer diskreten und nicht forcierten Bewegung müssen hiervon abgegrenzt werden. Forcierte tonische Wendebewegungen [⊙ Fall 2, **tonische Wendebewegung**] vor Generalisation weisen auf einen kontralateralen Fokus häufig in der Frontalhirnregion hin. Falls Versivanfälle mit zusätzlichen sensorischen Auren (vestibulär, akustisch, optisch) vorliegen, weisen sie auf die entsprechenden Hirnregionen hin. Unilateral-kontralateral zum Ursprungsherd gelegene Pupillenerweiterung sowie iktuale Nystagmusphänomene sind seltener als reine Deviationen. Hierbei sind die schnellen Nystagmusphasen kontraversiv. Die Foci befinden sich meist im Parieto-okzipital- oder Parieto-Temporalbereich (Kömpf und Klostermann 1996). Vertikalnystagmen werden bei sekundärer Generalisation von frontal beobachtet.

Anfälle, die in der supplementärmotorischen Region entspringen, gehen häufig mit einem charakteristischen komplex-motorischen Bewegungsprogramm im Anfall einher. Neben einer Versivbewegung des Kopfes werden dabei die Arme charakteristischerweise beteiligt. Ein Arm wird hierbei häufig durchgestreckt und der andere Arm im Schultergelenk eleviert, abduziert und im Ellbogengelenk flektiert, oder der Kopf wendet sich und blickt u.U. in die Hand. Eine oder beide untere Extremitäten weisen eine tonische Haltung auf (M_2E-Schablone nach Ajmone Marsan und Ralston 1957 „motor secondary evolvement") (Abb. **46**). Zusätzlich bestehen häufig Vokalisationen und autonome Phänomene wie z.B. Pulsbeschleunigung und Gesichtsrötung.

8.1.2 Einfach-partielle motorische Anfälle mit Propagation (Jackson-Anfälle)

Jackson-Anfälle beginnen häufig an distalen Extremitätenabschnitten z.B. am Fingerbereich einer Hand und breiten sich über den Unterarm zum Oberarm, in die Schulter und u.U. bis in das Gesicht aus. Initial findet sich oft eine tonische Muskelaktivität der zuerst betroffenen Körperregion, die bei weiterem Anfallsablauf durch Myoklonien abgelöst wird. Die mehr oder weniger rhythmischen Myoklonien breiten sich in der Regel von distal nach proximal aus. Die Symptomatik eines Jackson-Anfalls kann in verschiedener Hinsicht variieren. Bei der Ausbreitung von distal nach proximal können größere Muskelregionen übersprungen werden. Jackson-Anfälle können auch im Gesicht beginnen oder in einer unteren Extremität. Die Symptome sind Folge mehr oder weniger eng umschriebener Entladungen eines einseitigen Bereiches der motorischen Zentralregion. Beim Jackson-Anfall kann durch die Ausbreitung der Erregung auf das frontale Versivfeld eine Wendebewegung kontralateral zum Herd als Teil des gesamten Anfallsgeschehens entstehen. Die lokalisatorische Bedeutung der Wendebewegung beim Anfall mit gleichzeitiger Bewußtseinsveränderung ist geringer als die beim einfach-partiellen Versivanfall. Meistens beginnen Jackson-Anfälle mit motorischen Reizsymptomen. Es können jedoch zusätzlich auch sensorische Symptome auftreten.

8.1.3 Einfach-partielle Anfälle mit somatosensorischen Symptomen

Die somatosensorischen Symptome können ebenfalls stationär oder mit Propagation im Sinne eines somatosensorischen Jackson-Anfalls auftreten. Die lokalisatorische Bedeutung der Wendebewegung beim Anfall mit gleichzeitiger Bewußtseinsveränderung ist geringer als die beim einfach-partiellen Versivanfall. Meistens beginnen Jackson-Anfälle mit motorischen Reizsymptomen. Es können jedoch zusätzlich auch sensorische Symptome auftreten. Neben somatosensorischen Symptomen können sensorische (Dys-, Parästhesien) [⊙ Fall 7, **Kribbeln linker Arm**], visuelle (Photome), vertiginöse (Drehschwindel), akustische (Läuten, Klopfen, Pfeifen, Klingeln) Anfallssymptome oder Metamorphopsien je nach Lokalisation in der Postzentral-, Okzipital-, Temporal- oder Parietalregion vorliegen.

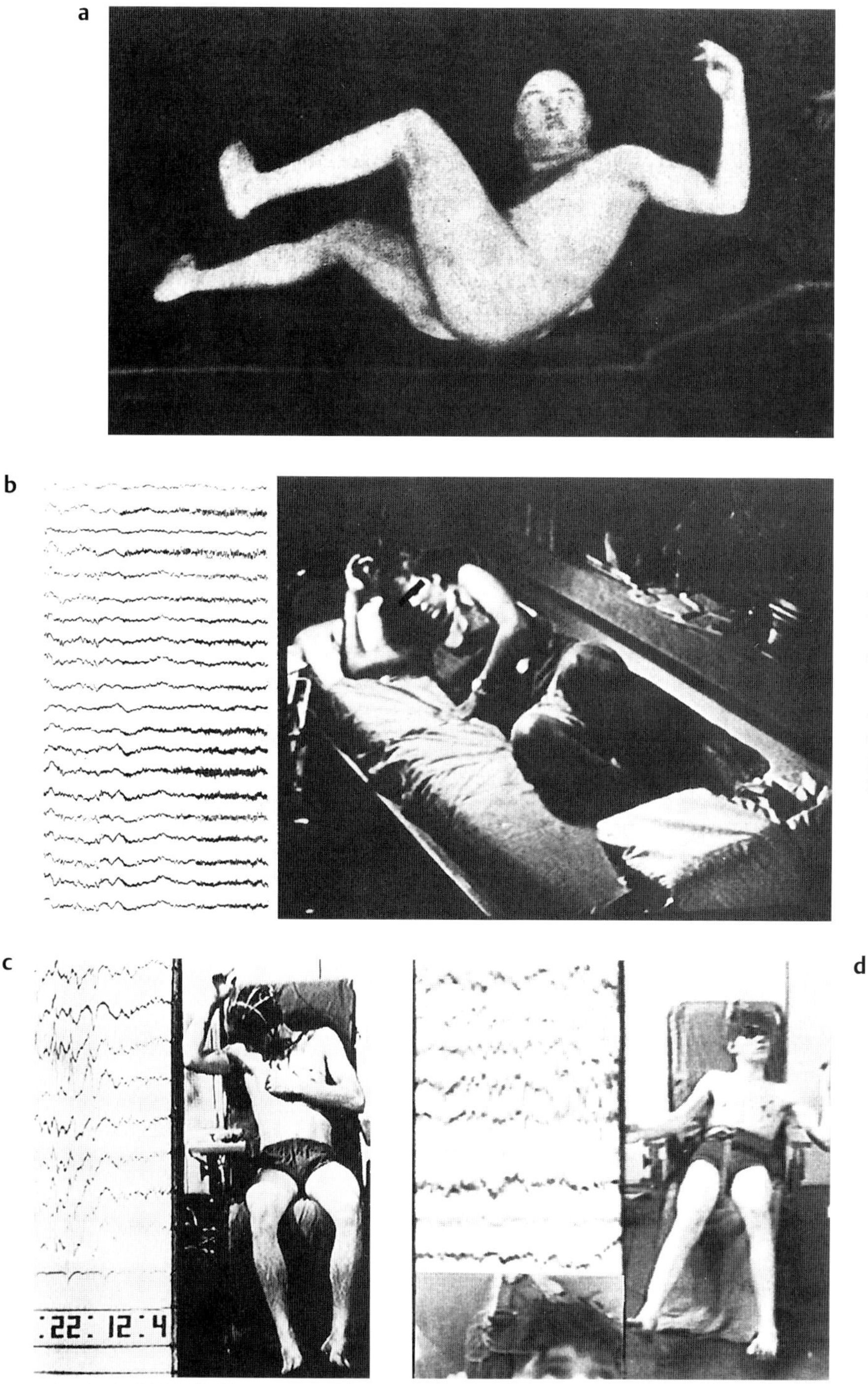

Abb. 46 **a** M_2E (motor secondary evolvement); tonische Anfallsschablone mit Elevation eines Armes in Abduktionsstellung (Schultergelenk) und Flexionsstellung (Ellenbogen) sowie tonische Haltebewegungen der unteren Extremitäten; Blickwendung und Blick in die erhobene Hand (Foerster und Penfield 1930).
b Larvierte M_2E-Schablone bei nächtlichen Anfällen im Schlaf; EEG (auch während der Anfälle) zunächst ohne epileptiforme Potentiale (cave: Verwechslung mit nichtepileptischen Anfällen). Diagnose: Anfälle der supplementär-motorischen Region.

c Larvierte M_2E-Schablone: aus unklarer Ursache mit dem PKW eine Böschung hinabgefahren. Routine-EEG unauffällig. Intensiv-Monitoring: kurzes Anheben des rechten Armes und Kopfwendung nach rechts während generalisierter, kurzer Spike-wave-Paroxysmen bei Frontalhirnepilepsie. **d** M_2E-Schablone mit Kopfwendung und Bulbuswendung nach links im Verlauf eines sekundär generalisierten Grand-mal-Anfalls bei Temporallappenepilepsie.

a

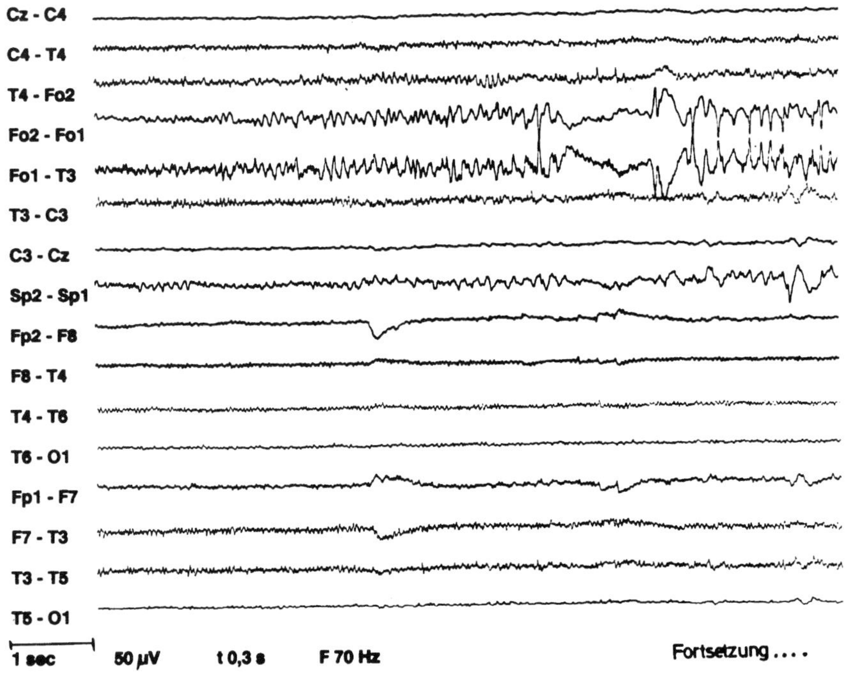

b

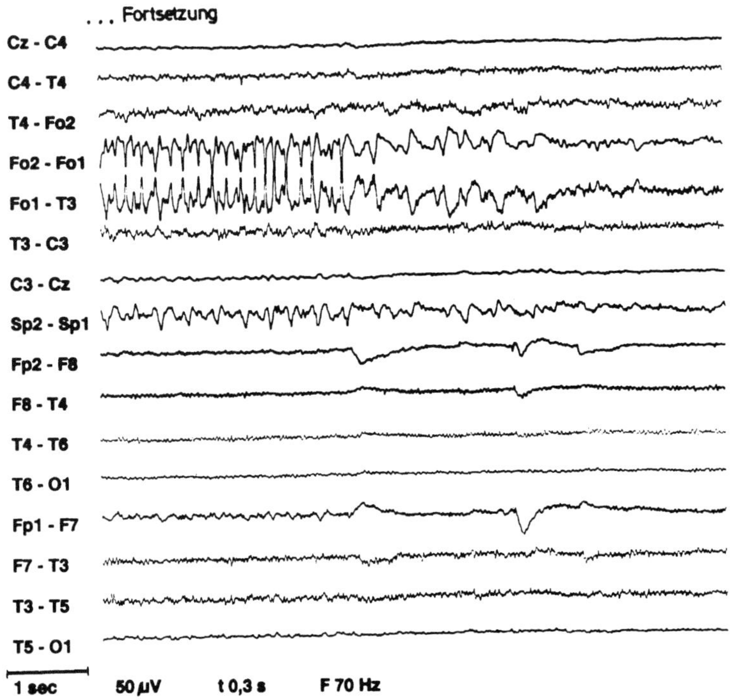

Abb. 47 **a** Beginn einer epigastrischen Aura im EEG; initial schnelle Spitzenaktivität temporal medial links. **b** Im weiteren Verlauf Zunahme der Spike-Amplituden und Abnahme der Frequenz des Entladungsmusters. Im Oberflächen-EEG des 10–20-Systems u. U. nur regionäre Abflachung; im vorliegenden Fall zusätzlich komplex-partielle Anfälle; Pharmakoresistenz und daher Operation: selektive Amygdalohippocampektomie.
FO Foramen ovale
SP Sphenoidalelektroden

Selten wurden autonome Symptome bei einfach-partiellen Anfällen berichtet. Herzrhythmusänderungen (Tachykardie, Bradykardie), Hautdurchblutung, Atmung, Hyperhidrose, Mydriasis, Piloerektion, Brechreiz etc. sind eher bei komplex-partiellen Anfällen zu beobachten. Sie können jedoch auch im Verlauf einfach-partieller Anfälle auftreten.

Einfach-partielle Anfälle mit psychischen Symptomen gehen ebenfalls oft in komplex-partielle Anfälle über. Dysmnestische, affektive und autonome Symptome können Ausdruck fokaler unilateraler epileptischer Aktivität im Limbischen System sein. Dysphasische und kognitive Störungen können auch bei temporalen neokortikalen z.B. Frontalhirnläsionen auftreten.

Offensichtlich tritt meistens erst nach Fortleitung zur Gegenseite und während bitemporaler epileptischer Entladung eine klinisch faßbare Bewußtseinsveränderung auf. Für den praktizierenden Arzt ist die Unterscheidung in einfach- und komplex-partielle Anfälle nicht immer leicht. Für die Praxis gilt die Übereinkunft, daß anamnestisch und während der Anfallsbeobachtung nach Störungen der Aufmerksamkeit, Reagibilität und Amnesie zu fragen ist. Sie entscheiden über die Zuordnung zur einfach- oder komplex-partiellen Anfallssymptomatik. Selbstverständlich ist dieses nur eine arbiträre Differenzierung für die Praxis, die durch subtilere neuropsychologische Untersuchungen ergänzt werden kann.

8.1.4 Aura

Diese Bezeichnung wurde von Galen eingeführt und bedeutet soviel wie Wahrnehmung eines Lufthauches. Sie tritt vor Einsetzen der Bewußtseinsveränderung beim komplex-partiellen Anfall auf. Auren können auch isoliert auftreten. Sie sind dann das einzige Symptom eines einfach-partiellen Anfalls. Treten sie zu Beginn eines fokalen Anfalls auf, so entsprechen sie dem Anfallskern, dem sie sich im weiteren Anfallsablauf schalenförmig, bei zunehmender Bewußtseinsveränderung anderer Symptome anlagern können. Da die Symptomatik des Anfallskerns dem Ursprungsort der epileptischen Aktivität nahesteht, kommt Auren eine gewisse lokalisatorische Bedeutung zu. Bei Temporallappenepilepsie findet sich sehr häufig eine epigastrische Aura, mit einem aufsteigenden Gefühl des Unwohlseins, oder ein Dreamy state sowie olfaktorische und gustatorische Sinneshalluzinationen, Déjà-vu-Erlebnisse oder traumhafte Derealisations-Erlebnisse als intellektuelle Aura. Auch optische und vestibuläre Auren oder affektive Symptomatik (Angst) kommen vor. Bei komplex-partiellen Anfällen des Temporallappens konnte eine große Übereinstimmung zwischen den spontan auftretenden Aura-Phänomenen und den intraoperativ durch Stimulation von Amygdala und Hippocampus erzielten elektroklinischen Reizantworten festgestellt werden (Gloor et al. 1982) [⊙ **Fall 2, epigastrische Aura**].

8.1.5 EEG bei einfach-partiellen Anfällen

Je nach Ursprung der fokalen epileptischen Aktivität können sich im Oberflächen-EEG umschriebene Entladungen im Bereich verschiedener Hirnregionen zeigen. Als Anfallskorrelat können eine Abflachung, Spikes oder fokale Dysrhythmie vorliegen. Allerdings kann selbst bei kortikalem Sitz des Fokus (z.B. in der zentral-motorischen Region) die Spike-Aktivität der Oberflächen-EEG-Registrierungen entgehen, da die Entladung sich nicht bis zur Oberfläche in Elektrodennnähe ausbreitet. Pathologische interiktuale EEG-Befunde werden bei ca. 80% der Patienten mit einfach-partiellen Anfällen gefunden, wenn mehrere EEG abgeleitet und alle Arten der Abnormalitäten berücksichtigt werden (Gibbs und Gibbs 1952, Kooi et al. 1978). Fokale interiktuale Spikes oder Sharp-waves werden bei 40–85% registriert. Der Nachweis fokaler Spike-Aktivität gelingt nicht bei 15–60% (Geiger et al. 1978). Paroxysmale rhythmische Aktivität tritt dagegen bei 50% der Patienten mit fokalen Anfällen auf, während interiktual fokale Verlangsamungsaktivität oder eine regionale Abflachung der physiologischen Grundtätigkeit bei ca. 75% zu beobachten ist. Zu Anfallsbeginn findet sich ein rhythmisches Muster, welches als rhythmisch iktuale Transformation (RIT) bezeichnet wurde und meistens im Bereich zwischen 13 und 30 Hz liegt. Charakteristisch ist die progressive Zunahme der Amplitude und Abnahme der Frequenz im Verlauf des Anfalls (Abb. **47**). Iktuale EEG-Veränderungen wurden bei einfach-partiellen Anfällen bei 33% in der kontralateralen oder beiden Rolandischen Regionen registriert (Devinsky et al. 1988). Einfach-partielle Anfälle ohne motorische Aktivität zeigten lokalisierte Spikes oder paroxysmale Theta-Aktivität als iktuales EEG-Korrelat über den Temporalregionen bei 15%. Zusammengefaßt fanden sich bei 21% der einfach-partiellen Anfälle (Devinsky et al. 1988) iktuale EEG-Veränderungen.

8.1.6 Ätiologie und Pathophysiologie

Einfach-partielle Anfälle werden durch lokale kortikale Entladungen verursacht, ohne daß sie meßbare Beeinträchtigungen des Bewußtseins bedingen. Pathologische Befunde in der zerebralen Computertomographie fanden sich bei bis zu 50% der Patienten (Janz et al. 1979). Während die meisten fokalen Anfälle in der Kindheit Folge einer prä- oder perinatalen Hirnschädigung oder kortikalen Anlagestörung sind, können partielle Anfälle mit Spätmanifestationen nach dem 20. Lebensjahr durch eine progrediente Gehirnerkrankung (Tumor, zerebrovaskulär, entzündlich) verursacht werden. Gehirntumore fanden sich bei 30–60% der fokalen Anfälle mit Spätmanifestationen und bei 10% der Patienten, welche eine zerebrale Ischämie erlitten hatten (Richardson et al. 1954). Weitere Ursachen sind umschriebene entzündliche Prozesse des Gehirns, Hypoglykämien, Hyperglykämien und arteriovenöse Malformationen, Traumen oder Blutungen. Pathophysiologisch wird die Entstehung der Anfallsaktivität auf die Regionen zurückgeführt, die eine teilweise neuronale Schädigung infolge der beschriebenen Läsionen erlitten haben. Möglicherweise handelt es sich dabei um einen selektiven Verlust eines inhibitorischen Inputs (Ward 1972).

8.1.7 Differentialdiagnose

Das Auftreten fokaler epileptischer Anfälle muß stets zu einer eingehenden Suche nach einer umschriebenen Gehirnläsion oder einem ätiologisch kausal behandelbaren Hirnprozeß veranlassen. Neben Hirntumoren, Hirnabszeß und Herdenzephalitis müssen auch zerebrale Durchblutungsstörungen (auch eine Vaskulitis oder Kollagenose wie z.B. L.E.) differentialdiagnostisch in Erwägung gezogen werden. Selbst wenn bei der ersten computertomographischen Untersuchung kein pathologischer Befund erhoben werden konnte, müssen bei Fortbestehen von Anfällen weitere Verlaufsuntersuchungen, einschließlich erneuter computertomographischer Kontrollen bzw. MRT-Untersuchungen, erfolgen. Videokontrollierte Langzeit-EEG-Ableitungen ermöglichen eine verbesserte Dokumentation der Anfallsabläufe und können ebenso zur Differentialdiagnose beitragen. Aufgrund des möglichen Fehlens von Oberflächen-EEG-Veränderungen im Anfall schließt jedoch ein negatives iktuales EEG einen epileptischen fokalen Anfall niemals aus. Um so wichtiger ist in solchen Fällen die subtile Analyse der Anfallsmotorik bei Kenntnis der charakteristischen Anfallsschablonen.

Migräneanfälle

Bei der Differentialdiagnose sind nicht selten Migräneanfälle zu berücksichtigen. Falls die Frage nicht geklärt werden kann, ob sensomotorische, visuelle oder andere Anfallserscheinungen durch einen epileptischen fokalen Anfall oder durch eine Migräne bedingt sind, können eine positive Familienanamnese oder frühere Migräneattacken für die diagnostische Zuordnung hilfreich sein. Für die Migraine accompagnée sprechen eine seitenalternierende Lokalisation von Symptomen, initiale Flimmerskotome oder längerdauernde nachfolgende halbseitige Kopfschmerzen (cave mitochondriale Enzephalomyopathie und postiktualer Kopfschmerz).

Transitorische ischämische Attacken (TIA)

TIA mit Parästhesien infolge von Gefäßstenosierung oder Gefäßembolisierung können ähnlich wie die Migraine accompagnée „sans migraine" einhergehen. Während im fokalen epileptischen Anfall fokale EEG-Veränderungen mit schnellen Frequenzen und progressivem rhythmischen Entladungscharakter vorherrschen, finden sich bei der Migräne und zerebralen Durchblutungsstörung meistens ein Verlangsamungsherd oder eine fokale Dysrhythmie bzw. eine „spreading depression" nach Leao (1944). Einfach-partielle Anfälle mit transienter iktualer Hemiparese können als Folge somatischer Inhibition durch Erregung der parietalen und der sekundär sensorischen Region entstehen (Lee und Lerner 1990). Sie müssen von der postiktualen (Todd) Parese differenziert werden.

Hemifazialer Spasmus

Der hemifaziale Spasmus zeigt im Gegensatz zum fokalen, motorischen epileptischen Anfall keine epilepsietypischen EEG-Veränderungen, jedoch im EMG synchrone Entladungen der Muskeln oder betroffenen Gesichtsseite und oft Zeichen einer peripheren neurogenen Schädigung des Nervus facialis. Eine Läsion des Nervus facialis kann im Bereich der Pons- und Kleinhirnbrückenwinkelregion oder in seinem mehr peripheren Verlauf entstehen.

Abdominalschmerzen

Abdominalschmerzen als epileptisches Symptom können bei Entladungen in der Inselregion entstehen. Sie treten bevorzugt im Kindesalter auf und veranlassen zunächst eine ausgedehnte internistische Untersuchung. Meistens sind sie jedoch nicht epileptisch bedingt. Abdominelle Schmerzen bei fokalen Anfällen – assoziiert mit Migräne – wurden bei Polymikrogyrie in der Inselregion beschrieben und im Rahmen eines Foix-Chavany-Marie-Syndromes diskutiert (Garcia-Herrero et al. 1998).

Aphasie und Sprachhemmung

Aphasie und Sprachhemmung können iktual bei Entladungen im Gyrus frontalis inferior oder Gyrus temporalis superior hervorgerufen werden. Penfield und Japser (1954) zeigten außerdem, daß eine Sprechhemmung von der supplementären motorischen Region ausgelöst wird.

Iktualer Tinnitus

Einseitiger Hochton-Tinnitus kann als isolierte iktuale epileptische Manifestation auftreten. In diesem Falle ist die Differentialdiagnose besonders schwierig.

Elektroenzephalographische Ableitungen sind unbedingt erforderlich, um einen Fokus in der mittleren oder oberen Temporalhirnregion sowie im Gyrus supramarginalis zu identifizieren (Hurst und Lee 1986). Unter 1359 Patienten wurden auditorische Auren allerdings nur sehr selten (2,4%) bei Epilepsien festgestellt (Lennox und Cobb 1933). Auditorische Phänomene bei Temporallappenepilepsien wurden in 16% (Currie et al. 1971) registriert.

Iktuale Blindheit

Einfach-partielle Anfälle mit umschriebenen Entladungen im Okzipitallappen können zur Visusminderung bis hin zu einer passageren Erblindung führen. Bei Kombination mit anderen episodischen Symptomen, wie z.B. Erbrechen, sollte u.a. an ein MELAS-Syndrom gedacht werden. Bilaterale, okzipitale Verkalkungen zusammen mit Epilepsie und Zöliakie wurden als neues klinisches Syndrom von Maggaudda et al. (1993) beschrieben. Der ätiologische Hintergrund soll mit typisch veränderten Histokompatibilitäts-Antigenen assoziiert sein.

Vertigo epileptica

Epileptische Entladungen in den hinteren Anteilen des Gyrus temporalis superior können Drehempfindungen zur Gegenseite auslösen (Vertigo epileptica) oder das Gefühl des Fallens bzw. Leichterwerdens [⊙ Fall 8, **Vertigo bei Bewegungsillusion**]; meist fehlt Übelkeit, Brechreiz oder Nystagmus. Die Symptome sind nicht durch Lagewechsel auslösbar. Im Gegensatz zur Vertigo vestibulären Ursprungs fehlt die Unerregbarkeit des Labyrinths (Karbowski 1982).

Benigne paroxysmale Vertigo

Anfallsweises isoliertes Auftreten von Schwindel ohne kochleäre Symptome bei einer Dauer von wenigen Sekunden kennzeichnen die benigne paroxysmale Vertigo. Häufig sind Kinder betroffen. Die Patienten sind meistens blaß und weisen gelegentlich einen Nystagmus auf. Bei der kalorischen Prüfung zeigen sich vestibuläre Unter- oder Nichterregbarkeit. Oft liegt in der Familie Migräne vor. Zu den Anfallssymptomen gehören neben Hautblässe und Nystagmus, Kopfschmerzen und Erbrechen, selten auch Bewußtseinsstörungen.

Vegetative Symptome

Vegetative Symptome treten bei epileptischen Anfällen häufig auf. Sie sind meistens im Rahmen komplex-partieller Anfälle zu beobachten, müssen jedoch auch bei einfach-partiellen Anfällen differentialdiagnostisch berücksichtigt werden. Vegetative Symptome sind z.B. Mydriasis, Wärme- oder Kältemißempfindung, Speichelfluß, Piloerektion, Tachykardie, Bradykardie, Asystolie. Selten kann auch ein Orgasmus als epileptisches Anfallssyndrom auftreten [⊙ Fall 13, **Asystolie**].

Phäochromozytom

Bei Anfällen mit paroxysmalen Kopfschmerzen, Herzklopfen, Schweißausbruch, Gesichtsblässe, Tremor, Brechreiz, Schwächegefühl, Brust- oder Bauchschmerzen, Atemnot, Hitzegefühl, Schwindel, Parästhesien muß differentialdiagnostisch ein Phäochromozytom in Erwägung gezogen werden. In diesem Falle führt die Bestimmung der Vanillinmandelsäure im Urin diagnostisch weiter.

Hirnstammanfälle

Hirnstammanfälle können sowohl idiopathisch als auch bei Hirnstammläsionen (MS vaskulär, Tumor) auftreten. Es werden tonisch-algetische (Kontraktion einer Körperseite, Arm-Ab- bzw. Adduktion, Beugung im Ellenbogengelenk, Beinstrecker, Fußsupination), dystone bzw. choreoathische, ataktische (mit paroxysmaler Ataxie und Dysarthrie), akinetische (plötzliche motorische Blockade) und sensible Formen (Prickeln, Wärmegefühl und Brennen) unterschieden. Der Patient ist im Anfall bewußtseinsklar und im EEG zeigen sich keine Spitzenpotentiale.

Paroxysmale Choreoathetose

Bei der paroxysmalen Choreoathetose werden zwei Unterformen differenziert:

1. Die kinesiogene Choreoathetose mit autosomal dominantem Erbgang, Erstmanifestation meist in der Pubertät. Hierbei werden die Anfälle durch Bewegung ausgelöst und bestehen aus kurzen abrupten Hyperkinesen, welche selten zum Sturzanfall führen. Die kinesiogene Choreoathetose spricht gut auf Antiepileptika an.
2. Die paroxysmale Choreoathetose „Mount Reback“. Hier besteht ein autosomal dominanter Abgang mit der Erstmanifestation vor dem 20. Lebensjahr. Die Hyperkinesen sind meist langanhaltend, dauern 15 – 20 min und werden durch Alkohol und Coca Cola ausgelöst.

Hemiballismus

Der Hemiballismus ist durch schleudernde, wuchtige und weitausfahrende unwillkürliche Bewegungen, bevorzugt im Schulter- und Beckengürtelbereich einer Körperseite, charakterisiert. Die Hyperkinesen können nach Art eines Status mit unterschiedlicher Intensität über Stunden bis Tage andauernd auftreten. Ischämien oder intrazerebrale Blutungen im Nucleus subthalamicus führen zur Entladung im prämotorischen Kortex.

Schreck- oder Startle-Anfälle

Bei Schreck- oder Startle-Anfällen führt ein sensorischer Reiz (akustisch, Berührung, optisch oder das plötzliche Erschrecken) zu myoklonischen oder myoklonischen und tonischen Anfallssymptomen und nachfolgenden komplexen Reflexsynergien. Im EEG zeigt sich eine Vertexwelle oder Muskeleinstreuung ohne für Epilepsie typische Aktivität.

Steel-Richardson-Olszewski-Syndrom

Das Steel-Richardson-Olszewski-Syndrom besteht aus einem hypokinetisch-hypertonen Syndrom mit Rigor und okulomotorischen Störungen (Sakkadenverlangsamung, dann Übergang in allmähliche Blickparese zunächst in der Vertikalebene). Das Erstmanifestationsalter liegt meistens nach dem 50. Lebensjahr. Es treten Sturzanfälle infolge „Bewegungen en bloc“ ohne ausreichende Gleichgewichtsverlagerung einzelner Körperteile auf. Bei den „Sturzanfällen“ handelt es sich also nicht um aktive Vorgänge, sondern um einen Mangel an motorischer Gleichgewichtskompensation.

Drop attack

Im weiteren Sinne wird von Drop attacks bei plötzlichem Fall ohne Warnung oder Bewußtseinstrübung gesprochen. Eine Vielzahl von Ursachen kommt bei älteren Patienten differentialdiagnostisch in Betracht: Orthostase, zerebrale Durchblutungsstörung, Vertigo, epileptische Anfälle, extrapyramidale Störungen, Gang- und Gleichgewichtsstörungen, Nebenwirkungen von Antihypertensiva, Insulin, Neuroleptika. Bei der Drop attack im Rahmen von vertebrobasilären Hirnstammdurchblutungsstörungen erfolgt meist ein plötzlicher Sturz auf die Knie infolge Tonusverlustes und ohne Bewußtseinsveränderung. Der Patient steht sofort wieder auf. Drop attacks wurden auch bei Hydrozephalus, Hirnstammläsionen oder im Bereich des 3. Ventrikels sowie bei Hypothyreose (Kramer et al. 1993) beobachtet.

Stoffwechselentgleisungen

Stoffwechselentgleisungen wie z. B. Hypo- oder Hyperglykämie oder Elektrolytverschiebungen können ebenfalls zu partiellen Anfällen führen.

Menière-Erkrankung

Einfach-partielle Anfälle mit Vertigo und Tinnitus oder solche, die in komplex-partielle übergehen, können schwer von Morbus-Menière-Attacken abzugrenzen sein. Allerdings fehlt beim Morbus Menière die Bewußtseinsveränderung sowie die

Tabelle 25 Differentialdiagnose des „anfallsartigen" episodischen Schwindels

Diagnose	Symptome	Zusatzdiagnostik
Vertigo epileptica	Drehschwindel zur Gegenseite, evtl. Tinnitus; Liftgefühl; Dauer s; oft Kombination mit CP	EEG mit Mapping (Gyrus temp. sup./ Sulcus interparietalis); MRT/SPECT; Vestibularisfunktion o.B.
vestibulogener Anfall	Reflexanfall durch Vestibularisreiz	Innenohrerkrankung
M. Menière	Drehschwindel, Brechreiz, Tinnitus, Hypakusis oder Gefühl wie verstopftes Ohr, keine Bewußtseinsstörung, Dauer Stunden	EEG fronto-temp. Verlangsamungsherd möglich, vestibuläre Untererregbarkeit oft erst später im Krankheitsverlauf, Lautheitsausgleich +
akute Vestibulopathie	Drehschwindel, Lageabhängigkeit, Übelkeit, Brechreiz, schlagrichtungsbest. Nystagmus über Tage abklingend	ENG (Frenzel-Brille), vestibuläre Untererregbarkeit (Infekt?)
Insuffizienz d. A. vertebralis/basilaris (VBI)	oft lageabhängig (Aufstehen, Kopfwenden), Schwindel u. a., Hirnstammsymptome (trans. globale Amnesie, drop attack selten), meist > 60 Jahre	ENG (Blickrichtungsnystagmus, vaskulärer Zervikalnystagmus, Petit ecriture), Dopplersonographie; Abgangsstenose?
HWS-Kopfgelenkdysfunktion (Pseudo VBI)	Schwindel, lageabhängig	HWS, Kopfgelenkdysfunktion, Zervikalnystagmus
Hirnstamm, Kleinhirn, spinaler Prozeß, PNP, ED	Schwindel bei charakteristisch neurologischem Syndrom	je nach Syndrom Zusatzdiagnostik, CT, MRT, Liquor etc.
okulär bedingte Fehlsichtigkeit	ophthalmologisch, beginnende Myasthenie	Sehprüfung, Provokationstest
internistisch	Schwindel und Schweißausbruch Schwindel und Zittern → Schwindel beim Aufstehen → Schwindel bei Kopfwendung → Schwindel bei engem Kragen	 Hypoglykämie Orthostase evtl. leichte Form einer Synkope (= Lipothymia), Karotissinus-Syndrom
Intoxikation	Dreh-/Schwankschwindel, hirnorganische Psychosyndrom	EEG, ENG, Blutspiegel (Alkohol/Medikamente)
psychogen (phobisch)	diffuser Schwindel, situations-/affektabhängig, Hyperventilation, depressives Syndrom	EEG, ENG, Vestibularis o. B., Klaustrophobie, Angstneurose etc.

epilepsiespezifische Aktivität im EEG. Verlangsamungsherde in der Frontotemporalregion können allerdings auch beim M. Menière auftreten. Eine Vertigo epileptica dauert nur einige Minuten und ist also wesentlich kürzer als ein Menière-Anfall. Otolithenkrisen (Symptome: transiente Hypakusis, Schwindel, Sturz) treten bei 10% als Spätmanifestation bei M. Menière auf. Sie können zur Fehldiagnose VBI oder epileptischer Sturzanfall führen (Tab. **25**).

Fokale Dystonie

Als Sonderform der Dystonie können regionäre dystone Bewegungsstörungen (z. B. Kopf, Arm, Beine) auftreten. Sie werden auf eine reduzierte pallidäre Inhibition des Thalamus mit daraus resultierender Überaktivität medialer und präfrontaler Hirnareale und relativer Inaktivität primär motorischer Regionen (Berardelli et al. 1998) zurückgeführt.

Negative Motor-Symptome

Sie bestehen in plötzlicher Unfähigkeit, Bewegungen auszuführen oder treten als spontaner, negativer Myoklonus (Guerini et al. 1993) auf, z. B. bei Asterixis. Sie können auch Bestandteile fokaler epileptischer Anfälle sein sowie Antworten auf Elektrostimulation des frontalen Kortex darstellen. Gefahr der Fehldiagnose: Haltungsstörung, Ataxie.

Iktuale Apnoe

Apnoe kann als einziges epileptisches Symptom bei Neugeborenen und selten im Erwachsenenalter auftreten. Iktuale und SPECT-Untersuchungen sprechen für temporal limbische fokale epileptische Aktivität (Woon Lee et al. 1998).

8.2 Komplex-partielle Anfälle

Unter dem Begriff komplex-partielle Anfälle wird eine heterogene Gruppe von Anfällen zusammengefaßt, deren gemeinsame Charakteristika im Beginn in einer Hemisphäre und einer Bewußtseinsveränderung besteht. Bei einigen Anfällen steht die „psychomotorische" Symptomatik im Vordergrund und wird zum Leitsymptom. Die Bezeichnung „psychomotorischer Anfall" ist jedoch nicht als Synonym mit komplex-partiellem Anfall zu verwenden, da komplex-partielle Anfälle auch ohne motorische Symptomatik ablaufen können, und lediglich in Form einer mehr oder weniger ausgeprägten Bewußtseinsveränderung in Erscheinung treten. Da auch Absencen bei generalisierten 3/s-Spike-wave-Epilepsien häufig neben Lid- und Bulbusphänomenen orale Symptome und Automatismen aufweisen können, also psychomotorische Symptome, ist die Bezeichnung „psychomotorisch" zur Differenzierung zwischen den Epilepsie-Anfallsformen nur bedingt geeignet und wurde deshalb im internationalen Sprachgebrauch verlassen. Hier spricht man von komplex-partiellen Anfällen und unterscheidet diese Anfälle je nach Beginn der Anfallsaktivität in temporalen oder extratemporalen Gehirnstrukturen.

8.2.1 Komplex-partielle Anfälle bei Temporalhirnepilepsie

Eine große Gruppe von komplex-partiellen Anfällen beginnt im Temporalhirn und wurde daher von der Montreal-Schule mit dem Begriff der Temporallappenepilepsie bezeichnet (Jasper et al. 1951). Folgende Begriffe wurden in der Vergangenheit synonym zur Temporallappenepilepsie verwendet: psychomotorische Äquivalente, limbische Epilepsie, Uncinatus-Krisen, Oral-Petit-mal, Petit mal intellektuell, Dämmerattacken. Komplex-partielle Anfälle können von verschiedenen Arealen des Temporalhirns ihren Ausgang nehmen. Wieser (1983) unterschied nach anatomisch-klinischen Gesichtspunkten fünf verschiedene Typen komplex-partieller Anfälle mit Ursprung im Temporalhirn. Von diesen kommt den Anfällen, welche vom amygdalo-hippokampalen Komplex ausgehen, klinisch und zahlenmäßig die größte Bedeutung zu. Das Leitsymptom des komplex-partiellen Anfalls besteht in einer meist allmählich zunehmenden und an Intensität variierenden Veränderung des Bewußtseins. Beginn und Ende dieser Bewußtseinsveränderung sind nicht so abrupt wie bei den Absencen vom generalisierten 3/s-Spike-wave-Typ, wo man sogar fast von einem Ab- und Anschalten des Bewußtseins sprechen kann, sondern es kommt mehr zu einer allmählichen Veränderung im Sinne einer mehr oder weniger stark ausgeprägten Umdämmerung von überwiegend 1 – 3 min Dauer. Die Symptomatik komplex-partieller Anfälle ist häufig sehr vielgestaltig, wobei psychische, motorische und autonome Symptome mit stark wechselnder Intensität neben- und nacheinander auftreten.

Sehr häufig findet man bei komplex-partiellen Anfällen, welche im Temporallappen beginnen, initial einen trüben und starren Blick, Umdämmerung mit initialer Bewegungsarmut (hypomotorisch) [⊙ Fall 1, **hypomotorisch**] und später Automatismen. Bei den Automatismen handelt es sich häufig um automatisch ablaufende Bewegungsschablonen aus der Oralsphäre, Mimik, Gestik oder verbale bzw. Fortbewegungsmotorik. Häufig entsteht der Eindruck, daß diese Bewegungen nur noch „halb zweckvoll" im Verlauf der Bewußtseinsveränderung im Anfall in Gang gesetzt werden. Am häufigsten beobachtet man Automatismen aus der Oralsphäre in Form von Schlucken, Kauen, Schmatzen, Schmecken und Lecken etc. [⊙ Fall 5 und 9, **orale Automatismen, Nesteln**]. Häufig gesellt sich nach dem Anfallskern mit starrem Blick und oralen Automatismen eine zunehmende tonische motorische Symptomatik hinzu. Ein wichtiges Symptom ist das „dystonic posturing" [⊙ Fall 9, 7 und 2, **dystone Armhaltung**] einer oberen Extremität, welches häufig auf einen kontralateralen Anfallsursprung im

Temporallappen hinweist (Kotagal et al. 1997). Seltener beobachtet man hypermotorische Schablonen und sexuelle Automatismen (oft Schalensymptome).

Bei der Anfallssymptomatik können psychische Störungen im Vordergrund stehen. Sie können z. B. in abnormen gedanklichen Abläufen bestehen (forciertes Denken, Gedächtnisstörungen oder die sogenannte Hypermnesie, wobei Geschehnisse mit größter Exaktheit im Detail wiedergegeben werden). **Dysmnestische Symptome** treten in Form von schnellem Wiedererleben der Vergangenheit (z. B. Panoramavision), Entfremdungserlebnissen u. a. Gedächtnisstörungen auf. Als **kognitive Symptome** werden auch Zeitverschiebungen und Realitätsverzerrung bzw. Depersonalisation im Erleben des Patienten bezeichnet. Bei dem „déjà vu“ wird „Neues als Bekanntes“ erlebt, seltener wird etwas Bekanntes als nicht gesehen oder nicht vertraut („jamais vu“) bzw. nie erlebt („jamais vecu“) empfunden. **Affektive Störungen** bestehen aus Traurigkeit und Freude, welche im Anfall in extremen Empfindungen erlebt werden. Anfälle mit dem Leitsymptom der Reizbarkeit, Angst, Wut und Erotik sind u. U. schwierig als komplex-partielle epileptische Anfälle zu erkennen.

Eine psychosensorische Symptomatik in Form von Halluzinationen und Illusionen findet sich nicht selten zu Anfallsbeginn. Visuelle Illusionen (Mikropsie, Makropsie, Körperschemaveränderungen, Verzerrung von Entfernungen, monokulare Diplopie, auditorische Illusionen, vertiginöse Illusionen, olfaktorische oder gustatorische Illusionen) können Bestandteil komplex-partieller Anfälle sein und müssen von Halluzinationen (Wahrnehmungen ohne Objekt) abgegrenzt werden. Visuelle Illusionen und Halluzinationen können bei komplex-partiellen Anfällen aus dem Okzipitalhirn und sekundärer Fortleitungen aus dem Temporalhirn entstehen. Vegetative Symptome bestehen häufig in einer Tachykardie, einer Bradykardie, selten einer Asystolie sowie einer gastrointestinalen Hypermotilität (Van Buhren und Ajmone Marsan 1958, van Manitius-Robeck et al. 1998, Kowalik et al. 1998).

Iktuale Sprachstörungen finden sich häufig bei komplex-partiellen Anfällen aus dem Temporalhirngebiet. Während Sprachaktivität in Form von Worten oder Sätzen während des Anfalls, häufiger bei fokaler Aktivität in der nicht-dominanten Temporalhirnregion vorliegt oder bei bilateralen temporalen Foci (Serafetinides und Falconer 1963), weist die postiktuale Aphasie häufig lokalisatorisch auf die dominante Hemisphäre des Patienten als Anfallsursprung hin [⊙ **Fall 1, Testung, iktuale und postiktuale Aphasie**]. In seltenen Fällen kann während eines Temporallappen-Anfalls ein plötzliches Rennen als motorische Aktivität auftreten.

Die Phase der Bewußtseinsveränderungen kann von anderen Symptomen (motorisch, sensorisch, autonom, psychisch oder sprachlich) begleitet werden [⊙ **Fall 10, fluktuierende Bewußtseinslage, sensorische Aphasie**]. Je nach Ausgangsort und Ausbreitung der Entladungen kommen die verschiedenen Kombinationen zustande. Da psychische Symptome gelegentlich ohne Veränderungen des Bewußtseins auftreten können, sind sie definitionsgemäß in diesem Falle Teil eines einfach-partiellen Anfalls. Meistens ist die Bewußtseinsveränderung so gering, daß sie der klinischen Erfassung entgeht. Der Übergang zum komplex-partiellen Anfall ist in diesen Fällen häufig fließend. Oft gehen solche einfach-partiellen Anfälle in komplex-partielle über. Wichtig ist, in jedem Fall den Anfallskern, also die initiale Symptomatik des Anfalls, zu erfassen, da sie am ehesten Rückschlüsse auf eine Lokalisation der Funktionsstörung im Gehirn ermöglicht.

8.2.2 Extratemporal entstehende komplex-partielle Anfälle

Komplex-partielle Anfälle können, abgesehen vom Temporallappen, von frontalen, zentralen, parietalen, okzipitalen und mittelliniennahen Gehirnstrukturen ausgehen. Die exakte klinische Analyse der initialen Symptome ermöglicht es, mögliche Hinweise auf eine extratemporale epileptische Initial-Aktivität zu erhalten. Komplex-partielle Anfälle aus dem Frontalhirn können erhebliche diagnostische Schwierigkeiten verursachen, da sie

1. mit pseudo-hysterischen Symptomen einhergehen können (Wälzbewegungen, rhythmische Bewegungen des Beckens und vor allem der unteren Extremitäten, Schreien, massive bilaterale Extremitätenbewegungen etc.) [⊙ **Fall 3, Body rocking, hypomotorische Anfallsphase**].
2. häufig im Oberflächen-EEG keine epilepsiespezifische Aktivität im Anfall zu registrieren ist und zusätzlich eine massive Muskelüberlagerung des EEG besteht und
3. die Anfälle u. U. nicht auf antiepileptische Behandlung ansprechen.

Komplex-partielle Anfälle, die im Frontalhirn entstehen, haben folgende charakteristische Symptomatik: Sie treten häufig plötzlich auf, dauern weniger als 1 min und enden abrupt (Williamson 1986). In diesem Fall muß eine exakte Differentialdiagnostik gegenüber 3/s-Spike-wave-Absencen bei generalisierten Epilepsien erfolgen. Komplex-partielle Anfälle bei fokalen Entladungen im Frontalhirn treten häufig in Clustern auf. Oft beginnen die Anfälle plötzlich mit einem starren Blick, eine uncharakteristische Aura ist möglich, dann zeigen sich komplexe, automatische Bewegungsabläufe (Schlendern, Wälzen, Fahrbewegungen, sexuelle Automatismen, Vokalisation). Die bizarre Symptomatik verleitet, wie oben bereits angedeutet, zunächst zur Annahme hysterischer Anfälle.

Im Vergleich zu den komplex-partiellen Anfällen frontalen Ursprungs beginnen die komplex-partiellen Anfälle temporaler Genese oft mit einer blanden Anfallssymptomatik allmählicher Progredienz, oder mit fluktuierender Umdämmerung. Beginn und Ende der Anfallssymptomatik ist unscharf. Häufig zeigt sich eine epigastrische Aura und nach Eintreten der Bewußtseinsveränderungen auch oft orale Automatismen, tonische Komponenten sowie motorische und automatische Bewegungsschablonen. Die Dauer ist häufig länger als eine Minute. Nach Walsh und Delgado-Escueta (1984) weisen komplex-partielle Anfälle, die mit initialer, bilateraler Extremitätenmotorik auftreten, verdächtig auf einen extratemporalen Fokus hin. Besonders schwierig kann die Differentialtypologie bei Anfällen mit fokalem Beginn der Entladungen in der Frontalhirnregion und sekundärer Fortleitung ins Temporalhirn sein (zeitliche Folge der Symptome! Oft lange Anfallsdauer mit abruptem Beginn und allmählichem Ausklingen) [⊙ Fall 3]. Abb. **20a** (S. 52) zeigt ein interiktuales EEG mit fokaler epileptischer Aktivität frontal rechts (F4) bei Frontalhirnepilepsie.

8.2.3 Interiktuales EEG

Etwa die Hälfte der Patienten weist im Wachzustand im Routine-Wach-EEG keine pathologischen Veränderungen auf. Bei den anderen Patienten zeigt die Hälfte Spike- oder Sharp-wave-Entladungen und der Rest uncharakteristische, meist herdförmige Veränderungen in der Temporalregion (siehe Abb. **20, 21b, 22b**, S. 52 ff.). Durch Verwendung zusätzlicher Elektroden, welche die epileptische interiktuale Aktivität vom Temporalgehirn besser abgreifen als die im Routine-EEG verwendeten Elektroden, kann die Anzahl unauffälliger EEG-Befunde erheblich reduziert werden. Interiktuale EEG-Veränderungen außerhalb des Temporallappens werden bei ca. 8–10% registriert (Gastaut et al. 1953, Gibbs und Gibbs 1964).

8.2.4 Iktuales EEG

EEG-Ableitungen während komplex-partieller Anfälle zeigten im Oberflächen-EEG folgende Veränderungen:

a) Anhaltende rhythmische Spike-Aktivität um 10–30/s oder Sharp-waves gefolgt von rhythmischen langsamen Wellen.
b) Abflachung der EEG-Amplitude ohne oder mit folgender epilepsiespezifischer Aktivität.
c) Rhythmische langsame Wellen um 4–6/s.
d) Spike-wave-Komplexe.

Art und Ausmaß der iktualen Oberflächen-EEG-Veränderungen werden u.a. von der Entfernung der Elektrode zum Ursprungsort der Entladungen mitbestimmt. Untersuchungen mit intrazerebralen Tiefenelektroden zeigen, daß fokale Aktivität im amygdalo-hippokampalen Komplex häufig mit hochfrequenten Spike-Entladungen beginnt und anschließend das Charakteristikum des progressiven, an Amplitude zu- und Frequenz abnehmenden Musters aufweisen. Mit dem Oberflächen-EEG werden diese epileptischen Aktivitäten nur teilweise erfaßt (Abb. **48**). Bei 10–30% der Patienten zeigt sich sogar keine epilepsiespezifische Oberflächen-EEG-Veränderung (Ajmone Marsan und Ralston 1957, Delgado-Escueta et al. 1982). Um epileptische Aktivität der Temporallappenregion mit Oberflächen-EEG-Registrierungen besser zu registrieren, sind zusätzlich zum internationalen 10–20-Schema T_1-, T_2-, Zygomatikus- oder Sphenoidal-Elektroden zweckmäßig (s. Abb. **19**, S. 51). Mit ihrer Hilfe wird die Spike-Aktivität in der vorderen und mediobasalen temporalen Region sicherer erfaßt, als mit den konventionellen Elektroden. Die gleichzeitige Betrachtung der Anfallssymptome und des EEG erlaubt auch, bei nur diskreten Verhaltensänderungen durch die Analyse des Anfallsverhaltens selbst, wichtige Hinweise auf das Vorliegen eines komplex-partiellen Anfalls zu erhalten. Theodore et al. (1983b) fanden bei bis zu 90% der komplex-partiellen Anfälle iktuale EEG-Veränderungen.

Bei invasiven Ableitungen lassen sich u.U. diskrete fokale Veränderungen wie z.B. Poly-spike-Serien, „beta buzz" nachweisen, die Oberflächenableitungen entgehen.

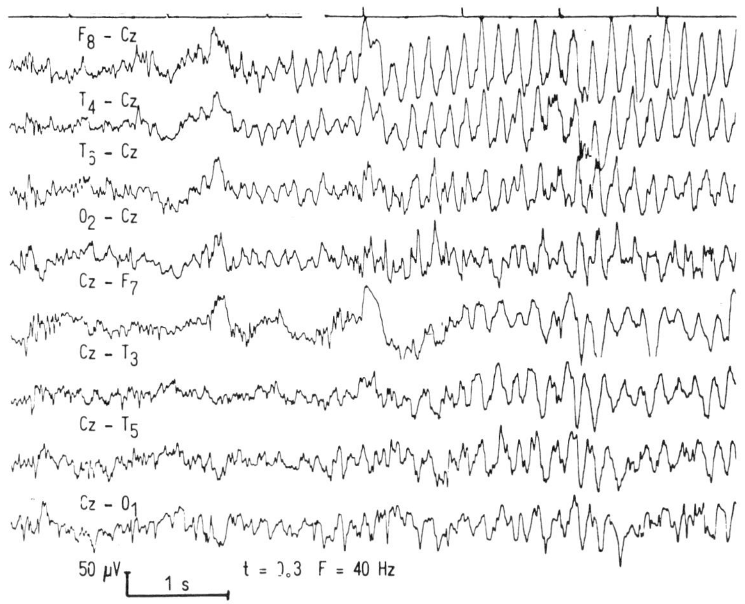

Abb. 48 Komplex-partieller Anfallsbeginn bei Temporallappenepilepsie. Bei Ableitung mit den in der Routinediagnostik üblichen Elektroden des 10–20-Systems werden initiale niedrige Spitzen oft nicht erfaßt. Häufig zeigt sich im Oberflächen-EEG daher zu Beginn nur eine rhythmische Thetaaktivität.

8.2.5 Ätiologie und Pathophysiologie

Bei komplex-partiellen Anfällen – vor allem bei Temporallappenepilepsie – finden sich bei ca. 80% der Fälle neuropathologisch positive Befunde (Falconer et al. 1959, Mathieson 1975, Jensen 1976). Bei ca. 50% besteht eine mesial-temporale Sklerose mit Verlust der Nervenzellen in der Hippocampusregion, die von einer Fibrose und einer Atrophie begleitet wird. Die Ursache der mesialen Sklerose ist noch nicht endgültig geklärt. Wahrscheinlich spielt eine frühkindliche Gehirnschädigung mit Hypoxie der Neurone eine Rolle. Ursächlich hierfür könnte eine Einklemmung im Tentoriumschlitz bei der Geburt sein. Darüber hinaus wird ihre Entstehung als Folge epileptischer Anfälle diskutiert. Bei 20% der Patienten mit Temporallappenepilepsie zeigen sich Hamartome, bei 10% verschiedene Läsionen, wie z. B. Tumore, posttraumatische Narben, Infektionen, vaskuläre Läsionen, tuberöse Sklerose etc.

Bei neuropathologischen Untersuchungen operierter Patienten mit pharmakoresistenten Epilepsien fand Mathieson (1975) bei 875 Operationspräparaten die in Abb. **45** wiedergegebene Verteilung der Diagnosen. Die Gliome befanden sich nicht selten in der Unkus- oder Amygdalaregion. Nach Wolf et al. (1993) fanden sich Tumoren in ca. 35%, Läsionen in 24% und kryptogene Läsionen in 35% bei Patienten mit pharmakoresistenten Temporalhirnepilepsien. Von 75 Tumoren waren 34 Gangliogliome, 17 pilozytische Astrozytome, 9 Oligodendrogliome, 6 „dysembryoplastische neuroepitheliale" Tumoren, 6 fibrilläre Astrozytome.

Bei kryptogenen fokalen Epilepsien kommen nicht selten neben der Ammonshorn-Sklerose diskrete kortikale Malformationen vor (Kasper et al. 1999).

Die zerebrale Computertomographie zeigt lediglich bei 30–50% der Patienten mit Temporallappenepilepsie pathologische Befunde (Pritchard und Hungerford 1980).

Mit der Kernspintomographie werden bei Temporallappenepilepsie in bis zu 80% der Fälle Signalveränderungen nachgewiesen (Janz 1969 a, McLachlan et al. 1985, Stefan et al. 1987 b).

6,5% der Patienten mit komplex-partiellen Anfällen wiesen eine familiäre Belastung mit Epilepsie auf. Für die Manifestation der Symptomatik komplex-partieller Anfälle aus dem Temporalhirn kommt dem Limbischen System die entscheidende Bedeutung zu. Assoziationsverbindungen von der amygdalo-hippokampalen Formation ermöglichen eine Propagation der epileptischen fokalen Aktivität in andere Gehirnregionen. Tiefenableitungen zeigten epileptische Aktivität in verschiedenen Limbischen Systemen, wie z.B. Gyrus cinguli, Nucleus amygdala, Hippocampus, Gyrus hippocampalis und bestimmte thalamische Kerngebiete (Crandall et al. 1963, Wieser 1983).

Komplex-partielle Anfälle, vor allem im Rahmen der Temporallappenepilepsie, treten häufig im Adoleszentenalter auf. Tonisch-klonische Grand-mal-Anfälle treten bei 70% der Fälle und einfach-partielle Anfälle bei 2% hinzu. Die Prävalenz komplex-partieller Anfälle betrug unter einem Kollektiv von 11612 Patienten mit Epilepsie 5,8% und in Kombination mit anderen Anfallstypen 23,2% (Gibbs und Gibbs 1952).

8.2.6 Differentialtypologie

Die Bezeichnung „psychomotorischer Anfall" trifft nur auf einen Teil der komplex-partiellen Anfälle zu, da diese u.U. sehr bland und z.T. sogar absenceähnlich (Pseudoabsence) ohne stärkere motorische Komponenten ablaufen können. Werden komplex-partielle Anfälle festgestellt, dann besteht der nächste Schritt in der Zuordnung zur temporalen oder einer extratemporalen Epilepsie. Komplex-partielle Anfälle werden am häufigsten (60–70%) durch eine Temporallappenepilepsie verursacht. Hierbei werden besonders oft Auren mit epigastrischen, schwer definierbaren, aufsteigenden Gefühlen oder

- Déjà vu (visuell bereits erlebtes Gefühl),
- Déjà entendu (Gehörtes),
- Jamais vu (nicht erlebtes Gefühl),
- illusionäre Verkennungen oder traumhafte Gefühle (dreamy states),
- Geruchs- bzw. Geschmackshalluzinationen

erlebt, bevor das eigentlich komplex-partielle Anfallsgeschehen manifest wird. Die Bewußtseinsveränderung entspricht entweder einer leichten, plötzlich einsetzenden Aufmerksamkeits- bzw. Reagibilitätsstörung (Pseudoabsence) oder einem mehr oder weniger unscharf beginnenden und endenden sowie fluktuierenden Dämmerzustand. Häufig beginnt sie mit bewegungslosem Vor-sich-hin-Starren, dem Automatismen folgen. Tonische Symptome können vor allem in der Initialphase, zusätzlich in die Anfallssymptomatik eingebettet sein. Die Initialsymptome des Anfallskerns können je nach Lokalisation der epileptischen Aktivität im Temporalhirn variieren. Temporale Ohnmachten und Drop-attack-ähnliche Anfälle mit mehr oder weniger ausgeprägten Bewußtseinsveränderungen können während Sturzanfällen auftreten. Meistens beginnen die Anfallsentladungen im Hippocampus oder im Parahippocampus und im Nucleus amygdala, seltener im Nucleus amygdala (dann mit besonders ausgeprägten vegetativen Symptomen). Fokale amygdaläre Entladungen sind aufgrund der ungerichteten Zellstruktur des Nucleus amygdala elektrophysiologisch oft nur mit intrazerebralen Tiefenelektroden registrierbar. Insgesamt überwiegen Anfälle aus der mediobasalen, limbischen Temporalhirnregion.

Auren mit auditiven und visuellen Halluzinationen oder Sprachstörungen in der dominanten Hemisphäre können auf einen lateralen neokortikalen Ursprung in einem hinteren Temporallappenabschnitt hinweisen, während vestibulär-akustische Halluzinationen für einen Beginn in der operkulär-insulären Region sprechen. Andere wichtige Gebiete, von denen komplex-partielle Anfälle generiert werden können, sind die Parietal-, Okzipital- und Frontallappen. Die Symptomatik extratemporal entstehender komplex-partieller Anfälle wird im Abschnitt Epileptogenes Areal und Anfallssymptome ausführlich beschrieben.

Komplex-partielle Anfälle mit bilateralen, motorischen, komplexen, automatischen Bewegungsschablonen der Arme und Beine können eine pseudo-hysterische Symptomatik aufweisen. Sprachhemmungen, Vokalisationen, Fechter-Stellung (M_2E) und autonome Symptome können Ausdruck einer primären Erregung in einer extratemporalen motorischen Region sein. Diese symptomatologischen Charakteristika sind wichtig für die klinische Differentialdiagnostik, wobei häufig der Beweis erst elektrophysiologisch geführt werden kann. Die Symptomatik von Auren wird im Zusammenhang mit den unterschiedlichen Manifestationen einfach-partieller Anfälle, die u.U. in komplex-partielle Anfälle übergehen können, besprochen.

Hallen (1961) erarbeitete eine Strukturierung der Anfälle nach dem Gesichtspunkt dominierender Leitmotive im Sinne eines oralen, adversiven, aphasisch-dysarthrischen und indifferenten Typus und der temporalen Ohnmacht. Hierbei hob Hallen bereits die Aufeinanderfolge verschiedener Anfallsphasen (Aura, eigentlicher kurzer Anfall, nachfolgender kurzer Dämmerzustand) hervor. Video-Simultan-Doppelbildaufzeichnungen von Patienten mit komplex-partiellen Anfällen bestätigen die Mehrphasigkeit dieser Anfallsart (Dreyer und Wehmeier 1978, Delgado-Escueta et al. 1982, Wieser 1983). Am häufigsten findet sich bei der Temporallappenepilepsie der Typ I nach Delgado-Escueta mit initialem starren Blick, Bewegungslosigkeit, Abwesenheit und oralem Automatismus. Er findet sich besonders häufig bei fokalen Entladungen in mediobasalen Schläfen-Hirnanteilen. Eine allzu enge Einteilung der komplex-partiellen Anfälle vom Temporalhirn hat sich bis heute klinisch noch nicht als möglich erwiesen. Bei den Auren unterscheidet man solche mit elementaren und komplexen Sinneswahrnehmungen. Bei ersteren sind vor allem epigastrische Auren als häufigste Manifestation und an 2. Stelle olfaktorische oder gustatorische Auren mit ihren meist vagen und mehrdeutigen Wahrnehmungen zu nennen. Bei szenischen komplexen Auren können Halluzinationen (Wahrnehmungen ohne Objekt) oder illusionäre Verkennungen in Form ablaufender Szenen, wie in einem Film oder als Halluzinationen infolge verschiedener anderer sensorischer Reize auftreten. Neben dem Gefühl des Bekannten oder der Verfremdung können häufig Angst und seltener Glücksgefühle auftreten. Der komplex-partielle Anfall kann aber auch mit Dysmorphopsien, Störungen des Zeiterlebens (Zeitraffung, Zeitdehnung, Zeitstillstand) oder mit Körperschemastörungen einhergehen.

Eine Aura kann das einzige Anfallssymptom bleiben – in diesem Fall handelt es sich um eine isolierte Aura – oder sie kann das Initialsymptom eines komplex-partiellen Anfalls darstellen. Dann korreliert es als Anfallskern stark mit dem Ursprung der fokalen epileptischen Aktivität. Die nachfolgenden Symptome sind Ausdruck der mehr oder weniger starken Propagations- und Generalisationstendenz des Anfallsgeschehens. Hallen wies darauf hin, daß vestibuläre Auren mit dem Symptom des Drehschwindels bei mehr als 70% komplex-partielle Anfälle mit Versivsymptomatik einleiten. Nicht selten sind derartige Auren mit Dys- und Metamorphopsien sowie mit Körperschemastörungen kombiniert.

Optische Auren können entweder als Reizsymptome wie Lichtblitze, farbige oder schwarzweiße Figuren, geometrische Formen vor dem gesamten Blickfeld oder kontralateral, hemianopisch, als Sternchen, Pfeile, Kreise etc. und selten auch als Ausfallserscheinungen mit Sehausfällen auftreten. Visuelle Ausfallserscheinungen sind allerdings relativ selten epileptischer Genese und man sollte stets auch an eine vaskuläre Ursache denken. Letztere dauern in der Regel länger (Minuten bis Stunden). Die Aura continua kann über Stunden und Tage anhalten. Sie entspricht einem fokalen Status epilepticus.

8.2.7 Differentialdiagnose

Absencen

Komplex-partielle Anfälle müssen gegenüber anderen epileptischen Anfällen differentialtypologisch exakt abgegrenzt werden, um eine gezielte Behandlung zu ermöglichen. Besonders wichtig ist die Differenzierung von Absencen bei generalisierten Spike-wave-Epilepsien und komplex-partiellen Anfällen mit Anfallsbeginn im Temporalhirn. Das klinische Anfallsleitsymptom stellt in beiden Fällen eine Bewußtseinsstörung dar. Der Patient ist abwesend und weist einen starren Blick auf. Entscheidend für die richtige diagnostische Zuordnung ist die simultane Video-EEG-Registrierung mit dem Nachweis von 3/s-Spike-wave-Komplexen im Falle der generalisierten Spike-wave-Epilepsie mit Absence und des fokalen EEG-Musters eines komplex-partiellen Anfalls. Die Differenzierung beider Anfallstypen aufgrund der Anfallssymptome ist deshalb erschwert, weil nicht nur das Leitsymptom ähnlich ausgestaltet sein kann, sondern auch bei beiden Anfällen Automatismen auftreten. Sowohl bei Absencen als auch komplex-partiellen Anfällen treten häufig orale Automatismen auf. Absencen bei generalisierter 3/s-Spike-wave-Epilepsie weisen häufig zusätzlich milde rhythmische Lidmyoklonien in der Frequenz der Spike-wave-Komplexe oder andere milde okuläre tonische Symptome auf. Die Dauer dieser Absencen beträgt im Mittel 7 – 10 s (Penry et al. 1975, Stefan 1982), während komplex-partielle Anfälle häufig länger als eine Minute dauern. Auch sind Beginn und Ende der Bewußtseinsveränderungen weniger scharf begrenzt. Beim komplex-partiellen Anfall muß stets nach der Aura gesucht werden, welche bei der generalisierten Absence mit 3/s-Spike-wave-Komplexen fehlt.

Synkopen

Synkopen können bei kurzer Dauer und geringer Ausprägung mit einem komplex-partiellen Anfall leicht verwechselt werden. Bei der kurz dauernden Synkope merkt der Patient oft nur ein Leeregefühl im Kopf, Schwindel, Ohrensausen oder ein Dunkelwerden vor den Augen. Bei längerer Dauer kann sich eine „blasse" Ohnmacht hinzugesellen.

Synkopen, die länger als 10 s dauern, können von motorischen Symptomen begleitet werden (konvulsive Synkope). Hierbei kommt es häufig zu tonischen Aufwärtsbewegungen der Bulbi

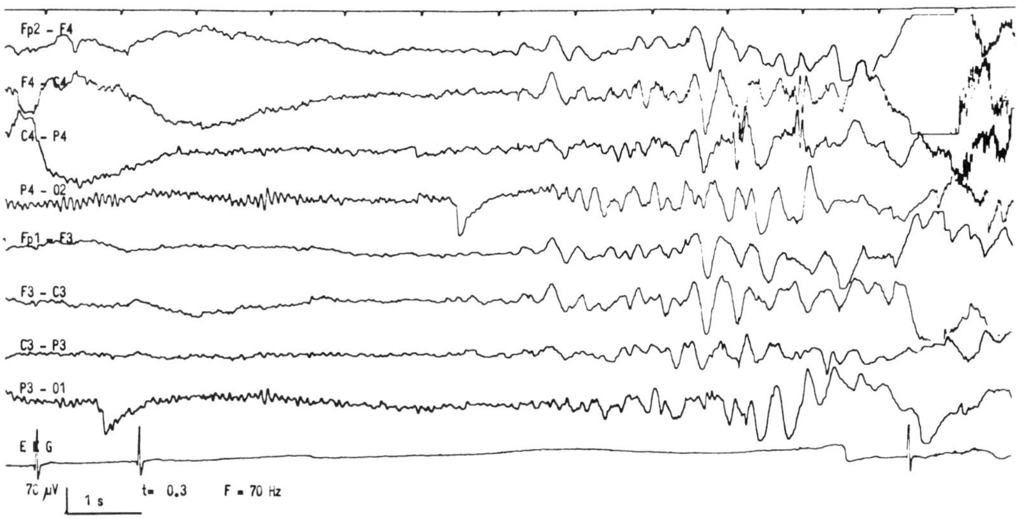

Abb. 49 Psychovagale Synkope; Symptome wie bei einem komplex-partiellen Anfall mit kurzer tonischer Bulbusanhebung und Streckung der Extremitäten, Mundbewegung, dann schlaffer Tonus und allmähliche Reorientierung; auraähnliche Warnung: „Mir wird schlecht". Polygraphie: Im EKG Asystolie von 10 s Dauer, dann allmähliche Kurvenabflachung und Einstreuung von Theta- und schließlich Deltawellen (cave: Differentialdiagnose konvulsive Synkope und komplex-partielle Anfälle).

oder tonischen Streckbewegungen der Extremitäten. Die tonischen Symptome können von Mydriasis, Nystagmus, Speichelfluß und Inkontinenz begleitet werden, selten kommen sogar Zungenbiß oder aura-ähnliche Symptome mit Übelkeit vor. Im EEG zeigt sich während der Synkope eine generalisierte Verlangsamung. Anschließend kann bei vorübergehendem Tonusverlust der Muskulatur eine Abflachung im EEG und im Anschluß hieran konvulsive tonische Verkrampfungen mit Muskeleinstreuung im EEG auftreten. Für den Nachweis von Tachykardien, Bradykardien oder Asystolien ist die Simultanregistrierung eines EKG während der EEG- oder sogar Videokontrollierten EEG-Ableitung wichtig. Der Nachweis einer Bradykardie (40 Schläge/min), Tachykardie (150 Schläge/min), einer länger als 4 s dauernden Asystolie, oder ein systolischer Blutdruck von weniger als 70 mmHg spricht für das Vorliegen einer Synkope. Am häufigsten kommen allerdings Reflexsynkopen vor. 20–30% der Synkopen werden entweder diagnostisch nicht richtig eingeordnet, oder als epileptische Anfälle verkannt (Gastaut 1974). Bei Verdacht auf Synkopen sind zusätzliche Langzeit-EKG-Ableitungen und Aktivationsmaßnahmen erforderlich, wie z.B. Bulbusdruckversuch, Valsalvamanöver und nach internistischer Beratung auch Karotisdruckversuch.

Neben einer eingehenden Eigen- und Fremdanamnese muß bei der neurologischen Untersuchung besonders auf Hinweise für eine Erkrankung mit autonomer Funktionsstörung geachtet werden (z.B. Bradbury-Eggleston oder Shy-Drager-Syndrom, POTS etc.). Zur Differentialdiagnose neural (autonom) mediierter Synkopen (vasovagal?, kardioinhibitorisch?) sowie psychoreaktiver Attacken hat sich die prolongierte Kipptisch-Untersuchung bewährt. Ergänzend können „Long-loop-EKG" Langzeitaufzeichnungen über Wochen diagnostische Hinweise liefern. Besonders schwierig kann die Unterscheidung einer „temporalen Ohnmacht" infolge eines komplex-partiellen Anfalls bei Temporallappenepilepsie und einer synkopalen Ohnmacht (z.B. psychovagal ausgelöst) sein, da bei beiden ähnliche Symptome (Aura, Bewußtseinsveränderung, Automatismen etc.) auftreten können. Das Ergebnis einer simultanen Video-Polygraphie zeigt Abb. **49.**

Ictus emeticus

Autonome und viszerale Phänomene sind während epileptischer Anfälle häufig vorhanden. Diese Symptome treten akut auf und sind für gewöhnlich mit Verhaltensänderungen des Patienten und mit Bewußtseinsveränderungen im Anfall verbunden. Wiederholtes iktuales Erbrechen kommt bei Patienten mit komplex-partiellen Anfällen und interiktualem Fokus in der Temporalhirnregion vor. Die mediale und vordere Temporalhirnregion weist überwiegend epileptische Aktivität auf. Vor dem Erbrechen können Übelkeitsgefühle und Speichelfluß auftreten. Dann folgen Kontraktionen der Abdominalmuskulatur und schließlich kommt es über eine Vagusaktivierung zum Erbrechen. Erbrechen im Strahl kommt beim Ictus emeticus zwar vor, ist jedoch nicht unbedingt vorhanden. Gewöhnlich besteht bei dem Patienten eine Amnesie für das Erbrechen. Diese klinischen Charakteristika sind bei der Differentialdiagnose zur Migräne und anderen zyklischen bzw. wiederholten Zuständen von Erbrechen ohne faßbare, internistische Grunderkrankung wichtig (Kramer et al. 1988).

Hypoxische Anfälle

Anoxisch-ischämisch bedingte Synkopen (Tab. **12**, S. 34) infolge zerebraler Perfusionsstörungen können ebenso wie anoxisch-hypoglykämische Zustände (z. B. infolge von Glukosemangel bei Insulinüberdosierung oder Inselzelladenom) zu generalisierten-ischämischen aber auch partiell-ischämischen Krisen und Attacken sowie Dämmerzuständen führen. Die Blutzuckermessung gehört daher ebenso wie die Blutdruck-, Pulsregistrierung und Auskultation des Herzens sowie bei älteren Patienten die Dopplersonographie zur Routine-Diagnostik.

Transiente globale Amnesie (TGA)

Episoden mit plötzlicher Unfähigkeit, neue Gedächtnisinhalte zu bilden unter Erhalt des Bewußtseins und anderer höherer kognitiver Funktionen, sind die Leitsymptome der transienten, globalen Amnesie. Pathophysiologisch ist eine Funktionsstörung hippokampaler oder dienzephaler Strukturen anzunehmen. Die Dauer der TGA liegt meistens zwischen 2 und 12 h (Mittel 6 h) (Miller et al. 1987). Körperliche Anstrengungen, Herzkreislauferkrankungen und Migräne finden sich gehäuft in der Anamnese. Das EEG zeigt in diesen Fällen gewöhnlich normale Befunde und keine epilepsietypische Aktivität.

Differentialdiagnostische Schwierigkeiten können sich allerdings beim Vorliegen eines hippokampalen epileptischen fokalen Anfallsstatus ergeben, bei dem eine transiente Amnesie mit mehr oder weniger ausgeprägter Bewußtseinsveränderung als Leitsymptom auftritt. Die Oberflächen-EEG-Veränderungen müssen während dieses eng umschriebenen fokalen Status' keine eindeutigen epilepsietypischen Potentiale zeigen. Diese lassen sich u. U. nur durch Spezialelektroden (Sphenoidal, Foramen-ovale) nachweisen. Durch serielle Serumprolaktin-Messungen kann ein Hinweis für epileptische Anfallsaktivität gewonnen werden, da bei komplex-partiellen Anfällen ein exzessiver Prolaktinanstieg postiktual auftreten kann (Bauer et al. 1989 b). Während das SPECT bei TGA infolge Mangeldurchblutung eine temporale Hypoperfusion aufzeigen kann, findet sich im iktualen SPECT bei Temporallappenepilepsie häufig eine regionale Hyperperfusion temporal.

Hysterische Anfälle

Während hysterische Anfälle früher überwiegend in Form großer Anfälle mit „Arc de Cercle" auftraten, hat sich in den letzten Jahrzehnten ein Feldwandel der Symptome hysterischer Anfälle eingestellt. Sowohl bewußtseinsnahe als auch bewußtseinsferne psychisch motivierte Anfälle können mit diskreten Symptomen nach Art komplex-partieller Anfälle einhergehen. 12 – 37 % der Patienten mit bewußtseinsnahen oder bewußtseinsfernen pseudoepileptischen Anfällen weisen gleichzeitig paroxysmale interiktuale EEG-Veränderungen (King et al. 1982) auf. In dieser Situation ist eine videokontrollierte Langzeit-EEG-Registrierung der Anfälle und die postiktuale Serumprolaktin-Bestimmung unter standardisierten Entnahmebedingungen zur weiteren Diagnostik zu empfehlen (cave pseudohysterische Anfallssymptome bei Frontalhirnepilepsie, hier kein Prolaktinanstieg!).

Hypovigilanz-Zustände bei Dyssomnie

Im Rahmen des narkoleptischen Syndroms können Hypovigilanzzustände am Tage auftreten. Sie sind differentialdiagnostisch von epileptischen Dämmerzuständen abzugrenzen. In diesem Falle ist eine spezielle schlafpolygraphische Diagnostik erforderlich, welche durch Bestimmung des humanen Leukozytenantigens (HLA-DR2) ergänzt werden kann. Der Nachweis von HLA-DR2 gelingt bei Patienten mit Narkolepsie fast immer. Allerdings wird HLA-DR2 auch ohne Narkolepsie bei Gesunden nachgewiesen.

8.2.8 Prognose einfach- und komplex-partieller Anfälle

Zur medikamentösen Behandlung partieller Anfälle kommen in erster Linie CBZ und VPA in Betracht. Bei fokalen Epilepsien mit einfach-partiellen Anfällen und Pharmakoresistenz sind kortikale Resektionen möglich. Bei fokalen Epilepsien kann eine Anfallskontrolle bei 25–75% erzielt werden (Jüül-Jensen 1963, Rodin 1968). Komplex-partielle Anfälle bei Temporallappenepilepsie lassen sich bei 36–60% der Patienten medikamentös so behandeln, daß Anfallsfreiheit entsteht. 25% der Patienten weisen immerhin eine erhebliche Fluktuation der Anfälle auf (Jüül-Jensen 1963 und Livingston 1963). Geringe Anfallsfrequenz, psychopathologisch unauffälliger Befund und relativ kurze Dauer der Erkrankung vor der Therapie, können als prognostisch günstige Zeichen gelten.

8.3 Generalisierte Anfälle

8.3.1 Absencen

Absencen sind durch das Leitsymptom einer plötzlich beginnenden und endenden Störung des Bewußtseins charakterisiert. Der Patient wirkt abwesend, weist einen starren Blick auf, unterbricht häufig seine Handlung (z.B. Lesen oder Schreiben) im Sinne eines Bewegungsstops. Bei der Absence fehlt eine Aura oder postiktuale Umdämmerung. Neben der Bewußtseinsstörung können verschiedene milde motorische oder vegetative Symptome während der Absence auftreten. Kommt es lediglich zu einer Änderung des Gesichtsausdruckes, zu starrem Blick und Abwesenheit, so wird von einfacher Absence gesprochen. Der Patient kann auf eine Frage nicht antworten und weist meistens eine Amnesie für die Absence auf. Obwohl die Abwesenheit das Leitsymptom der Absence darstellt, treten einfache Absencen lediglich bei 9–16% der Video-EEG-dokumentierten Absencen auf. Die mittlere Dauer der Absencen beträgt 7–10 s (Penry und Porter 1977, Stefan 1982).

Zusätzlich zur Bewußtseinsveränderung können milde klonische, tonische, atonische Komponenten und Automatismen auftreten. Bei Absencen mit milden klonischen Komponenten treten diskrete klonische Bewegungen bevorzugt im Bereich der Augenlider oder Mundwinkel sowie in anderen Muskelgruppen auf. Bei Absencen mit tonischen Komponenten kann infolge der Tonuszunahme der Muskulatur der Kopf im Sinne einer Streckbewegung nach hinten gezogen werden und der Rumpf kann sich überstrecken. Diese Bewegung entspricht einer Retropulsionsbewegung. Diskrete Tonuszunahmen zeigen sich u.U. nur in der Bulbusmotorik. Hier sind retropulsive Augenbewegungen von versiven (Wende-) Bewegungen der Bulbi zu differenzieren. Ob eine Beugebewegung des Halses mit Senkbewegung des Kopfes auf eine tonische Propulsivbewegung oder atonische Komponente zurückzuführen ist, ist häufig nicht einfach zu differenzieren. In der überwiegenden Zahl handelt es sich um aktive diskrete tonische Bewegungsschablonen.

Bei den meisten Absencen treten isoliert oder in Kombination mit milden klonischen Komponenten tonische Symptome im okulären Bereich auf. Scheinbar sinnvolle schablonenhafte Bewegungen der Oralsphäre (Lecken, Schlucken, Kauen) oder komplexe Automatismen der Extremitäten (Nesteln) sowie seltener ambulatorische Automatismen (zielloses Umhergehen) treten ebenfalls bei Absencen auf. Bei perseverativen Automatismen wird die vor Eintritt der Absence ablaufende motorische Aktivität fortgeführt, und im Falle eines De-novo-Automatismus beginnt während der Absence ein „automatisches" Verhalten (Penry und Dreifuss 1969).

Außer den bereits oben erwähnten Automatismen kommen als De-novo-Automatismen Grimassieren, Gähnen, Reiben mit den Fingern und auch Summen vor. Vegetative Veränderungen treten bei Absencen in Form von Änderung des Herzrhythmus, der gastrischen und ösophagealen Motilität, Pupillendilatation, Blässe, Änderungen des Hautwiderstandes oder Gesichtsrötung und selten als Speichelfluß bzw. Urininkontinenz auf. Diskrete motorische Anfallsphänomene während Absencen imponieren oft als Willkürbewegung. In Wirklichkeit handelt es sich um Pseudowillkürbewegungen, die der konventionellen Routine-Diagnostik entgehen können (Stefan 1981) (Abb. **50**).

Die Feststellung, daß auch bei Absencen häufig diskrete motorische und vegetative Begleitsymptome auftreten, veranlaßt im Falle des Nachweises mehrerer Komponenten zu der Bezeichnung „komplexe Absence". Video-polygraphische Untersuchungen mit Hilfe der simultanen Doppelbildaufzeichnung zeigten, daß die Kombination verschiedener Anfallssymptome bei Absencen sogar häufig vorliegt. Am häufigsten sind myoklonische und tonische Symptome kombiniert. Die häufigsten Symptome sind Myoklonien (63%),

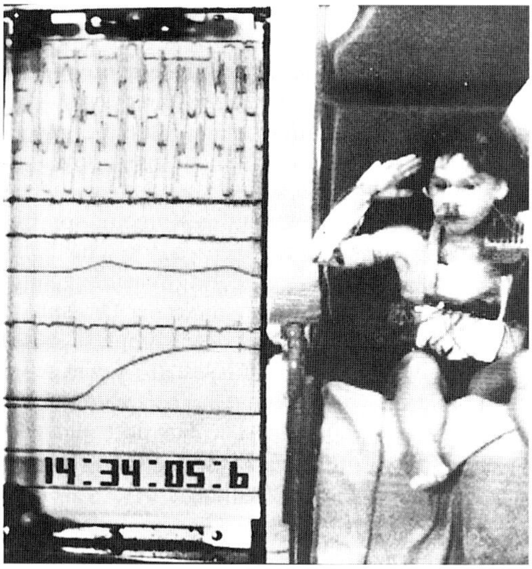

Abb. 50 Absencen mit Spike-wave-Paroxysmen (3/s), dabei starrer Blick, Bewegungsstop, der Patient verharrt im Anfall mit erhobenen Armen für 15 s Dauer. EEG: Kanal 1–4; Spike-wave-Komplexe, 5 und 6; EMG, 7; Sistieren der Atmung, 8: Hautwiderstand (Stefan 1981).

milde Tonuszunahme (40%) und Automatismen (40%) (Stefan 1982). Exakte Anfallsregistrierungen mit Hilfe simultaner Video-EEG-Aufzeichnungen führten zu der Erkenntnis, daß Automatismen nicht nur bei komplex-partiellen Anfällen häufig auftreten, sondern auch bei Absencen (Penry et al. 1975). Auch die Absence weist eine dynamische Zeitstrukturierung des Anfallsablaufes auf. Hierbei sind folgende Stadien zu differenzieren: Zuerst treten meistens irreguläre Atmung und rhythmische Lidmyoklonien und/oder Retro-, Adversiv- oder Propulsivbewegungen im Kopfbereich auf, später folgen Reduktion der Atemtätigkeit sowie Änderung des Herzrhythmus oder eine Hautwiderstandsabnahme. Meistens treten erst in den späteren Anfallsabschnitten orale und noch später nicht-orale Automatismen hinzu.

Die Folge motorisch-vegetativer Symptome während generalisierter Spike-wave-Paroxysmen entspricht einem „March" von diskreten Absencesymptomen (Stefan 1982). Bei der Differenzierung der motorischen Abläufe nach Körperabschnitten erweist sich, daß zuerst der okuläre Bereich des Kopfes und dann die untere periorale Gesichtsmuskulatur und zuletzt die Extremitäten aktiv sind. Aufgrund dieser Ergebnisse läßt sich ein globales, in der Körperlängsachse von kraniell nach kaudal gerichtetes Funktionsprinzip eines diskreten motorischen Anfallsablaufes erkennen (Abb. **52**). Eine zu enge Einteilung von Absencen in myoklonische, tonische Absencen mit Automatismen oder Absencen mit vegetativen Symptomen wird den tatsächlichen Gegebenheiten also nicht gerecht, da meistens eine Kombination der verschiedenen Begleitsymptome vorliegt und diese eine charakteristische Zeitverlaufsstruktur hinsichtlich ihres Auftretens im Anfall aufweisen. Daher ist ein statisches Einteilungsprinzip unzureichend. Die Manifestationsvarianten der epileptischen Absence lassen sich als Ausdruck sowohl einer chronologischen Struktur (Folge von Symptomen) als auch einer Intensitätsstruktur (Ausprägung) verstehen. Die Kriterien der internationalen Klassifikation der epileptischen Anfälle liefern also nur das Baumaterial zur Erstellung eines Anfallsgebäudes von Absencen. Ihre Gestalt lassen sie nicht erkennen. Dies setzt die Erfassung der Zeitstruktur und der anfallsaktivierten Bewegungsprogramme voraus. Erst ihre Kenntnis ermöglicht es, die im Einzelfall auftretenden Abweichungen von Art und Ausprägung motorischer Symptome als Varianten der Ausführung eines globalen Bauplanes generalisierter Anfälle zu verstehen, welche sich dynamisch mit kraniokaudal gerichtetem March generalisierter Anfälle erfassen und im Kern-Schalen-Modell interpretieren lassen.

Für die Diagnostik und Verlaufsbeobachtung in der Praxis benötigt der Arzt ein möglichst einfaches Ordnungsschema. Die strukturanalytischen Ergebnisse legen eine Ordnung nahe, bei der Absencen, die den Beginn des March während generalisierter Spike-wave im Kopfbereich durch das Auftreten rhythmischer Myoklonien oder tonischer okulärer Symptome erkennen lassen als „okulär-motorisch produktive" Kernabsencen bezeichnet werden. Davon werden „okulär-motorisch unproduktive" Absencen abgegrenzt. Sie weisen keine rhythmische myoklonische Aktivität, jedoch meist in späteren Anfallsabschnitten orale bzw. nicht orale Bewegungsschablonen auf. Letztere gleichen hinsichtlich der Symptomatik eher komplex-partiellen Anfällen, welche ihren Ursprung z. B. in einer stummen Region des Frontal- oder Temporalhirns haben können. Hier muß besonders nach einer Aura bei der Anamneseerhebung gefragt und auf einen fokalen Beginn im EEG geachtet werden. Demnach muß auch bei Absencen eine exakte Anfallsbeobachtung und Beschreibung erfolgen. Hierbei sind vor allem die Initialsymptome und auch das zeitliche Auftreten der Begleitsymptome der Bewußtseinsverände-

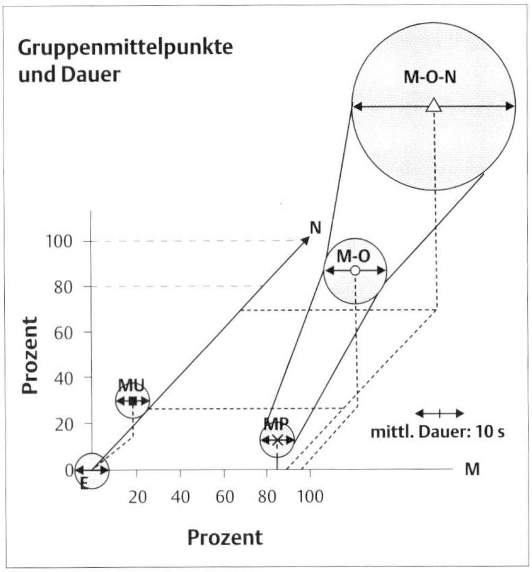

Abb. 51 Dauer und Symptome von Absencen. Mit steigender Anfallsdauer zeigt sich eine schalenförmige Zunahme der Symptome von Absencen. Die Mittelpunkte der Kreise geben den Gruppendurchschnitt an, die Radien entsprechen der durchschnittlichen Anfallsdauer. MP-Patienten mit motorisch produktiven Absencen vom M- und M-O-Typ. Bei motorisch produktiven Absencen zeigt sich eine Abhängigkeit zwischen Symptomausgestaltung (M, M-O, M-O-N) und Anfallsdauer. M = rhythmische Myoklonien (vorwiegend okulär), O = orale Automatismen, N = nichtorale Extremitätenautomatismen, M-P-Anfallskern okulär-motorisch produktiver Absencen (Stefan 1982).

rung zu berücksichtigen. Das Auftreten von Automatismen spricht nach den Video-EEG-Untersuchungen nicht gegen Absencen, sondern kommt als uncharakteristisches Begleitphänomen sowohl bei generalisierten Absencen als auch komplex-partiellen Anfällen vor. Daher ist die simultane iktuale Registrierung des EEG (Beginn fokal z. B. frontal temporal oder generalisiert?) für die Differentialtypologie wichtig.

Neben der Erfassung der Symptome ist die Registrierung der Dauer der Absencen von Bedeutung, da sie häufig auch mit der Schwere der Bewußtseinsveränderung und den sich manifestierenden motorischen Symptomen korreliert (Abb. **51**). Typische okulär-motorisch produktive Absencen, welche häufig mit dem Erscheinungsbild des pyknoleptischen Petit mal assoziiert werden, treten häufig täglich auf. Die zeitliche Lage motorischer Symptome an verschiedenen Körperregionen während 528 Video/EEG-dokumentierten Absencen ist in Abb. **52** wiedergegeben.

Ätiologie und Genetik

Bei der Pathogenese von Absencen wird eine überwiegend genetische Komponente angenommen, die zu einer diffusen kortikalen Hyperexzitabilität führt. Physiologische Impulse aus retikulär-thalamischen Projektionsgebieten lösen nach tierexperimentellen Ergebnissen diffuse Spike-wave-Entladungen im Kortex aus. Es gibt keine ausreichenden Anhaltspunkte, aufgrund neuropathologischer, neurologischer und neuroradiologischer Untersuchungen Absencen auf der Basis einer erworbenen Läsion zu erklären. Andererseits ist das Manifestationsalter typischer okulärmotorisch produktiver Absencen zwischen 6. und 10. Lebensjahr ein Hinweis für eine genetische Disposition mit altersabhängiger Penetranz. Familienuntersuchungen zeigten eine Konkordanzrate von 75% für Absencen bei monozygoten Zwillingen (Lennox 1951). Metrakos und Metrakos (1960) fanden bei 37% der Geschwister von Probanden mit Spike-wave-Komplexen gleiche Muster. Aufgrund dieser Untersuchungsergebnisse postulierten sie einen dominanten Erbgang oder einen multifaktoriellen Mechanismus der Vererbung. Allerdings hatten nur 81 der 211 Probanden dieser Studie typische 3/s-Spike-wave-Paroxysmen im EEG (Doose et al. 1973). Es fanden sich bei 20% der Geschwister von Probanden zwischen dem 5. und 6. Lebensjahr 3/s-Spike-wave-Paroxysmen. Typisch okulär-motorisch produktive Absencen werden bei verschiedenen Subgruppen idiopathisch generalisierter Epilepsien beobachtet (Hirsch et al. 1994).

EEG

Während der „typischen" Absence zeigt sich ein generalisierter 3/s-Spike-wave-Paroxysmus (Abb. **53**). Die Hintergrundtätigkeit ist in der Regel altersentsprechend. Interiktual finden sich gelegentlich einzelne Spike-wave-Komplexe. Charakteristisch für Absencen ist ein bilateraler oder generalisierter Spike-wave-Paroxysmus, wobei die Frequenz bei typischen Absencen zwischen 2,5 und 4/s variiert. Häufig tritt im Verlauf eine Abnahme der Frequenz des Spike-wave-Paroxysmus' auf. Rhythmische myoklonische bzw. klonische Aktivität findet sich bevorzugt bei Absencen mit schnelleren Frequenzen der Spike-wave-Aktivität. Ein einseitiger Beginn der Spike-wave spricht für einen komplex-partiellen Anfall mit „absence-ähnlicher Symptomatik" und erfordert weitere eingehende klinische Diagnostik (Fron-

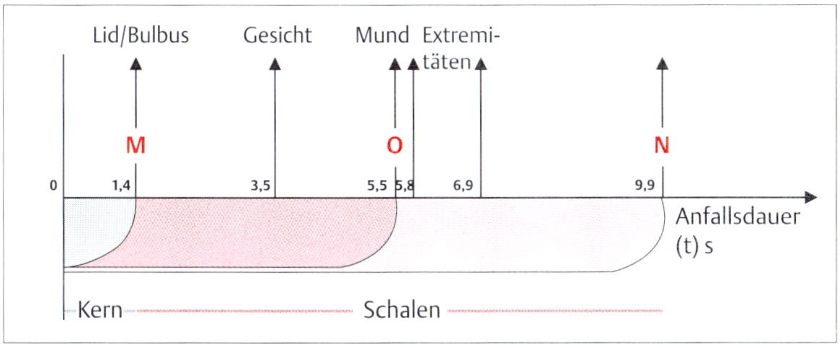

Abb. 52 Kraniokaudales Fortschreiten von Symptomen bei Absencen; schematische Darstellung der zeitlichen Lage des Beginns von M-, O- und N-Phänomenen und des Beginns motorischer Erscheinungen in verschiedenen Körperregionen während Absencen. Die myoklonischen oder tonischen Symptome beginnen (kurz nach Auftreten der Spike-wave-Paroxysmen im EEG) häufig im okulären Bereich, dann treten motorische Schablonen und, falls die Absencen lange dauern, nichtorale Automatismen in den Extremitäten auf.

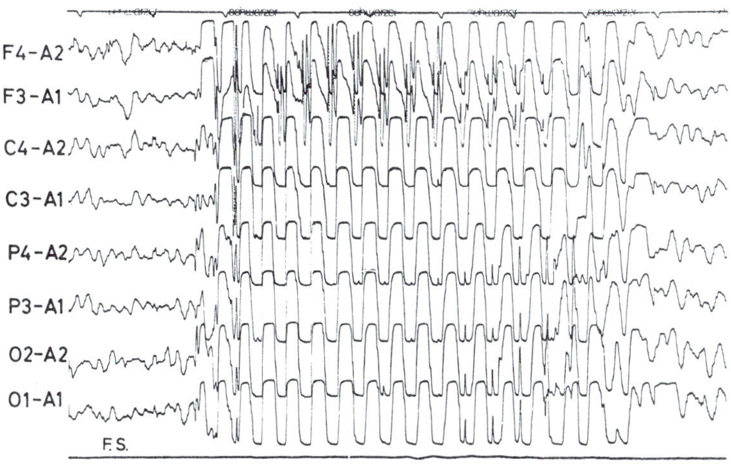

Abb. 53 Generalisierte Spike-wave-Paroxysmen (3–4/s) während einer Absence.

talhirn?, Temporalhirn?). Spike-wave-Paroxysmen im EEG sind meistens mit einer vorübergehenden kognitiven Funktionsstörung verbunden. Dies trifft auch häufig dann zu, wenn bei bloßer Beobachtung des Patienten keine klinisch manifesten Anfallssymptome sichtbar sind.

Untersuchungen der Reaktionsfähigkeit während generalisierter 3/s-Spike-wave-Paroxysmen (Schwab 1939, Shimazono et al. 1953, Mirski und van Buhren 1965, Browne et al. 1974, Mallin et al. 1981) zeigen, daß die Reaktionsfähigkeit meistens während der Spike-wave-Paroxysmen beeinträchtigt ist. Mirski und van Buhren (1965) sowie Mallin et al. (1981) fanden eine signifikante Reaktionsbeeinträchtigung bereits 0,5 s vor Eintreten der Spike-wave-Paroxysmen. Orren (1974) fand bereits 200–500 ms vor Auftreten der Spike-wave-Paroxysmen eine Reduktion der visuell evozierten Potentiale. Browne et al. (1974) beobachteten bei 45 % der Stimuli eine Verzögerung der Reaktion während des Beginns der Spike-wave-Paroxysmen. Die Untersuchungen zeigen zwar verschiedene zeitliche Schwerpunkte der Reaktionsverzögerung, welche z. T. auf die Untersuchungsbedingungen zurückzuführen sind, insgesamt ist jedoch besonders die Zeit um den Beginn der Spike-wave-Paroxysmen mit einer Reaktionsbeeinträchtigung verbunden.

Darüber hinaus sprechen einige Untersuchungsergebnisse dafür, daß Gedächtnisstörungen für verbales und visuelles Material während Spike-wave-Aktivität auftreten (Geller und Geller

1970). Andere Funktionsstörungen während Spike-wave-Paroxysmen betreffen Suchaufgaben, Wortfluß und Nachzeichnen komplexer Figuren (Erba und Cavazutti 1980). Aufgrund der vorliegenden Ergebnisse kann man davon ausgehen, daß bilaterale, synchrone 3/s-Spike-waves, vor allem wenn sie generalisiert auftreten, transiente, kognitive Störungen oder Verhaltensstörungen bedingen.

Als Konsequenz aus diesen Beobachtungen muß festgehalten werden, daß der früher häufig zitierte Spruch „wir behandeln nicht das EEG" heute bei generalisierten 3/s-Spike-waves relativiert werden muß. Abgesehen von der Tatsache, daß immer der Patient behandelt wird, wird (bei kognitiver Störung) generalisierte bilateral synchrone Spike-wave-Aktivität daher hinsichtlich der Dauer der Spike-wave-Paroxysmen und Anzahl quantifiziert. Hierzu sind vorzugsweise prolongierte oder Langzeit-EEG-Ableitungen geeignet (Stefan et al. 1981). Anwendungen für die Therapie-Überwachung von Absencen sind in dem entsprechenden Buchabschnitt dargestellt (S. 196). Hyperventilation kann Spike-wave-Paroxysmen, besonders bei pyknoleptischen Absencen, provozieren. Auch intermittierende Lichtreizung ist geeignet, Spike-wave-Paroxysmen zu aktivieren – jedoch weniger häufig als bei Hyperventilation.

Weiter wichtige Provokationsmethoden sind Schlafentzugs- und Schlaf-EEG und hier vor allem der Non-REM-Schlaf.

Differentialdiagnose

Epileptische Absencen bei generalisierter Spike-wave-Epilepsie sind leicht zu diagnostizieren. Fehlen im EEG jedoch die typischen 3/s-Komplexe (die höchste Nachweisrate von Spike-waves gelingt im Routine-EEG vormittags), so muß zunächst festgestellt werden, ob der Patient wirklich an epileptischen Absencen leidet oder ob nicht andere epileptische Anfälle vorliegen. Bei beginnender Narkolepsie können selten z. B. Sekunden anhaltende Vigilanzschwankungen wie „Absencen" vom Patienten erlebt oder serielle, nicht-epileptische, kurze Tonusverluste als Myoklonien verkannt werden. [⊙ Fall 12]. Der Patient mit Absenz schildert, daß kurzfristig das Licht an- oder abgeschaltet werde. Bei lege artis durchgeführter Schlafpolygraphie mit Langzeitpolygraphie über 24 h lassen sich tagsüber Mikroschlafepisoden mit REM oder Non-REM-Phänomenen von 1 bis wenigen Sekunden Dauer nachweisen. Häufig finden sich neben dem imperativen Einschlafen und der vermehrten tageszeitlichen Schläfrigkeit auch andere Symptome der Narkolepsie. Auch Verhaltensstörungen mit Konzentrationsstörungen, Tagträumen oder Psychosen müssen u. U. von echten epileptischen Absencen in der Praxis differenziert werden. Noch seltener sind exogene Intoxikation oder endogene metabolische Störungen verantwortlich.

3/s-Spike-wave-Paroxysmen gehen häufig mit sogenannten typischen Absencen einher. Der Begriff der „typischen Absence" ist allerdings etwas zu relativieren. Wie die Anfallsstrukturanalysen gezeigt haben, kommen bei den „typischen" Absencen auch Automatismen und multiple Symptomkombinationen vor, so daß von den Symptomen her keine eindeutige Differenzierung der Absence möglich ist. Die Anfalls-Symptomatologie von Absencen ist von deren Dauer abhängig und entspricht eher einem Kontinuum von der einfachen häufig kurzen Absence bis zur prolongierten Absence mit zahlreichen motorischen, automatischen und vegetativen Symptomen.

Abweichungen des 3/s-Spike-wave-Musters, wie z. B. initiale 10–20/s Spitzenaktivität, diskontinuierlich auftretende Poly-spike-wave-Paroxysmen, irreguläre Spike-wave-Paroxysmen und Desynchronisation etc. werden als Atypien bezeichnet. Der Begriff atypisch ist allerdings unscharf und sollte möglichst nicht benutzt werden. Die Beschreibung klinischer Anfallsatypien sollte durch die Beschreibung der jeweils vorliegenden Symptome und EEG-Korrelate präzisiert werden. Falls eine Abweichung von einem bilateral synchronen generalisierten 3/s-Spike-wave-Muster vorliegt, muß intensiv nach Hinweisen für das Vorliegen von pseudogeneralisierten komplex-partiellen Anfällen gesucht werden. Komplex-partielle Anfälle sind oft sehr schwer von generalisierten Absencen zu differenzieren. In der Praxis gilt dies besonders für Differenzierungen von generalisierten Absencen und komplex-partiellen Anfällen frontalen Ursprungs mit dem Leitsymptom von „Absencen". Dies ist darauf zurückzuführen, daß sich Entladungen im Frontalhirn schnell generalisieren, jedoch beide Anfallstypen durch die plötzliche Bewußtseinsveränderung als Leitsymptom charakterisiert sind und in beiden Fällen auch Automatismen auftreten.

8.3.2 Atypische Absencen

Die von Lennox und Davis (1950) beschriebene atypische langsame Spike-wave-Aktivität (langsamer als 2/s), welche auch Petit mal variant genannt wird, kann mit verschiedenen diskreten motorischen Manifestationen während der Absence einhergehen. Gastaut et al. (1974) unterschieden bei den „atypischen Absencen“ solche, die nur eine Minderung der Reaktionsfähigkeit aber keinen Reaktionsverlust aufwiesen. Dieser erfolgte an Beginn und Ende nicht abrupt, wie bei der typischen Absence. Eine andere Form atypischer Absencen zeigt in Ergänzung zu der leichten Bewußtseinsveränderung milde motorische tonische Phänomene, wie Tonuszunahme im Kopf, Kiefer und Nacken sowie Extremitätenbereich des Axialmuskeltonus. Hier finden sich Übergänge zu tonischen Anfällen, und diese Anfälle sollten auch den tonischen Anfällen zugerechnet werden. „Typische“ und „atypische“ Absencen stellen lediglich extreme Manifestationsvarianten eines eher kontinuierlichen Spektrums von Absencephenotypen dar. Genetische Disposition und diffuse erworbene Hirnschädigung bewirken individuell, mit unterschiedlichen Schwerpunkten, die Ausgestaltung des biologischen Kontinuums (Berkowitch et al. 1987, Stefan 1995). Der Unterschied liegt im elektroenzephalographischen Korrelat und in der Zuordnung der Absencen zu den verschiedenen epileptischen Syndromen mit ihrem charakteristischen Manifestationsalter neurologischer oder psychischer Symptomatik und Prognose. Abweichungen von bilateral synchronen 2,5 – 4/s-Spike-waves im EEG, lange Anfallsdauer (> 30 s) oder ungewöhnliche Symptome sollten an das mögliche Vorliegen komplex-partieller Anfälle denken lassen.

8.3.3 Myoklonische Anfälle

Unter Myoklonien werden plötzliche, abrupte, kurze Muskelkontraktionen einzelner oder mehrerer Muskeln verstanden. Von Klonien spricht man dann, wenn die Muskelzuckungen in rhythmischer Folge auftreten. Myoklonien können als einzelne Myoklonie, sporadisch oder in Serien auftreten. Wenn die Muskelkontraktion einen Muskel erfaßt, spricht man von elementarer Myoklonie und von komplexer Myoklonie, wenn mehrere synergistische Muskeln betroffen sind. Gastaut (1968) unterschied parzelläre, segmentale und bilaterale massive synchrone Myoklonien je nach der Körperregion des Auftretens. Für die Charakterisierung der Myoklonien ist also sowohl der Ort des Auftretens als auch die zeitliche Folge wichtig. Es können zahlreiche klinische Syndrome mit Myoklonien (siehe Kapitel Myoklonien, Syndrome und Differentialdiagnose) differenziert werden.

8.3.4 Bilateraler massiver epileptischer Myoklonus

Dieser komplexe Myoklonus betrifft in seiner vollen Ausprägung die oberen und unteren Extremitäten sowie die axialen Strukturen. Dabei kommt es häufig zu einer heftigen Abduktionsbewegung im Schultergelenk und Flexionsbewegung im Ellenbogengelenk sowie axialtonischer Innervation der paravertebralen Muskulatur. Auch die unteren Extremitäten können in die myoklonische Aktivität mit einbezogen sein. Wiederholungen des Myoklonus sind möglich und können auch in klonische oder tonisch-klonische Anfälle übergehen. Beim isolierten bilateralen massiven Myoklonus ist klinisch keine Bewußtseinsveränderung nachweisbar. Beim idiopathischen bilateralen massiven epileptischen Myoklonus des Adoleszentenalters ist die Hintergrundaktivität in der Regel altersentsprechend. Im interiktualen EEG können sich Poly-spike-wave-Komplexe zeigen. Während des Anfalls besteht keine strenge zeitliche Korrelation zu Poly-spike-wave-Komplexen und Myoklonus. Neben Poly-spike- und Poly-spike-wave-Komplexen kommen Spike-wave- oder seltener Sharp- und Slow-wave-Komplexe während der Myoklonien vor. Der Myoklonus hat meistens eine kurze Dauer zwischen 15 und 60 ms. Postmyoklonisch kann eine Verminderung des Muskeltonus (sekundäre Atonie) auftreten.

Bei sekundär generalisierten myoklonischen Anfallssyndromen zeigt sich im EEG im Rahmen der symptomatischen Genese häufig eine Allgemeinveränderung oder eine fokale bzw. multifokale epileptische Aktivität. Aus einem unilateralen regionären Myoklonus kann sich sekundär ein bilateraler asynchroner Myoklonus entwickeln.

8.3.5 Klonische Anfälle

Wiederholte rhythmische Myoklonien, häufig mit abnehmender Frequenz und zunehmender Amplitude der Muskelaktivität, werden als Klonien bezeichnet. Klonische Anfälle können den okulären Bereich (Lid), die Fazialismuskulatur oder auch die Extremitäten betreffen. Je nach Intensität werden sie in milde oder massive Klonien eingeteilt. Bei Absencen aber auch bei klonischen Anfällen läßt sich eine Propagation vom okulären Bereich über den perioralen Bereich in die Extremitäten nachweisen. Diese Befunde beim Menschen entsprechen den tierexperimentellen Ergebnissen beim photosensitiven Baboon (Naque et al. 1981). Klonische Anfälle können in klonisch-tonisch-klonische Anfälle übergehen. Auch fokale motorische Anfälle können infolge Propagation des Myoklonus bzw. der Klonien in sekundär bilaterale klonische Anfälle übergehen (Stefan et al. 1980 a, Stefan 1982).

8.3.6 Tonische Anfälle

Eine anhaltende tonische Muskelaktivität, welche die Glieder in einer gezwungenen Haltung fixiert, entspricht nach Gowers einem tonischen Anfall. Die Muskelverkrampfung kann den ganzen Körper betreffen, wobei die Gesichtszüge verzerrt sind, die Augen häufig geöffnet und die Muskulatur von Rumpf und Extremitäten sich in anhaltender Kontraktion befindet. Die tonische Verkrampfung kann vor allem die axialen Muskelpartien (axial tonisch) oder aber auch zusätzlich mittelliniennahe, proximale Muskelabschnitte (axorhizomelisch) oder die gesamte Körpermuskulatur betreffen (globale, tonische Verkrampfung). Tonische Anfälle dauern meistens einige Sekunden bis zu einer Minute, im Mittel ca. 10 s. Das Bewußtsein ist meistens zumindestens teilweise verändert. Es muß jedoch keine komplette Amnesie bestehen. Im Vordergrund stehen die tonischen motorischen Phänomene [⊙ **Fall 4, 5**]. Im Bereich des okulären Systems kommen Fixation der Augen, tonische Deviation der Augen, Mydriasis und Verlust des Pupillenreflexes vor. Axiale, arhizomelische oder globaltonische motorische Aktivität und autonome Phänomene (Tachykardie, Hypertension) bzw. Hypersekretion der Drüsen (Speichel, Tränen, Tracheobronchial- und Schweißdrüsen) treten in unterschiedlichen Kombinationen auf. Tonische Anfälle werden häufig im Schlaf aktiviert. Bei global tonischen Anfällen mit starker Intensität kann der Anfall mit einem oder wenigen generalisierten Klonien enden.

EEG

Interiktual zeigen sich häufig Slow-spike-wave-Komplexe oder Poly-spike-waves sowie eine diffuse Verlangsamung der Hintergrundtätigkeit. Im iktualen EEG kann eine Abflachung mit Desynchronisation oder schneller rhythmischer Spike-Aktivität um 15–25/s auftreten, die an Frequenz ab- und Amplitude zunimmt (progressives Anfallsmuster RIT), oder rhythmische Entladungen um 10/s (epileptic recruiting rhythm).

8.3.7 Blitz-Nick-Salaam-Krämpfe (BNS)

Da es sich hierbei nicht um einen Anfallstyp handelt, sondern um eine Symptom-Kombination im Rahmen eines epileptischen Syndroms, wurden sie bei der internationalen Klassifikation epileptischer Anfälle nicht mehr als Entität berücksichtigt. Es handelt sich um Myoklonien oder tonische Verkrampfungen, welche zu Flexion oder Extension bzw. zu einer Folge von beiden führen. Das Bewegungsprogramm der myoklonischen oder tonischen Anfallsaktivität, welche im englischen Sprachraum Infantile spasm genannt wird, kann einer Beuge- oder Streckbewegung entsprechen. Häufig finden sich die beschriebenen Phänomene der Krampfmotorik beim sog. West-Syndrom. Elektroenzephalographisch zeigt sich oft eine Hypsarrhythmie (Abb. **69**).

8.3.8 Atonische Anfälle (astatische Anfälle)

Da der Nachweis des Tonusverlustes im epileptischen Anfall sehr schwierig ist und oft, wenn überhaupt, nur mit polygraphischen (Poly-EMG) Ableitungen erfolgen kann, sollte vorzugsweise von astatischen Anfällen gesprochen werden. Nicht nur der Nachweis des Tonusverlustes, sondern auch der eines postmyoklonischen Tonusverlustes muß mit aller Sorgfalt geführt werden. Nach eigenen Erfahrungen mit Patienten im Erwachsenenalter handelt es sich bei den astatischen Anfällen überwiegend um Anfälle mit Tonuszunahme, Myoklonien oder postmyoklonischer Atonie. Anfälle mit Tonusverlust treten nach Chevrie und Aicardi (1972) überwiegend zwischen dem 6. Lebensmonat und 7. Lebensjahr auf. Im interiktualen EEG zeigt sich häufig ein Slow-spike-slow-wave-Petit-mal-Variantmuster sowie eine Verlangsamung der Hintergrundtätigkeit, aber auch eine multifokale epileptische Aktivität. Im iktualen EEG wurden Slow-spike-waves (2–2,5/s), 3/s-Spike-waves, Poly-spike-waves, rhythmische Slow-waves und schnelle „recruiting"-Rhythmen festgestellt. Während des Tonusverlustes der axialen Muskulatur kann gleichzeitig eine myoklonische Aktivität in den Extremitätenmuskeln auftreten. Hier erscheint der Be-

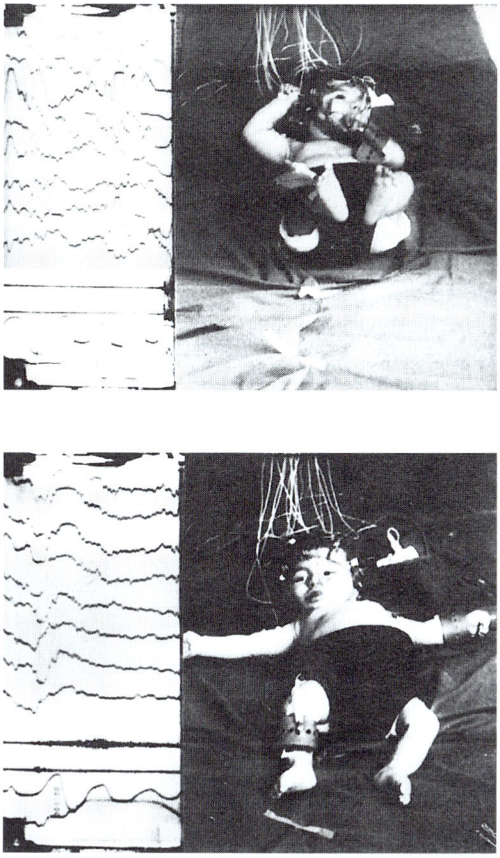

Abb. 54 Flexions- und Extensionsspasmen beim BNS-Syndrom im simultanen Doppelbild (SDA); Kanal 1–8 EEG, 9–10 EMG (zuerst Myoklonie, dann tonisches Muster) (Stefan und Penin 1979).

griff atonischer Anfall fragwürdig. Falls der Patient auf den Boden fällt, sollte von astatischem Anfall gesprochen werden. Der Muskeltonusverlust während der generalisierten Spike-wave-Aktivität oder der rhythmischen langsamen Wellenaktivität wird auf eine Inhibition des kortikalen und subkortikalen Systems zurückgeführt. Einer gesteigerten kortikalen Erregung folgt eine Periode der Inhibition des motorischen Kortex, der zur Atonie führen kann (Lance und Adams 1963). Andererseits können schnelle „recruiting"-Rhythmen im EEG durch kortikale Entladungen hervorgerufen werden, welche den Hirnstamm und das spinalmotorische System inhibieren (Lombroso und Erba 1979). Als weitere Möglichkeit der Interpretation während eines Anfalls mit generalisierter Spike-wave-Aktivität kann ein Kontrollverlust über das stützmotorische System angenommen werden. Dieser Kontrollverlust kann als Resultat einer sehr komplexen Funktionsstörung beim Entwurf eines Bewegungsprogrammes, seiner Initiierung oder bei der Aufrechterhaltung eines einmal abgerufenen Bewegungsprogrammes entstehen. Da die pathophysiologischen Mechanismen im Einzelfall nicht eindeutig zu erfassen sind, ist der deskriptive Begriff astatischer Anfall vorzuziehen.

8.3.9 Tonisch-klonischer Grand-mal-Anfall

Der Grand-mal-Anfall besteht meistens aus einer ersten tonischen Phase, welche von einer klonischen Phase gefolgt wird. Ca. 15% der tonisch-klonischen Grand-mal-Anfälle werden von einer Aura eingeleitet (Gibbs und Gibbs et al. 1952). Die tonische Phase beginnt oft mit einer Verkrampfung der Gesichtsmuskulatur (geöffnete Augen, Bulbus-Deviation, geöffnetem Mund und semiflektiertem Nacken sowie Rumpf in Beugestellung). Danach werden die oberen und schließlich die unteren Extremitäten erfaßt. Arme und Beine sind eleviert, adduziert und befinden sich zunächst in Beugestellung. Anschließend überwiegt die Extension der axialen Muskulatur. Der Mund wird geschlossen, es tritt ein tonischer Schrei auf. Die Arme werden gesenkt und adduziert, Arme und Beine werden gestreckt. Während der tonischen Phase tritt für gewöhnlich ein Bewußtseinsverlust auf (95% nach Lennox und Lennox 1960). Nach der tonischen Phase tritt häufig eine Übergangsphase mit diskreten Vibrationen infolge intermittierender Tonuszunahme auf.

Während der klonischen Phase werden die tonischen Kontraktionen schließlich durch kompletten intermittierenden Tonusverlust unterbrochen. Vegetative Phänomene treten bereits in der sog. präiktualen Phase auf und nehmen bis zum Ende der tonischen Phase zu. Hierbei handelt es sich um einen Blutdruckanstieg, Zunahme des Blasendruckes, Mydriasis, Gesichtsrötung, Zyanose, Piloerektion, Perspiration, vermehrte Salivation sowie Bronchialsekretion und Apnoe, auch ein Babinskiphänomen (Abb. **55**) kann auftreten (Gastaut 1974). Nach der klonischen Phase können erneut tonische Kontraktionen bis zu mehreren Minuten auftreten [⊙ **Fall 2, tonisch-klonisch-tonische Generalisationsphase**]. Im Zeitraum zwischen der letzten Klonie und dem Auftreten der postiktualen tonischen Phase kommt es infolge des Tonusverlustes des Blasenschließmuskels zu Urininkontinenz. Sie wurde bei 35%

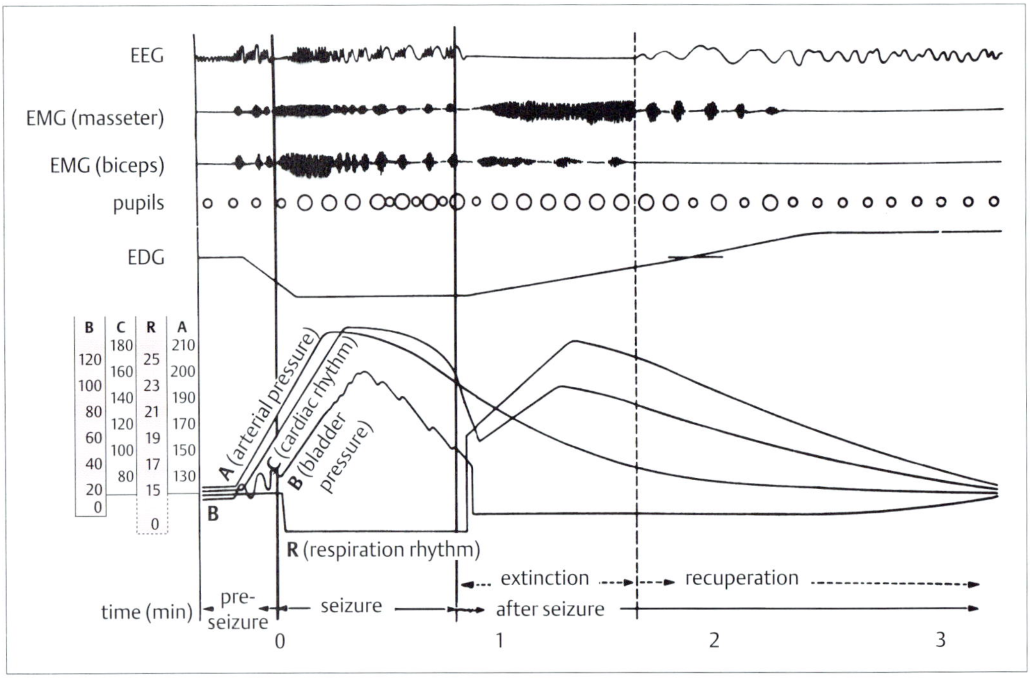

Abb. 55 Zeitlicher Ablauf eines tonisch-klonischen Grand-mal-Anfalls nach Gastaut et al. (1974 a, b).

der Patienten mit tonisch-klonischen Anfällen beobachtet (Lennox und Lennox 1960). Hypersalivation und gesteigerte Bronchialsekretion führen zusammen mit dem tonisch anhaltenden Kieferschluß zu einer partiellen Obstruktion der oberen Luftwege. Die Zyanose weicht häufig der Blässe. Eine postiktuale tonische Phase beginnt manchmal ca. 5 s nach der letzten Klonie und dauert bis maximal 4 min an. Pupillenreaktionen und Hautreflexe sind zunächst abwesend. Die Eigenreflexe verhalten sich unterschiedlich. In der späteren postiktualen Phase bilden sich die vegetativen Funktionsstörungen zurück. Der Patient erwacht allmählich aus dem Koma, wobei verschiedene Übergangsstadien möglich sind. Die Dauer des Wiedererlangens des Bewußtseins ist unterschiedlich. Postiktual kann zunächst eine Umdämmerung und Desorientierung bestehen oder der Patient fällt direkt in den Terminalschlaf [⊙ **Fall 2, Terminalschlaf**]. Unmittelbar im Anschluß oder einige Stunden nach dem tonisch-klonischen Anfall kann sich ein neurogenes Lungenödem zeigen (Sarkar und Munshi 1977). Die tonische Phase dauert meistens 10 – 30 s, die klonische Phase 30 – 50 s, die initiale postiktuale Phase 1 – 5 min und die spätere postiktuale Phase 2 – 20 min. Grand-mal-Anfälle weisen meistens die tonisch-klonische Symptomsequenz auf, können jedoch auch zuerst klonische Phasen beinhalten.

Im Anschluß an die klonische Phase bleibt der Patient unterschiedlich lange bewußtlos und wacht häufig mit einem Gefühl der Zerschlagenheit auf bzw. verfällt in einen tiefen Terminalschlaf. Nach dem Erwachen werden Muskelkater oder auch häufig Kopfschmerz bemerkt. Mitunter sind im Bereich der periorbitalen Region kleine, punktförmige Blutungen feststellbar (Forellenphänomen) (Abb. **56,** Farbtafelteil, S. T 13).

Bei medikamentös behandelten Patienten mit Grand-mal-Anfällen können abgeschwächte Grand mal (Moyen mal) auftreten. Sie weisen eine kurze Dauer und geringere motorische Intensität der Symptome bzw. nur tonische oder klonische Anfallsphasen auf. Auch die Bewußtlosigkeit ist hier nicht so tief wie beim voll ausgeprägten Grand-mal-Anfall. Vor allem gegenüber einem abgeschwächten Grand-mal-Anfall kann die Differenzierung einer konvulsiven Synkope Schwierigkeiten bereiten.

Ätiologie und Pathogenese

Bei den meisten Patienten mit tonisch-klonischen Grand-mal-Anfällen liegt eine idiopathische Epilepsie vor. Bei den symptomatischen Epilepsien werden Traumen, Enzephalitiden, frühkindliche Hirnschädigungen, Gehirntumoren und zerebrovaskuläre Durchblutungsstörungen gefunden (Gibbs und Gibbs 1952). Die Prävalenz nicht-febriler Anfälle bei Verwandten von Patienten mit idiopathischen Grand-mal-Epilepsien ist erhöht (7–10% nach Newmark und Penry 1980). Bei symptomatischen sekundär-generalisierten tonisch-klonischen Anfällen fand sich kein Unterschied zwischen nicht-febrilen Anfällen Verwandter und gesunder Kontrollpersonen.

EEG

Fokale paroxysmale Aktivitäten werden im interiktualen EEG bei 20–40% der Patienten mit tonisch-klonischen Anfällen registriert. Hierbei handelt es sich entweder um Spikes, Theta-Wellen oder Spike-Serien, welche besonders häufig über der rolandischen Region (71%) und weniger häufig über dem Temporalhirn sowie parietookzipital festgestellt wurden (Kreindler und Popescu 1969). Hinweise für sekundär generalisierte tonisch-klonische Anfälle ergeben sich durch die beschriebenen fokalen interiktualen epileptischen Aktivitäten oder durch Auren bzw. fokalmotorische Initialsymptome. Bei 30–50% der Patienten, die keine interiktuale oder iktuale fokale Initialsymptomatik aufweisen, ist das interiktuale EEG unauffällig. Bei bis zu 50% der Patienten mit generalisierten tonisch-klonischen Anfällen treten intermittierend bilaterale Poly-spike-wave, Spike-wave- oder Sharp-slow-wave-Entladungen auf (Gastaut et al. 1974b). Die Entladungen nehmen im Non-REM-Schlaf zu. Hier tritt auch der sog. „recruiting rhythm" (10/s) auf (Abb. **57**). Nach dem Anfall zeigt sich im EEG ca. eine halbe Minute lang eine Abflachung, welche von einer diffusen Verlangsamung (Allgemeinveränderung) abgelöst wird.

Differentialdiagnose

Der hysterische Anfall imitiert häufig einen Grand-mal-Anfall. Allerdings entspricht der Anfallsablauf nicht exakt dem eines tonisch-klonischen Anfalls. Die Augen sind häufig geschlossen und werden beim Versuch sie zu öffnen zugekniffen. Nicht selten finden sich eine Arc de Cercle oder demonstrativ theatralische Bewegungsabläufe mit schleudernden Bewegungen des Kopfes und der Extremitäten. Im Gegensatz zum tonisch-klonischen Grand-mal-Anfall findet sich ein Zungenbiß nicht an der Seite, sondern an der Zungenspitze. Lippen- oder Schleimhautverletzungen sowie Einnässen können vorkommen. Nicht selten läßt sich der Anfall durch suggestive Maßnahmen bzw. Ablenkung unterbrechen oder emotionell auslösen. 12–37% der Patienten mit psychogenen Anfällen weisen im interiktualen EEG paroxysmale Aktivität auf (Cohen und Suter 1982, Kinget al. 1982). Psychogene Anfälle und epileptische Anfälle können bei einer Person vorkommen. Daher sind in schwierigen Fällen prolongierte Video-EEG-Registrierungen unerläßlich, um die Diagno-

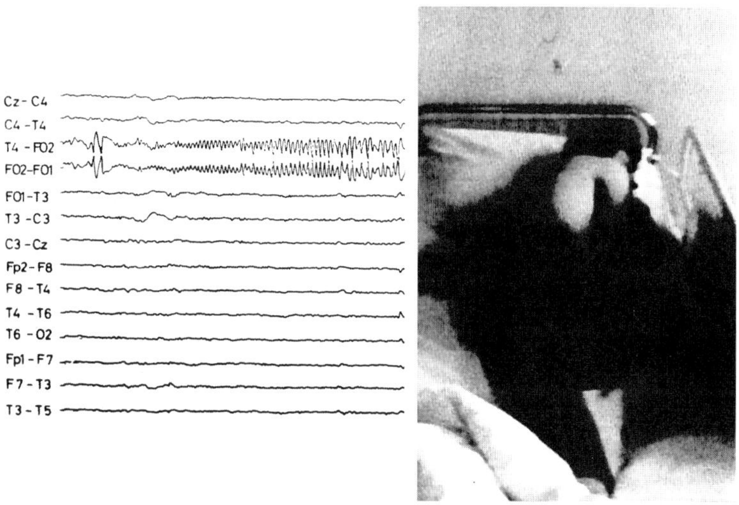

Abb. 57 Beginn eines komplex-partiellen Anfalls im Schlaf (rhythmische 10/s-Spitzenaktivität im Parahippocampusbereich; im weiteren Verlauf sekundär generalisierter Grand-mal-Anfall). Bei schwer zu diagnostizierenden Anfällen sind nächtliche videokontrollierte Langzeit-EEG-Ableitungen mit Spezialelektroden hilfreich.

se zu stellen. Neben der Video-Simultan-Doppelbildaufzeichnung von Anfallsverhalten und EEG kommt der Serumkonzentrationsbestimmung von Prolaktin Bedeutung zu. Nach psychogenen Anfällen tritt kein Anstieg der Serumkonzentration von Prolaktin auf. Bei tonisch-klonischen Grand-mal-Anfällen ändert sich der Anstieg der Serumkonzentration in 80% der Fälle (Bauer et al. 1989b). Weitere Merkmale sind starke emotionale Labilität, erhaltene Pupillenreaktion im Anfall und positiver Spiegeltest.

Konvulsive Synkopen entstehen dadurch, daß im Verlauf einer Synkope der Hirnstamm von der kortikalen inhibitorischen Kontrolle befreit wird. Infolge der Hypoxie des Groß- und Zwischenhirns kann der weniger gegen Sauerstoffmangel empfindliche Hirnstamm enthemmt arbeiten (Gastaut 1958). Hierdurch entstehen tonische und myoklonische Symptome während der Synkope. Hierbei handelt es sich um Sekundärphänomene einer primären zerebralen Durchblutungsstörung, die nicht mit Epilepsie verwechselt werden dürfen. Einnässen und Zungenbiß können selten bei konvulsiven Synkopen auftreten, ebenso Prolaktinanstiege! Die polygraphische Registrierung zeigt im Falle der Synkope initial eine unspezifische Verlangsamungsaktivität im Theta- und Delta-Frequenzbereich, während einer Herzrhythmusstörung im EKG, einem Blutdruckabfall oder nach einem spezifischen psycho-vagalen Auslösereiz (Schmerz, Schreck, Angst etc.). Im Verlauf einer prolongierten Synkope mit funktioneller Dekortikation und Auftreten tonischer bzw. myoklonischer Hirnstammsymptome zeigt sich eine Desynchronisation. Epilepsietypische Potentiale im Sinne eines tonisch-klonischen Grand-mal-Anfalls lassen sich nicht nachweisen. Bei der konvulsiven Synkope finden sich entweder leichtere tonische Symptome oder ein Myoklonus bzw. einige wenige Myoklonien.

Grand-mal-Anfälle können je nach tageszeitlicher Bindung bevorzugt beim Aufwachen (Aufwach-Grand-mal), während des Schlafes (Schlaf-Grand-mal) oder als diffuse Grand-mal-Epilepsie auftreten. Schlaf- und diffuse Grand-mal-Anfälle finden sich häufig bei der symptomatischen Epilepsie. Hieraus leitet sich die Notwendigkeit zur besonders intensiven ätiologischen Klärung ab.

9 Epileptogenes Areal und Anfallssymptome

Partielle Anfälle entstehen oft, jedoch keineswegs stets, im Temporalhirn. Daher muß bei jedem Patienten geprüft werden, ob Hinweise für eine temporale oder extratemporale Epilepsie vorliegen. Dies ist vor allem bei Patienten, die zu einer operativen Epilepsiebehandlung vorgesehen sind, von Bedeutung. Darüber hinaus ist jedoch grundsätzlich eine anatomo-klinische Klassifikation anzustreben. Hierzu ist die Kenntnis der funktionellen Gehirnanatomie erforderlich. Die Grundlagen hierzu wurden zunächst von Hughlins-Jackson (1820 – 1903), Broca (1824 – 1880), Horsley (1857 – 1916), Ferrier (1843 – 1928), Fritsch und Hitzig (1870), Foerster (1873 – 1941) sowie Penfield und Jasper (1954) durch klinische Analyse, neurologischer Befunde sowie direkte Ableitung vom Gehirn und Stimulation geschaffen (Abb. **58**, **59** u. **60**). Macewen (1879) führte aufgrund der neurologischen Befundanalyse bei einem Patienten mit fokal-motorischen Anfällen eine Operation in der Frontalhirnregion durch und entfernte ein Meningiom. Hierdurch wurde der Patient anfallsfrei. Horsley (1886) führte den ersten epilepsiechirurgischen Eingriff mit Hilfe eines interdisziplinären Teams (Hughlins-Jackson als Neurologe und David Ferrier als Elektrophysiologe) durch. Nach Horsley führten vor allem Fedor Krause (1909) in Berlin und Ottfried Foerster in Breslau epilepsiechirurgische Eingriffe durch. Foerster entwickelte standardisierte Techniken für die Epilepsiechirurgie. Penfield arbeitete später mit Foerster zusammen und brachte wichtige Basistechniken nach Montreal, wo er zusammen mit Jasper detaillierte kortikale Maps des Homunculus erstellte und im Montreal Neurological Institute ein Zentrum für präoperative Diagnostik und Epilepsiechirurgie aufbaute, welches später maßgebliche Erkenntnisse in der Hirnforschung erzielte.

Die funktionelle Hirnanatomie ist die Voraussetzung für die lokalisatorische Zuordnung der für die Anfälle relevanten initialen Symptome. Elektroenzephalographie, Kernspintomographie (MRT) und Single-Photonen-Emissions-Compu-

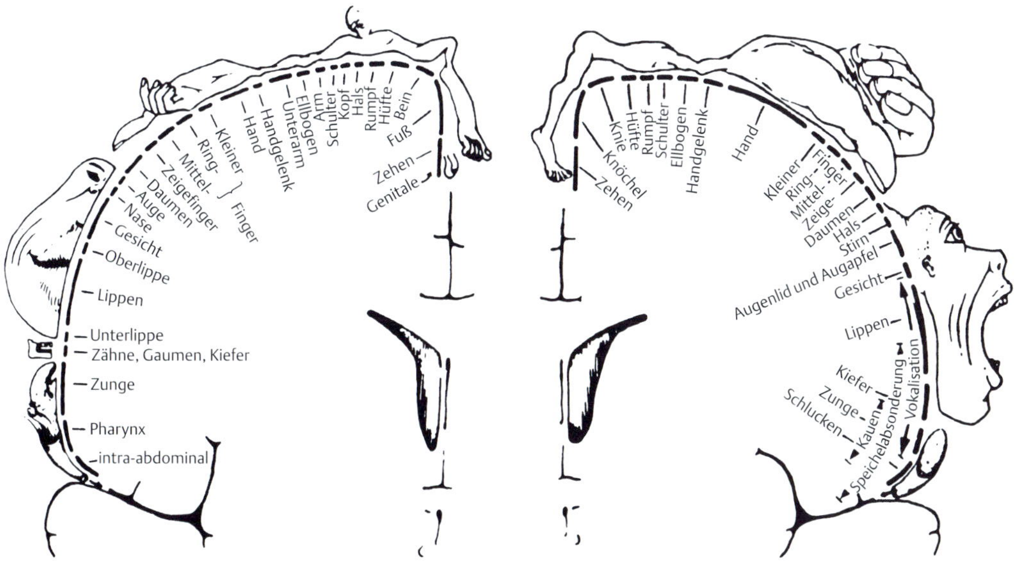

Abb. 58 Repräsentation der Körperabschnitte im Gehirn nach dem Homunculus (Penfield und Japser 1954).

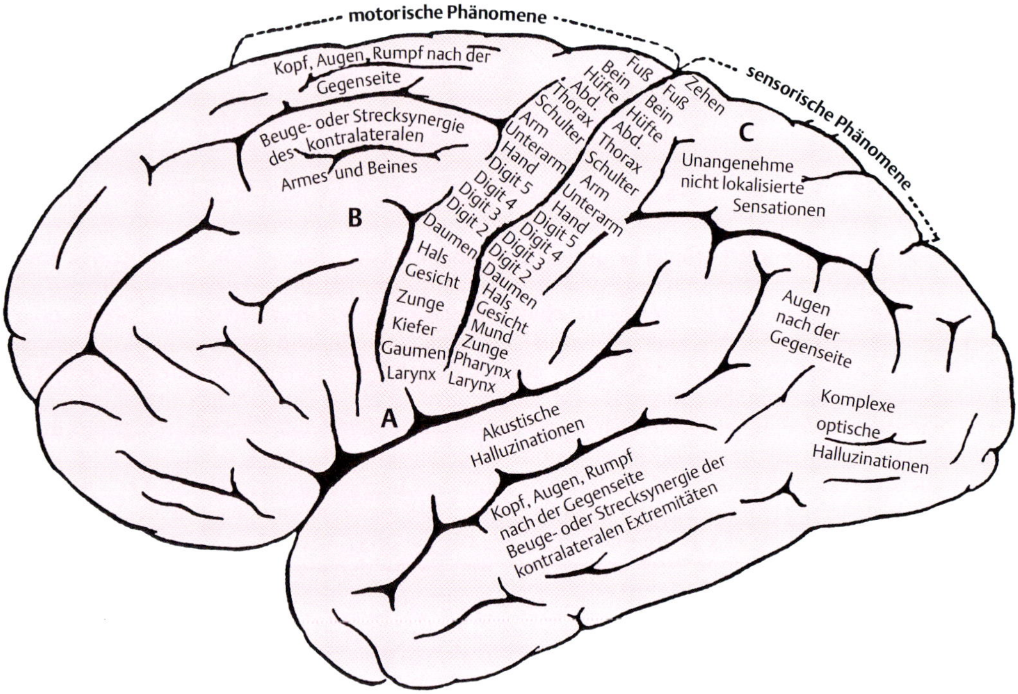

Abb. 59 Stimulationsergebnisse in verschiedenen Hirnregionen.

tertomographie (SPECT) sind heute in der klinischen Routine-Diagnostik weit verbreitet. Die Befunde dieser verschiedenen Untersuchungsverfahren werden hinsichtlich der Lokalisation verglichen, um die klinische Verdachtsdiagnose zu überprüfen.

Bei der lokalisatorischen Zuordnung ist allerdings zu berücksichtigen, daß „fokale" epileptische Aktivität häufig in einer mehr oder weniger großen Zone des Gehirns auftritt, so daß besser von einem epileptogenen Hirnareal gesprochen wird. Das epileptogene Hirngewebe findet sich oft in unmittelbarer Umgebung einer morphologischen Läsion. Die Kongruenz von Lokalisation epileptischer Aktivität und morphologischer Läsion muß jedoch für jeden Patienten bewiesen werden, da sogar große morphologische Veränderungen, wie z. B. Zysten, sogar kontralateral zur epileptogenen Hemisphäre vorliegen können.

Für die klinische Praxis wird zunächst eine anatomo-klinische Korrelation angestrebt, bei der die wichtigsten Gehirnregionen (Frontal-, Temporal-, Parietal-, Okzipitalgehirn und mittelliniennahe Gehirnstrukturen) zugrunde gelegt werden. Auf der Basis der Anfallstypologisierung (unter Berücksichtigung der Zeitverlaufsstruktur der Symptome) und des EEG-Befundes wird der erste Schritt einer anatomo-klinischen Korrelation durchgeführt. Die nächsten Schritte bestehen dann in der Hinzunahme morphologischer oder funktioneller Untersuchungsbefunde, wie z. B. Kernspintomogramm und SPECT- oder PET-Befunde. Die Berücksichtigung anderer klinischer Daten, wie z. B. das Erstmanifestationsalter, die Ätiologie, eine familiäre Disposition, der Verlauf etc., erlauben in einem späteren Schritt dann die Zuordnung zu einem epileptischen Syndrom oder einer bestimmten Epilepsieform.

9.1 Temporalhirnepilepsie

Aus anatomo-klinischer Sicht lassen sich die Temporalhirnepilepsien in verschiedene Unterformen klassifizieren. Hierbei werden je nach Anfallsursprung nach Wieser (1983) mehrere Typen unterschieden, von denen der amygdalo-hippokampale und neokortikal-laterale Typ für die Praxis die größte Relevanz haben. Der Wert einer allzu starken Aufteilung in verschiedene Untertypen ist noch Gegenstand wissenschaftlicher Diskussion (Kotagal et al. 1988).

a

b

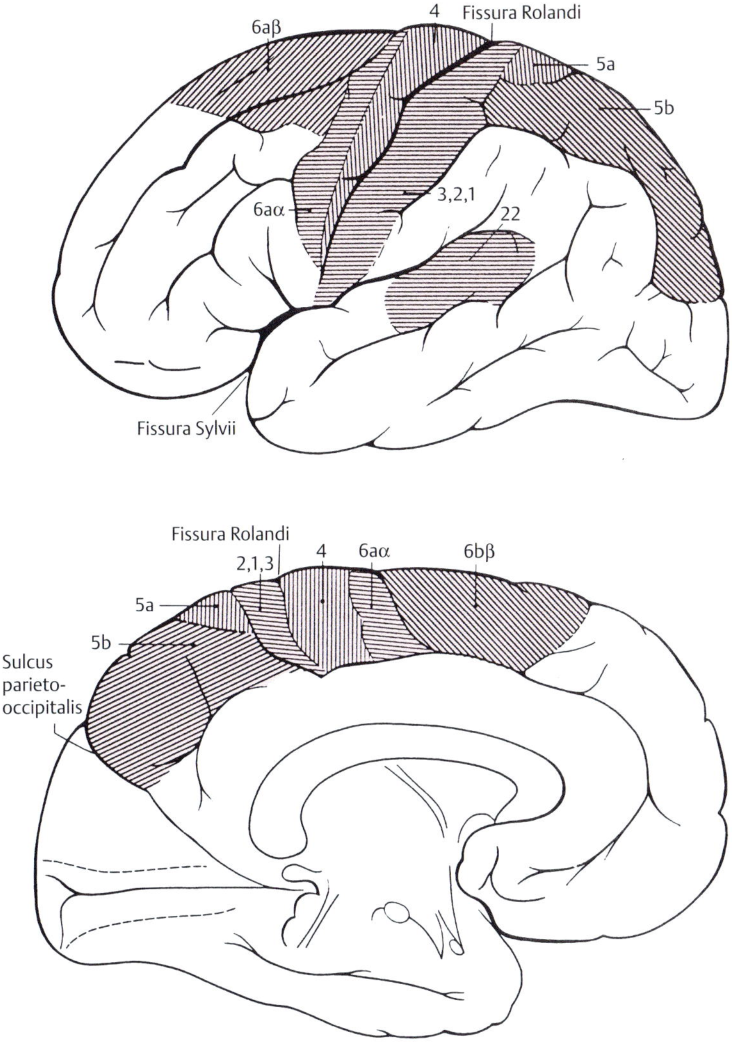

Abb. 60 a, b Hirnregionen, von denen Versivbewegungen ausgelöst werden (schraffiert) (Förster 1936 b).

9.1.1 Mesiale Temporalhirnepilepsie

Bei 70–80% der Temporallappenepilepsien liegt der klinisch manifeste Anfallsursprung im amygdalo-hippokampalen Komplex. Die Anfälle beginnen häufig mit fremdartigen, „unbeschreiblichen" Gefühlen, epigastrischer Aura, Erinnerungshalluzinationen oder illusionären Verkennungen, gefolgt von bewegungslosem Starren, oralen und alimentären Automatismen.

Bei Beginn in der amygdalären Region steht initial häufig eine ausgeprägte vegetative Symptomatik mit Übelkeit, Pupillenerweiterung, Angst bzw. olfaktorisch-gustatorischen Halluzinationen im Vordergrund. 55% der mediobasal-limbischen Temporallappenepilepsien haben einen regionalen Beginn in der Amygdala und im Hippocampus. Bei 45% ist der Anfallsbeginn fokal entweder im Hippocampus oder in der Amygdala lokalisiert (Quesney et al. 1986 a, 1989) [⊙ Fall 1]. Häufige Ursachen sind Hippocampusgliosen, Störungen der Zytoarchitektonik im Mandelkern, Gangliogliome, kleine Gliome, Hamartome, arteriovenöse Fehlbildungen, Astrozytome, Oliodendrogliome und Traumen mit fokaler Gliose. In Ergänzung zum Nucleus amygdala und Hippocampus muß der parahippokampalen Region, einschließlich des entorhinalen Kortex vermehrt Aufmerksamkeit gewidmet werden, da hier wesentliche Regelkreise vom Isokortex zum Nucleus amygdala konvergieren. Hier finden sich auch nicht selten diskrete kortikale Malformationen, die der MR-Diagnostik u.U. entgehen. In Abb. **61** sind die Beziehungen zwischen Iso- und Allokortex dargestellt. Bei der Pathophysiologie der Entstehungsbedingungen und Erregungsausbreitung fokaler und sekundär-generalisierter epileptischer Anfälle sowie Behandlungsstrategien mit neurochirurgischen oder radiochirurgischen Eingriffen muß hinsichtlich des Effektes und des möglichen neuropsychologischen Defizits, den mannigfachen Informationsverarbeitungsmöglichkeiten und den strategisch wichtigen Schaltpunkten Rechnung getragen werden. Die temporobasal-mesiale Hirnregion des Parahippocampus und insbesondere des entorhinalen Kortex stellt für bestimmte Temporallappenepilepsien einen solchen besonders wichtigen funktionell-anatomischen Bereich dar.

Bitemporale, interiktuale, epileptiforme Aktivität findet sich bei 12–40% der Patienten mit komplex-partiellen Anfällen bei pharmakoresistenter Temporallappenepilepsie. Ob die Ätiopathogenese der bitemporalen, unabhängigen, epileptischen fokalen Aktivität auf eine bitemporale Läsion oder auf den Mechanismus einer sekundären Epileptogenese (Spiegelfokus) zurückzuführen ist, wird noch kontrovers diskutiert. Mit extrakraniellen Ableitemethoden kann bei bis zu 77% der Patienten eine unilaterale Temporallappenepilepsie identifiziert werden. Im Falle bilateral unabhängiger interiktualer Aktivität kann die Ableitung während des Anfalls zur Lokalisation der für die Anfälle des Patienten relevanten Gehirnseite und -region entscheidend beitragen (81%). Bei ca. 20–40% sind invasive Ableitungen indiziert. Bei 6,5% der Patienten mit interiktual bilateraler Aktivität war der Anfallsbeginn im EEG kontralateral zur morphologischen Läsion lokalisiert. Bei 28% der Patienten mit bitemporaler, unabhängiger epileptischer interiktualer Aktivität starteten die Anfälle unabhängig in beiden Temporalhirnen (Quesney et al. 1986a, 1989).

In vermehrtem Maße muß in Betracht gezogen werden, daß die epileptogene Aktivität an einem Ort generiert werden kann, der besonders leicht erregbar ist, die massiven Veränderungen der Erregbarkeit aber durch einen Verstärkungsmechanismus an einem anderen Ort zur Anfallsentladung führen. Piredda et al. (1985) fanden z.B. nach fokalen Injektionen von Bicucullin im vorderen piriformen Kortex Veränderungen der Erregbarkeit, welche sequentiell über den entorhinalen Kortex, die Fascia dentata, bis zum Hippocampus gelangten, wo sie zu voll entwickelten iktualen Entladungen in den CA-I-Regionen führten. Temporomesiale Anfallsaktivität kann sich schnell nach frontal ausbreiten und als Folge (Schalensymptomatik) Symptome hervorrufen, die mit motorischer Hyperaktivität von Rumpf und unteren Extremitäten einhergehen (z.B. body shifting, Strampeln) [⊙ Fall 6, **Beinstrampeln**]. In solchen Fällen besteht die Gefahr einer Fehllokalisation des Anfallsursprungs in das Frontalhirn. Das Fehlen von komplex-partiellen Anfällen bei Morbus-Alzheimer-Patienten mit atrophischen Veränderungen, die im entorhinalen Kortex beginnen und sozusagen das Tor des affarenten Isokortexzustroms zum Hippocampus blockieren, ist in diesem Zusammenhang von besonderem Interesse. Offensichtlich spielen diese Reizzuflüsse aus der temporobasalen Kortexregion zum Hippocampus eine große Rolle für die Auslösung epileptischer Anfälle.

Simultane Video-EEG-Doppelbildaufzeichnungen von komplex-partiellen Anfällen führten zur Unterscheidung von 3 Anfallstypen.

Nach Delgado-Escueta et al. (1977) ist die Symptomatik von Typ-I-Anfällen durch starren Blick und Bewegungsstop, nachfolgende Automatismen (Kauen, Blinken, Schlucken) und zuletzt wenig starke Bewußtseinstrübung im Sinne einer Umdämmerung mit unscharfer Begrenzung zu Anfallsende gekennzeichnet. Dieser überwiegend dreiphasige Anfallstyp ist häufig durch initiale, fokale oder regionale epileptische Aktivität im Temporalhirn charakterisiert, wohingegen der Anfallstyp II ohne initialen Bewegungsstop, dafür aber mit ambulatorischen Automatismen und beidseitigen Arm- und Beinbewegungen sowie tonischen Versivbewegungen des Kopfes und der Augen einhergeht. Typ-II-Anfälle können Hinweise auf extratemporale epileptische Aktivität darstellen. Als Typ III wurde die „Temporallappensynkope" differenziert. Eine Untersuchung der komplex-partiellen Anfälle, hippokampalen und amygdalären Ursprungs mit Hilfe des Intensiv-Monitorings zeigte, daß jedoch nur 39% dieser Anfälle mit einem initialen Bewegungsstop beginnen, 25% mit nichtfokalen diskreten Bewegungen und 21% mit oroalimentären Automatismen. Bei 10% waren perseverative stereotype Automatismen und bei 6% sogar Vokalisationen vorhanden [⊙ Fall 9, **De Novo-Automatismen**] [⊙ Fall 10 und 11, **perseverative Automatismen**]; 40% der komplex-partiellen Anfälle hippokampalen und amygdalären Ursprungs beginnen also ohne Bewegungsstop oder oroalimentäre Auto-

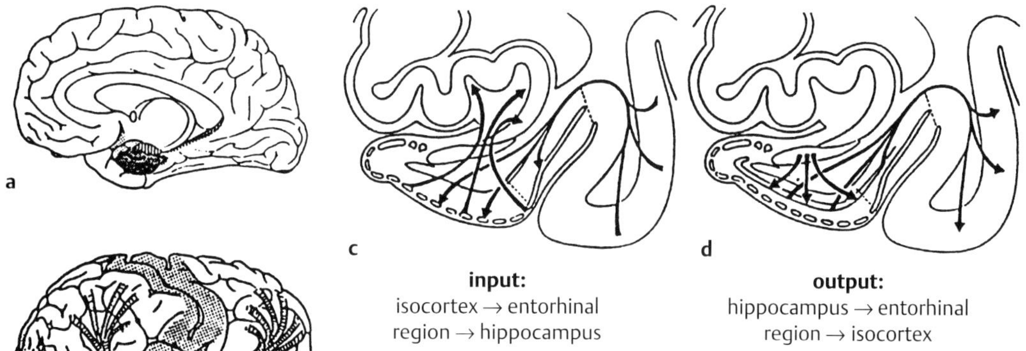

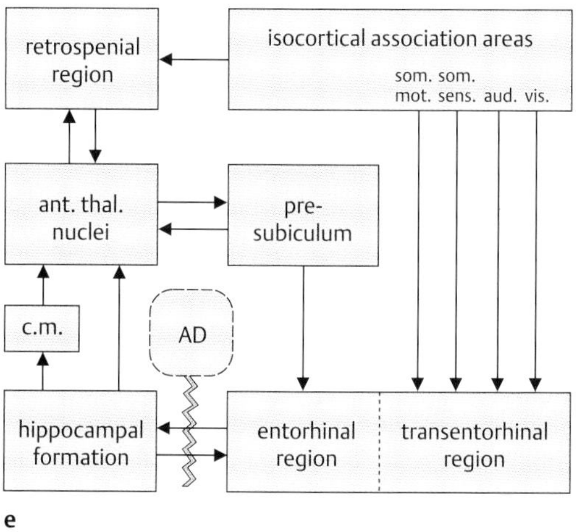

Abb. 61 **a** Der menschliche zerebrale Kortex wird durch isokortikale Regionen funktionell dominiert. Der Allokortex (Hippocampus: grau; Presubiculum und Entorhinalregion: schwarz) ist vergleichsweise vom Volumen schmal.
b Ein Strom Informationen konvergiert über eine Anzahl isokortikaler Assoziationsregionen und -bahnen über den entorhinalen Kortex, der sie wiederum auf die hippocampale Formation projiziert.
c Die isokortikale Information tritt über die transentorhinale und entorhinale Region ein. Die Inseln der oberflächlichen entorhinalen Zellschicht projizieren zur hippocampalen Formation, indem sie limbische und isokortikale Daten transferieren.
d Der Hippocampus weist eine Feedback-Projektion über das Subiculum zu einer der tieferen entorhinalen Zellschichten auf, die wiederum Daten zu den benachbarten isokortikalen Assoziationsgebieten transferiert.
e Schematische Darstellung der isokortikalen und limbischen Zuflüsse in die entorhinale Region. Datentransfer zwischen entorhinaler Region und hippocampaler Formation und Organisation der größeren limbischen Regelkreisverbindungen. Zu beachten sind die Unterbrechungen des Datentransfers vom Isokortex zum Hippocampus und *vice versa* im Falle der Destruktion entorhinaler Zellschichten.

som. mot.	somatomotorisch
som. sens.	somatosensorisch
aud.	auditorisch
vis.	visuell
ant. thal.	anterior thalamisch
c. m.	Corpus mamillare

Mit freundlicher Genehmigung modifiziert wiedergegeben nach Braak H et al. [1993].

matismen (Delgado-Escueta und Walsh 1985). Häufig sind die Anfälle durch orale und distal betonte Bewegungsschablonen gekennzeichnet.

Die mesiale Temporalhirnepilepsie bei Hippocampussklerose weist häufig einen zweigipfligen Verlauf mit ersten Anfällen im Kleinkindalter (Fieberkrämpfe) und späteren Anfällen im Jugendalter auf.

9.1.2 Temporallappenepilepsie mit Ursprungsort neokortikal lateral

Anfälle, die neokortikal lateral hinten beginnen, weisen häufig initial auditive, visuelle Halluzinationen oder bei Herden in der sprachdominanten Hemisphäre Sprachstörungen auf. Sie sind gefolgt von Dysphasie, Orientierungsstörungen oder prolongierten, auditiven Halluzinationen, Kopfbewegungen zu einer Seite etc. (seltener orale Automatismen). Das Elektroenzephalogramm zeigt Spike-Aktivität in der hinteren Temporalregion. Bei Beginn neokortikal lateral vorn sind die Initialsymptome lokalisatorisch weniger wegweisend (oft autonome Symptome; enge Verbindung zu Nucleus amygdala). Bei neokortikalen-lateralen Temporalhirnanfällen fanden Foldvary et al. (1997) statistisch seltener als bei mesialen orale Automatismen, manuelle Automatismen, „dystones posturing", Beinbewegungen oder „body shifting". Eine oro-faziale Aura ist häufig, Fieberkrämpfe sind selten. PET, MR und Elektrophysiologie liefern wesentliche zusätzliche Beiträge zur Differenzierung mesialer und neokortikal lateraler TLE (Walczak 1995) [⊙ **Fall 1**].

9.1.3 Die insuläre Epilepsie

Die Anfälle beginnen häufig mit vestibulären oder akustischen Halluzinationen und vegetativen (z. B. Hyperventilation) Symptomen sowie einseitigen Myoklonien oder Parästhesien des Gesichtes. Im EEG zeigen sich fokale Spikes, umschrieben in der Operkularregion. Auch epigastrische Auren werden auf Erregungsbildung in der Inselregion zurückgeführt (Ebner et al. 1998).

9.2 Epilepsien des Frontallappens

Die meisten extratemporalen komplex-partiellen Anfälle sind frontalen Ursprungs. Sie werden nach der für die Anfälle des Patienten verantwortlichen Frontalhirnregion unterteilt. Hierbei wird zwischen dorsolateralen Frontalhirnepilepsien, frontopolaren Epilepsien, mediofrontalen und frontobasalen und zingulären Epilepsien unterschieden. Hiervon werden Epilepsien der motorischen Rinde abgegrenzt. Bei Frontalhirnepilepsien treten besonders schnell generalisierende einfach- oder komplex-partielle Anfälle auf. Der Nutzen einer engen anatomischen Kompartimentierung der Frontalhirnepilepsien wird durch folgende Gegebenheiten in der Praxis eingeschränkt:

1. Die fokale epileptische Initialaktivität kann in einer „stummen" frontalen Region entstehen, und erst nach Fortleitung der epileptischen Anfallsaktivität über die bereits erwähnten anatomischen Bahnverbindungen treten Pseudoinitialsymptome auf.
2. Bei Ableitung mit Oberflächen-EEG-Elektroden kann epileptische Initialaktivität im Frontalhirn der Erfassung leicht entgehen.
3. Häufig ist die Ausdehnung des epileptogenen Areals bei Frontalhirnepilepsien groß, selten finden sich wirklich nachweisbar umschriebene fokale Aktivitäten bei 9–30% (Quesney et al. 1986 a, 1989).

Bei Frontalhirnepilepsien können fronto-parasagittale, epileptische, fokale Aktivitäten der primären epileptogenen Zone zu einer sekundären, bilateralen Synchronisation führen (Tükel und Jasper 1952, Pedley et al. 1981). Eine sekundäre, bilaterale Synchronie wurde auch bei primär epileptogener Zone im zingulären Kortex (Ralston 1961, Mazars 1970) der frontoorbitalen Region (Tharp 1972) und der vorderen frontalen Konvexität (Quesney et al. 1988) festgestellt. Die interiktuale epileptische Aktivität beim primären parasagittalen Fokus ist meist sehr eng umschrieben, ohne Temporalhirnbeteiligung. Die Anfallsmuster weisen somatosensorische Auren, partiell-motorische, supplementär-motorische Anfallssymptome und sekundäre Generalisation etc. auf.

9.2.1 Frontopolare Epilepsie

Diese Epilepsieform weist häufig neben einem plötzlichen, nur Sekunden andauernden Bewegungsstop einen Verlust der Reaktionsfähigkeit und Aufmerksamkeit (ähnlich wie bei Absencen, Pseudoabsence!), Wendebewegungen von Kopf und Augen und schnelle Generalisation mit axialen, klonischen Zuckungen, möglicherweise mit Sturz- und vegetativen Symptomen auf (sekundär generalisierter Anfall). Frontopolar und orbital befinden sich besonders häufig Kontusions- bzw. Contre-Coup-Läsionen. Die Anfälle sind oft kurz und ohne postiktuale Umdämmerung (Abb. **62**).

9.2.2 Frontoorbitale Epilepsie

Auren mit „unbestimmtem Gefühl" sind möglich. Hierbei treten häufig initial komplexe Automatismen oder olfaktorische Halluzinationen und vegetative Symptome, einschließlich Urinabgang auf. Zum Nachweis der fronto-orbitalen Entladungen sind sog. Supraorbitalelektroden (Quesney et al. 1988) hilfreich, da die Elektroden des 10–20-Systems epileptische Aktivität im frontoorbitalen Bereich wenig oder gar nicht registrieren.

9.2.3 Frontozinguläre Epilepsie

Auch hier finden sich komplexe motorische Automatismen, welche u. U. beide Arme, Beine oder den Rumpf miteinbeziehen. Gelegentlich treten sehr bizarre motorische Schablonen mit interaktiven Beckenbewegungen, Laufautomatismen, bipedale Bewegungen (wie Fahrradfahren), Schwimmbewegungen oder sogar karateähnliche

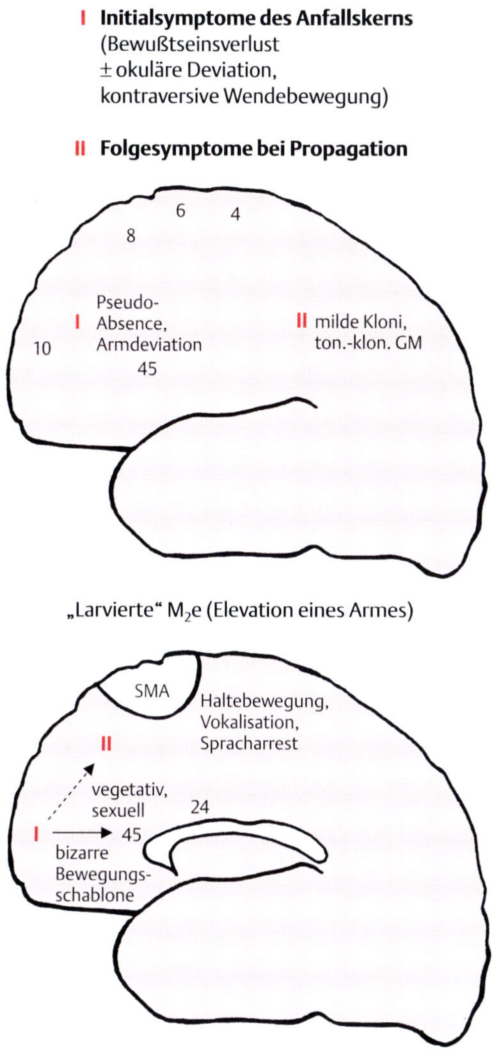

Abb. 62 Schematische Darstellung möglicher Propagation fokaler lateraler frontaler Aktivität. Die M_2E-Symptomatik während eines epileptischen Anfalls deutet auf die supplementär-motorische Region hin. Es muß jedoch stets festgestellt werden, ob sie der Ursprungsort oder der Propagationsort fokaler epileptischer Aktivität ist.

Bewegungen auf. Lüders et al. (1993) fassen die proximalen Bewegungen als hypermotorische Automatismen zusammen [⊙ **Fall 3, hypermotorisch, Kernschalenmodell**]. Charakteristisch ist, daß diese motorischen Bewegungsschablonen stereotyp in den Anfällen auftreten und mit anderen Ausdrucksphänomenen, wie starrem Blick, Gesichtsausdruck (Lachen, Schreien, Stöhnen), oralen Automatismen im Verlauf des Anfalls kombiniert auftreten. Automatismen sexueller Färbung mit genitalen Manipulationen, vegetativen Symptomen (Tachykardie, Mydriasis, Apnoe), Änderungen von Affekt, Stimmungen und Antrieb sind häufig vorzufinden. Fokale zinguläre epileptische Aktivität wird mit Oberflächenelektroden nicht registriert.

9.2.4 Epilepsie der supplementär-motorischen Region (SMA)

Penfield (1949 – 1954) gab der Region den Namen in der Annahme, daß diese der primärmotorischen Region (PMA) dient. Deecke et al. (1969) beschrieben das Bereitschaftspotential in der SMA und PMA; Roland et al. (1980) wiesen bei Fingerbewegungen eine Hyperperfusion der PMA und SMA nach und bezeichneten die SMA als „programming area". Nach Eccles (1982) sind bei allen motorischen Aktivitäten beide SMA bilateral einbezogen. Hier stehen tonische Haltungsbewegungen sowie einfach fokale tonische Anfälle mit Vokalisationen, Spracharrest und Fechterstellung, aber auch komplex-fokale Anfälle mit Urininkontinenz im Vordergrund der Symptomatik [⊙ **Fall 4, tonische Haltung**]. Die tonischen Haltungsanfälle haben oft eine charakteristische Bewegungsschablone (M_2E). Sie besteht aus Elevation *eines* Armes, Abduktionsstellung im Schultergelenk und Flexion im Ellenbogengelenk, wobei der Kopf sich so wendet, daß er in die Hand blickt. Oft tritt eine plötzliche, heftige, tonische Haltungsschablone in einer oder beiden unteren Extremitäten auf. Häufig ist die tonische Haltungsschablone kontralateral zum EEG-Fokus lokalisiert.

Im Anschluß an die halbseitige oder generalisierte, tonische Aktivität, welche meistens 10–30 s dauert, kann es zu rhythmischen klonischen Bewegungen in einer oder mehreren Extremitäten kommen. Wendebewegungen treten eher später im Anfallsablauf und inkonstant auf. Weitere Anfallssymptome sind Stöhnen, Schreie, Inspirationsbewegungen, Stottern, Sprachhemmungen oder sekundäre Generalisation zum tonisch-klonischen generalisierten Anfall. Das Bewußtsein ist entweder ganz oder bis zur sekundären Generalisation erhalten. Im Elektroenzephalogramm zeigen sich nur selten Abnormalitäten. Mydriasis, Tachykardie, Apnoe und Gesichtsrötung sind häufige Begleitsymptome. Interiktual lassen sich Sharp-wave-Aktivität in einem umschriebenen Bereich in der Nähe der Mittellinie nachweisen. Das iktuale EEG-Muster besteht in

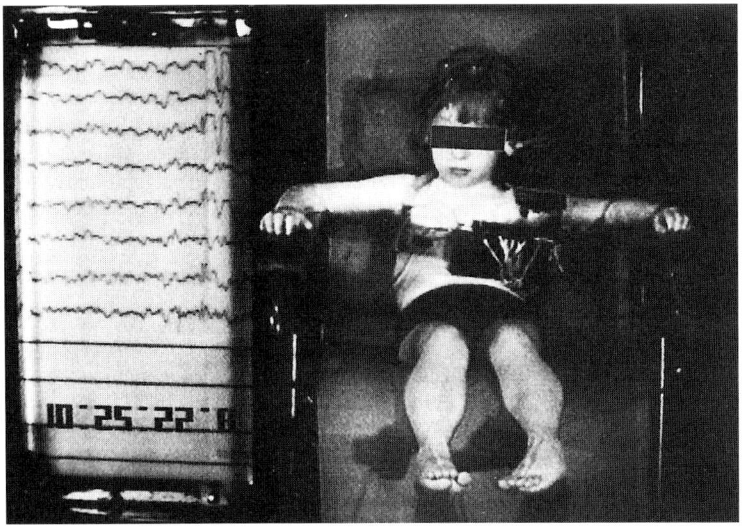

Abb. 63 Faustschluß links während eines kontralateralen Spike-wave-Komplexes frontopräzentral rechts; entsprechende motorische larvierte Anfallsschablonen können mit Willkür- oder spontanen Verlegenheitsbewegungen verwechselt werden. Hierbei handelt es sich um Pseudowillkürbewegungen bei fokaler epileptischer Aktivität im Frontalhirn.

rhythmischen Alpha-, Beta- und Theta-Aktivitäten, welche ebenfalls in der Nähe der Mittellinie lokalisiert sind, oder in generalisierten Delta- und Theta-Aktivitäten. Sensorische Aurasymptome sind möglich, jedoch inkonstant vorhanden.

Differentialtypologisch müssen fokale supplementär-motorische Anfälle gegenüber generalisierten tonischen Anfällen beim Lennox-Gastaut-Syndrom abgegrenzt werden. Bei letzteren handelt es sich meistens um geistig retardierte Patienten mit neurologischen Ausfällen. Im EEG liegt häufig ein Slow-spike-slow-wave-Muster oder eine multifokale Sharp-wave-Aktivität vor. Die tonischen Anfälle sind kombiniert mit „atypischen Absencen" und mit schweren tonisch-klonischen Anfällen. Bei der paroxysmalen kinesiogenen Choreoathetose kann die Auslösung der Anfälle durch abrupte Bewegung auf die richtige diagnostische Spur führen. Die Anfälle bei paroxysmaler Choreoathetose Mount Reback dauern mehrere Minuten, wohingegen sie bei den supplementär-motorischen Anfällen gewöhnlich weniger als 30 s dauern. Videokontrollierte Langzeit-EEG-Ableitungen sind oft erforderlich, um die Differentialdiagnose durch den Nachweis der M_2E-Schablone oder psychogener Anfälle durchführen zu können (Morris et al. 1988). Da bei SMA-Anfällen alle 4 Extremitäten im Anfall tonisch verkrampft sein können, ohne Bewußtseinsverlust, werden sie leicht als nicht epileptische hysterische Anfälle verkannt. 60% der SMA-Anfälle treten im Schlaf (NON-REM-Stadium 2 = 73%; 1 = 25) auf (Amman und Diener 1998).

9.2.5 Dorsolaterale Frontalhirnepilepsie

Bei dorsolateraler, frontaler Epilepsie (prämotorische Region) sowie des hinteren Anteiles des Gyrus frontalis superior und medialis werden oft einfach-partielle tonische Beuge-, Propulsiv- oder Wendebewegungen mit Aphasie sowie komplex-partielle Anfälle mit initialen Automatismen beobachtet (Abb. **63**). Im Oberflächen-EEG ist oft eine fokale oder regionale epileptische Aktivität darstellbar. Auren werden in der Regel nicht registriert. Tonische Beugebewegungen der Kopf/Hals-Region sowie des Rumpfes können mit Bewußtseinsveränderungen kombiniert auftreten. Milde klonische Gesichts- oder Armbewegungen sind bei Ausbreitung zum motorischen Kortex möglich. Eine einseitige Elevation eines Armes tritt bei Ausbreitung zum prämotorischen Kortex oder Supplementärregion auf. Seltener kommen sexuelle Automatismen (z.B. Masturbationsbewegungen) vor. Gegenüber der Absence mit generalisierten 3/s-Spike-wave-Mustern im Rahmen der Pyknolepsie sind vor allem „Pseudoabsencen" (mit kurzer, absence-ähnlicher Bewußtseinsveränderung oft mit kürzerer Dauer als 10 s und geringer Ausprägung von Automatismen) abzugrenzen.

„Pseudoabsencen" treten vor allem bei dorsolateralen, frontalen epileptogenen Arealen sowie bei zingulärer Epilepsie auf. Die interiktualen und iktualen EEG- bzw Stereo-EEG-Befunde der verschiedenen frontalen Epilepsien wurden von

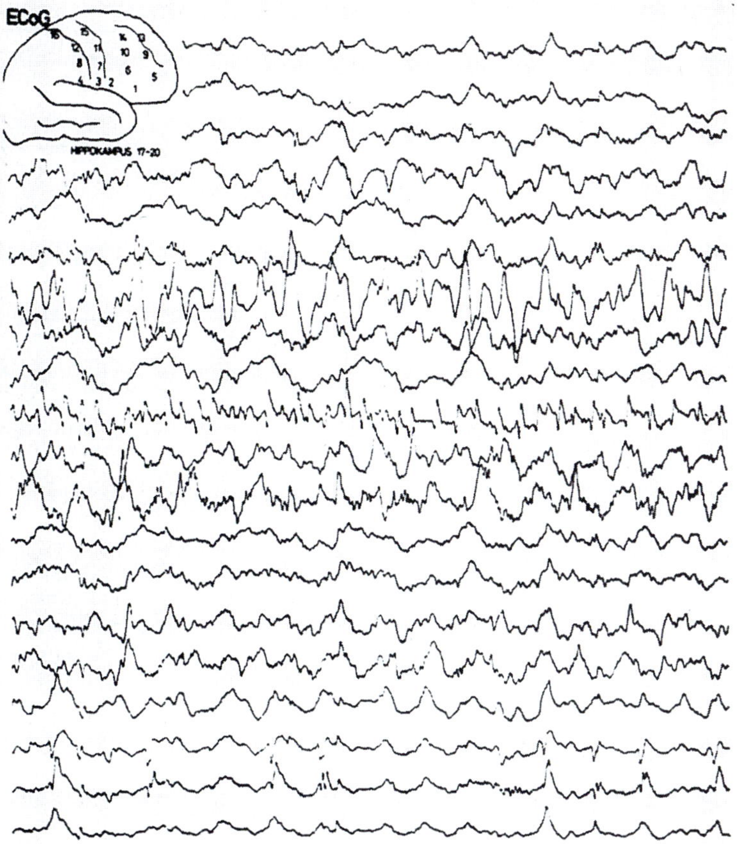

Abb. 64 Intraoperatives Elektrokortikogramm bei Rasmussen-Syndrom, chronischer fokaler Enzephalitis mit Epilepsia partialis continua. Fokale epileptische Aktivität in Kanal 7 in der Präzentralregion sowie im Kanal 10 in der prämotorischen Region. Im Kernspintomogramm deutliche Hemiatrophie, s. Abb. **31 b**, S. 69. Der Zustand der Patientin wurde durch eine Hemisphärektomie deutlich gebessert.

Swartz und Delgado-Escueta (1987) wiedergegeben.

Die perirolandische Region ist besonders epileptogen. Hier finden sich außerdem besonders häufig Tumore als Ursache symptomatischer Epilepsien. Neben Jackson-Anfällen finden wir hier auch Hauptherde des Kojewnikow-Syndroms (Abb. **64**).

9.3 Parietalhirnepilepsie

Das diagnostische Leitsymptom stellen fokale sensorische Symptome (Parästhesien, Dysästhesien) wie z.B. Prickeln, Elektrisieren [⊙ Fall 7], der Drang oder das Gefühl, einen Körperteil zu bewegen oder das Gefühl, ein Körperteil bewege sich. Am häufigsten sind die Partien mit großer kortikaler Representation, wie Hand, Arm und Gesicht betroffen. In der Zunge werden Empfindungen wie Steife und Kälte wahrgenommen. Sensible Symptome des Gesichtes können bilateral auftreten. Seltener sind Erstickungsgefühle, Übelkeitsgefühle, Gefühl des Sinkens oder Schmerzen. An visuellen Symptomen sind Photopsien, geformte Halluzinationen (Farben, tierische Formen), oder aber auch Metamorphopsien – vor allem bei epileptischer Aktivität in einer nicht-dominanten Hemisphäre – anzutreffen. Diesen paroxysmalen Plussymptomen sind an Minussymptomen (eine Inhibition bestimmter Bereiche der Motorik) das Gefühl des Fehlens bzw. Verkürzung eines Körperteiles oder der Verlust der Bewußtheit eines Körperteiles (neglect) gegenüberzustellen. Drehschwindel kann auf epileptische Aktivität in der suprasylvischen Parietalregion hinweisen (Brandt 1999), während Anfälle des linken hinteren Parietallappens zu rezeptiven oder Leitungsstörungen der Sprache führen können. Seltener ist als sensible Störung eine beidseitige Mißempfindung an den unteren Extremitäten festzustellen, die besonders dann vorliegt, wenn der Lobulus paracentralis mit in

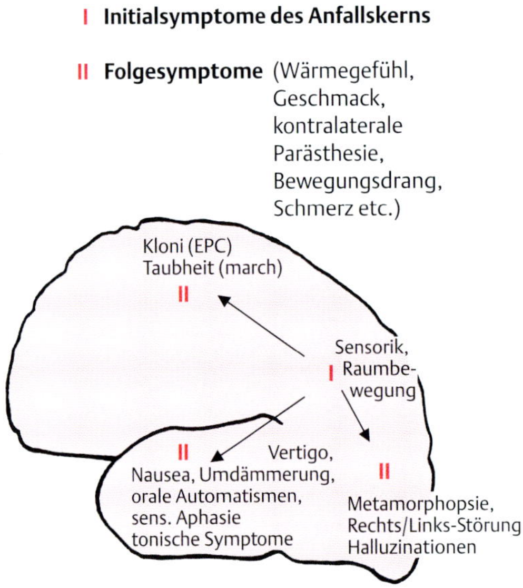

Abb. 65 Schematische Darstellung der möglichen Vorzugsrichtungen der Propagation fokaler parietaler epileptischer Aktivität. I) entspricht dem Anfallskern, also lokalisatorisch der unmittelbaren Umgebung des Epilepsieherdes. Dieser Herd kann initial Sehstörungen verursachen oder aber, falls er in einer stummen Region liegt, keine lokalisatorischen Hinweissymptome enthalten und sich dann entweder nach frontal (Zentralregion nach okzipitoparietal oder temporal) ausbreiten.

die epileptische Aktivität einbezogen ist. Angst (Panik), sexuelle Sensationen und tonische Symptome können als Schalensymptome auftreten. Elektroenzephalographisch läßt sich die fokale epileptische Aktivität häufig gut registrieren.

Gyrus postcentralis

Symptome: kontralaterale Parästhesien und Taubheit. Bewegungsgefühl, Bewegungsintention, March von Parästhesien (Hitze, Kälte Pulsieren, Schwellen, Schmerz), lateralisierter Abdominalschmerz, Übelkeit, Brechreiz, gefolgt von Wendebewegungen oder tonisch-klonischen Anfällen. Selten auch pseudoepigastrische Aura: komisches, halbseitig (!) aufsteigendes Gefühl.

Lobulus parietalis inferior

Anfallssymptome: Anfallsauslösung durch Essen oder Geschmacksreiz.

Gyrus parietalis superior

Symptome: Rotation, Metamorphopsie, links, rechts Verwechslungen.

Symptome der Parieto-Okzipitalregion: ungeformte, visuelle Halluzinationen, kontralaterale Taubheit von Arm und Bein, übergehend in klonische Bewegungen, Vertigo, Tinnitus als späte Anfallssymptome [⊙ Fall 8, **Vertigo**].

Symptome der Parieto-Temporo-Okzipitalregion: Wernickeaphasie, Bewußtseinsverlust, gefolgt von gesturalen und verbalen Automatismen, Dyspraxie; euphorische Ausdrucksbewegungen; Spracharrest, bilaterale tonische Spasmen der oberen und unteren Extremitäten. Kopf- und Augenbewegungen als späte Symptome, dann auch Umdämmerung (Abb. **65**).

9.4 Okzipitallappenepilepsie

Häufig treten visuelle Erscheinungen (flüchtige visuelle Wahrnehmungen im Sinne von Paropsien als Skotom, Hemianopsie oder Amaurose) auf. Positive Symptome bestehen in Blitzen und Funken (Farben), Elementarhalluzinationen wie Phosphenen oder komplexen geformten Bildern und Szenen. Da diese visuellen Phänomene durch Reizung des Sinnessystemes zustande kommen, handelt es sich um Pseudohalluzinationen. Illusionäre Wahrnehmungen im Sinne monokulärer Diplopien, Veränderungen der Größe (Makropsie oder Mikropsie) oder der Entfernung sowie der Neigung von Objekten in einer bestimmten Raumebene, Verzerrungen von Objekten oder Formänderungen können fokale Anfallssymptome darstellen. Die Palinopsie (Auftreten visueller Bilder nach Entfernung des Stimulus) hat eine besonders gute lokalisatorische Aussagekraft und weist stets auf eine Funktionsstörung des okzipitalen visuellen Kortex hin (Kömpf et al. 1983, Lefèbre und Kölmel 1989). Komplexe visuelle Halluzinationen bestehen z.B. in farbigen Szenen. Manchmal sieht der Patient sein eigenes Bild. In diesen Fällen liegen epileptische Entladungen im temporo-okzipitalen Gebiet vor. Lidkloni sowie nach kontralateral gerichtete klonische und tonische Wendebewegungen von Augen und Kopf können ebenfalls auftreten. Seltener sind Schwindelempfindungen, Tinnitus und Kopfschmerz nach Art der Migräne zu Anfallsbeginn. Die symptomatologische weitere Ausgestaltung (Schalensymptome) können je nach Ausbreitung der epileptischen Anfallsaktivität variieren. Ätiologisch liegen in einem Drittel der Fälle Traumen oder

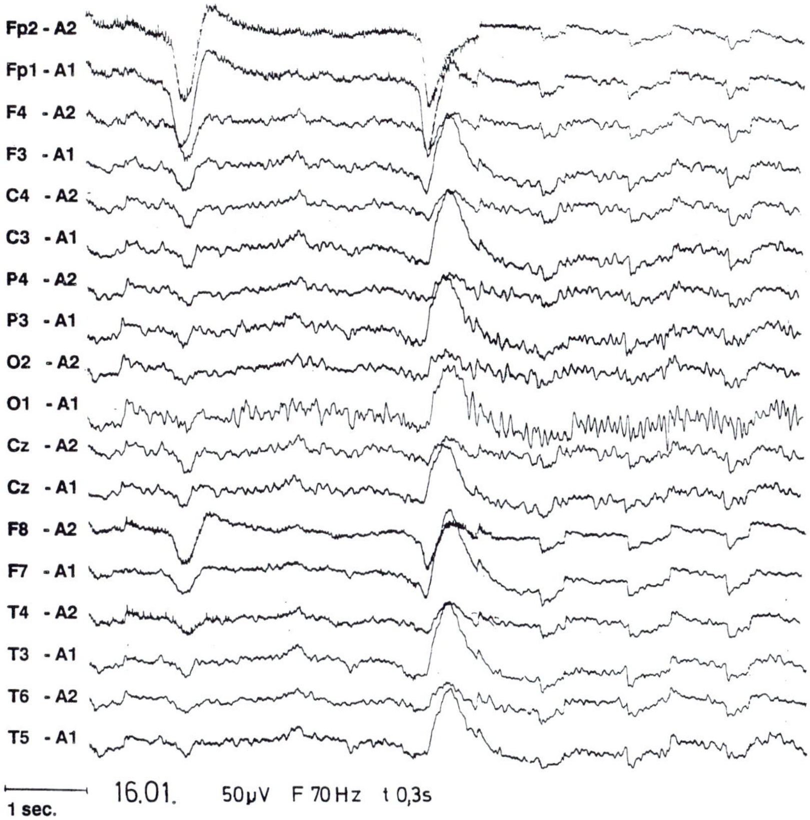

Abb. 66 Fokale Spike-Aktivität okzipital links bei einfach-partiellem Anfall mit Sehstörung und späterer Übergang in komplex-partiellen Anfall bei mitochondrialer Enzephalomyopathie (Melas-Syndrom).

hypoxische Hirnschädigungen zugrunde. Seltener findet man postinfektiöse Noxen, Gliome, Dysplasien oder mitochondriale Funktionsstörungen (Melas); 26% sind kryptogen (Rasmussen 1975) (Abb. **66** u. **67**).

9.5 Lokalisatorische Aussage von Symptomen

Viele Symptome und Befunde haben nur einen mäßigen lokalisatorischen Wert und nur wenige sind lokalisatorisch eindeutig, wie z.B. die kontralateral zur rolandischen Region auftretende **klonische Jackson-March-** oder die sensorische Jackson-March-Symptomatik. Hilfreich zur Lateralisation sind häufig die Kombination der dystonen Bewegungsschablone mit Extremitätenautomatismen auf der anderen Seite. Beim komplex-partiellen Anfall finden sich kontralateral zur dystonen Schablone und ipsilateral zum Extremitätenautomatismus häufig iktuale Entladungen im Temporalhirn (Lüders, persönliche Mitteilung). Wendebewegungen können einen starken Hinweis auf kontralaterale, frontale epileptische Aktivität liefern, wenn sie als Initialsymptom im Sinne einer **forcierten tonischen Wendebewegung** und bei erhaltenem Bewußtsein auftreten. Allerdings liefern die meisten Initialsymptome komplex-partieller Anfälle zwar wichtige erste Hinweise, aber häufig keine eindeutigen Beweise zur Lokalisation des epileptogenen Areals. Die Lokalisation des epileptogenen Areals muß jedoch durch akribische video-kontrollierte elektroenzephalographische Analysen in einem ersten Schritt angegangen werden. Die hierdurch erhaltenen Hinweise dienen zunächst der ersten Hypothesenbildung über die vorliegende lokalisationsbezogene Epilepsie. Durch weitere intensive Diagnostik, einschließlich interiktualer und iktualer Video-EEG-Registrierungen mit Spezialelektroden muß versucht werden, dieses Lokalisationsmosaikbild elektrophysiologisch zu vervollständigen bzw. zu bestätigen.

Als grobe Lokalisationsanhaltspunkte können **Auren**, wie z.B. unbestimmbare fremde Gefühle, Angst, olfaktorische, gustatorische und experien-

I **Initialsymptome des Anfallskerns**
(visuelle Aura [stationär: Area 17, Bewegung: Area 18]
Bewußtseinsverlust
± okuläre Deviation,
kontraversive Wendebewegung)

II **Folgesymptome bei verschiedenen Propagationsmustern**
(nach Ajmone-Marsan 1957, Bancaud 1969, Olivier 1982, Swartz 1987)

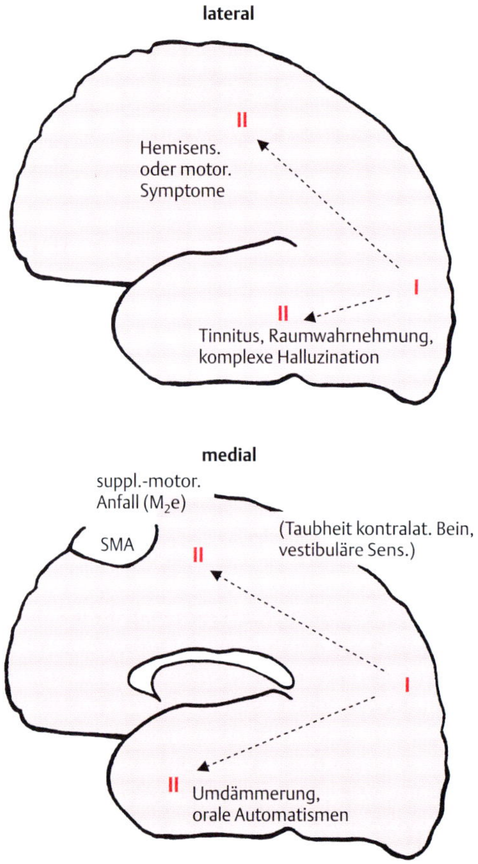

Abb. 67 Propagation fokaler okzipitaler Aktivität. Hier können sich sowohl Ausbreitungen in die Zentral- oder Temporalregion oder aber auch in die supplementärmotorische Region mit den entsprechenden Symptomen ergeben.

tielle Halluzinationen des Déjà vu, Jamais vu oder interpretative Illusionen bereits auf Temporallappenepilepsie und hier besonders auf eine hippokampale Epilepsie hinweisen, während eine epigastrische Aura mit autonomen Symptomen, Borborygmi (Magenknurren), Blässe oder Gesichtsröte, Pupillenerweiterung etc. mehr für einen amygdalären Beginn mit hippokampaler Beteiligung sprechen kann. Akustische und vertiginöse elementare Auren stellen einen starken Hinweis für temporalneokortikale, laterale epileptische Aktivität dar (Palmini und Gloor 1992). Isolierte Auren, epigastrische Auren bei unitemporalem EEG-Anfallsmuster werden in der Regel erinnert. Das Vergessen einer isolierten Aura kann nach Schulz et al. (1994) eine kurze Überleitungszeit der fokalen epileptischen Aktivität nach kontralateral aufweisen.

Die Abhängigkeit der Amnesie einer Aura von der Anfallsintensität und raschen Propagation zur kontralateralen Hemisphäre kann für die weiteren diagnostischen Strategien der Elektrodenimplantation von Bedeutung sein. Stets muß eine primär neokortikale Entladung in eine Propagationszone mit sekundärer amygdalo-hippokampaler Beteiligung erwogen werden. Im Gegensatz zu den deutlichen Bewegungsstops und oroalimentären Automatismen der amygdalo-hippokampalen Epilepsie findet man bei extratemporalen, frontobasalen oder zingulären Epilepsien häufiger Vokalisation oder bilaterale Extremitätenautomatismen mit bizarren Automatismen oder Laufbewegungen. Oroalimentäre Automatismen oder ein Bewegungsstop treten hier in den späteren Anfallsstadien auf. Gestische, komplexe Automatismen sowie sich wiederholende Ausdrucksbewegungen wurden bei epileptischen Entladungen im Gyrus cinguli oder im Parietallappen (Munari und Bancaud 1985) beobachtet. Oroalimentäre Automatismen können in zwei Gruppen unterteilt werden: Kau- und Schmeckbewegungen wurden bei Entladungen im Nucleus amygdala und Schlucken, Zungenbewegungen und Lippenvorstülpen sowie Mundöffnungsbewegungen bei Paroxysmen in der perisylvischen Region (Bancaud 1987) registriert.

Auren wurden bei 60% der Frontalhirnepilepsien festgestellt (Quesney et al. 1986b). Klinische Manifestationen dieser Auren waren allerdings ohne sicheren lokalisatorischen Wert. Somatosensorische Symptome waren für gewöhnlich allerdings kontralateral bei parasagittalen, konvexen epileptogenen Arealen. Auren, wie sie bei Temporallappenepilepsien beobachtet werden (epigastrische Aura, Angst) wurden bei frontopolaren und frontooperkulären Epilepsien beobachtet. Hierbei handelt es sich um Regionen, die eng mit dem Temporallappen über den Fasciculus uncinatus und des Zingulum verbunden sind (Nauta

1971). Eine olfaktorische Aura spricht für eine Frontalhirnbeteiligung.

Die **M_2E-Fechterstellung** mit kontraversiven Augen- oder Kopfbewegungen sowie partielle motorische tonische oder klonische Bewegungen zu Anfallsbeginn können auf die supplementärmotorische Region oder einen dorsolateralen oder mediofrontalen Generator hinweisen. Am Beispiel der gustatorischen Halluzinationen sei jedoch abschließend noch einmal aufgezeigt, daß diese nach den Ergebnissen stereoenzephalographischer Exploration (Hausser und Bancaud 1987), temporal, parietal oder sogar rolandisch-operkulär entstehen kann. Neben dem Begleitsymptom der gustatorischen Halluzination, welche überwiegend bei hippokampal-amygdalärem Anfallsursprung zu beobachten war, lassen sich weitere Hinweise durch die sekundäre bzw. Schalensymptomatik des Anfallsablaufes erzielen. Bei parietal entstehenden Anfällen war neben starrem Blick, klonischen unilateralen Gesichtsbewegungen und Augendeviationen, Salivation zu registrieren, während bei Temporalhirnanfällen des mediobasalen Typs überwiegend orale bzw. gestische Automatismen sowie epigastrische bzw. abdominelle Symptome hinzutreten.

Der Auffassung, daß Wendebewegungen des Kopfes stets eine epileptische Entladung in der kontralateralen Hemisphäre, und hier besonders im Frontalhirn (Wyllie et al. 1986) aufzeigen, wurde von Ochs et al. (1984) widersprochen. Kopfwendebewegungen ohne Bewußtseinsverlust kommen als initiale iktuale Manifestation in ca. 30% der Kopfwendebewegung bei Frontalhirnanfällen vor (Ralston 1957). In diesem Fall ist die Richtung der Kopfwendebewegungen gewöhnlich kontralateral zum epileptischen Fokus. Gleiches gilt auch bei initialen forcierten Kopfwendebewegungen, die von einem sekundär generalisierten Anfall gefolgt werden. Die Bewegung wird wahrscheinlich durch den frontalen intermediären Kortex und die supplementär-motorische Region initiiert (Ajmone und Ralston 1957). Die Inzidenz der Kopfwendebewegung bei Frontalhirnanfällen mit Bewußtseinsveränderung ist wesentlich höher als die ohne Bewußtseinsveränderung (ca. ⅔ der Fälle). Bei komplex-partiellen Anfällen mit Kopfwendebewegungen während Bewußtseinsveränderungen kann die epileptische Aktivität von der Temporal-, Parietal-, Zentral- oder der Okzipitalhirnregion zu dem ipsilateralen oder kontralateralen Frontalhirn projiziert werden (Quesney 1986b). Die Diskussion, ob Kopfwendebewegungen eine verläßliche Lateralisation des Anfallsursprungs ermöglicht, ist noch nicht abgeschlossen (Ochs et al. 1984, Wyllie et al. 1986). Kopfwendebewegungen kommen vor allem bei Anfällen mit frontooperkulärem Ursprung vor und sind, nach Beobachtungen von Quesney et al. (1986b), stets kontralateral zur frontooperkulären Initialaktivität. Insgesamt wurden bei 84% der Patienten mit Frontalhirnepilepsien kontralaterale Kopfwendebewegungen gefunden. Kopfwendebewegungen bei erhaltenem Bewußtsein werden insbesondere bei epileptogenen Arealen in der parasagittalen Konvexität kontralateral gefunden.

Einseitige obere Extremitätenbewegungen im Sinne einer tonischen Halteschablone wurden von Varelas und Wada (1988) bei Frontaltemporalhirnepilepsien stets kontralateral und bei Frontalhirnepilepsien in der Hälfte der Fälle kontralateral beobachtet. Gesichtsausdrucksbewegungen zu Beginn eines fokalen komplex-partiellen Anfalls liefern keine sicheren Hinweise auf den Anfallsbeginn (Strauss et al. 1983). Einseitige tonische Kontraktionen der Gesichtsmuskulatur können durch einen ipsilateralen Herd frontobasal hervorgerufen werden.

Die Wertigkeit der iktualen Symptomfolge bei temporalen und extratemporal beginnenden Anfällen wurde von Kotagol et al. 1997, Noachtar (1998) und Marks und Laxer (1998) eingehend dargestellt. Bei TLE spricht ein unilaterales dystones Posturing [⊙ Fall 7 und 9] vor allem kombiniert mit ipsilateralen Automatismen für einen kontralateralen Fokus. Aufgrund eigener Erfahrung sollten diese Seitenhinweise nur bei frühem Aufhellen (ca. 20 s Latenz zu Anfallsbeginn) verwertet werden. Postiktuales Nasenwischen findet sich häufig ipsilateral zum Fokus (Baumgartner et al. 1997). Falls es wiederholt in der gleichen Hand unilateral auftritt, lateralisiert dieses Symptom bei TLE (60% der Patienten, 43% des Anfallsvorkommens) in 92% ipsilateral (Hirsch et al. 1998). [⊙ Fall 1, 6 und 10] Bei Exra-TLE wurde postiktuales Nasenwischen in 33% der Patienten und 15% der Anfälle beobachtet. Aufgrund einer systematisch-dynamischen Anfallsanalyse z.B. nach Art des Kern-Schalen-Modell erlaubt die Analyse der Anfallsterminologie eine hohe Trennschärfe zwischen TLE und FLE. Ca. 10% der symptom-orientierten Lokalisationshypothese TLE ist falsch (O'Brien et al. 1998).

Paroxysmale **Sprachstörungen** werden bei Frontal- und Temporalhirnepilepsien beobachtet. Meistens handelt es sich bei postiktualen motorischen Aphasien um epileptische Aktivitäten in der (dominanten) linken Hemisphäre, in seltenen Fällen jedoch auch rechts temporal. Komplexe iktuale Vokalisationen treten überwiegend bei Entladungen in der nicht-dominanten Hemisphäre auf (Koerner und Laxer 1988). Alajouanin und Sabouraud (1960) haben drei verschiedene Sprachstörungen im Zusammenhang mit Epilepsie unterschieden:

1. aphasische Sprachstörungen,
2. Dysarthrie,
3. sonstige Sprachstörung.

Bei den paroxysmalen Aphasien kann eine paroxysmale Broca-Aphasie von einem Spracharrest bei epileptischer Aktivität in der parasagittalen Region unter Einbezug der supplementärischen Region und eine paroxysmale Palilalie unterschieden werden (Ardila und Lopez 1988). Bei Elektrostimulationen konnte neben der Broca- und Wernickeregion eine dritte Sprachregion temporal basal gefunden werden (Lüders et al. 1988). Speech arrest bei erhaltenem Wortverständnis wird bei fokaler epileptischer Aktivität im Gyrus frontalis inferior (Pars opercularis und Pars triangularis) der dominanten Hemisphäre, oder aber bei Anfallsaktivität in der supplementär-motorischen Region der dominanten als auch nicht-dominanten Hemisphäre beobachtet (Penfield und Japser 1954). Elektrische Stimulation der perirolandischen Region (besonders Gyrus frontalis inferior in Höhe der Gesichtsrepräsentation des Homunculus) führt zur Inhibition von Willkürbewegungen und wurde daher als negative motorische Reaktion (Lüders et al. 1988) bezeichnet.

Bei den Sprach- und Sprechstörungen im Verlauf epileptischer Anfälle muß zwischen peripheren und zentralen Mechanismen differenziert werden. Periphere Mechanismen sind z.B. myoklonische oder tonische Kontraktionen der Muskulatur des Sprechapparates, welche zu Vokalisationen führen können. Bei *Dysarthrien* bestehen Artikulationsstörungen im Sinne einer undeutlich verwaschenen Sprache durch Hirnnerven oder kortikale Funktionsstörung. Zentrale Mechanismen können durch funktionelle Inhibition oder Disinhibition in einer Sprachregion entstehen oder durch Apraxie bzw. Aktivierung einer sogenannten Negativ-Motor-Region (frontal, lateral oder frontal mesial in der Umgebung der supplementär-motorischen Region).

Die Entstehung des *Spracharrestes* ist vielfältig. Die klinische Symptomatik besteht in folgenden Charakteristika: Es kann im Anfall nicht gesprochen werden, obwohl verstanden wird und u.U. geschrieben werden kann. Eine häufige mögliche Ursache ist die Sprachapraxie bei Beteiligung der supplementär-motorischen Region. Ein Spracharrest kann allerdings auch in Abwesenheit einer oralen Apraxie auftreten und der epileptische Fokus kann sich in beiden Hemisphären befinden. Eine Analyse von 120 mit Video-EEG dokumentierten Anfällen bei 50 Patienten mit fokaler Epilepsie zeigte, daß der „speech arrest“ überwiegend bei fokaler epileptischer Aktivität in der dominanten (d.h. linksseitigen, aber auch rechten Hemisphäre) auftreten kann. Darüber hinaus findet sich der „speech arrest“ bei sekundärer Generalisation (Eberlein et al. 1994). Iktuale plötzliche tonische unwillkürliche Änderungen der Mundstellung können Hinweise für involvierte epileptogene Regionen liefern. Hierbei sollen Abwärtsbewegungen der Mundwinkel für eine parietale Aktivität und Aufwärtsbewegungen eher für zentro-operkuläre Regionen sprechen (Giallordano et al. 1996).

Bei der *Aphasie* können sowohl motorische als auch sensorische oder gemischt aphasische Störungen auftreten. Es kann sich um Wortfindungsstörungen handeln oder Störungen des Sprachflusses. Das Schreiben ist in der Regel gestört, entweder es ist nicht möglich oder es treten hierbei Perseverationen auf. Auch das Lesen ist gestört oder unmöglich. Zusätzlich können auch bei der motorischen Aphasie Verständnisschwierigkeiten auftreten. Eine Unterscheidung zwischen „speech arrest“ und motorischer Aphasie kann nur dann eindeutig erfolgen, wenn Schreiben oder Lesen erfolgreich getestet worden ist. Bei der sensorischen Aphasie steht die Störung des verbalen Verständnisses im Vordergrund. Jargon-Aphasie, Paraphasien, Neologismen und semantische Äußerungen treten auf. Schreiben und Lesen sind beeinträchtigt. Im Verlauf eines Anfalls kann das Schreiben zunächst normal sein und dann zunehmend durch Perserverationen und Paragraphien gestört werden. Aphasische Störungen finden sich gehäuft in der dominanten (linksseitigen Hemisphäre), je nach Sprachrepräsentation aber auch in der rechten Hemisphäre. Unter Umständen treten sie auch bei fokal epileptischer Aktivität in der temporobasalen Region auf.

Iktuale Paraphasien ohne Sprachverständnisstörungen wurden bei fokalen Anfällen in der rechten Hemisphäre von Gabr et al. 1989 beschrieben. Hierbei werden bevorzugt semantisch unzusammenhängende Sätze gebildet. Die Wörter sind grammatikalisch richtig, aber der Sinnzusammenhang des Satzes fehlt. Die Wörter werden an unangebrachten Stellen sinnlos abgerufen. Es besteht keine Verständnisschwierigkeit für die Sprache. Verbale Stereotypen können bei epileptischen Anfällen auftreten. Hierbei werden auf alle äußeren Reize bestimmte Worte wiederholt wie z.B. ja oder nein. Bei der Palilalie können Töne oder Wörter ohne Anreiz von außen aktiviert werden. Bei der Paligraphie werden Buchstaben oder Zeichen wiederholt. Bei der Echolalie werden Fragen wiederholt, anstelle diese zu beantworten.

Die *Klazomanie* ist durch unwillkürliches Schreien oder Stöhnen gekennzeichnet [⊙ **Fall 5, Initialschrei**]. Eine Klazomanie kann in Sprachautomatismen übergehen. Bei letzterem handelt es sich jedoch mehr um verbale Stereotypien, die durch den Wiederholungscharakter des Symptomes gekennzeichnet sind. Im Verlauf eines epileptischen Anfalls können die verschiedenen Sprachstörungen ineinander übergehen. Besonders deutlich kann dies z.B. bei der globalen Aphasie sein, welche im Verlauf des Anfalls über eine sensorische in eine motorische Aphasie übergeht und abklingt. In diesem Falle kann man einen Sprachsyndromwandel feststellen (Lebrun 1994).

Die Analyse der iktualen und postiktualen Sprachstörung stellt eine wichtige Untersuchungskomponente dar, welche bei der Lateralisations- und Lokalisationsdiagnostik als ergänzender verhaltensneurologischer Befund einbezogen werden sollte [⊙ **Fall 1**]. Durch diese iktuale und postiktuale Sprach- und Sprechanalyse öffnen wir das Fenster zum Einblick in die Hirnfunktion ein wichtiges Stück mehr. Eine eingehende Video-Illustration von Sprach- und Sprechstörungen bei epileptischen Anfällen wird an anderer Stelle gegeben (Stefan u. Robeck 1998) (siehe Anhang, S. 296).

Partiell-klonische Anfallsaktivität fand sich stets kontralateral zur Seite des Anfallsursprunges, bei verschiedensten Frontalhirnepilepsien. Insbesondere tritt diese motorische Anfallssymptomatik bei Anfällen auf, welche die parasagittale Konvexität einbeziehen. Partielle-tonische Anfallsmanifestationen bleiben im Gegensatz zu den klonischen jedoch hinsichtlich der Lokalisation unsicher.

Symptome bei Entladungen in der Präzentral- oder Zentralregion (Brodmann-Region 5 bzw. 6) zeigen sich in einem March der Anfallssymptome in Form einer somatotopischen Propagation, Epilepsia partialis continua, Aura, Schmerz im Arm, forcierte Haltungsanfälle der Hand mit Vorderarmflexion, hemiklonische Gesichts- und Armbewegungen, dabei keine Sprachstörungen oder Bewußtseinsverlust. Beim Ablauf des March motorischer oder sensibler Jackson-Anfälle können Körperregionen „übersprungen“ werden, d.h. sie weisen keine Symptome auf. Verschiedene Frontalhirnregionen sind für die Ableitung mit Oberflächen-EEG-Elektroden nach dem 10–20-System nicht erreichbar. Hierzu gehören vor allem die mediale interhemisphärische Konvexität, der zinguläre Kortex, die tiefen, zerebralen Sulci innerhalb des Frontallappens. Nasoethmoidale oder supraorbitale Spezialelektroden erhöhen die Effektivität der Lokalisationsdiagnostik bei Patienten mit orbitofrontaler Epilepsie.

Ein weiteres Problem im Hinblick auf die EEG-Lokalisation bei Frontalhirnepilepsien besteht darin, daß diese eine schnellere Generalisationstendenz aufweisen. Dies gilt nicht nur für das Frontalhirn, sondern auch für extra-frontale Hirnregionen. Zusätzlich können bei fokalen Frontalhirnepilepsien auch bifrontale oder generalisierte interiktuale und iktuale epileptische Aktivitäten auftreten. Meistens handelt es sich nicht um eine streng fokal lokalisierte epileptische Aktivität, sondern um eine mehr regionale Aktivität, welche ein größeres Areal im Frontalhirn einnimmt. Aufgrund der genannten Besonderheiten des Frontalhirns ist eine Lokalisation der epileptischen Aktivität besonders schwierig.

Anfallssymptome und neurologische Befunde sind seit Jackson (1899) systematisch eingesetzt worden, um Korrelationen mit neuroanatomischen Lokalisationen herzustellen. Für die Praxis können die oben erwähnten Einteilungen der temporalen und extratemporalen epileptogenen Areale mit denen daraus resultierenden Anfällen und Epilepsien zur Differentialdiagnose gegenüber nicht-epileptischen Anfällen und als grobes Gerüst zur diagnostischen Einordnung innerhalb der Epilepsien benutzt werden. Für die subtile diagnostische Einordnung innerhalb dieser Gruppen muß jedoch jeder Patient individuell zusätzlich eingehend elektrophysiologisch untersucht werden. Bei der Interpretation der Anfallssymptome muß berücksichtigt werden, daß viele Initialsymptome, einschließlich der Auren, lokalisatorisch mehrdeutig sind. Iktuale Entladungen zu Anfallsbeginn können über zahlreiche anatomische Bahnverbindungen, aber auch nicht-anatomische Routen (z.B. ephaptische Transmission, Dudeck 1986) fortgeleitet werden. Zur anderen Hemisphäre fortgeleitete Aktivität oder Paresen können „ipsilaterale" Anfallssymptome vortäuschen. Anfallssymptome liefern wichtige lokalisatorische Hinweise, jedoch meistens nicht Beweise, da die epileptische Erregung in einer „stummen" Hirnregion beginnen kann. Als seltene Ursachen ipsilateraler motorischer Anfallssymptome (d.h. homolateral zur Seite des Anfallsbeginns) kommen Anomalien der Decussatio pyramidorum oder Erregung der Basalganglien in Betracht.

Bei der Anfallsanalyse muß stets geprüft werden, ob es sich um ein **Initialsymptom 1. Ordnung** handelt (z.B. Jackson-March), welches einen umschriebenen lokalisatorischen Beginn anzeigen kann, ein **Initialsymptom 2. Ordnung,** welches zumindest auf die Beteiligung einer Hirnregion zu irgendeinem Zeitpunkt im Anfall hinweist oder ein **Lokalisationssymptom 3. Ordnung,** welches nur die Lateralisation zu einer Hemisphäre angibt. Zur optimalen Lokalisationsdiagnostik des epileptogenen Areals müssen drei Voraussetzungen erfüllt sein:

1. eingehende Kenntnis der Anfallssymptomatik
2. eingehende Kenntnis der Elektrophysiologie
3. Nachweis der zeitlichen Koinzidenz von Symptomen und EEG-Befunden im Zeitablauf und Interpretation der Dynamik der Anfallsabläufe im Kernschalenmodell.

Fokale EEG-Veränderungen im Anfall haben erst dann lokalisatorische Bedeutung, wenn sie vor oder gleichzeitig mit den initialen Anfallssymptomen auftreten. Die simultane Registrierung der Anfallssymptome und des EEG, die bildgebende MR-, SPECT- und PET-Diagnostik sowie der neurologisch-psychische Befund liefern heute multidimensionale Bausteine für die Erfassung der betroffenen Hirnregion.

10 Epileptische Syndrome

In den letzten Jahren wurden zahlreiche klinische Syndrome definiert (Roger et al. 1985), von denen einige der wichtigsten im folgenden wiedergegeben werden. Die Fallzahlen – besonders der im Kindesalter neu beschriebenen Syndrome – sind noch gering und nosologische Grenzen zwischen den beschriebenen Syndromen zum Teil noch unklar (Spiel et al. 1989). Da die Syndromkonzepte jedoch klinisch weit verbreitet sind und gewisse Rückschlüsse für Behandlung und Prognoseeinschätzung ermöglichen, ist die Kenntnis der Begriffe auch in der Praxis wichtig (Abb. **68**).

10.1 Neugeborenenkrämpfe

Neugeborenenkrämpfe treten bei ca. 1–2% aller Neugeborenen innerhalb der 1. Lebenswoche auf. Häufig handelt es sich um Gelegenheitsanfälle.

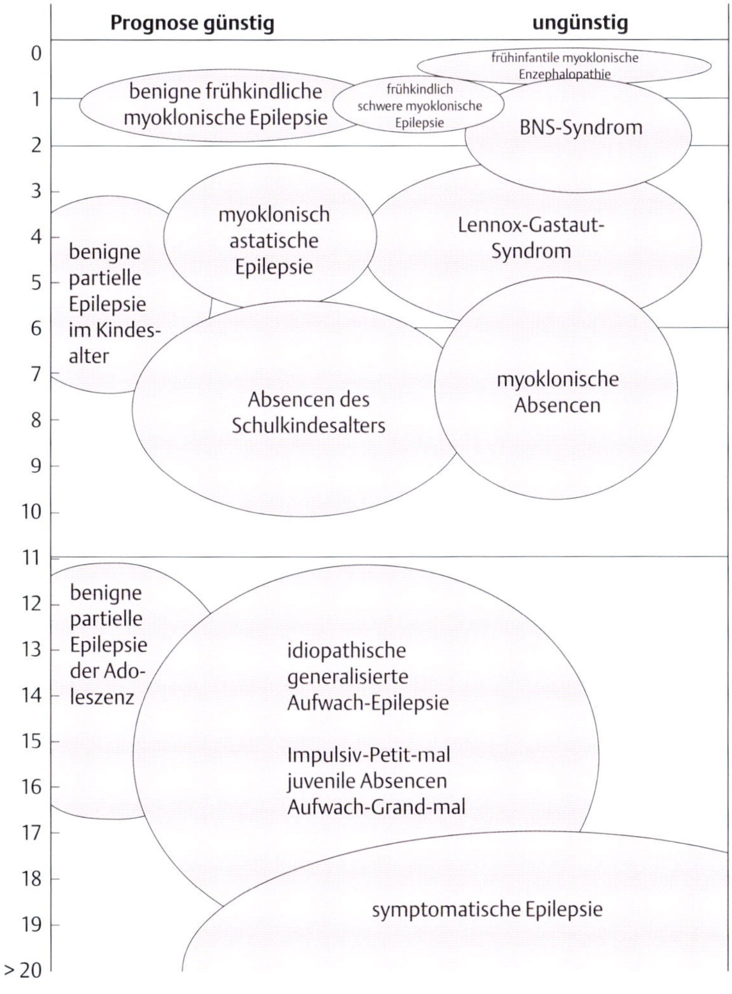

Abb. 68 Orientierende schematische Darstellung zur Prognose bei verschiedenen epileptischen Syndromen.

Die Anfälle weisen eine amorphe Gestalt mit vielfältigen motorischen Schablonen auf, wie z. B. Augenbewegungen, Lidmyoklonien, tonischen Gesichtsverziehungen, oralen Automatismen oder tonischen Symptomen, Kloni sowie apnoischen Phasen. Frühe Erstmanifestationen (1. Tag nach Geburt), pathologischer neurologischer oder EEG-Befund bei zerebraler Hypoxie, Blutung, Infektion oder Elektrolytstörung (Hypoglykämie, Hypokaliämie) bzw. Enzymdefekt sprechen für eine ungünstige Prognose. Die Dauer der medikamentösen Behandlung hängt vom Einzelfall ab. Gutartige Neugeborenenkrämpfe treten dagegen eher um den 5. Lebenstag auf. Die Neugeborenen weisen keinen pathologischen Untersuchungsbefund auf. Die Frage der Indikation zur medikamentösen Behandlung und Dauer dieser Behandlung wird z. T. kontrovers diskutiert.

10.1.1 Gutartige Neugeborenen-Krämpfe

Definition: Klonische, überwiegend partielle und/oder apnoische Anfälle in der Neonatalzeit mit günstiger Prognose.

Häufigkeit und Manifestationsalter: Das Erstmanifestationsalter liegt um den 5. Tag. Rett et al. (1964) haben das Syndrom erstmals beschrieben.

Symptome: Es treten nur klonische Anfälle, überwiegend partielle Anfälle und/oder apnoeische Anfälle auf, keine tonischen Anfälle. Die Klonien sind oft lateralisiert und wechseln die Seite, seltener auch generalisiert. Die Dauer beträgt eine bis mehrere Minuten. Nicht selten besteht ein Übergang zum Status epilepticus. Neurologisch zeigt sich meistens kein pathologischer Befund. Im EEG finden sich interiktual häufig Theta-Rhythmen betont über der Rolandischen Region.

Ätiopathogenese: Idiopathische Epilepsien. Es werden zwei Untergruppen unterschieden, eine nichtfamiliär gebundene und eine familiäre Disposition (bei letzterer fehlen die charakteristischen EEG-Befunde). Bei benignen familiären Neugeborenenkrämpfen wurde ein autosomal dominant weitergegebener Gendefekt auf Chromosom 20 q nachgewiesen.

Prognose: 62% der Patienten entwickeln später keine Epilepsie und weisen eine normale psychomotorische Entwicklung auf. Meistens sistieren die Anfälle ohne Behandlung. Therapie: Clonazepam 0,1 – 1 mg/kg, Phenobarbital (Pb) 10 – 20 mg/kg, danach 5 mg/kg i. m. oder PHT 4 mg/kg. Da die Halbwertszeit der Antiepileptika bei Neugeborenen erheblich verlängert ist, sind Serumkonzentrationskontrollen erforderlich!

10.2 Frühinfantile myoklonische Enzephalopathie (EME)

Definition: Polytope fragmentäre, erratische Myoklonien, kombiniert mit partiellen motorischen Anfällen und massiven Myoklonien sowie tonischen Anfällen „infantile spasms" (erste Beschreibung von Aicardi und Goutieres 1978) mit Beginn in der Neonatalperiode und ungünstigem klinischen Verlauf mit psychomotorischer Retardierung und häufig Tod vor dem 1. Lebensjahr.

Häufigkeit und Manifestationsalter: Bisher wurden nur wenige Fälle beschrieben (unter 50). Erstmanifestationsalter meist vor dem 3. Lebensmonat.

Symptome: Fragmentärer Myoklonus, partielle Anfälle, erratischer Myoklonus, bilateral massive Myoklonien und tonische Spasmen. Neurologisch häufig deutliche Hypotonie der Muskulatur. CT: deutliche Atrophie. EEG: bilateral asynchrone Paroxysmen, atypische Hypsarrhythmie und Burst-suppression, während der Myoklonien keine simultanen EEG-Paroxysmen, keine zeitlich fixierte Korrelation zwischen EEG und Anfallssymptomen.

Ätiopathogenese: Polyätiologisch bedingtes Syndrom, wahrscheinlich metabolische Ursachen sowie familiäre Disposition (Glyzin-Enzephalopathie?).

Prognose: Ungünstig, häufig Tod vor dem 1. Lebensjahr oder psychomotorischer Entwicklungsstillstand.

Differentialdiagnose: Differentialdiagnostisch muß die nicht-ketotische Hyperglyzinämie sowie die frühe infantile epileptische Enzephalopathie (Ohtahara et al. 1976) und die Glyzin-Enzephalopathie abgegrenzt werden. Bei der frühinfantilen Enzephalopathie nach Ohtahara treten lediglich tonische Anfallssymptome und Burst-suppression-Aktivität im EEG auf.

10.3 Ohtahara-Syndrom

Definition: Klinische Analysen zur Symptomatologie und dem Verlauf frühkindlicher epileptischer Syndrome führten zur Unterscheidung des Ohtahara-Syndroms (early infantile epileptic syndrome with suppression bursts) und der frühinfantilen myoklonischen Enzephalopathie (EME), welche beide u. U. später in ein West-Syndrom übergehen können und eine ungünstige Prognose aufweisen.

Häufigkeit und Manifestationsalter: Das Ohtahara-Syndrom ist durch Anfälle in den ersten Lebenstagen oder Lebenswochen gekennzeichnet, die häufig tonischen Charakter aufweisen. Partielle Anfälle können in ca. 30% der Patienten gefunden werden, Myoklonien in 26%.

Symptome: Im EEG zeigt sich das „suppression burst"-Muster im Wach- und Schlafzustand. Ein Übergang in das West-Syndrom ist relativ häufig.

Ätiopathogenese: Ätiologisch zeigten sich beim Ohtahara-Syndrom überwiegend strukturelle Malformationen. Die Therapie erfolgt mit Vitamin-B_6-Behandlung, Benzodiazepinen und ACTH. Es handelt sich beim EME-Syndrom ursächlich um verschiedene metabolische Erkrankungen einschließlich der Glyzin-Enzephalopathie (Ohtahara et al. 1992).

Prognose: Die Prognose hinsichtlich des Verlaufes ist ungünstig.

Differentialdiagnose: Bei der frühinfantilen myoklonischen Enzephalopathie (EME) standen Myoklonien hinsichtlich der Anfallssymptome im Vordergrund. Auch partielle Anfälle kommen häufig vor. Sie treten in verschiedenen Körperregionen auf und weisen eine Tendenz zu Clustern auf. Tonische Anfälle traten in 80% der Fälle hinzu. Die Myoklonien waren meist mild und an den distalen Extremitäten sowie perioral betont. Das EEG zeigte ein kontinuierliches „suppression burst"-Muster ohne epileptische Entladungen, welches bevorzugt im Schlaf auftrat. Ein Übergang in das West-Syndrom trat seltener auf und war in einzelnen Fällen nur transient. Einige Fälle blieben unverändert und gingen nicht in ein West-Syndrom über.

10.4 Benigne frühkindliche Partialepilepsie nach Watanabe

Diese fokale Epilepsie beginnt zwischen dem 2. und 20. Lebensmonat mit einfach, komplex und sekundär generalisierten tonisch-klonischen Anfällen. Es besteht eine familiäre Belastung (autosomal-dominant). Die Entwicklung ist altersgerecht, der neurologische Befund des EEG und das MR sind normal. Selten finden sich interiktuale Spikes. Unter der Therapie mit niedrigen CBZ-Dosen tritt Anfallskontrolle ein (Watanabe 1993, Berger et al. 1997).

10.5 BNS-(West)Syndrom

Definition: Blitzartige Verkrampfungen (Myoklonien) und infantile Spasmen (tonische Verkrampfungen) mit Flexions- oder Extensionsbewegungsrichtung, geistige Retardierung und Hypsarrhythmie sind die drei Hauptsymptome. Das Syndrom wurde nach W. J. West benannt, der die ersten klinischen Beschreibungen durchführte. Synonyme: BNS-Syndrom, Propulsiv-Petit-mal, infantile spasm.

Häufigkeit und Manifestationsalter: Die Inzidenz beträgt nach Lacy und Penry (1976) 1/4000. Die Erstmanifestation liegt meistens zwischen dem 3. und 7. Monat. Überwiegend sind Knaben betroffen.

Symptome: Die Spasmen entsprechen tonischen Kontraktionen der Muskulatur. Die Bewegungsrichtung kann einer Beugung, Streckung oder aber auch einer zusammengesetzten (gemischten) Bewegung entsprechen. Flexionsspasmen betreffen Nacken, Rumpf und Extremitäten mit Abduktion oder Abduktionsbewegungen der Arme. Gelegentlich imponiert die Bewegung der Propulsion, einem plötzlichen Zusammenklappen (Taschenmesser-Phänomen). Bei Salaam-Spasmen werden neben der Kopf- und Rumpfbeugung die Arme nach vorn genommen. Blitzkrämpfe entsprechen Myoklonien, gelegentlich nur mit einer Nickbewegung des Kopfes. Am häufigsten werden gemischte Spasmen, dann Flexionsspasmen und schließlich Extensionsspasmen beobachtet. Meistens treten die Spasmen in Serien auf. Sie werden im Einschlaf- und Aufwachdurchgangsstadium aktiviert. Oft sind die bi- oder unilateral beginnenden Spasmen von einer Vokalisation begleitet. Bei mehr als der Hälfte der Patienten finden sich Tetra- oder Hemiplegien häufig

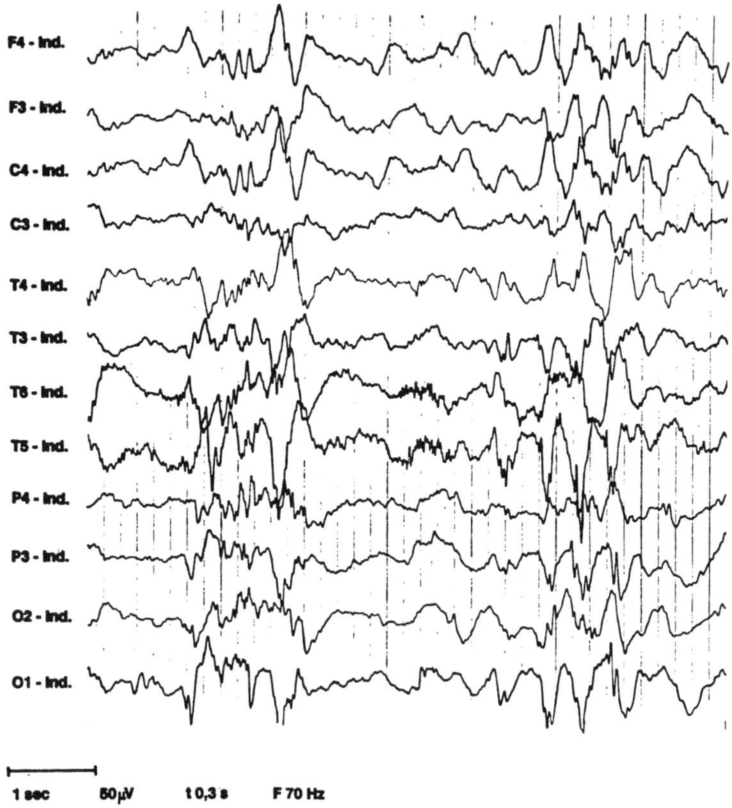

Abb. 69 Hypsarrhythmie: polymorphe Graphoelemente (regellose Mischung von Spitzen-, Theta- und Deltawellen. (Für die Überlassung der EEG-Kurven sei Herrn Prof. Wenzel, Universitätskinderklinik Erlangen, gedankt.)

mit Mikrozephalie assoziiert. Eine geistige Retardierung findet sich bei mehr als 90% der Fälle (Jeavons 1985). Bei 60–80% der Patienten finden sich bei der Computertomographie Läsionen überwiegend im Sinne zerebraler Atrophien oder Mißbildungen. Im EEG zeigt sich das charakteristische Bild der Hypsarrhythmie. Die Hypsarrhythmie ist durch einen raschen Wechsel von hochamplitudigen Wellen (über 200 µV) und langsamen Wellen (um 1–7/s) mit eingelagerten Sharp-waves und Spikes charakterisiert. Die Morphologie der Wellen ist ebenso variabel wie die Amplitude und die Dauer. Das interiktuale Muster der Hypsarrhythmie (Abb. **69**) wird bei 60–70% registriert. Iktual zeigt sich meistens eine initiale, langsame Welle mit oder ohne Spike und einer nachfolgenden Abflachung für mehrere Sekunden. Dieses Muster wurde bei 38% der iktualen EEG-Veränderung von Kellaway et al. (1979) registriert. Weitere Anfallsmuster sind hochamplitudige Sharp-waves, Slow-waves oder Spike-slow-waves.

Ätiopathogenese: Es wird eine idiopathische und symptomatische Untergruppe differenziert. 70% sind symptomatisch. Frühkindliche Hirnschädigung, neurokutane Syndrome (tuberöse Sklerose), zerebrale Mißbildungen, metabolische Störungen und Infektionen sind die häufigsten Ursachen. Eine familiäre Disposition findet sich bei 3–4% (Lacy und Penry 1976, Lombroso 1983).

Spezielle Therapie und Prognose: Es gibt z.Z. kein Behandlungsprinzip, dessen Überlegenheit nach dem derzeitigen Wissens- und Erfahrungsstand eindeutig belegt ist. Nach Hanefeld et al. (1988) sollte in jedem Fall die Therapie rasch erfolgen. Als Mittel der 1. Wahl wird die ACTH-Behandlung in niedriger Dosierung mit nicht-synthetischem Depot-ACTH gesehen. Dexamethason kann in einer Dosierung von 0,1–0,5 mg/kg alternativ verabreicht werden. Bei einer Kombination mit Grand-mal- oder anderen fokalen Anfällen wird ein zusätzlicher Grand-mal-Schutz während der Hormontherapie (z.B. Pb) durchgeführt. Nach Beendigung der Hormonbehandlung wird in allen

Fällen, bei denen ein Grand-mal-Schutz notwendig war, eine Fortführung der antikonvulsiven Therapie empfohlen. Andere Antikonvulsiva bei BNS-Anfällen sind vor allem Benzodiazepine (Clonazepam 0,1 – 0,2 mg/kg Körpergewicht oder Nitrazepam 0,5 – 1,0 mg/kg Körpergewicht – cave Toleranz). Da zerebrale Anfälle im frühen Säuglingsalter Erstsymptom einer die Leber betreffenden Stoffwechselerkrankung sein können, ist *hier* Zurückhaltung mit VPA geboten. Neuere Empfehlungen sprechen sich zunächst für eine dreitägige Behandlung mit Vitamin B_6 (200 mg/d) aus. Bei Nichtansprechen dieser Behandlung werden Valproat oder Vigabatrin (vor allem bei tuberöser Sklerose) und zuletzt die ACTH-Behandlung empfohlen (Kotlareck 1992, Hanefeld 1993, persönliche Mitteilung).

Günstige Effekte wurden besonders bei tuberöser Sklerose mit Vigabatrin erzielt. Siemes (1992) empfiehlt bei der Therapie mit Valproat im Kindesalter folgende Vorsichtsmaßnahmen zu beachten:

1. kein VPA in Kombinationstherapie bei Kindern unter 2 Jahren,
2. kein VPA bei vorher bestehender Lebererkrankung, neurometabolischen Erkrankungen, neurodegenerativen Erkrankungen (z.B. Alpers-Syndrom),
3. Vermeiden von Kombination mit Salizylaten und Fasten,
4. besondere Vorsicht falls unklare Todesfälle in der Familie vorgekommen sind.

Trotz der Therapie mit ACTH-Kortikoiden oder Benzodiazepinen ist die Prognose ungünstig. Eine Frühbehandlung ist angebracht, da die Prognose dadurch verbessert werden kann (Lombroso 1983). Bei der idiopathischen Gruppe kann eine beinahe normale Entwicklung eintreten. Besonders ungünstig ist die Prognose in der symptomatischen Gruppe mit schwerer initialer geistiger Retardierung, Kombination mit anderen Anfällen, neurologischen und pathologischen Befunden und Beginn vor dem 3. Lebensmonat (Mortalität: 2%, mentale Retardierung 70 – 80%, neurologisches Defizit mit Paresen 50%, chronische Epilepsie 60% oft mit Übergang ins Lennox-Gastaut-Syndrom [Aicardi 1986]).

Tonische Spasmen mit starrem Blick können zu einem frühen Lennox-Gastaut-Syndrom gehören. Fehlende psychomotorische Retardierung ist beim West-Syndrom selten, jedoch nicht ausgeschlossen. Unauffällige elektroenzephalographische Befunde gehören nicht zum West-Syndrom. Nickanfälle können mit Tics verwechselt werden. Polygraphische Registrierungen unter Videokontrolle sind dann u.U. erforderlich, um die Diagnose zu klären.

Im frühen Kindesalter werden *katastrophale* Epilepsieverläufe beobachtet, die sich durch zahlreiche Anfälle oder Status bereits im ersten Lebensjahr, Pharmakoresistenz und drastische Entwicklungsstörungen auszeichnen. Mit Hilfe des MRT lassen sich kortikale Malformationen, Media-Infarkte und Tumoren nachweisen. Andere Ursachen stellen neurokutane Syndrome und Rasmussen-Enzephalitis dar. Nach Duchowny et al. (1993) und Holthausen (1997) kann in vielen Fällen eine rechtzeitig durchgeführte Epilepsiechirurgie helfen.

10.6 Benigne myoklonische Epilepsie des Kleinkindesalters

Definition: Generalisierte Myoklonien mehrfach am Tag bei sonst unauffälligen Kleinkindern. Die erste Beschreibung erfolgte von Dravet und Bureau (1981).

Häufigkeit und Manifestationsalter: Das Syndrom ist selten. Bisher wurden weniger als 30 Fälle publiziert, wobei Knaben überwiegen. Das Erstmanifestationsalter liegt meistens zwischen dem 2. Monat und 6. Lebensjahr.

Symptome: Myoklonien des Rumpfes und der Extremitäten (1 – 10 s Dauer ohne Bewußtseinsverlust) bei unauffällig entwickelten Kindern ohne pathologischen neurologischen Befund. Das EEG zeigt einen altersentsprechenden Befund. Generalisierte Spike-waves oder Poly-spike-waves begleiten die Myoklonien. CT-Befunde zeigen ebenfalls keine Auffälligkeit. Idiopathische Epilepsie mit familiärer Disposition.

Prognose: Die Prognose ist günstig. Die Myoklonien sind durch VPA-Behandlung leicht kontrollierbar.

Differentialdiagnose: Neben nicht-epileptischen Myoklonien ist die schwere myoklonische Epilepsie im Kleinkindesalter mit generalisierten oder unilateralen febrilen klonischen Anfällen und erst sekundärem Auftreten myoklonischer Zukkungen sowie partieller Anfälle abzugrenzen. Die psychomotorische Entwicklung ist hier retardiert. Bei dieser Form der Epilepsie ist die Prognose ungünstig, und die antiepileptische Medikation ist

Tabelle 26 Nachweiskriterien für Stoffwechselerkrankungen symptomatischer Epilepsien, zur Differentialdiagnose Myoklonusepilepsie (s. a. Kap. 10.20 „MERRF", S. 151)

Diagnose	Nachweis	Elektrophysiologie	Symptome
Progressive Myoklonus-Epilepsie (Unverricht-Lundborg) EM: variabel (6.–15. Lj.?) *Typ Unverricht* (schneller, schwerer Verlauf) *Typ Lundborg* (langsamer Verlauf)	Biopsie: Cerebrum uncharakteristische Degeneration Purkinjezellen Lokalisation auf Chromosom 21 Band q 22.3	EEG: Allgemeinveränderung (Av), Poly-spike-wave, Poly-spikes Fotosensibilität (VEP)	*Myoklonus* (fragmentär-polytop), auch morgens nach Aufwachen, besonders bei sensorischen Reizen, Intention; komplex-partielle Anfälle mit Sehstörungen, *tonisch-klonische*, klonische Anfälle, Dysarthrie, Intentionstremor, Demenz, extrapyramidale Symptome, langsame Progredienz
Tay-Sachs-Gangliosidose	Hexosaminidasemangel	AV, Spike-wave	adulte Form M. Kuf, Myoklonien, Startle-Reaktionen
Lafora-Einschlußkörperkrankheit EM: 6.–19. Lj.	Biopsie: Lafora-Körper in Schweißdrüsen, Haut, Leber	s. o. multifokal und generalisierte Aktivität	s. o. Beginn oft mit TC, Absence, später Myoklonie, schnelle Demenzentwicklung
Neuronale Zeroid-Lipofuszinose (juvenile Form) EM: 6.–8. Lj.	Biopsie: Haut, Gehirn, Lymphozyten Urin: Dolichol	EEG: Slow-spike-wave VEP erniedrigt ERG ohne Befund	Sehstörung; tonisch-klonische Anfälle, Absencen, Myoklonien, psychomotorische Retardierung, zerebelläre, extrapyramidale Symptome (Demenz, TC, Fotosensibilität + +)
Sialidose Typ I EM: Jugend- u. Erwachsenenalter	Biopsie: Fibroblasten Leukozyten: Alpha-N-Azetylneuraminidase erniedrigt (Betagalaktosiodase erniedrigt) Urin: Sialooligosaccharid	Poly-spike-wave VEP-Amplitude ERG ohne Befund Fotosensibilität	Myoklonus, sensorisch und durch Intention, tonisch-klonische Anfälle, Sehstörung, „kirschroter Fleck", Ataxie, Neuropathie, Linsentrübung! Keine Demenz, lokalisiert Chromosom 22
Morbus Gaucher (juvenile Form) EM: 6.–8. Lj.	Biopsie: Knochenmark (Gaucherzellen) Leukozyten (Beta-glucozerebrosidase erniedrigt)	Allgemeinveränderung Fotosensibilität	Sehstörung, Splenomegalie, Myoklonus, zerebelläres Syndrom, tonisch-klonische, komplex-partielle Anfälle, supranukleäre Blicklähmung

EM Erstmanifestation

wenig effektiv. Die schwere myoklonische Epilepsie im Kleinkindesalter wird von manchen Autoren nicht als eigenständiges Syndrom akzeptiert.

Myoklonische Syndrome mit progredientem Verlauf sind besonders im Kleinkindesalter häufig auf metabolische Störungen zurückzuführen. Ätiologisch sind nach Aicardi (1985b) an eine Pyridoxinabhängigkeit, Adrenoleukodystrophie, nicht-ketotische Hyperglyzinämie, frühinfantile Zeroid-Lipofuszinose, Tay-Sachs-Erkrankung, Phenylketonurie, spätinfantile Zeroid-Lipofuszinose oder den juvenilen Typ der Zeroid-Lipofuszinose, Lafora-Erkrankung oder Sialidose sowie Mitochondriopathie zu denken. Einige der wichtigsten Störungen sind in Tab. **26** kurz zusammengefaßt dargestellt.

10.7 Lennox-Gastaut-Syndrom

Definition: Tonische Anfälle, Sturzanfälle (infolge Myoklonien oder postmyoklonischer Atonie) und sog. „atypische Absencen" in Verbindung mit spike-wave-Variantmustern und multifokaler Aktivität sowie schneller rhythmischer Aktivität um 10/s im Schlaf und geistige Retardierung kennzeichnen das Lennox-Gastaut-Syndrom im engeren Sinne.

Häufigkeit und Manifestationsalter: Die Prävalenz wird zwischen 3 und 10% kindlicher Anfälle angegeben (Beaumanoir 1985). Knaben sind häufiger betroffen als Mädchen. Das bevorzugte Manifestationsalter liegt zwischen dem 2. und 8. Lebensjahr mit einem Maximum um das 3.–5. Lebensjahr.

Symptome: Tonische Anfälle stellen den charakteristischen Anfallstyp dieses Syndroms dar. Sie können symmetrisch oder mit deutlicher unilateraler Prädominanz auftreten. Als Minimalmanifestation kann eine Aufwärtsbewegung der Bulbi im Schlaf vorliegen (eye opening spell). Bei längerer Dauer der tonischen Anfälle können sich rasche Klonien mit niedriger Intensität über den ganzen Körper ausbreiten.

Bewußtseinsverlust ist kein konstantes Anfallssymptom. Die tonischen Anfälle werden überwiegend im Schlaf beobachtet. Als weitere häufig auftretende Anfallsform werden sog. atypische Absencen angesehen. Im Gegensatz zu den „typischen Absencen" bei Absenceepilepsie im Schulkindesalter mit regelmäßigen 3/s-Spike-wave-Mustern, beginnen und enden die atypischen Absencen eher allmählich. Die Bewußtseinsveränderung ist weniger stark ausgeprägt. Myoklonien im Augen-, Lid- und Mundbereich können auftreten oder tonische bzw. atonische Komponenten stehen im Vordergrund. Häufig zu beobachten ist außerdem ein plötzliches Hinstürzen, entweder infolge einer massiven Myoklonie oder postmyoklonischer Atonien. Auch atonische Anfälle werden beobachtet, wobei jedoch schwierig festzustellen ist, ob es sich wirklich um primäre Atonien oder um aktive Vorgänge z.B. Myoklonien bzw. postmyoklonische Atonien handelt. Auch tonisch-klonische Anfälle, klonische oder partielle Anfälle können assoziiert auftreten. Ein Status epilepticus wird bei über 60% der Fälle beobachtet. Oft finden sich bei den tonischen Anfällen emprosthotone Bewegungsmuster sowie myoklonische Anfälle, welche z.T. irregulären, im Schultergürtel betonten Myoklonien entsprechen, die auch zum Status neigen.

Neurologisch findet sich in der Regel eine psychomotorische Verlangsamung und geistige Retardierung. Im EEG liegen meist schon frühzeitig Verlangsamungen im Sinne einer Allgemeinveränderung und im interiktualen Wachzustand 2–2,5/s-Spike-wave-Variantmuster über beiden Hemisphären vor. Auch multifokale Spike-waves mit Prädominanz über der Frontal- oder Temporalregion treten häufig auf. Im Schlaf werden rhythmische 10/s-Spitzenserien registriert. Während tonischer Anfälle treten oft rhythmische generalisierte Spitzenserien oder zuvor Abflachungen des Grundrhythmus' auf. Sie können von generalisierten Spike-wave-Variantmustern gefolgt sein und mit Automatismen einhergehen. Bei den „atypischen Absencen" werden ebenfalls tonische rhythmische Spike-Serien oder Spike-wave-Variantmuster registriert, bei myoklonischen Anfällen überwiegen Poly-spike- oder irreguläre Spike-wave-Paroxysmen. Das Petit-mal-Variantmuster wurde von Gibbs und Gibbs 1952 beschrieben. Es zeigt sich über einer meist verlangsamten Hintergrundaktivität, oft mit multifokalen und spezifischen Herdbefunden. Die langsame steile Initialschwankung des Slow-spike-slow-wave-Komplexes liegt um 150 ms und die langsame Wellenkomponente um 1–2/s. Die Form ist überwiegend irregulär und polymorph. Die Paroxysmen weisen häufig ein unilaterales Überwiegen und eine Betonung über dem Frontalhirn auf. Sie zeigen unter Hyperventilation keine nennenswerte Aktivierung. Jedoch findet sich eine Zunahme im Non-REM-Schlaf, wobei die Paroxysmen in Poly-spike-wave- oder in um 10/s-Spike-Serien übergehen (Abb. **70**).

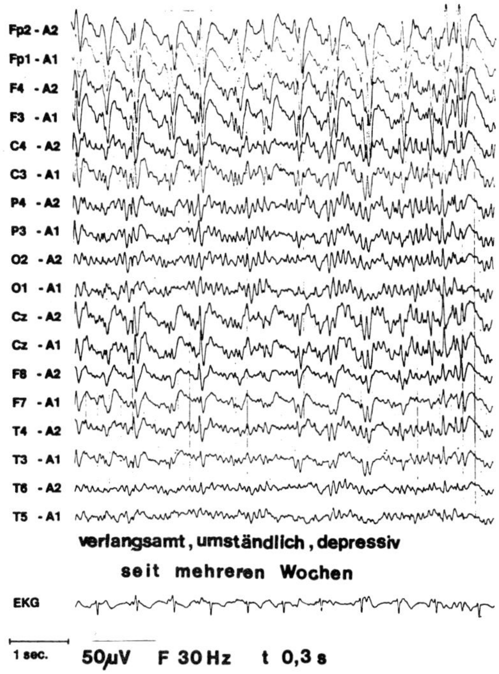

Abb. 70 Spike-wave-Variantmuster (2–2,5/s) im EEG (Lennox-Gastaut-Syndrom) mit frontaler Betonung während eines nichtkonvulsiven Status.

Ätiopathogenese: Ca. 20% entwickeln sich aus einem West-Syndrom. Meistens handelt es sich um eine erhebliche Hirnschädigung, welche im Prinzip ähnliche Ursachen hat wie beim BNS-Syndrom, d. h. es kommen praktisch alle Noxen in Betracht, die das Gehirn während der Schwangerschaft, Geburt und postnatal betreffen können sowie degenerative und metabolische Erkrankungen.

Spezielle Therapie und Prognose: Die Behandlung kann mit VPA (20–60 mg/kg) in Kombination mit Etho (20–30 mg/kg) erfolgen. Geeignet sind ebenfalls LTG, TPM und sonst in nicht behandelbaren Fällen unter besonders eingehender Nutzen-Risiko-Abwägung mit FBM. Zuvor kommt noch eine Behandlung mit anderen AED in Betracht (BZ, PHT, Pr, BZD). Eine mentale Retardierung findet sich bei 20–60% der Patienten. Etwa 80% entwickeln eine chronische Epilepsie, häufig auch schwerbehandelbare Status. Die Mortalität wird mit 5% (Gastaut et al. 1973) angegeben. Eine Anfallskontrolle wurde bei 4–7% erzielt. Neben den charakteristischen Anfallstypen entwickeln sich häufig große Anfälle und auch fokale Anfälle im weiteren Krankheitsverlauf. Nicht selten bilden sich später die myoklonische Anfallssymptomatik und fokale Anfälle sowie Grand-mal-Anfälle aus. Je früher sich die klinische Manifestation entwickelt, und je höher die Anfallsfrequenz bei konstanter Verlangsamung im EEG ist, desto ungünstiger ist die Prognose. Tonische pharmakoresistente Sturzanfälle können mit Hilfe der Vagusstimulation oder sogar der Kallosotomie operativ erfolgreich behandelt werden. Clonazepam kann tonische Anfälle aktivieren.

Differentialdiagnose: Die Abgrenzung von anderen Epilepsiesyndromen des Kindesalters ist nicht immer einfach. Das *myoklonisch-astatische Petit mal* wurde von Doose (1964, 1970) und Kruse (1968) von den schweren Verläufen des Lennox-Gastaut-Syndroms abgegrenzt. Es zeichnet sich aus durch normale Entwicklung ohne neurologisches Defizit und generalisierte Anfälle sowie durch epileptische Aktivität im EEG. Hinzu kommen eine höhere genetische Prädisposition (37%) und Theta-Rhythmen im Bereich der hinteren Schädelregion. Hier fehlen also in der Regel schwere progressive Verläufe mit Läsionen. Außerdem sind die *myoklonischen Epilepsien des Kleinkindesalters* (Aicardi und Chevrie 1971) zu differenzieren. Hier finden sich nur Myoklonien und 3/s-Spike-wave-Paroxysmen. Die Prognose ist wesentlich besser als beim Lennox-Gastaut-Syndrom hinsichtlich psychomotorischer Entwicklung und Anfallskontrolle. Für die Differentialdiagnose muß stets bedacht werden, daß nicht nur der ungünstige Verlauf allein und der Slow-spike-slow-wave-Komplex im EEG als ausreichend für die Diagnose eine Lennox-Gastaut-Syndroms angesehen werden können. Auch andere epileptische Syndrome können generalisierte Slow-spike-wave-Komplexe und einen zumindestens über Wochen und Monate ungünstigen Verlauf aufweisen. Diffuse Slow-spike-wave-Paroxysmen sind, wie Gastaut (1982) ausführte, conditio sine qua non, jedoch beweisen sie beim Vorliegen nicht bereits die Diagnose eines Lennox-Gastaut-Syndroms. Bei bis zu 90% treten zusätzlich tonische Anfälle, bis zu 60% sog. atypische Absencen auf, welche ebenfalls häufig tonische Komponenten aufweisen. Tonisch-klonische Anfälle wurden bei 15–56%, myoklonische Anfälle bei 11–28% und komplex-partielle bei 7–10% beim Lennox-Gastaut-Syndrom registriert (Aicardi 1986). Neurometabolische Störungen, wie z. B. die Zeroid-Lipofuszinose, müssen stets ausgeschlossen werden.

Bei Verdacht auf progressive Myoklonusepilepsie muß eine besonders eingehende Eigen- und auch Fremdanamnese hinsichtlich der Anfallsmanifestationen erfolgen. Bei den Zusatzuntersuchungen wird gehäuft im EEG epileptische Aktivität und bei der Photostimulation eine positive Antwort festgestellt. Neben biochemischen Untersuchungen (Frederico 1984) ist auch bei manchen Patienten ein toxisches Screening erforderlich. Bei Verdacht auf Unverricht-Lundborg-Syndrom zeigen molekularbiologische Analysen eine Beziehung zum Chromosom 21 und bei mitochondrialen Enzephalomyopathien Punktmutationen. Beim Vorliegen generalisierter myoklonischer Anfälle muß festgestellt werden, ob ein intellektuelles Defizit oder ein pathologischer neurologischer Befund bzw. ein „cherry red spot" nachweisbar ist. Falls sich dies nicht nachweisen läßt, kann in der Regel von einer idiopathischen generalisierten Epilepsie ausgegangen werden. Falls sich jedoch ein entsprechender Nachweis oben genannter pathologischer Befunde ergibt, muß an eine progressive Myoklonusepilepsie gedacht werden und ein Urinscreening sowie biochemische Untersuchungen einschließlich der Oligosaccharide durchgeführt werden. Zeigen sich hier positive Befunde, muß an eine Sialidose gedacht werden. Falls nicht, so müssen weitere Untersuchungen auf Glycopeptide und ungesättigte Fettsäuren durchgeführt werden, um eine neuronale Zeroid-Lipofuscinose nachzuweisen (Serratora und Delgado-Escueta 1993).

10.8 Benigne partielle Epilepsien im Kindesalter

10.8.1 Benigne partielle Epilepsien im Kindesalter mit zentrotemporalen Spikes (Rolandische Epilepsie)

Definition: Partielle Anfälle mit elementarer, überwiegend motorischer oder sensorischer Symptomatik, jedoch auch komplex-partielle Anfälle, allerdings keine tonischen oder atonischen Anfälle können vorkommen. Bei Patienten ohne neurologisches oder intellektuelles Defizit mit familiärer Disposition und einem Beginn nach dem 18. Lebensmonat finden sich elektroenzephalographisch altersentsprechende Hintergrundaktivität, wobei Roland-Spikes (Abb. **71** u. **72 a**), z. T. mit multifokaler oder generalisierter Spike-wave-Aktivität (Abb. **72 b**), ohne Nachweis einer morphologischen Läsion auftreten.

Häufigkeit und Erstmanifestationsalter: Dieses Syndrom wird am häufigsten zu dem Typ der fokalen motorischen Epilepsie im Kindesalter gezählt. Die Häufigkeit wird zwischen 10 und 25% der Epilepsien des Schulalters eingeschätzt. Das vorwiegende Manifestationsalter liegt zwischen dem 5. und 8. Lebensjahr (Heijbel et al. 1975, Cavazutti 1980).

Symptome: Überwiegend einfach-partielle somatomotorische und sensorische Anfälle aber auch komplex-partielle Anfälle. Einfach-partielle Anfälle allein oder in Kombination mit Grand-mal-Anfällen treten bei 20% auf, sensorische fokale Anfälle bei 10%. Bei 37% ist das Gesicht tonisch einseitig betroffen, bei 53% die Oropharyngealregion (Geräusche, Mundbewegungen, trockener Hals, bukkale Parästhesien) und bei 20% die Extremitäten, häufig mit klonischen Manifestationen.

Das Bewußtsein ist während der Anfälle bei mindestens der Hälfte der Anfälle erhalten (Aicardi 1986). Neurologisches oder intellektuelles Defizit gehört nicht zu dem Syndrom. Elektroenzephalographisch zeigt sich eine altersentsprechende Hintergrundtätigkeit mit fokalen

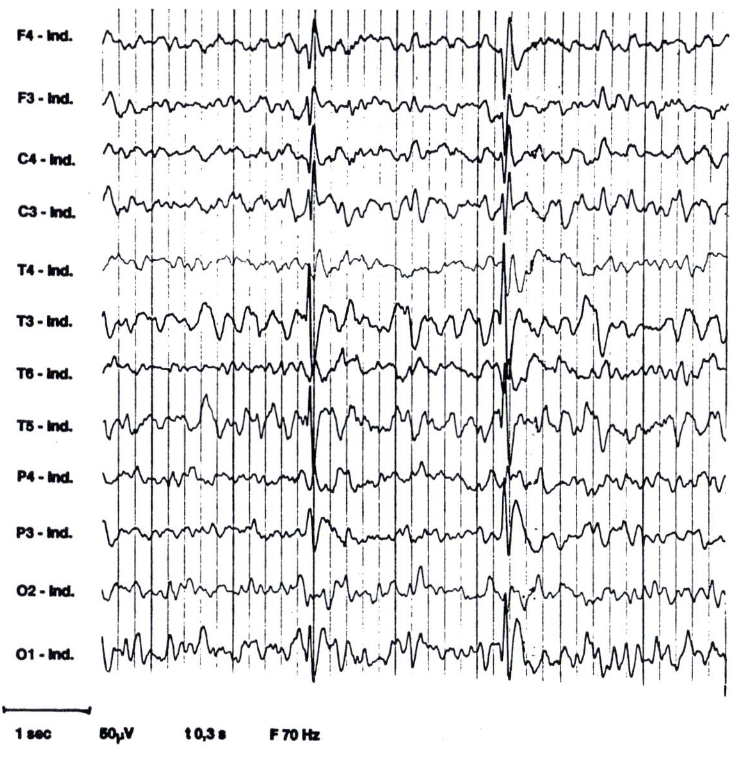

Abb. 71 Zentrotemporale Spikes bei Rolando-Epilepsie. (Für die Überlassung der EEG-Kurve sei Herrn Prof. Wenzel, Universitätskinderklinik Erlangen, gedankt.)

a

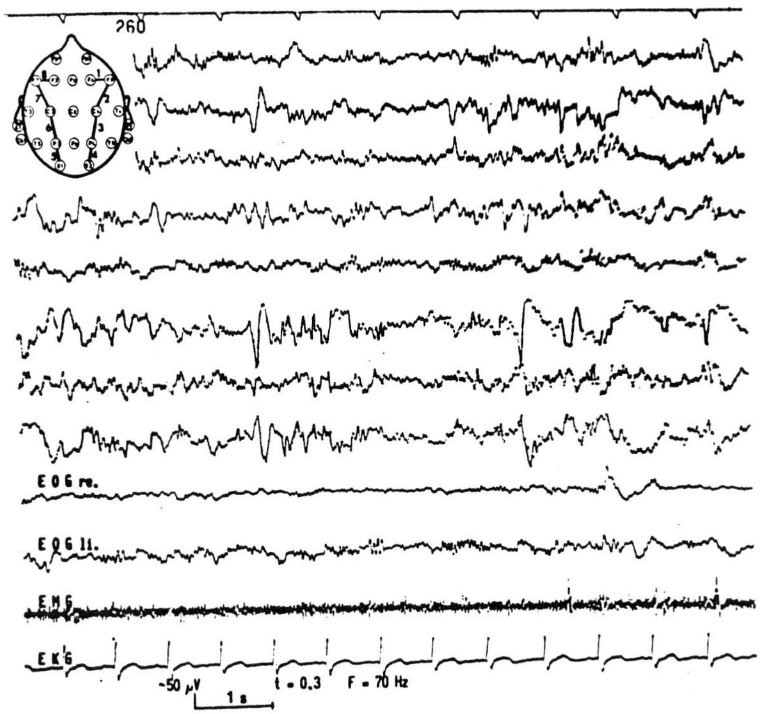

b

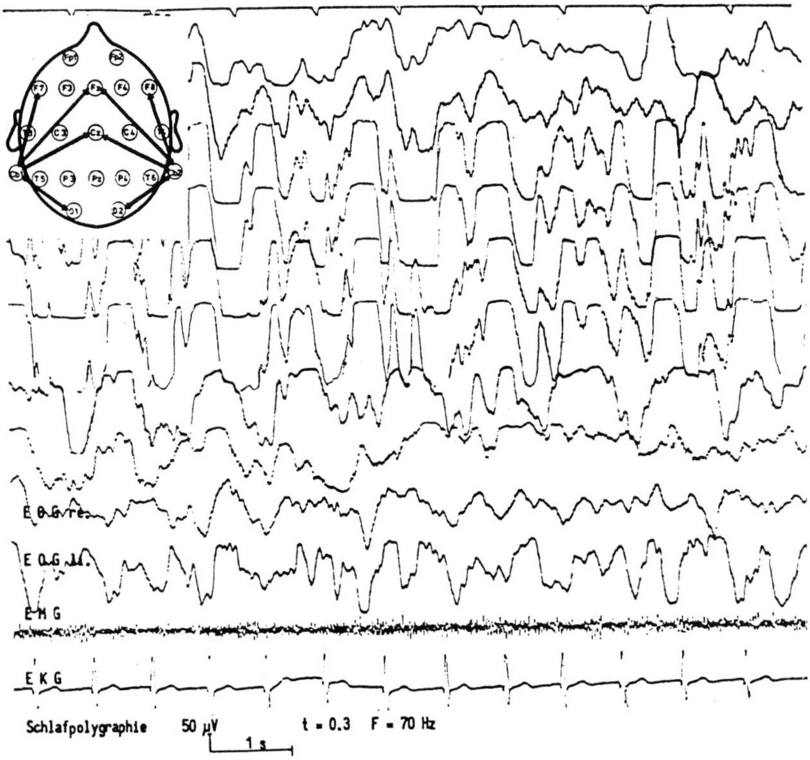

Abb. 72 a, b Benigne Partialepilepsie im Kindesalter.
a Zentrotemporale Spikes im Wach-EEG,
b generalisierte Spike-wave-Aktivität im Non-REM-Schlaf.

paroxysmalen Aktivitäten, z.B. in Form des charakteristischen Rolandi-Spike, welcher in der Zentrotemporal-, Parietotemporal- oder Parietookzipitalregion lokalisiert ist. Bei ca. 30% zeigen sich multifokale Veränderungen. Generalisierte Spike-wave-Komplexe treten bei 30–50% der Patienten auf, entweder bereits im Wachzustand oder nur während Ermüdung. Während des Non-REM-Schlafs nimmt die Amplitude der fokalen paroxysmalen Veränderungen zu. Gelegentlich werden auch andere Gehirnregionen involviert. Im Schlaf besteht die Tendenz zur Generalisation (siehe Abb. **72b**). Ob eine Generalisation mit Statusaktivität im Sinne eines elektrischen Status epilepticus im Schlaf (ESES) oder kontinuierlichen generalisierten Spike-waves (Patry et al. 1971, Tassinari et al. 1977) eine unterschiedliche Epilepsieform darstellt oder zu dem Übergangsbereich gehört, ist noch nicht eindeutig entschieden.

Tabelle 27 Differentialdiagnostische Kriterien zur Unterscheidung der BEOP von anderen epileptischen bzw. nicht-epileptischen Syndromen

Differentialdiagnose BEOP
Nichtepileptische Anfälle Synkopen, Migräne (Symptom: anfallsartige Sehstörung, z. B. Schwarzwerden vor Augen)
Partielle Epilepsie a) Bei okzipitaler Läsion (einfach-partielle Anfälle, keine Blockade bei Augenöffnen, Spikes fokal unilateral) b) Temporallappen, einfach- und komplex-partielle Anfälle (Spikes and Sharp-waves temporal hinten und okzipital)
Lennox-Gastaut-Syndrom Mit okzipital betonten Spike-wave-Paroxysmen (Intermediärform; keine Blockade bei Augenöffnen; ungünstige Prognose)

Ätiopathogenese: Idiopathische fokale Epilepsie mit starker familiärer Disposition (ca. 30–40%) (Dalla Bernardina et al. 1985).

Spezielle Therapie und Prognose: Häufig spontanes Sistieren der Anfälle. Ospolot zeigt eine sehr gute Wirksamkeit; sonst CBZ oder VPA als abendliche Einmalgabe. Wobei eine durchschnittliche Dosis von nur 5 mg/kg und Blutspiegel bis 3 mg/ml angestrebt werden (Doose, persönliche Mitteilung).

Differentialdiagnose: Im Gegensatz zur Temporallappenepilepsie sind die Anfälle einfach-partiell und sehr stereotyp, ohne Aura oder Bewußtseinsänderung.

10.8.2 Benigne Epilepsie im Kindesalter mit okzipitalem Paroxysmus BEOP

Dieses Syndrom ist durch visuelle Anfallssymptome und häufig motorische oder psychomotorische Manifestationen gekennzeichnet. Nicht selten wird der Anfall durch postiktuale Migräne und Kopfschmerzen abgeschlossen. Im Elektroenzephalogramm zeigen sich okzipitale, paroxysmale Aktivitäten, besonders nach Augenschluß. Eine ausführliche Beschreibung wurde von Gastaut (1985) gegeben. Im Gegensatz zum Lennox-Gastaut-Syndrom, bei dem ähnliche Erscheinungen auftreten können, sind dort die Spike-wave okzipital auch bei geöffneten Augen zu beobachten. Bei fokalen partiellen Epilepsien aufgrund okzipitaler Läsionen werden weniger komplexe iktuale Muster registriert. Hierbei handelt es sich meistens um einfache visuelle Symptome, welche von tonischen oder hemiklonischen Symptomen und Symptomen komplex-partieller Anfälle gefolgt werden. Elektroenzephalographisch sind die Spikes nicht durch Augenöffnen zu blockieren. Es zeigt sich eine spezifische herdförmige Veränderung im EEG. Bei komplex-partiellen Epilepsien können als Folge einer temporalen Läsion initial ebenfalls visuelle Illusionen und Halluzinationen auftreten. Elektroenzephalographisch zeigt sich hier interiktual der Sharp-wave-Fokus eher temporal vorn. Die Differentialdiagnose wird in Tab. **27** erörtert. Therapie: CLB.

10.8.3 Benigne partielle Epilepsie mit affektiver Symptomatik

Bei der benignen partiellen Epilepsie mit affektiver Symptomatik bestehen die Anfallssymptome aus Angst und Terror. Elektroenzephalographisch zeigen sich Sharp-waves in der vorderen Temporalregion. Bei nächtlichen Attacken muß mit Hilfe polygraphischer Ableitungen und evtl. mit Spezialelektroden ein nicht-epileptischer Pavor nocturnus ausgeschlossen werden. Im Gegensatz zum Pavor nocturnus nicht-epileptischer Genese treten diese partiellen Anfälle mit affektiver Symptomatik im Kindesalter sowohl im Wach- als auch im Schlafzustand auf oder beim Einschlafen. Ein nicht-epileptischer Pavor nocturnus tritt meistens während des Tiefschlafes auf.

10.8.4 Autosomal dominante nächtliche familiäre Frontalhirnepilepsie

Nächtliche Frontalhirnanfälle weisen eine große Varianz klinischer iktualer Symptome auf. Das Erstmanifestationsalter liegt häufig in den ersten Lebensjahren. Die Symptome reichen von kurz nach dem Einschlafen oder morgens auftretenden, postural, hypermotorisch, dyston und dyskinetischen Bewegungsschablonen bis zu nächtlichem Einnässen oder Bewegungssturm, so daß eine Fehldiagnose „nächtliche Dystonie" oder „Pavor nocturnus" nicht selten ist. Oldani et al. (1998) stellten fest, daß weniger als 20% der Patienten richtig diagnostiziert wurden. Zur Diagnose sind video-polygraphische nächtliche Registrierungen erforderlich. Der Gendefekt auf Chromosom 20 wurde von Steinlein et al. (1997) definiert.

10.8.5 Famliliäre Temporalhirnepilepsie

Eine familiäre Häufung von Schläfenlappenanfällen – oft im Jugendalter erstmals auftretend – wurde von Berkovic et al. (1996) beschrieben. Neurologischer Befund und MRT sind häufig unauffällig.

10.9 Landau-Kleffner-Syndrom

Definition: Erworbene Aphasie, multi-fokale Spikes und Spike-wave-Komplexe, epileptische Anfälle und Verhaltensauffälligkeiten kennzeichnen dieses Syndrom.

Häufigkeit und Erstmanifestationsalter: Die Prävalenz ist noch nicht gesichert. Knaben überwiegen. Das Erstmanifestationsalter liegt zwischen 2 und 11 Jahren, mit einem Maximum zwischen dem 3. und 5. Lebensjahr.

Symptome: Die Aphasie beginnt meistens in Form einer auditorischen, verbalen Agnosie. Bei ca. 50% treten Hyperkinesen, bei 70% psychomotorische Verhaltensauffälligkeiten und bei 67% epileptische Anfälle auf. Im EEG zeigen sich multi foci, mit Bevorzugung in der temporalen oder parietookzipitalen Region ohne klare hemisphärische Dominanz.

Ätiopathogenese: Als bevorzugte Hypothese der Sprachstörung gilt eine Unterbrechung in der Funktionsschleife. Hören – verbale Integration – gesprochene Sprache. Die Unterbrechung wird auf subkortikalem Niveau (Kellermann 1978), möglicherweise auf der Basis einer verzögerten Maturation vermutet. Hierdurch werden auch die Verhaltensstörungen erklärt. Eine symptomatische Epilepsie bei neurologischer Grunderkrankung (z. B. fokale Enzephalitis) muß ausgeschlossen werden.

Prognose: Es gibt unterschiedliche Verläufe. Bei relativ spätem Beginn scheint die Prognose eher günstig zu sein, wohingegen ein Beginn vor dem 5. Lebensjahr mit einer ungünstigen Prognose einhergeht. Antiepileptika haben keinen nennenswerten Einfluß auf die Sprachstörung. Die Epilepsie ist dagegen oft relativ mild. Während die Epilepsie häufig spontan remittiert, zeigt die Sprachstörung einen davon unabhängigen Verlauf.

Neben Antiepileptika u. U. Versuch mit Kortikoiden oder operativ multiple subpiale Transsektion (Morell et al. 1995, Grote et al. 1999).

10.10 Absencen im Schulkindesalter (Friedmann-Syndrom, pyknoleptisches Petit mal)

Definition: Absencen mit plötzlichem Beginn und Ende der Bewußtseinsstörung mit regelmäßigen symmetrischen Spike-wave-Paroxysmen, die plötzlich beginnen und enden (um 3/s) bei unauffälligem neurologischen Befund und genetischer Disposition. Die Erstmanifestation liegt vor der Pubertät und tritt bei einem vorher normal entwickelten Kind auf.

Häufigkeit und Erstmanifestation: Die Prävalenz liegt um 8% im Schulkindesalter (Cavazzuti 1980). Bevorzugt betroffen sind Mädchen. Die Anfälle treten zwischen dem 3. und 13. Lebensjahr erstmalig auf. Der Gipfel liegt zwischen dem 6. und 7. Lebensjahr.

Symptome: Plötzlich beginnende und endende Abwesenheitszustände. Neben dem Leitsymptom der Bewußtseinsstörung treten meistens milde rhythmische Myoklonien im okulären Bereich (weniger häufig auch perioral und an den Extremitäten) sowie orale Automatismen und bei längerer Anfallsdauer auch nicht-orale gestische Automatismen auf. Einfache Absencen ohne zusätzliche motorische Aktivitäten sind entgegen früherer Auffassungen selten. Während das Leitsymptom die plötzlich eintretende Bewußtseinsveränderung darstellt, sind die milden myoklonischen und tonischen Komponenten das häufigste

Beiwerk. Die Bewegungsrichtung der tonischen okulären Phänomene ist bevorzugt retropulsiv oder versiv (ein starr geradeaus gerichteter Blick kommt häufig vor, „eye centering"). Die Anfallsdauer beträgt überwiegend zwischen 5 und 10 s (Penry et al. 1975, Stefan 1982). Neben den diskreten motorischen Begleitsymptomen können auch vegetative Veränderungen auftreten. Absencen treten oft mehrfach täglich auf (Pyknolepsie). Neurologisch findet sich gewöhnlich kein pathologischer Befund. Ebenso ist die psychomotorische Entwicklung meist normal.

Im EEG finden sich im klassischen Falle regelmäßige, symmetrische um 3/s-Spike-wave-Komplexe mit ihrer höchsten Amplitude über den Frontozentralregionen. Die Frequenz kann im Verlauf der Absence auf 2,5 – 2/s abnehmen. Der Anfall kann auch mit schnelleren Frequenzen beginnen. Frequenzen um 2,5 – 4,5/s sind keine Seltenheit. Gelegentlich finden sich auch andere Abweichungen (wie z. B. diskrete Asymmetrien) von dem als klassisch beschriebenen Elektroenzephalogramm. Meistens ist das interiktuale EEG hinsichtlich der dominierenden Grundaktivität altersentsprechend. Selten findet sich eine leichte, diffuse Veränderung der Hintergrundtätigkeit im Sinne einer Verlangsamung. Die Dauer regelmäßiger monomorpher 3/s-Spike-wave-Komplexe korreliert statistisch mit transienten kognitiven Funktionsstörungen, wie z. B. die Reaktionsfähigkeit (Schwab 1947, Browne et al. 1974). Nicht nur beim Auftreten von Absencen, sondern auch bei langdauernden und häufigen Spike-wave-Paroxysmen muß daher auch an eine sehr diskrete und bei grober klinischer Untersuchung nicht als Anfall zu erkennende transiente kognitive Funktionsstörung des Gehirns gedacht werden, welche die Leistungsfähigkeit des Patienten beeinträchtigt.

Ätiopathogenese: Eine positive Familienanamnese von Absenceepilepsien findet sich bei 15 % (Lugaresi et al. 1973) bis 40 % (Sato etwa l. 1976). Eineiige Zwillinge entwickeln Absenceattacken in 75 % (Lennox 1951), zweieiige Zwillinge 16mal seltener. Fieberkrämpfe werden bei Geschwistern häufig gefunden (Doose et al. 1973). Metrakos und Metrakos (1972) nahmen einen autosomal dominanten, monogenen Vererbungsmodus mit altersabhängiger Penetranz an. Doose et al. (1973) nehmen dagegen einen polygenen Modus an. Eine multifaktorielle Entstehungsbedingung mit genetischen und Umgebungsfaktoren wurde von Andermann (1980) angenommen. CT oder Kernspintomogramm sind in der Regel normal.

Tierexperimentell konnte nach Kallosotomie sogenannter „primär generalisierter Epilepsien" epileptische Aktivität nur noch auf der zuvor gekindelten Hemisphäre nachgewiesen werden (Wada 1990). Diese Befunde können darauf hinweisen, daß auch hier nur eine besonders schnell generalisierte Form einer sekundär generalisierten Epilepsie vorliegen könnte.

Prognose: Der psychische Entwicklungsstand ist bei den meisten Patienten altersentsprechend und die Entwicklungsprognose günstig. Tonisch-klonische Grand-mal-Anfälle entwickeln sich noch bei ca. 40 – 60 % (Oller-Daurella und Sanchez 1981, Loiseau et al. 1983). Das zusätzliche Vorkommen von tonisch-klonischen Grand-mal-Anfällen und länger dauernden Absencen verschlechtert die Prognose (Stefan und Burr 1986, Hirsch et al. 1994). Meistens handelt es sich um Aufwach-Grand-mal. Etwa 80 % der Patienten werden anfallsfrei. Während der neurologische Befund und das intellektuelle Niveau meistens normal sind, ist die soziale Anpassung oft ungenügend.

Therapie: VPA, Etho, LTG.

Differentialdiagnose: Generalisierte Absenceepilepsien müssen von solchen mit generalisierten und fokalen Charakteristika oder sogar fokalen Epilepsien, die sekundär generalisieren, differenziert werden. Bei den generalisierten Epilepsien mit Absencen werden Absencen auch während der Adoleszenz und bei Erwachsenen beobachtet. Sie zeichnen sich oft auch durch selteneres Auftreten aus. Patienten mit einer altersbezogenen genetischen Prädisposition und erworbenen Auslösefaktoren können ebenfalls an Absencen leiden. Ca. ⅓ der frühkindlichen Absenceepilepsien kann als Mischung zwischen genetischen und erworbenen Auslösefaktoren verstanden werden. Hierbei ist die Prognose ungünstiger als bei den idiopathischen Absenceepilepsien des Schulalters. Fokale Epilepsien können mit sekundärer Generalisation oder zusätzlicher Disposition zu generalisierten Spike-wave-Entladungen einhergehen. Frontobasale oder frontomesiale Gehirnregionen (Gyrus cinguli) können fokale Entladungen aufweisen, die mit dem Oberflächen-EEG nicht erfaßt werden. Kurze komplex-partielle Anfälle, welche vom Frontalhirn ausgehen, können Pseudoabsencen entsprechen. Die Differenzierung ist häufig schwierig. Hilfreich kann hierbei u. U. die Erfassung partieller Anfälle vor dem Auftreten von solchen Pseudoabsencen sein. Absencen, die klinisch denen des Schulkindesalters entsprechen, aber im EEG mehr irreguläre Spike-wave-Paroxysmen, häufiger auch mit einer niederen Frequenz zwischen 2/s und 3,5/s, mit mehr oder weniger deutlichen Asymmetrien aufweisen, wurden von Lugaresi et al. (1973) dann als Intermediär-Petit-mal hervorgehoben, wenn andere Kriterien, wie frühe Erstmanifestation, Bevorzugung des männlichen Geschlechtes, diskrete Hirnschädigung und mentale Retardierung oder aber auch initial tonisch-klonische Anfälle vor Auftreten der Absencen vorliegen. Myoklonische Absencen mit starken rhythmischen Zuckungen, vor allem der proximalen Muskulatur oberer Extremitäten und häufig gestörter mentaler Entwicklung sowie eine Resistenz gegen eine Pharmakotherapie müssen ebenfalls von der unkomplizierten Absenceepilepsie des Frühkindesalters abgegrenzt werden (Tassinari et al. 1969).

Augenschluß-induzierte Anfälle mit Lidflattern sind hiervon abzugrenzen (Penin und Stefan 1979). Kleine Anfälle mit schnellen, milden Lidklonien und u. U. Augenbulbusbewegungen – während kurzer (3 – 6 s) Poly-spike-wave-Paroxysmen – können bei bestimmten photosensiblen Patienten durch Lidschluß aktiviert werden. Das Erstmanifestationsalter liegt meistens zwischen 2 – 5 Jahren. Häufig treten zusätzlich Grand-mal-Anfälle hinzu. Oft führt erst eine Kombinationsbehandlung von VPA und Etho zum Erfolg (Darby et al. 1980, Stefan et al. 1980, Panayiotopoulos 1994). Die kleinen lidflattermotorischen Anfälle können nach eigenen Beobachtungen in einen Status non-konvulsivus übergehen.

Idiopathische generalisierte Epilepsien des Adoleszentenalters weisen drei Prägnanztypen auf:

- juvenile Absenceepilepsie,
- juvenile myoklonische Petit mal,
- Aufwach-Grand-mal-Epilepsie.

10.11 Juvenile Absenceepilepsie

Definition: Idiopathische, generalisierte Epilepsie mit bevorzugter Erstmanifestation zwischen dem 10. und 17. Lebensjahr in Form von Absencen und 3 – 4/s-Spike-waves im EEG.

Häufigkeit und Manifestationsalter: 10% aller altersbezogenen Epilepsien mit kleinen Anfällen weisen eine Erstmanifestation zwischen dem 10. und 17. Lebensjahr auf. Da es sich stets um Absencen handelte, wurden sie als juvenile Absenceepilepsien beschrieben (Janz 1969 a). Eine Geschlechtsbevorzugung findet sich nicht.

Symptome: Absencen, die sich von den pyknoleptischen Absencen des Schulkindesalters offensichtlich phänomenologisch nicht unterscheiden. Exakte videopolygraphische Untersuchungen zur Anfallsphänomenologie liegen bisher nicht vor. Im EEG 3,5 – 4/s-Spike-waves. Eine Photosensibilität besteht seltener als bei den anderen idiopathischen generalisierten Epilepsien. Bei der neurologischen Untersuchung und der Zusatz-Diagnostik finden sich keine Hinweise auf eine symptomatische Epilepsie.

Ätiopathogenese: Idiopathische Epilepsie. Bei 11% der Familienangehörigen wurde Epilepsie festgestellt (Janz 1969).

Prognose: 85% der Patienten wurden durch Behandlung anfallsfrei.

Differentialdiagnose: Die Abgrenzung gegenüber der pyknoleptischen Absenceepilepsie im Schulkindesalter erfolgt durch das spätere Erstmanifestationsalter. Außerdem treten die Absencen sporadisch auf und nicht täglich gehäuft, wie bei der Pyknolepsie. Gegenüber der myoklonischen Epilepsie (Impulsiv-Petit-mal) unterscheidet sich die juvenile Absenceepilepsie durch den Anfallstyp. Gemeinsam sind hier auch das Erstmanifestationsalter und die Anfallsfrequenz. Es besteht also eine Überschneidung zwischen diesen Syndromen. Sie gehören offensichtlich zu einer großen Gruppe idiopathischer, generalisierter Epilepsien mit unterschiedlicher Expressivität infolge altersabhängiger Hemmechanismen.

10.12 Die juvenile myoklonische Epilepsie (Impulsiv-Petit-mal, Herpin-Janz-Syndrom)

Definition: Idiopathische generalisierte Epilepsie mit bevorzugter Erstmanifestation zwischen dem 12. und 18. Lebensjahr und bilateralen, einzelnen oder repetitiven, massiven Myoklonien. Im EEG finden sich irreguläre Spike-waves und Poly-spike-waves. Erstbeschreibungen bei Herpin (1867) sowie detaillierte, syndromatische Beschreibung von Janz und Christian (1957) als Impulsiv-Petit-mal. Dieser Prägnanztyp der idiopathischen juvenilen generalisierten Epilepsien ist klinisch deutlicher abgrenzbar als die anderen (Wolf 1985).

Häufigkeit und Erstmanifestationsalter: Nach Janz (1969 a) weisen 4,3% aller Patienten mit Epilepsien oder 24% der Patienten mit altersbezogenen Epilepsien ein Impulsiv-Petit-mal auf. Das Erstmanifestationsalter liegt zwischen dem 8. und 26. Lebensjahr, jedoch bei ca. 80% zwischen dem 12. und 18. Lebensjahr (Janz 1969, Asconapé und Penry 1984). Eine Geschlechtsbevorzugung besteht nicht (Wolf 1985).

Symptome: Die Anfälle bestehen aus meist massiven bilateralen Myoklonien, welche einzeln oder in Wiederholung auftreten können. Häufig werden Schulter- und Armregion bevorzugt, während die Gesichtsregion nicht betroffen ist. Die Bewegungsrichtung kann in einer Streckbewegung der Arme bzw. auch Abduktionsbewegung im Schultergelenk bestehen. Das Bewußtsein ist während der Myoklonie nicht meßbar beeinträchtigt. Psychopathologisch wurde eine gewisse Unreife in der Persönlichkeitsstruktur mit Schwierigkeiten in der sozialen Anpassung von Janz (1969 a) beschrieben. Oft besteht eine Kombination mit generalisierten tonisch-klonischen Anfällen (95% in der Untersuchung von Tsuboi 1977). Meistens handelt es sich um Aufwach-Grand-mal. Weniger häufig kommen zusätzlich Absencen vor (10–14%).

EEG: Die Hintergrundaktivität ist altersentsprechend. Charakteristisch ist der Poly-spike-wave-Komplex mit 5–20 Poly-spikes (s. Abb. **23 a**, S. 53 und Abb. **73**). Allerdings kommen auch Poly-spikes in geringerer Anzahl während des Komplexes vor. Schnelle Spike-wave-Komplexe und 3/s-wave-Komplexe können ebenfalls auftreten. Epileptische Entladungen im interiktualen EEG finden sich bei 93% dieser Patientengruppe (Tsuboi 1977). Bei 30% besteht eine photokonvulsive Reaktion (Asconapé und Penry 1984) (Abb. **73**).

Ätiopathogenese: Idiopathische Epilepsie, wobei bei 19% mögliche Realisationsfaktoren (Kopfverletzung, Zustand nach Poliomelitis, Geburtstraumen) beschrieben wurden (Tsuboi 1977). 25–27% wiesen eine positive Familienanamnese auf (Janz 1969 a, Tsuboi 1977). Weibliche Verwandte wurden häufiger betroffen. Bei den Verwandten lagen überwiegend tonisch-klonische Grand-mal-Anfälle vor. Ein Genlocus auf dem Chromosom 6 p soll zur Expression des Syndroms beitragen (Janz et al. 1991). Kopplungsanalysen zeigen Hinweise für eine dominant vererbte Genstörung. Ausführlichere Diskussion s. „Genetische Beratung".

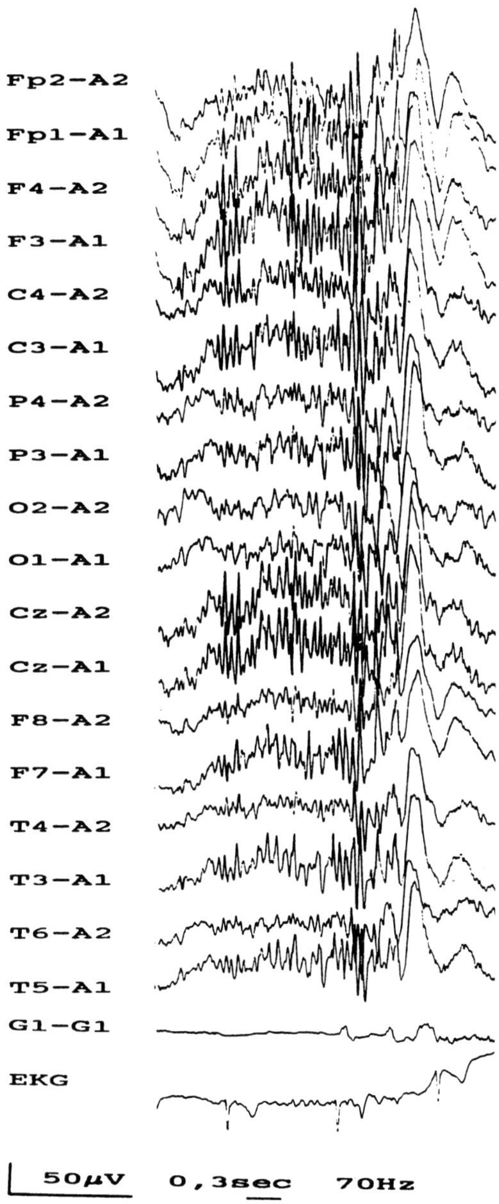

Abb. 73 Poly-spike-wave-Aktivität bei idiopathischer, myoklonischer Epilepsie im Jugendalter (Impulsiv-Petit-mal).

Prognose: Bei entsprechender Lebensregelung (Vermeidung von Schlafdefizit) und medikamentöser Behandlung mit VPA wird bei 54–76% Anfallskontrolle erzielt (Jeavons et al. 1980, Asconapé und Penry 1984). Die Rückfallquote ist nach Janz et al. (1983) mit 91% nach Wiederabsetzen der Medikation sehr hoch.

Differentialdiagnose: Gegenüber anderen Myoklonien ist das vorliegende Syndrom durch die bilateral massiven, komplexen epileptischen Myoklonien mit Poly-spike-waves oder Spike-waves gekennzeichnet. Myoklonusepilepsien grenzen sich durch den progressiven Verlauf mit Demenz, Verlangsamung der Hintergrundtätigkeit im EEG und dem meist autosomalen Erbgang ab. Einschlaf-Myoklonien treten nur während der Einschlafphase auf und weisen im EEG keine epileptische Aktivität auf. Myoklonische Absencen betreffen auch das Gesicht, sind mehr rhythmisch und weisen eine enge Beziehung zu den Spike-wave-Paroxysmen im EEG auf.

Therapie: VPA, PRM, LTG, CLB.

10.13 Aufwach-Grand-mal-Epilepsie

Definition: Generalisierte idiopathische Epilepsie mit Grand-mal-Anfällen während des Aufwachens. Gowers (1881) berichtete erstmals über Aufwach-Grand-mal-Anfälle, Janz vertiefte 1953 die Untersuchungen im Hinblick auf die Beschreibung einer Aufwachepilepsie. Neben dem Aufwachgipfel der Anfallshäufigkeit fand sich ein zweiter am späten Nachmittag oder den frühen Abendstunden (Aufwach- bzw. Feierabendepilepsie).

Häufigkeit und Manifestationsalter: Nach einer synoptischen Analyse der bestehenden Literatur durch Janz (1969a) wiesen 33% aller Patienten mit Grand mal eine Epilepsie vom Aufwachtyp, 44% eine Epilepsie während des Schlafes und 23% Epilepsien mit diffuser tageszeitlicher Verteilung auf. Allerdings finden sich beträchtliche Unterschiede in der Verteilung der Weltliteratur. Die meisten Patienten weisen die Erstmanifestation zwischen dem 6. und 22. Lebensjahr auf. Es besteht ein leichtes Überwiegen des männlichen Geschlechtes.

Symptome: Tonisch-klonische Grand-mal-Anfälle ohne Aura, nicht selten mit anderen generalisierten Anfällen und hier bevorzugt mit Myoklonien, aber auch Absencen und komplex-fokalen Anfällen treten bei der Aufwach-Grand-mal-Epilepsie auf. Neurologisch findet sich meistens kein als pathologisch zu bewertender Befund. Psychopathologisch werden unstete, wenig verläßliche und wenig zur Reflektion neigende Persönlichkeitsstrukturen von Janz (1953) beschrieben. Die Patienten sind häufig extrovertiert und haben Schwierigkeiten, sich von der Umwelt abzugrenzen. Häufig können sie nicht widersprechen und sind widersprüchlichen Wünschen und zahlreichen Konflikten ausgesetzt. Die Anfälle treten per definitionem innerhalb der ersten zwei Stunden nach dem Aufwachen auf. Hierbei ist der Zeitpunkt des Aufwachens innerhalb von 24 h nicht von Bedeutung. Ein zweiter wichtiger Manifestationszeitpunkt ist die Relaxationsphase am Abend. Schlafentzug löst Aufwach-Grand-mal-Anfälle besonders leicht aus. Bei 57% ist das interiktuale EEG unauffällig (Christian 1960). Häufig finden sich eine Verlangsamung der Hintergrundtätigkeit, Dysrhythmie und interiktuale Spike-wave-Aktivität (43%). Falls zusätzliche kleine Anfälle auftreten, werden Spike-wave-Paroxysmen bei 70% gefunden. Unter Hyperventilation wurden bei 13% Spike-wave-Aktivität gefunden. Eine Photosensibilität fand sich nach Goosses (1984) bei 17–21% der Aufwach- bzw. Feierabend-Grand-mal-Epilepsien, bei 7% der Grand-mal-Anfälle im Schlaf und bei 3,6% der Anfälle mit diffuser zeitlicher Verteilung.

Ätiopathogenese: Es handelt sich um eine idiopathische Epilepsie. Die von Meenke und Janz (1984) beschriebenen Mikrogenesien können Hinweise auf Störungen der Hirnreifung während der fetalen Entwicklung darstellen, wobei virale Infekte oder Hypoxie eine Rolle spielen könnten. Bei 10% der Patienten mit Aufwach-Grand-mal-Epilepsien wurden allerdings Gehirnschädigungen gefunden, z. B. frühkindliche Hirnschädigungen oder Traumata, welche als Hinweise für Realisationsfaktoren einer symptomatischen Epilepsie gelten könnten. Diese Faktoren finden sich allerdings bei Schlaf-Grand-mal wesentlich häufiger (23%) und bei diffuser tageszeitlicher Verteilung sogar bei 53% (Janz 1962, Loiseau 1964) (Abb. **74**). Es tragen also sowohl genetische Prädispositionen der idiopathischen Epilepsie als auch Realisationsfaktoren zur Manifestation bei (Wolf 1985).

Prognose: Regelung der Lebensführung mit Vermeidung von Schlafentzug führt bei 60–70% zur Kontrolle der Aufwachepilepsie (Loiseau 1964, Janz 1969).

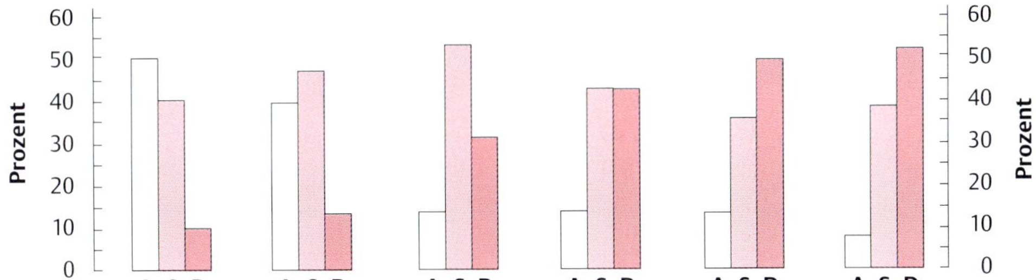

	Epilepsien unbekannter Ursache				Epilepsien mit bekannter Ursache								Zusammen	
	hereditär		kryptogen		residual		symptomatisch		traumatisch		Tumor			
	n	%	n	%	n	%	n	%	n	%	n	%	n	%
A	90	50	559	40	15	14	17	14	32	14	6	8	719	34
S	73	40	654	47	57	54	50	43	82	36	30	39	946	45
D	17	10	190	13	34	32	50	43	113	50	41	53	445	21
Zusammen	**180**	**100**	**1403**	**100**	**106**	**100**	**117**	**100**	**227**	**100**	**77**	**100**	**2110**	**100**

Abb. 74 Verteilung der Verlaufsformen bei verschiedener Ätiologie (Janz 1969 b).
A = Aufwachepilepsien; S = Schlafepilepsien; D = diffuse Epilepsien

Differentialdiagnose: Die idiopathischen generalisierten Epilepsien weisen unterschiedliche Manifestationsgipfel auf. Sie zeichnen sich außerdem durch eine Kombination von genetischer Disposition und in unterschiedlichem Ausmaße auch Realisationsfaktoren aus. Das Zusammentreffen der verschiedenen Faktoren erklärt nicht nur die Manifestation, sondern auch Modulation der Anfallsymptome.

10.14 Myoklonisch-astatische Epilepsie des Kleinkindesalters

Definition: Myoklonische, astatische und myoklonisch-astatische Anfälle (Kruse 1968, Doose et al. 1970). Häufig in Kombination mit Absencen und generalisierten tonisch-klonischen sowie tonischen Anfällen. Im EEG bilateral synchrone, irreguläre 2 – 3/s-Spikes und Waves oder Poly-spikes. In der Hintergrundaktivität zusätzlich 4 – 7/s-Rhythmen.

Häufigkeit und Erstmanifestationsalter: Nach Doose und Sitepu (1983) 1 – 2 % aller kindlichen Epilepsien bis zum 9. Lebensjahr. Bei 94 % lag das Erstmanifestationsalter innerhalb der ersten 5 Lebensjahre. Knaben werden doppelt so häufig betroffen wie Mädchen.

Symptome: Die myoklonischen Anfälle bestehen meistens aus symmetrischen Zuckungen der Arme und Schultern, häufig mit gleichzeitigen Kopfnickbewegungen. Bei heftigen Myoklonien können die Arme nach oben gerissen werden. Milde Myoklonien sind oft kaum sichtbar. Heftige Myoklonien können zum Sturz auf den Boden führen. Bei schwerer Ausprägung können die Myoklonien auch symmetrisch die Fazialismuskulatur (vor allem in der perioralen und okulären Region) erfassen. Während myoklonische Anfälle stets vorliegen, treten Absencen bei ca. 60 % und Grand-mal-Anfälle bei 75 % auf. Ein Status kleiner Anfälle wurde bei 36 % beobachtet (Doose 1985). Bei der neurologischen Untersuchung finden sich in der Regel keine pathologischen Befunde. Im Elektroenzephalogramm zeigen sich häufig charakteristische monomorphe Theta-Rhythmen mit parietaler Betonung sowie okzipitale 4/s-Rhythmen, die konstant bei Augenöffnen blokkiert werden. Initial finden sich irreguläre Spike- und Wave-Komplexe, häufig nur während des Schlafes. Im späteren Verlauf zeigen sich bilateral synchron irreguläre Spike- und Wave-Paroxysmen mit Betonung in den vorderen Schädelregionen. Während myoklonischer Anfälle treten kurze irreguläre Spike- und Spike-wave- sowie Polyspike-wave-Paroxysmen auf. Die Form der Spike-wave-Komplexe ist meistens irregulär und selten rhythmisch gruppiert.

Ätiopathogenese: Das Syndrom entspricht einer idiopathischen Epilepsie mit familiärer Disposi-

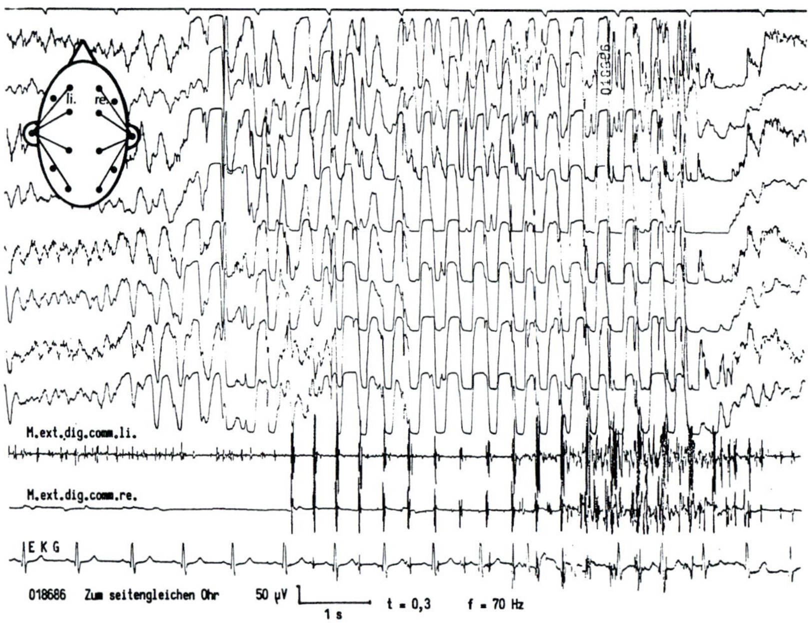

Abb. 75 Iktales EEG-Korrelat einer myoklonischen Absence: irreguläre 3/s-Spike-wave-Komplexe, 3 – 4/s, und myoklonisch-tonische Begleitsymptome während der myoklonischen Absence; EMG: Myoklonieaktivität in fester zeitlicher Beziehung zum spike-wave-Komplex im EEG; zunächst nur Myoklonien, dann kombiniert mit tonischer Aktivität.

tion. Lediglich bei 16% der Fälle wurden Entwicklungsstörungen beobachtet. 37% zeigen eine familiäre Disposition.

Prognose: Bei 54% der Kinder unterhalb des 7. Lebensjahres wird eine Anfallskontrolle erzielt. Falls Grand-mal-Anfälle hinzutreten, ist die Prognose ungünstiger. Für eine ungünstige Prognose sprechen häufige febrile und afebrile tonische-klonische Anfälle, Petit-mal-Status, Beginn im 1. und 2. Lebensjahr mit Grand-mal-Anfällen und Persistenz der 4 – 7/s-Rhythmen sowie der Spike-und Wave-Aktivität während der Therapie. Schließlich wird von Doose auch noch eine mangelhafte Stabilisierung des okzipitalen alpha-Rhythmus' als prognostisch ungünstiges Zeichen angegeben.

Differentialdiagnose: Von besonderer klinischer Bedeutung ist die Abgrenzung gegenüber der symptomatischen Form des Lennox-Gastaut-Syndroms mit schlechter Prognose.

10.15 Myoklonische Absencen

Definition: Epileptisches Syndrom mit Absencen, welche massive, bilaterale, rhythmische Myoklonien im Gesichts- und Extremitätenbereich aufweisen. Elektroenzephalographisch zeigen sich bilateral synchrone und symmetrische Spike-wave-Paroxysmen um 3/s. Die Anfälle treten mehrmals täglich auf. Die Prognose ist ungünstig, da sich häufig ein hirnorganisches Psychosyndrom entwickelt und die Anfälle medikamentös nur schwer zu beeinflussen sind (Tassinari 1971).

Häufigkeit und Erstmanifestationsalter: Die Inzidenz wird auf 0,5 – 1% einer hospitalisierten Population geschätzt. Knaben überwiegen. Das Erstmanifestationsalter liegt zwischen dem 2. und 12. Lebensjahr, bevorzugt um das 7. Lebensjahr.

Symptome: Myoklonische Absencen weisen sich durch massive Myoklonien im Gesichts- und Extremitätenbereich aus, wobei vor allem Muskelgruppen der Schulter, Arme und Beine mit betroffen sind. Myoklonien im Gesicht sind in der Kinn- und Mundregion betont. Video-polygraphische Registrierungen zeigen allerdings auch einen Befall der periokulären Muskulatur mit Propagation vom Gesicht zu den Extremitäten und gleichzeitiger Intensitätszunahme der Myoklonien im Verlauf des Anfallsgeschehens (Stefan 1982). Die Myoklonien können so heftig werden, daß der Patient zu Boden geschleudert wird. Es handelt sich um eine schwere Epilepsie-Verlausform mit häufigen und prolongierten Anfällen, welche in der Regel länger dauern, als die der idiopathischen Absenceepilepsie im Schulkindesalter. Myoklonien und Spike-wave-Entladungen im EEG stehen in enger zeitlicher Beziehung. Nach Tassinari et al. (1971) beträgt die Latenz zwischen 15 und 40/ms zwischen EEG-Spike- und EMG-Aktivität in den proximalen Muskeln. In Ergänzung zu den rhythmischen Myoklonien kann eine tonische Aktivität im Anfallsverlauf hinzutreten (Abb. **75**). Neurologisch entwickeln sich initial zunächst keine auffälligen Befunde, allerdings wurde bei ca. 40% eine mentale Retardierung vor dem Einsetzen der Epilepsie festgestellt. Im EEG findet sich häufig zunächst eine wenig auffällige Grundtätigkeit. In späteren Verläufen können sich Übergänge zu Slow-spike-slow-wave-Komplexen und Befunden wie beim Lennox-Gastaut-Syndrom entwickeln.

Ätiopathogenese: Idiopathische Epilepsie mit positiver Familienanamnese bei 20%.

Prognose: Relativ häufige mentale Retardierung und Resistenz gegenüber der medikamentösen Behandlung kennzeichnen die ungünstige Prognose dieses Syndroms. Die Entwicklung im Krankheitsverlauf geht nicht selten in Richtung einer sekundär generalisierten Epilepsie im Sinne eines Lennox-Gastaut-Syndroms. Die Zwischenstellung zwischen generalisierter und sekundär generalisierter Epilepsie zeichnet diese Patientengruppe aus.

Differentialdiagnose: In erster Linie ist eine Abgrenzung der benignen myoklonischen Epilepsie im Kindes- und Adoleszentenalter erforderlich. Hier zeigt sich allerdings keine regelmäßige Korrelation zwischen EEG-Spike und Myoklonus. Für eine Sicherung der Diagnose sind Video-EEG-polygraphische Aufzeichnungen einschließlich der EMG der Musculi deltoidei hilfreich.

10.16 Benigne partielle Epilepsie der Adoleszenz

Definition: Partielle Anfälle mit Erstmanifestation zwischen dem 10. und 20. Lebensjahr ohne neurologische und pychopathologische Befunde, bei interiktual unauffälligem EEG.

Häufigkeit und Erstmanifestationsalter: 77% der Epilepsien mit Beginn im Adoleszentenalter sind idiopathisch und 45% der Epilepsien haben einen fokalen Beginn (Loiseau und Dartigues 1981). Der Beginn benigner partieller Anfälle liegt bei 24% aller partiellen Epilepsien zwischen dem 12. und 18. Lebensjahr. Das männliche Geschlecht überwiegt. Der Gipfel der Erstmanifestation liegt um das 13. bis 14. Lebensjahr.

Symptome: Es handelt sich überwiegend um einfach-partielle Anfälle mit motorischer oder sensorischer Symptomatik bzw. visuellen Symptomen oder Vertigo. Es kommen auch Übergänge von einfach-partiellen zu komplex-partiellen Anfällen vor sowie eine sekundäre Generalisation zum Grand-mal-Anfall. Selten findet sich eine komplex-partielle Symptomatik zu Anfallsbeginn. Das Elektroenzephalogramm zeigt interiktual keinen pathologischen Befund oder allenfalls eine leichte diffuse Abnormalität, jedoch keinen typischen Spike oder andere fokale Aktivität.

Ätiopathogenese: Idiopathische Epilepsie mit positiver Familienanamnese liegt bei 3% vor (Loiseau und Louset 1985).

Prognose: Bei 80% handelt es sich um einen einmaligen Anfall, bei den anderen Fällen meistens um Cluster von Attacken innerhalb mehrerer Wochen. Eine medikamentöse Behandlung ist nicht erforderlich.

Differentialdiagnose: Vor Annahme einer benignen partiellen Epilepsie in der Adoleszenz muß eine symptomatische Epilepsie ausgeschlossen werden. Die symptomatischen fokalen Epilepsien variieren hinsichtlich der Erstmanifestation, Ätiologie, Semiologie und Prognose erheblich. Da die benigne fokale Epilepsie nicht sicher vorhergesagt werden kann, sollte die Routine-Diagnostik, einschließlich Computer- oder Kernspintomographie erfolgen und, falls nur ein Anfall aufgetreten ist, der weitere Verlauf ohne Medikation beobachtet werden. Im Falle eines positiven Befundes bei der apparativen Zusatzdiagnostik oder weiterer Anfälle ist eine antikonvulsive Medikation bzw. die durch die jeweilige Ursache der symptomatischen Epilepsie erforderliche Behandlung einzuleiten. Auch im Erwachsenenalter kommen benigne partielle Epilepsien vor. Sie müssen allerdings mit verschärftem Augenmerk von den zunehmend symptomatischen Epilepsien des Erwachsenenalters abgegrenzt werden. Darüber hinaus muß der Tatsache Rechnung getragen werden, daß Neoplasien vermehrt auftreten.

10.17 Progressive Myoklonusepilepsien (PME)

Definition: Eine heterogene Gruppe von Erkrankungen, deren gemeinsame Charakteristika in der Entwicklung einer progressiven myoklonischen Epilepsie und Demenz besteht. Elektroenzephalographisch besteht eine Veränderung der Grundtätigkeit und eine epileptische Aktivität interiktual in Form von Spikes, Spike-waves und Poly-spike-waves multifokal und generalisiert. Gewöhnlich gehören zu dem neurologischen Syndrom auch zerebelläre, pyramidale und extrapyramidale Symptome. Die Erstbeschreibung erfolgte durch Unverricht (1891). Die erblichen Kernsyndrome führen bei allen Patienten zu den charakteristischen Symptomkonstellationen. Zu dieser Gruppe führen ursächlich die juvenile Form der Gauchererkrankung und der Zeroid-Lipofuszinose, die Laforaerkrankung und die sog. degenerative progressive Myoklonusepilepsie. Hiervon wird nach Diebold (1973) eine Randgruppe unterschieden, bei der nur ein gewisser Anteil der Patienten ein progressives Myoklonusepilepsiesyndrom entwickelt. Hierzu gehören die Leukodystrophie, die Hallervorden-Spatz-Erkrankung, der M. Wilson und die Huntington Erkrankung.

Häufigkeit und Manifestationsalter: Die Angaben zur Häufigkeit der PME schwanken zwischen 1 zu 140 000 Einwohner und 1 zu 500 000. Offensichtlich gibt es deutliche regionale Unterschiede in der Häufigkeit der Erkrankung. Das bevorzugte Erstmanifestationsalter liegt zwischen dem 6. und 20. Lebensjahr.

Symptome: Oft beginnen die progressiven Myoklonusepilepsien mit generalisierten tonisch-klonischen Anfällen, aber zusätzlich können noch andere tonische generalisierte Anfälle, klonische Anfälle, Absencen und partielle Anfälle auftreten. Entweder leiten Myoklonien die Krankheit ein oder sie gesellen sich nach dem Auftreten der ersten epileptischen Anfälle hinzu. Bei manchen Patienten treten zerebelläre Symptome oder später auch extrapyramidale Symptome sowie u. U. auch Pyramidenbahnzeichen hinzu. Außerdem entwickelt sich ein organisches Psychosyndrom mit Demenz.

Im EEG ist die Allgemeinveränderung in Kombination mit interiktualer epileptischer Spike- und Spike-wave-Aktivität ein zusätzliches wichtiges Kriterium für die Diagnose. Myoklonien können mit oder ohne Spike-wave-Komplexe im EEG auftreten. Je nach Ursache führen spezielle Zusatz-Untersuchungen in Form von Urinuntersuchungen, Biopsien von Haut, Gehirn, Fibroblasten, Knochenmark und Leber zur ätiologischen Diagnose des Syndroms. Die Kernsyndrome der progressiven Myoklonusepilepsien sind in Tab. **26** und **28** wiedergegeben. Der Verlauf der progressiven Myoklonusepilepsien ist chronisch und die Prognose schlecht. Besonders schnell schreitet der psychische Abbau bei der Lafora-Einschlußkörperkrankheit fort. Die myoklonische Aktivität fluktuiert, die Demenz schreitet fort und bei ca. 60% der Fälle treten Psychosen mit paranoiden und depressiv hypochondrischen Wahnideen auf. Zerebelläre und extrapyramidale Symptome, aber auch Pyramidenbahnsymptome treten in den späteren Krankheitsstadien hinzu.

Ätiopathogenese: Stoffwechsel- oder Strukturveränderungen des ZNS werden durch Gen-Mutationen bedingt. Als autosomal rezessive Erkrankung gilt die progressive Myoklonusepilepsie Typ Lafora mit intrazerebraler Speicherung von Mukopolysacchariden. Lafora-Körperchen finden sich vor allem in der Substantia nigra, dem Nucleus dentatus, in Großhirn, Leber, Milz, Niere und Muskulatur sowie im Plexus myentericus des Rektums. Andere Formen der progressiven Myoklonusepilepsien weisen degenerative Veränderungen auf und gehen mit einem autosomal rezessiven oder autosomal dominanten Erbgang einher.

Prognose: Die antiepileptische Behandlung wird überwiegend mit VPA oder Diazepam durchgeführt. ACTH kann vorübergehend zu einer Verbesserung der Myoklonien führen. Je nach vorliegender Ursache ist die entsprechende genetische Beratung durchzuführen.

Differentialdiagnose: Bilateral symmetrische, massive Myoklonien im Schulter-, Armbereich (oft singulär im Anfall) treten bei Impulsiv-Petit-mal auf. Im Gegensatz zu den Myoklonusepilepsien ist der EEG-Befund hinsichtlich der Hintergrundaktivität weitgehend unauffällig. Die Krankheit zeigt keine Progredienz. Falls eine progressive Myoklonusepilepsie bei einem oder mehreren Kindern von klinisch gesunden Eltern auftritt, spricht dieses für einen rezessiven Erbgang. Tritt die Erkrankung jedoch in mehreren aufeinanderfolgenden Generationen einer Sippe auf, so spricht dies für einen dominanten Erbgang. Zur Differentialdiagnose gegenüber anderen Stoffwechselerkrankungen s. Tab. **26** und **28**.

10.18 Dyssynergia cerebellaris myoclonica (Ramsay-Hunt)

Tonisch-klonische Grand-mal-Anfälle mit zerebellären Symptomen und Intentionsmyoklonien charakterisieren das Ramsay-Hunt-Syndrom.

Tabelle 28 Mitochondriale bzw. metabolische Störungen bei verschiedenen neurologischen Syndromen, die mit Myoklonien, epileptischen Anfällen und Synkopen einhergehen können (Reichmann u. Di Mauro 1999)

Syndrom	**Symptom** (zusätzlich zur Muskelschwäche)	**bevorzugte Organlokalisation**	**vermutete mitochondriale bzw. metabolische Störung**
Leigh	Tetraspastik, psychomotorische Retardierung, Visus-, Hörstörung, Ataxie, Anfälle, Koma	Hirnstamm	Thiamintriphosphatmangel, Laktatischämie, Pyruvat-Dekarboxylase, Dehydrogenase, Zyrochrom-C-Oxidase
Canavan	Spastik, Demenz, Erblindung	Astrozyten	Zytochrom-B-Mangel (?), Laktatischämie
Zellweger	zerebrale, hepatische, renale Funktionsstörungen	Astrozyten Hepatozyten	Defekt zwischen Sukzinatdehydrogenase, Koenzym Q (?)
Progressive infantile Poliodystrophie (Alpers)	psychomotorische Retardierung, Erblindung, Taubheit, Myoklonien, Rigor, Spastik, Koma	Neuron	Laktatischämie, Pyruvatdehydrogenasekomplex, NADH-Oxidation, Zytochrom C-Oxidase
Trichopoliodystrophie (Menke)	Wachstumsstörung, psychomotorische Entwicklungsstörung, Hypothermie, Anfälle, Haarwuchsstörungen, Knochenbrüchigkeit	Neuron, Leber	Zytochrom-A-Mangel, Serumkupfer und Coeruloplasmin
MERRF	Myoklonus, Ataxie, Demenz, Sehstörung, Anfälle	Cerebrum	Atmungskettendefekt
MELAS	Kleinwuchs, Anfälle, flüchtige Paresen, Erbrechen, Hypakusis, Demenz, Halluzinationen, Sprach- und Sehstörungen, Kopfschmerzen	Cerebrum	Zytochrom-C-Oxidase, Sukzinat-Zytochrom-C-Reduktase, NADH-Zytochrom-C-Reduktase, Atmungskettendefekte
KSS (Kearns-Sayre)	Ophthalmoplegia externa, Retinitis pigmentosa, Herzleitungsstörung, Wachstumsstörung, Ataxie, Hörstörung, Liquoreiweiß erhöht	okulär, Myokard, Purkinjezellen, Haut, Retina	Zytochrom-C-Oxidase-Mangel und andere Atmungskettendefekte

Elektroenzephalographisch finden sich allenfalls eine leichte Allgemeinveränderung und interiktual inkonstante Spike-wave- und Poly-spike-wave-Komplexe. Nicht selten kombiniert sich mit den zerebellären Symptomen ein Friedreich-ähnliches Syndrom. Die Erkrankung schreitet sehr langsam fort. Während der Intentions- und Aktionsmyoklonus zunimmt, zeigt sich meistens nur ein geringer psychopathologischer Befund *ohne Demenz*. In den letzten Jahren wurden wiederholt Mitochondriopathien als Ursachen klinischer Syndrome, die einem Ramsay-Hunt-Syndrom ähnlich sind, nachgewiesen. Besonders wichtig für die Differentialdiagnose ist das sog. MERRF, aber auch das MELAS-Syndrom und andere neurologische Manifestationen bei Mitochondriopathien (Tab. **28**). Bei der Differentialdiagnose der progressiven Myoklonusepilepsien sind außerdem myoklonische Varianten der spätinfantilen Form der amaurotischen Idiotie zu berücksichtigen. Hier treten Grand-mal-Anfälle, myoklonisch-astatische Anfälle, Absencen und komplex-partielle Anfälle auf. Später treten Myoklonien hinzu, besonders in der Muskulatur der Arme und Beine und des Gesichtes. Elektroenzephalographisch bestehen leichtere Allgemeinveränderungen, neurologisch zerebelläre Symptome, Optikusathrophie, tapetoretinale Degeneration (80%) sowie ein organisches Psychosyndrom. Bei Cherry-red-spot-Myoklonus infolge einer Sialidose mit einem Mangel an Neuraminidase zeigen sich ebenfalls häufig zuerst eine Sehstörung oder ein zerebelläres Syndrom bzw. Myoklonien oder Epilepsien. Die klinischen Symptome können einem Ramsay-Hunt-Syndrom entsprechen.

10.19 Mitochondriale Myopathie, Enzephalopathie, Laktat-Azidose und Schlaganfallsepisoden (MELAS)

Bei diesem von Askanas et al. (1978) und Pavlakis et al. (1984) beschriebenen Syndrom manifestieren sich die Symptome zwischen dem 3. und 11. Lebensjahr. Der charakteristische, konstant nachweisbare Symptomenkomplex besteht aus Kleinwuchs, fokalen und/oder generalisierten epileptischen Anfällen und episodischen Lähmungen oder episodischem Erbrechen, Migräne sowie kortikaler Blindheit bzw. Hemianopsie (Abb. **12e** [Farbtafelteil, S. T2]; **42c,d** [S. T11] u. **76**).

Die transienten neurologischen Symptome sind zum Teil Folge epileptischer Anfallsaktivität oder werden auf transitorische Ischämien bei Endothelzellenschwellungen von Kapillaren infolge Mitochondrienproliferationen zurückgeführt. Paresen können als Hemiparesen und Paraparesen oder seitenalternierend auftreten.

Charakteristisch ist die fluktuierende neurologische Symptomatik bei zunächst unauffälliger psychomotorischer Entwicklung im Säuglings- und Kleinkindesalter mit später häufig auftretender Demenz. Hyp-Anakusis, Dysarthrie bzw. Aphasie oder auch Halluzinationen werden als akzessorische Symptome ebenso wie eine positive Familienanamnese bei etwa einem Drittel der beschriebenen Patienten beobachtet. Im Krankheitsverlauf können zusätzliche Symptome endokrinologischer Störungen (z.B. Teilinsuffizienz des hypothalamisch-hypophysären Systems) hinzutreten (Robeck et al. 1995).

Bei der genannten Symptomatik läßt sich die Diagnose durch folgende Laborbefunde sichern:

Einen ersten weiterführenden diagnostischen Hinweis liefert der Nachweis einer Laktatazidose bzw. der sog. Pyruvat-loading-Test (Dijkstra et al. 1984) mit relativem Anstieg von Serumpyruvat und -laktat. Die Muskelbiopsie zeigt bei Gomori-Trichromfärbung den Befund von „ragged red fibers“ und elektronenmikroskopisch können morphologisch veränderte Mitochondrien nachgewiesen werden. Der nächste Schritt besteht in der biochemischen Erfassung eines mitochondrialen Funktionsdefektes. Weitere, häufig jedoch nicht obligat festzustellende pathologische Befunde klinisch-technischer Zusatzuntersuchungen können in einer Erhöhung von CK, SGOT, LDH, einem myopathischen Muster im EMG, einer Allgemeinveränderung oder einen Verlangsamungsherd bzw. einer epileptischen Aktivität im EEG oder einem hyperdensen Bezirk im CT – besonders parietal – sowie in einer Kalzifizierung der Basalganglien bestehen. Im Kernspintomogramm sieht man hypoxische Bezirke in Rindenarealen. Für die klinische Diagnostik ist weiterhin bedeutend, daß bei anderen als den oben hervorgehobenen neurologischen Syndromen Mitochondriopathien vorliegen können. Dieses betrifft vor allem neurologische Erkrankungen unter dem Leitsymptom einer Friedreich-Ataxie, eines Ramsay-Hunt-Syndroms oder einer Demenz. Bei Patienten mit einem myopathischen Syndrom zeigten phosphormagnetresonanzspektrographische Untersuchungen, daß hierbei auch eine latente zerebrale Mitochondropathie vorliegen kann.

Biochemisch: Nachweis eines Atmungskettendefektes, z.B. Erniedrigung der Zytochrom-C-Oxidase und Sukzinat-Zytochrom-C-Reduktase und anderes mehr. Differentialdiagnostisch muß die autosomal dominante alternierende Hemiplegie mit tonisch-dystonen und choreo-athetoiden Hyperkinesen bei Translokation (46xyt [3;9] [p26;

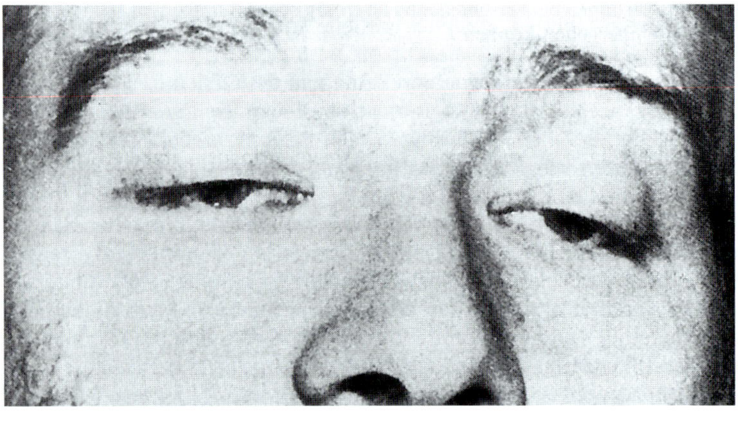

Abb. 76 Ptose bei mitochondrialer Zytopathie (Melas-Syndrom). Im vorliegenden Falle 7 schlaganfallähnliche Episoden (seitenwechselnd), einfach-partielle Anfälle, Kleinwuchs.

weibl. 34) abgegrenzt werden (Verret und Steele 1971, Mikati et al. 1992).

10.20 Myoklonusepilepsien und „ragged red fibers" (MERRF)

Dieses Syndrom konnte in den letzten Jahren durch Fukuhara et al. (1980) als Sonderform der komplexen Gruppe progressiver Myoklonusepilepsien – welche nach dem neuesten Erkenntnisstand von Berkovic und Andermann (1989) kritisch gesichtet wurde – identifiziert werden. Die Symptome manifestieren sich in der Regel im zweiten Lebensjahrzehnt (5.–42. Lebensjahr). Myoklonus und Ataxie stellen die konstanten Symptome dar. Die Muskelschwäche kann nur leicht ausgeprägt sein oder entgeht dem klinischen Nachweis. Andere Symptome wie Anfälle oder Demenz (70%), Optikusatrophie (50%), Kleinwuchs oder Hörstörungen (47%) treten in variabler Kombination hinzu. Eine familiäre Belastung findet sich bei zwei Drittel der Patienten.

10.21 Kearns-Sayre-Syndrom (KSS)

Hier manifestieren sich die Symptome vor dem 20. Lebensjahr. Als konstantes Leitsymptom bestehen Ophthalmoplegie und Retina-Pigmentdegeneration (Kearns 1965, Rowland et al. 1983). Akzessorische Symptome in variabler Kombination sind z.B. Ataxie (80%), Kleinwuchs, Herzleitungsblock oder Liquorproteinerhöhung (70%), Hörverlust (53%), Demenz (49%), Anfälle (4%). Eine positive Familienanamnese ergab sich bei diesen Patienten extrem selten (Pavlakis 1984).

Die Randbereiche der Syndrome weisen also eine Überlappungstendenz auf. Entsprechendes gilt auch für die Ergebnisse laborchemischer Untersuchungen, welche bei Vorliegen von „ragged red fibers" unterschiedliche qualitative und quantitative Veränderungen zeigen können. Bezüglich des aktuellen Forschungsstandes über die Ergebnisse biochemischer Untersuchungen und die daraus resultierenden Klassifikationsversuche wird auf die Spezialliteratur (Di Mauro 1985) verwiesen. Patienten mit „ragged red fibers" weisen also verschiedenste klinische Symptome und biochemische Veränderungen auf.

Ätiopathogenese: Es handelt sich um Mitochondrienfunktionsstörungen mit Atmungskettendefekt (Morgan-Hughes et al. 1985). Die Magnetresospektroskopie erlaubt durch die Bestimmung des Verhältnisses von Phosphorkreatin und nicht-organischem Phosphat (bioenergetische Kapazität) ein nichtinvasives Screening zur Feststellung des Organbefalles. Das Screening kann außerdem für die Auswahl des Ortes der Muskelbiopsie herangezogen werden. Bei 10 von 12 Patienten mit mitochondrialer Myopathie gelang es auf diesem Wege, ein vermindertes Phosphorisierungspotential (ATP/ADP; anorganisches Phosphat) nachzuweisen (Arnold et al. 1985).

Prognose: Der Nachweis mitochondrialer und biochemischer Funktionsstörungen liefert neue Therapieansätze. Bei Patienten mit Koenzym-Q-Mangel führte die Verabreichung von 120–150 mg Koenzym Q pro Tag zu einer Verbesserung des Metabolismus von Pyruvat und der NADH-Oxydation. Darüber hinaus ergab sich eine klinische Besserung der neurologischen Symptome und der Herzfunktion (Ogasahara et al. 1986). Bei Herzleitungsstörungen (bei Mitochondriopathien im Rahmen eines Kearns-Sayre-Syndroms) können Rhythmusstörungen auftreten. Hier ist u.U. eine frühzeitige Schrittmacher-Implantation indiziert. Bei Karnitinmangel mit Reye-ähnlicher Symptomatik (Shy und Gonatas 1963, Schmidt-Sommerfeld 1986) wurden Glukose-Infusionen bei gleichzeitiger oraler Karnitin-Substitution als effektiv beschrieben und bei Atmungskomplex-III-Defekt führte eine orale Vitamin-K- und Vitamin-C-Medikation zu klinisch und biochemisch nachweisbaren Verbesserungen (Stefan und Höll 1988). Meistens schreitet die Erkrankung jedoch fort. Eine Übersicht über weitere mitchonndriale Zytopathien findet sich bei Reichmann u. Di Mauro (1999).

Die epileptischen Syndrome stellen also polyätiologische Syndromkombinationen dar, welche durch eine unterschiedlich starke genetische Penetranz in verschiedenen Lebensaltern bei unterschiedlichem Hirnreifungsgrad inhibitorischer Systeme, unterschiedlichem Erregungsursprung und Ausbreitung im Gehirn sowie Intensität der epileptischen Aktivität bedingt sind. Genetische Prädisposition, hirnreifungsabhängige Inhibition und Propagation der epileptischen Aktivität modulieren die Ausgestaltung der epileptischen Syndrome. Für die Klinik stellen die Kerne der Syndrome wichtige Markierungspunkte dar, die wie Spitzen von Eisbergen über einer Wasseroberfläche als Orientierungspunkte herausragen. Die Interferenz genetischer Faktoren und verborgener Hirnläsionen führt dazu, daß sowohl generalisierte als auch fokale Charakteristika häufig bei einem Patienten zusammen auftreten.

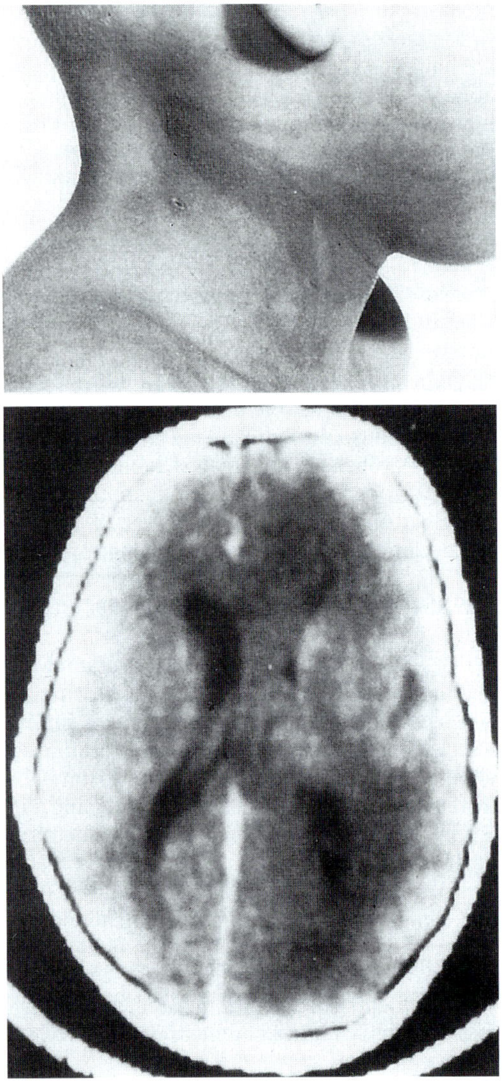

Abb. 77 Ito-Symptom mit Hemimegalenzephalie links. **a** Linearer Naevus sebaceus Jadason im Hals-Nacken-Bereich. **b** Hemimegalenzephalie links im Computertomogramm, pharmakoresistente Epilepsie. (Mit freundlicher Genehmigung von F. Andermann; aus: Wyllie E (1993), The treatment of epilepsy. Principals and praxis. Lea & Febiger, Philadelphia, London.)

10.22 Neurokutane Syndrome

Hierbei handelt es sich um eine heterogene Gruppe genetisch bedingter Erkrankungen von Nervensystem, Haut und Anhangsgebilden. Die einzelnen Syndrome sind z. B. die tuberöse Sklerose, das Bloch-Sulzberger-Syndrom, das Ito-Syndrom, das Sturge-Weber-Syndrom und andere embryofetale Mißbildungen mit fokalen zerebralen Dysplasien bis hin zur Megalenzephalie (Abb. **77**, **78** (Farbtafelteil, S. T14), **79**). Eine Alopezie kann zusammen mit epileptischen Anfällen bei verschiedenen Syndromen auftreten. Hierbei kann es sich um eine Ichthyosis follicularis, eine Atrichie und Photophobie-Syndrom, eine Aplasia cutis congenita oder auch um ein enzephalokraneokutanes Lipomatosis-Syndrom (Gesichtshamartome assoziiert mit Alopezie, mentale Retardation und Anfällen) handeln. Bei Kindern mit Anfällen und Alopezie sowie kongenitalen Hautdefekten, sollten kernspintomographische Untersuchungen durchgeführt werden, um eine u. U. zugrundeliegende neurologische zerebrale Malformation nachzuweisen (Pelayo et al. 1994).

10.23 Klinische Bedeutung von Syndromen

Syndrome dienen als Wegweiser bei der diagnostischen und therapeutischen Betreuung von Patienten mit Epilepsien, indem

1. die fokale und generalisierte Expressivität der vorliegenden Epilepsiemanifestation eingeschätzt wird
2. differenziert wird, ob eine kryptogene, idiopathische oder symptomatische Form vorliegt (im Rahmen der symptomatischen Epilepsie müssen bestimmte weitere diagnostische und therapeutische Schritte erfolgen)
3. die Auswahl der antikonvulsiven Medikation sowie die Beurteilung der Prognose und die genetische Beratung durch die Definition epileptischer Syndrome erleichtert wird.

Klinische Syndrome, bei denen generalisierte Myoklonien oder Klonien im Vordergrund stehen, weisen meistens eine starke genetische Komponente auf und sind häufig durch genetische bzw. Stoffwechselstörungen bedingt. Die umschriebene fokale epileptische Manifestation stellt im Erwachsenenalter einen starken Hinweis auf eine symptomatische Epilepsie infolge erworbener zerebraler Läsion dar. Manche Definitionen der angeführten epileptischen Syndrome beruhen auf Beobachtungen bei geringen Patientenzahlen und bedürfen zukünftiger Bestätigung an großen Kollektiven. Es muß außerdem berücksichtigt werden, daß bestimmte Syndrome im Krankheitsverlauf ineinander übergehen können (z. B. West-, Lennox-Gastaut-Syndrom etc.), ebenso wie die EEG-Korrelate der Hypsarrhythmie in

a

b

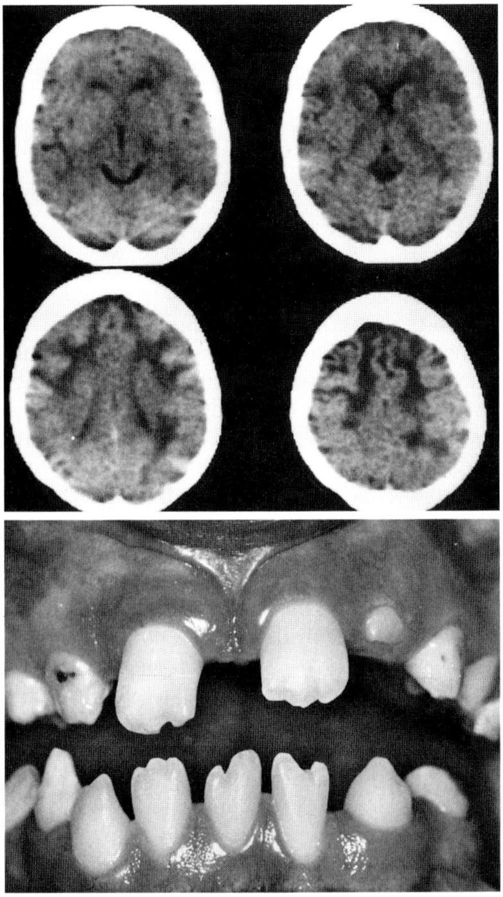

c

d

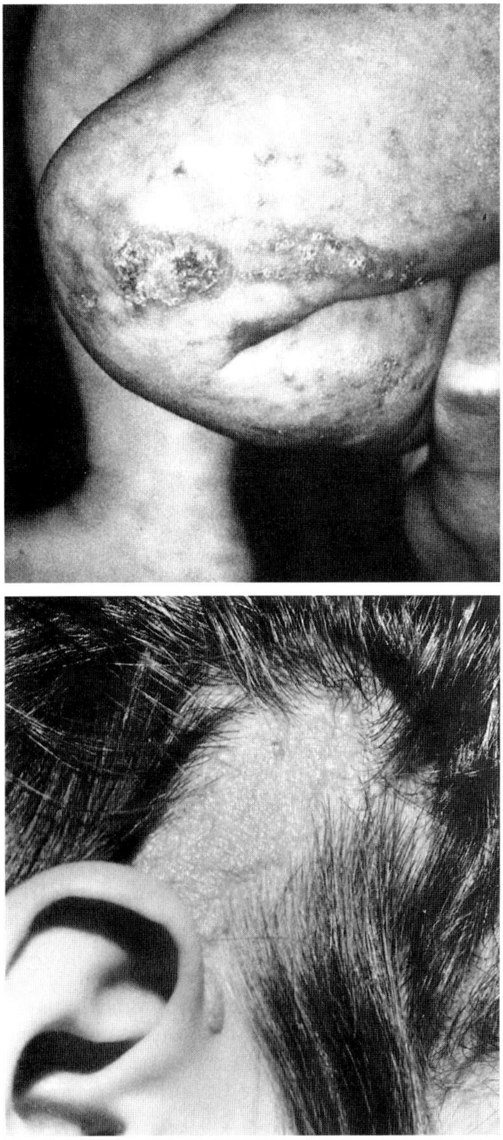

Abb. 79 Bloch-Sulzberger-Syndrom. **a** Schmetterlingsförmige Dichteminderung des Marklagers, frontoparietal betont, bei Incontinentia pigmenti. **b** Zahnstatus (Nichtanlage, Einkerbungen, Verformung von Zähnen). **c** Multiple papulöse, teils konfluierende Efloreszenzen an den unteren Extremitäten bei Incontinentia pigmenti. **d** Naevus sebaceus oberhalb des Ohres bei Schimmelpenning-Feuerstein-Mims-Syndroms. (Mit freundlicher Genehmigung aus: Druschky KF, Müller E, Fleischer-Peters A, Huk W [1985] Incontinentia pigmenti Bloch-Sulzberger als Ursache epileptischer Anfälle. In: Hallen O, Meyer-Wahl JG, Braun J [Hrsg] Epilepsie 83. Genetik und Diagnostik der Epilepsien. Einhorn-Presse-Verlag, Reinbeck, S. 67 – 79.

Slow-spike-slow-wave-Paroxysmen (Hughes 1985). Janz (1993) folgerte für das EEG, daß es lediglich Akzente in einem Spektrum setzt, welches durch aufeinanderfolgende Erkrankungsalter geprägt wird. Absence-, juvenil-myoklonische und idiopathische Aufwach-Grand-mal-Epilepsie haben möglicherweise einen gemeinsamen genetischen Hintergrund. Darüber hinaus ist zusätzlich eine syndromspezifische Disposition für idiopathische (West-, Lennox-Gastaut-) Syndrome anzunehmen. Die Identifizierung genetischer Merkmale wie z. B. bei der nächtlichen familiären Frontalhirnepilepsie stellt einen bedeutenden Schritt zur Erkennung syndromspezifischer Mechanismen dar. Zukünftige Analysen bei verschiedenen fokalen oder generalisierten epileptischen Syndromen werden klären, inwieweit einfache oder komplexe genetische Determinanten vorzufinden sind.

11 Auslösefaktoren und Gelegenheitsanfälle

Während bei einer chronischen Epilepsie Anfälle spontan rezidivierend auftreten, kommt es bei ca. 5% der Bevölkerung zu Gelegenheitsanfällen durch einen vorübergehenden Auslösefaktor. Sowohl eine genetische Disposition als auch erworbene Auslöse- oder Realisationsfaktoren tragen zu der exzessiven paroxysmalen Depolarisation der Neurone bei. Verschiedene Realisationsfaktoren können Anfälle auslösen. Bei den symptomatischen Epilepsien kommen als Realisationsfaktoren vor allem Trauma, Tumor, Infektion, Stoffwechselerkrankungen oder zerebrovaskuläre Erkrankungen in Betracht. König Karl II. (1630–1685) wurde 1685 mit einer unnötigen Polypragmasie behandelt. Hätte man erkannt, daß Gelegenheitsanfälle vorliegen, wären diese belastenden „Behandlungsmaßnahmen" vermeidbar gewesen.

Als Risikofaktoren für die Entwicklung einer posttraumatischen Epilepsie gelten penetrierende **Schädel-Hirn-Verletzungen,** vor allem in der Parietal-, Temporal- und Zentralhirnregion sowie Verletzungen, die mehr als einen Lappen betreffen und mit einer Amnesie einhergehen. Je schwerer die traumatische Schädigung des Gehirns, desto höher liegt das Epilepsierisiko. Dies gilt besonders für das sekundäre Mittelhirnsyndrom (Glötzner et al. 1983). Posttraumatische Epilepsien nach Hirnkontusionen (geschlossenen Schädel-Hirn-Verletzungen) wurden bei 5% der Patienten (Walker 1962), nach Impressionsfrakturen bei 15% und nach Verletzungen der Dura bei 30–50% (Caveness et al. 1979) festgestellt. Frühanfälle innerhalb der ersten Woche stellen auch bei gedeckten Schädel-Hirn-Traumen einen Risikofaktor dar. 80% der Epilepsien treten in den ersten 24 Monaten mit einem Gipfel im 2. Halbjahr auf. Posttraumatische Anfälle können sich bis zu 25 Jahren nach einer Schädel-Hirn-Verletzung manifestieren. Das EEG liefert keine absolut sichere Entscheidungshilfe für eine prophylaktische Behandlung. Ihr Sinn wird kontrovers diskutiert.

Tumoren werden bei 1–10% der Kinder und jungen Erwachsenen, bei 11–20% der Vierzigjährigen und bei 30–60% der älteren Erwachsenen mit Erstmanifestation einer Epilepsie entdeckt (Schmidt und Wilder 1968). Es handelt sich meistens um histologisch nicht maligne Hirntumoren, wie z. B. Oligodendrogliome, niedriggradige Astrozytome oder Meningeome. Bei pharmakoresistenten fokalen Epilepsien wird bei 10% neuropathologisch ein Tumor im operativ entfernten Gehirngewebe gefunden. **Meningoenzephalitiden** stellen eine weitere wichtige Ursache dar. Bei der Herpes-simplex-Enzephalitis entwickeln sich bei 10% epileptische Anfälle (Stefan 1988). Bei Gehirnabszessen stellen Anfälle bei 45% sogar das Initialsymptom dar (Robb und McNaughton 1974).

Metabolische Störungen sind im Appendix über symptomatische Epilepsien der internationalen Klassifikation für Epilepsien ausführlich aufgeführt. Abgesehen von den „inborn errors of metabolism" sind Elektrolytstörungen, wie Hyponatriämie oder Hypernatriämie, Hypokalziämie, Hypomagnesiämie oder Hypoglykämie zu beachten. Auch eine Hyperglykämie kann fokale Anfälle, vermittelt durch eine Dehydratation des Gehirns und Abnahme der regionalen Hirndurchblutung, begünstigen. Eine Anhäufung von Stoffwechselprodukten bei Urämie oder Hepatopathie mit hepatischer Enzephalopathie kommt als anfallsauslösende Ursache in Betracht, ebenso wie Endokrinopathien. Bei Kindern müssen besonders angeborene Herzfehler, das Sturge-Weber-Syndrom und eine geburtstraumatisch bedingte Hypoxie in Betracht gezogen werden.

Zerebrovaskuläre Erkrankungen spielen vor allem im höheren Lebensalter eine größere Rolle. Nach White et al. (1953) traten epileptische Anfälle bei 32% der erwachsenen Patienten (50 Jahre) mit zerebrovaskulären Störungen auf. Eine besonders hohe Prävalenz von Anfällen wurde bei embolisch bedingten zerebralen Ischämien (21–43%) gegenüber thrombotisch bedingten Ischämien (6–12%) festgestellt (Holmes 1980). Besonders große Hirninfarkte (Versorgungsbereich A. carotis) unter Einbeziehung des Kortex gehen gehäuft mit Frühanfällen einher (Kilpatrick et al. 1990).

Der ischämische Insult (besonders im Versorgungsbereich der A. cerebri media) stellt eine doppelt so häufige Ursache wie die diffuse Hirngefäßsklerose dar. Narbenanfälle sind wesentlich häufiger als Präkursivanfälle (bis zu einer Woche vor Insult auftretende Anfälle). Relativ häufig führen intrazerebrale Blutungen zu Frühanfällen. Selten liegen Sinusvenenthrombosen vor. Bei Spätmanifestationen von Anfällen (d.h. nach dem 25. Lebensjahr) stellen Neundörfer et al. (1978) vaskuläre Prozesse bei 17%, Raumforderungen bei 12%, Schädel-Hirn-Trauma bei 8,5% und metabolisch-toxische Hirnschädigung bei 6% fest. Die Ursache blieb bei 15% unbekannt. Bei 4% lag eine beginnende idiopathische Epilepsie vor. Der Anteil alkoholinduzierter Anfälle liegt bei Spätmanifestationsepilepsie zwischen 12–30%. 65% der Patienten erlitten ihre Anfälle zwischen dem 30. und 50. Lebensjahr. Das Auftreten eines epileptischen Anfalls nach einem der genannten potentiellen Auslösefaktoren ermöglicht im klinischen Querschnittsbild zunächst die vorläufige Entscheidung, ob es sich um einen Gelegenheitsanfall oder den ersten Anfall einer beginnenden chronischen Epilepsie handelt. Nach Karbowski (1985) sind die Übergänge fließend. Solange nicht klar ist, ob es sich um einen Gelegenheitsanfall oder einen Beginn der Epilepsie handelt, kann der neutrale Begriff der epileptischen Reaktion verwendet werden. Von einem Gelegenheitsanfall wird gesprochen, wenn in nahem zeitlichen Zusammenhang (innerhalb maximal einer Woche mit erheblichem Alkoholkonsum oder -entzug, Schlafentzug, Streß, Fieber oder einem der zuvor besprochenen Auslösefaktoren wie Infekt, zerebrale Durchblutungsstörungen oder Kopftrauma) ein Anfall aufgetreten ist. Man spricht auch dann noch vom Gelegenheitsanfall, wenn sich in der gleichen Situation ein erneuter Anfall ereignet. Für eine Epilepsie spricht die Tatsache, daß zwei nicht provozierte Anfälle in einem größeren zeitlichen Abstand als 24 h auftreten, oder anfallsauslösende Ursachen länger als eine Woche zurückliegen bzw. ein spontan auftretender generalisierter Anfall auftritt und im EEG bilaterale Spike-wave-Paroxysmen vorliegen. Häufig läßt sich eine endgültige Diagnose erst nach einer Verlaufsbeobachtung von ein bis zwei Jahren stellen.

Die Instabilität neuronaler Zellmembranen kann durch verschiedene Faktoren beeinflußt werden.

Fieber: Fieber kann (vor allem bei Kindern) Fieberkrämpfe auslösen. Hierbei handelt es sich um Infektkrämpfe ohne zerebrale Erkrankung, d.h. der Fieberanstieg ist anfallsauslösend. Es werden einfache von komplizierten Fieberkrämpfen unterschieden. Bei einfachen Fieberkrämpfen treten generalisierte (tonische, tonisch-klonische) Anfälle von wenigen Minuten Dauer bei sonst anfallsfreien Kindern mit normaler Entwicklung (doch häufig familiärer Disposition hinsichtlich Fieberkrämpfen) auf. Komplizierte Fieberkrämpfe liegen dann vor, wenn es sich um fokale Anfälle handelt und/oder bei dem Patienten ein pathologischer neurologischer Befund bzw. EEG-Herdbefund sowie prolongierte Anfälle von längerer Dauer als 15 min vorliegen. Andere Kriterien sind zerebrale Schädigung bereits vor dem Auftreten des Fieberkrampfes und familiäre Belastungen mit Epilepsie. Während einfache Fieberkrämpfe mit fiebersenkenden physikalischen bzw. medikamentösen Maßnahmen und Diazepam in rektaler Applikation behandelt werden, wird bei den komplizierten Fieberkrämpfen eine prophylaktische Dauermedikation für zwei Jahre mit Pb (Doose et al. 1983) empfohlen. Eine Liquor-Untersuchung ist zum Ausschluß einer Meningoenzephalitis indiziert. Dies gilt bei einem ersten Fieberkrampf bei Kindern vor Beendigung des zweiten Lebensjahres mit rezidivierenden Fieberkrämpfen. Kinder mit Charakteristika komplizierter Fieberkrämpfe entwickeln im späteren Lebensalter in 10–17% der Fälle eine Epilepsie (Annegers et al. 1979). Auch eine Insolation kann Anfälle auslösen. Die Hyperthermie kann, wie in Tierversuchen bewiesen wurde, reproduzierbar in Abhängigkeit von der hippokampalen Temperatur zu einer temperatursensitiven Reflexepilepsie führen (Ullal et al. 1996). Unreife Ratten mit Migrationsstörungen wiesen eine geringere Schwelle für hyperthermieausgelöste Anfälle auf (Germano et al. 1996).

Alkoholentzug, Alkoholintoxikation: Ein Flüssigkeits-„Stoß" kann Anfälle provozieren. Häufig führt Alkoholentzug zu Anfällen. Oft ist der Alkoholkonsum bzw. -entzug auch mit einem Schlafentzug kombiniert. 90% der Entzugsanfälle treten 4–48 h nach Alkoholkarenz auf. Für die gesteigerte Anfallsbereitschaft wird eine Hypomagnesiämie und respiratorische Alkalose verantwortlich gemacht. Eine Alkoholepilepsie kann durch kontinuierliche toxische zerebrale Schädigung auftreten. Aber auch bei posttraumatischen oder tumorbedingten symptomatischen Epilepsien kann ein chronischer Alkoholismus eine zusätzliche Auslösefunktion haben. Im Computertomogramm läßt sich häufig eine atrophische Veränderung des Gehirns nachweisen. Eine Alkoholepilepsie im engeren Sinne liegt dann vor, wenn Anfälle bei chronischem Alkoholismus (ohne Entzug) auftreten und weder eine familiäre Disposition zur Epilepsie noch eine andere Hirnschädigung vorliegt. Das EEG zeigt keine für Epilepsie spezifische Aktivität. Seyfeddinipur et al. (1975) führen alkohologene epileptische Anfälle auf Entzug bzw. Alkoholexzeß (rasches An- bzw. Abfluten) zurück. Bei langfristig gehaltenem gleichmäßigen Alkoholspiegel führen plötzliche Schwankungen des offensichtlich antikonvulsiv wirkenden Alkohols zu Anfällen. Daher muß differenziert werden, ob ein absoluter oder relativer Entzug vorliegt. Seltener kommt es auch ohne relativen Entzug bei chronischer Intoxikation zur (eigentlichen) Alkoholepilepsie (s. S. 81).

Emotionelle Belastung und Streß: Die Auslösung epileptischer Anfälle durch psychodynamische Mechanismen ist sehr komplex. Zugrunde liegen kann ein Abwehrmechanismus, unangenehmen Situationen auszuweichen, sich durch Regression in Abhängigkeit zu begeben, oder lediglich Spannung zu entladen. Patienten mit komplex-partiellen Anfällen sind offensichtlich besonders anfällig gegenüber emotioneller Anfallsauslösung. Als ein Grund wird die Beziehung zum Limbischen System diskutiert. Affektive Auslösefaktoren liegen bei komplexen Reflexepilepsien vor.

Hyperventilation: Erniedrigung des CO_2-Partialdruckes im Blut und Vasokonstriktion der zerebralen Gefäße stellen Folgeerscheinungen der Hyperventilation dar. Absence-Anfälle mit 3/s-Spike-wave-Paroxysmen lassen sich besonders gut durch Hyperventilation provozieren. Seltener lassen sich komplex-partielle Anfälle durch Hyperventilation aktivieren.

Schlafentzug und Schlaf: Schlafentzug wird als anfallsaktivierende Maßnahme für diagnostische EEG-Untersuchungen eingesetzt, um Aufwachanfälle mit generalisierten Spike-wave-Paroxysmen zu aktivieren. Schlafentzugs-Ableitungen mit Schlaf während der EEG-Registrierungen aktivieren darüber hinaus auch herdförmige Veränderungen und vermehrt fokale epileptische Aktivitäten, z. B. im Temporallappen. Besonders Übergangsstadien zwischen Wach- und verschiedenen Einschlaf- und Schlafstadien aktivieren epileptische Aktivität. Einschlafstadium und leichte Schlafstadien aktivieren epileptische Aktivität mehr als der Tiefschlaf. Partielle Anfälle können allerdings in allen Schlafphasen einschließlich REM auftreten. Insgesamt weist das REM-Stadium jedoch selten epileptische Aktivität auf. Plötzliches Wecken kann anfallsauslösend wirken und sollte bei Patienten vermieden werden.

Wetter: In Einzelfällen ist eine eindeutige Wetterabhängigkeit beschrieben. Zur Beratung bei meterotrophen Epilepsien kann der medizinische Wetterbericht „Bioprog" des Deutschen Wetterdienstes herangezogen werden (Faust 1986).

Medikamente: Stark anfallsfördernd sind Medikamente mit zentralnervös wirksamer stimulierender Wirkung, wie z. B. Pentetrazol, Anthelmetika, Disulfiram, Kokain, Heroin, Crack (Pasqual-Leone et al. 1990). Auch Analgetika, Antipyretika, und Antibiotika (Penicillin, Cephalosporine, Tuberkulostatika), aber auch Kortikosteroide können anfallsprovozierend wirken. Lokalanästhetika haben ebenfalls eine potentiell anfallsprezipitierende Wirkung. Bei gut eingestellten Patienten führt eine Lokalanästhesie jedoch selten zu Anfällen. Eine Prämedikation mit einem Benzodiazepinderivat ist vor der Lokalanästhesie zu empfehlen. Halogenierte Inhalationsnarkotika können die Exzitabilität erhöhen. Phenothiazine können als dopaminblockierende Medikamente die Anfallsschwelle erniedrigen. Besonders anfallsfördernd wirkt Clozapin (Leponex). Eine schwache prokonvulsive Wirkung besteht auch bei anderen Phenothiazinen und Butyrophenonen. Bei den Antidepressiva zeigt sich im Tierversuch eine prokonvulsive Wirkung von Imipranin, Maprotilin, Mianserin, Zimetidin oder auch eine schwache dosisabhängige antikonvulsive Wirkung von Nomifensin und Viloxazin, welche auf erhöhte dopaminerge oder serotonerge Aktivität zurückgeführt werden. Die schwache prokonvulsive Wirkung der Neuroleptika beruht wahrscheinlich auf einer Dopamin-Blockade (Meldrum 1985). Fluoxetin soll einen antikonvulsiven Effekt im Tierversuch gezeigt haben (Albano 1994).

Klinisch wurden Anfälle während der Behandlung mit zahlreichen Antidepressiva beobachtet, abgesehen von Ipromazid, Isocarboxazid und Tofinacin auch bei Viloxazin und Nomifensin (Guy Edwards 1985). Bei Patienten mit familiärer Disposition zu Epilepsien sollte einschleichend mit besonders niedriger Dosis der Antidepressiva begonnen werden. Anfälle treten meist zu Beginn

Tabelle 29 Potentiell anfallsauslösende Medikamente

Antidepressiva	Imipramin, Amitriptylin, Doxepin, Nortriptylin, Maprotilin, Mianserin, Nomifensin, Bupropion
Antipsychotika	Chlorpromazin, Thioridazin, Perphenazin, Trifluoperazin, Prochlorperazin, Haloperidol
Analgetika	Fentanyl, Meperidin, Pentazocin, Propoxyphen, Cocain, Mefenanimsäure, Tramadol, Lidocain, Mepivacain, Procain, Bupivacain, Etidocain, Ketamin, Halothan, Althesin
Antibiotika	Penicillin, Oxacillin, Carbemicillin, Ticracillin, Ampicillin, Cephalosporin, Metronidazol, Nalidinsäure, Isoniazid, Cycloserin, Pyrimethamin, Imipenem
Antineoplastika	Chlorambucil, Vincristin, Methotrexat, Cytosinarabinoside, Misonidazol
Bronchodilatator	Aminophyllin, Theophyllin
Sympathikomimetika	Ephedrin, Terbutalin, Phenylpropanolol
andere	Antihistaminika, Anticholinergika, Baclofen, Cyclosporin A, Lithium, Atenolol, Disopyramid, Phencyclidin, Amphetamin, Domperidon, Doxapram, Ergonovin, Folsäure, Campher, Methylxanthen, TRH, Oxytocin, Antiepileptika, Methylphenidat

nach Boggs (1997)

der Antidepressiva-Behandlung (in hohen Dosen!) auf. Kontrastmittel für die Myelographie (Amipaque oder Dimer-X) können Anfälle oder sogar Status auslösen (Tab. **29**). Bei Fieber wird meistens Paracetamol oder Metamizol der Acetylsalicylsäure zur Senkung der Temperatur vorgezogen.

Lebertransplantation: In den ersten 4 Monaten nach der Lebertransplantation treten bei 25% der Patienten Anfälle auf. Es handelt sich vorwiegend um Grand-mal-Anfälle (50% sekundär generalisiert) selten myoklonische Anfälle. Als Anfallsauslöser werden starke Na-Fluktuationen z.T. mit zentraler pontiner Myelinolyse, ZNS-Infektionen, Hypoxie und Hämorrhagien festgestellt (Conrado et al. 1989). Die antiepileptische Therapie ist wenig effektiv. Abgesehen von VPA wirken die Antiepileptika über Enzyminduktion (P450-Oxygenase) auf die Zyklosporinkonzentration.

Lungentransplantation: Anfälle nach Lungentransplantationen wurden, abgesehen von der bereits erwähnten Zyklosporintoxizität auch durch andere Immunsuppressiva (Tacrolin, OKT3) und auf Hypomagnesiämie, Hypoxämie, Hypercapnie und akute Asphyxie zurückgeführt (Meriggioli et al. 1993). Außerdem kann ein Benzodiazepinentzug verantwortlich sein.

Herztransplantation: Gehäuft Anfälle (ca. 20%, nach Stodieck, persönliche Mitteilung).

11.1 Reflexepilepsie

Hierbei handelt es sich um sensorisch ausgelöste, epileptische Anfälle, wobei entweder einfach sensorische Reize (optisch, akustisch, musikogen, vestibulär, gustatorisch-olfaktorisch) Bewegungen oder komplizierte mentale Prozesse (Entscheiden, Affekt, Rechnen, Schreiben, Schach- oder Kartenspielen) Auslöser sind. Bei komplexen oder zentralen Reflexepilepsien sind Auslöser sehr spezifisch und kompliziert. Auch viszerale Stimuli können solche Anfälle auslösen. Die größte Gruppe nehmen die visuell induzierten Anfälle ein.

Bei manchen Patienten werden epileptische Anfälle durch bestimmte sensorische Stimuli ausgelöst. In diesen Fällen kann von Reflexepilepsie gesprochen werden, obwohl kein eigentliches Reflexzentrum existiert und die auslösenden Ursachen sehr komplex sein können. Nach Servit et al. (1962) wird eine Reflexauslösung bei ca. 5% der Patienten mit epileptischen Anfällen beobachtet. Obwohl fast jeder sensorische Stimulus Reflexanfälle auslösen kann, sind Lichtstimuli besonders häufig anzutreffen. Durch intermittierende Lichtstimulation werden bei ca. 2–4% paroxysmale EEG-Antworten erzeugt. Während die photomyogene (bzw. photomyoklonische) EEG-Reaktion eine unspezifische retinopalpebrale Reflexaktivität wiedergibt, welche bei Gesunden, Patienten mit Epilepsie und besonders bei Patienten mit Hirnstammläsionen beobachtet wird, ist die photokonvulsive (oder photoparoxysmale) Reaktion (Spike-wave oder Poly-spike-wave, die den Stimulus überdauern) im frontorolandischen Bereich enger mit Epilepsie verknüpft. Etwa die Hälfte der Patienten mit idiopathischer generalisierter Epilepsie weist eine photokonvulsive Reaktion auf. Nach Rabending und Klepel (1978) ist die gesteigerte Anfallsbereitschaft bei der photokonvulsiven Reaktion wesentlich größer als bei der photomyogenen. Photogene Anfälle lagen bei

Patienten mit photokonvulsiver Reaktion bei 6% und im Falle einer photomyogenen Reaktion bei 1% vor. Der wichtigste Mechanismus zur Anfallsprovokation bei Videospielen ist die Photosensitivität. Dies betrifft vor allem große schwarz/weiß Video-Monitore mit starkem Kontrast. Bei einer Erstmanifestation von 7–19 Jahren wurde das Risiko mit 2–2,5% aller Epilepsien (1,1–1,4/100000/Jahr [Fish 1994]) festgestellt. Eine Anfallsgefährdung ergibt sich durch zusätzliche Risikofaktoren, wie z.B. Schlafmangel und Streß, während des Spielens. Bei Vorliegen einer Epilepsie ist eine Beratung unter individueller Berücksichtigung der Epilepsie, Photosensibilität und verwendetem Spielgerät zu empfehlen. Zur Vorbeugung von Anfällen sollte folgendes beachtet werden: großer Abstand zum Fernsehmonitor von ca. 3 m, Fernbedienung, Farbbild, Pausen beim Spielen und Maß bei der Anwendung von Videospielen.

Abgesehen von rasch schwankenden Lichtintensitäten können Anfälle auch durch komplexe Muster oder mentale Entscheidungsprozesse unter Streß und Frustration provoziert werden. Bei nachgewiesener Photosensibilität bzw. photokonvulsiver Reaktion wird das Tragen einer sehr starken Sonnenbrille (90% Lichtabsorption), einer Fernsehbrille mit horizontal polarisierter monokularer Okklusion, das Einhalten eines großen Abstandes vom Fernsehschirm (4fache Distanz der Schirmabmessung, gering flimmernde Geräte, Frequenz möglichst höher als 50 Hz, Notebook-TFT flimmern nicht [Fylan, F. and G. F. A. Harding 1997]), Abdecken eines Auges bei Ein- oder Ausstellen des Fernsehgerätes (Binnie et al. 1980, Hess und Wieser 1985) empfohlen. Das Provokationsrisiko epileptischer Anfälle bei Bildschirmarbeit an modernen Computermonitoren mit einer Bildschirmwiederholungsfrequenz von ca. 75 Hz wird als extrem gering eingeschätzt (Quirk et al. 1995).

Selbstinduzierte Anfälle, z.B. durch Fächern mit der Hand vor den Augen beim Blick in die Sonne oder Lidblinzeln, kann Suchtcharakter aufweisen und einen Grund für scheinbare Pharmakoresistenz darstellen. Bei manchen Patienten treten bei Augenschluß induzierte Anfälle auf, die als Lidblinzeln für Sekunden, Absencen oder nicht-konvulsive Status in Erscheinung treten können und medikamentös außerordentlich schwer zu behandeln sind.

Neben dem intermittierenden Lichtreiz (z.B. durch Fernsehen oder Fahren durch Baumalleen bzw. rotierende Hubschrauberblätter) treten bei 5% der photosensitiven Patienten mit Epilepsie durch Muster ausgelöste Anfälle auf. Eine seltenere Ursache ist die Leseepilepsie (Blickford et al. 1956). Hier treten sprachmotorische Störungen mit fokalen (sensomotorischen oder sekundär generalisierten) Anfällen (bzw. Myoklinien) – meist in der Adoleszenz – auf. Dabei muß zwischen einem idiopathischen Syndrom und Fällen von symptomatischer Epilepsie unterschieden werden (Wolf 1993). Bei Patienten mit Leseepilepsie wurde eine herabgesetzte Opioid-Receptor-Bindung temporo okzipital links festgestellt (Koepp et al. 1998). Seltener werden die Anfälle nicht durch Lesen, sondern durch Schreiben und Sprechen provoziert. Auch durch Töne oder Geräusche können Anfälle akustisch ausgelöst werden. Eine seltene Variante stellt die musikogene Epilepsie dar. Hier ist es der Klang eines bestimmten Instrumentes oder eine Melodie, die Anfälle auslöst (Critchley 1937). Vestibuläre Auslösung bei kalorischer Stimulation kann Temporallappenanfälle auslösen (Karbowski 1982, 1985). In diesem Fall wird von vestibulogenen Anfällen gesprochen. Weitere Auslösemechanismen können Bewegung, somatosensorische Reize, aber auch Trinken von kaltem Wasser oder andere gastrointestinale bzw. viszerale Aktivitäten sein.

Emotionelle Momente spielen hierbei manchmal eine Rolle und sind an Erinnerungen oder sentimentale Empfindungen geknüpft. Bei musikogener Epilepsie kann zwischen solchen Fällen unterschieden werden, die eine affektive assoziierte Antwort darstellen und solchen, bei denen der Ton bzw. die Melodie selbst stimulierend wirkt.

Eine viszerale Auslösung ist ebenfalls relativ selten. Meistens handelt es sich um gastrointestinale Reize, z.B. Wassertrinken, Schlucken oder aber auch Miktion. Es muß sorgfältig unterschieden werden, ob das gastrointestinale Geschehen Anfallsauslöser, oder bereits initiale Aura eines Anfallsgeschehens ist.

Eine fokale Reflexepilepsie kann bevorzugt bei älteren Patienten im Rahmen einer nicht-ketotischen Hyperglykämie auftreten. Hierbei wird der Krebs-Zyklus inhibiert und der Metabolismus von GABA erhöht, wodurch die zerebrale Erregbarkeit zunimmt. Bei einer Ketose wird dagegen über eine Zunahme der Glutamat-Dekarboxylase vermehrt GABA gebildet (Brick et al. 1989).

11.1.1 Startle-Epilepsie

Bei unerwarteten, plötzlichen Stimuli, wie z. B. Tönen, Geräuschen, Berühren oder plötzlichen Bewegungen können Anfälle als epileptische Reaktionen ausgelöst werden. Meistens handelt es sich um kurze Myoklonien oder tonische Anfälle. Für jeden Patienten ist der auslösende Reiz sehr spezifisch. U. U. kann ein lang dauernder, initial einfach-partieller, motorischer Anfall in einen komplex-partiellen Anfall übergehen. Im EEG treten Spike-Serien (z. B. zentral, temporal) oder Theta-Rhythmen auf. Bei der Hyperekplexie treten Startle-Anfälle mit Schlafmyoklonus bei autosomal dominanter Vererbung auf.

11.1.2 Sexuelle Reflex-Epilepsie

Anfälle können durch Geschlechtsverkehr ausgelöst werden (Hoenig und Hamilton 1960). Eine Erklärung hierfür kann darin gesehen werden, daß vaginale Stimulation elektrische Aktivität im Hypothalamus und der Septalregion auslöst. Spontane komplex-partielle Anfälle (Frontal-, Temporallappen) können mit sexuellen Empfindungen, motorischen Symptomen und genitalen Manipulationen einhergehen (Remillard et al. 1983).

12 Status epilepticus

Unter dem Begriff „Status epilepticus" versteht man *andauernde epileptische Zustände.* Bei Grand-mal-Anfällen wird dann von Status epilepticus gesprochen, wenn der Patient zwischen den Anfällen das Bewußtsein nicht mehr erlangt. Der Status von Grand-mal-Anfällen wird auf diese Weise von einer Grand-mal-Serie abgegrenzt. Grundsätzlich können alle Anfallstypen als Status auftreten. Auch ein prolongierter Anfall kann in einen Status einmünden.

12.1 Einfach-partieller Status epilepticus

Diese Form des Status epilepticus wird durch eine Vielzahl von Symptomen charakterisiert, welche von der Lokalisation der fokalen epileptischen Aktivität im Gehirn abhängen. Eine Bewußtseinsveränderung liegt nicht vor. Von den häufigsten Unterformen sind der somato-motorische Status (mit der Unterform des Jacksonian Status) der Epilepsia partialis continua, Kojewnikow, der somato-sensorische, aphasische, visuelle und autonome Status zu unterscheiden. Einfach-partielle Status epileptici sind überwiegend durch akute zerebrale Läsionen bedingt. Hierbei kann es sich um Ischämie, traumatische Hirnschädigungen, metabolische Störungen oder z. B. eine Enzephalitis handeln.

12.1.1 Jacksonian Status

Hier treten Jackson-Anfälle in kurzer zeitlicher Folge auf. Der Patient bemerkt anfangs eine vorübergehende und inkomplette Erholung von der konvulsiven Aktivität oder der sensorischen Symptomatik zwischen den Anfällen. Als Initialsymptome des March können das Gesicht oder Auge, die oberen Extremitäten oder das Gesicht und die Beine betroffen sein. Der Jacksonian Status beginnt meistens in der Gesichts-, Augen- oder oberen Extremitätenregion des Rolandi-Kortex. Im EEG zeigen sich meistens Spikes oder Spike-slow-waves.

12.1.2 Epilepsia partialis continua (EPS)

Bei dieser Statusform können klinische Anfallssymptome mit oder ohne Jacksonian March bzw. Myoklonien in der gleichen Körperregion auftreten, wie während eines tonischen Jacksonian March. Nach Bancaud et al. (1965) werden zwei Formen unterschieden. Beim Typ I tritt die Epilepsia partialis continua bei Kindern und Erwachsenen mit fokalen Hirnläsionen in der Rolandischen Region auf. Beim Typ II manifestiert sich die Epilepsia partialis continua zwischen dem 2. und 3. Lebensjahr und zeigt einen progressiven Verlauf, einschließlich Parese der im Anfall betroffenen Extremitäten, sekundärer Generalisation und Demenz. In diesen Fällen wird ätiologisch eine virale Infektion des Gehirns angenommen. Im Oberflächen-EEG kann die fokale epileptische Aktivität oft nicht nachgewiesen werden. Hierbei können Spikes und generalisierte Spike-waves, Delta-Wellen oder eine generalisierte Verlangsamung im Sinne einer Allgemeinveränderung der Hintergrundaktivität bestehen. Während sich beim Typ I der EPC meistens eine normale Hintergrundaktivität findet, mit mehr oder weniger fokaler epileptischer Aktivität über der Rolandi-Region, weist Typ II langsame Wellen im Bereich zwischen 0,5 und 3/s auf. Während des Schlafes wird der Status meist nicht wesentlich beeinflußt.

12.1.3 Sensorischer Status

Die Symptomatologie dieses Status kann komplexer sein als die einzelner Auren. Sie kann Dysphasie, Dyslexie, epigastrische Sensationen, visuelle, auditorische, olfaktorische oder gustatorische Halluzinationen, Derealisationen, Depersonalisationen, perzeptive oder konzeptive und emotionelle Symptome (Angst) einschließen. Der Status kann Stunden bis Tage anhalten.

12.1.4 Aphasischer Status

Auch statusbedingte Aphasien können Stunden oder Tage andauern oder diskontinuierlich wiederholt für 10–20 s auftreten. Gelegentlich ist die Aphasie mit Alexie und Agraphie kombiniert. U.U. kann im Oberflächen-EEG eine fokale epileptische Aktivität in der Fronto-Temporalregion nachgewiesen werden (Knight und Cooper 1986).

12.1.5 Visueller Status

Iktuale Erblindung, homonyme Hemianopsie, szintilierende Phosphene können Symptommanifestationen fokaler epileptischer Status-Aktivität sein. Im EEG zeigt sich meistens eine paroxysmale Spike oder Spike-wave-Aktivität in den Okzipitalregionen (Barry et al. 1985).

12.1.6 Autonomer Status

Bauchschmerz, Erbrechen, Kopfschmerz, Mydriasis etc. stellen Elemente des autonomen Status dar (Gastaut 1983). Auch vegetative Symptome mit Bradykardie oder sogar Asystolie kommen vor (Rabending und Fischer 1986). Sexuelle Automatismen können vom Frontalhirn, der Operkularregion und dem Gyrus cinguli ausgelöst werden (Stoffels et al. 1980, Gastaut 1983, Spencer et al. 1983).

Bei langandauerndem Status können Symptome einfach- und komplex-partieller Anfälle wechselnd akzentuiert auftreten. Da so viele verschiedene Status epileptici existieren wie es Typen epileptischer Anfälle gibt, wird bei den generalisierten Status zwischen Absencestatus, Status mit myoklonischen Anfällen, tonischen Anfällen, klonischen und tonisch-klonischen Anfällen unterschieden. Eine grobe Unterscheidung der generalisierten Status kann in Status convulsivus (myoklonisch-tonisch-klonisch) oder nonconvulsivus (Absencen) erfolgen.

12.2 Komplex-partieller Status epilepticus

Der Grad der Bewußtseinsveränderung kann erheblich fluktuieren. Eine Vielzahl von Symptomen ist möglich. Sie variieren von der Aura continua über Stunden und Tage (zur epileptischen Fugue). Häufig findet sich eine Störung des Antriebs, der Intention, des Gedankenablaufes und der Sprache, zusammen mit Veränderungen des Bewußtseins und inadäquatem Verhalten [⊙ Fall 11]. Zusätzlich können Stimmungsschwankungen mit psychomotorischer Hemmung oder impulsiver Agitation auftreten (Wolf 1970). Neben der Vielgestaltigkeit der Symptome zeigt sich oft eine starke Fluktuation der Intensität. Der Status beginnt häufig allmählich und weist frequente komplex-partielle Anfälle, und u.U. zyklische Wiederholungen komplexer Anfälle auf. Zu Beginn des Status findet sich im Oberflächen-EEG häufig schnelle (Spike-) Aktivität mit zunehmender Amplitude und nachfolgender rhythmischer Theta- und Delta-Aktivität (Delgado-Escueta und Walsh 1985). Spikes, Sharp-waves oder Sharp-slow-waves können intermittierend oder kontinuierlich betont über den medialen, temporalen oder temporo-okzipitalen Regionen auftreten. Häufig findet sich eine Verlangsamung der Hintergrundaktivität im Sinne einer wechselnd starken Allgemeinveränderung mit eingelagerten Sharp-wave-Potentialen.

Differentialdiagnostisch sind vor allem psychogene Status, transiente globale Amnesie (Miller et al. 1987), wiederholte Attacken prolongierter Migräne mit Erbrechen sowie wiederholte zerebrale Infarkte (MELAS-Syndrom) im Rahmen einer mitochondrialen Dysfunktion zu unterscheiden (Montagna et al. 1988).

12.3 Unilateraler Status epilepticus

Dieser Status weist für gewöhnlich eine hemiklonische oder hemitonische motorische Symptomatik mit oder ohne Bewußtseinsveränderung auf. Häufig finden sich im Rahmen der unilateralen Hemisymptomatik Klonien des Gesichtes mit Nystagmus und eine Ausbreitung der motorischen Aktivität über die oberen und unteren Extremitäten sowie schließlich über die gesamte Körperhälfte. Im EEG können Dysrhythmien oder fokale epileptische Aktivitäten kontralateral zu den unilateralen motorischen Symptomen auftreten. Allerdings kann bei dem unilateralen Status mit Hemiklonien eine komplexe subkortikale Entladungsaktivität vorliegen, die nicht unbedingt im Oberflächen-EEG nachweisbar ist.

12.4 Absencestatus

Absencestatus können durch eine diskontinuierliche Aneinanderreihung von Absencen oder eine prolongierte Absence entstehen. Die klinische Symptomatik variiert von Abwesenheitszustand mit Stupor bis zu quantitativ geringeren Bewußtseinsveränderungen eines besonnenen Dämmerzustandes oder leichterer kognitiver Funktionsstörungen mit psychomotorischer Verlangsamung. Elektroenzephalographisch zeigt sich eine generalisierte Spike-wave-Aktivität in kontinuierlichen oder diskontinuierlichen Zügen. Nicht konvulsive Status können u.U. auch Folge einer komplex-partiellen Anfallssymptomatik sein und mit affektiven Symptomen als Leitsymptom (Depressions-, paranoide Gedanken) einhergehen. Eine eingehendere Beschreibung myoklonischer, tonischer oder klonischer Status erfolgt an anderer Stelle (Stefan 1990).

12.5 Grand-mal-Status

Unter einem Grand-mal-Status versteht man eine rasche Aufeinanderfolge von Grand-mal-Anfällen, zwischen denen der Patient das Bewußtsein nicht wieder erlangt. Andere Definitionen gehen von einem lang anhaltendem Einzelanfall aus, der länger als 15–30 min dauert und damit die Definition eines Status als langdauernden epileptischen Zustand, bei dem es zu keiner vollständigen Erholung des Patienten kommt, erfüllt.

Grand-mal-Status werden bei symptomatischen (9%) und idiopathischen Epilepsien (2%) aller idiopathischen Grand-mal-Epilepsien beobachtet. Grand-mal-Status können initial als epileptische Erstmanifestation oder isoliert als einziges epileptisches Geschehen auftreten. Oft sind sie Folge von Hirntraumata oder intrakraniell raumfordernden Prozessen. Im Erwachsenenalter liegt allerdings häufig eine interkurrente, also im Verlauf einer bereits bestehenden Epilepsie auftretende, Manifestation vor. Unregelmäßige Einnahme von Antiepileptika bzw. Umstellung von Antiepileptika oder andere Auslösefaktoren wie Alkoholentzug und Fieber bzw. Schlafentzug können ebenfalls statusauslösend sein. Ein Ödem des Marklagers in der Frontalhirnregion gilt als häufiges morphologisches Korrelat der Pathophysiologie des Grand-mal-Status.

Der Ablauf der ersten Anfälle im Rahmen eines Grand-mal-Status entspricht den epileptischen Einzelanfällen. 70–80% aller Grand-mal-Status weisen einen fokalen Beginn auf. Vegetative Symptome stellen Tachykardie, Hypotension, Apnoe, Mydriasis, Hypersekretion und in einer Vielzahl der Fälle auch eine Hyperthermie dar (Roger und Tassinari 1974). Die motorischen Symptome der einzelnen Anfälle werden im Verlauf des Status insgesamt kürzer. Es kommt schließlich zu einem Überwiegen der tonischen Anfallssymptome. Die vegetativen Symptome werden geringer. Im Elektroenzephalogramm zeigt sich überwiegend eine Verlangsamung der Grundtätigkeit. Während des Anfalls weist ca. die Hälfte der iktualen EEG-Ableitungen fokale oder generalisierte Veränderungen auf. Häufig kommt es initial zu einer Abflachung. Dann schließen sich Poly-spikes um 10/s, während der tonischen und der klonischen Phase rhythmische Wellen um 2,5/s an. Die Prognose des Grand-mal-Status hängt von der Dauer des Status ab. Ein letaler Ausgang wurde bei Patienten mit Statusdauer von 4–15 h wesentlich häufiger gefunden, als bei solchen mit einer Dauer von 1,5 h. Die Ausprägung eines Hirnödems scheint für die Prognose des Grand-mal-Status von Bedeutung zu sein (Ketz und Meier 1979). Je nach Verlauf eines Grand-mal-Status wird zwischen einem unkomplizierten (Restitution innerhalb 2 h), komplizierten (vorübergehendes neurologisches Defizit bei Statusdauer > 2 h) und malignem Status (> 4–10 h Dauer) unterschieden (Stefan und Bauer 1990). Ein beginnender Grand-mal-Status stellt daher eine ernsthafte Notfallsituation dar, die sofort der stationären Einweisung bedarf. Die Mortalität nimmt außerdem mit zunehmendem Lebensalter zu und ist bei zerebrovaskulären Erkrankungen besonders hoch (Towne et al. 1994).

13 Mentale Funktion und Epilepsie

Psychische Veränderungen bei Epilepsien können sowohl die Persönlichkeit und das Verhaltens als auch das Leistungsvermögen und psychosoziale Aspekte betreffen (Peters 1981, Lang und Stefan 1999).

Diese mit einer Epilepsie assoziierten Veränderungen können iktual, periiktual und interiktual auftreten. Sie stehen in Beziehung zum anatomischen Ort des epileptischen Fokus, zu einer eventuell zugrundeliegenden Hirnpathologie, zum Erkrankungsbeginn, zum Muster der Ausbreitung der epileptischen Aktivität, zur antiepileptischen Pharmakotherapie und zu psychosozialen Faktoren.

13.1 Psychische Störungen

Bei Patienten mit Epilepsien werden gehäuft emotionale und psychische Probleme festgestellt.

Es wird insgesamt zwar eine signifikant erhöhte Inzidenz von psychopathologischen Störungen beschrieben, vor allem eine erhöhte Inzidenz von Psychosen (Kogeorgos et al. 1982, Whitman et al. 1984). Im Vergleich mit anderen chronischen Erkrankungen zeigt sich allerdings, daß die Inzidenzrate psychopathologischer Störungen nur leicht über oder im Bereich deren Inzidenzrate liegt (Standage und Fenton 1975 und Strauss et al. 1982).

13.1.1 Persönlichkeits- und Verhaltensänderungen bei Epilepsie

Die frühere Annahme einer typisch epileptischen Wesens- oder Persönlichkeitsänderung ließ sich nicht aufrechterhalten (Cummings 1985).

Persönlichkeitsveränderungen wurden nach Klosterkötter (1984) bei weniger als 20% der Patienten mit Epilepsien beobachtet.

Die am häufigsten beschriebenen Verhaltensänderungen beziehen sich auf die Aspekte einer veränderten Sexualität, auf Viskosität, Hypergraphie und Religiosität.

Eine veränderte Sexualität, insbesondere Hyposexualität wird bei verschiedenen Epilepsietypen beobachtet, sie betrifft etwa 50% der TLE-Patienten (Fenwick et al. 1985). Vereinzelt wird abweichendes Sexualverhalten (Exhibitionismus, Transvestismus etc.) in TLE beschrieben (Hooshmand und Brawley 1969). Bei temporalen und parietalen Foki können iktual sexuell-sensorische Phänomene auftreten, bei Frontalhirn-Foki iktual eher sexuell-motorische Phänomene.

Waxmann und Geshwind 1974) schildern ein TLE assoziiertes Verhaltens-Syndrom, das sie charakterisiert sehen in vertiefter Emotionalität, gesteigerter Religiosität, veränderter Sexualität und Hypergraphie. Ein ähnliches Bild wird von Cummings beschrieben.

Cummings (1985) stellte bei Temporallappenepilepsien ein verstärktes Interesse an philosophischen und religiösen Fragestellungen, exzessiven Schreibdrang (zumal über kosmische und philosophische Themen), verminderte sexuelle Ansprechbarkeit, Aggressivität, Umständlichkeit und Klebrigkeit fest.

Diese häufig mit TLE in Verbindung gebrachte „Viskosität" charakterisiert durch kohesives, den verbalen Kontakt prolongierendes Verhalten und umständliche, redundante Sprache kann auch als Ergebnis von mentaler Verlangsamung, Sprachstörung und psychischer Abhängigkeit interpretiert werden (Mayeux et al. 1980)

Bear und Fedio (Bear und Fedio 1977) fanden signifikante Unterschiede zwischen den Persönlichkeitsprofilen von Epilepsiepatienten einerseits und gesunden bzw. chronisch Kranken andererseits hinsichtlich Dependenz, Humorlosigkeit und Umständlichkeit sowie Unterschiede zwischen links- und rechtsseitigen TLE, wobei sie rechtstemporale Foki mit eher emotionalen Eigenschaften, Verleugnung und Beschönigung, linkstemporale Foki eher mit ideationalen Eigenschaften und einer Neigung zu Aggravation in Verbindung bringen. Patienten mit rechtsseitigen Foki wurden vermehrt als emotionell extrovertiert und von positiver Selbsteinschätzung dargestellt, während bei Patienten mit linksseitigem Fokus mehr als introspektiv, kontemplativ, sich selbst abwertend imponierten.

13.1.2 Affektive Störungen und Epilepsie

Die Depression stellt die häufigste psychiatrische Erkrankung bei Epilepsien dar; nach Schätzungen tritt sie etwa bei 30% der Patienten auf (Mittan und Locke 1982).

Bei depressiven Verstimmungen müssen Affektpsychosen von reaktiven Verstimmungen abgegrenzt werden. Das Suizid-Risiko bei Epilepsie ist etwa 4mal höher als in der Gesamtbevölkerung (bei Patienten mit Temporallappenepilepsie, nach Trimble 1988).

Depressionen werden auch als prodromales – mitunter Stunden bis Tage vor dem Anfall – und postiktuales Phänomen beschrieben. Bei linksseitigem Fokus wurden vermehrt depressive Reaktionen gefunden (Robinson und Szetela 1981). Psychosoziale Probleme und Auswirkungen der Stigmatisierung tragen zur Depression bei.

Zwischen subjektiven Inferioritätsgefühlen epileptischer Patienten, ihrer Depressivität und ängstlichen Erwartung an die Umgebung einerseits und ängstlichen Befürchtungen, Unwissen und Vorurteilen der Umwelt andererseits (Bjornaes 1988) besteht eine enge Beziehung (Peters 1978). Furcht vor Offenbarwerden epileptischer Anfälle, Abhängigkeit von Bezugspersonen, berufliche Schwierigkeiten und andere psychosoziale Probleme begünstigen eine depressive Entwicklung.

13.1.3 Psychotische Störungen und Epilepsie

Auch wenn keine kontrollierten epidemiologischen Studien zur Prävalenz von Psychosen bei Epilepsie vorliegen, so sprechen prospektive und retrospektive Untersuchungen doch für eine erhöhte Prävalenz von Psychosen insbesondere bei Temporallappenepilepsien (Whitman et al. 1984, Ramani und Gumnit 1981). Etwa 25% der Psychosen treten postiktual auf, meist nach Serien von sekundär generalisierten und komplex-partiellen Anfällen (Schmitz und Wolf 1991).

Iktuale Psychosen (z.B. bei Temporallappenepilepsien) wurden vor allem bei mediotemporalen limbischen Epilepsien, bei linksseitigem Fokus und weiblichem Geschlecht, Linkshändigkeit und in Kombination mit Grand-mal-Anfällen beobachtet (Cummings 1985). Von den iktualen Psychosen sind die postiktualen Dämmerzustände und interiktuale Psychosen zu differenzieren. Postiktuale Psychosen fanden sich gehäuft bei Patienten mit Hinweisen für Ammonshorn-Sklerosen im MRT. Eine eindeutige Seitenbetonung fand sich nicht (Kanemoto et al. 1996). Alternativ-Psychosen und forcierte Normalisierung (Landolt 1960) können bei effektiver Antiepileptika-Therapie (z.B. Etho) auftreten. Alternativpsychosen treten nach Anfallsreduktion bzw. Anfallsfreiheit und u.U. mit einer forcierten Normalisierung im EEG auf. Eine forcierte Normalisierung ist jedoch kein konstantes Begleitphänomen einer Alternativ-Psychose.

Patienten mit Epilepsie und Psychosen weisen folgende Charakteristika auf: Erstmanifestation der Epilepsie oft in der Pubertät, häufig Grand-mal-Anfälle und häufig Ventrikelerweiterung, fokale Pathologie mit periventrikulärer Gliose (Bruton et al. 1994). Ergebnisse aus dem Kindling-Modell werden von Majkowski (1993) als Erklärung zur Genese epileptischer Psychosen diskutiert.

Neue Modelle für das Verständnis von Funktions- und Alternativpsychosen ermöglichen Untersuchungen zu Störungen der Balance erregender und hemmender Transmitter im Zentralnervensystem. Squires und Saederup (1993) diskutieren eine GABAerge Prädominanz oder ein glutaminerges Defizit, sowohl bei schizophrenen als auch affektiven Psychosen. Postiktuale Psychosen lassen sich hiernach durch einen Anstieg des GABA-Turnovers erklären (Meldrum 1985). Klinische Erfahrungen haben gezeigt, daß sowohl Glutamat-Antagonisten als auch GABA-Agonisten zu psychotischen Symptomen führen können. Gehäuft wurden Psychosen während Antikonvulsiva-Therapie mit Ethosuximed, Barbexaclon, Phenytoin, Primidon und Vigabatrin beobachtet. Einzelne Fallberichte liegen auch zu Tiagabin, Gabapentin, Felbamat und Lamotrigin vor. Einige in der Lokalisationsdiagnostik eingesetzte neuropsychologische Funktionen sind in Abb. **80** wiedergegeben. Sie können jedoch nur im Kontext der klinischen und psychologischen Gesamtsituation für die Diagnostik gewichtet werden.

13.1.4 Psychische Veränderungen bei antiepileptischer Pharmakotherapie

Besonders Pb und Pr werden als mögliche Ursachen affektiver Störungen bei Erwachsenen sowie von Verhaltensstörungen bei Kindern angesehen. Neben leichter Verlangsamung und affektiver Abstumpfung bestehen die Wirkungen (vor allem bei höherer Dosierung) auch in einer allgemeinen intellektuellen Minderung. Auch CLB und PHT vermögen das kognitive Leistungsvermögen zu

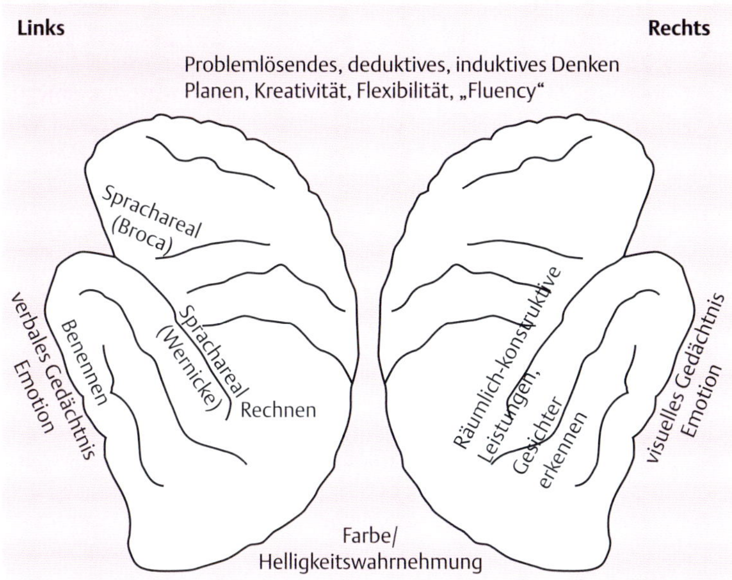

Abb. 80 Neuropsychologische Funktionen.

beeinträchtigen (Corbet et al. 1985, Lang u. Stefan 1999). VPA mag vor allem zu Beginn der Therapie etwas sedieren, ist jedoch sonst bei adäquater Dosierung weitgehend frei von psychotropen Nebenwirkungen. Ähnlich günstig wirkt CBZ, wobei diesem sogar ein leicht aktivierender Einfluß zugeschrieben wird (Trimble 1987, Smith 1988). Clonazepam wird in seinen psychischen Auswirkungen mit Pb und PHT verglichen und besitzt ein gewisses Abhängigkeitspotential. LTG wird von den Patienten subjektiv angenehm empfunden (aktivitätssteigernd).

13.2 Kognitive Störungen und Epilepsie

Häufige prolongierte Grand mal oder Status, auch komplex-partielle Anfälle, sind nicht selten mit atrophischen Veränderungen des Gehirns (Großhirn, Ammonshorn, Kleinhirn) vergesellschaftet. Tierexperimentell wurde auch bei prolongierter generalisierter Spike-wave-Aktivität eine Hemmung der Proteinsynthese festgestellt (Wasterlain 1976). Hinsichtlich der Entstehung der erworbenen Hirnschädigung werden verschiedene Ursachen diskutiert, wie z.B. Metabolismus, zerebrale Durchblutung, Hypoxie etc. Eine weitere Erklärung besteht darin, daß die besonders aktiven Epilepsien mit häufigen und schweren Anfällen und hoher Konzentration exzitatorischer Aminosäuren zu einem Bombardement epileptischer Impulse auf das limbische System führen können. Hierdurch könnten z.B. interiktuale kognitive Störungen und Atrophie des Temporalhirns der Fokusseite einschließlich Hippocampus erklärt werden.

Grundsätzlich können kognitive Störungen Folge der epileptischen Aktivität, einer zugrundeliegenden Hirnschädigung oder der medikamentösen Behandlung sein.

Bei Epilepsien finden sich vor allem dann interiktual schwere kognitive Beeinträchtigungen, wenn die Epilepsie mit einer ausgedehnten Hirnschädigung einhergeht.

Bei idiopathischen Epilepsien (und hier besonders den Aufwachepilepsien) sind intellektuelle Störungen die Ausnahme.

Allgemein läßt sich sagen, daß Patienten mit generalisierten Epilepsien tendenziell häufiger kognitive Defizite haben und diese umfassender sind als bei Patienten mit fokalen Epilepsien. Bei fokalen Epilepsien lassen sich spezifische kognitive Funktionstörungen aufzeigen, und zwar Störungen derjenigen Funktionen, die mit dem Entladungsort assoziiert sind.

13.3 Neuropsychologische präoperative Diagnostik

Für die präoperative Diagnostik pharmakoresistenter Epilepsien hat die Neuropsychologie in der Epileptologie eine große Bedeutung erhalten. Hierbei tragen psychologische und psychiatrische

Untersuchungen dazu bei, die mentale und psychosoziale Eignung eines Patienten für einen epilepsiechirurgischen Eingriff zu erfassen. Zu den Fragestellungen gehören:

1. Ist der Patient hinreichend kooperationsfähig für eine präoperative Funktionsdiagnostik?
2. Zeigt die neuropsychologische Diagnostik lokalisatorisch verwertbare spezifische Funktionsdefizite, und ergibt sich daraus ein Hinweis auf den Ort des epileptischen Fokus?
3. Sind aufgrund des spezifischen neuropsychologischen Profils prognostisch postoperativ kognitive Einbußen zu erwarten?
4. Welche psychotherapeutischen oder psychosozialen Maßnahmen müssen flankierend prä- oder postoperativ ergriffen werden?

Zur Erfassung lokalisatorisch bedeutsamer kognitiver Defizite werden umfassende Testbatterien und Verhaltensbeobachtungen eingesetzt, die ein weites Spektrum von kognitiven Funktionen abdecken. Diese Testbatterien umfassen Verfahren, die zum einen spezifisch sind für Leistungen der dominanten und der nicht dominanten Hemisphäre – und damit zur Lateralisation beitragen – zum anderen für diejenigen Areale innerhalb der Hemisphären, die in der Genese der Epilepsie von besonderer Bedeutung sind und damit zur Lokalisation beitragen. Der besondere Beitrag der Neuropsychologie zur präoperativen Diagnostik ist darin zu sehen, daß hier funktionelle Defizite aufgezeigt werden können, die auf das epileptogene Areal verweisen, auch wenn diese Areale nicht durch strukturelle Läsionen markiert sind (Abb. **80**).

Eine Bestimmung des intellektuellen Leistungsniveaus (meist mit Hilfe des HAWIE-R) dient als Basisinformation, die erst eine Beurteilung der spezifischen Defizite ermöglicht. Ein niedriges Intelligenzniveau geht häufig mit ausgedehnten oder multiplen zerebralen Schädigungen einher. Inwieweit ein niedriger IQ eine schlechte postoperative Anfallskontrolle erwarten läßt, wird kontrovers diskutiert (Gleißner et al. 1998, Lieb et al. 1982).

Da in der Genese der fokalen Epilepsien den Temporallappen die prominenteste Rolle zukommt (70–80% der epilepsiechirurgischen Eingriffe) und an zweiter Stelle die Eingriffe bei Epilepsien des Frontalhirns stehen, stehen auch in den neuropsychologischen Untersuchungen die Temporallappenfunktionen Gedächtnis, Sprache und räumlich-konstruktive Funktionen sowie das Spektrum der Funktionen des Frontalhirns im Mittelpunkt.

Die mesialen Strukturen des Temporallappens (Hippocampus, entorhinaler Kortex und Amygdala), spielen nicht nur in der Genese der Temporallappenepilepsien eine entscheidende Rolle, sie bilden gleichzeitig einen entscheidenden Teil des Substrats des deklarativen Gedächtnisses. Die Gedächtnisfunktionen zeigen eine materialspezifische Hemisphärendominanz. Eine Schädigung der hippokampalen Strukturen der sprachdominanten Hemisphäre äußert sich in verbalen Gedächtnisdefiziten, die der nicht-sprachdominanten Hemisphäre in figuralen Gedächtnisproblemen (Milner 1974, Jones Gotman 1986, Glosser et al. 1995, Helmstaedter et al. 1993).

Patienten mit TLE oder FLE haben nur selten aphasische Störungen. Häufig sind Wortfindungsstörungen, da der linke Hippocampus zusammen mit seinen Verschaltungen zu übergeordneten multimodalen Kortexarealen (Brodmann 38, 20, 21, 37) eine wichtige Rolle beim Abruf von ausgewählten lexikalischen Kategorien spielt. Spezifische Defizite der Sprachfunktionen können weiter zur Lokalisationsdiagnostik beitragen, so kann eine verminderte Wortflüssigkeit ein Indikator linksfrontaler Dysfunktion sein, eine Beeinträchtigung des Sprachverständnisses oder der Kapazität der verbalen Verarbeitung auf temporal-laterale Gebiete verweisen. Defizite räumlich-konstruktiver Leistungen, der Raum- und Objektwahrnehmung verweisen auf die nichtdominante Hemisphäre, wobei Verfahren die Dysfunktionen erfassen, die nicht mehr der Temporallappenregion zuzuordnen sind (z. B. visueller Neglect, schwere Beeinträchtigung räumlich-konstruktiver Funktionen), differentialdiagnostisch aber von Bedeutung sind.

Die Untersuchung der Frontalhirnfunktionen stellt eine besondere Herausforderung dar, insbesondere die Zuordnung von spezifischen Defiziten zu Lokalisationen innerhalb des Frontallappens ist schwieriger. Frontalhirnepilepsien gehen häufig mit einer Beeinträchtigung komplexer Aufmerksamkeitsleistungen einher. Dorsolaterale frontale Funktionsstörungen können sich, abhängig von der betroffenen Hemisphäre, in einer Verminderung der Produktion verbalen oder bildhaften Materials äußern. Perseverationen, beeinträchtigtes Problemlöseverhalten und mangelnde Flexibilität sind weitere Indikatoren die auf eine Störung dieser Cortexareale weisen. Subtile Störungen der motorischen Kontrolle können zu dorsolateralen Läsionen des präfrontalen Kortex in

Beziehung stehen, orbitale Läsionen des präfrontalen Kortex äußern sich vorwiegend in Störungen die das Sozialverhalten und die emotionalen Reaktionen betreffen. Lokalisationsrelevante Defizite sind oft subtil und nur durch geeignete Testverfahren aufzudecken. Eine Vielzahl von Testverfahren steht zur Verfügung (Lezak 1995, Treig et al. 1994).

Zur schlüssigen Feststellung der Sprachdominanz und der funktionellen Integrität der Temporallappenstrukturen wird der intrakortikale Amobarbital-Test (Wada-Test) durchgeführt. Das Prozedere besteht in einer selektiven Anästhesie einer Hemisphäre mit Hilfe des kurz wirksamen Amobarbitals und der Prüfung der Sprach- und Gedächtnisfunktionen der isolierten wachen Hemisphäre. Dieser Test ist bis heute der „Goldstandard" zur Feststellung der zerebralen Sprachrepräsentation und der Prädiktion des Risikos eines postoperativen amnestischen Syndroms (Wada 1960, Milner 1962, Loring 1993). Modifikationen bestehen in einer Ausschaltung des posterioren Stromgebietes (Jack et al. 1988) und des Stromgebietes der A. choreoidea anterior (Wieser 1991).

Zur Lateralisationsdiagnostik gehören auch die tachistoskopischen Halbwertreizungen, das dichotische Hören und die Messung kortikaler Gleitstrompotentiale unter kognitiven Bedingungen. Sie sind allerdings allein für die präoperative Diagnostik nicht ausreichend. Gleiches gilt für die repetetive transkranielle Magnetstimulation in bezug auf die sprachliche Lateralitätsdiagnostik.

Die Untersuchungen mit funktionellem MRI zur Sprachlateralisierung können noch nicht als befriedigend evaluiert betrachtet werden, um sie zur OP-Planung einzusetzen.

Untersuchungen der Positronenemissionstomographie zur Validierung der Ergebnisse des Wada-Tests zeigten ein hohes, jedoch nicht 100%iges Maß an Übereinstimmung (Pawlik et al. 1992).

Präoperative Elektrostimulationen über Subduralelektroden oder intrazerebrale Tiefenelektroden können darüber hinaus zur Erfassung der motorischen und sensorischen Sprachfunktion sowie der Gedächtnisfunktion herangezogen werden. Die Ergebnisse dieser Untersuchungen liefern wichtige Hinweise für die Operationsplanung und die Beantwortung der Frage, ob das epileptogene Areal in einer funktionell wichtigen Region lokalisiert ist oder nicht. Diese Informationen tragen somit zur Nutzen-Risiko-Abschätzung für den individuellen Patienten bei (Abb. **91**). Die intraoperative Elektrostimulation während elektrokortikographischer Registrierung setzt eine Lokalanästhesie beim wachen Patienten und hierzu kooperationsfähigen Patienten voraus.

Im Hinblick auf die psychosoziale Diagnostik ist die Erfassung von Persönlichkeitseigenschaften, von etwaigen Persönlichkeitsstörungen und affektiven Störungen sowie der Krankheitsverarbeitung von Bedeutung. Entsprechende Untersuchungen sind auch in Hinblick auf eine prä- oder postoperative Einleitung therapeutischer Maßnahmen von Bedeutung.

13.4 Postoperative Ergebnisse

Eine korrekt indizierte und sorgsam durchgeführte Epilepsiechirurgie kann auch bei Erwachsenen nicht nur zu Anfallskontrolle oder Beseitigung, sondern darüber hinaus zu deutlichen Verbesserungen auf psychosozialem Gebiet führen (Durwen et al. 1989). Präoperative Verhaltensauffälligkeiten bessern sich, ein vermehrtes postoperatives Risiko für psychopathologische Auffälligkeiten besteht nicht (Koch-Weser 1988). Nach Untersuchungen von Hermann und Wyler (1988) überwiegen allenfalls gelegentliche geringe Verschlechterungen oder leichte kognitive Verbesserungen nach partieller vorderer Temporallobektomie. Die meisten Patienten bleiben unverändert. Einbußen können den Bereich Gedächtnis und Lernen betreffen. Bei sorgfältiger Selektion der Patienten mit präoperativer neuropsychologischer Diagnostik führt die Operation in der Regel zu keiner nennenswerten Einbuße.

Das Risiko einer Aggravation der Beeinträchtigung des verbalen Gedächtnisses sowie in geringerem Umfang einer Störung des Benennens nach TL-Resektionen der dominanten Hemisphäre, wurde in einer Vielzahl von Untersuchungen seit langem bestätigt, während Berichte über eine Beeinträchtigung des räumlich-visuellen Gedächtnisses bei Resektionen in der nichtdominanten Hemisphäre kontrovers bleiben (Milner 1975, Chelune et al. 1991, Saykin et al. 1989, Dodrill et al. 1993).

Vergleichende Untersuchungen nach Standard- und Tailored-Resektionen bei Temporalhirnepilepsien zeigten günstigere Ergebnisse neuropsychologischer Testungen nach Tailored-Resektionen (Stefan et al. 1994).

Zur Epilepsietherapie gehört heute eine komplexe, möglichst rationale Aufklärung über Ursachen, Erscheinungsformen, Umgang mit der Beeinträchtigung im Anfall und der nicht beeinträchtigten anfallsfreien Zeit, soziale Kontakte,

Strategien zur Erhaltung der Selbständigkeit, des Berufes und interaktiver Konfliktbearbeitung. Psychische Störungen bei Patienten mit Epilepsien erfordern interdisziplinäre ganzheitliche Teamarbeit.

Epilepsien werden in besonderem Maße durch ein Wechselspiel von neuronaler Hirnaktivität und Umwelteinflüssen geprägt.

Letztendlich ist die mentale Funktion bestimmt durch Gehirnreifung, Ausmaß der epileptischen Aktivität interiktual und iktual, organische funktionelle Kapazität, Training und Umweltförderung. Die Plastizitätseigenschaften erfordern folgende Konsequenzen für die Therapie:

1. Kontrolle der epileptischen Aktivität (je nach individueller Möglichkeit)
2. Förderung mentaler Funktionen durch:
   a) Training,
   b) soziale Integration (Stefan et al. 1999).

Im Verlauf der Lebens müssen also sowohl die neurobiologischen (neuronalen und synaptischen) Reorganisationsvorgänge des Gehirns als auch die reaktiven mentalen Veränderungen der Betroffenen als wichtige Ansatzpunkte für eine individuell zielgerichtete Therapie erkannt und entsprechend behandelt werden.

Zum Wechselspiel zwischen „Ich" und „Umwelt" siehe auch Abb. **81**, Farbtafelteil, S. T 13.

14 Therapie

Im folgenden Abschnitt werden verschiedene Behandlungsmöglichkeiten bei Epilepsien dargestellt. Abb. **82** zeigt wichtige Maßnahmen vom unbehandelten bis zum schwer behandelbaren und pharmakoresistenten Behandlungstadium. Weitere wichtige Behandlungsverfahren, die teils essentiell, teils fakultativ flankieren, sind außerhalb des Kreisschemas wiedergegeben.

Für jeden Patienten muß in Anbetracht seiner individuellen Ausgangssituation und des bisherigen Behandlungsstandes die optimale Therapiestrategie gewählt werden.

14.1 Erstversorgung beim epileptischen Anfall

Ein wesentlicher Teil der ärztlichen Kunst bei der Erstversorgung eines epileptischen und insbesondere eines Grand-mal-Anfalls besteht darin, das Ausmaß der erforderlichen Behandlungsmaßnahmen in der Kürze der gebotenen Zeit richtig zu beurteilen, d. h. einerseits einen Überaktivismus zu vermeiden und andererseits jedoch mögliche patientengefährende Komplikationen frühzeitig abzuwenden. Komplikationen eines Grand-mal-Anfalls können durch den Anfall selbst oder durch die Entwicklung eines Status epilepticus entstehen. Im Grand-mal-Anfall sind Verletzungen durch den Sturz (Schädel-Hirn-Trauma, Fraktur) oder durch motorische Entäußerungen (Schlagen gegen scharfe Kanten) möglich. Kopfverletzungen treten bei ¼ der Patienten mit mehr als einem Anfall pro Jahr auf (16% Kopfnarben, 10% Zahnverletzungen, 6% Frakturen) (Buck et al. 1997). Bei 10% aller Notfalleinweisungen steht ein Anfall zur Diskussion (H. Strauss 1999). Die Inzidenz der Notfalleinweisung durch anfallsbedingte Verletzung beträgt 29,5/100 000 (Kirby et al. 1995). Ersticken ist z. B. bei Aspiration oder bei Auftreten eines Anfalls im Schlaf durch große Kopfkissen möglich. Ein plötzlicher unerwarteter Tod kann ebenfalls eintreten, ist allerdings extrem selten. Diese vor allem bei jüngeren Patienten beobachtete Komplikation wird durch das Übergreifen epileptischer Anfallsaktivität auf sympathische bzw. parasympathische Herznerven interpretiert. Die Dokumentation einer hierdurch bedingten Kardioarrhythmie konnte jedoch nur in einzelnen Fällen (Dasheiff 1986) exakt durchgeführt werden. Frakturen und Gelenkluxationen sind häufiger als Komplikationen des Grand-mal-Anfalls zu beobachten. Teilweise entstehen sie durch ge-

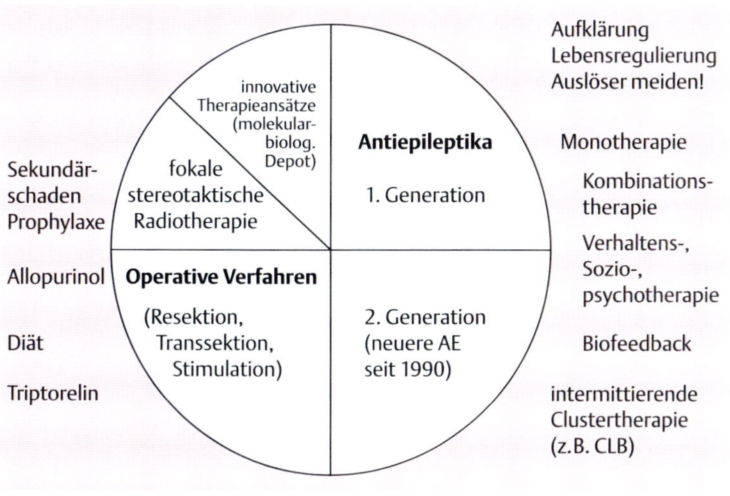

Abb. 82 Bewährte alte und neue innovative Behandlungsverfahren.

Tabelle 30 Die wichtigsten Schritte einer differenzierten Epilepsietherapie

Voraussetzungen einer differenzierten Anfallstherapie
- Sicherung der Diagnose Epilepsie
- Nachweis oder Ausschluß kausal behandelbarer Ursache
- Indikation zur Behandlung mit Antiepileptika
- Auswahl geeigneter Medikamente
- Beginn der Therapie
  Durchführung der Therapie
  Beendigung der Therapie

Therapiestrategie
1. Monotherapie
   (1 × bzw. 2 × Gabe des Medikaments der 1. Wahl)
2. Bei unzureichender Wirkung anderes Medikament der 1. Wahl
3. Kombinationstherapie
   (Medikament 1. und 2. Wahl)
4. Bei niedriger Serumkonzentration Austausch Retard gegen nicht-retard Standardtabletten

waltsame Fixierung der Patienten, z.B. wenn die Arme und Beine des Patienten festgehalten werden. In der Regel bleibt ein isoliert auftretender Grand-mal-Anfall ohne Komplikationen.

Bei der Erstversorgung eines epileptischen Anfalls muß zwischen den verschiedenen Anfallstypen (partieller, generalisierter oder sogar großer tonisch-klonischer Grand-mal-Anfall) unterschieden werden. Außerdem ist von Bedeutung, ob es sich um einen isolierten Anfall oder einen beginnenden Status handelt. Von einem tonisch-klonischen Grand-mal-Status ist dann auszugehen, wenn tonisch-klonische Grand-mal-Anfälle in kurzen zeitlichen Folgen ohne Wiedererlangen des Bewußtseins auftreten oder länger als 15 min dauern (Tab. **30**).

Folgende Einzelmaßnahmen stellen das Konzept für die notfallmäßige Erstbehandlung des Grand-mal-Anfalls dar:
- Lagerung (Verletzungsgefahr?)
- Sicherung der Vitalfunktionen (zunächst keine Intubation oder Relaxation)
- Erhebung der Fremdanamnese (früher bereits Epilepsie, andere Vorerkrankungen: Trauma, Kopfschmerz, Fieber, Alkohol, Medikamente, Drogen, Diabetes, kardiovaskuläre Erkrankung)
- Untersuchung
  Reaktion auf Anruf, Meningismus, Hirnnerven, Paresen, Blutzucker, Puls, Temperatur
- Anfallskontrolle?
  Feststellung, ob die Anfallstätigkeit kontrolliert wird oder ob Hinweise für eine Anfallsserie bzw. Status vorliegen.

Zur schnellen Informationsvermittlung für Notfallärzte und Krankenhausärzte wurde ein *internationaler Notfallausweis* entwickelt (siehe Anhang, S. 339). Hierin sind in deutscher, englischer und französischer Sprache wichtige Kurzangaben zur Diagnose, bisherigen erforderlichen Notfallmaßnahmen, medikamentöser Antiepileptikabehandlung (Vagusstimulator) sowie die Adresse des zur Zeit behandelnden Arztes angegeben. Eine Notfallkapsel (SOS-Kapsel am Handgelenk oder am Halsband) kann auf einen Ausweisträger aufmerksam machen. Durch den Ausweis sollen sowohl eine unnötige Überbehandlung, die gelegentlich bis zur Intubation geht und inadäquate Medikamentenbehandlung vermieden werden. Eine erste Evaluation zeigte, daß durch den Ausweis in 50% unnötige Wiederholungsuntersuchungen vermieden werden können und die Patienten in vielen Fällen besser versorgt werden (Porschen und Stefan 1999).

Bei der Lagerung des Patienten ist vor allem darauf zu achten, daß die oberen Luftwege freigehalten werden (stabile Seitenlage, Öffnen des Hemdkragens, Entfernung von Prothesen, u.U. Guedel-Tubus etc.). Der Patient muß so gelagert werden, daß er sich nicht an scharfen oder heißen Gegenständen oder sogar laufenden Maschinen verletzen kann. Nach Beginn der tonischen Phase ist es zwecklos zu versuchen, einen Bißkeil zwischen die Zähne des Patienten zu schieben. Eine Intubation ist bei unkompliziertem Grand-mal-Anfall ebensowenig angebracht, wie eine Relaxation (Tab. **31**). Sie kommt erst in Betracht, falls Vitalfunktionen (Atmung, Kreislauf) bedroht oder Schutzreflexe (Korneal-, Würgereflex) erloschen sind. Diese Indikatoren gelten in der interiktualen Phase und nicht während des Anfalls oder unmit-

Tabelle 31 Intubation und künstliche Beatmung nur bei besonderem Grund indiziert

Sinnlose und gefährliche Maßnahmen beim unkomplizierten epileptischen Grand-mal-Anfall
Intubation
Bißkeil im Anfall einführen
auf Patienten knien (Brustkorb, Extremitäten)
künstliche Beatmung und Sauerstoff

telbar nach dem Anfall. Weitere Kriterien für eine Intubationsindikation können die Pulsoxymetrie (< 85%) oder die Glasgow-Coma-Scale (< 7) darstellen (Strauß, persönliche Mitteilung).

Bei der Erhebung der Fremdanamnese sollte nach anderen internistischen oder neurologischen Vorerkrankungen, wie z.B. Diabetes mellitus, Hypoglykämie, Trauma, Infekt, Schlafmangel, Alkoholabusus u.a.m. gefragt werden. Falls eine Epilepsie bekannt ist, sollte versucht werden, etwas über die Compliance des Patienten zu erfahren. Bei dem isolierten Grand-mal-Anfall und bekannter medikamentös behandelter Epilepsie ist gegebenenfalls eine ambulante Neueinstellung mit Serumspiegel-Kontrolle der Antikonvulsiva zu veranlassen.

Bei zuvor unbehandelter Epilepsie ist eine ambulante neurologische Untersuchung, einschließlich EEG und zerebrale Computertomographie, zu empfehlen. Eine Langzeitbehandlung mit Antiepileptika ist erst bei chronisch rezidivierenden Anfällen erforderlich. Bei einem unkomplizierten Grand-mal-Anfall ist keine medikamentöse Behandlung indiziert. Sie erschwert oft die Beurteilung des Neurostatus und des psychischen Befundes im Verlauf. Wird der Patient allein aufgefunden und besteht keine Möglichkeit der Fremdanamnese, sind besondere Vorsichtsmaßnahmen zweckmäßig. Hierzu gehört u.a. die Asservierung von Tablettenresten oder Erbrochenem. Falls der Patient noch bei Eintreffen eines gerufenen Notarztes Konvulsionen aufweist, ist in der Regel auch bei unbekanntem Zeitpunkt des Anfallsbeginns von einem prolongierten Grand-mal-Anfall, oder sogar Status, auszugehen. In dieser Situation ist es, ebenso wie bei allein lebenden Menschen ohne die Möglichkeit der Fremdanamnese, gerechtfertigt, eine antikonvulsiv wirksame Medikation (Benzodiazepinderivate, s. Tab. **32**), z.B. Clonazepam oder Diazepam innerhalb von 5–10 min langsam i.v. zu injizieren.

Bei der Erstversorgung eines Patienten mit Grand-mal-Anfall bzw. beginnendem Status stellt ein sicherer intravenöser Zugang (Katheter) eine der wichtigsten Maßnahmen bei der präklinischen Erstversorgung dar. Bei einwandfreiem intravenösen Zugang können Clonazepam (1 mg, aufgelöst in der Diluensampulle), oder Diazepam (10 mg) bei Erwachsenen verabreicht werden. Falls die intravenöse Applikation unmöglich erscheint, ist die intramuskuläre Applikation von Midazolam oder eine rektale Applikation von Diazepam (Rektiole) angezeigt, bevor die Einweisung in eine Klinik erfolgt.

Eine Benzodiazepin-Gabe ist auch bei Risikopatienten mit Herz-Kreislauf-Erkrankung, Neigung zum Status epilepticus und anderen neurologischen Vorerkrankungen, wie z.B. Subarachnoidalblutung bei Aneurysma, zu empfehlen. Bei einzelnen prolongierten Anfällen oder einer Anfallserie kann Midazolam bukkal verabreicht werden (Scott et al. 1999). Eine vollständige Erstversorgung schließt einen neurologischen Kurzbefund mit ein. Danach können unter weiterer ärztlicher Beobachtung zusätzliche Schritte unternommen werden. Beim prolongierten Anfall, einer Anfallsserie oder beginnenden Status als Erstmanifestation einer Epilepsie, ist ätiologisch neben einem Alkoholabusus stets ein Gehirnprozeß (Tumor, Enzephalitis, Sinusvenenthrombose oder andere zerebrale Durchblutungsstörungen) auszuschließen. In diesem Falle ist eine schnelle stationäre Klinikeinweisung erforderlich.

14.2 Allgemeine Richtlinien zur medikamentösen Behandlung

14.2.1 Indikation zur Behandlung

Die Indikation zur Behandlung mit Antiepileptika besteht erst bei chronisch rezidivierenden spontanen Anfällen, also einer Epilepsie. Sie ist stets bei gleichzeitiger Würdigung des gesamten Gesundheitszustandes und der sozialen Situation des Patienten zu prüfen. Häufig wird in Anbetracht möglicher Nebenwirkungen der Medikamente erst nach dem Auftreten eines zweiten Grand-mal-Anfalls mit Antiepileptika eine Langzeit-Behandlung begonnen. Treten die Anfälle in großen zeitlichen Abständen auf (ein Anfall pro Jahr), besteht keine absolute Indikation. Die Behandlung nach einem 1. spontan auftretenden tonisch-klonischen Grand-mal-Anfall bewirkt eine 50%-Reduktion des Rückfallrisikos (Musicco et al. 1997). Ein Vergleich der Rezidivrate nach 36 Monaten führt ohne Behandlung in 71% zu Rezidiven, während mit Behandlung weitere Anfälle nur in 22% auftreten (Gilad et al. 1996) (Tab. **30**).

Nach mehr als dreijähriger Behandlung verbleiben ca. 40% der behandelten Patienten vollständig anfallsfrei (Cockerell et al. 1997, Pfäfflin et al. 1997). Nach einem 2. spontan auftretenden tonisch-klonischen Grand mal steigt das Risiko für weitere Anfälle nach Hauser et al. (1998) von 33% auf 73%. Bei mehr als zwei Grand-mal-Anfällen pro Jahr ist eine medikamentöse Behandlung meist anzuraten. Einzelne Anfälle können unpro-

Tabelle 32 Benzoazepine in der Notfalltherapie bei Grand mal

Generic (INN)	Clonazepam	Diazepam	Midazolam	Lorazepam
Handelspräparate (Amp.)	Rivotril®	Diazepam Desitin® Diazepam Lipuro® Diazepam ratiopharm® Diazep AbZ® diazep von ct® Faustan® Stesolid® Valium (MM)®	Dormicum®	Tavor®
Dosis/Nebenwirkungsabstand (≃ Risiko Atemdepression)	breit	relativ breit	relativ eng	relativ breit
Initialdosis (i. v.)	12 µ/kg	125 µ/kg	60 µ/kg	50 µ/kg
Repetitionsdosis (i. v.)	5 µ/kg	50 µ/kg	15 µ/kg	50 µ/kg
Initialdosis für sonst gesunden Patienten (75 kg KG)***	1 mg	10 mg	5 mg	4 mg
Repetitionsdosis für sonst gesunden Patienten (75 kg KG)***	0,5 mg	5 mg	1,25 mg	4 mg (max. Σ 8 mg!)
Beatmungsbereitschaft nötig ab (Patient 75 kg KG)***	3 mg	20 mg	7,5 mg	4 mg
Applikation (Notfalltherapie)	i. v.	i. v. rektal (Rectiole) i. m.	i. v. rektal (Ampulle)* i. m.	i. v.
Halbwertszeit (i. v.)	18–50 h	24–48 h (Metabolite: 50–80 h)	1–3 h	12–18 h
Lokale Verträglichkeit	gut	je nach Galenik: gut bis schlecht**	gut	relativ gut
Nebenwirkungen	Bronchial-sekretion	Atemdepression Hypotonie	Atemdepression Hypotonie	Atemdepression Hypotonie

* Dosis 0,5 mg/kg KG (maximal 15 mg) mit NaCl 0,9% auf das Doppelte verdünnt als Mikroklistier (besonders Kinder!)
** mizellare Lösungen (Lipide/Mischmizellen) gut, Lösungen mit Lösungsvermittler schlechter verträglich (i. v. und i. m.)
*** bei älteren Patienten (> 50 Jahre) sowie bei schwerkranken Patienten mit vorbestehender geringer Atemreserve oder respiratorischen und/oder zirkulatorischen Störungen ist mit einer verstärkten Wirkung zu rechnen. Bei diesem Patientengut sollte die Initialdosis halbiert und wirkungsangepaßt weiter titriert werden.
**** Lagerung lichtgeschützt und zwischen + 4 – + 8 °C erforderlich!
(H. Strauss, Klinik für Anästhesiologie der Universität Erlangen-Nürnberg)

voziert oder durch Provokation ausgelöst auftreten. Letztere bezeichnet man als **„Gelegenheitsanfälle"** (Tab. **33**).

Gelegenheitsanfälle und Prophylaxe

Massiver Schlafentzug, hektischer Tagesablauf, Wechselschichten, Alkoholkonsum oder -entzug, intermittierende Lichtstimulation (Fernsehen, Diskothek, Fahren mit einem Auto durch eine Baumallee, durch die starkes Sonnenlicht scheint), Hyperventilation, Drogen, Fieber, Traumen oder emotioneller Streß können zur Manifestation einzelner Gelegenheitsanfälle führen. Hierbei handelt es sich um eine einmalige oder seltene paroxysmale Reaktion des Gehirns, die bei 5% der Bevölkerung auftritt. Sie erfordert in der Regel keine chronische Langzeitmedikation. Bei Gelegenheitsanfällen wird die auslösende Ursache behandelt und eine Regelung der Lebensführung angestrebt! Ausnahmen von dem nichtmedikamentösen Therapieansatz können dann bestehen, wenn der Patient selbst durch das Auftreten einzelner Anfälle vital gefährdet ist (z.B. Gefahr des Rezidivs einer Subarachnoidalblutung, schwere Herzkrankheit). Besteht die Möglichkeit zu einer kausalen Behandlung eines Hirntumors, einer Hirnentzündung oder Stoffwechselerkrankung (Hypoglykämie, Urämie, Hypoparathyreoidismus), so wird diese erstrangig durchgeführt.

Ein weiteres wichtiges Beispiel für Gelegenheitsanfälle sind Fieberkrämpfe, vor allem im Kindesalter. Ihnen folgt gelegentlich die Manifestation einer Epilepsie. Sie tritt abhängig von zusätzlichen Faktoren (wie familiärer Belastung, neurologischer Grunderkrankung sowie Dauer des Fieberkrampfes) bei 2–13% der Patienten auf. Eine prophylaktische antiepileptische Therapie vermag dabei zwar die Häufigkeit rezidivierender Fieberkrämpfe zu senken, soll aber die Rate sich später entwickelnder Epilepsien nicht beeinflussen (Schmidt 1983). 60% der Fieberkrämpfe manifestieren sich zwischen dem 6. Lebensmonat und 2. Lebensjahr, wobei nach Lennox-Buchthal (1973) ihre Auslösung vor allem durch den raschen Fieberanstieg bedingt ist.

Bei den **unkomplizierten Fieberkrämpfen** besteht die klinische Symptomatik eines generalisierten Grand-mal-Anfalls meist mit tonisch-klonischen Konvulsionen; die Dauer beträgt weniger als 15 min. Der neurologische Befund ist unauffällig und außerhalb des Fieberschubes bestehen keine Anfälle. Eltern und Geschwister litten in ca. einem Drittel der Fälle ebenfalls an Fieberkrämpfen. **Komplizierte Fieberkrämpfe** weisen häufig einen fokalen Anfallsbeginn, neurologische oder EEG-Herdbefunde auf und die Anfallsdauer beträgt oft mehr als 15 min. In dieser Gruppe von Patienten besteht oft eine familiäre Belastung mit Epilepsie sowie eine psychomotorische Entwicklungsstörung.

Differentialdiagnostisch muß eine entzündliche Erkrankung des Gehirns (Meningoenzephalitis, Thrombose, Abszeß etc.) ausgeschlossen werden. Die Untersuchung des Liquor cerebrospinalis stellt eine wichtige diagnostische Zusatzmaßnahme dar, wobei allerdings zu berücksichtigen ist, daß im initialen Stadium einer Meningitis noch ein unauffälliger Befund erhoben werden kann (Lombroso Fejerman 1977) und nach einem Krampfanfall leichte Zellzahlvermehrung im Liquor vorkommen kann (Prokresch et al. 1983). Schließlich besteht die Möglichkeit, daß auch bei einer Herdenzephalitis im initialen Stadium ebenfalls noch kein charakteristischer Liquorbefund zu erheben ist. Vor allem im Kindesalter sind auch Insolationsfolgen, hypernatriämische Dehydratationen und Intoxikationen zu bedenken (Karbowski 1985).

Beim prolongierten Fieberkrampf (15 min Dauer) wird Clonazepam (Rivotril 0,5–1,0 mg) oder Diazepam (Valium 5–10 mg) verabreicht. Die Dosierung richtet sich nach dem Alter des Patienten. Für einen weiten Anwenderkreis haben sich vor allem die Diazepam-Rectiolen (Vasella 1983) bewährt (bis 0,5 mg/kg, maximal 20 mg/d). Diazepam wird bis zum Abklingen des Fiebers gegeben. Zur Entfieberung können neben Stirn- und

Tabelle 33 Kriterien für die Durchführung, Kontrolle und Beendigung der medikamentösen antiepileptischen Therapie

Behandlungsziel
Anfallsfreiheit bei Vermeidung körperlicher, psychischer Nebenwirkungen, selbständige Position bei sozialer Integration
Durchführung der Behandlung
Aufklärung
Nutzen-Risiko-Abwägung, Indikation zur Langzeitbehandlung, Motivation zur regelmäßigen Einnahme, Lebensführung, Nebenwirkungen, Verhalten bei interkurrenten Störungen, Anfallskalender (Führerschein)
Labor vor Therapie:
Blutbild einschl. Thrombozyten, Leber, Kreatinin, Elektrolyte; Alpha-Amylase, Lipase und Gerinnung (bei VPA)
Antiepileptika:
1. Wahl (Monotherapie)
Fragen zur Behandlungskontrolle
Anfallshäufigkeit (Anfallskalender?)
Regelmäßige Medikamenten-Einnahme wie vereinbart?
Nebenwirkungen (somatisch, psychisch)?
Krankheiten, Schwangerschaft?
Kontrolle Serumspiegel indiziert?
Sonstige Laborkontrollen? EEG?
Neurologischer Status?
Soziale Probleme?
Therapie fortführen?
Nächster Termin?
Ende der Behandlung
3–5 Jahre nach Beginn; Reduktion über 1–(3) Jahre
besondere Zurückhaltung bei: schwerer Einstellung, langer Erkrankungsdauer, Kombination mehrerer Anfallstypen (Jackson-Anfälle, Impulsiv-Petit mal), familiärer Disposition, pathologisch neurologischen Befunden, AV-, Paroxysmen im EEG (Hinweiszeichen auf mögliche Anfallsgefährdung)

Wadenwickeln Azetylsalizylsäure oder Paracetamol (3 × täglich) angewandt werden. Bei komplizierten Fieberkrämpfen mit Anfallsserien und konstanter hypersynchroner EEG-Aktivität (Spike-wave-Komplexe) mehrere Wochen nach den Fieberkrämpfen ist zu erwägen, ob sich eine mindestens zweijährige antiepileptische Therapie anschließt (Doose et al. 1983). Die Indikationsstellung muß in Zusammenarbeit mit den Eltern gestellt werden. Neben einer Pb-Therapie (3 mg/kg Körpergewicht bei Blutspiegel unter 15 µg/ml nach Doose 1989) kommt auch VPA (15 – 20 mg/kg/d) in Betracht. Unter Umständen kann eine intermittierende Benzodiazepintherapie bei Fieber ausreichen. Ein unkomplizierter Fieberkrampf stellt keine Indikation zur medikamentösen Langzeit-Behandlung dar. Bei rezidivierenden Fieberkrämpfen erfolgt die Entscheidung individuell mit den Angehörigen. Bei Anfallsfreiheit und unauffälligem EEG kann nach 2 Jahren die Medikation reduziert werden. Allerdings läßt sich die Häufigkeit von Fieberkrampfrezidiven durch eine Pb-Dauertherapie von 30% auf 8% erniedrigen, das Auftreten afebriler Anfälle oder die mentale Entwicklung wird jedoch nicht beeinflußt (Wolf und Forsythe 1989).

Bei gedeckten **Schädel-Hirn-Verletzungen** wird keine grundsätzliche prophylaktische Antiepileptika-Behandlung durchgeführt. Der Frühestanfall (immediate seizure = Sekunden-Minuten nach Unfall) hat keine günstige prognostische Bedeutung. Bei schwerer traumatischer Schädigung des Gehirns (z. B. offene penetrierende Schädel-Hirn-Verletzung) in der Zentroparietal- oder Temporalregion bzw. bei sekundärem Mittelhirnsyndrom wird eine Reduktion posttraumatischer Anfälle beim Beginn der prophylaktischen Behandlung mit CBZ innerhalb der ersten 24 h nach dem Trauma beobachtet. Falls mehrere Faktoren zusammentreffen, wie z. B. Frühanfälle (innerhalb einer Woche), bei Contusio cerebri mit EEG-Herd und länger als drei Stunden dauernder Bewußtlosigkeit, oder offenes Schädel-Hirn-Trauma, bei gleichzeitiger familiärer genetischer Belastung, ist allerdings das Risiko für das spätere Auftreten einer chronischen Epilepsie (> eine Woche nach dem Unfall) als erhöht einzuschätzen.

Daher empfiehlt Kruse (1980) eine Prophylaxe für Patienten mit offenen Schädel-Hirn-Verletzungen (oder Contusio cerebri mit Frühanfällen) sowie gedeckten Schädel-Hirn-Verletzungen mit postkontusionellem Herd im EEG. Die Gefahr einer drohenden Epilepsie besteht besonders bei allen penetrierenden Hirnverletzungen im zentro-temporo-parietalen Bereich nach Hirnabszeßoperationen. Nach gedeckten Schädel-Hirn-Traumen treten später bei 3 – 5% der Patienten, nach offenen Gehirnverletzungen bei 20 – 30% Anfälle auf. 75 – 80% aller Anfälle manifestieren sich in den ersten zwei Jahren. Glötzner et al. (1983) zeigten, daß eine prophylaktische CBZ-Therapie zu einer Verminderung des Auftretens von Frühanfällen führt, die Inzidenz der Spätanfälle jedoch nicht beeinflußt wird. Falls eine Prophylaxe angestrebt wird, sollte bereits innerhalb der ersten Woche eine parenterale Verabreichung des Antiepileptikums erfolgen (z. B. rasche parenterale PHT-Aufsättigung). Sie verhindert jedoch Spätanfälle nicht mit Sicherheit (Temkin et al. 1990). Da der antiepileptogene prophylaktische Effekt von PHT-Kindling nicht gesichert ist, sollten andere Antiepileptika geprüft werden. Epilepsien treten signifikant häufiger nach Subarachnoidalblutungen auf als nach ischämischen Hirninfarkten oder hämorrhagischen Infarkten (Kotila et al. 1992). Anfälle während der akuten Phase erhöhen nicht das spätere Epilepsierisiko. Da bei Kindern die Wahrscheinlichkeit, eine Spätepilepsie zu entwickeln, neunmal größer ist, empfiehlt Jacobi (1992) bei Kindern mit mindestens zwei gravierenden Risikofaktoren zwei Jahre lang eine niedrigdosierte Phenobarbitaltherapie (falls jünger als 5 Jahre, oder CBZ falls älter als 5 Jahre).

Die Entscheidung zur Langzeit-Medikation bei chronischer **Alkoholepilepsie** ist ebenfalls individuell zu prüfen und setzt vor allem Alkoholabstinenz und die Compliance des Patienten voraus (Gastaut und Kugler 1976, Koufen und Becker 1980).

Postoperativ auftretende Gelegenheitsanfälle werden nicht grundsätzlich als Indikation zu einer Langzeit-Medikation angesehen. Eine besondere Rolle scheint die postoperative Prophylaxe bei Patienten mit Hirngliomen zu spielen (Krämer 1999). Hier trat bei 21% der prophylaktisch behandelten Patienten und bei 39% der unbehandelten Patienten später eine Epilepsie auf (Boarini et al. 1985). Häufige postoperative paroxysmale EEG-Veränderungen wurden bei Meningiomen festgestellt. Bei 68% zeigte die Untersuchung postoperativ epilepsiespezifische Potentiale und bei 48% der Patienten postoperativ epileptische Anfälle.

Frühanfälle bei nicht-traumatischer supratentorieller **intrazerebraler Hämorrhagie** traten bei 17% auf (Berger et al. 1988). Die Häufigkeit des Auftretens korrelierte mit dem Ausmaß der Blutung im zerebralen Kortex. Es zeigte sich keine

Korrelation zum Ausmaß der Hämorrhagie im Subarachnoidal- oder Intraventrikulärraum. Patienten ohne Frühanfälle weisen ein sehr geringes Risiko für weitere spätere Anfälle auf. Vor allem bei Patienten ohne kortikale Beteiligung ist eine prophylaktische und konvulsive Medikation nicht erforderlich.

Oligoepilepsie

Von den Gelegenheitsanfällen, bei denen die auslösende Ursache klar erkennbar ist, sind spontane **Anfälle bei Oligoepilepsie** abzugrenzen. Das Routine-Wach-EEG dieser Patienten weist schon eher epilepsie-typische Potentiale auf. Die Indikation zur Behandlung mit Antiepileptika ergibt sich individuell nach Abwägung der gesundheitlichen und sozialen Gesamtsituation des Patienten. Hierbei müssen individuelle Faktoren berücksichtigt werden, so etwa der ausdrückliche Wunsch des Patienten, keinen zweiten Anfall mehr erleiden zu wollen oder sich dies aus beruflichen oder sozialen Gründen nicht erlauben zu können. Ein anderer Grund kann darin bestehen, daß der erste Anfall zu schweren Verletzungen oder einem initialen Status epilepticus führte. Einerseits sind die möglichen Nebenwirkungen von Antiepileptika, andererseits die Gefahr einer zusätzlichen Hirnschädigung bei Chronifizierung der Anfälle zu bedenken, wenn die medikamentöse Therapie unterlassen wird. Außerdem ist zu berücksichtigen, daß die Dauer eines Anfallsleidens bis zum Behandlungsbeginn (Janz 1978) und der Anfallskontrolle (Holowach et al. 1982) für das Rückfallrisiko von Bedeutung ist. Der Arzt ist vor die schwierige Aufgabe gestellt, bereits im Frühstadium der Erkrankung, wenn nur wenige oder sogar nur ein Anfall aufgetreten sind, abzuschätzen, ob ein chronisches Anfallsleiden droht.

Ein unprovoziert aufgetretener erster Anfall wird bei 26–86% innerhalb von 5 Jahren von einem zweiten Anfall gefolgt (Annegers et al. 1986). Dies ist um so häufiger bei Vorliegen einer symptomatischen Genese oder neurologischen bzw. EEG-Auffälligkeiten (Donselaar et al. 1991, Musicco 1993). Multivarianzanalysen ließen das Rezidivrisiko in zwei Jahren bei Vorliegen generalisierter Spike-waves auf 50% ansteigen, während bei unauffälligem EEG, Familienanamnese, neurologischem Befund, CT das Rezidivrisiko nach einem Jahr nur 10% betrug. Die höchste Anfallsgefahr (16%) besteht im Verlauf des ersten Jahres bzw. in den ersten 36 Monaten (27%). Elwes et al. (1984) beobachteten bei 70% der Patienten mit pathologischem *neurologischen* Befund, spezifischer Aktivität im EEG, positiver Familienanamnese, Fieberkrämpfen und partiellen Anfällen ein Rückfall-Risiko nach einem 1. Anfall. Bei Patienten, die nach einem ersten unprovoziert aufgetretenen Anfall mit Antiepileptika behandelt worden waren, traten sogar häufiger Rezidivanfälle auf. Dies besagt jedoch nicht, daß Antiepileptika wirkungslos sind, sondern verweist auf ein grundsätzliches Problem der Langzeitbehandlung von Patienten mit Epilepsie: die Compliance bei seltenen Anfällen. Die meist mangelhafte Compliance bei Patienten nach einem ersten Anfall ist wahrscheinlich ein wichtiger Faktor für den ungünstigeren späteren Verlauf unter einer Langzeitbehandlung. Aufgrund klinischer Erfahrungen können bzgl. der Indikation zur medikamentösen Behandlung folgende Empfehlungen gegeben werden:

1. Das Auftreten eines oder mehrerer spontaner generalisierter Anfälle bei Patienten mit epilepsietypischen Paroxysmen im EEG (generalisierte Spike-wave-Komplexe), die nicht erst nach Aktivation, sondern während der Ruhe abgeleitet werden, läßt annehmen, daß eine erhöhte Anfallsbereitschaft und damit die Gefahr zur Chronifizierung eines Anfalleidens im Sinne einer beginnenden Epilepsie (die Zuordnung weniger Anfälle eines Patienten zu einer sog. Oligoepilepsie kann nur retrospektiv erfolgen) besteht. In solchen Fällen leiten wir bei Erwachsenen auch die Indikation zur medikamentösen antiepileptischen Behandlung ab, vor allem wenn noch andere Risikofaktoren hinzukommen.

2. Abweichungen von dieser Regel können sich dann ergeben, wenn eine massive exogene Auslösbarkeit der Anfälle oder ausschließlich sog. paroxysmale Aktivitäten als EEG-Reaktion bestehen. Gleiches gilt für nicht-kooperative Patienten, bei denen eine regelmäßige Medikamenteneinnahme nicht gewährleistet ist. Schließlich kann zunächst auf eine medikamentöse Behandlung auch dann verzichtet werden, wenn andere medizinische Gründe (Krankheit der inneren Organe, z.B. Leber, Niere, Blut) dagegen sprechen. Gefährdet ein Anfallsrezidiv einen Patienten bei einer besonders verantwortlichen Berufsausübung, so kann dieser psychosoziale Gesichtspunkt für eine medikamentöse Behandlung sprechen. Ein pathologischer/neurologischer Befund oder eine familiäre Belastung mit Anfällen sowie häufiges Auftreten epilepsietypischer Paroxysmen (generalisierter Spike-wave-Komplex im EEG) bzw. All-

Tabelle 34 Entscheidungshilfen für die Indikation der medikamentösen Antiepileptika-Therapie bei Grand mal-Anfällen. + = vorhanden, – = nicht vorhanden; Patient entscheidet mit

	Gelegenheitsanfälle		provozierte Anfälle mit spontanparoxsysmalen EEG-Veränderungen	Spontananfälle	
gravierende auslösende Faktoren vor Anfällen vorhanden	+	+	+	—	–
spontan auftretende epilepsietypische Potentiale im Ruhe-, Wach- bzw. Schlaf-EEG; Allgemeinveränderung, Dysrhythmie	–	–	+	–	+
Spitzenpotentiale nur nach Aktivation (z. B. sensorische Reize, Schlafentzug usw.)	–	+	+/–	+/–	+/–
Indikation zur medikamentösen Behandlung	A	B	C	D	E

A: Keine Indikation zur medikamentösen Behandlung.
B: Abwarten und prüfen, ob spontane Anfälle oder epilepsietypische Potentiale auftreten.
C: Behandlung ist dem Patienten anzuraten, Absprache mit dem Patienten nach medizinischer und sozialer Gesamtsituation sowie der Einstellung des Patienten.
D: Abwarten, ob ein zweiter oder mehrere Anfälle auftreten, bei einem Intervall von einem Jahr zwischen den Anfällen ist keine medikamentöse Behandlung anzuraten.
E: Die Indikation zur medikamentösen Behandlung ist gegeben, da eine beginnende Epilepsie droht, besonders häufiges Auftreten epilepsietypischer Paroxysmen mit einer Allgemeinveränderung im EEG sprechen für einen frühen Behandlungsbeginn.

gemeinveränderungen unterstreichen die Zweckmäßigkeit einer Behandlung.

Bei der Frage nach der Behandlungsindikation stellt der Gelegenheitsanfall ohne pathologischen/neurologischen oder EEG-Befund das **nicht medikamentös behandlungsbedürftige,** die chronisch rezidivierenden spontanen Anfälle bei Epilepsie das **behandlungsbedürftige** Extrem dar. Häufig begegnet man einer Situation, die im Kontinuum zwischen diesen beiden Extremen einzuordnen ist. Nach allgemeiner Übereinkunft wird ein einmaliger, spontan auftretender Grand-mal-Anfall pro Jahr noch nicht als absolute Behandlungsindikation gesehen. Hierbei sollte man jedoch auch die Anamnese, den neurologischen Befund und das Elektroenzephalogramm als zusätzliche Indikatoren für eine Behandlungsindikation zu Rate ziehen. Spontane, generalisierte, epilepsietypische Veränderungen im Ruhe-Wach-EEG sprechen als zusätzlicher Faktor für einen Behandlungsbeginn. Langzeit-EEG-Ableitungen liefern genauere Aussagen zur Erregungsbereitschaft. Sie zeigen, daß auch beim Fehlen spontaner, epilepsietypischer Potentiale im Routine-EEG von Patienten mit „Gelegenheitsanfällen" während eines Ableitezeitraums von 24–48 h einzelne oder wenige Spitzenpotentiale nachweisbar sein können. Während das Auftreten generalisierter Spike-wave-Aktivität (besonders häufige und/oder lange Paroxysmen) einen Einfluß auf die Behandlungsindikation nimmt, spielen fokale Aktivitäten eine geringere Rolle (Tab. **34**). Bei Oligoepilepsie und posttraumatischen Frühanfällen sowie im Falle einer prophylaktischen Therapie hat sich bei fokalen Mechanismen und nicht tageszeitlich gebundenen Grand-mal-Anfällen nach unserer Erfahrung eine Einmalgabe-Behandlung von CBZ retard bewährt. Die Patienten sind meistens gut zu einer kontinuierlichen Einnahme einer niedrig dosierten, abendlichen Einmalgabe-Therapie zu motivieren.

Epilepsie

Ist die Indikation zur Langzeit-Behandlung gestellt, so wird bei chronisch rezidivierenden epileptischen Anfällen ein geeignetes Antiepileptikum zur symptomatischen Unterdrückung der epileptischen Aktivität eingesetzt. Durch die Wirkung der Antiepileptika wird je nach Medikament vorwiegend die neuronale Hyperexzitabilität oder die synaptische Ausbreitung verhindert (s. S. 15). Ein hinreichender Effekt setzt eine langfristige und kontinuierliche Behandlung in der individuell angepaßten Dosierung voraus. Eine unregelmäßige Medikamenteneinnahme kann nicht nur zum Auftreten von Anfällen führen, sondern auch die weitere Behandlung erschweren und die Prognose verschlechtern.

Daher stellt die **Aufklärung des Patienten** über den Sinn und die Notwendigkeit der medikamentösen Langzeit-Behandlung einen ersten wichtigen Schritt im Hinblick auf eine erfolgreiche Epilepsietherapie dar. Hierbei ist es von großer Bedeutung, daß bereits im ersten Gespräch zwischen Patient und Arzt ein ausreichendes Vertrauensverhältnis, Akzeptanz und Motivation zur Langzeitbehandlung geschaffen werden kann. Der vermutlich lateinische Ursprung des Wortes „Compliance" („cum placere" = mit Gefallen etwas tun) beinhaltet eher das, was ein Arzt von seinem Patienten und der Patient von seinem Arzt erwartet, nämlich eine motivierende, freiwillige Gefälligkeit bei der Bewältigung der anstehenden Probleme, auf der Grundlage eines vertrauensvollen Bündnisses. Hierbei bezieht sich der ärztliche Rat nicht nur auf regelmäßige Einnahme von Medikamenten, sondern auch auf die Disziplin bzgl. Diät und Lebensweise (Samo 1983). Hier hat der Arzt mit der Tatsache zu kämpfen, daß Empfehlungen, die sich auf Lebensgewohnheiten beziehen, die niedrigste Befolgungsrate aufweisen. Nur 20% der adipösen Patienten halten sich an eine Diät. Bei vermeintlich lebensbedrohlichen Umständen hingegen, wie z.B. bei der Hämodialyse steigt die Diät-Compliance auf 70%. Der totale Durchschnitt ergibt 53% Patienten-Compliance. Diese Zahl veranlaßt immer wieder zu sehr eindrucksvollen volkswirtschaftlichen Rechnungen. Fast die Hälfte des Pharma-Umsatzes gelangt nicht in den „Magen des Patienten", sondern über kurz oder lang in den Abfalleimer (Samo 1983).

Die Ursachen der Non-Compliance können durch die Krankheit, den Arzt, die Therapie oder die soziale Umgebung bedingt sein. Je besser das Arzt-Patienten-Verhältnis ist, desto höher ist die Bereitschaft des Patienten, den Therapie-Anweisungen zu folgen. Als günstige Faktoren wurden kurze Wartezeiten, patientenverständliche Information, straffe Patientenführung und gutes Vertrauensverhältnis festgestellt. Nur wenn die Therapie vom Patienten voll akzeptiert wird, ist die Bereitschaft zur Compliance vorhanden. Weiterhin wichtig ist die Anzahl der Einzeldosierungen, die Länge der Behandlungszeit, die Darreichungsform und Nebenwirkungen sowie das richtige Verständnis mit entsprechenden Unterstützungen im Familien- und Freundeskreis. Hieraus ist zu schließen, daß der Arzt den Patienten optimal informieren und sich ausreichend Zeit für spezielle Information, Überwachung und Kontrolle, einschließlich Serumspiegel und Hausbesuch nehmen muß. Als ungünstig für die Compliance hat sich nach eigenen Erfahrungen erwiesen, wenn der Patient eine „3 × 1/d-Standardverordnung" eines Antikonvulsivums erhält, ohne eingehend über die möglichen Nebenwirkungen und die Lebensführung zu sprechen.

Untersuchungen zur Compliance (Anamnese, Serumkonzentration und mikroprozessorgestütztes „Medication Event Monitor System") ergaben die beste Compliancerate von Antiepileptika bei Einmalgabe (87%), gefolgt von Zweimalgabe (81%), Dreimal- (77%) und Viermalgabe (39%) pro Tag (Cramer et al. 1989). Häufig sind Patienten hinsichtlich möglicher Nebenwirkungen, die sie in den Informationsmaterialien der Firmen vorfinden, verängstigt. Daher empfiehlt es sich, bereits beim ersten Gespräch auf mögliche Nebenwirkungen wie Müdigkeit, Schwindel, Blutbild- oder Leberveränderungen einzugehen und auch darauf hinzuweisen, daß regelmäßige Kontrollen den Sinn haben, solche Komplikationen frühzeitig abzuwenden.

Bei der Besprechung der Regelung der Lebensführung ist darauf zu achten, daß der Patient nicht überfordert wird. Die Wichtigkeit der regelmäßigen Einnahme unter Beachtung **eines** konstanten Einnahmeschemas muß dem Patienten vor Augen geführt werden. Ärztlicherseits muß gefragt werden, ob der Patient verstanden hat. Ein wesentlicher Gesichtspunkt besteht darin, daß die soziale Integration und Kompetenz des Patienten erhalten bleibt. Sind die Voraussetzungen zur Durchführung einer antiepileptischen Pharmakotherapie vorhanden, ergibt sich die Frage nach dem entsprechenden Antiepileptikum, den Prinzipien der Therapieführung und der Prognose.

Als Richtlinien für die Therapieeinleitung mit Antiepileptika gilt allgemein:

- zunächst Monotherapie, bei schrittweiser Dosissteigerung
- systematische Kontrollen
- Ausdosierung: Wenn erst durch Zugabe eines zweiten Medikamentes Anfallsfreiheit besteht, dann Ausdosierung dieses Medikamentes und allmählicher Abbau des ersten Medikamentes
- Dosisänderung gleichzeitig nur bei einem Medikament
- Berücksichtigung der notwendigen Aufsättigungszeiten für den Steady state
- Vermeidung entbehrlicher Zusatzmedikation
- Verabreichung möglichst weniger Einzeldosen (2 ×/d bzw. 1 ×/d)

- Dosierung so niedrig wie möglich, aber so hoch wie nötig
- abendliche Einmalgabe bei Therapiebeginn leichterer Verlaufsformen.

Nach Möglichkeit sollte zunächst eine Monotherapie durchgeführt werden, um die Gefahr unübersichtlicher Wirkungen und Nebenwirkungen (erhöhte Gefahr der Nebenwirkungen, Idiosynkrasie und Interaktion) einer Kombinationstherapie zu vermeiden. Für die Auswahl eines geeigneten Antiepileptikums hat sich klinisch einerseits die Unterscheidung in partielle und generalisierte Anfälle durchgesetzt, wobei nicht oder wenig sedierende Antiepileptika (z. B. CBZ, VPA) bevorzugt werden. Andererseits sind zusätzlich eine Reihe anderer wichtiger Kriterien für die Therapieentscheidung von Bedeutung. Die wichtigsten medizinischen Indikatoren für die Medikamentenwahl lassen sich nach mehreren Hauptkriterien gliedern (Tab. **35**).

1. Partielle Anfälle oder Grand-mal-Anfälle partieller Genese wurden *früher* für gewöhnlich mit PHT (Phenhydan, Zentropil) behandelt. In zunehmendem Maße wird jedoch jetzt CBZ (Sirtal, Tegretal, Timonil in der Retardpräparation), LTG oder ein anderes neues Antiepileptikum verwandt, da sie weniger starke Nebenwirkungen bei einfacherer Handhabung aufweisen. Auch VPA kann bei komplex-partiellen Anfällen eine gute Wirkung (Mattson et al. 1985, 1992) aufweisen. CBZ und VPA sind etwa gleich wirksam bei fokal eingeleiteten, sekundärgeneralisierten Grand mal. CBZ ist bei Patienten mit komplex-partiellen Anfällen etwas wirksamer (Dean und Penry 1987, So et al. 1992, Mattson et al. 1992). Untersuchungen bei 149 erwachsenen Patienten mit fokaler oder primär-generalisierter Epilepsie zeigten bei randomisierter Verabreichung von VPA oder CBZ keinen eindeutigen unterschiedlichen Effekt (Richens et al. 1994). In die Studie wurden nur neu diagnostizierte und zuvor unbehandelte Patienten mit fokalen oder primär-generalisierten Epilepsien eingeschlossen. Bei den Patienten mit primär-generalisierten Epilepsien handelt es sich allerdings nur um solche, die auch tonisch-klonische Anfälle aufwiesen. Patienten mit reinen Absence-Epilepsien oder bilateralem epileptischen Myoklonus ohne zusätzliches Auftreten tonisch-klonischer Anfälle waren ausgeschlossen. Außerdem wird in der Studie nicht zwischen Aufwach-, Schlaf- oder diffus tageszeitlich verteilten Grand-mal-Anfällen differenziert. Unterschiede hinsichtlich der Effektivität waren minimal und statistisch nicht signifikant. In den ersten sechs Behandlungsmonaten zeigte sich eine etwas bessere Effektivität von CBZ gegenüber VPA. Patienten mit primär-generalisierten Anfällen wiesen in 66% unter VPA und in 62% unter CBZ eine Remission innerhalb der ersten 12 Monate auf. Bei Patienten mit fokalen Anfällen betrug die Remission unter VPA 62% und unter CBZ 66%.

Tabelle 35 Indikatoren der Medikamentenwahl

I	Epileptisches Syndrom ↓ **Optimales Effektivitätsspektrum?**
II	Anamnese + internistisch-neurologischer Befund Organdisposition des Patienten? Allergie? Schwangerschaft? ↓ **Verträglichkeitsspektrum**
III	Pharmakokinetik, Interaktionspotenz, Komedikation ↓ **Interaktionsspektrum**
IV	Geschwindigkeit der Aufdosierung, Verabreichungsstrategien, Langzeitwirkung, Compliance ↓ **Dosierungsspektrum**

2. Generalisierte Anfälle ohne nachweisbare fokale Aktivität werden heute bevorzugt mit Natriumvalproat oder VPA (Convulex, Ergenyl, Leptilan, Mylproin, Orfiril) behandelt, weil diese Medikamente erfahrungsgemäß besonders gut auf generalisierte epileptische Aktivität ansprechen. Bei Verabreichung von Antiepileptika sollte auch die tageszeitliche Bindung der Anfälle berücksichtigt werden. Außerdem ist das jeweils vorliegende Anfallssyndrom und die Verlaufsform bei der Wahl der Medikamente zu berücksichtigen (spezielle Therapie des West-, Lennox-Gastaut-Syndroms und benigne partielle Epilepsie im Kindesalter, s. S. 131, 136, 139).

In Tab. **36** sind die Medikamente der 1. und 2. Wahl für unterschiedliche Anfallstypen und Syndrome aufgeführt. Innerhalb der generalisierten Anfälle werden z. B. Absencen mit Suxinimiden (Suxinutin, Petnidan, Pyknolepsinum) erfolgreich behandelt, während Grand-mal-Anfälle durch Suxinimide nicht beherrscht werden. Bei einer Suxinimid-Therapie von Absencen muß daher ein zusätzlicher Grand-mal-Schutz, z. B. mit VPA oder LTG oder Barbituraten, durchgeführt werden. Barbiturate können bei bestimmten Pa-

Tabelle 36 Antiepileptika der 1., 2. und weiteren Wahl. Sind Antiepileptika 1. Wahl bei dem Patienten ohne ausreichenden Effekt eingesetzt worden, kann ein neues Antiepileptikum eingesetzt werden. Aufgrund eines tierexperimentell tendenziell nachweisbaren stärkeren Effekts ist bei geringer sedativer Nebenwirkung auch Clobazam als Medikament der 1. Wahl eingesetzt worden

	partielle Epilepsie; diffuses GM und Schlaf-GM	generalisierte Epilepsie, Aufwach-GM, myoklon. astat. PM, Absence, Impulsiv-PM	BNS
I. Wahl	CBZ/OXC VPA (sek. gen. GM), LTG, (PHT)	VPA (Absence + GM), LTG Etho (Absence)	ACTH Kortikoide Clonazepam
II. Wahl	TPM, GBP, TGB, VGB, Pb, Pr	Clonazepam Pb, Pr[1] Mesuximid	VGB, Nitrazepam
III. Weitere Behandlungsmöglichkeit	Mesuximid Clobazam, Sultiam, FBM	CBZ, PHT[1,2] Bromide	neue Antiepileptika

[1] tonisch-klonische Anfälle
[2] nicht bei primär generalisierter Absence oder juveniler Myoklonus-Epilepsie (Impulsiv-Petit-mal)

tienten mit Absencen und Grand mal (vorwiegend tonische Anfälle) partiell mit einer Vigilanzminderung zur Anfallshäufung führen (nach Stenzel, persönliche Mitteilung). Da VPA sowohl auf Absencen als auch auf Grand-mal-Anfälle einwirkt, wird die VPA-Therapie zur Behandlung dieser Anfallssyndrome, außerhalb der Schwangerschaft, bevorzugt. Von jedem der Antiepileptika darf man sich eine gewisse Wirkung auf mehrere Anfallstypen erwarten. Die Effektivität der einzelnen Wirksubstanzen ist jedoch unterschiedlich, so daß man in Abhängigkeit vom Anfallstyp und des individuellen Verträglichkeits- sowie Kontraindikationsspektrums die Medikamente der 1. und 2. Wahl unterscheiden kann. CBZ weist z. B. im Vergleich zu Valproat wesentlich häufiger Nebenwirkungen in Form von Exanthemen oder Schwindel auf. Von 149 Patienten traten Exantheme unter Carbamazepin bei 18, unter Valproat bei 3%, und Schwindel unter Carbamazepin bei 12 Patienten und unter Valproat bei 5 Patienten auf (Richens et al. 1994). CBZ oder PHT wird daher bei generalisierten Epilepsien (mit Grand-mal-Anfällen) als Medikament der 2. Wahl eingesetzt. Dies gilt insbesondere dann, wenn zusätzlich auch fokale Komponenten vorliegen.

Eine ausführliche Darstellung der medikamentösen Standardtherapie im Jugend- und Erwachsenenalter mit Medikamenten der 1. und 2. Wahl sowie Auswahl der Medikamente bei erfolgloser initialer Monotherapie wurde von einer Kommission der Liga (Schmidt, Fröscher, Krämer 1992) durchgeführt. Nach initialer CBZ-Therapie kommen zunächst VPA, LTG, OXC, TPM, andere neue Antiepileptika und schließlich auch Pb, CLOB, MES, Br in Betracht. Die Auswahl der Antiepileptika richtet sich nicht nur nach dem jeweiligen Effizienzspektrum, sondern auch nach der individuellen Organverträglichkeit und der erforderlichen Schnelligkeit der Aufdosierung. Bei Patienten mit generalisierten Epilepsien und metabolischem Syndrom (polyzystische Ovarien, Übergewicht, Insulinproblematik), Ödemen oder Schwangerschaft wird LTG u. U. der Vorzug vor VPA zu geben sein, falls genügend Zeit für eine adäquate langsame Aufdosierung vorhanden ist. Falls Interaktionen mit CBZ, VPA oder anderen differierten Substanzen vermieden werden müssen und eine schnelle Aufdosierung erforderlich ist, kommen z. B. bei fokalen Epilepsien VGB oder GBP in Betracht. TPM hat bei schwer behandelbaren Patienten mit fokalen und generalisierten Anfällen eine relativ hohe Effektivität in der Add-on-Therapie erzielt (langsame Aufdosierung!). TPM sollte aufgrund der tierexperimentell nachweisbaren Teratogenität bei Frauen im gebärfähigen Alter, die keinen ausreichenden antikonzeptionellen Schutz nutzen, vermieden werden. Die Rolle der neuen Antiepileptika unterliegt aufgrund der ständig zunehmenden Erfahrungen bei verschiedenen epileptischen Syndromen einer fortlaufenden Modifikation (Sander 1998). Die medizinischen Indikatoren für die Medikamentenwahl lassen sich wie oben dargestellt individuell nach mehreren Kriterien definieren, die sich aus den Stärken und Schwächen des jeweiligen Substanzprofils für den vorliegenden Patienten ergeben (Tab. **35**).

14.2.2 Initiale Verabreichungs- und Dosierungsstrategie

Antiepileptika wurden früher überwiegend in einer Drei- bis Fünfmalgabe/d verabreicht. Dies ist nicht nötig. Die Dosis wird einschleichend stufenweise in Monotherapie aufgebaut. In vielen Fällen genügt bei Erwachsenen eine Zweimalgabe (morgens und abends) (Blankenhorn et al. 1987, Stenzel 1987b) oder sogar eine Einmalgabe/d (abends). Dieses gilt auch für die in dem deutschsprachigen Raum am häufigsten verabreichten Präparate VPA (Stefan et al. 1986) und CBZ retard (Stefan et al. 1988). Reicht die mittlere Dosierung von 600 mg CBZ retard (bzw. 10 mg/kg Körpergewicht) nicht zur Anfallsunterdrückung, muß individuell, je nach dem Vorliegen von Nebenwirkungen und Serumspiegel entschieden werden, ob für das weitere Vorgehen eine höhere Dosis bei abendlicher Einmalgabe oder eine Mehrfachgabe pro Tag gewählt wird.

Bei VPA-Therapie von Absencen und generalisierten Aufwach-Grand-mal-Anfällen werden Dosierungen von 20 mg pro kg Körpergewicht bei Erwachsenen in der Regel ohne Nebenwirkungen vertragen. Auch hier muß bei unzureichendem Effekt individuell entschieden werden, ob eine Höherdosierung in Form der Einmalgabe in Dosierungsschritten von 150 mg toleriert wird oder eine Verteilung auf mehrere Gaben erfolgen muß. In den meisten Fällen ist bei den genannten Dosierungen zunächst eine höhere Dosierung in kleinen Schritten ohne Auftreten von Nebenwirkungen möglich. Treten Nebenwirkungen auf, die vom Patienten nicht toleriert werden, oder sind die Anfälle nicht ausreichend unterdrückt, müssen die Medikamente auf zwei Gaben pro Tag verteilt werden, um eine Chance zur weiteren Dosissteigerung zu erhalten.

Die Therapiestrategie bei Langzeit-Behandlung sollte berücksichtigen, daß das Vorgehen für den Patienten möglichst einfach und in Dosis- und Applikationsform individuell adaptiert ist. Erst wenn mit der Einmalgabe kein ausreichender Effekt zu erzielen ist und auch die Mehrfachgabe eines Medikamentes in Monotherapie von z.B. CBZ oder PHT ebenfalls nicht hinreichend wirksam ist, wird eine Kombinationstherapie zweier sich vom Wirkungsmechanismus komplementär verhaltender Antiepileptika angestrebt (z.B. CBZ und VPA). Bei Kombinationstherapie kann gelegentlich ein Wechsel von Retard- zu Standard-CBZ oder OXC zweckmäßig sein, um höhere Serumkonzentrationen zu erreichen (Tab. **37** u. Abb. **83b**).

Tabelle 37 Kontraindikationen für Antiepileptika

1. Hepato-, Pankreatopathie, hierdurch Todesfälle in der Familie	VPA, FBM
2. Hämorrhagische Diathese	VPA, FBM
3. Myasthenie, akutes Engwinkelglaukom, Abhängigkeit*	Benzodiazepine*, PHT
4. Hepatische Porphyrie	Pb, Pr, PHT, CBZ, VPA, FBM
5. AV-Block	CBZ, parenteral PHT
6. Progressive Myoklonus-Epilepsie, hyperosmolare, nicht-ketoazetotisches Syndrom	PHT
7. Psychoseanamnese bzw. Gefährdung	Etho, VGB
8. Primär generalisierte idiopathische Absence-Epilepsie	PHT, CBZ VGB, TGB, GBP

14.2.3 Pharmakokinetik

Damit das verabreichte Medikament seine antiepileptische Wirkung am Neuron oder im Bereich der Synapsen entfalten kann, muß es bei oraler Gabe über den Darm resorbiert und dann über das Blut und die Leber im Organismus verteilt werden. Das Ausmaß der Resorptionen entscheidet zunächst einmal über die Höhe der Plasma-Konzentration. Die Konzentration der Antiepileptika im Gehirn steht im Wesentlichen mit dem nicht-eiweißgebundenen Anteil eines Medikamentes im Gleichgewicht, da nur dieser Anteil die Blut-Hirn-Schranke passieren kann. Für die Verteilung der Antiepileptika vom Blut zum Gehirn kommt daher dem freien, nicht-plasmaeiweißgebundenen Anteil eine entscheidende Bedeutung zu. In der Leber erfolgt die Metabolisierung durch Enzyme und darauf die Ausscheidung durch die Niere oder den Darm. Durch Enzyminduktion oder kompetitive Enzymhemmung sowie Verdrängung aus der Eiweißbindung können zahlreiche Interaktionen von Antiepileptika auftreten, z.B. Intoxikationen bei VPA und PHT in Kombinationstherapie oder Intoxikation bis zum Koma bei Kombination von VPA mit Pb sowie Interaktionen mit anderen Medikamenten, wie z.B. Digoxin, Dikumarol, Kontrazeptiva, Antibiotika, Zytostatika etc. (Musch und Gugler 1981).

Die Verweildauer der einzelnen Antiepileptika im Organismus variiert erheblich. Die Halbwertszeiten der gebräuchlichsten Medikamente liegen zwischen Stunden und einigen Tagen (siehe Tab. **49** u. **52**). Die Kenntnis der Halbwertszeit ist

Antikonvulsiva – Kombination nach Wirkmechanismus

Typ A: Repetitive Entladung/NA, CA, K-Permeabilität: CBZ, PHT, LTG

Typ B: GABAerg: VPA, BENZO, Pb, Vigabatrin, Tiagabin

Typ C: NMDA-Rezeptor/Glutamat: NMDA-Antagonist, Losigamon, Dextromethorphan, Felbamat (Glycinbindung), Gabapentin; Lamotrigin

Typ D: T-Zell-Strom-Reduktion: Etho

Abb. 83 a Gruppen von Antiepileptika können schwerpunktsmäßig nach Wirkmechanismen geordnet werden. Obwohl dies in gewisser Weise eine Vereinfachung darstellt, ermöglicht es bessere Ansätze für rationale Therapiestrategien.

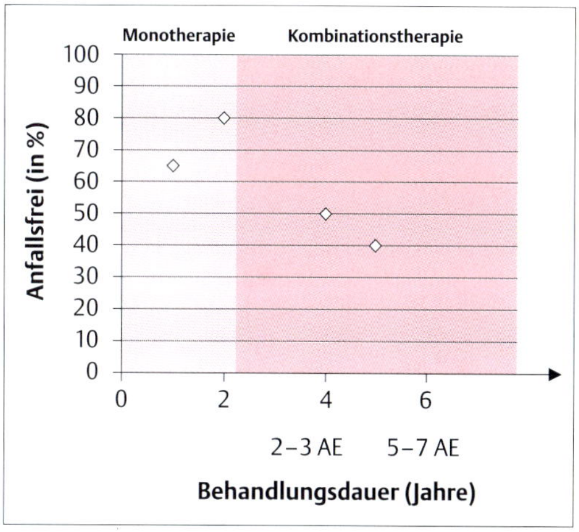

Abb. 83 b Schematisch vereinfachte Übersicht über den Anteil anfallsfreier Patienten im Verlauf einer Epilepsiebehandlung. Je nach vorliegendem epileptischen Syndrom (z. B. benigne Partialepilepsie oder katastrophale Epilepsie im Kindes- oder idiopathische bzw. symptomatische Epilepsie im Erwachsenenalter) ist der Verlauf unterschiedlich (AE = Antiepileptika).

für den behandelnden Arzt von Bedeutung, da bis zum Erreichen eines Gleichgewichtes (Steady state) zwischen Zufuhr und Ausscheidung eines Medikamentes etwa ein Zeitraum von 5 Halbwertszeiten des verabreichten Antiepileptikums vergeht (Frey 1981). Erst nachdem der Steady state erreicht ist, sind Aussagen zur Wirksamkeit und Blutspiegelhöhe sinnvoll. Wird ein Medikament vorübergehend abgesetzt, so sind zur Aufsättigung erneut 5 Halbwertszeiten erforderlich. Im Falle der VPA entfaltet sich die volle Wirkung gegen die Absencen oft erst Wochen nach Erreichen des steady state. Diese protrahierte Wirkung ist für die Therapieüberwachung wichtig, da auch nach Erreichen des Steady state noch abgewartet werden muß, ob evtl. noch bestehende Absencen nicht unter der gleichen Dosierung sondern erst ein bis zwei Monate nach Behandlungsbeginn sistieren. Treten weiterhin Absencen auf, ist eine Dosiserhöhung zweckmäßig (Rowan et al. 1979, Stefan et al. 1983).

14.2.4 Kontrollen

Aus den dargelegten Gründen sind Kontrollen des Behandlungsverlaufes vor Erreichen des Steady state nicht sinnvoll. Zu Beginn der Behandlung sind 14tägige Kontrollen (bei langer Halbwertszeit, wie z. B. bei PHT oder Barbituraten, einmonatige Kontrollen) und im späteren Behandlungsverlauf vierteljährliche Kontrollen zweckmäßig. Die Kontrolluntersuchungen schließen mit ein:

- die Bestimmung der Anfallsfrequenz (Anfallskalender!)
- fremdanamnestische Angaben
- die Ausprägung der Anfälle
- körperliche und psychische Befunde
- EEG- und laborchemische Werte (z. B. Blutbild, Leberwerte, Blutspiegelbestimmungen und je nach verwendetem Antiepileptikum auch zusätzlich andere Untersuchungen, wie Gerinnungsstatus, Ammoniak und Amylase bei VPA-Therapie).

Bei den Kontrolluntersuchungen muß das Vorliegen unvorhersehbarer Nebenwirkungen überprüft werden. Diese reichen von psychischen Veränderungen, gastrointestinalen Beschwerden und Schwindelerscheinungen bis zu selten vorkommenden lebensgefährlichen Komplikationen, wie z. B. Blutbildveränderungen (Agranulozytose besonders bei FBM, CBZ und Etho, öfter als bei Pb und Barbituraten) und allergischen Hautreaktionen oder Hepatopathien (besonders bei PHT, CBZ, LTG und Pb). Initiale, vorübergehende Leukopenien treten besonders bei CBZ, PHT, Etho, Pb und gelegentlich bei akuter Diazepam-Therapie auf; allergische Reaktionen finden sich besonders bei CBZ, LTG und PHT, seltener bei VPA, Benzodiazepinen und Barbituraten. Eine ausführliche Auflistung wichtiger Nebenwirkungen ist in Tab. **38** zusammengefaßt. Neben den möglichen somatischen Nebenwirkungen ist zu beachten, ob Patienten Anzeichen einer sekundären Neurotisierung aufweisen, die durch psychosoziale Reaktionen, überprotektive Angehörige oder andere Faktoren, welche die Persönlichkeitsentfaltung beeinträchtigen, entstehen kann. Eine Epilepsietherapie schließt daher stets die Beachtung psychosozialer Reaktionen ein.

Hier schafft ein langfristiges Vertrauensverhältnis zu einer ärztlichen Bezugsperson die Grundlage für Beratungen in biographischen Krisensituationen, die im Verlauf der Behandlung der Patienten mit Epilepsie gehäuft auftreten.

Die Möglichkeit, die Antiepileptika-Blutspiegel, die klinisch hinreichend der zerebralen Konzentration entsprechen, zu bestimmen, kann bei der Therapie-Überwachung hilfreich sein. Es ergeben sich jedoch nicht selten daraus auch Fehlschlüsse (Penin 1978b). Der sogenannte „therapeutische Bereich" stellt eine statistische Größe dar, die auf Angaben über die Wirkung bei großen Patientenkollektiven oder möglichen Nebenwirkungen an diesen zutrifft. Unterhalb dieses Bereiches werden die meisten Patienten nicht anfallsfrei und bei Konzentration oberhalb des angegebenen Maximalwertes treten bei den meisten Patienten Nebenwirkungen auf. Die oberen und unteren Grenzwerte des therapeutischen Bereiches geben lediglich Richtlinien für die Therapie-Überwachung. Liegt der Anteil z.B. im mittleren therapeutischen Bereich, ohne daß der Patient anfallsfrei ist, so bedeutet dies nicht zwangsläufig, daß das Pharmakon nicht ausreichend wirkt, sondern es muß eine weitere Erhöhung der Dosierung erfolgen, falls keine Intoxikationserscheinungen auftreten. Es können durchaus Konzentrationen oberhalb des sog. therapeutischen Bereiches unter engmaschiger Kontrolle des Befindens toleriert werden.

14.2.5 Ersteinstellungsdosis – Langzeitdosis

Bei der erstmaligen Behandlung mit Antiepileptika ist eine Dosis anzustreben, die bereits ohne Nebenwirkungen zur Anfallskontrolle führt und ein minimales Risiko für eine chronische Toxizität aufweist. Die Ersteinstellungsdosis wird durch eine individuelle Titration festgelegt. Die Medikamentendosis wird in kleinen Dosierungsschritten allmählich erhöht und unter der Ersteinstellungsdosis schließlich der Verlauf abgewartet. Die Initialdosis ist niedrig zu halten, um unnötige Nebenwirkungen bei der Ersteinstellung zu verhindern, die beim Patienten eine Abwehr gegen die gesamte Behandlung bewirken. Falls infolge zu hoher Initialdosis Nebenwirkungen auftreten, wird der Patient u.U. noncompliant und weist weitere Anfälle auf, die unter der falschen Annahme regelmäßiger Medikamenteneinnahme zu einer weiteren Dosiserhöhung führen. Falls keine weiteren Anfälle mehr auftreten, ist keine Erhöhung dieser Dosis erforderlich. Bei Erwachsenen kann z.B. bei einer Ersteinstellung mit CBZ-Monotherapie in vielen Fällen mit 600 mg/d ein ausreichender Effekt erzielt werden. Bei VPA beträgt die Ersteinstellungsdosis 15–20 mg/kg Körpergewicht (1000–1500 mg). Aufgrund des unterschiedlichen Metabolismus ist die Ersteinstellungsdosis bei Kleinkindern wesentlich höher als bei Erwachsenen. Diese Dosierung genügt bei vielen Patienten mit leichter verlaufenden Epilepsieformen (Tab. **39**).

Bei schweren Epilepsieformen muß die Dosierung häufig höher gewählt werden. Hieraus resultieren die höheren Angaben für die Behandlung z.B. mit CBZ um 1200 mg/d. Falls die Ersteinstellungsdosierung zu keinem ausreichenden Effekt führt, muß die Dosis erhöht werden, und zwar bei Erstbehandlung in Form einer Monotherapie, bis Nebenwirkungen auftreten. Bei der Therapieüberwachung müssen sowohl der Effekt auf die Anfälle als auch Nebenwirkungen zunächst durch die ärztliche Untersuchung erfaßt werden. Für die Beurteilung der Effektivität kommen neben der Reduktion der Anfallsfrequenz auch Veränderungen der Anfallsdauer, Schwere und Struktur, Bedeutung zu. Bei der Interpretation der Therapieeffekte kann das „Kern-Schalen-Modell" helfen. Ein Ausbleiben der tonisch-klonischen Schalen-Anfallssymptomatik deutet auf eine Inhibition der Propagation hin. Häufig betrifft die erreichte Verbesserung die Anfallsdauer oder postiktuale Umdämmerung, Todol-Parese bzw.

Tabelle 38 Nebenwirkungen von Medikamenten auf Organsysteme, modifiziert nach Meinardi und Stoel (1974), Schmidt (1981) und Shorvon und Stefan (1997)

Nebenwirkungen	Medikamente
Zentrales Nervensystem	
Ataxie	Azetazolamid, CBZ, Chlordiazepoxid, Clonazepam, Diazepam, Mephenytoin, Mesuximid, Nitrazepam, Pb, Phensuximid, PHT, Pr, Sultiam, VPA, LTG*, FBM, GBP, OXC
Zerebelläre Atrophie	PHT (?), Trimethadion (?)
Schwindel	Azetazolamid, CBZ, Chlordiazepoxid, Diazepam, Etho, Mephenytoin, Mesuximid, Nitrazepam, Pb, PHT, Pr, Trimethadion, VGB, LTG*, FBM, GBP, TGB, TPM, OXC
Müdigkeit	Azetazolamid, CBZ, Chlordiazepoxid, Clonazepam, Diazepam, Dipropylacetate, Etho, Mephenytoin, Mesuximid, Metetoin, Nitrazepam, Pb, Phensuximid, PHT, Pr, Sultiam, Trimethadion, VPA, VGB, LTG*, FBM, GBP, TPM, OXC, TGB
Dysarthrie	Mephenytoin, Nitrazepam, Pb, PHT, Pr, Sultiam
Epilepsie (Auslösung von Anfällen)	Clonazepam (tonische Anfälle), PHT (Absencefrequenz), Sultiam (löst Status epilepticus aus?), Trimethadion (löst generalisierte Konvulsionen aus), TGB, GBP, VGB (generalisierte Anfälle)
Extrapyramidale Hyperkinesen	PHT, Etho, Pb, Sultiam, CBZ, FBM, LTG (Gilles de la Tourette)
Kopfschmerz	Azetazolamid, CBZ, Chlordiazepoxid, Etho, Mesuximid, Nitrazepam, Phensuximid, PHT, Pr, Sultiam, Trimethadion, VPA, LTG*, FBM, OXC
Schluckauf	Mesuximid, Pb, Trimethadion
Hyperaktivität	Chlordiazepoxid, Diazepam, Pb, Pr, VGB
Schlafstörungen	Sultiam, VGB, FBM, GBP
Erregbarkeit	Azetazolamid, Clonazepam, Etho, Nitrazepam, Phensuximid, Sultiam, Trimethadion
Lethargie	Sultiam
Libido (abgenommen)	Chlordiazepoxid, Pb
Alpträume	Chlordiazepoxid
Nystagmus	CBZ, Mephenytoin, Pb, PHT, Pr, LTG*
Photophobie	Sultiam, Trimethadion
Psychiatrische Störungen, Depression	Azetazolamid, Sultiam, VGB, LTG*, TGB, TPM, Pb
Persönlichkeitsveränderungen	Mesuximid, Phenazemid, Pb (vorwiegend bei kleinen Kindern und älteren Menschen), PHT, Pr, Trimethadion, TGB
Psychosen	Chlordiazepoxid, Diazepam, Etho (mit Halluzinationen), Mephenytoin, Phenazemid, Pb, PHT, Pr, Sultiam, VGB
Ruhelosigkeit	Phensuximid, Pb, VGB
Sexuelle Impotenz	Pb, Pr, Sultiam
Sprachstörungen	CBZ, Pb, Pr
Tremor	CBZ, Dipropylacetat, PHT, VPA, LTG*, GBP
Schwindel	CBZ, Sultiam, Trimethadion; VGB, LTG*, FBM, GBP, TPM
Peripheres Nervensystem	
Akkommodationsstörungen	CBZ, Chlordiazepoxid, PHT, Sultiam, VGB, LTG*
Amblyopie	PHT, LTG*
Diplopie	CBZ, Mephytoin, Mesuximid, PHT, Pr, Trimethadion, VGB, LTG*
Myopie	Azetazolamid, CBZ, PHT, Sultiam
Ophthalmoplegie	PHT
Ptosis	Sultiam

* in Kombinationstherapie

Fortsetzung nächste Seite

Tabelle 38 Nebenwirkungen von Medikamenten auf Organsysteme, modifiziert nach Meinardi und Stoel (1974), Schmidt (1981) und Shorvon und Stefan (1997) *Fortsetzung*

Nebenwirkungen	Medikamente
Peripheres Nervensystem *(Fortsetzung)*	
Parästhesien	CBZ, VPA, PHT, TPM, Sultiam
Muskelentspannung	Chlordiazepoxid, Clonazepam, Diazepam, Nitrazepam
Muskelschmerz und Atrophie	Pb
Myasthena gravis	Trimethadion, PHT
Schmerzhafte Gaumen	Pr
Parasympatholytisch	Chlordiazepoxid
Periarteritis nodosa	Mephenytoin, PHT
Polyarthropathie	PHT, Trimethadion, Etho
Schulter-Hand-Syndrom	Pb
Systemischer Lupus	Etho, Mephenytoin, PHT, Trimethadion, CBZ
Gastrointestinale Störungen	
Abdominale Spannung	Azetazolamid
Abdominalschmerz	CBZ, Etho, PHT, Pr, Sultiam, Trimethadion, VPA, FBM
Anorexie	Azetazolamid, CBZ, Clonazepam, Dipropylazetat, Etho, Mesuximid, Phenazemid, Phensuximid, PHT, Pr, Sultiam
Appetit (gesteigert)	Chlordiazepoxid, VPA
Obstipation	Chlordiazepoxid, Clonazepam, Mephenytoin, Mesuximid, Nitrazepam, PHT, VGB
Diarrhö	CBZ, Chlordiazepoxid, Mesuximid, VPA, TGB
Dyspepsie	Etho
Übelkeit	CBZ, Dipropylacetat, Etho, Mephenytoin, Mesuximid, Phenazemid, Phensuximid, PHT, Pr, Sultiam, Trimethadion, VPA, LTG*, FBM
Toxische Schäden parenchymatöser Organe	
Erbrechen	Azetazolamid, CBZ, Dipropylazetat, Etho, Mephenytoin, Mesuximid, Phenazemid, Phensuximid, PH, Pr, Sultiam, Trimethadion, VPA, VGB, LTG*, FBM
Lebererkrankungen	Azetazolamid, CBZ, Chlordiazepoxid, Mephenytoin, Trimethadion, VPA, LTG*, PHT, FBM (TGB)
Pankreatitis	VPA, GBP
Epidermisreaktionen	
Alopezie	PHT, Pr, Trimethadion, VPA
Diaphoresis	Mesuximid
Ekzeme	Pb
Exfoliative Dermatitis	CBZ, Mephenytoin, Pb, PHT, Trimethadion
Hypertrichose	PHT
Pigmentierung der Haut (endokrine Störungen)	Mephenytoin, PHT
Ausschläge (manchmal morbilliform, manchmal scarlatiniform, purpurisch, urtikarial oder aknisch, erythematös)	Azetazolamid, CBZ (aktinisch), Chlordiazepoxid, Diazepam, Etho, Mesuximid, Mephenytoin, Phenazemid, Pb, Phensuximid, PHT, Pr, Sultiam, Trimethadion, VPA, LTG, OXC (selten)
Stevens-Johnson Syndrom (Erythema exsudativa multiforme)	Mephenytoin, Pb, PHT*,**, Trimethadion, CBZ*,**, Etho, Primidon, LTG*

* in Kombinationstherapie; ** cave Strahlentherapie

Fortsetzung nächste Seite

Tabelle 38 Nebenwirkungen von Medikamenten auf Organsysteme, modifiziert nach Meinardi und Stoel (1974), Schmidt (1981) und Shorvan und Stefan (1997) *Fortsetzung*

Nebenwirkungen	Medikamente
Respiratorische Störungen	
Zyanose	Azetazolamid, Diazepam
Dyspnoe	Azetazolamid, CBZ, Sultiam (Tachypnoe)
Toxische Schäden der Lunge	Pb
Kardiovaskuläre Störungen	
Angioneurotisches Ödem	Pr, Trimethadion
Bradykardie	CBZ
Kardialer Arrest	PHT (i. v.)
Ödem	CBZ, Pb, VPA
Hypertension	CBZ (diastolisch)
Hypotension	CBZ, Diazepam, Pb, PHT-Infusion bei Dopamintherapie
Myokardialer Schaden	PHT
Periorbitale Hyperämie	Mesuximid
Urogenitale Störungen	
Albuminurie	Mephytoin, PHT
Crystalurie	Azetazolamid, Sultiam
Enuresis	Azetazolamid
Hämatoporphyrinurie	PHT
Hämaturie	Phensuximid, PHT, Trimethadion
Nephrose	Azetazolamid, Metetoin, Trimethadion
Oligurie	CBZ
Pollakisurie	Phensuximid
Polyurie	Azetazolamid
Ovarien	PHT, VPA
Nierenstein	TPM
Blut	
Agranulozytose	Azetazolamid, CBZ, Chlordiazepoxid, Etho, Mephenytoin, Pb, PHT, Trimethadion, LTG*, FBM
Eosinophilie	CBZ, Etho, PHT, Trimethadion, FBM
Hämolytische Anämie	Phensuximid
Leukopenie	Azetazolamid, CBZ, Chlordiazepoxid, Etho, Mephenytoin, Nitrazepam, Phenazemid, Phensuximid, PHT, Pr, Sultiam, Trimethadion, VPA, GBP*, FBM
Megaloblastische Anämie	Mephenytoin, Pb, Phensuximid, PHT, Pr, LTG*
Panzytopenie	Azetazolamid, CBZ, Etho, Mephenytoin, PHT, Trimethadione
Thrombozytopenie	Azetazolamid, CBZ, Etho, Mephenytoin, PHT, Trimethadion, VPA, LTG*, FBM, TGB
Blutungsneigung	VPA (besonders bei Kombination mit Acetylsalicylsäure)
Endokrine Störungen	
Chloasma	Mephenytoin, PHT
Hydrokortisol Exkretion gesteigert	Pb, PHT
Insulinausschüttung	PHT (eingeschränkt), VPA (Hyperinsulinämie)

* in Kombinationstherapie

Fortsetzung nächste Seite

Tabelle 38 Nebenwirkungen von Medikamenten auf Organsysteme, modifiziert nach Meinardi und Stoel (1974), Schmidt (1981) und Shorvon und Stefan (1997) *Fortsetzung*

Nebenwirkungen	Medikamente
Verschiedenes	
Dupuytren, Kontraktur	Pb, Pr
Fieber	Azetazolamid, CBZ, Mephenytoin, Mesuximid, Phenazemid, Pb, PHT
Folsäuremangel	Pb, PHT, Pr, LTG*
Gingivahyperplasie	Mephenytoin, PHT
Hypersalivation	Clonazepam, Nitrazepam
Hypothyreoidismus	CBZ, Chlordiazepoxid, PHT
Hyperurikämie	Azetazolamid
Hyponatriämie	CBZ, OXC
Immunsuppression	Pb, PHT, Pr, Etho, CBZ
Lymphadenopathie (manchmal Simulation maligner Lymphome)	Mephenytoin, PHT, Trimethadion

* in Kombinationstherapie

Tabelle 39 Individuelle Gegebenheiten und im Krankheitsverlauf wechselnde Anfallstendenz erfordern für jeden Patienten eine individuelle Minimaldosierung

Individuelle Minimaldosierung
- Unterschiedliches Ansprechen von Epilepsien (leichte und schwere Verlaufsform)
- Unterschiedliches Ansprechen einzelner Patienten (Dosis-Wirkungs-Korrelation: Schwellenabhängigkeit – nicht schwellenmäßig)
- Unterschiedliche Stadien des Epilepsieverlaufes eines Patienten

→ Für jeden Patienten sollte die aktuell notwendige Dosis wiederholt ermittelt werden

Vorteile der Monotherapie
- Vermeidung toxischer Nebenwirkungen
- Verbesserte Compliance
- Keine Interaktionen
- Verringerung chronischer Toxizität
- Eindeutige Zuordnung einer evtl. auftretenden Nebenwirkung zu einer Substanz

postiktuale Amnesie, Aphasie. Schematisch vereinfacht sind mögliche Änderungen nach dem Kern(1)-Schalen(2, 3)-Modell in Abb. **84** während der Therapie dargestellt.

14.2.6 Mono-, Kombinationstherapie

Nach Schmidt (1983) konnten nur 13% der Patienten, die vorher mit einer Monotherapie ausdosiert waren und noch Anfälle aufwiesen, durch eine Kombinationstherapie erfolgreich behandelt werden. Der Prozentsatz von Patienten, die nach erfolgloser Monotherapie durch Kombinationstherapie anfallsfrei wurden, beträgt nach verschiedenen Studien 8–35% (Kramer 1997). Falls erst durch Zugabe eines zweiten Medikamentes Anfallsfreiheit erzielt werden kann, sollte dieses zweite Medikament ausdosiert und dann das erste abgesetzt werden. Änderungen sollten gleichzeitig nur bei einem Medikament erfolgen.

In einer Reihe von Fällen kann also eine Kombinationsbehandlung zweckmäßig sein. Hierbei gibt es günstige und weniger günstige Medikamentenzusammenstellungen. Feste Kombinationen in einem Mischpräparat sollten vermieden werden. Die Kombination von Antiepileptika der gleichen Wirkrichtung (CBZ und PHT oder VPA und Pb) ist meist wenig effektiv. Eine Kombinationstherapie aus CBZ und PHT kann aufgrund einer Enzyminduktion dazu führen, daß beide Substanzen nur niedrige Serum-Konzentrationen erreichen. In solchen Fällen sind Präparate mit guter Bioverfügbarkeit oder nicht retardierte Präparate zu empfehlen. In wenigen Fällen hat sich diese Kombination bei Epilepsie mit partiellen Anfällen dennoch als zweckmäßig erwiesen. Die Kombination von VPA und Pb oder Pr ist auf wenige Indikationen zu beschränken. Sie hat sich z.T. bei der Behandlung von generalisierten Epilepsien bewährt. Es ist dabei zu bedenken, daß VPA Pb aus der Metabolisierung verdrängt, so daß es zu einer sich meist langsam entwickeln-

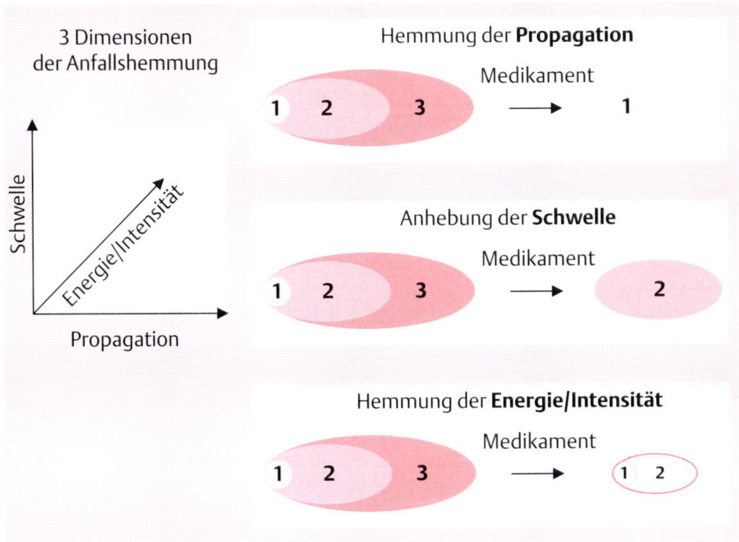

Abb. 84 Ergänzend zur Bestimmung der Anfallsfrequenz können Veränderungen der Anfallssymptome im Kern-Schalen-Modell zur Erfassung des Behandlungseffekts beitragen.

den Pb-Intoxikation kommen kann. Es muß daher nach einer ersten Einstellung eine Kontrolluntersuchung in den folgenden 4–6 Wochen erfolgen. Die Kombination von VPA und Etho hat sich bei schwereinstellbaren Absenceepilepsien bewährt. Bei Epilepsien mit generalisierten und fokalen Symptomen kann eine Kombination aus CBZ und VPA nach Durchführung einer Monotherapie zweckmäßig sein. Die Einführung neuerer Antiepileptika hat das Interesse für neue Kombinationen wieder gestärkt. Hierdurch eröffnen sich weitere Möglichkeiten:

1. Verstärkung der Wirkung auf verschiedene Anfallstypen,
2. supraadditive Wirkung der Kombination verschiedener Wirkmechanismen,
3. geringe negative oder gewünschte positive pharmakokinetische Interaktion.

Unter diesen Gesichtspunkten wurde in letzter Zeit besonders die Kombination VPA mit LTG, OXC oder anderen neuen Antiepileptika wie VGB, GBP, TPM, TGB eingesetzt. Die Möglichkeiten und Grenzen einer rationalen Polytherapie werden unter Einbezug der Ergebnisse der neurobiologischen Grundlagenforschung von Homan et al. (1996) eingehend interdisziplinär diskutiert.

14.2.7 Lebensführung

In Ergänzung zur medikamentösen Behandlung wirken regelmäßiger Schlaf-Wach-Rhythmus (Vermeidung von Schlafdefizit, vor allem bei Aufwachepilepsien), Abstinenz hochprozentigen Alkohols und die Vermeidung anfallsauslösender Faktoren wie:

- Streß
- Sonnenexposition
- unbehandelte Fieberzustände
- Hypoglykämie
- Überanstrengung (z. B. Fußballspielen)
- Hydratation (Trinken großer Flüssigkeitsmengen)
- Medikamente (Penicillin i. v., Drogen [z. B. Kokain], Chlorpromazin, trizyklische Antidepressiva, Kortisol, Insulin, Isoniazid, Phentanyl, Clozapin, Disulfiram, Amipaque, Aminophyllin i. v., Lidocain etc.)

anfallsunterdrückend.

Bei Gelegenheitsanfällen wird keine medikamentöse Behandlung durchgeführt, sondern eine Änderung der Lebensführung bzw. eine Vermeidung dieser auslösenden Faktoren angestrebt.

14.2.8 Risikofaktoren

Für die Entwicklung einer Epilepsie sind nach Elwes et al. (1984) familiäre Disposition, Fieberkrämpfe, ein pathologischer neurologischer Befund und spezifische epileptische Potentiale im EEG wichtige Indikatoren. Bei 70% dieser Risikopatienten entwickelt sich nach 3 Jahren eine Epilepsie. Hauser et al. (1982) beobachteten bei 30% der Patienten mit Gelegenheitsanfällen in den nächsten 3 Jahren einen erneuten Anfall. Meistens trat dieser Anfall innerhalb der ersten 6 Monate nach dem ersten Anfall auf. Hoppkins et al. (1988) stellten fest, daß die Patienten zwischen 24 h und 9 h gehäuft Anfälle aufwiesen. Andere Risikofaktoren waren Alter unter 50 Jahren und Spike-wave-Komplexe sowie fokale EEG-Veränderungen (siehe auch Arbeiten von Hauser et al. 1982 und Annegers et al. 1986). Bei einem Patienten mit den aufgeführten Risikofaktoren kann in Abhängigkeit von der sozialen Situation und bei Notwendigkeit der Steuerung eines Kraftfahrzeuges im Straßenverkehr eine Behandlung auch bereits nach einem ersten Grand-mal-Anfall erwogen werden.

Ist die Indikation zur Langzeit-Therapie gestellt, so wird bei gleicher Effektivität von Antiepileptika für bestimmte Zielgruppen die Art der möglichen Nebenwirkungen bestimmend sein. Häufig wird CBZ dem PHT vorgezogen, da hier die kosmetischen Nebenwirkungen (Gingivahyperplasie, Hypertrichose) sowie mögliche Kleinhirnatrophien bei Intoxikationen nicht zu beobachten sind und CBZ auch eine positive psychotrope Wirkung aufweist. Während sich Konzentrations- und Leistungsfähigkeit unter CBZ verbessern, verschlechtern sich diese Leistungen unter einer Therapie mit PHT eher (Trimble 1988). Die antiepileptische Wirkung von VPA und Pb kann bei Patienten mit generalisierten Epilepsien (Absencen und Grand mal) als etwa gleichwertig angesehen werden.

Der VPA wird aufgrund ihrer relativ positiven psychotropen Wirkung heute vielfach der Vorzug gegeben. Als Nebenwirkung der VPA kann ein passagerer Haarausfall auftreten, dem durch Einnahme von Pantovigar begegnet werden kann. Der dosisabhängige Tremor kann mit Betablokkern behandelt werden. Die im Erwachsenenalter vereinzelt auftretenden Pankreatiden sind nach dem Absetzen der VPA reversibel. Die toxischen Leberkomata unter dem klinischen Verlaufsbild eines Reye-ähnlichen Syndroms treten insbesondere im Kindesalter (besonders bei multimorbiden Kindern) unter Polytherapie auf. Sie manifestieren sich in der Regel in den ersten 6 Monaten der Therapie und führen bei ihrem Auftreten trotz Absetzen der Behandlung zum Tode. Im Erwachsenenalter werden nur sehr wenige Todesfälle berichtet. Es besteht hierbei eine Polytherapie mehrerer Antiepileptika. Todesfälle im Rahmen einer VPA-Monotherapie bei Patienten, die älter als 10 Jahre sind, sind bisher nicht beobachtet worden.

Trotz dieser seltenen und gravierenden Nebenwirkungen gilt die VPA im Erwachsenenalter weiterhin als Mittel der 1. Wahl bei der Behandlung generalisierter Anfälle (Absencen und Grand mal), doch sollte die Auswahl der Patienten kritisch erfolgen. Patienten, die selbst an einer Leber- oder Pankreaserkrankung leiden oder in deren Familie solche Erkrankungen gehäuft auftraten, sollten nicht mit VPA behandelt werden. In den ersten sechs Monaten der Therapie sollte einmal monatlich eine Kontrolluntersuchung der Laborwerte erfolgen. Wichtig sind vor allem die klinischen Erstsymptome mit unklaren Abdominalbeschwerden, Abneigung gegen die Einnahme der Medikation und Zunahme der Anfallsfrequenz! Daher sind klinische Verlaufskontrollen in den ersten 6 Monaten der Behandlung, in engeren Abständen (einmal pro Monat) erforderlich.

14.2.9 Laborkontrollen

Vor Behandlungsbeginn muß neben der allgemeinkörperlichen und neurologischen Untersuchung ein Laborausgangsstatus (Blutbild, SGOT, SGPT, Gamma-GT, Thrombozyten, Elektrolyte, Blutzucker und Kreatinin) erhoben werden. Bei geplanter VPA-Therapie werden zusätzlich die Prothrombinzeit, Fibrinogen, Alpha-Amylase, Lipase, Bilirubin und Gesamteiweiß untersucht. Klinische Verlaufs- und Laborkontrollen sollten 2 und 4 Wochen nach Behandlungsbeginn erfolgen, danach in Monatsabständen und nach weiteren 6 Monaten halbjährlich (Tab. **40**). Bei Kindern (< 14 Jahre) werden Laborkontrollen unter VPA-Therapie nach 1, 3, 5, 7 und 9 Behandlungswochen empfohlen (danach alle 3 Wochen bis zum 6. Monat). Neue Konsensusempfehlungen (König et al. 1998, s. S. 198) relativieren den Wert häufiger Laborkontrollen. Bei ca. 90% der mit Antiepileptika behandelten Patienten sind die Gamma-GT-Werte als Ausdruck einer Enzyminduktion erhöht. Solange nicht auch SGOT und SGPT erhöht sind, ergeben sich keine therapeutischen Konsequenzen. Falls die Transaminasen um das Zwei- bis Dreifache erhöht sind, ist eine internistische Unter-

Tabelle 40 Wichtige Kriterien zur Therapie-Überwachung

Anfallsfrequenz, Ausprägung (Dauer, Schwere)? Neurologische, psychische und andere Symptome?	
	Vigilanz
	Konzentrative Störung Mnestische Störung Affektive Störung Potenz Soziale Integration
	Gingivahyperplasie Akne Dermatitis Alopezie Hypertrichose Dupuytren, frozen shoulder Gastrointestinal Hypothyreose
	Cerebelläre Symptome Polyneuropathische Symptome Extrapyramidale Symptome Myasthenische Symptome Gesichtsfeld
EEG:	AV, unspezifischer Herd, spezifische Aktivität?
Labor:	Blutbild Leberenzyme Alkalische Phosphatase Nierenfunktion Elektrolyte Gerinnung (bei VPA-Therapie vor OP) Folsäure (cerebelläre-psychische Störung) Vitamin (Blutstörung)

suchung wegen Hepatopathie erforderlich. Unter Umständen muß nach einer Dosisreduktion bei weiterhin erhöhter Transaminase das Medikament allmählich abgesetzt werden.

Eine Erhöhung der alkalischen Phosphatase ist bei 25% (Schmidt 1988) als Indikator für die Entstehung einer Osteomalazie oder Rachitis vorhanden. Bei Rachitis finden sich im Kindes- und Jugendalter bei ca. 20% Hyperkalziämie, Erniedrigung der Konzentration des Serumphosphates sowie erniedrigte 25-Hydroxie-Vitamin-D-Werte und Erhöhungen der alkalischen Phosphatase und des Parathormons. Klinische Symptome der Osteomalazie im Rahmen einer Antiepileptika-Therapie (meist hochdosierte Polytherapie) bestehen aus Muskel- und Skelettschmerzen, Frakturen und Schwäche. Osteomalazien wurden unter der Behandlung mit PHT, Pr, Pb, CBZ und Oxazolidinen beobachtet, jedoch nicht unter Etho und VPA (Schmidt 1984). Der Vitamin-D-Mangel wird als Folge einer Enzyminduktion durch die Antiepileptika erklärt. Laborkontrollen sollten einmal pro Jahr erfolgen (alkalische Phosphatase, Serum, Kalzium und Phosphat). Bei normalen Leberwerten, aber erhöhter alkalischer Phosphatase und erniedrigtem Serum-Kalzium, ist eine Prophylaxe mit Vitamin D_3 (10–40 mg/d) möglich. Bei manifester Malazie oder Rachitis kann eine dreimonatige Behandlung mit 10000 i.E. Vitamin D_3/d und anschließender Erhaltungsdosis von 1000 i.E. Vitamin D_3/Woche zur Normalisierung der Werte führen. Die Dosierungsrichtlinien sind uneinheitlich.

Thyroxin (T4) und freies Thyroxin (fT4) können erniedrigt sein, ohne daß eine Behandlungsindikation abzuleiten ist. Erst wenn eine Hypothyreose mit erhöhten TRH-Test, TSH und TSH RIA nachgewiesen wird, ist eine Behandlung erforderlich. Bei einer Leukopenie (< 3500–3000 bei Granulozyten < 1000 und einem Abfall der Retikulozyten < 0,3%) oder einer Thrombozytopenie (< 80000) ist eine Reduktion der Antiepileptika-Dosis erforderlich. Bei der Ersteinstellung mit CBZ und Etho kann u.U. nur vorübergehend eine Leukopenie vorliegen. In diesen Fällen kann bei regelmäßigen, engmaschigen Blutbildkontrollen abgewartet werden. Blutbildkontrollen sollten zu Beginn einer Behandlung mindestens monatlich und nach dem 6. Monat halbjährlich erfolgen (Schmidt und Seldon 1982).

14.2.10 Amylase und Gerinnungssystem

Selten tritt eine Pankreatitis unter VPA-Therapie und dann meistens in den ersten 6 Behandlungsmonaten auf. Amylase- und Lipasebestimmungen sollten bei suspekten Beschwerden erfolgen. Vor und zu Beginn einer VPA-Therapie sollte ein Gerinnungsstatus durchgeführt werden, ebenso vor Operationen oder bei Blutungen. Extrem selten kann eine Pankreatitis Schmerzen im Leisten-Oberschenkelbereich auslösen.

14.2.11 Blutspiegelkontrollen

Die wichtigsten Indikationen für Serum-Konzentrationsmessungen der Antiepileptika (Fröscher et al. 1980, Schmidt 1984) sind:

- Verdacht einer Intoxikation
- schwer einstellbare Anfälle
- Schwangerschaft
- Begleitkrankheiten (Hepato-, Nephropathie; Hypalbuminämie, Malabsorptionssyndrom)

Tabelle 41 Fehlermöglichkeiten bei der Blutspiegelinterpretation

Fehlermöglichkeiten bei BSP-Interpretation
- Zeitlich nicht standardisierte Medikamenteneinnahme und Blutentnahme. Bei abendlicher 1 ×-Gabe 20.00 Uhr VPA oder CBZ-R-Blutentnahme morgens 8.00 – 9.00 Uhr zu empfehlen, bei 2 ×-Gabe morgens und abends) Blutentnahme vor morgendlicher Einnahme 8.00 – 9.00 Uhr; bei Intoxikationserscheinungen zum Zeitpunkt der Symptome
- Steady state abwarten
- Falsche Interpretation
- PHT-Verdrängung aus Eiweißbildung durch VPA, Diazoxid, Salizylsäure, Phenylbutazon, Hepato-Nephropathie → Minderung der Serumkonzentration; nicht eiweißgebundene Konzentration ist wirksam
- „Therapeutischer Bereich": korrelationsstatistische Aussage zur Wirksamkeit und Toleranz, besser verstanden als „therapeutisches Fenster"

- Ausgangswert zur individuellen Einstellung, vor allem bei Kombinationstherapie und Altersepilepsie.

Dosisreserven können mit Hilfe von Blutspiegelmessungen abgeschätzt werden. Die notwendigen Aufsättigungszeiten für das Erreichen des steady state eines Antiepileptikums müssen dabei unbedingt berücksichtigt werden. In der Regel ist die fünffache Halbwertszeit eines Antiepileptikums erforderlich, bis der steady state erzielt wird (Tab. **41**). Erst dann sind Blutspiegelmessungen im Hinblick auf die Erfassung eines „therapeutischen Bereiches" sinnvoll. Serum-Konzentrationsmessungen liefern aufgrund korrelationsstatistischer Analysen an Patientenkollektiven mit Epilepsien Anhaltspunkte für den sog. „therapeutischen Bereich". Der obere Wert des sog. „therapeutischen Bereiches" gibt an, ab wann statistisch mit der Wahrscheinlichkeit des Auftretens von Überdosierungserscheinungen zu rechnen ist. Der untere Wert des therapeutischen Bereiches liefert Hinweise, ab wann mit einer Unterdrückung der Anfallsaktivität zu rechnen ist. Diese Aussagen stellen lediglich grobe statistische Richtwerte dar. Unterhalb des Bereiches werden die meisten Patienten nicht anfallsfrei. Bei Konzentrationen oberhalb des Maximalwertes treten bei den meisten Patienten Nebenwirkungen auf. Liegt der Antiepileptika-Blutspiegel z.B. im mittleren „therapeutischen Bereich", ohne daß der Patient anfallsfrei ist, so bedeutet dies nicht zwangsläufig, daß das Pharmakon nicht ausreichend wirkt, sondern muß zu einer Dosiserhöhung führen, falls keine Intoxikationserscheinungen bestehen. Bei individueller Toleranz und damit zu erzielender nebenwirkungsfreier Anfallsunterdrückung können auch Konzentrationen oberhalb des „therapeutischen Bereiches" unter engmaschiger Kontrolle des Befindens toleriert werden. Auf der anderen Seite muß bei Anfallsfreiheit ein Antiepileptika-Blutspiegel, der unterhalb des „therapeutischen Bereiches" liegt, nicht unbedingt zu einer Dosissteigerung veranlassen. Wie von Woo et al. (1988) gezeigt, führt ein Anheben der Serumkonzentration in den „therapeutischen Bereich" bei solchen Patienten nicht zu einer Verbesserung der Prognose bzgl. des Anfallsrezidivs, wohl aber zu einer vermehrten Manifestation von Nebenwirkungen.

Es können schließlich individuell verschieden auch bei Konzentrationen der Antiepileptika innerhalb des „therapeutischen Bereiches" Intoxikationen auftreten. Die Serum-Konzentrationsmessungen sind daher lediglich Richtwerte, welche ergänzend zu den klinischen Symptomen und Befunden sowie den anamnestischen Angaben des Patienten im Hinblick auf Anfallsunterdrückung und Nebenwirkungen benutzt werden können. Einzelne Blutspiegelmessungen morgens erlauben keine verbindlichen Aussagen zum „therapeutischen Bereich", da im 24-h-Rhythmus, je nach Antiepileptikum, mehr oder weniger starke Schwankungen auftreten. Eine Messung von mehreren Blutspiegeln pro Tag, z.B. zum Zeitpunkt eines wahrscheinlichen Minimums oder zum Zeitpunkt eines Maximums sowie eines Wertes, der eng mit dem Maximum korreliert (siehe CBZ- und VPA-Monotherapie), kann die Erfassung der Schwankungen verbessern. Blutspiegelmessungen dürfen jedoch nicht überbewertet und nur im Zusammenhang mit der Klinik interpretiert werden. Sie sind zwar hilfreich bei der Therapiesteuerung im Sinne eines „therapeutischen Orientierungs-Fensters", ersetzen jedoch nicht die klinische Bewertung.

Da die nicht eiweißgebundenen Antiepileptika-Anteile den zerebral wirksamen Komponenten entsprechen, können bei Messung der Gesamtkonzentration (Gesamtkonzentration = nicht eiweißgebundenes freies und proteingebundenes Antiepileptikum) Fehlinterpretationen entstehen. Bei Kombinationstherapie (z. B. von VPA und PHT) kann PHT aus der Eiweißbindung verdrängt werden. Bei Intoxikationen und normaler Gesamtkonzentration von PHT ermöglichen dann nur die Messungen der freien Anteile von PHT den

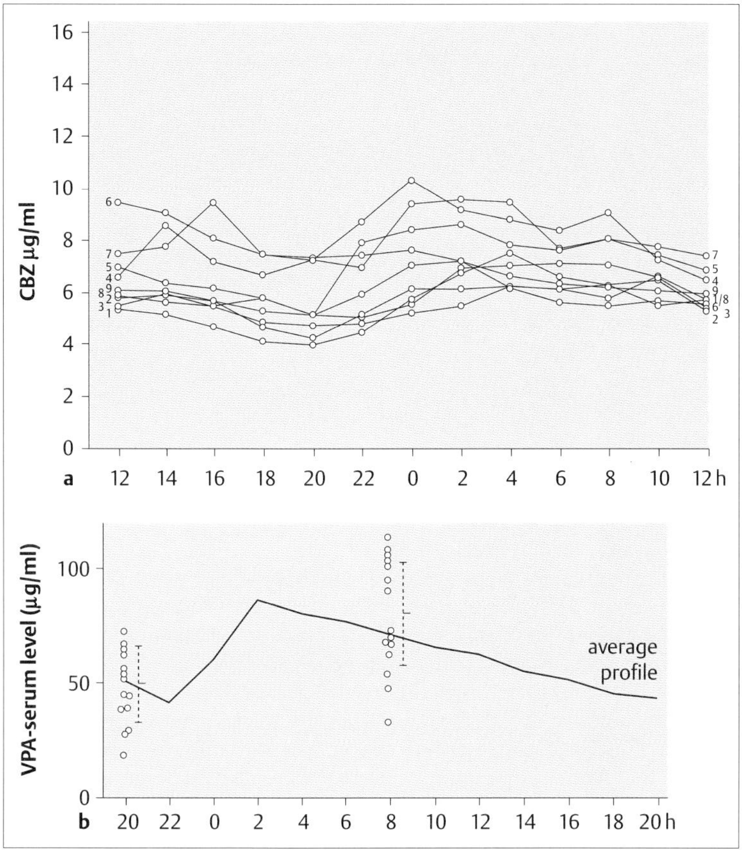

Abb. 85 **a** CBZ-Serumspiegel im 24-h-Profil bei 9 Patienten während abendlicher Einmalgabe (20.00 h) von CBZ retard. Die Serumkonzentrationen liegen im „therapeutischen Bereich". Der 8-h-Morgenwert liefert wichtige Hinweise auf das Maximum in 24 h, welches häufig ca. 10 – 15 % höher als der 8-h-Morgenwert sein kann. Der 17-h-Wert liefert wichtige Hinweise auf das 24-h-Minimum bei Monotherapie.
b Abendliche Einmalgabe von VPA (20.00 h) Mittelwert der 24-h-Profile der Serumkonzentrationen von 15 Patienten. Die Streuung der 8-h- und 20-h-Abendwerte ist durch Kreise angegeben. Das Maximum der Serumkonzentration wird meistens zwischen 12.00 h und 4.00 h nachts erreicht. Bei Verwendung niedriger bis mittlerer Dosen liegen die Werte im 24-h-Profil meistens im sog. therapeutischen Bereich.

Nachweis erhöhter Serumkonzentrationen. Der Pb-Spiegel kann unter der Kombination mit einer VPA-Therapie ansteigen und zu schweren Intoxikationen bis zum Koma führen. Bei Leber- oder Nierenerkrankungen kann die Bestimmung des freien Anteils erforderlich werden.

Blutspiegel-Messungen sind besonders zum Zeitpunkt des Auftretens von Nebenwirkungen und in zeitlicher Nähe des Auftretens von Anfällen informativ. Daher sind Blutspiegelmessungen auch zum Erkennen und Vermeiden psychopathologischer Syndrome und besseren Beurteilbarkeit unklarer Verstimmungen sowie der Therapie epileptischer Psychosen von Bedeutung (Diehl 1985). Der Zeitpunkt der Blutentnahme richtet sich in der Routine-Diagnostik nach dem Verabreichungsschema (z. B. morgens vor Tabletteneinnahme) oder bei Ein- bis Zweimalgabe nach den erwarteten Serum-Konzentrationsmaxima bzw. -minima (siehe dort). Bei Mesuximidbehandlung ist die Serum-Konzentrationsbestimmung von N-Desmethylsuximid erforderlich.

Bei abendlicher Einmalgabe-Therapie von VPA oder CBZ retard (20 – 21 h) eignet sich am besten eine morgendliche (8 – 10 h) Spiegelbestimmung, um das Profilmaximum innerhalb von 24 h abzuschätzen (Abb. **85**). Die Minima korrelieren am engsten mit den 20-h-Werten (Stefan et al. 1986, Stefan et al. 1988 b). Bei abendlicher Einmalgabe von VPA liegt der 8-h-Wert häufig um 60 – 80 µg/ml. Bei abendlicher Einmalgabe von CBZ retard (Monotherapie) liefert der 8 – 10-h-Morgenblutspiegel ebenfalls wichtige Hinweise auf das 24 h-Profilmaximum, welches bei der abendlichen Einmalgabe (Monotherapie) häufig in der Nacht und in den Vormittagsstunden liegt und nach unseren Erfahrungen im Durchschnitt um 10 % von dem morgendlichen 8-h-Wert abweicht. 24-h-Serum-Konzentrationsmessungen unter Monotherapien haben gezeigt, daß sowohl bei VPA als auch bei CBZ in den Nachmittags- oder Nachtstunden, je nach Applikationsform, auch bei mehrfacher Verabreichung pro Tag die Werte für den therapeutischen Bereich, welcher in der Literatur angegeben wird, häufig überschritten wird. Da in der Regel zu diesen Tages- und Nachtzeiten keine Blutspiegel-Messungen durchgeführt wurden, blieb diese Tatsache lange unbekannt. Die in der Literatur angegebenen therapeutischen Bereiche beziehen sich nicht auf 24-h-Profile, sondern in der Regel auf Routine-Blutspiegelmessungen. Insofern hat jedes Labor eine individuelle Standardisierung der klinischen Bedingungen zur Entnahme und Tageszeit im Hinblick auf die bevorzugte medikamentöse Therapieform durchzuführen. Bei standardisierten Applikationsschemata von Monotherapien sind 2 Blutspiegelmessungen innerhalb 24 h zur Abschätzung des Maximums und Minimums sinnvoll. Es ist routinemäßig erforderlich, PHT-Serumkonzentrationen zu messen. Es gibt keine Evidenz dafür, routinemäßig Serumkonzentrationen von BZD, GBP, LTG, TPM, TGB und VGB zu messen.

Tabelle 42 Arzneimittelname und Darreichungsform von Carbamazepin

Arzneimittelname	Darreichungsform	
Tegretal	Tabletten Saft 5 ml =	200 mg 100 mg
Tegretal retard	Tabletten Tabletten	200 mg 400 mg
Sirtal	Tabletten	200 mg
Sirtal retard	Tabletten	400 mg
Timonil	Tabletten Saft 5 ml =	200 mg 100 mg
Timonil retard	Tabletten	150, 300, 400, 600 mg
Fokalepsin	Tabletten	200 mg
Finlepsin retard	Tabletten Tabletten	200 mg 400 mg

Maßeinheiten von Antiepileptikakonzentrationen: Zur Umrechnung von Gewichtseinheiten auf Stoffmengeneinheiten ist eine Multiplikation der Gewichtsangabe (mg/ml oder ng/ml) mit einem Umrechnungsfaktor erforderlich. Die Serumkonzentration eines Antiepileptikums kann dann in µmol/l angegeben werden. Beispiel: CBZ µmol/l × 0,236 = 6,84 µg/ml. Das für die Umrechnung erforderliche relative Molekulargewicht beträgt für die verschiedenen Antiepileptika: CBZ = 0,236, VPA = 0,144, PHT = 0,252, Etho = 0,141, Pb = 0,232. Bei Umrechnung von µg/ml in µmol/l gelten folgende Faktoren: CBZ = 4,23, VPA = 6,93, Etho = 7,08, Pb = 4,31, PHT = 3,96 (Fröscher et al. 1980).

Eine aktuelle Übersicht über praktische Richtlinien zur Messung und sinnvollen Interpretation von Antiepileptika-Serumkonzentrationen wurde seitens der Therapiekommission der Liga gegen Epilepsie gegeben (Fröscher et al. 1998).

14.3 Antiepileptika

14.3.1 Carbamazepin (CBZ)

Indikation: CBZ gilt als Antiepileptikum der 1. Wahl bei partiellen Epilepsien und diffusen bzw. Schlaf-Grand mal (Tab. **42**).

Pharmakologie: CBZ ist eine wenig wasserlösliche Substanz mit einer oralen Bioverfügbarkeit von 75 – 85 % (Morselli und Bossi 1982). Proteinbindung: ca. 70 – 80 % des CBZ im Plasma ist proteingebunden (Browne 1979). Das Medikament kann durch Stillen auf das Baby weitergegeben werden. Die Halbwertszeit bei Patienten mit Epilepsie beträgt bei chronischer Gabe im Mittel bis 20 h (Kutt 1978). Bei Monotherapie werden unter niedrigen Dosen relativ hohe Blutspiegel erreicht (Strandjord und Johannessen 1980, Stefan et al. 1988 b). Während Kombinationstherapie mit PHT, Pb oder Pr werden häufig durch Enzyminduktion Plasma-Konzentrationen gesenkt. Clonazepam hat dagegen keinen Effekt auf CBZ-Serumspiegel. Die Clearance von VPA kann erhöht, der Metabolismus von Tetrazyklin kann beschleunigt werden, siehe Tab. **60** zu weiteren pharmakokinetischen Richtgrößen im Vergleich zu anderen Antiepileptika.

Dosierung und Verabreichung: Man beginnt im allgemeinen mit einer niedrigen Dosis zwischen 100 und 200 mg beim erwachsenen Patienten. Die Dosierung kann jeden dritten Tag erhöht werden bis eine Tagesdosis zwischen 400 und 800 mg erreicht wird. Die Serum-Konzentration bleibt beim erwachsenen Patienten hierbei im „therapeutischen Bereich" (Stefan et al. 1988 b). Diese Dosierung kann auf zwei Einzelgaben CBZ retard verteilt oder in Form einer abendlichen Einmalgabe eines Retardpräparates verabreicht werden. Bei manchen Patienten, insbesondere älteren und empfindlichen, sind bereits 400 mg ausreichend, bei anderen ist eine Dosissteigerung bis 800 mg erforderlich. Tritt dann keine Anfallsfreiheit auf, wird man in den meisten Fällen auf eine Zwei- bis Mehrfachgabe/d umstellen müssen, um hierunter noch eine weitere Dosiserhöhung vornehmen zu können. Selten sind 3 oder 4 Verabrei-

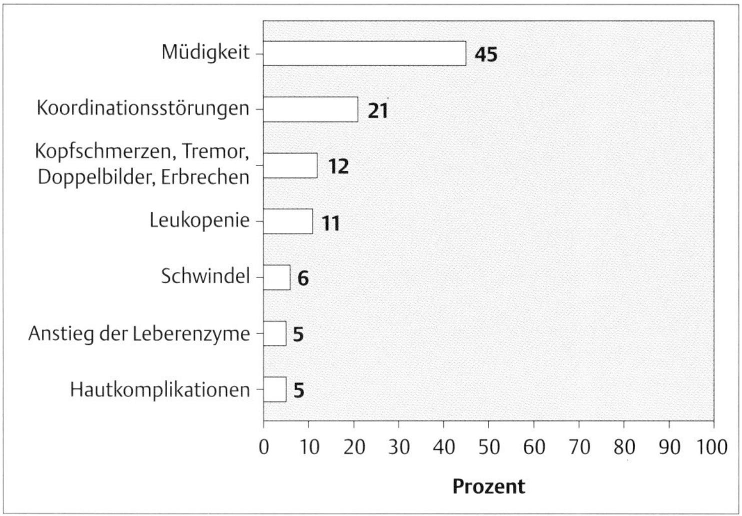

Abb. 86 Initiale CBZ-Nebenwirkungen bei Mono- oder Kombinationstherapie (nach Pollock et al. 1984).

chungen pro Tag erforderlich. Bei mehrjähriger Anfallsfreiheit Reduktion 100–200 mg alle zwei bis drei Monate.

Effektivität: Der Effekt auf partielle Anfälle kann dem von PHT gleichgesetzt werden. Eine Anfallsreduktion von mehr als 50% wurde bei 71% (Bonduelle 1972) und um mindestens 75% bei 65% der Fälle (Stefan et al. 1988) beobachtet. Im letzteren Falle handelt es sich um eine abendliche Einmalgabe (Monotherapie) und einen durchschnittlichen Verlaufszeitraum von einem Jahr. Andersen et al. (1983) beschrieben eine befriedigende Anfallskontrolle bei 76% ihrer Patienten mit überwiegend Grand-mal-Anfällen. Bei komplexpartiellen Anfällen betrug die Anfallskontrolle unter Monotherapie bei Andersen et al. (1983) 46% und Stefan et al. (1988) 43%. CBZ ist zur Erstbehandlung einer partiellen Epilepsie oder diffuser Grand-mal- bzw. Schlaf-Grand-mal-Epilepsien bzw. sekundär-generalisierte Grand-mal-Epilepsien gut geeignet.

Neben der antikonvulsiven Wirkung wurden von Lorge (1963) bereits psychotrope Wirkungen beschrieben. Dieser Effekt kann auf die mit dem trizyklischen Antidepressivum Imipramin verwandte chemische Struktur bezogen werden.

Nebenwirkungen: CBZ mußte aufgrund initialer Nebenwirkungen bei 10% neueingestellter Patienten abgesetzt werden (Andersen et al. 1983). Bei 63% dieser Fälle handelt es sich um Exantheme, bei den anderen Fällen um Diarrhö und Übelkeit oder Schwindel bzw. Tremor sowie Müdigkeit. Fröscher et al. (1982) fanden als Nebenwirkungen Kopfschmerzen bei 25%, Müdigkeit bei 15%, Verdauungsbeschwerden einschließlich Diarrhö bei 10%, Schwindel bei 8%, Schlafstörungen bei 7%, Exanthem bei 6%, Nausea bei 4% und andere Symptome wie Unruhe, Gewichtsabnahme, Sehstörungen, Potenzstörungen, Mensesstörungen, Appetitmangel, Erbrechen, Gereiztheit und Tremor bei weniger als 3%.

Insgesamt kann festgestellt werden, daß bei einem Drittel der Patienten unerwünschte Nebenwirkungen vorkommen, und zwar meistens bei Plasma-Konzentrationen ab 10 µg/ml, bei Kombinationstherapie bereits schon ab 5 µg/ml (Schmidt 1984). Die meisten unerwünschten Nebenwirkungen treten nur vorübergehend auf oder sind durch Dosisreduktion behebbar. Bei Monotherapie finden sich vor allem Schwindel, Ataxie, Übelkeit und Sehstörungen, während bei Kombinationstherapie am häufigsten Müdigkeit und dann Nystagmus sowie Ataxie und Doppelbilder auftreten. In einer Übersichtsdarstellung bei Patienten mit Mono- und/oder Kombinationstherapie fand Pollock et al. (1984) bei 72,5% initiale Nebenwirkungen, die meistens innerhalb der ersten 14 Tage vorübergingen (Abb. **86**). Bei 3% handelt es sich bei den dermatologischen Nebenwirkungen um ein Stevens-Johnson-Syndrom oder exfoliative Dermatitis, und zusätzlich können lymphatische Hyperplasie, Linsentrübung und aplastische Anämie auftreten. Eine Thrombozytopenie und Panzytopenie werden als idiosynkratische Reaktionen aufgefaßt.

Zusammenfassende Übersichten über die hämatopoetische Toxizität von CBZ zeigen, daß die Prävalenz für aplastische Anämien bei 1 : 50 000 (Hart und Easton 1982) liegt. Eine transiente Leukopenie wurde bei 10 %, eine persistente Leukopenie bei 2 % und eine Anämie bei 5 % gefunden. Bei Leukozytopenie von 3000 kann eine Vitamin-B-, Prosplen- oder Esberitox-Behandlung vorübergehend eingesetzt werden. Bei Werten unter 3000 Leukozyten sind außer engmaschigen Blutbildkontrollen eine Reduktion der Dosis des Antiepileptikums oder sogar ein Wechsel auf einen anderen Wirkstoff notwendig. CBZ kann die Schrittmacherschwelle von Herzschrittmachern erhöhen (Ambrosi et al. 1993).

Bei **massiver akuter Intoxikation** können Schwindel, Müdigkeit, Ataxie, Myoklonien, Nystagmus, Tremor, extrapyramidale choreatisch ballistische Hyperkinesen, orofaziale Dyskinesen, Anfälle, Koma, Atemdepression, Herzrhythmusstörungen (QRS- und QT-Zeit-Verlängerung bis zum Block) und eine Ophthalmoplegie im Vordergrund stehen (Sullivan et al. 1981). Bei Einnahme großer Mengen (in suizidaler Absicht) kann eine akute Elimination mit forcierter Diurese durchgeführt werden. Mit der Hämoperfusion (bei Herzrhythmusstörung!) ist ein besserer Effekt zu erzielen. Wiederholte gastrische Lavage, Entfernung eines großen Tablettenkonglomerates, Elektrolytbilanzierung (Hyponatriämie) und EKG-Monitoring sind die erforderlichen Maßnahmen bei schwerer Intoxikation (Weaver et al. 1988). Abführmittel sind kontraindiziert, da sie CBZ über den ganzen Intestinaltrakt verteilen.

14.3.2 Valproinsäure (VPA)

Indikation: VPA stellt ein hochwirksames Medikament gegen Absence-Anfälle bei generalisierter Absenceepilepsie dar. Die Wirkung kann etwa gleich gut eingeschätzt werden, wie die von Etho bei Absencen. Kinder unter 2 Jahren sollten vor allem bei Mehrfachbehinderungen nicht mit VPA behandelt werden, da hier ein stark erhöhtes Risiko für die Manifestation einer letalen Hepatopathie besteht. Letzteres nimmt offensichtlich bis zum Erwachsenenalter ab. Bei erwachsenen männlichen Patienten wird VPA daher vor allem bei Kombination von Absencen und Grand mal gegenüber Etho bevorzugt (Tab. **43**).

Bei Frauen im gebärfähigen Alter muß die Möglichkeit einer Schwangerschaft berücksichtigt werden. Die Patientinnen müssen über die mögliche teratogene Wirkung von VPA (Neuralrohrmißbildungen) informiert werden. Im Falle einer reinen Absenceepilepsie ist Etho der VPA-Behandlung u. U. vorzuziehen. Bei Kombination von Absencen mit Grand-mal-Anfällen ist eine Polytherapie von Etho, LTG oder Pb angebracht. Myoklonische Anfälle beim Impulsiv-Petit mal lassen sich wie die Absencen bei 80 % der Patienten kontrollieren. Ähnlich günstig ist die antikonvulsive Wirkung bei tonisch-klonischen Aufwach-Grand-mal-Anfällen im Rahmen einer Spike-wave-Epilepsie. Gute Effekte werden auch bei partiellen Epilepsien mit ausschließlich einfach oder evtl. auch komplex-partiellen Anfällen und sekundär-generalisiertem Grand mal berichtet (Richens et al. 1994). Valproinsäure kann daher als Antiepileptikum mit Breitspektrumwirkung angesehen werden. Bei schwer einstellbaren partiellen Epilepsien kann die Kombination von LTG und VPA oder CBZ und VPA zu einer weiteren Anfallsunterdrückung komplex-partieller Anfälle führen.

Gegenwärtig wird diskutiert, ob eine bessere Verträglichkeit durch geringere Plasmaspitzen bei gleicher Wirksamkeit durch retardierte Präparate erreicht werden kann.

Tabelle 43 Arzneimittelname und Darreichungsform von Natriumvalproat und Valproinsäure

Arzneimittelname	Darreichungsform	
Natrium-Valproat		
Ergenyl, Chrono	Tablette	300 mg, 500 mg
	Dragee	150, 300, 500 mg
	Lösung 1 ml =	300 mg
Leptilan	Tabletten	150, 300, 600 mg
Orfiril	Dragee	150, 300, 600 mg
Orfiril long	Dragee	300 mg, 500 mg, 1 000 mg
Orfiril	Saft 5 ml =	300 mg
Orfiril i. v.	Injekt.lösung	300 mg
Valproinsäure		
Convulex	Kapsel	150, 300, 500 mg
Mylproin	Kapsel	150, 300, 450 mg
Convulsofin	Tabletten	300 mg
	Tropfen 10 T =	120 mg

Pharmakologie: VPA wird schnell und fast vollständig resorbiert. 80 – 95 % sind an Plasmaeiweiß gebunden. Wenn die Plasma-VPA-Konzentration über 90 µg/ml steigt, nimmt der freie, nicht an Eiweiß gebundene VPA-Anteil zu. Die relativ schnelle Absorption, Verteilung und Biotransformation sowie die Ausscheidung von VPA führt zu einer kurzen Halbwertszeit zwischen 8 und 9 h bei Kombinationstherapie (Mattson und Cramer 1982). VPA verdrängt andere, stark an Plasmaeiweiß gebundene Medikamente (z. B. PHT); VPA ist kaum enzyminduzierend wirksam (orale Antikonzeptivawirkung wird nicht beeinträchtigt); siehe außerdem pharmakologische Richtgrößen im Vergleich zu anderen Antiepileptika (Tab. **60**).

Dosierung und Verabreichung: Die aufgrund der relativ kurzen Halbwertszeit früher häufig durchgeführte Dreimalgabe/d von VPA ist meistens nicht erforderlich.

Im Falle einer Monotherapie sind die Halbwertszeiten für VPA nicht maßgeblich für die Wahl der Applikationsform. Je nach Höhe der erforderlichen Dosis kann eine Einmalgabe (Covanis und Jeavons 1980, Stefan et al. 1981, Stefan et al. 1984, Gjerloff et al. 1984, Rochel 1987, Giroud et al. 1988) oder Zweimalgabe bzw. in seltenen Fällen (wegen möglicher Nebenwirkungen bei hoher Dosis) auch eine Dreimalgabe gewählt werden. Die Serum-Konzentrationen von VPA weisen beträchtliche Schwankungen auf, die bei Einmalgabe am höchsten sind. Da experimentelle Untersuchungen (van Duiyn et al. 1977) zeigten, daß intermittierende Anstiege von VPA eine bessere Penetration ins Gehirn erlauben als eine im Mittel niedrigere Serum-Konzentration, sind einzelne Serumspiegelspitzen hinsichtlich der Effektivität nicht unerwünscht. Löscher (1996) postuliert ein Modell für optimale VPA-Formulierungen, die sowohl ein rasches Anfluten, als auch eine kontinuierliche Freisetzung ermöglichen sollen. Bei Injektion soll eine frühe Wirkung (extraneuraler Prozeß, abhängig von schnellem Transport durch die Blut-Hirn-Schranke, Wirkung auf Na-Kanäle) und bei weiterer Verabreichung eine späte Wirkung (intraneural, 99% ionisiert, nur nicht ionisierte Form diffundiert an Zelle, Wirkung auf GABA) vorliegen. In einem Vergleich der antikonvulsiven Wirkung von 3 × und 1 × Gabe wurde im Tierversuch ein antikonvulsiver Effekt sowohl bei Mehrfach- als auch 1 × Gabe festgestellt. Hieraus wurde geschlossen, daß Spitzenwerte nicht von Bedeutung für die Effektivität sind (Löscher et al. 1995). Hierbei muß allerdings bedacht werden, daß die Pharmakokinetik (Halbwertszeit) der Ratte nicht unbedingt mit der menschlichen vergleichbar ist.

Im Hinblick auf mögliche teratogene Nebenwirkungen kann eine langsame Freisetzung vorteilhaft sein. Die Einmalgabetherapie von VPA ist ein wichtiger Faktor, der die Compliance unterstützt und wird bei zuvor unbehandelten Patienten in der Regel als erste Mono-Therapiestrategie durchgeführt. Abb. **87 a, b** zeigt den Vergleich von 24-h-Serumkonzentrationsprofilen bei abendlicher Einmalgabe Monotherapie von VPA und zwei verschiedenen „slow release"-Präparationen sowie Anfallshäufigkeit und Nebenwirkungen.

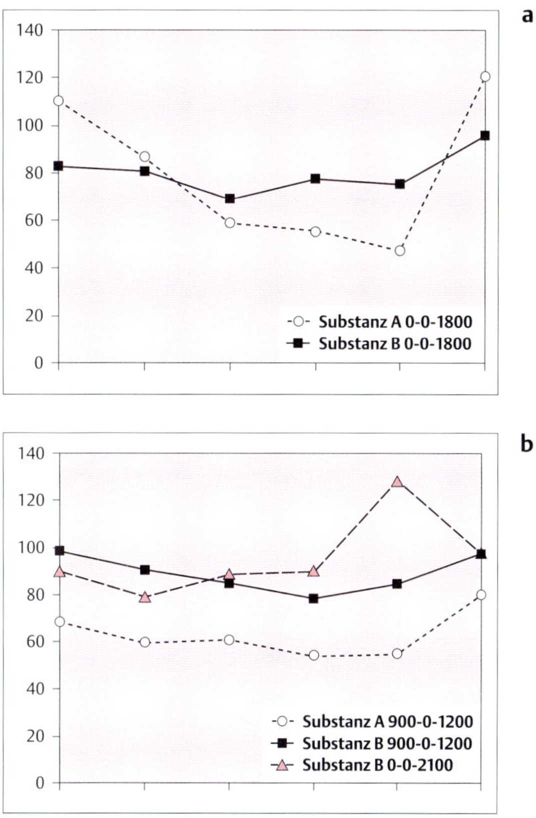

Abb. 87 **a** Kryptogene Epilepsie mit partiellen und sekundär generalisierenden Anfällen. Keine Änderung der Anfallsfrequenz bei nicht- bzw. retardierter Slow-release-VPA. *Substanz A:* Nicht retardiert. NW: Verminderte Aufmerksamkeit, Übelkeit, Müdigkeit. *Substanz B:* Retardiert. NW: Übelkeit sistiert. Weiterhin: Verminderte Aufmerksamkeit und Müdigkeit.
b Idiopathische Epilepsie mit tonisch-klonischen Anfällen. Keine Änderung der Anfallsfrequenz, anfallsfrei. *Substanz A:* Nicht-retardiert. NW: Gewichtszunahme, leichter Tremor. *Substanz B:* Retardiert, Zweimalgabe. NW: Tremor: gebessert. *Substanz B:* Retardiert, Einmalgabe. NW: unverändert zur Zweimalgabe (Flierl 1999).

Blutspiegel-Untersuchungen sollten am Morgen gegen 8–9 Uhr erfolgen, um Hinweise für

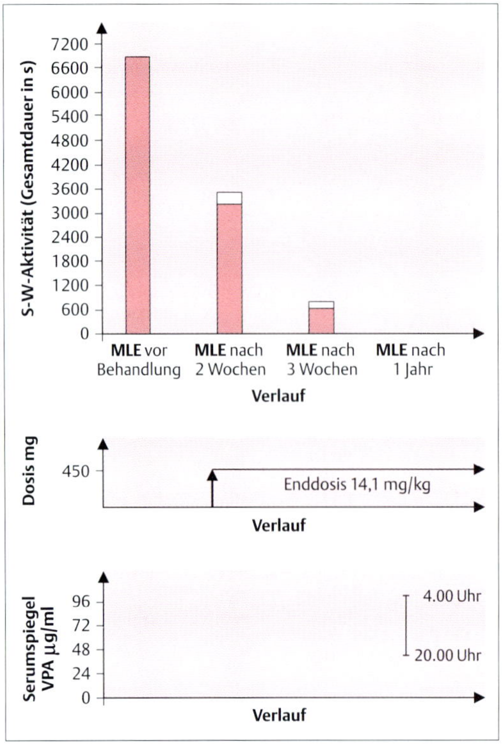

Abb. 88 Abendliche Einmalgabe-Monotherapie mit VPA bei zuvor unbehandelter Absence-Epilepsie. Einstellung mit relativ niedriger Ersteinstellungsdosis, dann Verlaufskontrolle. Ein anfallsunterdrückender Effekt wird oft erst nach 1–3 Monaten maximal erreicht. Dieschwarzen Balken zeigen die Spike-wave-Aktivität im 24-h-Langzeit-EEG vor und während der Behandlung. Die Dosis von 14 mg/kg Körpergewicht wurde während der gesamten Behandlung als abendliche Einmalgabe konstant verabreicht. Die Absencen und Spike-wave-Paroxysmen verschwanden viel später als der Zeitpunkt, zu dem ein VPA-steady-state erreicht wurde.
MLE = mobiles Langzeit-EEG

das Maximum in 24-h-Ablauf zu erhalten. Die Dosierung bei **Monotherapie** kann zunächst **beim Erwachsenen** auf ca. 10–15 mg/kg Körpergewicht eingestellt werden. 15–20 mg/kg Körpergewicht genügen in der Regel, um eine unkomplizierte Absenceepilepsie effektiv mit einer Einmalgabe zu behandeln (Abb. **88**). Der 8- bis 9-h-Wert des Blutspiegels liegt meistens zwischen 60 und 80% des 24-h-Maximums. Die höchsten Werte treten häufig um 24 Uhr nachts bis 3 Uhr morgens auf. Die Serum-Konzentrationen sinken im Tagesverlauf allmählich ab. Sie erreichen hierbei Minimalwerte überwiegend um 22 Uhr. Zur besseren Erfassung der Fluktuation der Serum-Konzentration sind mindestens 2 Messungen/d (8–9 Uhr, 19–20 Uhr) oder sogar Blutspiegelprofile zu empfehlen. Da „slow release" Präparationen zu geringeren Fluktuationen der Serumkonzentrationen führen, sind diese vor allem bei Monotherapie leichter zu interpretieren.

Tierexperimentelle Untersuchungen sprechen für eine teratogene Wirkung von VPA, besonders bei hohen Serum-Konzentrationen (Nau et al. 1981). Bei Frauen mit Schwangerschaftswunsch ist daher die Indikation zur VPA-Therapie besonders sorgfältig zu prüfen. Falls keine andere medikamentöse Behandlungsmöglichkeit besteht, kann eine niedrigdosierte Monotherapie in Form einer Dreimalgabe/d erfolgen. Serum-Konzentrationsprofile über 24 h bei Dreimalgabe (durchschnittliche Dosis: 25 mg/kg Körpergewicht), Zweimalgabe (durchschnittliche Dosis: 18 mg/kg Körpergewicht) und abendlicher Einmalgabe (durchschnittliche Dosis: 14 mg/kg Körpergewicht) sind in Abb. **89** wiedergegeben. Bei mehrjähriger Anfallsfreiheit (Absencen und Grand mal) kann eine allmähliche Reduktion um 150–300 mg alle drei Monate, gegebenenfalls unter 24-h-MLE-Kontrolle, erfolgen.

Parenterale (i. v.) Darreichungsformen ermöglichen in Notfallsituationen – falls keine orale Einnahme möglich ist – die Substitution oder eine relativ schnelle Aufdosierung.

Effektivität: Klinische Verlaufsuntersuchungen einschließlich serieller Langzeit-EEG-Ableitungen bei Absenceepilepsien ermöglichen die exaktere Erfassung eines Effektes einer VPA-Therapie auf Absencen und Spike-wave-Aktivität innerhalb von einigen Wochen und Monaten. 80% der Patienten mit Absenceepilepsien wiesen eine Anfallsreduktion sowie Reduktion der Spike-wave-Aktivität um mehr als 90% der Ausgangslage unter abendlicher Einmalgabe-Therapie mit VPA auf (Stefan et al. 1984). Der antiepileptische Effekt kann manchmal erst nach Wochen bis Monaten eintreten. Der Vergleich von 24-h-Langzeit-EEG-Analysen bei Spike-wave-Epilepsien mit Absencen und 24-h-Serum-Konzentrationen unter VPA-Therapie zeigte keine enge Korrelation zwischen Serum-Konzentration und Spike-wave-Häufigkeit im 24-h-Zeitraum (Burr et al. 1984). Im Falle einer Kombinationstherapie sinkt die Serum-Konzentration von VPA häufig ab. Interaktionen führen zu einem Anstieg von PHT und Pb. CBZ kann zu einer Abnahme der Serumkonzentration von VPA führen, und VPA kann die Proteinbindung von CBZ vermindern, wodurch höhere freie

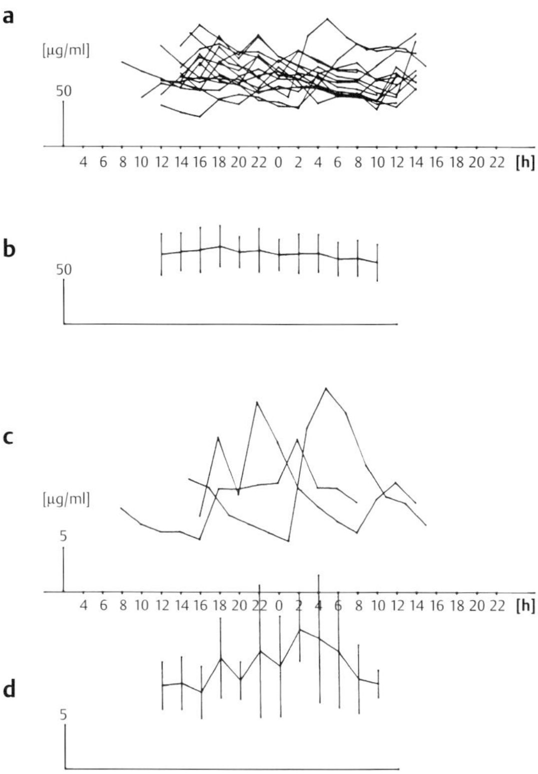

Abb. 89 VPA-Serumkonzentration (VPA-Monotherapie) bei 24-h-Profilmessungen unter verschiedenen Verabreichungsmodalitäten. **a – d** Einzelprofile und gemitteltes Profil für die Gesamtkonzentration *a*, *b* und den freien Anteil *c*, *d* bei Mehrfachdosierung.

Carbamazepinspiegel entstehen. Die Kombination von VPA und OXC ist vorteilhaft.

Nebenwirkungen: Die Dosierung wird in zweitägigen Schritten um jeweils 150 mg erhöht. Falls Übelkeit oder andere Nebenwirkungen auftreten, sollte die Dosis leicht reduziert werden und der Verlauf sorgfältig beobachtet werden. Unerwünschte Nebenwirkungen, die meistens passager sind (Simon und Penry 1975), treten bei 9–25 % der Patienten auf. Bei 2 % aller Patienten wurden Erbrechen und Schläfrigkeit festgestellt. In den meisten Fällen handelte es sich jedoch um eine Kombinationstherapie. Neben Haarausfall wurde Appetitzunahme, Schläfrigkeit, Tremor, Gewichtszunahme bei Monotherapie und unter Kombinationstherapie auch Ataxie, Koma, Thrombopenie festgestellt. Wegen möglicher Störungen der Blutgerinnung sollten vor Operationen oder Zahnextraktionen ein Gerinnungsstatus erhoben werden.

Gastrointestinale Beschwerden wie Übelkeit und Erbrechen sind seit Einführung der magensaftresistenten Dragees seltener zu beobachten. Treten diese Nebenwirkungen auf, wird die Dosis reduziert und die Medikamente mit den Mahlzeiten verabreicht. Bei gleichzeitiger Behandlung mit Pb sind Intoxikationen und Somnolenz sowie Bewußtseinsstörungen bis hin zum Koma beschrieben worden. Dieser Effekt beruht auf einem Einfluß von VPA auf die Pharmakokinetik von Pb und auf einer daraus resultierenden Zunahme der Pb-Konzentration. Eine leichte Sedation findet sich häufig zu Beginn der VPA-Therapie und nimmt meistens während der Langzeit-Therapie ab. Sedative Effekte wurden bei 50 % der Patienten festgestellt (Pinder et al. 1977). Meistens handelt es sich um Kombinationstherapien. Ein hypnotischer Effekt von VPA allein ist jedoch möglich. Übelkeit, Sedierung und Tremor können teilweise auf erhöhte Blut-Ammoniakwerte zurückgeführt werden. Eine Dosisreduzierung kann die Nebenwirkungen und erhöhten Ammoniakwerte beseitigen (Zaret 1982). Bei einer Therapie mit abendlicher Einmalgabe fällt das Maximum des sedativen Effektes in die Nachtzeit und wird daher überwiegend infolge Schlafes nicht wahrgenommen. Die Therapie von Absencen bei abendlicher Einmalgabe von VPA wurde auch im Langzeitverlauf über Jahre gut toleriert. Hinsichtlich der Nebenwirkungen auf die Leber werden bei VPA-Therapie zwei verschiedene Formen unterschieden:

1. Eine vorübergehende, dosisabhängige, asymptomatische Hepatopathie, welche sich durch Anstieg der Serum-Transaminasen SGOT und SGPT bei 15–30 % der Patienten während der ersten drei Monate der Behandlungszeit zeigt.
2. Eine seltene idiosynkratische, schwere symptomatische Hepatitis, welche einen tödlichen Verlauf nehmen kann. Die meisten tödlich verlaufenden Fälle erkrankten während der ersten 6 Monate nach Beginn der VPA-Therapie und wiesen eine zentrolobuläre Nekrose mit Entzündungszeichen und Cholestase auf.

Labor-Untersuchungen können die zwei unterschiedlichen Verlaufsformen der Hepatopathien nicht differenzieren. Jeavons (1984) stellte fest, daß überwiegend Kinder bis zum 11. Lebensjahr von der tödlich verlaufenden Hepatopathie erfaßt wurden. Untersuchungen in den USA zeigten für Kinder bis zu 2 Jahren ein Risiko bis 1 : 500 (Dreifuss und Santilli 1986). Nach Scheffner (1988)

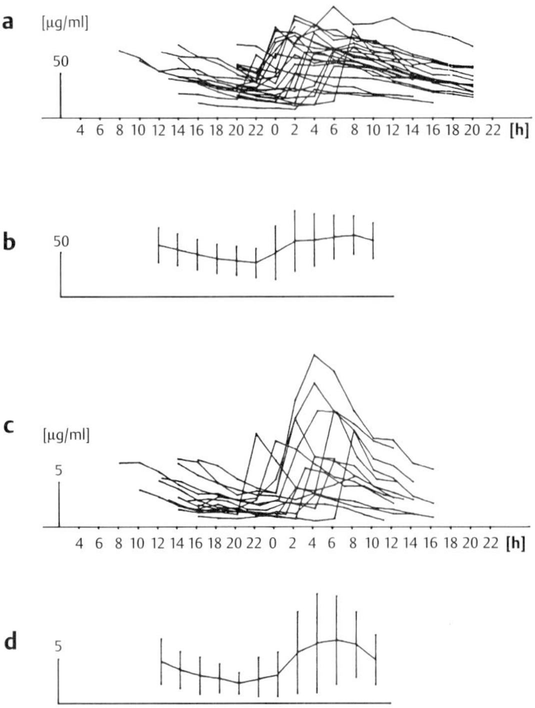

Abb. 90 a–d Einzelprofile und gemitteltes Profil für die Gesamtkonzentration *a, b* und den freien Anteil *c, d* bei Zweifachdosierung.

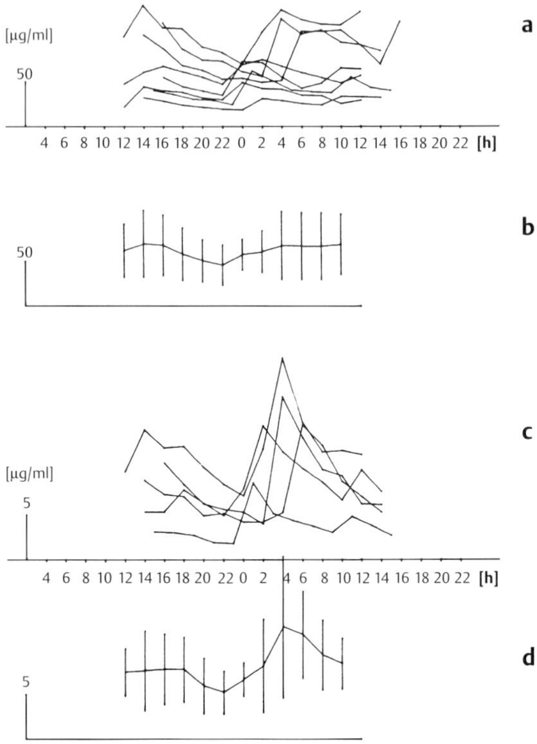

Abb. 91 a–d Einzelprofile und gemitteltes Profil für die Gesamtkonzentration *a, b* und den freien Anteil *c, d* bei abendlicher Einmalgabe (Stefan et al. 1986, Penin H 1978).

sind Alter und Polytherapie weniger starke Indikatoren für das Risiko eines VPA-Leberkomas.

Für die klinische Therapie-Überwachung ist wichtig, daß oft initial eine Apathie und Ataxie sowie Inappetenz und später erst Leberenzymanstiege und fakultativ auch Ammoniakanstiege zu beobachten sind, bevor möglicherweise ein Leberkoma auftritt (Zimmermann und Ishak 1982). Vereinzelt wurden Leberkomata auch im Erwachsenenalter beobachtet. Sie wurden ganz überwiegend bei Kindern bis zum 2. LJ mit Polytherapie und z. T. Mehrfachbehinderung festgestellt. Wichtige Warnhinweise können bei der Erhebung der Familienanamnese (Tod eines Bruders oder Schwester unter VPA) bereits erhalten werden. Bei einer Behandlung mit VPA sollten Leber- und Pankreasfunktion, Blutbild und Gerinnung routinemäßig untersucht werden. Beim Auftreten von allgemeiner Schwäche, Appetitlosigkeit und Apathie muß der Arzt sofort informiert werden. Bestätigt sich der Verdacht auf ein beginnendes Leberkoma, muß die Therapie mit VPA sofort beendet werden.

Obwohl Laboruntersuchungen frühzeitig den Beginn eines Leberkomas nicht sicher erfassen können und klinische Erscheinungen meistens vor den Laborveränderungen auftreten, wurde früher eine enge klinische Überwachung in 14tägigen Abständen zu Beginn der Behandlung gefordert. Neue Konsensusempfehlungen (König et al. 1998) stellen fest, daß Laborparameter in der Regel nicht zur Früherkennung eines valproatassoziierten Leberversagens geeignet sind.

Wichtig ist jedoch vor Behandlungsbeginn eine intensive Aufklärung, Berücksichtigung von Ausschlußkriterien (Leber, Pankreaswerte auf das Dreifache gestiegen/mitochondriale Erkrankung; familiäre unklare Todesfälle mit Reye-ähnlicher Symptomatik, VPA-Unverträglichkeit in der Familie, Gerinnungsstörungen, Porphyrie); Kinder unter 2 Jahren mit enzyminduzierenden Antiepileptika. Vor Behandlungsbeginn sollten folgende Laboruntersuchungen erfolgen: großes Blutbild, SGOT, SGPT, Amylase, Bilirubin, Quick-Wert, PTT. Bei Verdacht auf neurometabolische Erkrankung:

Schlaf, Pyruvat, Harnsäure, Ammoniak, Astrup Methode, Blutzucker, Aminosäuren und organischen Säuren im Urin. Nach 2–4 Wochen sollte eine 2. Laborkontrolle erfolgen. Falls hierbei die Laborwerte normal sind, werden keine weiteren Laborkontrollen empfohlen. Falls auffällige Laborwerte vorliegen, werden 3 × Kontrollen im Abstand von 2 Wochen, dann einmal im 6. Monat empfohlen. Geringe SGPT-, SGOT-, Amylase- und Quickwert-Veränderungen (bis 50% oder PTT bis 1,5facher Wert) können u. U. toleriert werden.

Wichtig sind klinische Kontrollen der Befindlichkeit, Apathie, Somnolenz, Abneigung gegen gewohnte Speisen oder VPA, Übelkeit, Erbrechen, Bauchschmerzen, Blutungsneigung, vermehrt Anfälle, Ikterus sind entscheidende Warnhinweise auf Initialsymptome eines VPA assoziierten Leberversagens. In diesem Fall müssen Hepatitiden, Viruserkrankungen, toxische Substanzen und Stoffwechselstörungen ausgeschlossen werden und Laborkontrollen (großes Blutbild, SGOT, SGPT, Amylase, Bilirubin, Ammoniak Astrup, Laktat, Pyruvat, Quick, Fibrinogen, Blutungszeit) erfolgen. Nach Absetzen von VPA kann Carnitin i. v. (100 mg/kg) den Verlauf günstig beeinflussen. Vor operativen Eingriffen müssen die Gerinnungswerte kontrolliert werden. Neben der Anamnese und klinischen Untersuchung sind Blutungszeit, Quick, Fibrinogen, Faktor-VIII-assoziierte Proteine (C, R-AG, Ristocetin-Co-Faktor) zu berücksichtigen. Vor epilepsiechirurgischen Eingriffen am Gehirn wie z. B. Resektionen oder MST wird ein großer Gerinnungsstatus gefordert. Einige Zentren setzen VPA vor epilepsiechirurgischen Eingriffen grundsätzlich ab.

Eine Pankreatitis unter VPA-Therapie entsteht selten (Jeavons 1982). Falls sie sich entwickelt, tritt sie meistens innerhalb der ersten 6 Monate nach Behandlungsbeginn mit VPA auf. Thrombozytopenien, Ataxien und Koordinationsstörungen treten ebenso wie Tremor häufig erst bei höherer Dosierung auf. In diesem Fall hilft meistens eine Dosisreduktion. Polyzystische Ovarien wurden unter VPA gehäuft festgestellt (Isojävii et al. 1998). Sie sind häufig mit Hyperandrogenismus, Gewichtszunahme und Hyperinsulinämie verbunden. Bei Absetzen von VPA waren metabolische Veränderungen teilweise rückbildungsfähig.

Bei *massiver akuter Intoxikation* in suizidaler Absicht (Serum-Konzentrationen bis 2120 µg/ml wurden festgestellt) ist, abgesehen von der Dekontamination, eine Plasmapherese oder Hämoperfusion durchführbar (Pedersen 1981), deren Effekt jedoch unsicher ist.

14.3.3 Diphenylhydantoin (PHT)

Indikation: PHT stellt ein Medikament für die Behandlung partieller Epilepsien und tonisch-klonischer Grand-mal-Anfälle vom diffusen oder Schlaf-Grand-mal-Typ dar. CBZ wird häufig wegen der geringeren Nebenwirkungen PHT vorgezogen. Bei der Notwendigkeit einer parenteralen Therapie (Status epilepticus) ist PHT jedoch eindeutig vorzuziehen. Die Vorteile für PHT liegen also in der Akuttherapie (schnelle parenterale Applikation und damit antikonvulsiver Effekt) (Tab. **44**).

Pharmakologie: PHT wird fast vollständig (90%), jedoch langsam resorbiert. Unsicher ist die Resorption bei gleichzeitiger Einnahme von Milch oder bei der Verabreichung der Tabletten durch eine Magensonde bzw. bei intramuskulärer Injektion. Die Proteinbindung beträgt 90%. Die Halbwertszeit variiert zwischen 20 und 40 h. Bei Kindern kann sie beträchtlich kürzer sein und nur 5–18 h betragen (Browne 1979); siehe pharmakokinetische Richtgrößen im Vergleich zu anderen Antiepileptika in Tab. **49**.

Dosierung und Verabreichung: Die Aufdosierung erfolgt beim Erwachsenen in 100 mg-Schritten. Jeden 2.–3. Tag wird um 100 mg erhöht, bis 300 mg erreicht sind. Die Dosis liegt häufig bei 4 mg/kg Körpergewicht. Wird keine hinreichende Anfallskontrolle erzielt, muß in Anbetracht der nicht linearen Sättigungskinetik von PHT langsam in ¼ Tabletten-Stufen und unter Blutspiegelkontrolle weiter erhöht werden. Bei manchen Patienten kann, vor allem bei höherer Dosierung, eine weitere Dosissteigerung zu einem erheblichen Anstieg der Serum-Konzentration führen. Ab 15 µg/ml Serum-Konzentration sollten Dosiserhöhungen nur in mehrwöchigen Abständen um 25 mg erfolgen. Verabreichungen von PHT in

Tabelle 44 Arzneimittelname und Darreichungsform von Diphenylhydantoin

Arzneimittelname	Darreichungsform	
Phenhydan	Tabletten	100 mg
	Ampullen 5 ml =	250 mg
	Infusionskonzentrat 50 ml =	750 mg
Zentropil	Tabletten	100 mg
Epanutin	Ampullen (Phenytoin-Na entspr. 250 mg Phenytoin) i. v.	

Dreimalgabe/d sind nur in Ausnahmefällen erforderlich. Meistens genügt eine Zweimalgabe/d oder sogar nur eine Einmalgabe/d. Falls bei Erwachsenen bei Einmalgabe infolge eines zu hohen Maximums Nebenwirkungen auftreten, ist eine Zweimalgabe erforderlich. Bei Kindern ist ebenfalls infolge des Metabolismus eine Zweimalgabe häufig empfehlenswert. Bei mehrjähriger Anfallsfreiheit kann eine allmähliche Reduktion um 50–100 mg alle zwei bis drei Monate erfolgen.

Nebenwirkungen: Bei chronischer Therapie treten häufig Serum-Konzentrationen von 20 µg/ml auf, die sich zunächst in Form einer „inneren Unruhe", einem Gefühl des Händezitterns, welches zunächst „pseudo"-psychogen anmutet und daher verkannt werden kann, zeigen. Bei fortschreitender Intoxikation wird über Sehstörungen und Doppelbilder, Müdigkeitsgefühl und Gleichgewichtsstörungen geklagt. Bei Behandlung im „oberen therapeutischen Fensterbereich" muß besonders auf diese Symptome geachtet werden, da sie den Beginn einer gefährlichen Intoxikation anzeigen können, welche zu Kleinhirnatrophien führen können. Objektive Symptome sind horizontaler Blickrichtungsnystagmus und Ataxie sowie eine Verlangsamung der EEG-Grundtätigkeit. Erbrechen, Gewichtsabnahme, Kopfschmerzen, Somnolenz, organisches Psychosyndrom, Anfallsfrequenzzunahme und schließlich Koma sind die schwerwiegenden Folgen einer nicht erkannten Intoxikation. Anstelle der Apathie können auch exogene Psychosen mit deliranter Färbung auftreten. Seltenere Intoxikationsphänomene sind choreoathetotische, ballistische, orofaziale Hyper- und Dyskinesien sowie eine externe Ophthalmoplegie, ein periodisch alternierender Nystagmus oder ein Downbeat-Nystagmus. Obwohl diese Symptome meistens bei Serum-Konzentrationen oberhalb des „therapeutischen Bereichs" auftreten, können sie gelegentlich auch bei Konzentrationen im „therapeutischen Bereich" vorkommen.

Abgesehen von diesen dosisabhängigen Nebenwirkungen wurden Hypersensivitätsreaktionen meistens innerhalb der ersten zwei Monate der PHT-Behandlung festgestellt. Die häufigsten Symptome bestehen aus einem morbili- oder licheniformen Exanthem (10% der Patienten), welches häufig in den ersten 10 Behandlungstagen auftritt und von Fieber, Leukozytopenie oder Lymphadenopathie begleitet sein kann. Die Symptome verschwinden nach Absetzen von PHT. Schwerwiegende Komplikationen stellen das Erythema multiforme, die exfoliative Dermatitis, oder das Steven-Johnson-Syndrom dar. Bei ca. 5% wurde eine Serumkrankheit mit Exanthem, Fieber, Athralgien und atypischen Lymphozyten unter PHT-Behandlung beobachtet. Zur Behandlung der Serumkrankheit wird das Absetzen von PHT und eine Kortikoid-Behandlung empfohlen (Dam 1982). Gemeinsam mit Exanthemen, Fieber, Lymphadenopathie und Blutbildveränderung kann eine Hepatitis auftreten. Selten wurden ein Lupus erythematodus, maligne Lymphome oder eine Myasthenia gravis erst unter der Behandlung mit PHT festgestellt.

Bei chronischer Behandlung treten bei 40% Gingivahyperplasien auf, welche ein Jahr nach Behandlungsbeginn ihre stärkste Ausprägung aufweisen. Sie sind auf eine Hypertrophie des Gingivagewebes durch Zunahme der Anzahl der Fibroblasten und des Bindegewebes zurückzuführen. Zur Prophylaxe und Behandlung ist eine extrem gründliche Zahn- und Mundpflege erforderlich. Zusätzlich kann durch wiederholte Gingivaektomien hypertrophisches Gewebe entfernt werden und zu einer kosmetischen Verbesserung führen. Vor allem für Frauen ist die Gingivahyperplasie ein kosmetisches und psychologisches Problem. Zusätzlich können Vergrößerungen der Lippen, Nase und Vergröberung der Gesichtszüge mit Hirsutismus, Pigmentierung und Akne als Folgen der chronischen PHT-Behandlung auftreten (Reynolds 1975).

Die Frage der Entstehung einer Kleinhirnatrophie unter PHT-Therapie ist noch nicht endgültig beantwortet. Hierbei spielen sowohl toxische als auch hypoxische Effekte durch Anfälle bei schwer einstellbaren Epilepsien eine Rolle (Dam 1983). Es bestehen klinische Hinweise dafür, daß die kognitiven Funktionen durch PHT stärker beeinträchtigt werden als durch CBZ. Kontrollierte Studien müssen diesen Verdacht jedoch noch bestätigen. Weitere Nebenwirkungen können präsenile Katarakte, Veränderungen des Liquor (Eiweißvermehrung und lymphozytäre Pleozytose), eine megaloblastäre Anämie und eine vorwiegend symmetrische, sensible Polyneuropathie sein. Extrem selten wurde eine Polyneuropathie mit Paresen beobachtet (Yoshikawa et al. 1999). 30% der Patienten weisen Veränderungen der Laborwerte auf, die für eine Osteopathie sprechen. Eine manifeste Osteomalazie bzw. Rachitis findet sich jedoch selten. Bei entsprechendem Verdacht besteht die weiterführende Diagnostik aus Röntgenaufnahmen der Hand sowie Bestimmungen von Kalzium und Phosphor in Serum und Urin bzw.

erhöhte alkalische Phosphatase, Parathormonwerte und niedrige Vitamin-D-Werte. Häufig handelt es sich um einen Vitamin-D-Mangel als Folge der Enzyminduktion durch PHT. Bei erhöhter alkalischer Phosphatase oder erniedrigtem Serumkalzium wird eine Prophylaxe in Form täglicher Vitamin-D_3-Gaben (600 – 1000 i. E.) bis zur Normalisierung der Laborwerte empfohlen. Bei manifester Osteomalazie oder Rachitis wird eine hochdosierte Vitamin-D_3-Therapie durchgeführt. Die Dosierung beträgt 10 000 i. E. täglich für 3 Monate und nachfolgend einer Erhaltungsdosis von 1000 i. E. täglich. Bei manifester Osteomalazie oder Rachitis werden zusätzlich Kalziuminfusionen oder Hydroxycholekalziferol empfohlen.

PHT wirkt hemmend auf die Freisetzung von antidiuretrischen Hormonen sowie Insulin, und es kann Thyroxin in seiner Proteinbindung verdrängen. 0,1 – 0,7 % der Patienten entwickeln eine megaloblastäre Anämie. Erniedrigte Serum-Folsäurewerte wurden bei 27 – 91 % der Patienten unter chronischer PHT-Behandlung gefunden (Reynolds 1975). Ein Folsäuremangel ohne Anämie stellt in der Regel keine Indikation zur Folsäurebehandlung dar. Grenzwertige Vitamin-B_{12}-Konzentrationen werden bei bis zu 11 % der Patienten mit PHT-Therapie gefunden. Sie werden teilweise als Sekundäreffekt eines erniedrigten Serumfolsäure-Spiegels interpretiert. Die Frage, inwieweit Folsäuremangel unter PHT-Therapie zum psychoorganischen Syndrom führt und inwieweit eine Applikation von Folsäure die Anfallfrequenz erhöhen kann, ist noch nicht hinreichend erklärt.

Bei **massiver akuter Intoxikation** ist eine alkalische, forcierte Diurese sowie eine Na-Gabe und eine Hämoperfusion angezeigt. Der Effekt einer Plasmapharese bei schwerer Intoxikation ist fraglich.

Fosphenytoin

Fosphenytoin ist ein „pro drug" von Phenytoin. Die Substanz wurde zur besseren parenteralen Verträglichkeit bei i. v. oder i. m. Gabe entwickelt. Studien mit einer initialen i. v. Dosis von 1022 mg PE oder 16,4 mg PE/kg und einer Infusionsrate von 123 mg PE/min zeigten eine deutlich geringere Venenirritation im Vergleich zu PHT.

14.3.4 Ethosuximid (Etho)

Indikation: Absenceanfälle bei der generalisierten Spike-wave-Epilepsie des Schulalters sprechen hervorragend auf Etho an. Ein Effekt auf generalisierte tonisch-klonische Anfälle ist nicht nachgewiesen (Tab. **45**).

Tabelle 45 Arzneimittelname und Darreichungsform von Ethosuximid

Arzneimittelname	Darreichungsform	
Petnidan	Kapsel	250 mg
	Saft 5 ml =	250 mg
Pyknolepsinum	Kapsel	250 mg
	Saft 5 ml =	250 mg
Suxinutin	Kapsel	250 mg
	Sirup 5 ml =	50 mg

Pharmakologie: Etho wird rasch und vollständig aufgenommen. Die Plasma-Halbwertszeit beträgt 48 – 60 h. Es gehört zu den Substanzen, die wenig Interaktionen mit anderen Antiepileptika aufweisen. Etho ist fast nicht an Eiweiß gebunden. Siehe pharmakokinetische Richtgrößen im Vergleich zu anderen Antiepileptika in Tab. **49**.

Dosierung und Verabreichung: Die Dosis wird wöchentlich um 250 mg erhöht, bis die gewünschte Ersteinstellungsdosis erreicht ist. Therapeutische Serum-Konzentrationen können in der Regel durch eine 1 ×- oder 2 ×-Gabe erreicht werden. Die Dosis beträgt 500 – 1500 mg beim Kind und 750 – 2000 mg beim Erwachsenen. Bei mehrjähriger Anfallsfreiheit kann eine allmähliche Reduktion um 250 mg alle 2 – 3 Monate erfolgen.

Nebenwirkungen: Unerwünschte Wirkungen von Etho bestehen vor allem aus Übelkeit, Appetitlosigkeit, Erbrechen, Müdigkeit und Psychosen werden ebenfalls beobachtet. Seltener sind Blutbild-Veränderungen und aplastische Anämie. Nebenwirkungen werden bei 24 – 46 % berichtet. Die Nebenwirkungen sind nicht dosisabhängig. Als idiosynkratische Reaktionen wurden bis zu 7 % Leukopeniefälle mitgeteilt. In einer geringen Zahl von Patienten entwickelt sich eine schwerwiegende Panzytopenie. Ein Lupus erythematodes wurde ebenfalls als seltene Nebenwirkung beobachtet.

14.3.5 Mesuximid (MSM)

Indikation: Schwer einstellbare Absenceepilepsien (Lennox-Gastaut-Syndrom) und komplexpartielle Anfälle können bei Versagen der Medi-

Tabelle 46 Arzneimittelname und Darreichungsform von Mesuximid

Arzneimittelname	Darreichungsform	
Petinutin	Kapsel	150 mg
	Kapsel	300 mg

kamente 1. Wahl mit Mesuximid erfolgreich behandelt werden (Tab. **46**).

Pharmakologie: Mesuximid wird schnell in N-Desmethylmesuximid (NDM) umgewandelt. NDM hat eine Halbwertszeit zwischen 34 und 48 h. In Kombinationstherapie mit PHT und Pb kann es deren Serum-Konzentrationen anheben. Zu weiteren pharmakologischen Richtgrößen siehe Tab. **49**.

Dosierung und Verabreichung: Man beginnt gewöhnlich mit 150 mg/d und steigert die Dosis wöchentlich um 300 mg bis zu einer Maximaldosis von 1200 mg pro Tag.

Nebenwirkungen: Es werden besonders Müdigkeit, gastrointestinale Symptome und Vigilanzstörungen beobachtet. Nebenwirkungen können z. T. bei Komedikation mit Pb oder PHT auf einen Anstieg der Serum-Konzentration dieser Antiepileptika zurückgeführt werden. Langsame Dosiserhöhung bei Ersteinstellung und Serum-Konzentrationskontrollen von N-Desmethylmesuximid bzw. Pb oder PHT liefern Voraussetzungen zur Vermeidung und Behandlung von Nebenwirkungen (Stenzel et al. 1977).

14.3.6 Phenobarbital (Pb)

Indikation: Pb wurde früher häufiger in erster Linie zur Behandlung von Grand-mal-Anfällen sowie zur Prophylaxe von Fieberkrämpfen bei Kleinkindern eingesetzt. Bei Impulsiv-Petit mal und partiellen Anfällen kommt es häufig zur Anwendung. Allerdings sind die nicht oder weniger sedierenden Antiepileptika vorzuziehen. Sie scheinen bei partiellen Anfällen etwas weniger wirksam zu sein als Pb (Tab. **47**).

Pharmakologie: Pb wird fast vollständig (80–90%) resorbiert (40–60% sind proteingebunden). Die Plasma-Halbwertszeit beträgt zwischen 3 und 5 Tagen, bei Kindern ungefähr 2 Tage. Der steady state wird erst nach 2–3 Wochen erreicht. Pharmakologische Richtgrößen im Vergleich zu anderen Antiepileptika sind in Tab. **49** wiedergegeben.

Tabelle 47 Arzneimittelname und Darreichungsform von Barbituraten

Arzneimittelname	Darreichungsform	
Luminal	Tabletten	100 mg
	(Luminaletten	15 mg)
	Ampullen	200 mg
Phenaemal	Tabletten	100 mg
Phenaemaletten	Tabletten	15 mg
Lepinaletten	Tabletten	15 mg

Dosierung und Verabreichung: Die Dosis pro kg Körpergewicht ist bei Kindern höher als bei Erwachsenen. Die durchschnittliche Dosierung beträgt beim Erwachsenen 2–3 mg/kg Körpergewicht. Die Dosis wird meistens auf eine bis zwei Gaben pro Tag verteilt. Falls die therapeutischen Serum-Konzentrationen rasch erreicht werden sollen, kann die doppelte Dosis für 4 Tage verabreicht werden. Dadurch erreichen die Serum-Konzentrationen innerhalb von 3–4 Tagen den steady state. Ein Absetzen der Pb-Medikation sollte ganz allmählich über Wochen erfolgen. Bei mehrjähriger Anfallsfreiheit kann eine allmähliche Dosisreduktion um 25 mg alle 2–3 Monate erfolgen.

Nebenwirkungen: Eine der charakteristischen Nebenwirkungen ist ein morbiliformes Exanthem. Exantheme werden bei 1–2% aller Patienten beobachtet und sind meist vorübergehender Natur, so daß kein Absetzen des Medikamentes erforderlich ist. Es können sich jedoch u. U. exfoliative Dermatitiden entwickeln. Selten treten zusätzliche Knochenmarksdepressionen, Hepatitis und Lupus erythematodes auf, was zu einem Absetzen des Medikamentes und Substitution durch ein anderes Antiepileptikum zwingt. Megaloblastäre Anämien, Folsäuremangel, Dupuytrensche Kontrakturen und algodystrophische Schulter-Arm-Syndrome stellen Komplikationen seitens des Bindegewebes dar. Die anfangs häufig auftretende Müdigkeit bildet sich im Laufe der Behandlung meistens zurück. Es kann jedoch neben persistierender Müdigkeit auch zu einer paradoxen Wirkung mit Hyperaktivität, Schlaflosigkeit und auch Schläfrigkeit kommen. Auch Symptome wie Konzentrationsminderung, Initiativelosigkeit und Inappetenz treten bei chronischer Pb-Intoxikation auf. Manche Patienten weisen Pb-Serumkonzentrationen von 50 µg/ml ohne unerwünschte Nebenwirkungen auf. Bei anderen treten bereits bei niedrigen Konzentrationen zwischen 15–20 µg/ml neurotoxische Nebenwirkungen auf (Mattson und Cramer 1982). Störungen der kognitiven Funktionen können zur Abnahme der schulischen Leistungen führen. Osteopathien, wie bei PHT-Langzeitmedikation, können ebenfalls auftreten. Meistens treten die Zeichen der neurotoxischen Nebenwirkungen erst bei Plasmawerten ab 40 µg/ml auf. Bei höheren Serum-Konzentrationen kommt es zu Rumpfataxie, Übelkeit, Erbrechen und Nystagmus und später bei Werten über 120 µg/ml zum Koma.

Da Pb metabolische Enzym-Systeme stark aktiviert, werden häufig die Serum-Konzentrationen von CBZ, VPA etc. erniedrigt, aber auch die anderen Pharmaka wie Digitoxin, Chloramphenicol, Chlorpromazin, Hormone und Kumarin. Bei mit Antikoagulantien behandelten Patienten ist nach Reduktion von Pb eine Kontrolle der Antikoagulantien-Wirkung erforderlich, da eine gesteigerte Blutungsneigung entstehen kann. Die Wirkung von Kontrazeptiva wird durch Pb-Therapie herabgesetzt.

Bei **massiven akuten Intoxikationen** kann die Clearance um das Fünffache durch Alkalisierung des Serums und Urins mittels Natriumbikarbonat und forcierter Diurese beschleunigt werden. Hämoperfusion mit Austauschharz, weniger auch Plasmapherese sind effektiv.

14.3.7 Primidon (Pr)

Indikation: Pr wird bei einfach- und komplex-partiellen Anfällen, Grand mal und auch Impulsiv-Petit mal eingesetzt. Meistens werden jedoch zuvor Monotherapien mit CBZ bzw. VPA in den genannten Fällen durchgeführt. Im Gegensatz zu Pb- und Phenytonin-Intoxikationen wiesen Pr-Überdosierungen keinen tödlichen Verlauf auf. Die Dosierung wird in einer Mehrfachverabreichung pro Tag (meistens drei Gaben pro Tag) durchgeführt (Tab. **48**).

Pharmakologie: Pr wird gut absorbiert und zeigt Spitzenwerte 1–3 h nach einer oralen Applikation. Die Plasma-Proteinbindung beträgt 70–80%, die Halbwertszeit 3–13 h. In der Leber erfolgt die Metabolisierung zu Phenylethylmalonamit (PEMA) und ca. 25% Pb. PEMA weist eine ca. dreimal längere Halbwertszeit als der nicht-metabolisierte Pr-Anteil auf. Bei Pr-Monotherapie liegen im Blut 3 verschiedene antiepileptisch wirksame Substanzen vor: Pr, Pb und PEMA. Bei Serum-Konzentrationsbestimmung sollten Pr- und Pb-Serumkonzentrationen durchgeführt werden (Reynolds et al. 1972, Schottelius 1982). Die Relation der Plasmawerte von Pb und Pr beträgt bei Patienten, die nur Pr einnehmen 1,6 : 0,2. Bei Dosiserhöhung von Pr nimmt die Pb-Konzentration linear zu. Um die gleiche Pb-Konzentration zu erzielen, muß man eine 4- bis 5mal höhere Pr-Dosis im Vergleich zur Pb-Dosis wählen. Bei unregelmäßiger Medikamenteneinnahme wird das Verhältnis der Pb- zur Pr-Konzentration verschoben. Es steigt der Pr-Anteil gegenüber dem Pb-Anteil. Dies kann ein Indiz auf schlechte Compliance sein. Bei Kombinationsbehandlung mit CBZ, PHT oder Phenyturid wird vermehrt Pb gebildet, andererseits wird die Metabolisierung von Pr durch Isoniazid und Nikotinamid gehemmt. Zu weiteren pharmakologischen Richtlinien siehe Tab. **49**.

Tabelle 48 Arzneimittelname und Darreichungsform von Primidon

Arzneimittelname	Darreichungsform	
Liskantin	Tabletten	250 mg
	Saft 5 ml =	125 mg
Mylepsinum	Tabletten	250 mg
Resimatil	Tabletten	250 mg

Dosierung und Verabreichung: In Anbetracht der möglichen Neurotoxizität bei Behandlungsbeginn muß die Pr-Behandlung vorsichtig eingeschlichen werden. Alle 3–7 Tage sollte daher eine Dosiserhöhung lediglich um ¼ Tablette erfolgen. Bei Erwachsenen wird die Ersteinstellungsdosis auf 10–15 mg/kg Körpergewicht eingestellt. Eine hohe Anfangsdosierung führt häufig zu starken Nebenwirkungen mit Übelkeit, Erbrechen, Ataxie und Schwindel. Aus diesem Grund ist eine rasche Aufdosierung zu vermeiden. Als unerwünschte Nebenwirkungen von Pr finden sich häufig Schläfrigkeit, Unsicherheit, Nystagmus, Exanthem, Leukopenien und Kopfschmerz (Schmidt 1981). Lupus erythematodes und Potenzstörungen wurden ebenfalls berichtet (Sciarra et al. 1954). Bei mehrjähriger Anfallsfreiheit kann eine allmähliche Reduktion der Dosis um 62,5 mg alle 2–3 Monate erfolgen.

Tab. **49** gibt einen Überblick über die wichtigsten pharmakotherapeutischen Charakteristika bei Erwachsenen und Kindern.

Tabelle 49 Wichtige pharmakokinetische Richtgrößen der Antiepileptika der 1. Generation

Medikament	Tagesdosis (mg/kg)		Zahl der Verabreichungen	Plasmahalbwertszeit (Stunden)	Zeitintervall bis steady state (Wochen)	Therapeutischer Bereich (µg/ml)[1]	Eiweißbindung (%)
Pb	Erwachs. Kinder	3 5	1–2	96 (46–136)	4	10–40	40–60
Pr	Erwachs. Kinder	15 20	3	12 (6–18) wird zu Pb umgebaut!	1	10–40 Phb. 5–15	70–100
CBZ	Erwachs. Kinder	10–20 20–25	3	12 (7–35)	1	4–12	60–90
CBZ ret.*	Erwachs. Kinder	8–20 20–25	1–2 1–3				
PHT	Erwachs. Kinder	5 7	1–2	24 (10–40)	2	5–20	70–96
VPA*	Erwachs. Kinder	15–20 15–30	1–2	12 (6–19)	1	25–120*	80–95
Etho	Erwachs. Kinder	15–20 20–30	1–3	48 (20–60)	2	40–100	10
CLOB	0,2–0,5		1–2	18	4		85
Br	10–20		2–3	300 (bei NaCl-Zufuhr weniger)	6	750–1250	0–25
OSP	Erwachs. Kinder	5–10 15	2–3		6	1,5–10	29

[1] Serumkonzentrationsfenster.
* Bei abendlicher Einmalgabe (20 Uhr) Monotherapie (Erwachsene) liegt der morgendliche 8-Uhr-Wert für VPA häufig um 60–80 µg/ml, bei CBZ retard 600 mg um 7–9 µg/ml.
Pharmakokinetik der neueren Antiepileptika (2. Generation; Zulassung nach 1990) s. Tab. **52**, S. 214.

14.3.8 Benzodiazepine (BZD)

Aufgrund der häufig auftretenden sedativen Nebenwirkungen und Toleranzentwicklung ist die orale Therapie für die Langzeit-Behandlung oft wenig geeignet. Tierexperimentelle Untersuchungen sprechen für eine stärkere antiepileptische Wirkung von Clobazam, klinische Beobachtungen für geringere sedative und muskelrelaxierende Nebenwirkungen im Vergleich zu Clonazepam. Parenteral (i.v.) sind Benzodiazepine zur initialen Behandlung des Grand-mal- und Absence-Status sowie des Status partieller Anfälle Medikamente der 1. Wahl (siehe dort). Bei oraler Therapie mit Clonazepam wird eine durchschnittliche Tagesdosis von 2–6 mg bei Serum-Konzentration zwischen 0,02 und 0,06 µg/ml angestrebt. Die Reduktion sollte extrem langsam (0,5–1 mg alle 2 Monate) erfolgen.

14.3.9 ACTH und Kortikoide

Die Indikation zur ACTH-Behandlung wird trotz relativ häufiger Nebenwirkungen bei BNS-Anfällen (West-Syndrom) mit Hypsarrhythmie gestellt. ACTH hat im Tierexperiment pro- und antikonvulsive Effekte gezeigt. ACTH immunreaktive Neurone im Subiculum sind an der Wiederherstellung der exzitatorisch-inhibitorischen Balance gestörter hippokampaler Erregungskreise beteiligt (Lynd-Balta et al. 1996).

Häufige Nebenwirkungen sind Infekte (Pneumonie, Pyodermie, Abszeß, Harnwegsinfekte). Bei Fieber ist eine sofortige zusätzliche Antibiose erforderlich. Andere Nebenwirkungen sind Cushing Syndrom, Osteoporose, Magenblutung, Akne, Herzversagen und Elektrolytverschiebung.

Tabelle 50 Zur Vermeidung unnötiger Nebenwirkungen. Bei der ambulanten medikamentösen Ersteinstellung empfiehlt sich ein allmähliches Einschleichen bis zur gewünschten Ersteinstellungsdosis. Die Tabelle enthält lediglich Richtwerte, von denen je nach klinischer Situation abgewichen werden kann.

Ambulante Dosissteigerung bei medikamentöser Ersteinstellung			Reduktion bei mehrjähriger Anfallsfreiheit alle 2 – 3 Monate
CBZ	jeden 3. Tag	100 – 200 mg	100 – 150 mg
OXC	jeden 3. Tag	300 mg	200 – 300 mg
TGB	jeden 7. Tag	2,5 mg	10 mg
TPM	jeden 7. Tag	25 mg	50 – 100 mg
VPA	jeden 3. Tag	300 mg	150 – 300 mg
PHT	jeden 3. Tag	100 mg*	50 – 100 mg
Etho	jeden 5. – 7. Tag	250 mg	250 mg
Pr	jeden 7. Tag	62,5 mg	62,5 mg
Pb	jeden 7. Tag	50 mg	25 mg
Clonazepam	jeden Tag	0,3 mg	0,5 mg
VGB	jeden 3. Tag	0,5 mg	1 – 2 g
LTG	alle 14 Tage	12,5 mg (mit VPA) 50 mg (mit AE induzierend)	100 – 200 mg
OSP	jeden 3. – 7. Tag	100 mg	50 mg
FBM	1. Woche 600 – 0 – 600 mg 2. Woche 1 200 – 0 – 600 mg 3. Woche 1 200 – 0 – 1 200 mg 4. Woche 1 800 – 0 – 1 200 mg cave: Reduktion CBZ, PHT, VPA, Pb etc.		600 – 1 200 mg

* Ab 300 mg bei Erwachsenen (oder Blutspiegel > 150 µg/ml) Dosiserhöhung um ¼ Tablette in 2wöchigem Abstand. Wegen nichtlinearer Sättigungskinetik bei höherer Dosierung Intoxikationsgefahr (Blutspiegelkontrolle).

14.3.10 Bromide

Nicht-proteingebundene Bromsalze werden als Ultima ratio bei schwer einstellbaren Grand-mal-Epilepsien eingesetzt (Boenigk et al. 1985). Chlor- und Bromionen ersetzen sich. Daher ist eine natriumarme Diät notwendig. Die Dosierung beträgt zwischen 900 – 3000 mg, die Serum-Konzentration zwischen 75 – 125 mg/100 dl. Leichte Intoxikationen (Serum-Konzentration meist höher als 200 mg/100 ml) äußern sich in Form von Müdigkeit, Konzentrationsschwäche, Kopfschmerz, Unruhe. Schwere Intoxikationen führen zur Insomnie, Pseudodemenz und Psychosen. Schneble (1993) sieht zusätzliche Indikationen bei frühkindlichen Epilepsien mit alternierenden Hemi-Grand mal, valproatpflichtigen Epilepsien, die einen zusätzlichen Grand-mal-Schutz benötigen, schwerbehandelbare rezidivierende Fieberkrämpfen und der Porphyrie.

14.3.11 Sultiam

Arzneimittelname: Ospolot; Darreichungsform: Tabletten 200 mg, mite 50 mg.

Die Substanz wirkt über eine Blockierung der Karboanhydrase in Richtung einer azidotischen Stoffwechsellage. Gelegentlich wird eine Toleranzentwicklung beobachtet. Die Indikation ist vorwiegend bei interkurrenter Frequenzzunahme partieller Anfälle bei der Rolandischen Epilepsie und Landau-Kleffner-Syndrom gegeben.

14.3.12 Neue Antiepileptika

Eine Reihe von neuen Substanzen mit antikonvulsiver und potentieller antiepileptischer Wirkung befinden sich in der präklinischen oder klinischen Prüfung. Während früher der anfallskontrollierende Effekt von Antiepileptika empirisch festgestellt wurde, werden jetzt in zunehmendem Maße neue Antiepileptika aufgrund des verbesserten Wissens über Mechanismen der Neurotransmission entwickelt, bzw. werden bereits zugelassen. Neue Entwicklungen auf dem Boden eines besseren Verständnisses schaffen eine Basis für rationale Therapiestrategien für Mono- und Kombinationstherapien. Von den neuen Antiepileptika werden insbesondere auch niedrige Neurotoxizitätsprofile erwartet. Darüber hinaus sollten neue Antiepileptika folgende Vorzüge aufweisen können: stärkere Wirkung, größerer therapeutischer Bereich (Wirkspektrum, Abstand von der toxischen Wirkung, größerer Komfort, Einmalgabe). Vigabatrin, Lamotrigin, Gabapentin, Topiramat, Tiagabin und Oxcarbazepin sind bereits in einigen Ländern zugelassen. Andere Substanzen (z.B. Losigamon, Levitiracetam, Stiripentol, Milacemide, Remacemide, Ralitoline, Zonisamide) befinden sich noch in einem Stadium der Prüfung.

Exzitatorische Aminosäuren wirken auf bestimmte Rezeptoren des Gehirns, von denen die NMDA-Rezeptoren (N-methyl-D-aspartat) für die Behandlung der Epilepsien von besonderer Bedeutung sind. Als Folge einer Glutaminsäure-Exposition wurden prolongierte Depolarisationen mit Cl-, Na-, K- und H_2O-Einstrom sowie Ca-Einstrom über NMDA-regulierte Kanäle im Tierversuch beobachtet. Folge dieser Ionen-Verschiebungen war eine Lipase- und Protease-Aktivierung, welche zum Zelltod führte. Ein Konzept für die Epilepsie-Behandlung besteht darin, **NMDA-Rezeptor-Antagonisten** als Antiepileptika einzusetzen. Sie sollen die Blockade des H_2O-, Na- und Cl-Einstroms und des damit verbundenen intrazellulären Ödems und über eine kalziumabhängige „second messenger"-Rolle den Zellschaden verhindern und die epileptische Aktivität unterdrükken. Erste präklinische Ergebnisse ergaben ein antikonvulsives Spektrum wie VPA (Meldrum 1987).

Abgesehen von den aufgeführten Beispielen für aussichtsreiche Entwicklungen von Antiepileptika wurden bereits eingeführte Antiepileptika in ihrer Applikationsweise modifiziert (Oxley 1986). Clobazam wurde zur Intervall-Therapie bei perimenstruell gehäuften Anfällen über 10 Tage in einer Dosierung von 20–30 mg verabreicht (Feely et al. 1982). Bei 20% der Patienten wurde eine Anfallskontrolle, bei weiteren 20% eine Reduktion um mehr als 75% bei ähnlicher Vorgehensweise festgestellt (Schmidt et al. 1985, Lombroso 1989).

Progabide ist ein GABA-Agonist (GABA-Rezeptor-Stimulator). Bei plazebokontrollierten Untersuchungen war Progabide in 5 von 6 Studien effektiv (n = 122 Patienten). 34% der Patienten zeigten eine signifikante Anfallsreduktion, bei 0,46% trat eine Transaminasenerhöhung mit Symptomen auf (Morselli 1984). Leppik et al. (1987) fand dagegen keine signifikante Besserung. Bei Absenceepilepsien wurde ein geringer Effekt in Monotherapie festgestellt, wobei sich jedoch Hinweise für eine Toleranzentwicklung ergaben (Stefan et al. 1987 a).

Flunarizin stellt einen Kalzium-Entry-Blocker dar. Tierexperimentell wurde festgestellt, daß Flunarizin die Blut-Hirn-Schranke passiert, tonische Anfälle inhibiert werden und eine epileptische Spontanaktivität unterdrückt wird. Da die paroxysmale Depolarisationsshift (PDS) abhängig vom Kalzium-Einstrom ist (Wong et al. 1979), wurden große Erwartungen an den klinischen Effekt von Kalzium-Entry-Blockern bei Epilepsie geknüpft. Ein sicherer Effekt fand sich bei schwer einstellbaren Epilepsien im Rahmen einer add-on-Therapie entweder nicht oder im Bereich zwischen 15 und 29% (Overweg et al. 1984, Moglia et al. 1986, Fröscher et al. 1988).

Flumazenil: Ein Benzodiazepinrezeptor-Antagonist, der den antikonvulsiven Effekt von Diazepam blockiert und eine schwache antikonvulsive Eigenwertigkeit besitzt (schwacher Benzodiazepinrezeptor-Agonist, Scollo-Lavizzari 1988). Flumazenil soll einer Benzodiazepintoleranz begegnen können (Savic 1993).

Felbamat (FBM)

Indikation: Felbamat hat in kontrollierten Studien eine Anfallsreduktion um 50% von partiellen und generalisierten Anfällen in 25–34% gezeigt. Außerdem konnte eine Wirkung beim Lennox-Gastaut-Syndrom nachgewiesen werden. Es wird z.Zt. bei Patienten mit extrem schwer behandelbaren Epilepsien, vor allem bei Lennox-Gastaut-Syndrom mit oder ohne sekundärer Generalisation, nach dem 2. Lebensjahr eingesetzt (Abb. **92**).

Pharmakologie: Felbamat wird fast vollständig und schnell resorbiert. Die Proteinbindung beträgt 25%, die Halbwertszeit liegt zwischen 15 und 23 h. Die Substanz wird zu 90% unverändert im Urin ausgeschieden.

Dosierung und Verabreichung: Die Dosierung beträgt zwischen 2400 mg/d und 3600 mg/d. Als orientierender Richtwert für die Serumkonzentrationen wurde bisher ein Wert zwischen 18 und 82 mg/ml angegeben. In Anbetracht der

Arzneimittelname	Darreichungsform	
Taloxa	Tabletten	400 mg
		600 mg
	Saft	

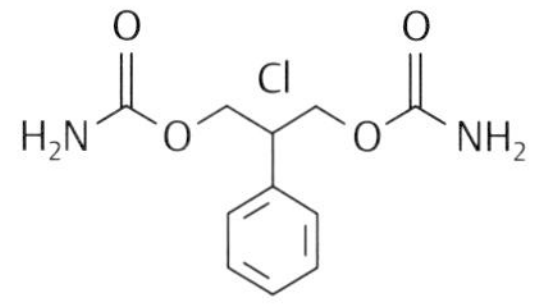

Abb. 92 Felbamat-Strukturformel [C2-Phenyl-1,3-propandioldicarbonat]

Halbwertszeit wird eine Zweimalgabe pro Tag vorgeschlagen. Erfahrungen mit der Einmalgabe-Therapie liegen noch nicht vor. Aufgrund der bisherigen Erfahrungen sollte bei Jugendlichen und Erwachsenen mit 1200 mg pro Tag in Zweimalgabe eindosiert werden. Nach zwei weiteren Tagen kann die Dosis auf 2400 mg erhöht werden und später, falls erforderlich, bis 3600 mg. Bei Kindern zwischen 2 und 14 Jahren wird mit einer Dosis von 15 mg/kg/d begonnen. Nach zwei Tagen wird die tägliche Dosis auf 30 mg/kg erhöht. Die maximale Dosis bei Kindern beträgt 45 mg/kg/d.

Wirkung und Nebenwirkungen: Felbamat hat eine dem Meprobamat ähnliche Struktur. Als Wirkungsmechanismus wird eine indirekte Wirkung auf GABA-A-Rezeptoren und auf die Glyzinbindungsstelle der NMDA-Rezeptoren diskutiert (Rho et al. 1994). In kontrollierten Studien wurde eine Reduktion der Anfälle um 50%, je nach Anfallstyp bei 25–50% der Patienten festgestellt. Felbamat hat eine große therapeutische Breite. Es wirkt auf fokale und generalisierte Anfälle. In einer Doppelblind-, randomisierten Studie von 73 Patienten mit Lennox-Gastaut-Syndrom, konnte eine Anfallsreduktion bei 44% der Patienten erzielt werden.

Massive Nebenwirkungen sind insgesamt gering. Sie sind seltener in Monotherapie als in Kombinationstherapie. Dies spricht dafür, daß möglicherweise die Nebenwirkungen durch die Begleitmedikation verursacht waren. Die häufigsten Nebenwirkungen bestehen in gastrointestinalen Syndromen. Andere Nebenwirkungen können meist nur initial Kopfschmerz, Schlafstörungen, Übelkeit, Schwindel, Müdigkeit, Brechreiz oder selten Doppelbilder sein. Felbamat ändert bei Kombinationsbehandlung die Serumkonzentrationen von Carbamazepin, Phenytoin oder Valproat. Da die Spiegel von Phenytoin und Valproat erhöht werden, muß u.U. die Dosis von diesen Medikamenten in Kombinationstherapie reduziert werden. Die Serumkonzentrationen von Carbamazepin können erniedrigt werden, die von Carbamazepinepoxid erhöht werden. Die Veränderung der Begleitmedikation kann zwischen 20 und 30% des Ausgangswertes betragen (Bourgois et al. 1991, Leppik et al. 1989). Durch mögliche Interaktionen mit anderen Medikamenten ist die Beurteilung der Effektivität und Nebenwirkungen schwieriger als in Monotherapie. In Monotherapie ist die Wirkung von Felbamat für fokale Anfälle bei guter Verträglichkeit nachgewiesen. Da die Serumkonzentration von Carbamazepin ab- und die von Phenytoin zunimmt, können hierdurch indirekt Effekte auf die Anfallsfrequenz und Nebenwirkungen entstehen, die zu beachten sind. Unter der Kombinationstherapie mit Felbamat sollte daher ein Serumspiegel-Monitoring der Komedikation durchgeführt werden. Bei Kopfschmerz oder Insomnie sollte die Felbamatdosis reduziert bzw. von der Nachmittags- auf die Mittagsverabreichung umgestellt werden. Bei den anderen Nebenwirkungen sollte in erster Linie die Dosierung der Begleitmedikation reduziert werden. Gastrointestinale Nebenwirkungen, Kopfschmerzen oder Schwindel bilden sich häufig nach 2–3 Wochen zurück. Das Medikament sollte mit dem Essen eingenommen werden. Da bei einigen Patienten während Felbamat-Therapie, aplastische Anämien oder Hepatopathien beobachtet wurden, bedeutet dies, daß eine sehr sorgfältige Nutzen-Risiko-Abschätzung getroffen werden muß. Blutbild und Leberwerte sollten nach strenger Indikationsstellung in zweiwöchigen Intervallen mit dem klinischen Befund kontrolliert werden.

Massive akute Intoxikation: Hierzu liegen noch keine klinischen Erfahrungen vor. Die orale LD_{50} bei Mäusen und Ratten ist größer als 5000 mg/kg. Es ist nicht bekannt, ob Felbamat dialysabel ist. Das Monitoring der Elektrolytkonzentrationen wird, wie bei jeder Medikamentenüberdosierung üblich, durchgeführt. Die Indikation zur Magenspülung hängt von dem Intervall zwischen Einnahme des Medikamentes und der Untersuchung des Patienten sowie der Dosis und der Tatsache, ob der Patient zuvor erbrochen hat, ab. Außerdem ist von Bedeutung, ob noch andere Medikamente (Paracetamol, Aspirin, Dicoumarol etc.) eingenommen wurden.

Gabapentin (GBP)

Indikation: GBP stellt ein zyklisches GABA-Analog, welches ursprünglich die sterische Konfiguration von GABA imitieren sollte, dar. Hierbei wurde davon ausgegangen, einen GABA-Agonisten zu finden. Tatsächlich hat GBP jedoch keine ausschließlich GABAerge Hauptwirkung, sondern wirkt auch über die Inhibition glutamerger Neurotransmission und Ca^{2+}-Kanäle (Taylor et al. 1998). In klinischen Studien hat es bei 25% in fokalen Epilepsien zu einer Reduktion der Anfälle um 50% geführt. Auch bei Patienten mit generalisierten Anfällen wurde eine Reduktion der Anfallsfrequenz beobachtet (Crawford et al. 1987, Bauer et al. 1989). GBP ist zur Mono- und Kombinationsbehandlung fokaler Epilepsien zugelassen (Abb. **93**).

Pharmakologie: Die orale Bioverfügbarkeit beträgt 60%. Es ist nicht an Eiweiß gebunden. Die Halbwertszeit liegt zwischen 5 und 7 h. Gabapentin wird vollständig über die Niere ausgeschieden. Für die Dosierung werden 600 mg/d bis 1800 mg/d auf drei Dosen verteilt empfohlen. Die Substanz interferiert nicht mit anderen Medikamenten. Die Dosis kann von initialen 300 mg in 2–3 Tagen auf 600 mg und dann weiter auf 1200 mg oder 1800 mg erhöht werden (Perucca und Pisani 1991).

Wirkungen und Nebenwirkungen: Als Wirkungsmechanismus für Gabapentin wird die Glyzinbindungsstelle des NMDA-Rezeptors und der Aminosäuren-Stoffwechsel diskutiert. Die Wirkung erstreckt sich auf fokale und sekundär generalisierte Anfälle. Bei idiopathischen generalisierten Epilepsien, z.B. mit Absencen ist die Wirkung nicht erwiesen. Die häufigsten Nebenwirkungen in klinischen Studien waren Müdigkeit, Schwindel und Ataxie, welche nicht dosiskorreliert innerhalb der ersten 15–20 Tage auftraten und sich in den weiteren zwei Wochen meistens zurückbildeten. Die Nebenwirkungen waren für gewöhnlich mild. Eine Gewichtszunahme ist bei GBP nicht selten. Da die Substanz keine Interaktionen mit anderen Medikamenten aufweist, ist sie besonders gut zur Kombinationstherapie geeignet. Als potentielle Nebenwirkung wurde eine Karzinogenität im Tierversuch aufgeführt, da sich bei Ratten eine Akkumulation von GABA im Pankreas sowie azinösen Zellen fand. In Studien beim Menschen konnten entsprechende Hinweise nicht beobachtet werden. Insgesamt kann Gabapentin als gut verträgliches Antiepileptikum angesehen werden. Organschäden am blutbildenden System, Haut, Herz, Leber oder Nieren sind nicht bekannt. GBP kann bei Porphyrie eingesetzt werden (Hahn et al. 1997, Zandra et al. 1998). Über massive akute Intoxikationen liegen noch keine Erfahrungen vor.

Bei Nierenschäden ist in Relation zur Funktionsstörung eine Dosisreduktion erforderlich (s. S. 234).

Arzneimittelname	Darreichungsform	
Neurontin	Kapseln	100 mg 300 mg 400 mg

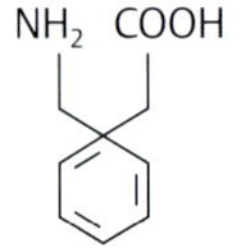

Abb. 93 Gabapentin-Strukturformel [1-(Aminomethyl)Cyclhexansäure]

Lamotrigin (LTG)

Indikation: LTG ist ein für Mono- und Kombinationstherapie zugelassenes Medikament, welches im Handel als Lamictal erhältlich ist. LTG hat ein breites Wirkungsspektrum, nicht nur auf partielle Epilepsien, sondern auch auf generalisierte Epilepsien. Sowohl bei partiellen als auch bei generalisierten Epilepsien, konnte in 20–30% der Fälle aufgrund klinischer Studien eine Reduktion um 50% der Anfälle erzielt werden. Bei Lennox-Gastaut-Syndrom kann häufig eine Reduktion tonischer Sturzanfälle und tonisch-klonischer Anfälle erzielt werden (Motte et al. 1997) (Abb. **94**).

Pharmakologie: LTG wird vollständig und schnell über den Gastrointestinaltrakt resorbiert. Die Eiweißbindung beträgt 55%. Die Halbwertszeit variiert, je nachdem ob eine Monotherapie zwischen 15 und 50 h (im Mittel 25 h) durchgeführt wird oder eine Kombinationstherapie (8–33 h). Die Bioverfügbarkeit von Lamotrigin beträgt ca. 98% (Yuin und Pecka 1991).

Dosierung und Verabreichung: Lamotrigin soll zur Vermeidung von Nebenwirkungen (Exanthemen) möglichst langsam aufdosiert werden. Hier kann z. B. eine Dosierung von 12,5 mg initial (in den er-

Arzneimittelname	Darreichungsform	
Lamictal	Tabletten	5 mg 25 mg 50 mg 100 mg 200 mg

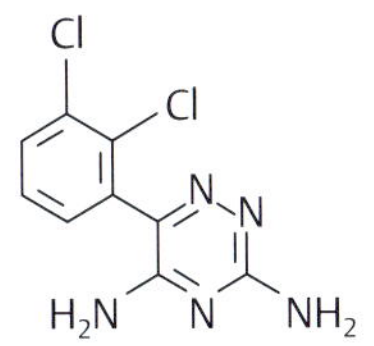

Abb. 94 Lamotrigin-Strukturformel [3,5-Diamin-6-(2,3-Dichlorophenyl)-1,2,4-Triazin]

sten beiden Behandlungswochen jeden 2. Tag 25 mg Lamictal vor allem bei Kombination mit VPA) durchgeführt und dann wöchentlich um 12,5 mg gesteigert werden. Die Verabreichung kann einmal oder zweimal pro Tag erfolgen. Die Dosierung liegt zwischen 50 mg/d und 400 mg/d. Bei Kindern werden Tagesdosen zwischen 5 mg und 15 mg/kg angegeben. Die Dosishöhe hängt von der Kombinationstherapie ab. Durch die Beeinflussung der Lamotrigin-Halbwertszeit bei gleichzeitiger Behandlung mit Valproinsäure ist bei ko-medizierten Patienten eine erheblich niedrigere Dosis von Lamotrigin (ca. 40%) erforderlich (Binnie 1990). Bei Komedikation mit Valproinsäure wird eine niedrigere Lamotrigindosierung empfohlen (200 mg), bei CBZ, PHT oder Pb eine höhere Dosierung (bis 400 mg). In diesem Fall kann in den ersten beiden Wochen eine Dosierung mit 50 mg Lamotrigin einmal pro Tag erfolgen. Ab der 3. Woche erfolgt eine Verdoppelung der Dosis auf 2 × 50 mg täglich, ab der 5. Woche werden die in der Dauertherapie üblichen Tagesdosen (200 – 400 mg) erreicht. In einzelnen Fällen wurde erst bei höherer Dosierung eine Anfallskontrolle erzielt. Hierbei werden Serumkonzentrationen von 150 µg/ml VPA als Begleitmedikation ohne Nebenwirkungen gemessen.

Wirkung und Nebenwirkung: Die Substanz wurde als Folsäureantagonist entwickelt. LTG wirkt vergleichbar wie PHT membranstabilisierend und verlängert die Inaktivierung der spannungsabhängigen Natriumkanäle und damit auch die Freisetzung von Glutamat, Aspartat und anderen Transmittern. Obwohl die Beeinflussung von Natriumionenkanälen bei Carbamazepin und Phenytoin zu einer bevorzugten Wirkung von fokalen Anfällen führt und Lamotrigin einen ähnlichen Mechanismus aufweist, zeigt sich darüber hinaus bei Lamotrigin auch eine Reduktion generalisierter Anfälle. Z.Z. ist noch nicht bekannt, ob es einen Zusammenhang zwischen der Höhe der Serumkonzentration und therapeutischer Effektivität gibt. In einigen Untersuchungen wurden bei LTG Serumkonzentrationen bis 17 µg/ml keine Nebenwirkungen beobachtet (Füratsch 1993). LTG soll keinen Einfluß auf die Plasmakonzentration von oralen Kontrazeptiva haben. Hinsichtlich der Nebenwirkungen wurde in 3 – 7% ein Arzneimittelexanthem festgestellt. Nach vorübergehendem Absetzen von LTG kann u. U. bei leichtem Exanthem und gutem Allgemeinzustand der Patienten unter sorgfältiger Risiko-Nutzen-Abwägung in einigen Fällen eine Reexposition versucht werden (Tavernor et al. 1995). In einigen Fällen trat auch eine Beteiligung der Schleimhäute auf. Die Patienten sollten über die Möglichkeit eines Stevens-Johnson-Syndroms bei Beginn der Behandlung aufgeklärt werden. Diese Komplikation seitens der Haut kann besonders bei schneller Eindosierung und in Kombination mit Valproinsäure auftreten. Als Vorsichtsmaßnahmen sind zu empfehlen: 1. langsame Eindosierung und 2. Aufklärung des Patienten, daß ein Exanthem mit Beteiligung der Schleimhäute sowohl im oralen und analen Bereich auftreten kann und sofort dem Arzt gemeldet werden muß. Die sonstigen Nebenwirkungen sind gering. Es wurden beobachtet: Müdigkeit, Doppelbilder, Kopfschmerzen und Ataxie sowie Schwindel.

Serumkonzentrationsmessungen können beim Auftreten von Nebenwirkungen und Anfallsserologie sinnvoll sein, sofern man einen Ausgangswert bei Anfallsfreiheit hat und in der Kombinationsbehandlung vor allem bei Absetzen von VPA. Schwindel kann besonders bei Vorbehandlung mit relativ hohen CBZ-Dosen (> 8 µg/ml) in der Add-on-Phase entstehen. Diese wahrscheinlich pharmakodynamische Interaktion läßt sich durch rechtzeitige Dosisreduktion von CBZ häufig vermeiden (Besay et al. 1998). Unter Umständen kann vor der Add-on-Gabe von LTG die CBZ-Dosis bereits reduziert werden.

Bei Zugabe von LTG zu einer relativ hohen CBZ-Medikation können durch pharmakodynamische Interaktion zentralnervöse Symptome (z. B. Schwindel, Übelkeit etc.) auftreten. Sie lassen sich durch eine vorsichtige Dosisreduktion von CBZ vermeiden. Bei Absetzen von VPA bei erfolgreicher VPA/LTG-Therapie muß häufig noch

3–4 Wochen die LTG-Dosis erhöht werden (Leppik 1998).

Massive akute Intoxikation: Bei Einnahme von 30 Tabletten Lamotrigin à 100 mg in suizidaler Absicht, klagte eine Patientin nach 30–45 min über Übelkeit, Erbrechen und Schwindelgefühl. Neurologisch wurden Blickrichtungsnystagmus, Ataxie und ataktische Finger-Nasen-Versuche festgestellt. Die Serumkonzentration lag zwei Stunden nach der Einnahme bei 18 mg/ml. Am zweiten Tag hatten sich die klinischen Symptome zurückgebildet. Die Serumkonzentration lag zu diesem Zeitpunkt bei 14 mg/ml (Blankenhorn et al. 1993, Buckley 1993). Patienten mit sehr hoher Serumkonzentration (aber auch schon bei 15 µg/ml) berichten über Sedierung, Ataxie, Doppelsichtigkeit, Übelkeit und Erbrechen. In einem Fall wurde eine Verlängerung der QRS-Überleitungszeit beobachtet. Liegt der Zeitpunkt der Tabletteneinnahme bei massiver Intoxikation noch nicht weit zurück, so kann eine Magenspülung angezeigt sein. Ein EKG-Monitoring erscheint ebenfalls sinnvoll. Aussagen, bzgl. der Effektivität weitergehender Maßnahmen, wie forcierte Diurese, Hämoperfusion, Plasmapherese oder eine Elektrolytbilanzierung lassen sich z. Zt. aufgrund der begrenzten Erfahrung noch nicht machen.

Beobachtete Nebenwirkungen von Lamotrigin sind in Tab. **38** wiedergegeben.

Eine Zusammenfassung der pharmakologischen und klinischen offenen sowie doppelblinden Studien im Kindes- und Erwachsenenalter sowie eine Übersicht über die Einrichtungen, die Serumkonzentrationen von Lamotrigin messen, wurde von Krämer et al. (1993) gegeben.

Oxcarbazepin (OXC)

Indikation: Oxcarbazepin ist im Handel unter dem Namen Trileptal erhältlich. Strukturmechanisch ist es mit dem Carbamazepin verwandt, deshalb ergeben sich hinsichtlich der Indikation gleiche Verhältnisse wie beim Carbamazepin. OXC ist als First-line-Antiepileptikum zur Mono- und Kombinationstherapie fokaler und generalisierter tonisch-klonischer Anfälle im Erwachsenen- und Kindesalter vorgesehen (Zulassung für Deutschland 1999 erwartet) (Abb. **95**). Im Rahmen der Zulassung wurde eine Vielzahl weiterer neuer Studien zu OXC durchgeführt (Bialer et al. 1999). In diesen klinischen Studien konnte bei bis zu 50% der Patienten eine Reduktion der Anfälle um die

Arzneimittelname	Darreichungsform
Trileptal	Tabletten 150 mg (50, 100, 200 Tabletten) Tabletten 300 mg (50, 100, 200 Tabletten) Tabletten 600 mg (50, 100, 200 Tabletten)

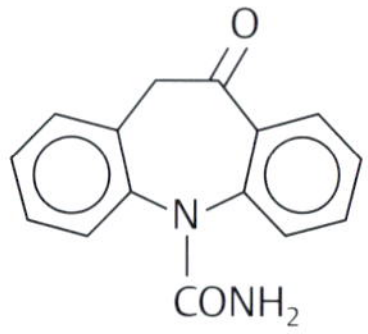

Abb. 95 Oxacarbazepin-Strukturformel [10,11-Dihydro-10-Oxo-5H-Dibenz(b,f)azepin-5-carboxamid]

Hälfte erreicht und die Indikation weiter abgesichert werden.

Pharmakologie: Die pharmakologischen Eigenschaften ähneln nur auf den ersten Blick denen des Carbamazepins. Die Wirkung von Oxcarbazepin wird jedoch durch seinen Metaboliten das Mono-hydroxy-derivat (MHD) erzielt. Oxcarbazepin kann daher als Prodrug für MHD angesehen werden. Nach oraler Einnahme von OXC werden 95% aufgenommen und im Urin später festgestellt. Die Plasma-Eiweißbindung von MHD beträgt nur ca. 40%, die Halbwertszeit zwischen 10 und 13 h. MHD wird in glukuronisierter Form im Urin ausgeschieden (Feldmann et al. 1978). Da der Metabolismus von OXC nicht von Cytochrom P-450 abhängt, werden Interaktionen mit anderen Substanzen nicht erwartet. Substanzen wie Propoxyphen, Cimetidin und Erythromycin, welche den Stoffwechsel von CBZ inhibieren und dadurch zu einer CBZ-Intoxikation führen können, verändern die Pharmakokinetik von OXC nicht (Jensen et al. 1991).

Dosierung und Verabreichung: Die Dosierung beträgt 600 mg/d bis 2400 mg/d. Oxcarbazepin wird zweimal pro Tag verabreicht. Bei den meisten Patienten liegt die Dosierung zwischen 600 mg und 1800 mg pro Tag. Bereits vom ersten Tag an können 600 mg und damit eine nachgewiesenermaßen therapeutische Dosis bei Erwachsenen verabreicht werden. Selbst das obere Ende des therapeutischen Bereiches von 2400 mg kann bei klinischer Notwendigkeit sehr schnell innerhalb von 24 Stunden erreicht werden (Schachter et al. 1999).

Wirkung und Nebenwirkungen: Die Wirkung entfaltet der Metabolit MHD. Im Vergleich zu Carbamazepin sind 40%ig bis 50%ig höhere Dosierungen erforderlich. Als Wirkmechanismus kann der von Carbamazepin angenommen werden (Houtkooper 1987). Bisherige Ergebnisse lassen annehmen, daß die Korrelation zwischen der Serumkonzentration von MHD und therapeutischen oder Nebenwirkungseffekten gering ist (Dam et al. 1989). Da Oxcarbazepin fast nicht enzyminduzierend wirkt, muß darauf geachtet werden, daß beim Auswechseln mit enzyminduzierenden Komedikationen durch Oxcarbazepin die Serumkonzentrationen anderer Medikamente ansteigen können, was therapeutisch sehr wünschenswert sein kann. Daher können aber in diesem Fall Serumkonzentrationsbestimmungen der Begleitmedikation erforderlich sein. Bei Patienten mit stark eingeschränkter Nierenfunktion (Kreatin-Clearance > 30 ml/min) ist eine Dosisreduktion um 50% vorzusehen. Interaktionen wurden nicht beobachtet. Lediglich bei Einnahme von Ovulationshemmern wurde in 40% eine Beeinträchtigung gefunden. Oxcarbazepin wird in der Regel besser vertragen als Carbamazepin. Die häufigsten Nebenwirkungen entsprechen denen des Carbamazepins einschließlich Müdigkeit, Schwindel und Ataxie. Allergische Reaktionen treten unter OXC deutlich seltener auf als unter der Behandlung mit Carbamazepin. Vor allem Exantheme werden wesentlich seltener beobachtet. Beim Vorliegen eines allergischen Exanthems während der Carbamazepintherapie wurde auf Oxcarbazepin umgestellt. Nur bei 27% der Patienten gab es Hinweise für eine Kreuz-Allergie (Klosterskow-Jensen et al. 1991). Hyponatriämie trat unter Oxcarbazepin dagegen häufiger als unter Carbamazepinbehandlung auf. Serum-Na-Konzentrationen unter 125 mmol/l, meist asymptomatisch, wurden bei 2,7% der mit OXC behandelten Patienten beobachtet. Eine Restriktion der Flüssigkeitszunahme kann die Hyponatriämie günstig beeinflussen. Nebenwirkungen der Hyponatriämie waren meist gering (Müdigkeit, Schwindel, Kopfschmerz, Übelkeit, Gewichtszunahme) nach Ottevanger et al. (1987). Klinisch wurde hierbei entweder keine Veränderung oder in einzelnen Fällen Verwirrtheit festgestellt. Besonders ältere Patienten scheinen gegenüber einer Oxcarbazepin induzierten Hyponatriämie anfällig zu sein. Aufgrund der fehlenden Interaktionen mit anderen Medikamenten ist Oxcarbazepin sowohl zur Kombinationstherapie als auch zur Monotherapie besonders geeignet sowie bei Vitamin-D-Mangel- und Allergiegefährdung. Vorteile von OXC gegenüber CBZ sind: Möglichkeit zum schnelleren Aufdosieren, höherem Ausdosieren, keine Osteoporose-, T_4 oder Testosteronbeeinflussung.

Berichte über *massive akute Intoxikationen* liegen nicht vor.

Vigabatrin (VGB)

Indikation: Vigabatrin ist zugelassen zur Add-on-Behandlung schwer behandelbarer, partieller Epilepsien. Der Handelsname ist Sabril. Aufgrund erfolgversprechender klinischer Beobachtungen wird es auch als Zusatzmedikament für Kinder mit BNS-Krämpfen und Lennox-Gastaut-Syndrom eingesetzt. Vigabatrin ist nicht geeignet für die Behandlung von generalisierten Anfällen (Schmidt et al. 1993) (Abb. **96**).

Pharmakologie: VGB wird vom Gastrointestinaltrakt schnell und fast vollständig resorbiert. Es ist nicht an Plasmaeiweiß gebunden. Die Plasmahalbwertszeit beträgt 5 – 7 h. Die Substanz wird überwiegend über die Nieren ausgeschieden. Ein Serumkonzentrations-Monitoring ist nicht erforderlich.

Dosierung und Verabreichung: Die Dosierung beträgt zwischen zwei und vier Gramm pro Tag. Der Beginn der Behandlung wird mit 500 mg bis einem Gramm pro Tag durchgeführt. Die Dosierung wird in ein oder zwei Tagesdosen verabreicht. Für Kinder gilt die Dosierung 10 – 15 kg (0,5 – 1 g/d), 15 – 30 kg (1,5 – 3 g/d) über 50 kg Erwachsenendosis. Beim West-Syndrom bis zu 100 mg/kg.

Arzneimittelname	Darreichungsform
Sabril	Tabletten 500 mg (50, 100, 300 Tabletten)

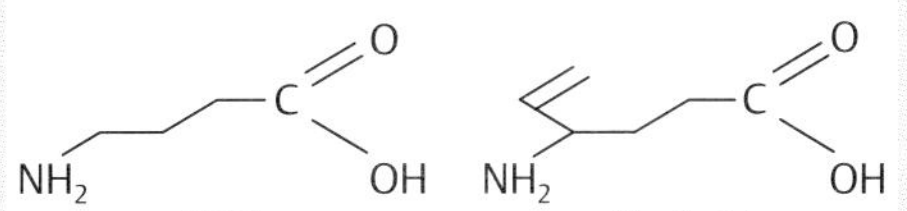

GABA Vigabatrin

Abb. 96 Vigatrin-Strukturformel (Gamma-Vinyl GABA)

Wirkung und Nebenwirkung: Der Wirkmechanismus besteht in der GABA-Transaminasehemmung. In klinischen Studien wurde bei 50% der Patienten mit partiellen Epilepsien eine Reduktion der Anfälle um 50% erzielt. Nach Rundtfeld und Löscher (1992) haben sich im Tierexperiment Hinweise auf eine Toleranzentwicklung ergeben. Als mögliche Ursache hierfür wurde eine verminderte GABA-Synthese oder eine reduzierte Freisetzung sowie verstärkte Desensitivierung postsynaptischer GABA-Rezeptoren als Reaktion auf die langanhaltende Erhöhung der GABA-Konzentration diskutiert (Schmidt 1993). Tatsächlich haben sich in klinischen Studien einige Hinweise für ein Nachlassen der Wirkung bei bestimmten Patienten ergeben. Genauere Überprüfungen sind noch erforderlich. In bisherigen klinischen Untersuchungen fand sich bei einigen Patienten nach einem vorübergehenden eindeutigen Ansprechen auf Vigabatrin ein langsames Nachlassen des therapeutischen Effektes, das trotz Dosissteigerung nicht mehr aufzufangen war (Ried und Schmidt 1992). Bauer (1993) stellt nach Sichtung der Literatur und eigenen Erfahrungen fest, daß sich in der Langzeitbeobachtung ein Wirkverlust auch häufig nicht beobachten läßt. Untersuchungen zum Langzeiteffekt der Anfallsunterdrückung laufen z.Zt. Bei der Patientengruppe schwer behandelbarer partieller Epilepsien konnte in 5% Anfallsfreiheit erzielt werden.

Hinsichtlich der Nebenwirkungen ist festzustellen, daß Vigabatrin insgesamt gut vertragen wird. Organschäden sind bislang nicht aufgetreten. In bestimmten Fällen wurden depressive Verstimmungen oder psychotische Episoden beobachtet, deren Auftreten durch eine einschleichende Dosierung und langsames Absetzen verringert werden kann. Außerdem können Gewichtszunahme bei Erwachsenen und bei Kindern ein hyperkinetisches Syndrom die Behandlung erschweren. Im Tierexperiment wurde eine Mikrovakuolisierung unter Vigabatrinapplikation beobachtet. Entsprechende Veränderungen sind beim Menschen nicht feststellbar gewesen. Da Vigabatrin weder eine Proteinbindung noch eine Induktion des hepatischen Zytochrom-P-450-Enzymsystems aufweist, besitzt es nur ein geringes Potential für Arzneimittelwechselwirkungen. Durch eine Abnahme der Phenytoin- oder Phenobarbitalkonzentration oft 4–6 Wochen nach Behandlungsbeginn unter Kombinationstherapie mit Vigabatrin kann die Effektivität der antikonvulsiven Behandlung reduziert werden. Daher muß u.U. nach Serumspiegelkontrolle von PHT und Pb eine Korrektur der Dosierung vorgenommen werden. Ein plötzliches Absetzen von Vigabatrin sollte wegen des möglichen Auftretens von Entzugsanfällen vermieden werden. Die Dosisreduktion sollte sehr langsam (z.B. 0,5 g alle 14 Tage) erfolgen.

Die klinische Erfahrung zeigte, daß bei generalisierten Anfällen eine Anfallshäufung auftreten kann. Daher ist Vigabatrin nur bei partiellen Epilepsien und den obengenannten Syndromen indiziert. In Einzelfällen sind akute Enzephalopathien mitgeteilt worden. Baier et al. (1993) berichten über einen stuporös-dysphorischen Zustand mit Verlangsamung der Grundtätigkeit und myoklonischen sowie tonischen Anfällen. Nach bisher vorliegenden Studien hat Vigabatrin sonst überwiegend einen günstigen Einfluß auf kognitive Funktionen (Kälviänen et al. 1993).

Vigabatrin ist z.Z. das einzige Medikament, bei dem eine Prädiktion des Therapieeffektes realisiert wurde. Durch die Bestimmung der Serum-GABA-Konzentration und Vigabatrins im menschlichen Plasma, konnte eine Korrelation zwischen Respondern und Zunahme der Plasmakonzentration festgestellt werden (Löscher et al. 1993).

Die Nebenwirkungen bei der Vigabatrin-Therapie sind in Tab. **39** zusammenfassend dargestellt.

Eine ausführliche Übersicht über Neuropathologie, Neurophysiologie, Pharmakologie und klinische Studien im Kindes- und Erwachsenenalter wurden von Krämer et al. (1992) und in dem Supplement von Epilepsia (Fischer 1991) zusammengestellt. Die von anderen Antiepileptika bekannten schweren Idiosykrasien wurden unter Vigabatrin bisher nicht beobachtet (Betts 1992). Während VGB-Therapie wurden konzentrische Gesichtsfeldeinschränkungen beobachtet (Eke et al. 1997). Der kausale Zusammenhang bedarf weiterer Klärung (Stefan et al. 1999). Vor und 3–6 und 12 Monate nach Behandlungsbeginn sollte eine augenärztliche Untersuchung mit Gesichtsfeldkontrolle mit Perimetrie erfolgen.

Über *massive akute Intoxikationen* liegen bisher Berichte über 5 Fälle vor. Als Symptome wurden Sedierung, Verwirrung, Tremor und Schwindelanfälle beschrieben. In einem Fall nahm eine 18jährige Frau aus suizidaler Absicht 30 g Vigabatrin und 250 mg Clorazepam ein. Die Patientin wurde wegen eines 4 Tage andauernden Komas stationär behandelt. In allen Fällen wurden keine irreversiblen Schäden beobachtet. Nach Absetzen von Vigabatrin bildeten sich alle Symptome zu-

Tabelle 51 Experimentelle Wirkbereiche. Modifiziert nach Meldrum (1996), Kupferberg und Stables (1998) und Baumgartner (1998)

Medikament	GABA	Glutamat, Aspartat	Na-Kanäle	Ca-Kanäle T-Typ, andere
Barbiturat	(+)	(+)	(+)	–
Benzodiazepine	+	–	(+)	–
Carbamazepin	(+)	–	+	–
Ethosuximid	–	–	–	+ (T-Typ)
Felbamat	(+)	(+)	(+)	?
Gabapentin	(+)	–	(+)	–
Lamotrigin	–	–	+	(+)
Oxcarbazepin	–	–	+	–
Phenytoin	(+)	–	+	(+)
Primidon	–	–	(+)	–
Tiagabin	+	–	–	–
Topiramat	(+)	(+)	(+)	–
Valproinsäure	(+)	(+)	(+)	(+) (T-Typ)
Vigabatrin	+	–	–	–

\+ überwiegender Wirkbereich
(+) nachgewiesene Wirkung
– keine nachgewiesene direkte Wirkung oder indirekte Wirkung
? fragliche Wirkung

rück. Zur Therapie von Intoxikationen empfehlen sich die üblichen symptomatischen Maßnahmen. Aufgrund seiner pharmakokinetischen Eigenschaften (rasche Resorption, kurze Eliminationshalbwertszeit) und des Wirkmechanismus, sind die bei Vergiftungen üblichen Maßnahmen wie Magenspülungen, forcierte Diurese, Hämodialyse u. ä. bei einer Überdosierung mit Vigabatrin nicht effizient. Allerdings muß eine Mischintoxikation ausgeschlossen sein. Ein spezifisches Antidot von Vigabatrin ist nicht bekannt. Bei eingeschränkter Nierenfunktion empfehlen Fiaux et al. (1993) eine Reduktion der VGB-Dosis, um zerebrale Nebenwirkungen zu vermeiden. Bei der Dialyse muß mit einer Abnahme der VGB-Serumkonzentration um 40% gerechnet werden.

Tiagabin (TGB)

Indikation: Tiagabin HCL besteht aus Nipecotic-Säure mit einer lipophilen Seitenkette. Die Substanz ist zugelassen zur Add-on-Behandlung partieller Epilepsien (Abb. **97**).

Pharmakologie: Die orale Verfügbarkeit von Tiagabin beträgt 90–95%. Die Proteinbindung ist mit 96% relativ hoch. Die Halbwertszeit von 4–9 h ist relativ kurz. Die Substanz wird bei Nahrungsaufnahme langsam resorbiert, jedoch bleibt das Ausmaß der Resorption konstant. Die Plasma-Peak-Konzentration ist während Nahrungsaufnahme doppelt so hoch, als in der Fastensituation. Die Substanz wird durch die 3 A-Isoform-Untereinheit hepatischer Zytochrome B_{450} metabolisiert. Carbamazepin, Phenytoin, Phenobarbital, Primidon können die Serum-Konzentrationen von Tiagabin reduzieren. Daher muß bei Kombination mit enzym-induzierenden Antiepileptika die Dosis von Tiagabin gesteigert werden. Wesentliche, klinisch bedeutende Interaktionen zwi-

Arzneimittelname	Darreichungsform	
Gabitril	Tabletten	5 mg 10 mg 15 mg

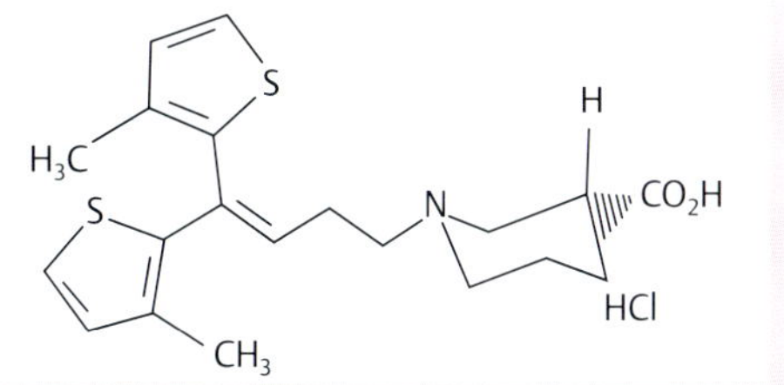

Abb. 97 Strukturformel Tiagabin.

Tabelle 52 Pharmakokinetik (neuerer) Antiepileptika (2. Generation, Zulassung nach 1990)

Medikament	Tagesdosis (mg/kg) im Einzelfall (mg/d)		Zahl der Verabreichungen	Plasmahalbwertszeit (Stunden)	Zeitintervall bis Steady state (Wochen)[1]	therapeutischer Bereich (µg/ml)	Eiweißbindung (%)
FBM[2]	Erwachs. Kinder	48[3] 15–45[3]	3	14–24	4	*	30
GBP	Erwachs. (> 12 Jahre!)	20–35	3	5–7	3 Tage	*	0
LTG[1]	Erwachs. Kinder (> 4 J.)	100–200 mg/d 6	1–2	22–38	3–15 Tage	*	55
LTG + VPA	Erwachs. Kinder (> 4 J.)	100–200 mg/d 1–2	1–2	48–59			
LTG + CBZ/PB/PHT	Erwachs. Kinder (> 4 J.)	200–400 mg/d 10–20	2	13,5–15			
OXC	20–30		2–3	10–13	4 Tage	*	50
TGB[2]	0,4–0,7		2–3	7–9	2 Tage	*	96
TPM[2]	Erwachs.	3–8	2	20–30	5 Tage	*	15
VGB[2]	Erwachs. Kinder	2–4 g/d 50–80	1–2	5–7	3 Tage	*	0

[1] Starke Abhängigkeit der Pharmakokinetik von Komedikation (Enzyminduzierende Antiepileptika verkürzen die Halbwertszeit, VPA verzögert den Abbau). Eindosierungsrichtlinien zur Vermeidung von Nebenwirkungen beachten (Cave: allergische Hautreaktionen!).
[2] Derzeit in Deutschland nur zur Kombinationstherapie bei fokalen Epilepsien zugelassen.
[3] Bei Kindern Dosierung alle 7 Tage von 15 über 30 auf 45 mg/kg/d erhöhen, bei Erwachsenen von 1200 über 2400 auf max. 3200 mg alle 7 Tage. Derzeit nur bei Lennox-Gastaut-Syndrom zugelassen.
* Nicht eindeutig definiert.

schen Tiagabin und anderen Substanzen wurden bisher nicht berichtet. Die Kinetik ist linear.

Dosierung und Verabreichung: Aufgrund der relativ kurzen Halbwertszeit ist eine dreimalige Verabreichung pro Tag erforderlich. Die Initialdosis von 2,5 –5 mg/Tag sollte langsam aufdosiert werden (2,5–5 mg/Woche). Bei nicht enzym-induzierenden Patienten liegt die mittlere Dosis bei 15–20 mg/Tag, bei enzym-induzierenden bei 30 mg/Tag. Eine 3 ×-Gabe ist erforderlich.

Wirkung und Nebenwirkung: Die Substanz ist im Tierversuch wirksamer als CBZ, PR, PHT, VPA, CLP (DMCM pro konvulsive Testung bei der Maus). Weiterhin zeigt sich eine nachweisbare Effektivität beim maximalen Elektroschock, Pentylenetetrazol sowie „bei audiogenen Anfällen und Amygdala-Kindling", Tiagabin inhibiert die Wiederaufnahme von GABA in Neurone und Glia (Praestrup et al. 1990). In kontrollierten klinischen Untersuchungen konnte die Wirkung von Tiagabin bei partiellen Epilepsien, welche auf eine Monotherapie mit herkömmlichen Antiepileptika nicht ausreichend reagierten, nachgewiesen werden. Je nach Anfallstyp und Dosierung wiesen 24–44% der Patienten eine Reduktion der Anfälle um mehr als 50% auf (Sommerville 1997). Die häufigsten Nebenwirkungen bestehen in zentral-nervösen Nebenwirkungen, wie Konzentrationsstörungen, Schwindel, Tremor, emotionale Labilität und Müdigkeit. Bei generalisierten Epilepsien wurde das Auftreten nichtkonvulsiver Status beobachtet. Hinweise für Toleranzentwicklungen beste-

Tabelle 52 a Pharmakokinetik (neuerer) Antiepileptika *(Fortsetzung)*

Medikament	nichtlineare Kinetik	renale Ausscheidung/Leber Metabolisierung	Interaktion	Toxikogenität tierexperimentell	prädominante Nebenwirkung	Vorteile
FBM	–	renal 90% unverändert im Urin; Leber 50% metabolisiert	+ +	–	aplastische Anämie Hepatopathie Gewicht ↓	Effektivität bei LGS
GBP	+	renal 100% nicht metabolisiert	– (PHT ↑?)	–	Gewicht ↑	niedriges Allergiepotential, keine signifikante Interaktion rasche Titrierung
LTG	–	renal < 5% 94% metabolisiert Glukuronisierung, 40% Muttermilch-Übertritt	durch AED 1. Generation (CBZ, PHT, VPA) beeinflußt	–	Stevens-Johnson-Syndrom	Breitspektrum, positive psychotrop.
OXC	–	renal < 5% MHD > 90% glukuronisiert	Ca-Antagonist, Ovulationshemmer	+	Hyponatriämie	niedriges Interaktionspotential niedrigere Allergierate als CBZ nur 27% Kreuzallergie
TGB	–	renal 1% > 95% Leber Oxidation	durch AED 1. Generation (VPA ↓?)	–	Gewicht ↓	keine Enzyminduktion
TPM	–	renal 80%, 20% Oxidation	durch AED 1. Generation	+	psychomot. Verlangsamung Gewicht ↓ Nierensteine	gutes Wirkprofil
VGB	–	renal 60%, nicht metabolisiert	PHT ↓	+	Gewicht ↑ Gesichtsfeld Psychosen	rasch effektiv bei fokalen Epilepsien

Modifiziert nach Shorvon und Stefan 1997, Perucca 1996, Stefan und Kerling 1997, Rambeck et al. 1996, Baumgartner 1998, Steiner 1997.
+ vorhanden; – nicht vorhanden

hen nicht. Eine zu rasche Dosissteigerung ist im Hinblick auf mögliche Nebenwirkungen zu vermeiden.

Massive akute Intoxikation: Bei massiver akuter Intoxikation führten Magenspülung und Aktivkohle zur Besserung. Symptome waren überwiegend zentral nervös (Verwirrtheit, Somnolenz, Koma, Myoklonus, in 4 von 16 Fällen).

Alle Patienten mit Leberfunktionsstörungen benötigen eine niedrigere Dosis und längere Dosierungsintervalle, um die gleichen Serum-Konzentrationen zu erzielen, wie Patienten ohne Leberschädigung (Siemes 1998). Wegen der hohen Proteinbindung und hepatischen Metabolisierung ist eine Dialyse nicht anzuraten.

Topiramat (TPM)

Indikation: Topiramat kann zur Add-on-Behandlung fokaler und sekundär generalisierter Anfälle eingesetzt werden. Abb. **98** zeigt die Struktur der Substanz.

Arzneimittelname	Darreichungsform
Topamax	Tabletten 25 mg (50 Tabletten)
	Tabletten 50, 100 mg (50 und 100 Tabletten)
	Tabletten 200 mg (100 Tabletten)

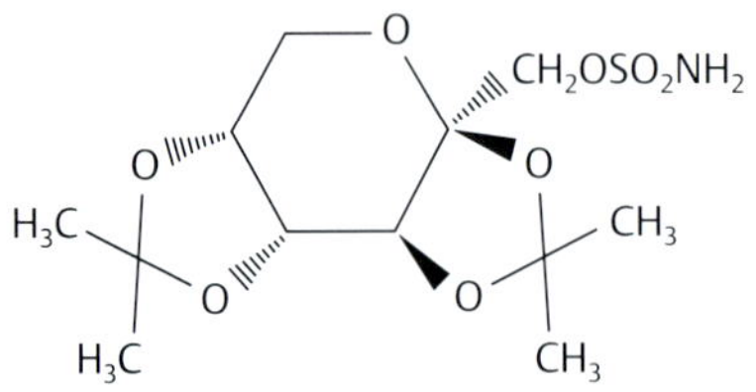

Abb. 98 Strukturformel Topiramat. (2,3 : 4,5-Pis-O-[1-Methylethylitene]-Beta-D-Fructopyranose Sulfamat)

Pharmakologie: Topiramat (2,3 : 4,5-Pis-O-[1-Methylethylitene]-Beta-D-Fructopyranose Sulfamat) weist folgende pharmakologische Parameter auf.

Die Bioverfügbarkeit ist mit 80 – 95 % gut, die Eiweißbindung mit 9 – 17 % niedrig. Plasmaspitzen wurden nach 0,5 – 3,9 h nach Aufnahme nachgewiesen. Die Halbwertszeit beträgt 19 – 30 h. Die Kinetik ist linear.

Hepatisch werden 50 – 70 % und renal 40 – 60 % ausgeschieden. Topiramat hat ein geringes Interaktionspotential, wird jedoch in seinen Serum-Konzentrationen durch Carbamazepin, Phenobarbital, Phenytoin und Primidon erniedrigt. Topiramat kann die Serum-Konzentration von Phenytoin erhöhen und von Valproat erniedrigen, ebenso wie die Serum-Östrogen-Konzentration erniedrigt werden kann. Daher sollten zur Antikonzeption Medikamente mit einer Serum-Östrogen-Konzentration von mindestens 35 µg Ethinyl-Östradiol verwendet werden. Da bei Nierenerkrankungen die Halbwertszeit verlängert sein kann, muß die Dosis reduziert werden oder langsamer als gewöhnlich aufdosiert werden.

Dosierung und Verabreichung: Zur Vermeidung von zentral-nervösen Nebenwirkungen ist ein langsames Aufdosieren obligat. Meist wird mit 25 mg/Tag begonnen. Die mittlere Dosis beträgt zwischen 200 und 400 mg.

Aufgrund der Pharmakokinetik kann eine ein- oder zweimal tägliche Verabreichung durchgeführt werden. Man beginnt die eine Dosierung am besten mit 25 mg abends und steigert wöchentlich um 25 mg bis zur mittleren Enddosis zwischen 200 – 400 mg. Bei guter Verträglichkeit ist nach 100 mg auch eine wöchentliche Erhöhung um 50 mg bis zu einer Höchstdosis von 800 mg durchführbar. Bei ca. 1,5 % der Patienten wurden Nierensteine beobachtet. Sind in der Familie des Patienten oder beim Patienten Nierensteine bekannt, ist eine Vermeidung von Vitamin C während Topiramat-Therapie zu empfehlen (Kramer und Reife 1997). Die Karboanhydrasehemmung kann zu Parästhesien führen. Da TPM im Tierversuch teratogen ist, sollte bei Frauen im gebärfähigen Alter eine effektive Kontrazeption vorliegen.

Wirkung und Nebenwirkung: Topiramat ist in verschiedenen Tiermodellen (max. Elektroschock Kindling etc.) wirksam, nicht bei pentylenetetrazol-aktivierten Anfällen. Die Hauptwirkmechanismen bestehen in der Wirkung auf spannungsabhängige Natriumkanäle, GABA-Rezeptoren (GABA und Cl^--Einstrom), Kainat/Ampar-Glutamat-Rezeptoren und als Nebenwirkung auf die Karboanhydrase-Wirkung. In klinischen Studien zeigte Topiramat eine relativ starke Wirkung im Hinblick auf die Anfallsunterdrückung fokaler und generalisierter Anfälle sowie beim Lennox-Gastaut-Syndrom und bei Patienten mit primär generalisierter Epilepsie mit tonisch-klonischen Anfällen und Absencen. Vor allem bei rascher Dosissteigerung können ZNS-Nebenwirkungen mit psychomotorischer Verlangsamung und kognitiven Störungen auftreten (Martin et al. 1999). Bei einigen Patienten wurde eine Gewichtsabnahme beobachtet, die je nach Dosierung zwischen 1 – 5 kg lag. Bei schwer behandelbaren Epilepsien kann die relativ starke antikonvulsive Wirkung für den Einsatz von TPM vor epilepsiechirurgischen Eingriffen sprechen. Falls postoperativ keine vollständige Anfallskontrolle zu erzielen war, kann eine Einstellung auf TPM ebenfalls sinnvoll sein.

Massive akute Intoxikation: Dosierungen bis 100 g wurden erfolgreich mit Magenspülung oder Dialyse behandelt.

Spezielle Gesichtspunkte der Wirkmechanismen, paraklinischen und klinischen Testung, Pharmakokinetik, Mono- und Kombinationstherapie neuer Antiepileptika bei Kindern und Erwachsenen einschließlich somatischer und kognitiver Nebenwirkungen sowie neuer Meßmethoden hinsichtlich diskreter toxischer Phänome-

Tabelle 53 Übersicht über Indikationen für neue Antiepileptika und andere Behandlungsverfahren bei verschiedenen epileptischen Syndromen

Syndrome	GBP	LTG	TGB	TPM	VGB	FBM	andere
Partielle Epilepsien	+	+	+	++	+	+	
Benigne part. Epilepsien							Sultiam
West-Syndrom					+		
Lennox-Gastaut-Syndrom		+		+	+	++	
Rasmussen-Syndrom							Plasmapherese, Ganciclovir
Katameniale Epilepsien							Clobazam, Decapeptyl
Generalisierte Epilepsien	–	+	–	+	–	+	
Juvenile myoklonische Epilepsien	–	+	kontra	+	kontra		
Absence-Epilepsien	–	+	kontra	+	kontra		
Tiermodell							
MES	+	+	±	+	±	+	
PTZ	±	–	+	-	±	+	
Kindling	+	+	+	+	+	+	

+ indiziert
– nicht indiziert
kontra kontraindiziert, da anfallsfördernd

Tiermodell: effektiv +, nicht effektiv –

ne werden synoptisch in Challenge Epilepsy: New Antiepileptic Drugs (Stefan et al. 1998) und bei Bialer et al. (1999) ausführlich erörtert (Tab. **53**).

14.4 Störfaktoren der medikamentösen Behandlung

Störfaktoren können durch akute Intoxikationen oder Überempfindlichkeitsreaktionen, chronische Nebenwirkungen auf ZNS, Haut, Leber, Blut, Immunsystem, endokrines System, Knochen, Bindegewebe oder Organerkrankungen auftreten (Shorvon und Stefan 1997). Nebenwirkungen auf das ZNS können u.U. durch neue Meßmethoden erfaßt werden (Steinhoff 1998).

14.4.1 Überempfindlichkeitsreaktionen

Fieber, Lymphknotenschwellung, Exanthem, Enanthem, Eosinophilie, Leberenzymanstiege und Hepatosplenomegalie stellen die klinischen Symptome von Überempfindlichkeitsreaktionen dar (Tab. **55 a**), welche meistens in den ersten Monaten der Behandlung mit Antiepileptika auftreten. Blasenbildung und Schleimhautbefall stellen Warnsymptome dar (Tab. **54**). Liegt lediglich ein Exanthem ohne Schleimhautbefall vor, so wird nach Schmidt (1988) die Dosis um 50% vermindert. Falls nach einem Tag keine Besserung auftritt, wird das Medikament abgesetzt oder durch VPA oder Bromide ersetzt. Bei Schleimhauterosionen, starkem Leberenzymanstieg oder Lymphknotenschwellungen (Stevens-Johnson-Syndrom) muß sofort abgesetzt und stationär behandelt werden. Für die Akutbehandlung sind Benzodiazepine geeignet. Eine Reexposition von Pb oder Pr kann letal enden (Schmidt und Kluge

Tabelle 54 Sofortmaßnahmen bei Nebenwirkungen von Antiepileptika

Akute Nebenwirkung
Überempfindlichkeitsreaktion Sofortige Dosisreduktion bzw. Absetzen bei gleichzeitigem prozentualen Ersatz durch anderes Antiepileptikum
Leichte Überdosierungserscheinung Dosisreduktion; BSP; evtl. Mehrfachgabe, abends höchste Dosis, Medikamentenwechsel
Massive Intoxikation Z. B. in suizidaler Absicht, siehe einzelne Antiepileptika

Tabelle 55 Überempfindlichkeitsreaktionen, akute Intoxikation und Wirkung von Antiepileptika bei chronischer Therapie, modifiziert nach Kruse und Schneble (1989)

CBZ	
Idiosynkrasie-Hypersensitivität	Exanthem 2 – 18 % (davon 10 % schwerer Verlauf), Fieber- und Blutbildveränderung, Leukopenie
Akute Intoxikation	Zerebelläre und extrapyramidale Symptome, Übelkeit, Erbrechen, Somnolenz-Koma, kardio-pulmonale Störung
Nebenwirkungen	Leukopenie 10 % (extrem selten Agranulozytose), initial meist transiente Müdigkeit, gelegentlich Schwindel, Sehstörung, Übelkeit, EEG-Verschlechterung und Zunahme der Anfallsfrequenz, Bradykardie, Adam-Stokes-Anfall bei älteren Patienten; Hyperpathie (Hyperthyreose), Wasserretention, Hyponatriämie, Haarausfall, Osteomalazie, L. E., Vitamin-K- und Vitamin-D-Mangel
PHT	
Idiosynkrasie-Hypersensitivität	Exanthem 5 % (schwere Verläufe mit Hepatitis möglich), Leukopenie, Hypersensitivität mit Myopathie
Akute Intoxikation	Vestibulo-okulo-zerebellär (Schwindel, Doppelbilder, Erbrechen, Ataxie, Tremor, Nystagmus, extrapyramidale Hyperkinesen, Somnolenz-Koma, Zunahme der Anfallsfrequenz)
Nebenwirkungen	Gingivahyperplasie (40 %), Leukopenie meist mild, selten Agranulozytose, Osteomalazie, megaloblastäre Anämie, Folsäuremangel, Enzephalopathie (kognitiv-mnestisch), Vitamin-K- und Vitamin-D-Defizit, Lymphadenopathie, Hepatopathie, L. E. Ig A-Mangel, Insulinfreigabe reduziert, Hypertrichose, vermehrte Pigmentierung, zerebelläre Atrophie, Hypothyreose
VPA	
Idiosynkrasie-Hypersenitivität	Selten Thrombozytopenie und Aggregation, Hepatotoxizität
Akute Intoxikation	Übelkeit-Brechreiz, gastrointestinal, Somnolenz-Koma
Nebenwirkungen	Inappetenz, Transaminasenerhöhung, Hepatopathie (klinische Symptome), Gewichtszunahme, Haarausfall, Tremor, Gerinnungsstörung, Pankreatitis, Enzephalopathie, Polyzystische Ovarien
Pb	
Idiosynkrasie-Hypersensitivität	Selten Exanthem 2 %
Akute Intoxikation	Müdigkeit, Somnolenz, Dysarthrie, Koordinationsstörung, Koma, auch psychomotorische Verlangsamung oder Erregungszustände, Hyper- oder Insomnie
Nebenwirkungen	Enzephalopathie (Sedierung, kognitive, Affektstörung), Libido, Potenzstörung, Megaloblastäre Anämie, Folsäuremangel, Vitamin-D- und -K-Mangel, Osteomalazie, Dupuytren, Frozen shoulder, Lederhose-Syndrom, Polyfibromatose (Hepatopathie), Porphyrie, Obstipation, L. E.
Etho	
Idiosynkrasie-Hypersensitivität	Exanthem sehr selten, Agranulozytose
Akute Intoxikation	Somnolenz, Anorexie, gastrointestinale Symptome, Kopfschmerz
Nebenwirkungen	Schlafstörung, psychotogen, Anfallsfrequenzzunahme (Grand mal), Singultus, extrapyramidale Hyperkinesen, L. E.
Benzodiazepin	
Idiosynkrasie-Hypersensitivität	Sehr selten
Akute Intoxikation	Müdigkeit, Somnolenz, Hypotonie, Ataxie, Affekt-, Rechen-, Sehstörung, Irritabilität
Nebenwirkungen	Myasthenische Reaktion, Zunahme tonischer Anfälle, Salivation

Berichte über Überempfindlichkeitsreaktionen bei neuen Antiepileptika (2. Generation) liegen für FBM, LTG, OXC und TPM vor.

1983). Beim Steven-Johnson-Syndrom kann eine Plasmapheresebehandlung erfolgreich sein. Hypersensitivitäts-Reaktionen auf aromatische Antiepileptika (PHT, CBZ, Pb) werden auf eine Immunpathologie mit Autoimmun-Attacken auf medikamenten-modifizierte Proteine in Zielorganen (z.B. Leber, Haut) zurückgeführt (Seeder 1998). Zur Identifizierung von Risikopatienten werden „Suszeptibilitätsprofile“ erforscht. Obwohl LTG ein höheres Risiko für Hypersensitivitätsreaktionen aufweist, besteht keine Kreuzreaktion mit aromatischen Antiepileptika. Unter den neueren Antiepileptika weist GBP die niedrigste Exanthemrate auf. VPA kann bei fehlender Leberbeteiligung außerhalb der Akutsituation wegen Kreuzreaktion eingesetzt werden.

14.4.2 Akute Überdosierung und chronische Enzephalopathie

Dosisabhängige, unerwünschte Nebenwirkungen sind in Tab. **54** zusammenfassend aufgeführt. Neben einer Dosisreduktion kann zunächst eine Verteilung der Dosierung auf zwei bzw. drei Einzelgaben/d zweckmäßig sein. Im Falle einer Polytherapie wird man zunächst ein Medikament niedriger dosieren. Bei massiver Intoxikation (in suizidaler Absicht) muß je nach Substanz die Elimination durchgeführt werden (s. einzelne Antiepileptika). Abgesehen von akuten Überdosierungen stellen chronische, schleichende Enzephalopathien eine Gefahr für den Patienten dar. Hier sind kognitive Funktionen, psychomotorisches Tempo und die Möglichkeit einer zerebellären Atrophie zu berücksichtigen. Periphere Neuropathien treten u.U. bei PHT-Therapie auf und sind überwiegend symmetrisch sensibel, selten mit Paresen verbunden. Da die meisten Antiepileptika auch den Folsäure-Metabolismus beeinträchtigen und Folsäure für die DNA-Synthese benötigt wird, wird diskutiert, ob die nicht selten zu beobachtende megaloblastäre Anämie auf einen Folsäuremangel bei Antiepileptikatherapie zurückzuführen ist (PHT, Pb und Pr). Auch eine Beziehung zwischen neuropsychiatrischen Störungen und Folsäuremangel wird diskutiert. Abzugrenzen von den neurogenen Störungen sind die klinischen Bindegewebssyndrome des bilateralen Schulter-Handsyndroms und die Dupuytren-Kontraktur.

14.4.3 Nebenwirkungen auf andere Organe

Akute und chronische Nebenwirkungen auf Haut (siehe Überempfindlichkeitsreaktion S. 218), Leber, Pankreas, Herzfunktionen sowie chronische Nebenwirkungen im Rahmen einer Enzephalopathie, Neuropathie, Lebererkrankungen, Vitamin-K-Mangel, Folsäuremangel, osteoartikuläre Symptome und die Dupuytrensche Kontraktur sowie immunologische oder endokrine Störungen wurden von Dam (1988) zusammengestellt. Vorwiegend leichte symmetrische sensible Polyneuropathien wurden bei chronischer Antiepileptika-Therapie mit PHT, CBZ, Pb, Pr und Sultiam beschrieben (Fortschutti 1985). Überwiegend handelt es sich um Kombinationstherapien. Während Swift et al. (1981) keinen Zusammenhang zwischen Dosis bzw. Dauer der Behandlung und polyneuropathischen Symptomen fanden, stellten andere Autoren eine Beziehung zu hohen Serum-Konzentrationswerten (PHT > 20–30 µg/ml) oder zu einer langen Behandlungsdauer (> 5–10 Jahre) fest. Der Stand der Beobachtungen bezüglich Dosis und Dauer der Behandlung sowie vermeintlicher Antiepileptika-Polyneuropathie ist in Tab. **56** zusammengefaßt (Stefan 1985). Bei 26% der Patienten zeigte sich unter Antiepileptika-Therapie (PHT, Pb, Pr) ein Folsäuremangel. Daher wird diskutiert, ob ursächlich ein Folsäuremangel durch Antiepileptika bedingte Inhibition von Dehydrofolsäurereduktion eine Bedeutung für das Entstehen der Polyneuropathie hat (Sluga und Neumann 1984). Die Beziehung wird z.Zt. noch kontrovers diskutiert. Selten wurden unter Antiepileptika-Therapie myasthenische Reaktionen beobachtet (Tab. **57** u. **58**).

Niedrige IgA-Spiegel fanden sich bei 25% der Seren erwachsener behandelter Epilepsiepatienten, während sie bei unbehandelten Patienten normal waren. Eine Langzeit-Therapie mit PHT, CBZ und Pb kann zu immunsuppressiven Effekten führen. Allerdings sprechen verschiedene Untersuchungsergebnisse dafür, daß ein IgA-Mangel auch medikamentenunabhängig auftreten kann (Aarlie und Fontana 1980, Weitbrecht et al. 1984).

Gesamtes Testosteron, LH, FSH, Prolaktin und Geschlechtshormon bindendes Globulin können bei Patienten mit Epilepsie erhöht sein. Freies Testosteron ist bei Einnahme enzyminduzierender Antiepileptika erniedrigt (Duncan et al. 1999). Die sexuelle Aktivität scheint besonders in bezug zum erniedrigten freien Testosteron vermindert zu sein. Eine Infertilität wurde bei Patienten mit

Tabelle 56 Verschiedene Störfaktoren können eine Langzeit-Therapie mit Antiepileptika beeinflussen. Auch Antiepileptika selbst können über eine Einwirkung auf verschiedene Organsysteme zu interkurrenten Störungen führen. Daher sind regelmäßige Kontrollen des allgemeinkörperlichen, neurologischen, psychischen Befunds und der Laborbefunde im Langzeitbehandlungsverlauf erforderlich. In den meisten Fällen bei Langzeit-Therapie in 6- oder 12monatigen Abständen. Geplante Operationen oder Schwangerschaften sollten frühzeitig mit dem behandelnden Arzt besprochen werden, damit die medikamentöse Behandlung darauf abgestimmt werden kann

Interkurrente Störungen

Durch Antiepileptika
- Blutbild, Gerinnung, Hepato-, Pankreato-, Nephro-, Osteopathie, peripheres NS, ZNS
- Überempfindlichkeitsreaktion, Dosisreduktion, Medikamentenwechsel

Internistische Erkrankungen
- Malresorption (Aufnahme)
- Hypalbuminämie (Transportkapazität*)[1]
- Hepatopathie, Hypoxie (Biotransformation*)[1]
- Nephropathie, Kreislaufinsuffizienz (Elimination*), Hypotonie, Cholestase
- Adipositas, Ödem (Verteilungsraum)

OP
- Grand mal vermeiden
- Vorher aufsättigen
  PHT 10 mg/kg 1. T., 500 mg 2. u. 3. T.
  oder Pb 5 mg/kg für 2 T. oder Clonaz./Diaz.
- Parenterale Äquivalenzdosis oder Retardpräparate oral VPA
- Kurznarkose (Thiopental) falls möglich
- Gerinnung bei VPA
- Anxiolytische Prämedikation

Schwangerschaft
- Monotherapie individuell niedrig dosiert (keinen Grand mal riskieren)
- mit BSP-Kontrolle 1/Mon.
- Alpha-Fetoprotein und Ultraschall bei VPA bis zur 18. Woche

* Abnahme
[1] BSP; medikamentöse Umstellung

Tabelle 57 Medikamente, Serumspiegel und Dauer bei Antiepileptika-Polyneuropathien

	Medikamente	Serumspiegel	Dauer
Finkelmann und Arieff 1942	PHT (M)		
Boschi und Menozzi 1965	PHT (M)		nach 6 Wochen
Lovelac und Horwitz 1968	PHT, Pb (K)		+ 5 Jahre 15% 15 Jahre 50%
Birket und Smith et al. 1971	PHT	+ (> 20 µg/ml)	reversibel (motorische NLG)
Gibbels 1974	PHT, Diazepam		
Eisen et al. 1974	PHT, Pb	+ (> 30 µg/ml)	+
Encinoza 1974	PHT, Pb		+ 5 Jahre
	Polytherapie (K)		motorische und sensible NLG
Chokroverty et al. 1975	PHT	+ (> 20 µg/ml)	10 Jahre (SV)
Dobkin 1977	PHT (M)	– (im therapeut. Bereich)	reversibel (NLG)
Swift et al. 1979	PHT, Pb, CBZ	–	– (elektrophysiologisch)
Shorvan 1979	PHT (M)	+ > 20 µg/ml	+ suralis (NLG)
So und Penry 1981	Polytherapie (K)		
Danner et al. 1982	PHT, CBZ (M), Pb	+	

M Monotherapie
K Kombinationstherapie
\+ Beziehung zu Serumspiegel oder Behandlungsdauer
– keine Beziehung zu Serumspiegel oder Behandlungsdauer

Tabelle 58 Myasthenische Reaktionen unter Antiepileptika-Therapie. Durch Absetzen des Antiepileptikums läßt sich die myasthenische Reaktion beheben

Myasthenie-Syndrom
PHT (Brumlik und Jakobs 1974)
Mesantoin (Regli und Gugenhein 1965)
Trimethadione (Peterson 1966)
Eigenes Krankengut: 2 Fälle, bei denen unter PHT und Pr myasthenische Reaktion auftrat
Neuromuskuläre Blockade von d-Tubocurarin potenziert (Norris et al. 1964)
Myasthenische EMG-Reaktion bei 4 von 8 Patienten mit Antiepileptikatherapie (Toivakka und Hokkanan 1969). Bei PHT-Langzeitmedikation (Milonas et al. 1983)

PHT-Behandlung beschrieben. Bei mit PHT und CBZ behandelten Patienten wurde eine vergrößerte Schilddrüse gefunden, welche auf eine verminderte Freisetzung von thyreotischen Drüsenhormonen zurückgeführt wurde (Fichsel und Knöpfle 1978). CBZ kann zu ähnlichen Erscheinungen führen wie eine Wasser-Intoxikation mit Gewichtszunahme, Hyponatriämie und niedriger Plasmaosmolarität. Die klinischen Symptome können aus Schwindel, Kopfschmerz und Anfallszunahme bestehen.

Die Auswahl von Antiepileptika richtet sich nach dem epileptischen Zielsyndrom und der individuellen Organdisposition des Patienten (Tab. **59**).

Tabelle 59 Einsatz von Antikonvulsiva bei interkurrenten Störungen

Interkurrente Störungen	Anwendung[1]	Alternative[2]
Herzrhythmus	CBZ, PHT	LTG, GBP, VGB
Leber	FBM, VPA, CBZ, PHT, LTG, TGB	GBP, VGB
Porphyrie	CBZ, PHT, VPA, Pb, Pr, FBM, SUX	GBP, VGB, (LTG)
Niere	VGB, GBP, TOP (Nierensteine), LTG	CBZ, PHT
Pankreas	VPA, GBP	CBZ, PHT, (LTG), GBP, VGB
Leukopenie	FBM, CBZ, PHT, Etho, SUL, LTG	GBP, DZP, LTG
Diabetes	PHT	GBP, DZP, LTG
Gerinnung	VPA	GBP, DZP, LTG, OXC
Exanthem	CBZ, LTG, PHT	VPA, VGB, OXC
Osteoporose	CBZ, PHT, Pb, Pr	LTG, OXC, GBP, VGB, VPA
Hypothyreose	CBZ, PHT	LTG, OXC, GBP, VGB, VPA
Dupuytren	Pb, Pr	GBP, CBZ, VPA, VGB, LTG
L. E.	Etho, PHT, Pr	GBP, (LTG), VGB
Alopezie	VPA, PHT, Pr	GBP, VGB, (LTG), OXC
Gewicht	VPA↑, GBP↑, VGB↑, TOP↓, FBM↓	CBZ, LTG, PHT, OXC
Myasthenie	DZP, CLOB, PHT	VPA, GBP, CBZ, LTG
Psychose	Etho, VGB, TGB, TOP	CBZ, VPA, GBP (LTG, PHT)

[1] mit bes. Vorsicht oder kontraindiziert
[2] falls für Syndrom indiziert

Anfallszunahme unter antikonvulsiver Therapie

Eine paradoxe Anfallsaktivierung unter antikonvulsiver Therapie wird auf 1. Intoxikation und 2. Wirkmechanismen bei spezifischen epileptischen Syndromen zurückgeführt. CBZ, PHT, VGB kann Absencen, myoklonische und andere Anfälle bei idiopathisch generalisierten Epilepsien mit bilateral synchronen Spike-wave-Komplexen auslösen. GBP hat zu myoklonischen Anfällen und TGB zu nicht konvulsiven Status geführt. Unter BZP-Therapie wurden gehäuft tonische Anfälle beschrieben (Perucca et al. 1998).

14.4.4 Interaktionen

Antiepileptika können mit zahlreichen anderen Substanzen eine Interaktion eingehen, d. h., daß z. B. durch Enzyminduktion oder Beschleunigung bzw. Verlangsamung des Metabolismus andere Substanzen in ihrer Konzentration erniedrigt oder erhöht werden. Wichtige **Interaktionen** mit anderen Medikamenten sind in Tab. **60–63** dargestellt. Hier muß besonders beachtet werden, daß Ovulationshemmer durch Enzyminduktion von Pb, PHT und CBZ beschleunigt abgebaut werden und Digitoxin und Dicumarol während PHT in der Metabolisation durch verschiedene andere Medikamente gehemmt werden. Andere wichtige Interaktionen bestehen z. B. auch mit Antazida,

Tabelle 60 Änderung der Serum-Konzentration von Antiepileptika durch Zusatzmedikation. Zusammenstellung nach Krämer und Hopf (1987), Krämer (1998), Mattson (1989), Kutt (1989), Fröscher et al. (1997) u. eig. Erfahrungen

	Serumkonzentration										
Add-on-Substanz	OXC	PHT	CBZ	Pb	VPA	VGB	LTG	FBM	GBP	TGB	TPM
Azetazolamid			+								
Acetylsalicylsäure	–	* +			–* +						
Aluminium		–			+		–				
Antazida		–		–			–		–	?	
Bleomycin		–									
CBZ		+ –	–	–	–		–	–			
Cimetidin		+	+		+				+	+	
Cisplatin		–	–								
Chloramphenicol		+									
Chlorpromazin		+ –			–						
Clarithromycin		+									
Clobazam			+								
Clonazepam		+ –	+ –								
Cotrimoxazol		+									
Cyclosporin		+	–								
Danazol		+									
Desipramin			+					–			
Dicumarol		+		+ –				–			
Digitoxin		+									–
Disulfiram		+									
Diltiazem		+	+								
Erythromyzin			+					–		+	
Ethanol		+ –									
Etho/Mesuximid		+	–								
Fluconazol		+									
Folsäure		–					–				
Imipramin		+	+	+							
Ibuprofen		+									
Isoniazid		+	+	Pr +	+			–			
Ketoconazol			+							+	
Litium			–								
Mikonazol		+	+								
Nikotinamid			+	Pr +				–			
Nifedipin		+									
Oleandromycin			+								
Paracetamol							–				
Pb		+ –	–		– +		–	–			
Phenprokoumon		+									
Phenylbutazon		* +									
PHT			–	+ –	–		–	–			
Paroxetin		–									

Fortsetzung nächste Seite

Tabelle 60 Änderung der Serum-Konzentration von Antiepileptika durch Zusatzmedikation *(Fortsetzung)*

	Serumkonzentration										
Add-on-Substanz	OXC	PHT	CBZ	Pb	VPA	VGB	LTG	FBM	GBP	TGB	TPM
Progabide		+	+	–							
Propoxyphen		+	+								
Rifampizin		+ –		–							
Sulfonamid		+									
Sultiam		+									
Theophyllin		–	–					–			
Thioridazin		+									
Tolbutamid		* + –									
Troleandomycin			+							+	
VPA		* + –	+	+			+	–			
Verapamil	–	+	+					–			
Viloxazin		+	+					–			
Vinblastin		–			–						

\+ Anstieg
– Abnahme
* + freier Anteil, Pr + Primidon, der Gesamtkonzentration
PHT + durch: Ticlopidin, Tizanidin, Allopurinol, Chlorphenamin, Amiodaron, Halothan, Azapropazon, Dextropopoxyphen, Sertralin, Fluconazol, Cycloserin, Trimethoprim,
PHT– durch: Vit. B_6, Aciclovir, Diazoxid, Ranitidin, Bleomycin, Tolbutamid, u. a.

Antibiotika, Antidepressiva und Antirheumatika, Hormonen, Kalziumantagonisten, Theophyllin und Kardiaka. Bei Zugabe eines zweiten Antiepileptikums zur Monotherapie sollten Serum-Konzentrationsbestimmungen zusätzlich zur klinischen Verlaufsbeobachtung erfolgen. Bei Einnahme von Theophyllin-Präparaten können durch Interaktionen epileptische Anfälle oder Asthmaanfälle vermehrt auftreten. Theophyllin wirkt außerdem als Adenosin-Rezeptorblocker prokonvulsiv.

14.4.5 Antikonzeptioneller Schutz

Antiepileptika (besonders Pb, Pr, CBZ, PHT, TPM, weniger Etho und VPA) können den Metabolismus von Östrogen, Progesteron und kontrazeptiven Steroiden durch Enzyminduktion beschleunigen oder die Proteinbindung verändern. Ein verminderter antikonzeptioneller Schutz kann sich durch Zwischenblutungen andeuten. In diesem Fall sind orale Kontrazeptiva mit doppelter Östrogendosis indiziert und bei Blutungspersistenz eine Intrauterinspirale angebracht.

14.4.6 Schwangerschaft

Die Schwangerschaft nimmt meistens keinen wesentlichen Einfluß auf die Anfallsfrequenz, falls die Mutter das Antiepileptikum regelmäßig einnimmt und auslösende Faktoren, wie Schlafmangel vermieden werden. Eine Zunahme der Anfallsfrequenz wurde bei 5–25% (Knight und Rhind 1975, Schmidt et al. 1983) beobachtet. Auch andere Komplikationen treten während Schwangerschaft und Geburt nicht gehäuft auf. Grand-mal-Anfälle können zu Herzrhythmusstörungen und Asphyxie des Kindes führen und sollten daher durch eine hinreichende antikonvulsive Therapie unterdrückt werden. Während der Schwangerschaft häufig gefundene niedrige Serum-Konzentrationen (Janz 1982) können auf viele Ursachen zurückgeführt werden (Non-Compliance, Angst vor Mißbildungen des Kindes, erhöhtes Gewicht, reduzierte Absorption, erhöhter Metabolismus, vermehrte renale Ausscheidung etc.).

Die Gefahr der fetalen Hypoxie im Falle des Auftretens von Grand-mal-Anfällen muß daher mit den schwangeren Patientinnen eingehend besprochen werden. Fetaler Herzfrequenzabfall kann nicht nur durch tonisch-klonische Anfälle (Teramo et al. 1979) sondern auch infolge kom-

Tabelle 61 Interaktionen von Antiepileptika. Basismedikation vor Kombination (modifiziert nach Baumgartner 1998)

Add-on-Substanz	CBZ	CLB	ESM	FBM	GBP	LTG	OXC	PB	PHT	PRM	TGB	TPM	VGB	VPA
CBZ	⇓ CBZ	⇓ CBZ ⇑ N-DC	↓ ESM	⇓ FBM	0	⇓ LTG	0	0	↑ (↓) PHT	(↑) (↓) PRD	⇓ TGB	⇓ TMP	0	⇓ VPA
CLB	(↑) CBZ	⇓ CLB ⇑ N-DC		0	0		0	0	0	0	0	0	0	0
ESM	0	0	–	0	0	0	0	0	0	0	0	0		0
FBM	↓ CBZ ⇑ CBZ-E	0	0	0	0	0	0	⇑ PB	⇑ PHT	⇑ PB	0	0	0	⇑ VPA
GBP	0	0	0	0	0	0	0	0	0		0	0	0	0
LTG	↑ CBZ-E	0	0	0	0	–	0	0	0	0	0	0	0	0
OXC	0	0	0	0	0	0	–	0	0	0	0	0	0	0
PB	↑	⇓ CLB ⇑ N-DC	↓ ESM	⇓ FBM	0	⇓ LTG	0	–	0	*	⇓ TGB	n.u.	0	⇓ VPA
PHT	⇓ CBZ	⇓ CLB ⇑ N-DC	↓ ESM	⇓ FBM	0	⇓ LTG	0	⇑ PB	–	⇓ PRD, ⇑ PB	⇓ TGB	⇓ TMP	0	
PRM	⇓ CBZ	⇓ CLB ⇑ N-DC	↓ ESM	⇓ FBM	0	⇓ LTG	0	*	0	–	⇓ TGB	n.u.	0	⇓ VPA
TGB	0	0	0	0	0	0	0	0	0	0	–	0	0	↓ VPA
TPM	0	0	0	0	0	0	0	0	↑ PHT	0	0	0	0	0
VGB	0	0	0	0	0	0	0	0	⇓ PHT	0	0	0	–	0
VPA	⇑ CBZ-E	0	↑ ESM	0	0	⇓ LTG	0	⇑ PB	↓ PHT, ↑ fPHT	⇑ PRD, ⇑ PB	0	0	0	–

⇑ Erhöhung (leicht ↑)
⇓ Erniedrigung (leicht ↓)

plex partieller Anfälle zur fetalen Hypoxie führen (Nei et al. 1998). Kontrollen sollten in einmonatigen Abständen erfolgen und EEG- und Blutspiegelmessungen einschließen. Bei Abfall der Serum-Konzentrationen kann eine leichte Dosiserhöhung zweckmäßig sein. Bei kleinen Anfällen (z. B. Absencen) kann auf eine Dosiserhöhung verzichtet werden. Zur Prophylaxe von Spontanblutungen bei Kindern innerhalb der ersten Tage nach der Geburt wird bei Pb-, Pr- oder PHT-Behandlung eine Injektion von 1 mg Vitamin-K_1 sofort nach der Geburt s. c. oder i. m. durchgeführt. Selten können auch unter CBZ-Therapie Blutungen bei Neugeborenen auftreten. Ohne Vitamin-K-Gabe beträgt das Blutungsrisiko 10% (Künzer et al. 1988). Ein Morbus hämorrhagicus neonatorum mit letalem Verlauf wurde infolge erniedrigtem Fibrinogen unter VPA beobachtet (Majer et al. 1987). Bei verlängerter Prothrombinzeit wird die Injektion an mehreren Tagen wiederholt. Antiepileptika weisen in der Muttermilch etwa 20–25% der Konzentration des Mutterplasmas auf (PHT und VPA) (Rating et al. 1983). Die Neugeborenen können in den ersten Tagen apathisch wirken, viel schlafen und eine Muskelhypotonie und Trinkschwäche aufweisen. Im Anschluß an das Abstillen können Entzugserscheinungen (Schlafstörung, Gähnen und Erbrechen) mit Krampfanfällen auftreten. Pb tritt mit 40–50%, Pr mit 70–80% in die Muttermilch über, bei CBZ wurde 40–60% und bei Etho 80–90% festgestellt. Während das Stillen bei Einnahme von Brom kontraindiziert ist (Hüter 1970), kann bei den anderen Antiepileptika weitergestillt werden. Falls Intoxikationserscheinungen (Sedierung, vor allem bei Pb und Diazepam) bei den Kindern auftreten, wird

Tabelle 62 Beeinflussung der Serum-Konzentration anderer Substanzen durch Zusatzmedikation von Antiepileptika

Mögliche Interaktion	**Add-on-Antiepileptikum**										
Serumkonzentration	PHT	CBZ	Pb	VPA	VGB	LTG	FBM	GBP	TGB	TPM	OXC
Blutzucker +	*										
Chinidin –	*										
Chloramphenicol –	*										
Clonazepan, Clobazam –		*									
Kumarineffekt –	(*)	*	*	*			*				
Zyklosporin –		*									
Dextropopoxypen +	*										
Digoxin –	*	*	*				*			*	?
Doxyzyklin –	*	*	*								
Folsäure –	*	*	*			*					
Griseofulvin –		*									
Haloperidol –		*	*								
Lasixeffekt –	*										
Makrolide +		*		*							
Methotrexattoxizität +	*										
Methadon –	*	*	*								
N-Desmethylmethsuximid –	*										
Orale Kontrazeptiva –	*	*	*							*	*
Steroide –	*	*	*								
Theophyllin –	*	*	*				*				
Thyroxin –	*	*	*								
Vitamin B_6 –	*	*	*								
Vitamin K –	*	*	*								
Vitamin D –	*	*	*								

\+ Anstieg
– Abnahme

das Stillen reduziert oder abgestillt. Die Serumkonzentrationen sollten bei stillenden Müttern bestimmt werden, da in der Neugeborenen-Periode Serum-Konzentrationsanstiege und Intoxikationen auftreten können.

Da Folsäuremangel mit Blutungen im 3. Trimester und neonatalen Blutungen gemeinsam auftreten (Streift und Little 1967), sollte der Plasma-Folsäurespiegel in der Schwangerschaft bestimmt werden. Chronische Behandlungen mit PHT, Pb und Pr kann zu erniedrigten Plasma-Folsäurekonzentrationen führen. Wir empfehlen eine prophylaktische Folsäuregabe während der Schwangerschaft von mindestens 0,4 mg/d, da die Entstehung von Neuralrohrmißbildungen möglicherweise bei Folsäuremangel begünstigt werden soll. Bei Frauen mit in einer früheren Schwangerschaft bereits aufgetretenem Neuralrohrdefekt, erscheint vorerst eine höhere Dosierung von etwa 4 mg Folsäure/d ratsam (siehe „Praktische Tips"). Bei Schwangeren mit antiepileptischer Therapie wird eine hohe Folsäuredosis vermieden, da aus theoretischen Überlegungen eine Anfallsaktivierung bei höheren Dosen auftreten könnte. Die Folsäure-Prophylaxe wird nach Rinke und Koletzko (1994) bei allen Frauen mit Kinderwunsch empfohlen.

Tabelle 63 Interaktionen von Antiepileptika und Psychopharmaka, modifiziert nach Perucca, Manzo und Crema (1985)

Interaktion Antiepileptika und Psychopharmaka		
Psychopharmakon Add-on-Substanz	**Effekt auf Serumkonzentration**	
Paroxetin	PHT	–
Imipramin	PHT, CBZ	+
Nortriptylin	PHT	(+)
Trazodon	PHT, CBZ	(+)
Viloxazin, Fluoxetin	CBZ/PHT	+
	PHT	(+)
Nomifensin	PHT	(+)
Methylphenidat	PHT	+
	Pb	+
Ethanol	PHT	– (+)
	Chlormethiazol	+
Chlorpromazin	PHT	+
Thioridazon	PHT	+
Trazodon	PHT	+
Phenotiazine	LTG	–
Antiepileptikum	**Effekt auf Serumkonzentration**	
Pb, PHT, Pr, CBZ	Nortriptylin	–
	Chlorimipramin	(–)
	Propanolol	(–)
	Chlorpromazin	(–)
	Butyrophenon	(–)

\+ Anstieg der Serumkonzentration
– Abnahme der Serumkonzentration

Praktische Tips

1. Besteht bei einer Frau mit Epilepsie Kinderwunsch, ist Anfallsfreiheit unter Monotherapie anzustreben.
2. Sehr wichtig ist die eingehende Aufklärung über Risiko und Nutzen der Medikation, um die Compliance zu verbessern.
3. Mindestens 1 Monat vor Konzeption bis mind. zum 3. Schwangerschaftsmonat soll Folsäure tgl. eingenommen werden.
4. Ein Präparatwechsel ist nicht notwendig, da bisher keine sicheren antiepileptikaspezifischen sowie dosisabhängigen Mißbildungen gesehen wurden (Ausnahme: Valproat, CBZ?) (VPA < 1 g).
5. Die Indikation zur VPA-Therapie in der Schwangerschaft sollte besonders streng geprüft werden, da es darunter zu einer erhöhten Spina bifida-Rate kommt. Ist eine Valproat-Therapie unverzichtbar, soll die minimal mögliche Dosis gesucht und auf mehrere Einzeldosen verteilt werden; es sollte dann eine Alpha-Fetoprotein-Bestimmung sowie eine Ultraschalluntersuchung zum Ausschluß eines Neuralrohrdefektes erfolgen.
   Nach Ablauf des 1. Trimenon sollte keine Umstellung von VPA auf andere AE erfolgen.
6. Sollte es, v. a. zu Beginn der Schwangerschaft, zum Abfall des Plasmaspiegels kommen, muß bei persistierender Anfallsfreiheit keine Dosiserhöhung vorgenommen werden. Beim Wiederauftreten von Anfällen kann eine Dosisanpassung vorgenommen werden.
7. Die Geburt verläuft in den meisten Fällen komplikationslos. Um einer Blutung beim Neugeborenen vorzubeugen, soll bei Behandlung mit Pb, Pr, PHT oder CBZ postpartal eine Vitamin-K-Injektion erfolgen.
8. Im Wochenbett kann es zur Erhöhung der Serumkonzentrationsspiegel und zur Intoxikation kommen; engmaschige Blutspiegelbestimmungen mit evtl. Dosisreduktion sollten vorgenommen werden.
9. Zur Verbesserung der Mutter-Kind-Beziehung und Vermeidung eines plötzlichen AE-Entzugs soll gestillt werden. Sollten Gedeihstörungen auftreten, muß evtl. abgestillt werden.
10. Über neue Antiepileptika gibt es noch nicht genügend Erfahrungen.

14.4.7 Dringender Kinderwunsch

Falls Anfälle nicht ohne Medikamente kontrolliert werden können, sollte eine niedrig dosierte Monotherapie angestrebt werden (Andermann 1982, 1986). In Anbetracht der offensichtlich erhöhten Mißbildungsrate für Neuralrohrdefekte unter VPA-Therapie (Nau et al. 1981) sollte bei Patientinnen mit generalisierter Epilepsie, die eine Schwangerschaft planen, eine Umstellung auf Etho oder Pb erfolgen. Bei kooperativen Patientinnen mit Absenceepilepsie kann unter engmaschiger Kontrolle auf eine medikamentöse Behandlung verzichtet werden, oder es ist eine Etho-Therapie anzustreben, falls nicht zusätzliche Grand-mal-Anfälle bestehen. Bei mehrjähriger Anfallsfreiheit kann u. U., je nach epileptischem Syndrom, die Therapie mit Antiepileptika reduziert oder beendet werden. Nach Anfallsfreiheit von 6 Monaten bis 1 Jahr ist das Rückfallrisiko besser einzuschätzen und meist gering. Falls VPA unverzichtbar ist, sollte besonders in den ersten 3 Monaten eine niedrigdosierte Monotherapie erfolgen.

Tritt die Schwangerschaft bereits unter Einnahme von Antiepileptika auf, so ist vor allem in den ersten 3 – 8 Wochen die Gefahr für die Entstehung größerer Mißbildungen gegeben. In diesem Zeitraum wird eine Verteilung der Tagesdosis auf mehrere kleine Dosen durchgeführt. Oft ist es zu spät, dann noch das Medikament zu ändern. Die Serum-Konzentration sollte auf dem für die Patientin individuell bekannten niedrigsten Wert für die Anfallsunterdrückung eingestellt werden. U. U. muß hierzu die Dosis während der Schwangerschaft vorübergehend erhöht werden. Meistens liegen die Serum-Konzentrationen im unteren Bereich während des ersten Trimenon. Eine Änderung der Therapie nach dem 2. Schwangerschaftsmonat muß besonders begründet werden. Da im Wochenbett die Blutspiegel ansteigen können, müssen sie kontrolliert werden. Die Gefahr der teratogenen Schädigung ist dann gering. Bei VPA-Therapie wird in der 16. – 18. Schwangerschaftswoche das Alpha-Feto-Protein bestimmt. Im Falle erhöhter Werte weist es auf eine offene Fehlbildung hin, die bei einer Ultraschalluntersuchung in der 16. – 19. Woche bestätigt werden können (ca. 15% falsch-negative Befunde, Weinbaum et al. 1986). Bei normalem Ultraschall-Befund kann nach Amniozentese und Alpha-Feto-Protein- sowie Acetylcholinesterase-Bestimmung ein Neuralrohrdefekt nachgewiesen werden (bis zu 95% bei komplimentärem Vorgehen). Bei Vorliegen einer Fehlbildung ist die Schwangerschaftsunterbrechung individuell zu diskutieren. Von einem hormonellen Abort mit Mifepreston (RU 486) wird bei enzym-induzierender Therapie mit Antiepileptika abgeraten. Patientinnen, die bei Schwangerschaftswunsch noch Grand-mal-Anfälle aufweisen, sollte von einer Schwangerschaft abgeraten werden, solange die Anfälle nicht unterdrückt sind.

14.4.8 Teratogenität von Antiepileptika

Kinder von Müttern, die an Epilepsie leiden, weisen etwa doppelt so häufig Fehlbildungen auf, wie Kinder nicht-epileptischer Mütter. Das relative Risiko variiert zwischen 1,25 (Bertolini et al. 1988) bis 3 (Janz 1985). Zu diesen Fehlbildungen gehören Lippen-, Kiefer-, Gaumenspalten, Herzfehler, Skelettanomalien, Mikro-, Hydro- und Anenzephalien, sowie Myelo- und Meningozelen und gastrointestinale urogenitale Mißbildungen. Große Mißbildungen werden bei 1,9 – 28% der Kinder von Epilepsiepatienten (sonstige Bevölkerung: 0,4 – 6,4%) festgestellt (Mc Cormick 1987). Sie treten besonders häufig bei Kombinationstherapie (Pb, PHT, CBZ) auf. Bei Etho und Benzodiazepinen ist keine Teratogenität erwiesen. Offensichtlich spielen Epilepsien und Antiepileptika bei der Entstehung der Mißbildungen nur als Teilursache eine Rolle. Das Risiko einer Neuralrohrmißbildung unter VPA-Therapie ist mit 2% um das vierfache erhöht. Auch unter CBZ-Therapie wurden Fälle mit Neuralrohrmißbildung beobachtet. Bei CBZ ist das Risiko mit 1% jedoch wahrscheinlich im Vergleich zu Valproat (1 – 2%) etwas geringer (Chadwick 1994). Ob die Neuralrohrmißbildungen nur bei Polytherapie gehäuft auftreten, ist noch nicht geklärt. Falls auf eine VPA-Therapie in der Schwangerschaft nicht verzichtet werden kann, wird eine niedrig dosierte Mehrfachgabe pro Tag bei Monotherapie empfohlen.

Große Anfälle müssen unterdrückt werden. Die Inzidenz für die anderen Mißbildungen ist für die verschiedenen Antiepileptika etwa gleich. Einige Studien sprechen dafür, daß unter CBZ-Therapie während der Schwangerschaft die Kinder einen geringeren Kopfumfang entwickeln (Livanainen 1982, Dansky et al. 1988). Scolnik et al. (1994) fanden, daß die neurologische Entwicklung von in utero phenytoinexponierten Kindern im Gegensatz zu den Nachkommen CBZ-behandelter Schwangerer signifikant verschlechtert ist. Der kindliche IQ lag in der Phenytoingruppe durchschnittlich 10 Punkte niedriger als in der Kontrollgruppe. Ob dies mit einer mentalen Entwicklungsstörung einhergeht, kann noch nicht gesagt werden. Trimethadion führt zu zahlreichen Mißbildungen wie Gaumenspalten, verzögerter geistiger Entwicklung, Sprachstörungen, urogenitale Mißbildungen, Zahn-, Skelett- und kardiale Mißbildungen. Auch treten intrauterine Wachstumsverzögerung, Minderwuchs, Mikrozephalie und okuläre Anomalien auf. Dieses Medikament entfaltet die größte Teratogenität und sollte in jedem Fall in der Schwangerschaft vermieden werden.

Die häufigsten Mißbildungen unter Antiepileptika sind Herzfehler (Ventrikel- oder Vorhofseptumdefekte) oder andere Anlageanomalien, dann Lippen- oder Gaumenspalten und bei den kleineren Mißbildungen faziale Dysmorphien (kurze Nase, breiter Nasensattel, Hypertelorismus und Epikantus, Hypoplasie der Finger). Die kleinen Mißbildungen wurden zunächst als ein fetales Antiepileptika-Syndrom unter PHT-Therapie beschrieben, kamen jedoch auch unter CBZ-,

Pr- und VPA-Therapie vor. Nach Yerbi et al. (1988) waren kleine Mißbildungen bei Kindern behandelter Mütter nicht häufiger als bei einer Kontrollgruppe ohne Epilepsie. Abgesehen von den Neuralrohrmißbildungen unter VPA- oder CBZ-Therapie gibt es jedoch noch keine gesicherte Erkenntnis darüber, ob verschiedene Medikamente verschiedene Mißbildungssyndrome bedingen. Bei VGB und TPM ergaben sich im Tierversuch Hinweise für Teratogenität.

Die Häufigkeit von Aborten und Totgeburten ist bei antiepileptisch behandelten Müttern erhöht (Koch et al. 1983). 6–11% der Kinder von Müttern, die Antiepileptika einnehmen, weisen Mißbildungen auf. Kongenitale Mißbildungen entstehen offensichtlich multifaktoriell durch genetische Disposition als Folge von Anfällen und Medikamenten. Da hinsichtlich der Entstehung von Mißbildungen durch Antikonvulsiva ein Folsäuremangel diskutiert wird (Yates et al. 1987) sollte die Konzentration während der Schwangerschaft bestimmt werden. Das „Zentrum für Krankheitskontrolle und Vorbeugung" in Atlanta (1993) empfiehlt mindestens 0,4 mg Folsäure pro Tag während des Monats vor der Konzeption und während der Frühschwangerschaft. Hierdurch sinkt das Risiko von Neuralrohrdefekten um 50%. Falls bei einer Patientin eine frühere Schwangerschaft zu einem Neuralrohrdefekt geführt hat, wird eine Dosis von 4 mg/d empfohlen. Tierexperimentell (Ratte, Kaninchen) liegen bezüglich VGB, Topiramat, Felbamat, nicht jedoch für LTG, Hinweise für Teratogenität vor.

14.4.9 Sexualität

Es gibt Hinweise dafür, daß Antiepileptika den Metabolismus und die Proteinbindung von Sexualhormonen verändern. Es gibt eine Reihe von Berichten, die darauf hinweisen, daß die Anfallshäufigkeit und die paroxysmale EEG-Aktivität vor und während der Menstruation und Ovulation zunehmen (Backstrom 1976, Mattson et al. 1981). Diese Anfallszunahme wird auf die hormonellen Veränderungen zurückgeführt und z.T. mit epileptogenen Wirkungen von Östrogen und antiepileptogenen Wirkungen von Progesteron erklärt. Bei der katamenialen Epilepsie (Laidlaw 1956) kann eine Intervalltherapie mit Azetazolamid eine Woche vor der erwarteten Menstruation bis zum Ende der Monatsblutung oder auch eine Intervalltherapie mit Benzodiazepinen versucht werden. Backstrom (1976) fand eine Zunahme der Anfallsfrequenz bei erhöhtem Östrogen-Progesteron-Verhältnis. Progesteron kann die Anfallsschwelle erhöhen (Holmes und Donaldson 1987). Der Progesteroneffekt einiger oraler Kontrazeptiva kann ebenfalls die Anfallsfrequenz bei katamenialer Epilepsie reduzieren. Bei Anfalls-Mustern einer katamenialer Epilepsie kann eine Unterdrückung des Menstruations-Zyklus durch GnRH-Agonisten mit 3,75 mg Decapeptyl i.m. pro Monat unter gynäkologischer Überwachung hilfreich sein.

Herabgesetzte Libido oder Impotenz wird bei ca. 15–30% der Patienten mit Epilepsie angegeben. Diesen Beschwerden liegt eine multifaktorielle Genese zu Grunde. Hierzu gehören Depression, hirnorganisches Psychosyndrom, hormonelle Einflüsse (Anfallskontrolle kann zur Verbesserung sexueller Funktion führen, selbst wenn eine höhere AED-Dosis erforderlich ist), zusätzliche internistische Probleme (z.B. Diabetes) oder Zusatzmedikationen. Unter LTG wird nur selten über Libido- und Potenzstörungen berichtet. Statistische Untersuchungen zum Vergleich mit anderen AED liegen noch nicht vor.

Häufig spielen psychosoziale Komponenten eine wesentliche Rolle. Eine ausführliche Darstellung zur Sexualfunktion wurde von Morrell (1997) gegeben. Auch bei Temporallappenschädigung kann Hyposexualität beobachtet werden. Die Spermatozoenbildung kann durch Antiepileptika beeinträchtigt werden.

14.4.10 Internistische Erkrankungen

Niereninsuffizienz, verminderte renale Ausscheidung und Verdrängung der Medikamente am Rezeptor durch Stoffwechselmetabolite können im Falle des Pb zur Intoxikation führen. Daher sollte die Initialdosierung nach Karbowski (1985) niedriger als sonst gewählt werden (2 mg pro kg Körpergewicht pro Tag). Pb wird bis zu 40% unverändert im Urin ausgeschieden. Während der Dialysebehandlung kann eine erhebliche Abnahme der Serum-Konzentration auftreten. Daher wird empfohlen, die Dosis vor und nach der Dialyse kurzfristig anzuheben. Da auch die Bindungskapazität der Serumproteine herabgesetzt ist, tritt bei PHT eine erniedrigte Gesamtplasma-Konzentration auf, während das nicht an Eiweiß gebundene freie PHT eine unvermindert hohe Konzentration aufweist. Bei relativ niedriger Gesamtserum-Konzentration kann also der freie Anteil relativ hoch sein. Um Intoxikationen zu vermeiden, wird daher PHT nicht höher dosiert und aus relativ niedrigen Gesamt-Konzentrationen keine absolute Indikation zur Dosiserhöhung abgeleitet. Letteri et al. (1971) empfehlen, wegen der bei Urämie festgestellten reduzierten Halbwertszeit PHT dreimal täglich zu verabreichen.

Während auch die Proteinbindung von VPA vermindert ist, ist sie bei CBZ weitgehend unbeeinflußt. Nur in wenigen Fällen wurde unter Phenytoin-Behandlung eine interstitielle oder granulomatöse Nephritis beschrieben (Agarwal et al. 1977). Bei Nierenerkrankungen kann die Proteinbindung von PHT, VPA, BZP ebenso wie die Gesamtkonzentration im Plasma erniedrigt sein. Die HWT für PNT wird erniedrigt, für GBP und LTG erhöht. Eine Intoxikationsgefahr besteht insbesondere bei Pb, Pr. Bei Patienten mit unzureichend medikamentös behandelbaren epileptischen Anfällen und schwerer chronischer Nierenerkrankung wird u. U. eine relativ frühzeitige Nierentransplantation empfohlen (Cauer et al. 1995).

Bei GBP-Therapie ist eine Adaptation von Dosis je nach Verminderung der Kreatinin-Clearance (> 30 – 60% um 50% Dosisreduktion GBP, 15 – 30% Reduktion um 25%) zu empfehlen. Nach Dialyse Reduktion GBP um 50% und Einmalgabe GBP (Boggs 1997). Bei Elektrolytstörungen (Na < 115 mEq/l) treten gehäuft Anfälle auf. In diesem Fall muß ein inadäquates ADH-Syndrom u. U. ausgelöst durch CBZ oder VPA bedacht werden (Branten et al. 1998). Durch Dialyse werden Pb, GBP weniger auch LTG und FBM entfernt.

14.4.11 Hepatopathie

Bei Leberinsuffizienz ist die Proteinbindungskapazität und Metabolisierung der Pharmaka reduziert. Infolge der verlangsamten Verstoffwechselung können Intoxikationen auftreten, weshalb eine möglichst niedrig dosierte Monotherapie von VPA empfohlen wird (Asconapé et al. 1982). Zur Behandlung einer durch Antiepileptika induzierten chronischen Hepatopathie wurde Legalon empfohlen (Halama 1984). Kontrollierte Studien liegen zur Zeit noch nicht vor.

Isolierte Gamma-GT-Anstiege zwingen, so lange keine Transaminasenanstiege (SGOT, SGPT) vorliegen, nicht zum Absetzen des Medikamentes.

Leichte Gamma-GT-Anstiege finden sich als Ausdruck der Enzyminduktion und haben keine pathologische Bedeutung. Die Proteinbindung von PHT, VPA, CBZ, BZP sowie die Gesamtplasmakonzentration von VPA werden bei Lebererkrankungen erniedrigt. Die HWT kann bei den meisten AED ansteigen. Es besteht ein erhöhtes Intoxikationsrisiko.

14.4.12 Leberkoma unter Valproinsäure

Vor allem bei Kindern unter 2 Jahren mit Mehrfachbehinderung und familiärer Belastung wurde gehäuft ein Leberkoma unter VPA-Behandlung beobachtet. Wahrscheinlich ist das Risiko bei Polytherapie höher als bei Monotherapie. Die Patienten entwickeln Inappetenz, Abneigung gegen die Medikamenteneinnahme, Apathie, Ödeme, Zunahme der Anfallsfrequenz, Bauchschmerzen und Erbrechen. Erst nach den klinischen Initialsymptomen weisen auch die Laborbefunde pathologische Veränderungen auf. 94% der tödlichen Leberkomata traten in den ersten 6 Behandlungsmonaten auf. Ätiologisch wird eine Idiosynkrasie angenommen. Beim Abbau der VPA in der Leber entstehen dabei lebertoxische Metabolite. Die Ätiopathogenese ist jedoch nicht bewiesen. Aufgrund eines teilweise beobachteten Carnitinmangels sollte im Erkrankungsfall eine Substitution erfolgen. Eine Indikation zur prophylaktischen Gabe wird derzeit nur bedingt gesehen: bei jungen Kindern mit Polytherapie und/oder Störungen der Entwicklung, manifesten und vermuteten metabolischen Erkrankungen (Laub 1986). Ein sofortiges Absetzen der VPA bei dringendem Verdacht ist erforderlich.

Nach Behandlungsbeginn mit VPA wurden Somnolenz, Stupor und Koma beobachtet. Als denkbare Ursache dieser Nebenwirkungen wurde eine Hyperammoniämie diskutiert. Ettlin und Scollo-Lavizzari (1986) fanden eine Hyperammoniämie bei 72% der kombiniert und 56% der mit Monotherapie (VPA) behandelten sowie unerwartet bei 45% der ohne VPA behandelten Patienten. Eine Hyperammoniämie soll durch Hemmung der mitochondrialen Karbamylphosphatsynthetase durch Proprionsäure bedingt sein. Bei hohen VPA-Dosierungen werden gehäuft erhöhte Ammoniakspiegel gefunden. Die Korrelation erhöhter Ammoniakspiegel mit Nebenwirkungen ist jedoch gering, da die ohne Symptome tolerierten Ammoniakkonzentrationen individuell stark schwanken. Eine Ammoniak-Messung kommt vor allem dann unter VPA-Therapie in Betracht, wenn eine Kombinationsbehandlung mit anderen Antiepileptika in höheren Dosierungen vorliegt und Nebenwirkungen auftreten. Unter Umständen lassen sich dann schwere Nebenwirkungen vermeiden. Ein sog. Lethargie-Syndrom kann jedoch sowohl mit als auch ohne Hyperammoniämie auftreten (Laub 1986). Eine erhöhte Ammoniakkonzentration sollte beim Auftreten von Apathie, Inappetenz, Übelkeit und Anfallszunahme zur engmaschigen Verlaufskontrolle und Medikamentenreduktion veranlassen.

14.4.13 Akute hepatische Porphyrie

Antiepileptika lösen Schübe hepatischer Porphyrien aus. Treten während der Porphyrie-Schübe epileptische Anfälle auf, wird eine Behandlung mit Kohlehydraten (400–500 g pro Tag) und eine i.v. Injektion von Hämin mit 1–4 mg/kg Körpergewicht pro Tag empfohlen (Meyer 1985). Bei Patienten mit Verdacht auf Porphyrie oder gesicherter hepatischer Porphyrie ist eine Umstellung auf GBP oder VGB (bei fokalen Epilepsien) oder Brom erforderlich (Larson et al. 1978). Kaliumbromat (Dibrobe) wirkt antiepileptisch und ist nicht porphyrinogen. Die Dosierung von Kaliumbromat beträgt 50 mg/kg Körpergewicht pro Tag. Beim Status epilepticus kann Calcipronat intravenös verabreicht werden. Läßt sich der Status nicht durchbrechen, kommt als nächster Schritt eine parenterale (i.v.) Magnesiumsulfat-Therapie in Betracht. Nach 2–4 g Magnesiumsulfat, welche in einem Zeitraum von 15 min appliziert werden, folgt eine Dauertropfinfusion von 50 ml 20%igem Magnesiumsulfat in 450 ml 50%iger Glukoselösung. Benzodiazepine sollten aufgrund ihres, wenn auch nur geringerem porphyrinogenen Effektes, abgesehen vom Status, erst nach einer Brom-, bzw. Magnesiumsulfat-Therapie eingesetzt werden. Medikamente, welche bei Patienten mit Porphyrien nicht verabreicht werden dürfen, sind in Tab. **64** wiedergegeben.

Tabelle 64 Therapeutische Möglichkeiten bei Epilepsie und akuter hepatischer Porphyrie (modifiziert nach Druschky [1987])

evtl. lebensgefährlich	zweifelhaft	keine Bedenken
Barbiturate	Clonazepam	Bromid
Enflurane	Diazepam	Magnesiumsulfat
Lidocain	Oxazepam	Oxcarbamazepin? (noch ungeklärt)
Nitrazepam	Paraldehyd	GBP, VGB
CBZ	Koffein	
Hydantoine	Glukokortikoide	
VPA		
Oxazolidine		
Pr		
Suxinimide		
Sultiam		

Therapie-Fall: Seit dem 17. Lebensjahr morgens beim Frühstück Zucken von Armen und Beinen (proximal betont). 1 tonisch-klonischer Anfall in 6 Monaten und 1–2 Absencen. EEG: generalisiert-frontal akzentuierte Poly-SW. MRT normal. Behandlung erfolgte ohne Erfolg mit CBZ und VGB, später in Kombination von CBZ und LTG. Wegen Übelkeit und Erbrechen wurde schließlich eine Ösophagogastroduodenoskopie durchgeführt. Sie war ohne pathologischen Befund → Behandlungsvorschlag? (Lösung Seite 298.)

14.4.14 Operation

Bei längerfristig geplanten Operationen mit Allgemeinnarkose muß ein ausreichender antiepileptischer Schutz gewährleistet sein. Handelt es sich nur um eine kurze Allgemeinnarkose, nach der der Patient orale Antiepileptika am gleichen Tage wieder einnehmen kann, so ist bei Monotherapie eine zusätzliche Gabe um 22 Uhr vor dem Operationstag und eine Ein- bzw. Zweimalgabe von CBZ retard, VPA, PHT oder Pb nach der Operation möglich, ohne daß die Gesamtdosierung wesentlich geändert wird. Bei längerer Narkose oder einer aufgrund der Operation nicht durchführbaren oralen Einnahme, kann im Falle einer vorbestehenden PHT-Behandlung einfach auf parenterale i.v. Applikation von PHT oder auf eine i.m. Pb-Behandlung übergegangen werden. Eine Zuführung von PHT über die Sonde ermöglicht keine ausreichende Aufnahme des Wirkstoffes. Wurde die vorbestehende antikonvulsive Langzeit-Behandlung jedoch mit CBZ durchgeführt, so ist eine Umstellung auf 2 × 200 mg Pb i.m. bei Erwachsenen (2 × 100 mg bei Kindern) zweckmäßig. Bei vorbestehender VPA- oder Etho-Behandlung kann auf VPA, Clonazepam, Diazepam i.v. oder Diazepam Rektiolen umgestellt werden. Bei Vorbehandlung mit Pr kann Pb parenteral appliziert werden (250 mg Pr enthalten Äquivalenzdosis von 50 mg Pb).

Wichtig ist, durch eine gezielte Vorbereitung Grand-mal-Anfälle zu vermeiden. Hierzu gehört neben der kontinuierlichen antiepileptischen Abschirmung die Vermeidung von Angst und Schlafentzug. Zur Prämedikation sind Benzodiazepin-Präparate, wie z.B. Diazepam, zu empfehlen. Präoperativ sollte bei einer VPA-Medikation die Gerinnung kontrolliert werden. Bei Halothan-Inhalationsnarkose sind nur selten Anfälle aufgetreten. Bei Behandlung mit PHT können die Serum-Konzentrationen ansteigen. Isoflurane-Inhalationsnarkosen sind in höherer Dosierung anfallsunterdrückend. Auch Thiopenthal-Kurznarkosen werden in der Regel ohne Komplikationen bei Patienten mit Epilepsie toleriert. Lokalanästhetika können dagegen anfallsfördernd wirken. Bei ausreichendem antikonvulsivem Schutz besteht jedoch auch bei Lokalanästhesie keine Kontraindikation (Koch et al. 1982). Zur Prämedikation sind Benzodiazepine zu empfehlen. Bezüglich der erforderlichen Gerinnungskontrolle unter VPA siehe dort (Seite 190).

Besonders häufig treten Anfälle im Verlauf von Herztransplantationen (ca. 20%, Stodieck, persönl. Mitteilung) auf.

14.4.15 Multiple Sklerose (MS)

Schübe können in 2% der MS-Patienten epileptische Anfälle auslösen. Da vereinzelt unter Betaferontherapie neben grippeartigen Nebenwirkungen Anfälle unter relativ hoher Dosierung beobachtet werden, wird bei Patienten mit MS und Anfällen abgesehen von einer antikonvulsiven Behandlung eine einschleichende Dosierung beginnend mit 2 Millionen i.E. alle 2 Tage empfohlen (Poser 1996). Zusätzlich ist wegen möglicher Interaktionen eine Bestimmung der Serumkonzentration der Antiepileptika anzuraten.

Im Falle einer pharmakoresistenten Temporallappenepilepsie mit einem MS-Herd in der Parahippokampalregion wurde über einen erfolgreichen epilepsiechirurgischen Eingriff berichtet (Smith und Elisevich 1998).

14.5 Therapie psychischer Störungen

Treten bei einem Patienten mit Epilepsie psychische Störungen auf, so muß differenziert werden, ob es sich um eine iktuale, postiktuale, alternative oder interiktuale Psychose handelt oder aber um ein organisches Psychosyndrom bzw. eine neurotische Entwicklung mit Verhaltensstörung. Iktuale Psychosen treten z.B. als Absence oder komplex-partieller Anfallsstatus auf. Im Elektroenzephalogramm zeigen sich entweder generalisierte Spike-wave-Paroxysmen oder aber fokale epileptische Aktivität. Spezifische epileptische Potentiale können jedoch auch dem Nachweis entgehen und u.U. steht eine wechselnd schwere Allgemeinveränderung oder ein Verlangsamungsherd im Vordergrund. Die Therapie besteht in parenteraler Benzodiazepinapplikation (Diazepam i.v. 10–20 mg bzw. Clonazepam i.v. 1–2 mg – siehe

Tabelle 65 Nicht-medikamentöse und Pharmakotherapie psychischer Störungen

Therapie psychischer Störungen	
Erlebnisreaktion	→ Psychotherapie, sozialorientiertes Gespräch und Berufsberatung
Pharmakogenes Psychosyndrom	Sedation, Auffassungs- und Verhaltensstörung, → EEG, BSP, VPA- bzw. CBZ-Monotherapie, Dosisreduktion
Iktuale Psychose	→ EEG → Antiepileptika erhöhen
Alternative Psychose	Ängstlich, paranoid-halluzinatorisch, depressiv → EEG: forcierte Normalisierung (cave: Etho, langsame Einstellung); Reduktion AE, Butyrophenon, Amitriptylin; VPA, CBZ
Nicht alternative Psychose	→ Fluvoxaminhydr. maleat (Fevarin), Mianserin (Tolvin), Trazodon (Thombran), Melperon HCl (Eunerpan)
Postiktuale Psychose	Nach Grand mal und komplex-partiellem Anfall → beobachten, evtl. CBZ, VPA und Butyrophenon

Status-Therapie). Im Falle einer postiktualen Psychose nach Grand-mal-Anfällen oder komplex-partiellen Anfällen besteht ein Dämmerzustand im Sinne einer produktiven Psychose oder deliranten Symptomatik. Im Elektroenzephalogramm können neben einer Allgemeinveränderung ein postiktualer Verlangsamungsherd oder steile Potentiale sowie paroxysmale Dysrhythmien nachweisbar sein. Beim postiktualen Dämmerzustand wird der Patient beobachtet, um eine Selbst- oder Fremdgefährdung zu vermeiden. Falls möglich, sollte die medikamentöse antiepileptische Behandlung verbessert werden. Bei alternativen Psychosen tritt häufig, nach Sistieren der Anfälle infolge einer antiepileptischen Therapie, eine produktive oder affektive Psychose bei ungestörter Bewußtseinslage auf. Im EEG fehlen spezifische epilepsietypische Aktivitäten. Im Vergleich zum Vorbefund kann das EEG normalisiert sein. Bei Verdacht auf eine alternative Psychose mit forcierter Normalisierung des EEG (Landolt 1960) werden die Antikonvulsiva reduziert und der klinische Verlauf kontrolliert. Da PHT, Suxinimide und Pb als psychotogen wirkende Substanzen gelten, sollte, falls möglich, ein Austausch mit VPA oder CBZ (je nach vorliegendem epileptischen Syndrom) erfolgen. Häufig ge-

Tabelle 66 Indikation von Standardantiepileptika und Psychopharmaka bei Behandlung von Epilepsiepsychosen mit und ohne Bewußtseinsstörung (modifiziert nach Penin und Klosterkötter 1987)

Epilepsiepsychosen	**Antiepileptika**						**Psychopharmaka**				
Psychopathologische Syndrome	Pheno-barbital	Primidon	Valproinat	Etho-suximid	Pheny-toin	Carbam-azepin	Clon-azepam	Diazepam	Neuro-leptika	Neurothy-moleptika	Thymo-leptika
Psychosen mit Bewußtseinsstörung											
Anfallsgebundene											
Stupor (Petit-mal-Status)	○ i. v./i. m.		○ i. v.				▲ i. v.	△ i. v.	–	–	–
Status psychomotoricus	○ i. v./i. m.				▲ i. v.		▲ i. v.	△ i. v.	–	–	–
Aura continua					△ i. v.		▲ i. v.		–	–	–
Postiktuale Dämmerzustände	ggf. erhöhen, serumkontrolliert einstellen								N (?)	NT (?)	–
Ohne Bindung an Anfälle											
Dämmer- und Verwirrtheitszustände	ggf. reduzieren, serumkontrolliert einstellen								N (?)	NT (?)	–
produktivdelirantes Psychosyndrom	ggf. reduzieren, serumkontrolliert einstellen								N (?)	NT (?)	–
Psychosen ohne Bewußtseinsstörung											
Episodisch											
Verstimmungszustände	→	→	△	←	→	▲		△	N (?)	NT	TH
Endoforme Psychosen											
– schizophrenieähnlich	→	→	▲	←	→	△	○	△	N	NT	–
– depressionsähnlich	→	→	△	←	→	▲	○	△	–	–	TH
– maniform	→	→	△	←	→	○	○	▲	N	NT	–
Chronische schizophrenie-ähnliche Psychosen			▲			△	○		N	NT	TH (?)

▲ 1. Wahl;
△ 2. Wahl, zur Kombination geeignet;
○ 3. Wahl, zur Kombination geeignet;
→ Reduktion bzw. Absetzen und Wechsel des Mittels; Umstellung auf ein psychoseindifferentes Medikament;
N Neuroleptika;
NT Neurothymoleptika;
TH Thymoleptika

nügt eine Reduktion der Antiepileptika-Dosierung bis zum Auftreten paroxysmaler EEG-Veränderungen oder Anfälle. Falls im Rahmen einer präpsychotischen Symptomatik Schlafstörungen und eine Verbesserung im EEG auftreten, können Benzodiazepine und eine leichte Reduktion der Medikamente hilfreich sein.

Interiktuale Psychosen können mit oder ohne Bewußtseinsveränderung auftreten. Sie sind hinsichtlich ihrer Herkunft heterogen (Köhler 1975). Je nach der psychopathologischen Kernsymptomatik ist eine Neuroleptika- oder Antidepressiva- bzw. Tranquilizer-Therapie angebracht. Bei Bewußtseinsstörungen muß auch eine Intoxikation mit Antikonvulsiva bedacht werden. Daher ist neben der EEG-Kontrolle eine Serumspiegelkontrolle erforderlich. Selbstverständlich ist die Behandlung und Prophylaxe von Psychosen multidimensional. Neben einer individuell minimal dosierten antiepileptischen Therapie sind psychosoziale und persönliche Faktoren im Verlauf der Langzeit-Behandlung eines Patienten zu berücksichtigen. Bei schizophrenieähnlichen episodischen Psychosen wird von Penin (1978 a) vor allem Valproinat empfohlen, ebenso wie bei chronischen, reversiblen und depressionsähnlichen Psychosen sowie episodischen Verstimmungen CBZ als Mittel der 1. Wahl angesehen wird.

Die wichtigsten Neuroleptika und Antidepressiva werden mit entsprechender Zielsymptomatik bei der Behandlung der endogenen Psychosen ausgewählt. Die Dosierung liegt im allgemeinen etwas niedriger als bei den endogenen Psychosen. Die Senkung der Erregbarkeitsschwelle von Neuroleptika und Antidepressiva ist vor allem bei der alternativen Psychose eine gewünschte Nebenerscheinung. Hier wird nicht nur eine „Verschlechterung" des EEG-Befundes mit epilepsie-spezifischen Potentialen, sondern das Auftreten kleinerer Anfälle in Kauf genommen, um die psychotische Symptomatik zu verbessern. Bei ausreichendem antikonvulsiven Schutz ist bei episodischen Psychosen in der Regel keine Gefährdung durch die Neuroleptika oder Antidepressiva zu befürchten. Selbstverständlich muß jeder Patient individuell klinisch überwacht werden.

Als trizyklisches Antidepressivum kann Amitryptilin in einer Dosierung von 30–150 mg pro Tag oder Imipramin in der gleichen Dosierung angewandt werden. Nach Albano et al. (1994) soll das Antidepressivum Fluoxetin einen antikonvulsiven Effekt aufweisen. Nach den Neuroleptika wird bei produktiven Psychosen eine Dosierung von 2–3 × 5–30 Tropfen pro Tag Haloperidol oder 50–200 mg Neurocil empfohlen. Thioridazin stellt in einer Dosierung von 2 × 25 mg pro Tag ein Neuroleptikum mit Tranquilizerwirkung und leichtem stimmungsaufhellenden Effekt dar. Epilepsie stellt eine relative Kontraindikation für eine Clozapin-Therapie dar (abgesehen von der Alternativpsychose). Wegen potentiell additiver Knochenmarksuppression wird von einer Kombination mit CBZ abgeraten (Goutoulis-Mayfrank et al. 1994). Depressive Verstimmungen sind häufig durch eine Kombination von leicht sedierenden Antidepressiva oder Neuroleptika mit Tranquilizerwirkung (z.B. Fluoxetin, Thioridazin, Melperon) und Gesprächstherapie zu behandeln.

Bei Patienten mit unauffälliger Anfallanamnese wurden unter hochdosierter Langzeiteinnahme von Trizyklika in 2,2% Anfälle beobachtet (Jabbari et al. 1985). Noradrenerge Antidepressiva gingen mit einer höheren Anfallsbereitschaft einher (z.B. Maprotilin). Unter serotoninselektiven Antidepressiva werden Anfälle nur selten beschrieben. Daher kann bei Patienten, die unter oben genannter Antidepressiva-Therapie Anfälle erlitten, z.B. Citalopram, Paroxetin oder Sertralin eingesetzt werden (cave: Serumkontrolle der Antiepileptika). Zur Prophylaxe und Therapie psychischer Störungen bei Patienten mit Epilepsie, sind für die Praxis besonders Anerkennung und Vertrauen wichtig sowie die Unterstützung aller möglichen Aktivitäten, die auch von Gesunden ausgeführt werden.

14.6 Therapie im höheren Lebensalter

Die Abnahme mentaler, motorischer, sensorischer und extrazerebraler Organfunktionen lassen den Organismus im höheren Lebensalter anfällig für Nebenwirkungen werden.

Anfälle im höheren Lebensalter, insbesondere bei beginnender oder deutlicher Demenz sind u.U. *schwierig zu diagnostizieren* und klassifizieren, da nicht-konvulsive Anfälle unerkannt bleiben, weil der Patient aufgrund seiner Demenz die Anfälle nicht klar schildern kann. Offensichtlich sind idiopathische generalisierte Epilepsien im Senium seltener. Im Verlauf einer mehrere Jahrzehnte bestehenden partiellen Epilepsie verminderte sich die Anfallssymptomatologie und die klinische Symptomatik ging – abgesehen von Patienten mit progressiver Grunderkrankung – zurück. Bei den meisten Patienten blieben die Initial-Symptome (Anfallskern) während Folgesymptome und sekundär generalisierte Anfälle häufig (Schalensymptome) verschwanden (Tinuper et al.

Tabelle 67 Ursachen für provozierte, epileptische Anfälle (Gelegenheitsanfälle)

- Hypoglykämie
- Hyponatriämie
- Entzug (Alkohol, Barbiturate, Benzodiazepine, AE)
- O_2-Mangel
- Die Erregungsschwelle senkende Pharmaka (Theophyllin, Phenothiazin, trizyklische Antidepressiva, Antihistaminika, Pentazocin)

Tabelle 68 Ursachen der veränderten Pharmakodynamik der Antiepileptika im Alter

- Einschränkung der Nierenfunktion
- Einschränkung der Leberfunktion und damit auch
- Verminderung des Albumins
- Erhöhte Rezeptorempfindlichkeit im ZNS
- Erhöhung des Verteilungsvolumens der AE (Abnahme der Muskelmasse, Zunahme des Körperfetts)

Tabelle 69 Besonderheiten der Antiepileptika der ersten Wahl im Alter

Carbamazepin	Die größte vorhandene Studie legt nahe, daß im Alter die Clearance um 30–40% erniedrigt ist; zudem ist zu bedenken, daß der Serumspiegel nicht unbedingt die pharmakologische Aktivität widerspiegelt
Valproat	Die Clearance des freien, wirksamen Medikaments ist im Alter reduziert, woraus ein erhöhter Spiegel resultiert; im Zweifelsfall ist die Bestimmung des freien Valproats im Serum sinnvoll; da Valproat den Lebermetabolismus geringer verändert als andere AE, ergeben sich Vorteile bei zusätzlichen Medikamenten
Phenytoin	Im Alter häufig verwendet und wahrscheinlich gering erhöhte Plasmaspiegel
Phenobarbital/ Primidon	Wahrscheinlich im Alter keine entscheidenden Veränderungen in der Pharmakokinetik; hier sind am ehesten kognitive Defizite zu befürchten

Tabelle 70 Darstellung der neuen Antiepileptika, besonders der Pharmakokinetik (modifiziert nach Peinemann und Stefan, Nervenarzt [1998] 69: 110–116)

Tiagabin	Metabolisierung dosisabhängig, Clearance > 95% hepatisch; bei Einschränkung der Nierenfunktion Zunahme des freien Anteils (20%) NW: Schwindel
Topiramat	Metabolisierung dosisunabhängig, Clearance ca. 50% hepatisch NW: Nierensteine
Oxcarbazepin	Metabolisierung dosisabhängig, > 95% MHD, Clearance 99% hepatisch, bei Nierenfunktionseinschränkung Clearance vermindert, Dosisreduktion NW: Hyponatriämie
Vigabatrin	Elimination über glomeruläre Filtration; bei Niereninsuffizienz muß die Dosis reduziert werden; keine Proteinbindung und keine Enzyminduktion; wenige Medikamentenwechselwirkungen beschrieben, so ein leichter Abfall des Phenytoinspiegels NW: Sedierung, Psychose, Gewichtszunahme
Lamotrigin	In der Leber glukuronidiert; bei Leberinsuffizienz ist Vorsicht geboten; ca. 55% Proteinbindung und keine Enzyminduktion; obwohl die Spiegel der klassischen Antiepileptika nicht verändert werden, senken die enzyminduzierenden AE die HWZ deutlich, während VPA sie deutlich erhöht NW: Exantheme!, VPA erhöht Serumspiegel
Gabapentin	Über die Niere ausgeschieden; keine Proteinbindung und keine Enzyminduktion, dadurch keine Wechselwirkungen mit anderen Medikamenten und gut verträglich; bei starker Einschränkung der Nierenfunktion muß die Dosis reduziert werden! NW: Sedierung, insgesamt geringe

1996). Risikofaktoren für Anfälle im Senium betreffen sowohl raumfordernde Läsionen, zerebrovaskuläre Erkrankungen, Traumen und toxisch-metabolische Enzephalopathien. Bei fortgeschrittener Morbus-Alzheimer-Erkrankung können generalisierte tonisch-klonische Anfälle in 3–10% der Patienten auftreten (Hauser et al. 1986). In einigen Studien wird die Häufigkeit sogar noch höher angegeben. Fokale Anfälle oder Status epilepticus kommen dagegen bei Morbus Alzheimer kaum vor und sollten zu einer intensiven ätiologischen Differentialdiagnostik anregen. Sulkava et al. (1982) fanden, daß eine Spätepilepsie häufiger bei Personen mit einer Demenz vor dem 65. Lebensjahr (11%) auftrat als bei solchen, die die Demenz später entwickelten (6%). Myoklonien werden bei Morbus Alzheimer häufiger beobachtet. Epileptoforme EEG-Veränderungen fanden sich bei Patienten mit Morbus Alzheimer und Anfällen in 6–35%. Im hohen Alter treten gehäuft Gelegenheitsanfälle auf (Phenothiazine und trizyklische Antidepressiva erniedrigen in besonderem Maß die zerebrale Erregbarkeitsschwelle). Der Entzug von Anxiolytika oder O_2-Mangel stellen häufige Ursachen dar.

Da oftmals **zusätzlich andere Alterskrankheiten** vorliegen (Gefäßerkrankung, Atrophie, Tumor), ist bei rezidivierenden Anfällen häufig eine zweigleisige symptomatische Behandlung sowohl einer internistisch-neurologischen Grunderkrankung als auch einer antiepileptischen Therapie erforderlich. **Veränderungen der Pharmakokinetik** und Pharmakodynamik (z.B. Rezeptoren, Abnahme der Proteinbindung von Antiepileptika, Zunahme freier Fraktionen, häufige Interaktionsmöglichkeiten mit anderen Medikamenten) führen zu einer speziellen Therapiesituation. Daher müssen Antiepileptika grundsätzlich vorsichtiger und niedriger aufdosiert werden. Erhöhte Rezeptorempfindlichkeit, reduzierte Nieren- bzw. Leberfunktion (und damit Metabolisierung bzw. Ausscheidung der Antikonvulsiva), Proteinbindung sowie Erkrankungen des kardiovaskulären Systems erfordern eine besondere Vorsicht bei der Auswahl der Medikamente (CBZ nicht bei Arrhythmie) und deren Aufdosierung (erhöhte Gefahr der akuten Intoxikation). Bei psychoorganischem Syndrom und nächtlichen Verwirrtheitszuständen hat sich CBZ bewährt (Schumm 1989). In Anbetracht der **erschwerten Compliance** beginnt die medikamentöse Therapie mit einer relativ niedrig dosierten abendlichen Einmalgabe von 300–400 mg/d unter engmaschiger Überwachung. Die Dosierung zur Behandlung der Altersepilepsien ist häufig niedriger als im jungen Erwachsenenalter. Hieraus leitet sich eine spezielle Gerontotherapie der Epilepsien ab.

Phenobarbital und Primidon werden überwiegend über die **Niere** ausgeschieden. Da die Nierenausscheidung im höheren Alter eingeschränkt sein kann, muß mit einer geringgradigen Erhöhung der Halbwertszeit dieser Medikamente und einer Verminderung der Clearance gerechnet werden. Von den neuen Antiepileptika werden GBP, VGB (90–100%) und TPM (30–60%) über die Niere ausgeschieden. Auch bei GBP muß auf eine verminderte Nierenfunktion geachtete werden. Phenytoin weist im höheren Alter u.U. durch Veränderung der gastrointestinalen Resorption eine verminderte Aufnahme auf. Aufgrund der häufig relativ schlechten Compliance der Patienten wird eine möglichst einfache (z.B. abendliche Einmalgabe-Therapie) von Carbamazepin oder Valproat empfohlen. Andersen und Pedersen (1989) stellten eine etwas bessere Wirksamkeit und geringere Nebenwirkungen von Valproinsäure im Vergleich zu Carbamazepin bei Altersepilepsien fest. Mamoli et al. (1993) empfehlen, unter Berücksichtigung von Wirkung und Nebenwirkung, bei Altersepilepsien mit partiellen Anfällen und sekundären, generalisierten Anfällen Valproat sowie Carbamazepin als Mittel der ersten Wahl. Carbamazepin sollte jedoch bei Patienten mit Reizleitungsstörungen vermieden werden.

Bei partiellen Anfällen ohne sekundäre Generalisation, kann Carbamazepin häufig der Valproinsäure vorgezogen werden, sofern nicht atrioventrikuläre Überleitungsstörungen nachweisbar sind. Ein EKG sollte bei älteren Patienten vor Therapien mit Carbamazepin und nach Erreichen des „steady state" durchgeführt werden. Phenytoin, Phenobarbital und Primidon sollten in Anbetracht eines möglichen erhöhten Risikos für kognitive Störungen erst nach Anwendung von Carbamazepin- oder Valproat-Monotherapie durchgeführt werden. Interaktionen des Metabolismus mit Digitalis, Furosemid oder Quinidin können zu einem herabgesetzten therapeutischen Effekt bei kardialen Funktionsstörungen führen. Insbesondere bei Phenytoin- und Phenobarbital-Therapie muß mit einer vermehrten Metabolisierung von Antikoagulanzien gerechnet werden. Die Kombinationstherapie mit Azetylsalizylsäure und Phenytoin kann durch Verdrängung des Phenytoins von der Serumalbuminbindung zu phenytoinbedingten Nebenwirkungen führen (Mamoli et al.

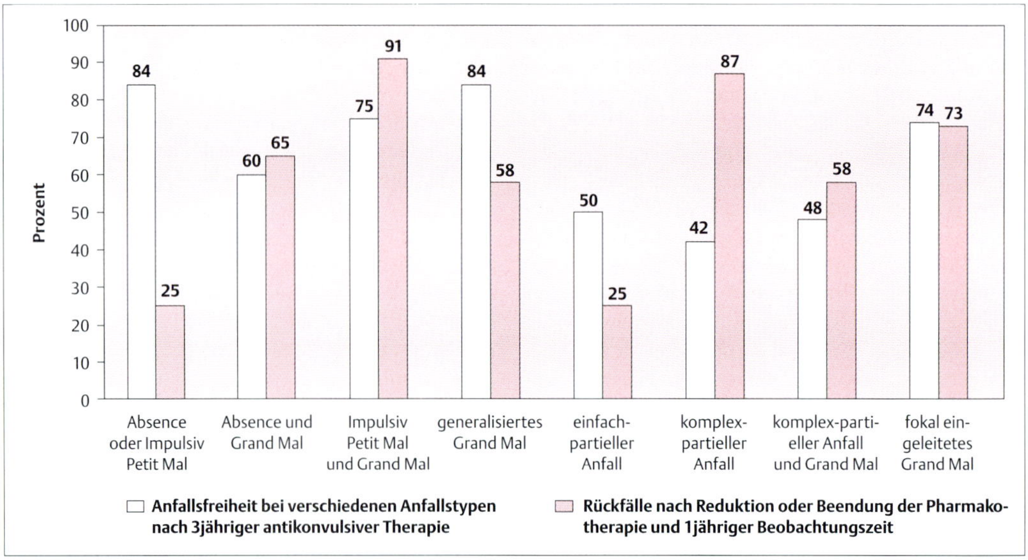

Abb. 99 Anfallsfreiheit und Rückfallrisiko der verschiedenen Anfallstypen nach Janz et al. (1983)

1993). Vor allem bei Osteoporose können Schenkelhals- und Wirbelkörperfrakturen bei Patienten mit Altersepilepsien gehäuft auftreten. Bei Therapie mit Phenytoin und Phenobarbital sollte daher auch besonders auf eine mögliche Verstärkung der Osteoporose geachtet werden. Toxische Effekte können bei Kombination von CBZ mit Verapamil, Erythromycin, Lithium und Diuretika (Na ⇑) auftreten. Aufgrund der erhöhten Verletzungsgefahr wird häufig bereits nach einem 1. generalisierten tonisch-klonischen Anfall mit einem geeigneten Antikonvulsivum behandelt. Wichtige Maßnahmen sind: „Start low, go slow“, vermeide Enzyminduktoren (besonders Pb). Bei Gangstörungen werden VPA, OXC, GBP, LTG empfohlen.

Eine ausführliche Diskussion von Epilepsien im hohen Lebensalter einschließlich neuerer Antiepileptika wird von Krämer 1998, Mamoli 1998, Peinemann und Stefan 1998 ausführlich dargestellt.

14.7 Wirksamkeit der antiepileptischen Therapie und Rezidivrisiko nach Absetzen

Bei dreijähriger Therapie mit Antikonvulsiva wurden nach Janz et al. (1983) die in Abb. **99** dargestellten Anfallsfreiheiten bei den verschiedenen Anfallstypen erzielt. Nach Reduktion oder Beendigung der Pharmakotherapie und einjährigem Beobachtungszeitraum traten die in Abb. **99** dargestellten Rückfälle für die verschiedenen Anfallsformen ein.

Nach Absetzen der antikonvulsiven Therapie traten Rezidive im Durchschnitt bei 39% der Epilepsien auf (Shorvon 1984). Annegers et al. (1979) stellten fest, daß ca. 24% aller Patienten nach einer Anfallsfreiheit von 20 Jahren nach Absetzen der Medikamente ein Anfallsrezidiv erleiden. Je schneller unter der antikonvulsiven Therapie ein Sistieren der Anfälle erreicht werden kann, desto geringer ist das Rückfallrisiko. Nach Todt (1981) werden ca. 80% der Patienten nach einem Rezidiv mit der früheren Dosis wieder kontrolliert. Werden trotz antiepileptischer Therapie mehr als zwei Jahre benötigt, um eine Anfallsfreiheit zu erzielen, ist die Prognose eher ungünstig (Elwes et al. 1984). Eine Verzögerung der Initialbehandlung scheint sich eher ungünstig auf die Prognose auszuwirken. Man kann allerdings nicht davon ausgehen, daß eine lange Dauer bis zur Anfallskontrolle mit einer Pharmakoresistenz gleichgesetzt werden kann (Reynolds et al. 1983).

Sowohl bei zuvor unbehandelten als auch vorbehandelten Patienten diskutiert Reynolds et al. (1993), daß eine längere Krankheitsdauer mit Anfällen die Prognose verschlechtert. Möglicherweise kann durch eine frühere Behandlung der epileptogene Prozeß aufgehalten werden. Dies ist jedoch statistisch durch andere Studien noch nicht belegt. Zwar haben Patienten mit Impulsiv-Petit mal eine überwiegend gute Prognose während der Behandlung, jedoch ist das Risiko, nach Absetzen der Medikamente ein Rezidiv zu erleiden, relativ groß. Eine Dosisreduktion der Antiepileptika bei Patienten mit komplex-partiellen Anfällen, Absencen und generalisierten tonisch-klonischen Anfällen sowie Impulsiv-Petit mal ist daher häufig nicht zu empfehlen. Falls eine Reduktion versucht wird, muß diese extrem langsam über Monate unter EEG-Kontrolle durchgeführt werden. Stenzel (1987 a) hat darauf verwiesen, daß die Reduktion bzw. Beendigung einer antiepileptischen Pharmakotherapie unter Berücksichtigung anthropologischer Krisenphasen erfolgen sollte (Pubertät, Ausbildung, medizinische, soziale und persönliche, biologisch vulnerable Phasen).

Falls durch Monotherapie mit CBZ bzw. PHT im Falle einer partiellen Epilepsie keine Anfallsfreiheit erzielt werden kann, können durch Kombinationstherapie von Medikamenten der 1. Wahl weitere 15% der Patienten anfallsfrei werden. Die Kombination eines Medikaments der 1. und 2. Wahl kann bei 10% zu weiterer Anfallsfreiheit führen, bevor Nebenwirkungen auftreten. Hakkereinen (1981) und Stanley et al. (1982) fanden in einer prospektiven Studie keinen Unterschied im Rückfallrisiko zwischen Patienten, bei denen 2 oder 4 Jahre nach Anfallsfreiheit die Medikamente abgesetzt wurden. Bei spätem Behandlungsbeginn im Krankheitsverlauf war die Effektivität der medikamentösen Therapie geringer als bei früher Therapie (Reynolds et al. 1983).

14.8 Absetzen der Medikation

Die Entscheidung, ob die Medikamente nach jahrelanger Anfallsfreiheit (3–5 Jahre) abgesetzt werden, muß im Einzelfall bei Beachtung zusätzlicher Faktoren, wie z. B. des vorliegenden Anfallssyndroms, der Art der durchgeführten Medikation, des EEG-Befundes und der sozialen Situation (Führerschein) erfolgen. Bei Nachweis generalisierter Spike-wave-Paroxysmen ist von einem erhöhten Rückfallrisiko auszugehen. Häufige epilepsie-typische generalisierte Paroxysmen im EEG erfordern erfahrungsgemäß eine besonders lange Anfallsfreiheit, bevor die Medikamente abgesetzt werden können. Das Absetzen der Medikamente darf keinesfalls plötzlich geschehen, da dadurch ein Status epilepticus aktiviert werden kann. Die Reduktion wird meistens in dreimonatigen Abständen in kleinen Mengen durchgeführt, wobei die Medikamente, welche einen Grand-mal-Schutz liefern, zuletzt abgebaut werden (s. Tab. **50**).

14.9 Schwer einstellbare Epilepsien

Tritt nach Monotherapie der Medikamente der 1. Wahl keine Anfallskontrolle auf, so liegt eine schwer einstellbare Epilepsie vor. Diese muß von einer pharmakoresistenten Epilepsie abgegrenzt werden. Zunächst ist eine Behandlung mit Kombinationstherapie der Medikamente der 1. Wahl und später mit Medikamenten der 2. Wahl erforderlich. Bei partiellen und sekundär-generalisierten Anfällen im Rahmen einer fokalen Epilepsie wird neben CBZ vermehrt auch Valproat frühzeitig eingesetzt. Als Medikamente der 2. Wahl kommen neben neuen Antiepileptika auch Phenobarbital und Primidon in Betracht. Aufgrund der sedierenden Wirkung von Pb und Pr ist VPA häufig der Vorzug zu geben. Hierbei kann bei 15–20% der Patienten Anfallsfreiheit erzielt werden. Entsprechend wirksam ist die Add-on-Behandlung mit Mesuximid (Browne et al. 1983). Eine Kombinationstherapie zweier verschiedener Antiepileptika wird zu einer Reduktion der Anfallsfrequenz um mehr als 75% bei 13% der Patienten führen. 10–20% der Patienten benötigen zwar Antiepileptika, sind im Sinne einer Monotherapie aber nicht hinreichend zu behandeln (Schmidt 1986).

Objektive Erfolgskontrollen der antiepileptischen Therapie liefern sequenzanalytische Prüfpläne (Künkel 1979). Sie erlauben eine Entscheidung über den Erfolg zu einem frühestmöglichen Zeitpunkt. Bei der Sequenzanalyse schwer einstellbarer Epilepsien (zweckmäßig bei mittlerer Anfallshäufigkeit z. B. in Wochen- bis Monatsabständen) wird die Anfallsfrequenz vor und nach Therapieänderung verglichen. Je nach geforderter Reduktion der Anfallsfrequenz kann bei definiertem Irrtumsrisiko in einem Koordinationssystem der Zeitpunkt einer signifikanten Änderung der Anfallsfrequenz unter der Therapieänderung (Abb. **100**) abgelesen werden. Bei schwer einstellbaren Absenceepilepsien können Langzeit-EEG-Verlaufskontrollen vor und während der veränderten Therapie zur Quantifizierung häufiger, aber klinisch schwer zu erfassender Anfallsereignisse hilfreich sein. In Anbetracht der erheblichen Variabilität von Spike-wave-Paroxysmen innerhalb 24–48 h wurde zur Feststellung einer signifikanten Reduktion der Spike-wave-Aktivität ein Spike-wave-Variogramm entwickelt (Abb. **101**). Abgesehen von der Anfallsfrequenz sind Angaben zum mentalen Befinden wichtig. Ein leichtes psychoorganisches Syndrom kann bei hoher Antiepileptikadosis bei Verlangsamungen der Grundtätigkeit im EEG Hinweise auf eine endogene oder

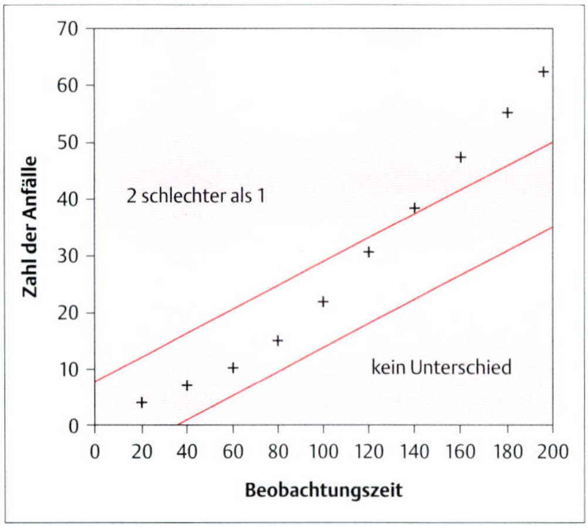

Abb. 100 Sequenzanalyse zur möglichst frühzeitigen Erkennung einer Therapieauswirkung; statistisch berechnete Verschlechterung (d. h. Zunahme der Anfallsfrequenz) nach Therapieänderung (+ Anfall). Sobald der Bereich zwischen den beiden Parallelen überschritten wird, kann eine statistisch relevante Aussage über die Auswirkung einer neu eingeschlagenen Therapie gemacht werden. (Nach Künkel 1979). Im vorliegenden Fall zeigt die Analyse nach 140 Tagen eine signifikante Zunahme der Anfallsfrequenz.

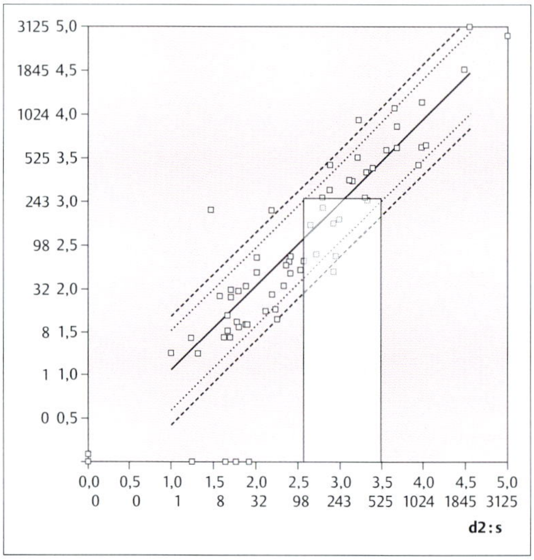

Abb. 101 Spike-wave-Variogramm: Bei der Quantifizierung generalisierter Spike-wave-Aktivität im Langzeit-EEG muß berücksichtigt werden, daß eine Abnahme der epileptischen Aktivität erst dann anzunehmen ist, wenn die Reduktion unter der Therapie statistisch signifikant gegenüber spontanen Fluktuationen ist. Als Beispiel sind ein Ausgangswert von 525 s Gesamtdauer der Spike-wave-Aktivität (bei 48-h-MLE-Ableitung) und ein Wert im Behandlungsverlauf unter der Therapie mit VPA bei Absence-Epilepsien von 98 s Gesamtdauer innerhalb 48 h eingetragen. Diese Reduktion ist signifikant; 48 h Zeitintervall, 24 h Zeitbereich der MLE (Burr und Stefan 1987).

medikamentös bedingte Enzephalopathie liefern. Die Kombination der Information aus Anfallsfrequenz und -schwere, neurologisch-psychischem Befund und EEG (Allgemeinveränderung, unspezifischer oder spezifischer Herd, generalisierte Spike-waves) hilft bei der individuellen Therapiesteuerung (Abb. **102**). Neben der Compliance sind die emotionale Stabilität, Schlafdefizit und Menses wichtige Ursachenfaktoren der schwer einstellbaren Epilepsie.

Bei Patienten mit schwer einstellbaren Epilepsien und clusterförmigem Auftreten der Anfälle kann eine Intervalltherapie mit Diazepam oder Clobazam hilfreich sein. Plazebokontrollierte Studien mit 20 g oraler bzw. rektaler Applikation nach dem ersten Anfall eines Clusters zeigten eine Anfallsunterdrückung (Milligan et al. 1984). Auch die Intervalltherapie mit Clobazam, z. B. perimenstruell 10 Tage in einer Dosis von 20 – 30 mg (Feely et al. 1982) ist bei manchen Patienten eine effektive Maßnahme.

Falls unter CBZ-Retard-Behandlung trotz hoher Dosis keine ausreichend hohen Serum-Konzentrationen erzielt werden können, kann eine Umstellung auf CBZ-Standardtabletten erforderlich werden. Letztere haben eine bessere Bioverfügbarkeit. Bei CBZ-Standardtabletten ist eine Mehrfachdosis erforderlich.

Bei generalisierten Absence-Epilepsien mit Spike-wave-Aktivität ist die Kombination von VPA mit Etho und in einzelnen Fällen bei Vorliegen generalisierter und fokaler Charakteristika, CBZ erfolgreich (Jeavons et al. 1980, Rowan et al. 1981, Stefan und Burr 1986 a). Generalisierte, schwer behandelbare Epilepsien können in Kombination mit LTG oder TPM behandelt werden. Bei Grand-mal-Anfällen, vor allem im Kindes- und Jugendalter, können als Antiepileptika der letzten Wahl (Tab. **71 a** u. **b**) Bromide eingesetzt werden (Boenigk et al. 1985). Bei fokalen Epilepsien mit partiellen Anfällen in Clustern kommt auch Sultiam in Betracht. Bei diesen Karboanhydrase-Hemmern ist jedoch u. U. eine Toleranzentwicklung vorhanden. Daher wurde dieses Antikonvulsivum auch bei Anfallsserien und Clustern eingesetzt.

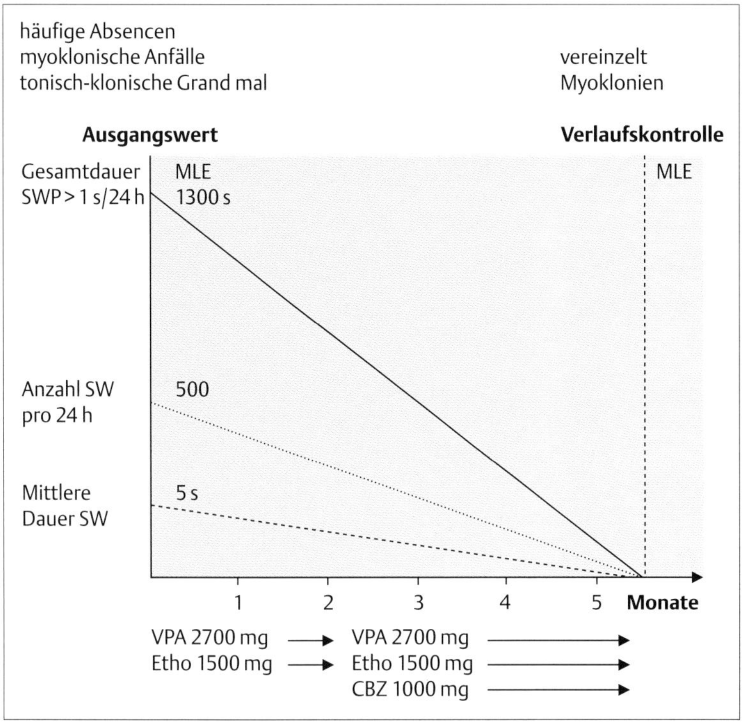

Abb. 102 Bei Patienten, die Absencen mit generalisierten Spike-wave-Paroxysmen und myoklonische Grand-mal-Anfälle aufweisen, die nicht auf VPA-Mono- und Ethosuximid-Kombinationstherapie mit Add-on-Therapie mit CBZ zur deutlichen Anfallsreduktion bzw. Kontrolle führen. Dargestellt ist die Gesamtdauer der spike-wave-Aktivität im mobilen Langzeit-EEG vor der Behandlung (Therapie mit Valproat und Etho) und während Behandlung mit Valproat, Etho und CBZ. Unter der zusätzlichen Gabe von CBZ kommt es zu einer deutlichen Reduktion der Spike-wave-Aktivität. Absencen und Grand-mal-Anfälle sistieren, myoklonische Anfälle treten nur noch vereinzelt auf, und die generalisierten Spike-wave-Paroxysmen verschwinden vollständig. Lugaresi et al. (1973) beschrieben Patienten mit Absencen, deren spike-wave-Komplexe zwar generalisiert, jedoch häufig lateralisiert waren und deren Frequenz von initial 3/s auf 2/s im Verlauf der Absence verlangsamt wird. In dem genannten Fall lagen entsprechende Befunde vor. Der Patient hatte jahrelang VPA, Pb, Pr und Etho ohne ausreichenden Effekt erhalten. Bei Patienten, die also Abwesenheiten zwar mit generalisierten, jedoch irregulären und lateralisierten Spike-wave-Paroxysmen aufweisen und die Charakteristika des sog. intermediären „Petit mal" nach Lugaresi zeigen, kann bei unzureichendem Effekt der Medikamente 1. Wahl CBZ als Add-on-Therapie hilfreich sein. In diesem Fall empfiehlt es sich, eine Langzeit-EEG-kontrollierte Quantifizierung der Spike-wave-Paroxysmen durchzuführen.
SWP = Spike-wave-Paroxysmen; SW = Spike-wave; MLE = mobiles Langzeit-EEG

Prädiktoren für eine medikamentös schwer einstellbare Epilepsie ergeben sich aus den Anfallstypen und Syndromen (Tab. **72**). Temporallappen-Epilepsien mit komplex-partiellen Anfällen wurden bei 36% nach mehrjähriger Beobachtungszeit kontrolliert und tonisch-klonische Anfälle bei 64% (Jüül-Jensen 1968). Schwer einstellbare Epilepsien finden sich außerdem bei Auftreten mehrerer Anfallstypen, hoher Anfallsfrequenz, langer Erkrankungsdauer und psychopathologischen Befunden (Rodin 1972, Beghi und Tagnoni 1988). Hinsichtlich der Dauer der Epilepsie kann festgestellt werden, daß bei längerer Anfallsaktivität als zwei Jahren trotz Therapie eine ungünstigere Prognose vorliegt (Elwes et al. 1984). Nach fünfjähriger Epilepsiedauer kann

Tabelle 71 Antiepileptika 2. und 3. Wahl modifiziert nach Kruse und Schneble (1989)

generische Bezeichnung (Handelspräparat)[1]	Tagesdosis Kinder	Erwachsene	konstante Plasmakonzentration nach	therapeutische Plasmakonzentration[2]	Nebenwirkung/ Überdosierung Interaktionen
Azetazolamid (Tabl. 0,25) [Diamox] (AZA)	1–2 ½ Tabl. ~ 15 mg/kg	3–4 Tabl. ~ 15 mg/kg	2–3 Tagen	10–20 mg/l = 45–90 µmol/l	Dyspnoe, Hypokaliämie (Kaliumsubstitution nötig!) Hyperglykämie
Bromide (Tabl. 0,85) z. B. Kaliumbromid [Dibrobe] (BR)	2–3 Tabl. ~ 75 mg/kg	3–4 Tabl. ~ 50 mg/kg	60 Tagen	1600–2000 mg/l = 10–20 meq/l	Bromakne, Bromoderm, Appetitlosigkeit, Polydipsie, Somnolenz (Bromismus)
Clobazam (Tabl. 0,01) [Frisium 10] (CLB)	½–2 Tabl. ~ 0,3 mg/kg	1½–5 Tabl. ~ 0,3–0,8 mg/kg	3–6 Tagen N-Desmethyl-CLB: 14–28 Tagen	0,1–0,6 mg/l N-Desmethyl-CLB: 0,5–4 mg/l	Wie Diazepam geringer ausgeprägt
Diazepam (Tabl. 0,005) [u.a. Diazepam-Woelm, -ratiopharm, -Stada-Valaxona,Tranquase, Valiquid, Valium] (DZP)	½–3 Tabl. ~ 0,5 mg/kg	1–4 Tabl. ~ 0,3 mg/kg	4–8 Tagen	0,2–0,5 mg/l = 0,7–1,75 µmol/l	Wie Clonazepam, geringere Speichel- und Bronchialhypersekretion
Ethadion (Drag. 0,25)	wie Trimethadion		Dimethadion: 50–75 Tagen	Dimethadion DMO siehe Trimethadion	Wie Trimethadion (s. u.), weniger ausgeprägt
Mephenytion (Tabl. 0,1) [Epilanex] (MHT)	1–3 Tabl. ~ 10 mg/kg	3–5 Tabl. ~ 7 mg/kg	N-Desmethyl-mephenytoin: 23 Tagen	N-Desmethyl-mephenytoin: 20–30 mg/l = 90–120 µmol/l	Wie Phenytoin geringere Gingivahyperplasie, häufiger Allergie und Knochenmarksdepression
Mesuximid (Kaps. 0,3) [Petinutin]	1–3 Kaps. ~ 20 mg/kg	2–4 Kaps. ~ 20 mg/kg	N-Desmethyl-Mesuximid: 8 Tagen	N-Desmethyl-Mesuximid: 20–35 mg/l = 100–175 µmol/l	Wie Etho zusätzlich stärkere Somnolenz, starke Interaktion möglich, z. B. Mesux. + PHT, PH erh. Mesux. + PB: PB erh.
Pheneturide (Tabl. 0,25)	3–5 Tabl. ~ 25 mg/kg	4–7 Tabl. ~ 25 mg/kg	8–10 Tagen	10–20 mg/l = 40–80 µmol/l	Hörstörung, Thrombopenie, psychotisches Syndrom
Sultiam (Tab. 0,2)	½–2 Tabl. ~ 10 mg/kg	2–4 Tabl. ~ 15 mg/kg	5–6 Tagen	6–10 mg/l = 20–25 µmol/l	Tachypnoe, Hyperpnoe, Parästhesien, Enzyminhibitor, z. B. Sultiam + PHT: PHT erh.
Trimethadion (Kaps. 0,3) [Tridione]	2–4 Kaps. ~ 50 mg/kg	3–6 Kaps. ~ 50 mg/kg	4–7 Tagen Dimethadion: 50–75 Tagen	20–35 mgl [7,0] Dimethadion DMO 500–1000 mg/l = 3600–7000 µmol/l	Photophobie, Nachtblindheit, nephrotisches Syndrom, Knochenmarksdepression, Singultus, gastrointestinale Reizung, Somnolenz

[1] Abkürzung in Klammern ()
[2] Umrechnungsfaktor

Tabelle 72 Kriterien, welche die Prognose bestimmen und zur Abschätzung des Rückfallrisikos bei Epilepsien dienen (modifiziert nach Matthes 1984)

Indikator	Prognose ungünstig beeinflussend	Prognose günstig beeinflussend
Erstmanifestation	< 2. Lebensjahr	nach dem 5. Lebensjahr, Spätepilepsie
Anfallstyp	BNS-Anfälle, Lennox-Gastaut-Syndrom, Kombination > 2 Anfallstypen, häufige Anfälle, Status epilepticus, Absencen und Grand mal, komplex partielle Anfälle	Absencen ohne Grand mal; myoklonische Anfälle; Aufwach-Grand mal; Impulsiv-Petit mal gut kontrollierbar, bei Medikamentenreduktion jedoch hohes Rückfallrisiko
Therapieeffekt	später Behandlungsbeginn, späte Wirkung, trotz optimaler Therapie keine Anfallsintervalle länger als 6 Monate	schnelles Ansprechen auf Monotherapie < 2 Jahre Anfallsfreiheit
Ätiologie	Prozeßepilepsien (neurometabolisch-degenerativer Prozeß)	idiopathische Epilepsie
Neurologisch/Psychischer Befund	schwere neurologische oder psychische Symptome, emotionale Instabilität, ungeregelter Lebenswandel (Schlafdefizit, Alkohol), Non-Compliance	allenfalls diskreter pathologischer Befund, Fähigkeit zur selbständigen kooperativen Lebensplanung und sozialen Integration
Elektroenzephalogramm – Grundtätigkeit	mittelschwere und schwere Allgemein-Veränderung	altersentsprechender Befund oder nur leichte Veränderung
– generalisierte, epilepsiespezifische Potentiale	Hypsarrhythmie, Spike-wave-Variantmuster, lange Dauer der Spike-wave-Paroxysmen, Spike-wave-Status	Regelmäßige 3 – 4/s Spike-waves oder Poly-spike-waves
– fokale, epilepsiespezifische Potentiale	Multifoki, deutlich sekundäre Generalisierungstendenz	umschriebene extratemporale Spike-foki, zentrotemporal
Neuroradiologische Befunde	ausgedehnte morphologische Befunde (infiltrierender Tumor, frühkindliche Residualschäden)	nicht pathologisch

eine Remission bei 33% erzielt werden (Annegers 1979). Eine Verzögerung der Initialbehandlung kann ebenfalls als ungünstiger Faktor betrachtet werden. Allerdings kann nicht festgestellt werden, daß bei einer lang andauernden Epilepsie eine Pharmakoresistenz vorliegen muß (Reynolds et al. 1983). Bei katamenialer Epilepsie kommt u.U. eine Therapie mit synthetischen GnRH-Agonisten (Decapeptyl = Triopterin) in Betracht. Hierbei wird eine Depot-Injektion von 3,75 mg/4 Wochen verabreicht. Dadurch wird eine komplette Suppression der Ovarialfunktion erreicht. Als mögliche Nebenwirkungen kann es zu einer Amenorrhö, Hitzewallungen, Kopfschmerzen, Gewichtszunahme und einer Demineralisation des Knochens kommen. Entsprechende Kontrollen sind erforderlich.

Nach Einsatz der Medikamente der 1. Wahl in ausreichend hochdosierter Monotherapie, d.h. bis zum Auftreten von Nebenwirkungen, kommt bei unzureichendem Effekt eine Kombinationsbehandlung der Medikamente 1. Wahl und später eine Kombinationsbehandlung mit einem der Medikamente der 2. Wahl in Betracht.

14.10 Scheinbare Pharmakoresistenz

Es muß für jeden Patienten differenziert werden, ob die mangelnde Kontrolle der Anfälle auf einer absoluten Pharmakoresistenz oder einer scheinbaren Pharmakoresistenz beruht. Eine scheinbare Pharmakoresistenz liegt vor, wenn diagnostische oder therapeutische Fehler dazu führen, daß die Anfälle nicht unterdrückt werden können (Abb. **103**). Diagnostische Fehler bestehen darin, daß der Patient entweder überhaupt nicht an Epilepsie leidet, sondern an psychogenen Anfällen, oder daß epileptische und nicht epileptische Anfälle kombiniert auftreten. Wenn ein epileptisches Anfallsleiden diagnostiziert wurde, muß der Anfallstyp möglichst exakt erfaßt werden, um das Medikament der 1. Wahl gezielt auszuwählen. Die Verwechslung einer Absence bei generalisierter Spike-wave-Epilepsie mit einem

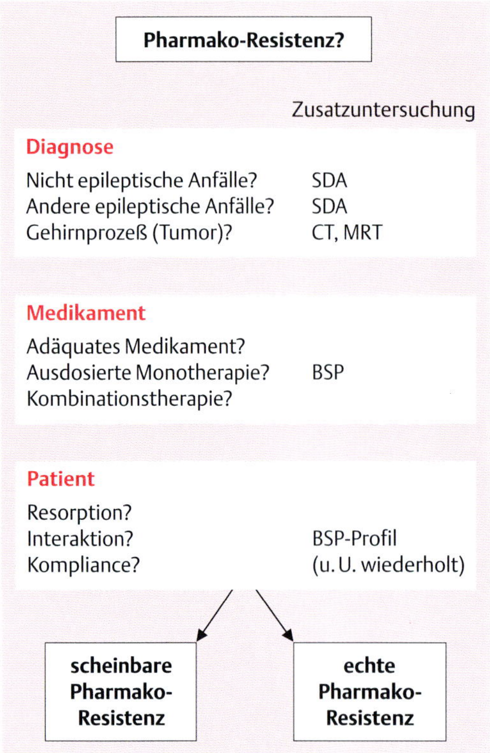

Abb. 103 Nachweis der Pharmakoresistenz: wichtige Faktoren, die zur Differenzierung einer scheinbaren von einer echten Pharmakoresistenz berücksichtigt werden müssen (SDA = simultane Doppelbildaufzeichnung von Video und EEG, BSP = Blutspiegel der Antiepileptika).

komplex-partiellen Anfall (Typ I nach Delgado-Escueta 1981) hat erhebliche Konsequenzen für die Behandlung. Im ersten Fall würde Etho oder VPA und im zweiten Fall CBZ oder LTG als Medikament der 1. Wahl angewendet. Falls sich der Patient nur an initiale Bruchstücke des Anfallsgeschehens erinnert, kann eine Verwechslung von myoklonisch-astatischen Anfällen mit komplex-partiellen Anfällen oder sekundär-generalisierenden Grand-mal-Anfälle u. a. entstehen. Bei einer chronischen fokalen Epilepsie, die schwer einstellbar ist, muß in größeren Abständen überprüft werden, ob sich nicht doch ein bisher unerkannter Gehirnprozeß nachweisen läßt. Hierzu sind in größeren zeitlichen Abständen (1 – 2 Jahre) CT- oder Kernspintomographie-Kontrollen erforderlich.

Langsam wachsende Gliome werden nicht immer im CT erkannt. Bei ca. 20% der Patienten mit chronischen fokalen Epilepsien finden sich umschriebene morphologische Veränderungen, die einer weiteren Klärung bedürfen. Auslösefaktoren, wie z. B. Schlafentzug, Alkoholabusus, Überanstrengung, Hypoglykämien, Neuroleptika bzw. trizyklische Antidepressiva können eine Anfallskontrolle erschweren und müssen bei schwer einstellbaren Epilepsien stets mitbedacht werden. Ein besonderes Problem stellen in diesem Zusammenhang die Reflexepilepsien dar. Bei erfolgreicher Unterdrückung epileptischer Anfälle kann sich im Verlauf der Erkrankung ein Feldwandel anbahnen. Durch den „Verlust“ der epileptischen Anfälle kann das psychosoziale Gefüge des Patienten so stark gestört werden, daß, bewußtseinsnah oder bewußtseinsfern, psychogene Anfälle an die Stelle der epileptischen Anfälle treten.

Selbst wenn die diagnostischen Fehlermöglichkeiten ausgeschlossen sind, kann eine scheinbare Pharmakoresistenz durch Therapiefehler bedingt sein. Deshalb ist stets zu überprüfen, ob der Patient wirklich die Medikamente der 1. Wahl in ausreichender Dosierung erhalten hat. Trotz Auswahl des richtigen Medikamentes können entscheidende Fehler in der Erstberatung und Verschreibung des Medikamentes gemacht werden. Hierzu gehört, daß der Patient vom Arzt nicht ausreichend über Wirkung und Nebenwirkung der Medikamente aufgeklärt wird, so daß der Patient verunsichert ist und nicht weiß, was er im Falle des Auftretens von Anfällen an Medikamenten einnehmen soll. Der Patient muß eine eingehende Beratung erhalten, die die Einstellung und Durchführung der Behandlung seiner individuellen Epilepsie betrifft. Die Kontrolle der Serumspiegel ist bei einer schwer einstellbaren Epilepsie unbedingt erforderlich. Sie kann wichtige Hinweise dafür liefern, ob das Medikament in ausreichender Konzentration im Organismus vorliegt, und somit Rückschlüsse ermöglichen, ob das Medikament eingenommen wird oder evtl. eine Interaktion mit anderen Medikamenten bzw. Resorptionsstörungen bestehen.

Die Compliance stellt eine häufige Ursache für eine scheinbare Pharmakoresistenz dar. 25 – 50% der Patienten mit Epilepsie (bei schwer einstellbaren Epilepsien bis zu 84% nach Mattson, persönliche Mitteilung) nehmen ihre Medikamente nicht regelmäßig ein. Die Ursachen der Non-Compliance sind multifaktoriell. Sie liegen beim Arzt, beim Patienten und am Medikament. Seitens des Arztes sind ausreichende Motivation und Instruktion des Patienten sowie Angstbeseitigung vor der medikamentösen Therapie (mit möglichen Nebenwirkungen) wichtig. Beim Patienten kann eine Verdrängung der Erkrankung zur Non-Compliance führen. Daher ist die Bewußtwerdung seiner Erkrankung durch eine ausführliche ärztliche Beratung wichtig. Dabei kommt es zum einen auf die ausreichende Erklärung über die Art der bei dem Patienten vorliegenden, meist kurzfristigen Funktionsstörungen des Gehirns an, und zum anderen auf die diagnostische Einordnung seiner Epilepsieform im Spektrum der Epilepsien überhaupt.

Schließlich ist die diagnostische Einordnung der Epilepsie als neurologische Erkrankung mit insgesamt guter Prognose ein wichtiger Gesichtspunkt für den Patienten. Der Patient sollte auf jeden Fall darüber informiert werden, warum ihm das Medikament verordnet wird und wie wichtig eine konstante und genaue Einnahme des verordneten Medikamentes für die langfristige Unterdrückung und Kontrolle seiner Erkrankung ist. Er sollte aber auch gleichzeitig auf mögliche Nebenwirkungen hingewiesen werden, und es sollte ein Plan zur Beseitigung der Nebenwirkungen vorgelegt werden. Zumindest muß der Patient die Sicherheit haben, daß er sich sofort bei Nebenwirkungen mit dem Arzt in Verbindung setzen kann, um diese zu beseitigen. Wenn der Patient spürt, daß der Arzt Interesse, Wissen und Zeit hat, kann das nötige Vertrauensverhältnis für eine langfristige Betreuung geschaffen werden. Ungünstige Faktoren seitens des Patienten sind pessimistische Grundeinstellungen, Sorglosigkeit, Impulsivität, Ängstlichkeit, Vergeßlichkeit, Alkoholabusus und ein ungünstiges soziales Umfeld.

Die Vereinfachung der Therapie ist für eine mehrjährige oder sogar Dauerbehandlung von großer Bedeutung. Die Zahl der Verabreichungen pro Tag hat einen Einfluß auf die Compliance (Diehl 1976, Norrel 1979, Fischer 1980, Pullar et al. 1988, Cramer 1989). Daher ist eine Reduktion der Verabreichungen pro Tag auf eine zwei- oder einmalige Gabe zu empfehlen. Diese Reduktion der Verabreichungen pro Tag ermöglicht meistens auch die erforderliche Anpassung der Medikation an den Tagesablauf des Patienten. Große Tabletten oder Dragees werden von vielen Patienten abgelehnt. Beeinträchtigungen der Konzentrationsfähigkeit (welche vor allem bei zu schneller Aufdosierung auftreten) führen ebenfalls zur Non-Compliance. Als zusätzliche compliancestützende Maßnahme sind Dosierungsbehälter für die Patienten wertvoll, die sie an die noch einzunehmende Medikation täglich erinnern sowie Ambulanz-Termine in regelmäßigen Abständen (Peterson et al. 1984) unter Kontrolle der Anfallskalender.

Untersuchungen bei scheinbar pharmakoresistenten Epilepsien (Theodore et al. 1983 b) zeigten, daß hierbei häufig komplex-partielle Anfälle als Absencen vom generalisierten Spike-wave-Typ, oder psychogene Anfälle als komplex-partielle Anfälle verkannt wurden. Nach Umstellung der Medikamente auf solche der 1. Wahl ohne stärkere sedative Komponente (CBZ) wurde eine Reduktion der Anfallsfrequenz unter Nebenwirkungen bei 51 % der Patienten erzielt.

Eine alleinige Reduktion der Nebenwirkungen wurde bei 19% und eine zusätzliche Reduktion der Anfallsfrequenz bei 12% erreicht. Bei der verbesserten Diagnostik der Anfallstypen, einschließlich der Differenzierung von psychogenen Anfällen, kommt dem Intensiv-Anfalls-Monitoring eine wichtige Funktion zu. Die simultane Video-EEG-Registrierung von Anfallsverhalten und Elektroenzephalogramm bzw. Polygraphie führte bei 32% der Patienten zu einer Änderung der Anfallsdiagnose und bei 61% der Patienten mit schwer einstellbaren Epilepsien zu einer Anfallskontrolle (Penry und Porter 1977, Sutula 1981). Falls eine absolute Pharmakoresistenz diagnostiziert wird, kann noch immer nicht von einer absoluten Therapieresistenz gesprochen werden. Diese liegt erst dann vor, wenn andere nicht medikamentöse Behandlungsverfahren und eine operative Behandlung keine Aussicht auf Erfolg verspricht. Eine Überdosierung kann zu einer paradoxen Anfallshäufigkeit führen. Daher ergeben sich bei schwer einstellbaren Epilepsien folgende Indikationen für Blutspiegelbestimmungen der verwendeten Antiepileptika:

1. Es treten trotz angemessener Dosierung noch Anfälle auf.
   Frage: Unterdosierung durch individuelle Resorptions-, Distributions- oder Metabolisations- bzw. Exkretionsanomalie, Non-Compliance, Interaktion mit anderen Pharmaka?
2. Verdacht auf Überdosierung.
   Serielle Serum-Konzentrationsmessungen im Behandlungsverlauf (1, 3, 5 Monate nach Beginn) jeweils zu konstanter Tageszeit (z. B. 8 Uhr, 13 Uhr, 18 Uhr) liefern Hinweise für eine Non-Compliance, falls stärkere Schwankungen (mehr als bis 30%) auftreten. Leppik (1988) schlägt vor, den Varianz-Koeffizienten:

$$V(\%) = \frac{\text{Standardabweichung Sd}}{\text{Arithmetisches Mittel}} \times 100$$

von mindestens 3 Messungen zur gleichen Uhrzeit an verschiedenen Tagen zu bestimmen. Nebenwirkungen treten individuell verschieden auch bei Konzentrationen der Antiepileptika innerhalb des sog. therapeutischen Bereichs als Intoxikationserscheinungen auf. Aus diesen Gründen muß die individuelle Minimaldosierung für jeden Patienten aufgrund der Angaben über Anfälle und Nebenwirkungen sowie unter EEG- und Blutspiegelkontrolle gefunden werden. Der „therapeutische Bereich" (oder besser „Serumkonzentrationsfenster") liefert also lediglich Anhaltspunkte für eine grobe Orientierung und Dokumentation für die Therapieüberwachung. Danach erfolgt die individuelle Feineinstellung. Die Blutspiegelwerte stellen demnach ein Hilfsmittel für die Therapie dar, welches nicht überbewertet werden darf und stets in Relation zur klinischen Gesamtkonstellation gesehen werden muß. Besonders hilfreich sind Blutspiegelmessungen bei Pharmakoresistenz und Intoxikationen sowie Interaktionen. Bei gleichzeitiger Einnahme von Antazida oder Laxantien sowie gerinnungshemmenden Substanzen und Antidiabetika sowie Antipyretika, sollten im Falle von Anfallshäufungen ebenfalls Blutspiegel-Bestimmungen durchgeführt werden, da hierbei besonders oft Interaktionen bestehen. Da die nicht an Eiweiß gebundenen Antiepileptika-Anteile den zerebral wirksamen Komponenten entsprechen, können bei Messung der Gesamtkonzentration (= freier + gebundener Anteil) Fehlinterpretationen entstehen. Bei Kombinationstherapie von z. B. VPA und PHT kann PHT aus der Eiweißbindung verdrängt werden und durch den Anstieg des freien Anteils (bei nicht erhöhter Gesamtkonzentration) eine Intoxikation entstehen. In bestimmten Fällen (z. B. mangelnde Akzeptanz der Medikamente oder Unzuverlässigkeit) kann nach eigenen Erfahrungen auch eine VPA/CBZ-Kombinationstherapie durch bessere Kontrollierbarkeit bei abendlicher Einmalgabe zur Anfallsreduktion oder sogar -freiheit führen.

Besteht trotz des genannten Vorgehens eine Therapieresistenz, dann hat sich die Überprüfung folgender beider Punkte bewährt:

1. Wie ist die Diagnose hinsichtlich des Anfallstyps und der Ätiologie abgesichert worden? Handelt es sich wirklich um epileptische Anfälle oder sind zusätzlich psychogene Anfallserscheinungen eingetreten?
2. Liegen bisher unerkannte auslösende Faktoren vor? Besteht sogar eine prozeßhafte Erkrankung des Gehirns?

Morgendliche Spontan-Hypoglykämien (z. B. Insulinom) können zu Anfällen nach dem Aufwachen führen (Fehldiagnose Aufwach-Grand mal). Sensorische Stimuli aktivieren Anfälle bei Reflexepilepsien. Man muß bei der Überprüfung der Anamnese mitunter Detektivarbeit leisten. Als Beispiel hierzu sei der Fall einer Patientin genannt, die gegen 9 Uhr ihre Anfälle erlitt. Die weitere Exploration ergab, daß zu diesem Zeitpunkt das Radio eingeschaltet war und von der Patientin eine bestimmte Musiksendung gehört wurde. Bei weiterem Befragen war zu erfahren, daß die Anfälle stets während einer bestimmten Melodie der Rundfunksendung auftraten. Es handelte sich somit um eine melodiespezifische Reflexepilepsie. Durch Vermeidung der auslösenden Reize ließen sich die Anfälle verhindern. Außerdem muß stets auf eine Unregelmäßigkeit der Lebensführung des Patienten geachtet werden. Dies gilt besonders bei Schlafentzug, Streß und Alkoholismus.

Für manche Patienten stellen Anfälle einen Krankheitsgewinn dar, so daß sie selbst mit Hilfe einer bestimmten Reizkonstellation versuchen, Anfälle auszulösen. Dieser Selbstinduktion kann auch ein Suchtverhalten zugrunde liegen, weil bestimmte Anfallssymptome angenehm erlebt werden. Auch dieses Verhalten kann Ursache für eine scheinbare Pharmakoresistenz sein. Von ihr sprechen wir, wenn aufgrund einer diagnostischen Fehlbeurteilung eine inadäquate und daher erfolglose Therapie durchgeführt wird. Für die Überprüfung der Diagnose und die objektive quantitative Messung der Anfallsfrequenz sowie der Anfallsdauer haben sich Langzeit-Video-EEG-Aufzeichnungen bewährt. Neben den oben bereits genannten Faktoren, welche für eine schwer einstellbare Epilepsie sprechen, sind auch früher durchgemachte Status prognostisch ungünstig. Außerdem muß stets eine Unregelmäßigkeit der Medikamenteneinnahme überprüft werden. Eine Unterdosierung infolge unregelmäßiger Medikamenteneinnahme findet sich bei einem Drittel der behandelten Patienten (Schmidt 1977). Neben der Unterdosierung kann auch eine Überdosierung (z. B. bei PHT) Ursache einer Therapieresistenz mit Anfallshäufung sein. Patienten mit psychoorganischem Syndrom sind naturgemäß häufig nicht compliant. Ähnliches gilt für schwangere Patientinnen, oder solche Patienten, die sich von

Beipackzetteln der Medikamente ohne sachdienliche, begleitende Aufklärung seitens des Arztes ängstigen lassen. Compliance-Probleme finden sich außerdem häufig bei alkoholabhängigen Patienten oder aber bei Polytherapien mit häufigen Verabreichungen der Medikamente pro Tag.

14.11 Mortalität

Neben Todesfällen mit direkt erkennbarer Ursache, wie etwa im Status epilepticus oder als Folge einer Sturzverletzung (bei häufigen Stürzen Schutzhelm empfehlen), treten vereinzelt auch plötzliche, unerwartete Todesfälle auf, deren Pathomechanismus noch unbekannt ist. Ziegler und Kamecke (1967) diskutierten bei der Analyse von 26 Fällen verschiedene Faktoren, wie z.B. akuten Hirndruck, akute Nebenniereninsuffizienz, vegetatives Versagen etc. Von anderen Autoren wird das Übergreifen kortikaler epileptischer Aktivität auf autonome Herzfasern angenommen (Leestma et al. 1984). Die Dokumentation eines Todesfalles während eines epileptischen Anfalls gelang bisher nur vereinzelt (Dasheiff et al. 1986). Sie war auf eine Herzrhythmusstörung mit Asystolie zurückzuführen. Ein plötzlich unerwarteter Tod (1 Patient von 370 – 1110 der Patienten mit Epilepsie) tritt gehäuft bei männlichen Patienten (zwischen 30 und 40 Jahren) mit seltenen generalisierten Anfällen und Non-Compliance auf. PHT soll einen protektiven Effekt gegenüber iktualen kardialen Erregungsbildungsstörungen haben (Leestma et al. 1984).

Nach Ergebnissen verschiedener Studien ist die Mortalität bei Patienten mit Epilepsien dreimal größer als diejenige der Allgemeinbevölkerung. Die vermehrte Sterblichkeit wird zwischen dem 20. und 55. Lebensjahr besonders groß. Hierfür werden Suizide aber auch Unfälle nach Anfällen angeschuldigt. Nach Untersuchungen von Wolfersdorf und Fröscher (1987) kommen Suizide und Suizidversuche bei Patienten mit Epilepsien überdurchschnittlich häufig vor. Der Suizid-Anteil an der Gesamtmortalität liegt bei Patienten mit Epilepsien bei 8% und ist somit viermal höher als in der Allgemeinbevölkerung. Die affektiven Störungen, die den Suiziden meistens zugrunde liegen, können reaktiv, pharmakogen oder als Ausdruck der epileptischen Funktionsstörungen auftreten. Die vermehrte Neigung zu einer depressiven Verstimmung unter einer Pb-Behandlung sollte in diesem Zusammenhang bekannt sein und bei entsprechend gefährdeten Patienten zu einer Umstellung auf VPA Anlaß geben. Bei Patienten mit nicht-kontrollierten Anfällen ist nicht nur Schwimmen im Meer oder in tiefen Seen sondern auch die Badewanne gefährlich. In Schwimmbädern kann allerdings unter Begleitung mit einem in der Lebensrettung geübten Mitschwimmer oder entsprechender Aufsicht geschwommen werden. Die Unfallgefährdung ist besonders bei häufigen Anfällen (ohne Aura) mit Bewußtseinsstörungen und Vorliegen eines organischen Psychosyndromes gegeben.

14.12 Status epilepticus

Bei der Behandlung des Status epilepticus muß zwischen präklinischer Erstversorgung und stationärer Intensivbehandlung unterschieden werden. Zur präklinischen Erstversorgung eines Grand-mal-Status gehört die Lagerung des Patienten, die Überprüfung, ob die oberen Luftwege frei sind und ein peripherer intravenöser Zugang. Zur Sofortbehandlung wird Clonazepam (1 – 2 mg bei Erwachsenen oder 0,5 – 1 mg bei Kindern) bzw. Diazepam (10 – 20 mg bei Erwachsenen oder 5 – 10 mg bei Kindern i.v. innerhalb von 5 – 10 min) oder Lorazepam parenteral verabreicht. Auch eine Rektal-Applikation von Diazepam (20 mg) kann erfolgen. Eine sofortige stationäre Einweisung ist erforderlich. Falls ein sicherer intravenöser Zugang vorliegt, kann eine Phenhydan-Schnellinfusion erfolgen. Phenytoin kann zu einem „purple glove-Syndrom" und schweren Nekrosen führen (Cadenbach et al. 1998). Vor distalen Applikationen in eine periphere Handvene wird gewarnt. Hierbei werden 750 mg PHT in 500 ml 0,9%iger Kochsalzlösung innerhalb 30 min durch einen eigenen intravenösen Zugang infundiert. Falls eine Phenhydan-Schnellinfusionslösung nicht zur Verfügung steht und der intravenöse Zugang gesichert ist, kann eine i.v. Injektion von 250 mg Phenhydan in den 5-ml-Phenhydan-Ampullen erfolgen. Eine paravenöse Injektion muß wegen möglicher Gangränbildung sicher vermieden werden können. Falls eine i.v. Injektion nicht möglich ist, kann Midazolam (15 mg) i.m. verabreicht werden. **Fosphenytoin-Na** ist als Phenytoin „prodrug" besser verträglich. Zur Dosierung wird i.v. initial 15 – 20 mg phenytoinäquivalente pro kg (Infusionsrate 100 – 150 mg PE/min gelöst in 5% Dextrose oder 0,9% NaCl-Lösung), Fosphenytoin kann auch i.m. verabreicht werden (Morton et al. 1997). Jeder Grand-mal-Status erfordert stationäre Intensivbehandlung, Intubation und kontinuierliches Monitoring der Vitalfunktionen. Sistiert der Status

Tabelle 73 Präklinische und klinische Erstversorgung beim Grand-mal-Status

praktisches Vorgehen Grand-mal-Status
Ambulanz Lagerung, Vitalfunktion, Kurzbefund (Bewußtseinslage, Meningismus, Pupillen, N. facialis, Reflexe, Motorik), Clonazepam i. v. 1 mg
Station Allgemeinkörperliche und neurologische Untersuchung. Überwachung; Hypotension? Hyperthermie? Respiratorische Insuffizienz? Hypoglykämie? Phenhydan Schnellinfusion + Clonazepam bis 4 mg/h LABOR
Intensivstation Falls nach 1 h kein Effekt oder respiratorische Insuffizienz, Hypertension bzw. Hypotension Intubation und Beatmung Clonazepam bis 12 mg PHT bis 1 000 mg Falls nach 1 h kein Effekt Thiopental-Narkose EEG/ICP

nicht, so wird unter intensivmedizinischen Bedingungen die Phenhydan-Infusion bis 1250 mg/24 h und die Clonazepam-Gesamtdosis bis 60 mg/24 h erhöht. Bei ca. 80% kann der Grand-mal-Status durch Benzodiazepine und/oder PHT unterbrochen werden.

Parenterale VPA-Injektionslösungen ermöglichen in der Notfallsituation eine nicht mehr durchführbare orale Therapie intravenös fortzusetzen. Bei schwer behandelbarem Status epilepticus und posthypoxischen Myoklonien wird als Bolus eine Infusionsrate von 15 mg/kg/h (ca. 100 mg beim Erwachsenen) und als Erhaltungsdosis 6 mg/kg/h empfohlen (Pohlmann-Eden et al. 1998). Als Nebenwirkungen wurde pathologisches Lachen (Jacob und Chaud 1998) sowie Hypernatriämie, Thrombozytopenie, Kopfschmerz, Erbrechen, Diarrhö und Tremor beobachtet. Zusätzlich ist zur Ödembehandlung eine 20%ige Manitollösung innerhalb von 10 min und eine anschließende Furosemid-Applikation (20 mg alle 6 h) zweckmäßig. Sistiert der Status nicht nach einstündigen obengenannten intensivmedizinischen Maßnahmen, sollte unseres Erachtens eine Thiopentalnarkose durchgeführt werden (Tab. **73**). Eine Clomethiazol-Infusion (40 – 100 ml einer 0,8%igen Lösung in 5 min) und anschließend eine Dauertropfinfusion (10 – 20 Tropfen/min) je nach Wirkung 500 – 1000 ml über mehrere Stunden wird vor allem beim Alkoholentzugsdelir mit Anfällen verwendet. Es kann jedoch auch bei Kontraindikation von Benzodiazepinen (Myasthenie) oder PHT (hyperosmolares nicht ketoazidotisches Koma) bzw. von Barbituraten (akute intermittierende Porphyrie) zur Statusbehandlung herangezogen werden. Lidocain-Infusionen (200 – 300 mg/h) bzw. Isoflurane-Inhalationsnarkose stellen weitere Behandlungsmöglichkeiten dar. Auch Pb i. v. mit einer maximalen Dosierung von 100 mg/min und 20 mg/kg innerhalb von 24 h stellt bei Grand-mal-Status eine effektive Behandlung dar. Selten werden noch Paraldehyd oder Chloralhydrat sowie Liquorluftaustausch in Betracht kommen. Im Vordergrund der heutigen Statustherapie steht eine schnelle und konsequente intensivmedizinische Behandlung unter Kontrolle der Blutgase, Elektrolyte, Kreislauffunktion und vegetativen Funktion. Selbstverständlich muß stets der Blutzuckerspiegel gemessen werden, da eine Hypoglykämie Ursache eines Status epilepticus sein kann. Beim hyperosmolaren, nicht ketoazidotischen Koma steht die internistische Behandlung im Vordergrund. Eine PHT-Behandlung ist in diesem Falle kontraindiziert.

Die Behandlung des Grand-mal-Status muß konsequent und schnell erfolgen. Die Vitalfunktion des Patienten muß gewährleistet sein. Benzodiazepine können bei schneller Injektion oder höherer Dosierung atemdepressiv wirken, vor allem, wenn bereits andere Antikonvulsiva verabreicht wurden. Durch ihren sedativen Effekt wird die Verlaufsbeobachtung hinsichtlich der Bewußtseinslage etwas erschwert. Bei tonischen Anfällen im Rahmen eines Lennox-Gastaut-Syndromes können sie die Anfallsfrequenz erhöhen. Sie sollten daher bei diesem Anfallssyndrom nicht zur Notfallbehandlung verwendet werden. Eine weitere ungünstige Nebenwirkung stellt die Hypersalivation dar. Beim Status epilepticus und akuter hepatischer Porphyrie kann Calcipronat langsam i. v. verabreicht werden. Bei unzureichender Wirkung kann eine Distraneurin-Infusion und als Ultima ratio Magnesiumsulfat zur Statusbehandlung eingesetzt werden (2 – 4 g Magnesiumsulfat in 15 min, daran anschließend eine Infusion mit 50 ml 20%igem Magnesiumsulfat in 450 ml 5%iger Glukoselösung, 30 Tropfen/min, maximale Tagesdosis 20 – 30 g).

Der Status partieller Anfälle läßt sich bei 80 – 90% mit Diazepam und/oder Clonazepam beherrschen. Sie werden als Medikamente der 1. Wahl eingesetzt. Als weitere Medikamente kommen PHT und Clomethiazol in erster Linie in Betracht.

Absence-Status werden ebenfalls mit Clonazepam oder Diazepam unter EEG-Kontrolle behandelt. Falls ein ungenügender Effekt bei einer Verabreichung von einer Ampulle Clonazepam oder Diazepam auftritt, kann unter Kontrolle des EEGs, der Atmung und des Blutdruckes eine zweite Injektion erfolgen. Die Prognose quoad sanationem und quoad vitam wird mit zunehmender Dauer des Status ungünstiger. Vorübergehend kann bis zum Aufbau der VPA-Dosis Clonazepam verabreicht werden. Bei komplex-partiellen Anfällen folgt auf die parenterale Initial-Therapie mit Benzodiazepinen meistens die orale CBZ-Therapie.

Bei Status fokaler Anfälle (z. B. Rasmussen Syndrom, Epilepsia partialis continua) kann als Ultima ratio u. U. eine selektive Applikation eines Barbiturats sowohl zur Herdlokalisation als auch als Unterbrechung intraarteriell dienen. Weiterführende Literatur zu speziellen Problemen der Behandlung des Status epilepticus: Schmidt (1984), Fröscher (1976), Stefan und Bauer (1990), Bleck und Stefan (1994), Stefan und Kerling (1999).

14.13 Schwer behandelbare Epilepsien, Pharmakoresistenz, Therapieresistenz

Von schwer behandelbaren Epilepsien kann gesprochen werden, wenn mindestens zwei Antiepileptika der 1. Wahl in Monotherapie nicht zum gewünschten Effekt führen, von absoluter Pharmakoresistenz im strengen Sinne, falls kein adäquat eingesetztes Antiepileptikum einen befriedigenden Effekt erzielen kann. Therapieresistenz bedeutet Versagen der konservativen nicht-medikamentösen Pharmako- und operativen Therapie, im eigentlichen Sinne also aller möglicher Behandlungsverfahren.

Klinische Kriterien für eine schwere Behandelbarkeit können eine hohe Initialfrequenz bzw. Status epilepticus, symptomatische Epilepsien und ein pathologischer neurologischer bzw. psychischer Befund sein. Lange Laufzeit der Epilepsie und niedrige Serumkonzentrationen sowie Hirnkonzentrationen können nach Löscher und Schmidt (1988) allenfalls tendenziell auf eine schwere Behandelbarkeit hinweisen. Die meisten Patienten werden während der ersten beiden Behandlungsjahre anfallsfrei. 20% werden erst nach längerer Behandlungszeit anfallsfrei (Goodridge und Shorvon 1983). Welche Rolle die Erkrankungsdauer vor Behandlung für die Prognose spielt, ist noch nicht hinreichend geklärt. Studien in Südamerika und Afrika zeigten, daß trotz langer Erkrankungsdauer von durchschnittlich 9,6 Jahren vor Behandlung in 53% der Patienten eine Anfallskontrolle innerhalb eines Jahres einer Behandlung auftrat (Feksi et al. 1991, Plazenzia et al. 1993). Medikamentös nicht ausreichend behandelbare Epilepsien, d. h. fehlende Anfallskontrolle oder Nebenwirkungen und unzureichende soziale Integration sind nach persönlicher Mitteilung von Otahara (1994) bei Kindern in 13,4% und Erwachsenen in 25,3% festzustellen.

Bei schwer behandelbaren oder unbehandelbaren Epilepsien können verschiedene zusätzliche Faktoren zur mangelnden Anfallskontrolle beitragen: 1. paradoxe Anfallsaktivierung durch Intoxikation infolge zu hoher Dosierung, 2. sedative Nebenwirkungen und Vigilanzänderungen (Absencen), 3. Aktivierung tonischer Anfälle durch Benzodiazepine, 4. Aktivierung von Absencen durch Carbamazepin. Letzteres ist nur an Einzelbeispielen dargestellt und nicht statistisch belegt. Falls durch eine Monotherapie keine Anfallsfreiheit erzielt werden kann, ermöglicht eine Kombinationstherapie von Medikamenten der 1. Wahl in 15% und eine Kombinationstherapie der Medikamente 1. und 2. Wahl in 10% Anfallsfreiheit (Hakkereinen 1982, Schmidt 1986). Epilepsien mit komplex-partiellen Anfällen werden allerdings in 60% nicht langfristig anfallsfrei durch eine medikamentöse Monotherapie (Currie et al. 1971, Schmidt 1983).

Bei der Differenzierung einer echten von einer scheinbaren Pharmakoresistenz müssen neben der ärztlichen Diagnostik und den Eigenschaften des Patienten auch die unterschiedlichen epileptischen Syndrome individuell berücksichtigt werden. Als besonders schwer zu behandeln gilt z. B. das West-Syndrom. Hier gibt es relativ gute Behandlungserfolge mit Vigabatrin. Beim Lennox-Gastaut-Syndrom wurde Felbamat mit Erfolg eingesetzt. Die progressive Myoklonusepilepsie ist meistens pharmakoresistent. Wir haben in Einzelfällen mit hochdosierter Valproat-Therapie sogar im Status epilepticus passagere Erfolge erzielen können.

Immuntherapie: Beim Rasmussen-Syndrom besteht eine Behandlungschance durch Plasmaphorese (Rogers et al. 1994). Hierdurch konnten Glutamat Rezeptor-Antikörper (GluR3) erniedrigt und die Anfallsfrequenz reduziert werden. Da in einigen Untersuchungen die Persistenz des Zytomegalievirus-Genoms bei bis zu 71% von Patienten mit Rasmussen Syndrom nachgewiesen wurde (Jay et al. 1995), behandelten Mc Lachlan et al. (1996) mit Ganciclovir. In Einzelfällen ist diese

Behandlung erfolgreich gewesen. Bei einem 3½ Jahre alten Mädchen führte die intraventrikuläre Interferon-α-Therapie zur Anfallskontrolle (Dabbagh et al. 1997). Bei der Epilepsia partialis continua kann als Ultima ratio ein epilepsiechirurgischer Eingriff durchgeführt werden. Bei einer schwer behandelbaren Epilepsie sollte nach 2 Jahren geprüft werden, ob eine Pharmakoresistenz und die Indikation zur präoperativen Diagnostik vorliegt. Aktuelle Gesichtspunkte immunvermittelter Epileptogenese und -therapie werden ausführlich von Wiendl et al. (1999) diskutiert.

Modelle zur Pharmakoresistenz

Zum Grundlagenverständnis der Entwicklung einer pharmakoresistenten Epilepsie ist das Kindling-Modell von Bedeutung. Ca. eine Woche nach dem Kindling-Beginn zeigt sich eine Abnahme der GABA-Rezeptorsensitivität und eine Zunahme eines spannungsabhängigen CA^{2+}-Einflusses. Später kommt eine Abnahme der GABA-Produktion und eine Zunahme der Glutamat-Rezeptorsensitivität nach ca. 8 Wochen hinzu (Lopez da Silva 1992). Hinsichtlich des Effektes eines Medikamentes, muß zwischen einer antikonvulsiven Wirkung (Unterdrückung der Anfallsaktivität, akut) und dem eigentlichen antiepileptogenen Effekt (Vorbeugung der sekundären Epileptogenese) unterschieden werden. Wada (1980) und Leppik (1982) haben verschiedene Medikamente bei Stimulation im Nukleus amygdala und im Neokortex untersucht. Hierbei zeigte sich, daß Carbamazepin, Valproinsäure, Phenobarbital und Diazepam sowohl antikonvulsiv als auch antiepileptogen wirkte. Phenytoin zeigte keine eindeutige Prävention der sekundären Epileptogenese. Im Kindling-Versuch des Neokortex war Phenobarbital sowohl antikonvulsiv als antiepileptogen wirksam, bei Phenytoin war eine mögliche Prävention feststellbar (Aracine et al. 1975). Bei Amygdala gekindelten Ratten wurde unter der Therapie mit Phenytoin (75 mg/kg intraperitoneal) die Anfallsschwelle untersucht. Löscher et al. (1993) fanden hierbei in 12% sog. PHT-Non-Responder. Sie unterschieden sich von den PHT-Respondern nicht durch initiale „after-discharge"-Eigenschaften oder Serumkonzentrationen.

Es stellt sich die Frage, inwiefern eine pharmakoresistente Epilepsie durch Disposition festgelegt oder erworben ist. Bzgl. der Mechanismen pharmakoresistenter Epilepsien werden von Heinemann (persönliche Mitteilung) Ionenströme (NaK), abnorme synaptische Synchronisationen (NMDA, GABA-Uptake), abnorme nicht synaptische Synchronisationen im Extrazellulärraum (Ionenhomöostase, gliale Funktion) und Primär- und Sekundäraktivitäten (Feedback-Netzwerk und Thalamus-T-Strom) diskutiert.

Zur tierexperimentellen Untersuchung hat Heinemann (1992) ein Pharmakoresistenzmodell entwickelt. Hierbei wird durch eine Erniedrigung der Magnesiumkonzentration epileptische Aktivität im Hippocampus und entorhinalen Kortex ausgelöst. Im Verlauf des Experimentes kann ein Status entorhinaler Kortexentladungen auftreten, welcher nach einer gewissen Latenz nicht mehr durch Carbamazepin, Phenytoin oder Phenobarbital unterdrückbar ist. Abgesehen von den tierexperimentellen Modellen zur Untersuchung der bioelektrischen Anfallsaktivität können Toleranzphänomene zur Entwicklung einer Pharmakoresistenz beitragen. Sie betreffen z.B. die Autoenzyminduktion, die Permeabilität der Blut-Hirn-Schranke mit Änderung der Bioverfügbarkeit, Adaptationsprozesse mit Einstellung neuer Homöostasen (z.B. Benzodiazepin-Rezeptor, Abnahme der Sensibilität, Abnahme der GABA-Stimulation oder im Falle von Carbamazepin und Phenytoinänderungen in der Kanalproteinebene) sowie Änderungen im epileptogenen Netzwerk. Für die klinische Entwicklung von Therapiestrategien ist die Tatsache von Bedeutung, daß sich durch Vorbehandlung mit Benzodiazpinen u.U. eine Wirkungsabnahme der nachfolgenden Behandlung mit Valproinsäure ergeben kann.

Aufgrund der vermeintlichen überwiegenden Wirkmechanismen von Antiepileptika können verschiedene Typen von Antiepileptikawirkprofilen unterschieden werden: Typ A: Carbamazepin, Phenytoin mit repetitiven Feuern und Wirkmechanismus über Natrium-Kalzium-Kanäle, Typ B: Valproat, Benzodiazepin, Vigabatrin, Tigabin mit bevorzugtem Wirkungsmechanismus über inhibitorische Neurotransmitter (GABA) und Typ C: NMDA-Antagonisten und Substanz mit Wirkungsmechanismen über den Glutamatmechanismus und Ionenkanäle (Lamotrigin, Felbamat), Typ D: Einwirkung auf T-Zellströme (Ethosuximid).

Für eine rationale Therapie bietet sich die Strategie der Kombination verschiedener Typen bei schwerbehandelbaren Epilepsien an. Sie ist jedoch noch nicht durch klinische Studien belegt. Nach tierexperimentellen Untersuchungen ergibt sich eine supraadditive, inhibitorische Wirkung z.B. für Carbamazepin und Valproat sowie eine infraadditive neurotoxische Wirkung von Valproat und Ethosuximid (Burgeois 1988). Hier handelt es sich allerdings um akute tierexperimentelle Ergebnisse. In einer Studie von Patienten mit zuvor unbehandelten Epilepsien, konnte Mattson (1992) in 35% der in Monotherapie behandelten Patienten eine nur unbefriedigende Anfallskontrolle erzielen. Von diesen wurde durch eine Behandlung mit zwei Medikamenten eine weitere Kontrolle in 10% erzielt. Von den restlichen 25% konnte durch eine multiple Kombinationstherapie eine weitere Kontrolle in 5% der Patienten erreicht werden. Insgesamt blieben 15% der Patienten Kandidaten für einen epilepsiechirurgischen Eingriff.

Neben der Überprüfung der adäquat durchgeführten Mono- und Kombinationstherapie kommt der Lokalisationswahrscheinlichkeit des epileptogenen Herdes bei dem individuell vorliegenden Syndrom und der neuropsychologischen Ausgangssituation eine wichtige Bedeutung zur Beurteilung der Behandelbarkeit zu. Je nach epileptischem Syndrom müssen zusätzlich Stoffwechselerkrankungen, Malabsorption, Vitamin-B_6-Mangel, Pseudohypoparathyreoidismus etc. ausgeschlossen werden.

Therapiestrategie

Bzgl. der Definition der *klinisch anzunehmenden Pharmakoresistenz* werden in der Literatur verschiedene Angaben gemacht. Überwiegend wird dabei davon ausgegangen, daß in der Regel die erfolglose Verabreichung von mindestens drei Antiepileptika eine Resistenz annehmen läßt, wenn die Antiepileptikakonzentration im therapeutischen Bereich liegt und der Patient nicht anfallsfrei wird oder intolerable Nebenwirkungen vorliegen. Falls das erste Medikament nicht zur Anfallsreduktion bzw. -freiheit führt und Nebenwirkungen auftreten, wird es gegen das zweite Medikament ausgetauscht (mindestens zwei Antiepileptika 1. Wahl in Monotherapie ausdosiert). Die klinische Erfahrung zeigt, daß manche Patienten doch noch auf andere Antiepileptika ansprechen können, wenn mit Antiepileptika der 1. und 2. Wahl (z.B. CBZ, VPA, Pb oder PHT) allein oder in Zweier-Kombination kein Erfolg erzielt wurde. Daher wird arbiträr klinisch von einer Pharmakoresistenz erst dann ausgegangen, wenn zusätzlich in Kombination zu CBZ und VPA u.U. auch neue Antiepileptika, wie z.B. LTG, TPM eingesetzt werden. Eine absolute Pharmakoresistenz ist erst nach adäquatem Einsatz aller Antiepileptika nachweisbar. Die Behandelbarkeit eines Patienten mit chronischer Epilepsie erfordert jedoch mehr als die Berücksichtigung der pharmakologischen Gesichtspunkte. Wirkung und Nebenwirkung der Medikamente müssen, abgesehen von dem Arzt, auch hinreichend von den Patienten akzeptiert werden (Shelton et al. 1993).

Bevor auf die Bestimmungen der Pharmakoresistenz weiter eingegangen wird, sollen zunächst noch einmal die Strategie der Medikamentenwahl näher erörtert werden. Hier stellt sich die Frage, welches Medikament soll bei fokalen Epilepsien mit komplex-partiellen Anfällen oder komplex-partiellen Anfällen mit sekundärer Generalisation gewählt werden. Nach Mattson (1992) hat Carbamazepin die höchste Aktivität bei geringer Nebenwirkung. Andere Autoren (Lopez da Silva 1992) fanden CBZ, PHT, VPA und PB in etwa gleich wirksam. Toblin (1975) fand eine individuelle Effektivität von CBZ und PHT. Die Bedeutung von Valproat bei fokalen Epilepsien mit sekundärer Generalisation nahm in den letzten Jahren zu. Dean und Penry (1988) fanden bei sekundär-generalisierten Epilepsien mit Grand mal in 73% der Patienten eine Besserung durch Valproat. In der EPITEG-Studie wurde eine gute Wirksamkeit im Kindesalter festgestellt.

PHT hat zweifellos einen guten antikonvulsiven Effekt. Der antiepileptogene Effekt wird in letzter Zeit verstärkt diskutiert. Außerdem werden die kosmetisch unangenehmen Nebenwirkungen wie Hirsutismus und Gingivahyperplasie sowie mögliche Beeinträchtigungen des zerebellären motorischen Systems und kognitiver Funktion im Vergleich zu Carbamazepin als eher nachteilig gewertet. PHT kann jedoch bei Patienten zur Anfallskontrolle führen, die unter CBZ keinen hinreichenden Effekt aufweisen. Phenobarbital hat besonders im Kindesalter einen ungünstigen Einfluß auf die Lernfähigkeit und kognitive Funktionen sowie Verhaltensentwicklung. Aus den genannten Gründen kann Carbamazepin heute ganz überwiegend als Initiator-Antiepileptikum bei Patienten mit komplex-partiellen Anfällen eingesetzt werden. Es zeichnet sich neben der Effektivität durch einen relativ raschen Wirkungsbeginn, eine antiepileptogene Wirkung und bei Verwendung der Retard-Präparation durch eine einfache Handhabbarkeit mit relativ gutem Behandlungskomfort aus.

In Anbetracht der möglichen enzyminduktiven Wirkung wird der Einsatz von Ox-CBZ bei der frühen Behandlung diskutiert. Valproat stellt eine sehr effektive Substanz dar, welche vor allem

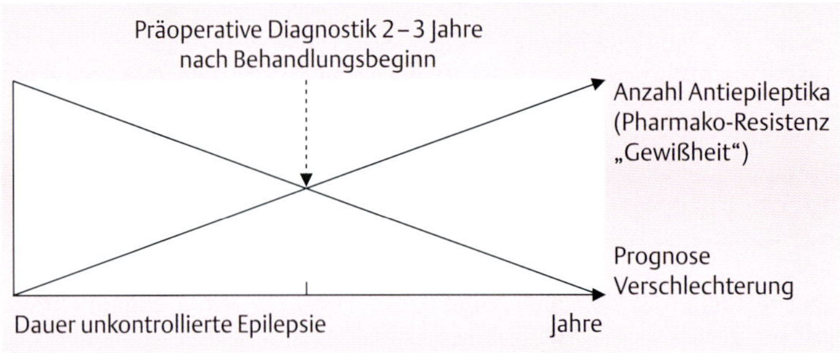

Abb. 104 Krankheitsverlauf, Pharmakotherapie und Indikation zur präoperativen Diagnostik.

als Kombinator-Antiepileptikum bei Epilepsie mit komplex-partiellen Anfällen oder auch zur Frühbehandlung fokaler Epilepsien mit sekundärer Generalisation angesehen werden kann. Es weist einen im Vergleich zu Carbamazepin etwas verzögerten Wirkungseintritt auf und hemmt die Lebermetabolisierung. Dadurch kann eine supraadditive Wirkung mit Carbamazepin entfaltet werden. Wurde bei Patienten mit fokalen Epilepsien Carbamazepin, PHT, Pr und Pb erfolglos eingesetzt, so ergibt sich nach Dasheiff et al. (1988) durch Kombination mit Valproat, Benzodiazepin oder Methosuximid in weiteren 6% der Patienten Anfallsfreiheit.

Die Kommission zur Entwicklung von Standards der Epilepsiebehandlung im Erwachsenenalter der Deutschen Sektion der Liga gegen Epilepsie hat folgende Medikamente zur Weiterbehandlung bei erfolgloser Vorbehandlung mit Carbamazepin vorgeschlagen: Valproinsäure, PHT, Lamotrigin, VGB, Phenobarbital oder Primidon, Clobazam, Mesuximid, Bromid. Bei erfolgloser Vorbehandlung mit Valproinsäure bei Absencen Ethosuximid und dann Clobazam, bei Aufwach-Grand mal Phenobarbital und dann Clobazam, bei myoklonischen Anfällen und anderen generalisierten Anfällen außer Absencen Phenobarbital oder Primidon, dann Clobazam, dann Pirazetam, dann Bromid. Über den Einsatz neuer Antiepileptika bei fokalen Epilepsien, die sich auf Standardantiepileptika refraktär verhalten haben, gibt es z.Zt. noch relativ wenige Untersuchungen. Anfallsfreiheit durch neue Antiepileptika wurde nach Wilensky et al. (1993) bei 5%, durch Lamotrigin bei 6,7% (Stodieck et al. 1993) und 8,6% (Wagner et al. 1993) erzielt. In den letzten Jahren wurden zunehmend neue Antiepileptika eingesetzt.

Ausmaß der Pharmakotherapie und OP-Indikation

Um ungünstige Auswirkungen auf die soziale Entwicklung zu vermeiden, wird gefordert, daß die Bestimmung der Pharmakoresistenz bei Erwachsenen innerhalb der ersten 2 – 3 Jahre nach Krankheitsbeginn erfolgen sollte (Abb. **104**). Diese Forderung beruht auf verschiedenen Fakten. Hierzu gehören u. a. Vermeidung von sozialen Komplikationen, Nebenwirkungen von Antiepileptika, Tendenz zur postoperativen Verbesserung des Verbal-IQ bei nur kurzer Vorbehandlungsdauer vor einer Operation (Meyer et al.), eine Tendenz zur besseren Effektivität des Operationserfolges überhaupt bei kurzer Vorbehandlung und die Erfahrung, daß die höchsten Remissionsraten unter Antiepileptika-Therapie meistens innerhalb der ersten zwei Jahre auftreten. Bei Kindern beträgt der Zeitraum für die „Pharmakoresistenz"-Prüfung, je nach Akuität oder klinischer Bedrohlichkeit des Anfallsgeschehens, zwischen Monaten und 5 Jahren.

Bez. der Auswahl des Antiepileptikums und der Anzahl verwendeter Medikamente, muß das epileptische Syndrom individuell gewürdigt werden. Hier gilt es zu unterscheiden, ob ätiologisch eine mesiale Atrophie im Temporallappen, eine mesiale Sklerose, eine AV-Malformation, ein Trauma, eine kortikale Dysplasie oder ein raumfordernder Tumor oder eine kryptogene Epilepsie vorliegt. Bei mesialer Atrophie und Hippokampussklerose werden nur 11 % durch Medikamente anfallsfrei (Semah et al. 1998); bei kortikaler Dysplasie 3 %. Bei einem gutartigen Tumor (z. B. Gangliozytom), welcher leicht operativ entfernt werden kann, wird in der Regel lediglich eine antiepileptische Behandlung, z. B. mit Carbamazepin durchgeführt und der operative Eingriff schnell geplant. Unklare Läsionen bei pharmakoresistenten Epilepsien sind abklärungswürdig, da sich bei der Operation u.U. ein niedriggradiges Gliom oder eine kortikale Malformation mit proliferativem Charakter entfernen läßt. Die präoperative MR-Fehldiagnose „Sklerose" muß vermieden werden. Hinter unklaren Läsionen verbergen sich z.B. dysembryoplastische Tumoren (DNT), pilozytische Astrozytome oder malignisierende pleomorphe Xanthoastrozytome. Nach mehrmaliger erfolgloser Antiepileptikatherapie sollte der Patient mit „unklarer Läsion" über entsprechende Möglichkeiten aufgeklärt werden.

Auch bei Patienten mit Hippocampus- oder Amygdalaatrophie bzw. mesialer Sklerose bestehen gute Lokalisierungsaussichten des epileptogenen Areals und eine hohe Effektivität durch eine Operation. Daher kann bei einer Abwägung von Wirkung und Risiken die Behandlung mit Carbamazepin und Valproat bei den letztgenannten Epilepsien u.U. ausreichen und relativ frühzeitig operiert werden. Bei Patienten mit ungünstigem anatomischen Sitz einer AV-Malformation, mehreren Aneurysmen, einem Schädel-Hirn-Trauma oder sogar einer kortikalen Dysplasie wird die Palette der anzuwendenden Antiepileptika (TPM, LTG, OXC, PHT, VGB, Clob, Mes) anwachsen.

Zur individuellen Beurteilung der medikamentösen Behandelbarkeit kann eine *„tractability rating scale"* (Stefan 1993, 1995) herangezogen werden. Hierbei wird sowohl das epileptische Syndrom, die Wahrscheinlichkeit der Lokalisation und des operativen Behandlungseffektes, die bisher verwendete Medikation und Behandelbarkeit sowie die psychosoziale Plastizität gewürdigt. Dieses Abwägen zwischen Nutzen und Risiko muß interaktiv einmal sowohl zur präoperativen Diagnostik und nach Beendigung der ersten Phase im Hinblick auf eine mögliche Operation erneut erfolgen. Hierbei muß auch die Einstellung des Patienten und seine Akzeptanz zu den verschiedenen Behandlungsverfahren ausreichend berücksichtigt werden. Scheffner (1993, persönliche Mitteilung) empfiehlt bei Kindern über 2 Jahren VGB (2 Wochen), VPA (evtl. mit Clobazam für 2 Monate); falls diese Therapie und Vitamin B_6 erfolglos war, eine ACTH Behandlung für ca. 3 Monate. Bei fokalen Epilepsien werden CBZ, Pb-Monotherapie und Kombination mit VPA (2–5 Jahre) und PHT (älter als 5 Jahre) vorgeschlagen. Wertvoll sind Prädiktoren zur Beurteilung der Effektivität eines Antiepileptikums in kurzen Zeiträumen. Löscher et al. (1992) stellten fest, daß ein Anstieg der Serumkonzentration von GABA für einen guten Behandlungseffekt mit VGB spricht und somit als Prädiktor verwendet werden kann.

Eine wichtige Aufgabe für die ambulante Tätigkeit in der Praxis oder in der Klinik ist die einwandfreie Dokumentation des Behandlungsverlaufes. Hierbei müssen die in Mono- oder Kombinationstherapie verwendeten Antiepileptika mit der jeweiligen Dosierung den jeweiligen Serumkonzentrationen und der Effektivität auf die Anfallsfrequenz sowie das mögliche Auftreten von Nebenwirkungen einwandfrei festgehalten werden. Durch eine sorgfältige und übersichtliche Dokumentation kann viel Zeit für die Bestimmung der Pharmakoresistenz gewonnen werden, und es können unnötige Wiederholungsversuche vermieden werden. Zusätzlich ist die exakte Dokumentation der Anfallssymptome und des EEG-Befundes wichtig. Ein wissenschaftlicher Ansatz, künftig verbesserte Indikatoren für die Prognose einer medikamentösen Behandlung zu erhalten, stellt die Entwicklung von sog. „Deskriptorprofilen" dar (Stefan 1982). Außer der Therapie sollen Anfälle, Epilepsien und Beeinträchtigung der Lebensqualität des Patienten quantitativ durch klinisch-metrische Dokumentation erfaßt werden und zur Einschätzung der Behandelbarkeit beitragen. Hieraus soll sich eine quantitative Einschätzung der Behandelbarkeit ergeben. Ergibt sich nach den ersten Untersuchungen, daß eine schwer behandelbare Epilepsie vorliegt (z.B. Antiepileptikatherapie ohne befriedigenden Effekt, Nebenwirkung), sollte der individuelle Fall in einer Spezialambulanz mit umfassender Erfassung bzgl. Pharmako- und operativer Therapie zur Beurteilung vorgestellt werden. Im Anschluß hieran kann die weitere Therapiestrategie mit dem niedergelassenen Kollegen individuell weiterverfolgt werden (Abb. **105** u. **106**).

14.14 Verhaltens- und Konditionierungsbehandlung

Verhaltenstherapien zur Anfallskontrolle beruhen auf dem Konzept, daß Anfälle entweder als Antwort auf spezielle Umgebungsreize ausgelöst werden, oder als „reinforced behaviour" (unterstützendes Verhalten), d.h. als Symptom eines emotionalen Konfliktes oder einer psychosozialen Integrationsschwäche auftreten. Das Ziel der Verhaltenstherapie besteht darin, die Anfallsschwelle durch Stimulus-Präsentation zu erhöhen. Hierauf baut die Desensitivierungstherapie bei Reflexepilepsien auf. Entweder wird anfangs ein schwacher, zur Anfallsauslösung nicht ausrei-

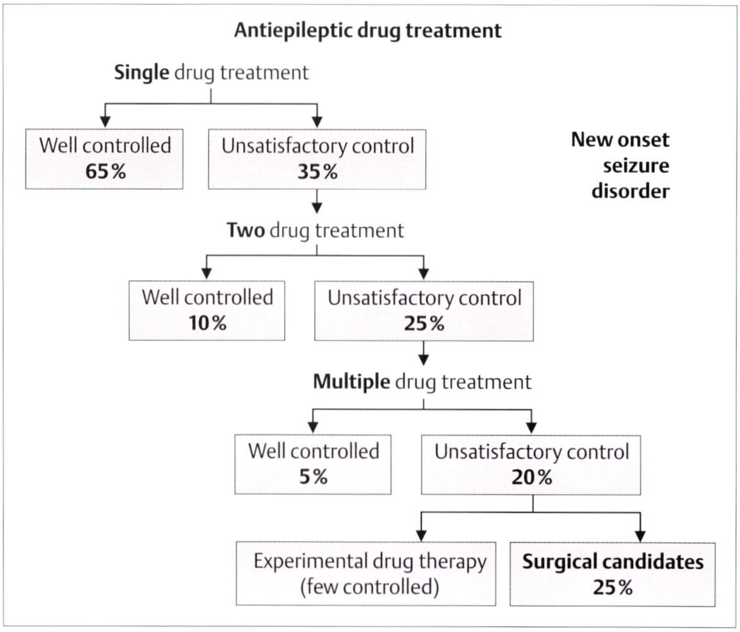

Abb. 105 Ergebnisse der Behandlung mit Antiepileptika bei Patienten mit zuvor unbehandelten Epilepsien. Durch Mono- und Kombinationstherapie wurden 80–85% hinreichend effektiv behandelt; ca. 15% waren Epilepsiechirurgiekandidaten. (Nach Mattson HR [1992] Drug treatment of uncontrolled seizures. In: Theodore WH [ed] Surgical Treatment of Epilepsy. Epilepsy Res Suppl 5: 29–35).

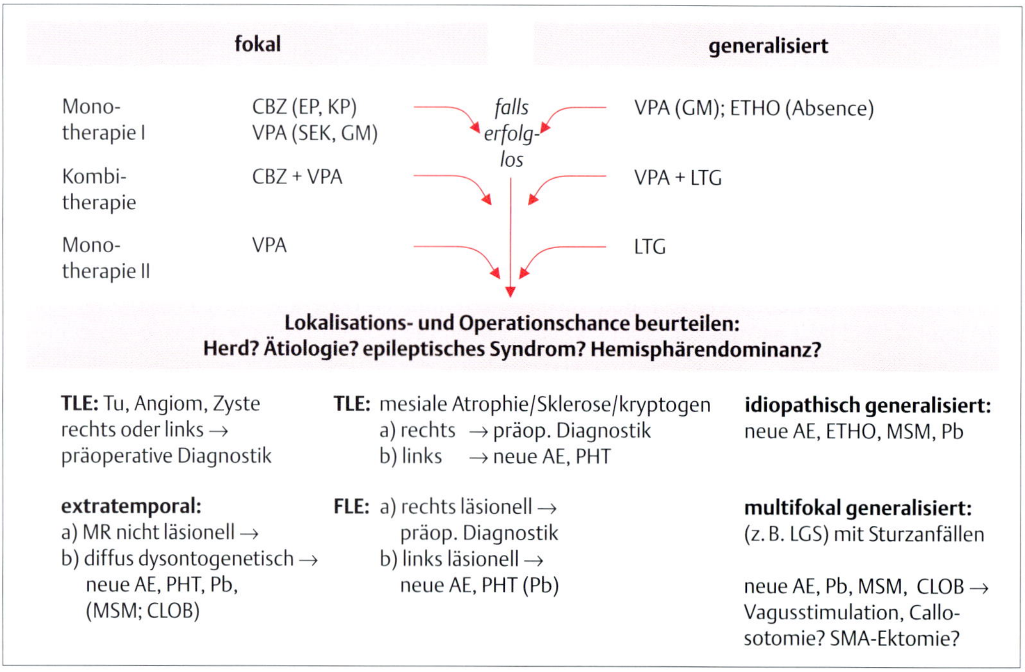

Abb. 106 Schematische Darstellung der medikamentösen Behandlungsstrategie bei fokalen und generalisierten Anfällen. Eine Nutzen-Risiko-Analyse muß für jeden Patienten individuell im Zeitablauf mit jährlicher Bilanz erfolgen. Hierbei kommt der subjektiven Zufriedenheit des Patienten eine wesentliche Bedeutung zu. Falls 3 Antiepileptika der ersten Wahl ohne Erfolg eingesetzt wurden, sollte die Lokalisations- und Operationschance intensiv untersucht werden. Nachdem zu Herd, Ätiologie, epileptischen Syndromen und Hemisphärendominanz Angaben vorliegen, richtet sich das jeweilige Vorgehen bei Temporal- und Extratemporallappenepilepsie oder generalisierter Epilepsie nach den individuellen Befunden (EP = einfach partiell; AE = Antiepileptikum).

chender Stimulus benutzt, dessen Intensität allmählich erhöht wird, oder es wird eine monokulare bzw. monaurale Stimulus-Applikation im Anfall oder in der Postiktualzeit zur Desensitivierung angeboten (Forster 1977). Bei visuellen Reflexepilepsien wurden Lichtreize, bei akustisch ausgelösten Startle-Anfällen auditorische Stimuli und bei musikogenen Epilepsien anfallsauslösende Musik im Anfall und postiktual angeboten (Forster et al. 1969).

Eine andere Möglichkeit besteht im Biofeedback-Training. Hierbei werden die Potentialschwankungen im EEG bewußt kontrolliert. Entscheidend für den anfallsunterdrückenden Lernprozeß ist, daß die Versuchsperson über den Computer über die Veränderung in ihrem EEG informiert wird. Durch die Rückmeldung über das EEG wird eine Selbstregulation autonomer Körperfunktionen auf dem Boden des operanten Lernens erreicht. Die überwiegende Anzahl von Verhaltensweisen wird durch ihre unmittelbaren Konsequenzen (Verstärker) gelernt, wobei alle Verstärker alle die Ereignisse darstellen, die das Verhalten aufrechterhalten. Bei Patienten mit pharmakoresistenten Epilepsien wurde das EEG-Biofeedback angewandt, um Anfälle zu verhindern (Helmstaedter et al. 1988). Spektralanalysen zeigten charakteristische Abnormalitäten des EEGs mit Zunahme langsamer bzw. hoher Frequenzen in bestimmten Bereichen. Die Patienten wurden angewiesen, diese Frequenzveränderungen im EEG durch Verhaltenstherapie zu korrigieren. In kurzen und mittelfristigen Studien konnten signifikante Reduktionen der Anfallshäufigkeit bei 59% erzielt werden (Sterman und Shouse 1980). Allerdings sind nicht alle neuronalen Aktivitäten für eine Verhaltenstherapie geeignet, und es liegen bisher nur wenige Fallbeobachtungen vor. Bei einer schweren Epilepsie werden die Anfälle auch mit dieser Therapie nur ausnahmsweise ganz verschwinden. Die Konditionierung langsamer Hirnrindenpotentiale stellt einen weiteren Ansatz zur nicht medikamentösen Einsatzmöglichkeit dar (Rockstroh und Elbert 1989). Andere Möglichkeiten in der Verhaltenstherapie bestehen im Abbau von Streß und psychodynamisch ableitbaren Konfliktsituationen.

14.15 Vagusstimulation

Tierexperimentell wurde Desynchronisierung im EEG und eine Reduktion von Anfällen durch Elektrostimulation des Nervus vagus erzielt (Woodbury et al. 1990). Gegenwärtig finden klinische Untersuchungen bei Patienten mit schwerbehandelbaren Epilepsien statt. Die Stimulation erfolgte mit Hilfe eines implantierten Schrittmachers. Nach ersten Erfahrungen wurde eine Anfallsreduktion um > 50% in 25–40% der Patienten erzielt. Der Effekt scheint sowohl mit der Dauer der Behandlung als auch mit der Art der Stimulation zusammenzuhängen (Holder et al. 1992, Tarver et al. 1992, Hufnagel et al. 1993, Treig et al. 1993). Die häufig effektivste „high"-Stimulation wird mit 30 s on/off-Zyklen, alle 5 min (500 µs Pulsdauer um 30 Hz angegeben, Handforth et al. 1998). Nachdem die Zulassung der Vagusstimulation als Behandlungsmethode erfolgt ist, wird sie bei medikamentös schwer (≥ 3 AED) oder nicht behandelbaren Epilepsien eingesetzt, bei denen ein epilepsiechirurgischer Eingriff im Sinne einer Resektion oder MST nicht in Betracht kommt. Die Effektivität bei Kindern und Erwachsenen ist nach Hornig et al. (1997) ähnlich. Die Vagusstimulation ist eine mögliche Alternative zur Kallosotomie. Für Patienten mit Vagotomie oder schwerer obstruktiver Lungenerkrankung ist die Stimulation kontraindiziert. Nebenwirkungen sind selten: Infektion 2,8%, Heiserkeit 0,7%, vereinzelt Bradykardie bei Implantation.

14.16 Diät

Grundsätzlich wird für Patienten mit Epilepsie eine leicht verdauliche, gemischte und vitaminreiche Kost empfohlen (Matthes 1975). Fastenkuren oder ketogene Kost führen vor allem bei Kindern zu einer Azidose, welche die neuronale Erregbarkeit vermindern kann (Wilder 1921). Zusätzlich sollen ansteigende α-Ketoglutamat-Konzentrationen zu einem vermehrten GABA-Shunt führen und ein GABA-mimetischer Effekt regional erzeugt werden (Nordli und De Vivo 1997). Die Diät (Fett : Kohlenhydrate = 3 : 1 bis 4 : 1) ist nur bei Pharmakoresistenz induziert. Besonders die langfristige Wirkung ist nicht gewährleistet. Bei Folling-Krankheit ist eine spezifische Diät hilfreich. Kontraindikationen sind azetonämisches Erbrechen, Tendenz zu hypoglykämischen Krisen, Anämie, Optikusatrophie, Nierensteine, persistierende Azidose, schwere Osteoporose. Lipämie und Haarverlust können als weitere Nebenwirkungen auftreten. Bei Kombination von Diät mit VPA-Therapie werden besonders schwere Nebenwirkungen beschrieben (Ballaban-Gil et al. 1998), Leber- und Nierenerkrankungen. Diätanleitungen wurden von Huttenlochner et al. (1971) gegeben. Diät ist für viele

Patienten nur sehr schwer einzuhalten. Patienten mit generalisierten Epilepsien unter 13 Jahren ohne kognitive Einbußen weisen eher eine Besserungstendenz als solche mit fokaler Epilepsie auf (Weinstock et al. 1998). Langfristige Verlaufsuntersuchungen an Kollektiven mit großen Fallzahlen fehlen noch. Eine glutenfreie Diät kann bei Zöliakie zu einer symptomatischen Reduktion von Anfällen führen (Hernandez et al. 1998). Bei 3-Phosphoglycerat-Dehydrogenase-Mangel führte die Kombination von L-Serin (500 mg/kg/Tag) mit Glycin (200 mg/kg/Tag) zur Anfallskontrolle (Koning et al. 1998). Harnstoffzyklus-Störungen, z.B. infolge Carbamylphosphatase- oder Ornitintranscarbaminase-Mangel erfordern neben einer eiweißarmen Diät eine Natriumphenylbutyrattherapie zur Behandlung der Enzephalopathie mit Anfällen und Hyperamoniämie.

14.17 Operative Behandlung

Etwa 3–5% der Epilepsiepatienten (12000–20000 Patienten) in Deutschland könnte evtl. durch einen epilepsiechirurgischen Eingriff geholfen werden. Die Entwicklung neuer Untersuchungsverfahren für die präoperative Diagnostik ermöglichen es, den für die Anfälle des Patienten verantwortlichen epileptogenen Herd präziser zu lokalisieren als früher. Das Ziel des operativen Eingriffs besteht darin, einen epileptischen Herd zu entfernen oder die Ausbreitung fokaler epileptischer Aktivität zu unterbinden. Die Indikationen zur Operation haben sich im Vergleich zu früher erweitert. Während zunächst nur Eingriffe aufgrund einer lebensbedrohlichen zerebralen Erkrankung im Sinne einer Indikation quoad vitam (z.B. Tumor) durchgeführt wurden, sind im Laufe der Zeit Indikationen quod sanationem hinzugekommen (z.B. posttraumatische Epilepsien) um eine Anfallskontrolle zu erzielen.

Durch die Entwicklung neuer bildgebender Verfahren (MRT) können seit einiger Zeit sogar Operationen durchgeführt werden, bei denen nur „Mikroläsionen" oder sogar gar keine morphologische Läsionen, sondern nur fokale Funktionsstörungen (PET) nachweisbar sind. Im letzten Fall wird das funktionell epileptogene Areal entfernt (Abb. **109**). Die diagnostischen Verfahren, die Kriterien zur Patientenauswahl sowie die operativen Möglichkeiten werden kurz dargestellt. Bei der Auswahl geeigneter Kandidaten kommt ein breites Spektrum in Betracht.

Operative behandelbare Syndrome: Hinsichtlich der verschiedenen epileptischen Syndrome können für epilepsiechirurgische Eingriffe neben der *mesialen TLE, partielle läsionelle Epilepsien (temporal neokortikal, extratemporal), katastrophale Epilepsien* des Kindesalters oder andere läsionelle Syndrome (z.B. Rasmussen- oder Hemisphärensyndrom) in Frage kommen. Ein Syndrom ist vor allem dann als operativ behandelbar einzuschätzen, wenn neben Pharmakoresistenz eine Progression des Krankheitsverlaufs einer partiellen Epilepsie vorliegt und durch die Operation eine wesentliche Reduktion alltagsbeeinträchtigender Anfälle erwartet werden kann. Bei niedriggradigen Gliomen kann ein operativer Eingriff unter epilepsiechirurgischen Gesichtspunkten erweitert werden (Stefan 1999). Entsprechendes gilt für symptomatische Epilepsien bei Kavernomen (Moran et al. 1999) oder postischämischen bzw. posttraumatischen umschriebenen kortikalen Narben (Holthausen 1999).

14.17.1 Präoperative Diagnostik

Stufenziele: Die präoperative Diagnostik erfolgt stufenweise. In einem ersten Schritt muß das epileptogene Hirngewebe lokalisiert werden. Hierzu dienen sowohl Aufzeichnungen interiktualer Spikeaktivität als auch insbesondere die Registrierung der Anfälle mit Hilfe von Video-EEG-Aufzeichnungen. Zeigt sich eine epileptogene Hirnregion, muß in einem zweiten Schritt festgestellt werden, ob diese mit einer funktionell wichtigen Hirnregion in räumlicher Beziehung steht. Solche funktionell wichtigen Hirnregionen sind z.B. die Sprachregion, Zentralregion und gedächtnistragende Hirnregionen. Epileptogene Hirnregion und funktionell wichtige Hirnregion können darüber hinaus mit einer morphologischen Läsion in Beziehung stehen.

Zerebrale morphologische Läsionen stimmen aber topographisch nicht immer mit der Lokalisation des epileptogenen Herdes überein. Daher muß unabhängig vom Nachweis einer morphologischen Läsion stets die Lokalisation der fokalen epileptischen Aktivität bestimmt werden. Dies schließt EEG-Registrierungen während des epileptischen Anfalls in der Regel mit ein. Bei malignen Tumoren steht die Tumorchirurgie im Vordergrund. Bei anderen Läsionen muß neben dem läsionellen Gesichtspunkt auch der funktionell epileptogene stets ausreichend mitberücksichtigt werden. Eine reine Läsionektomie führte in 64% zur Anfallskontrolle (Kraemer et al. 1993). Je vollständiger die Läsion und auch das epileptogene Hirnvolumen reseziert werden können, desto

1. Medikamentös nicht behandelbare fokale Epilepsie oder multifokale generalisierte Epilepsie mit Sturzanfällen, Leidensdruck

2. **Kontraindikation**
(Jakob Creutzfeldt, schwere kardiopulmonale Erkrankung, Koagulopathie, Aids, mitochondriale Enzephalomyopathie)

3. **Voraussetzungen**
Kooperationsfähigkeit, emotionale Stabilität (für Monitoring und um evtl. auch Inoperabilität zu verkraften)

Abb. 107 Präoperative Diagnostik: Ein- und Ausschlußkriterien.

- Pharmakoresistenzprüfung
- Alltagsleben beeinträchtigt
- Anfallsfreiheit zu erwarten
- interaktive Nutzen-Risiko-Abwägung
- optimale Diagnostik (Team)
- psychosoziale Plastizität:
  - IQ mindestens durchschnittlich
  - fähig zur Selbständigkeit
  - Familienunterstützung
  - Jugend und frühes Erwachsenenalter
  - realistische Erwartungen

Abb. 108 Erfolgversprechende Epilepsiechirurgie

Tabelle 74 Operationsindikationen bei Epilepsie

Quoad vitam
Anfälle bei Tumor, Blutungen etc.

Quoad sanationem
a) Entfernung eines umschriebenen Areals mit Übereinstimmung von morphologischer Läsion und funktioneller epileptischer Störung (z. B. Atrophie, vaskuläre oder kortikale Malformation, Zyste)
b) Entfernung bzw. Ausschaltung eines epileptogenen Areals ohne morphologische Läsion

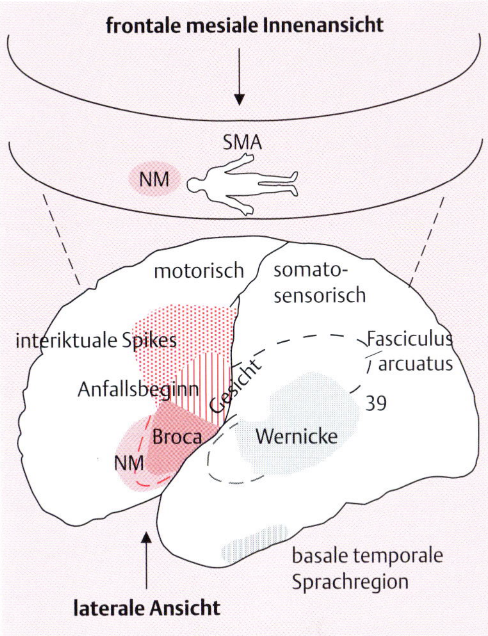

Abb. 109 Wichtige Gebiete der präoperativen Diagnostik: Zunächst wird das epileptogene Gehirnareal durch Bestimmung der Verteilung interiktualer Spikes (interiktuale Spikeregion) und den Beginn der fokalen epileptischen Aktivität im EEG während eines Anfalls (Anfallsbeginnregion) festgestellt. In einem zweiten Schritt muß die räumliche Beziehung dieser epileptogenen Hirnregion zu funktionell wichtigen Regionen, wie z. B. der motorischen Sprachregion, der sensorischen Sprachregion (Broca, Wernicke), aber auch zu atypisch verteilten, inkonstanten Sprachregionen temporobasal und der somatosensorischen Region festgestellt werden. Hierbei müssen auch sog. Negativ-Motorregionen berücksichtigt werden (Lüders et al. 1988). Sie finden sich sowohl präzentral als auch in der Nähe der supplementär-motorischen Region. Epileptische Anfallssymptomatik kann sowohl Plussymptome als Minussymptome enthalten, die durch Aktivierung der Negativ-Motorregion zu erklären sind. Bei der Stimulation müssen ebenfalls Negativ-Motorphänomene berücksichtigt werden.

besser sind die Untersuchungsergebnisse (Awad et al. 1991). Daher müssen EEG-Registrierungen in hinreichendem Ausmaß durchgeführt werden. Die verschiedenen diagnostischen Strategien im Hinblick auf individuell unterschiedliche Ausgangssituationen sind in der Spezialliteratur ausführlich dargestellt. Gloor (1975), Engel (1987), Stefan (1987), Wieser und Elger (1987), Lüders (1992), Dam und Gram (1993), Binnie (1994), Wyllie (1994), Engel und Pedley (1997).

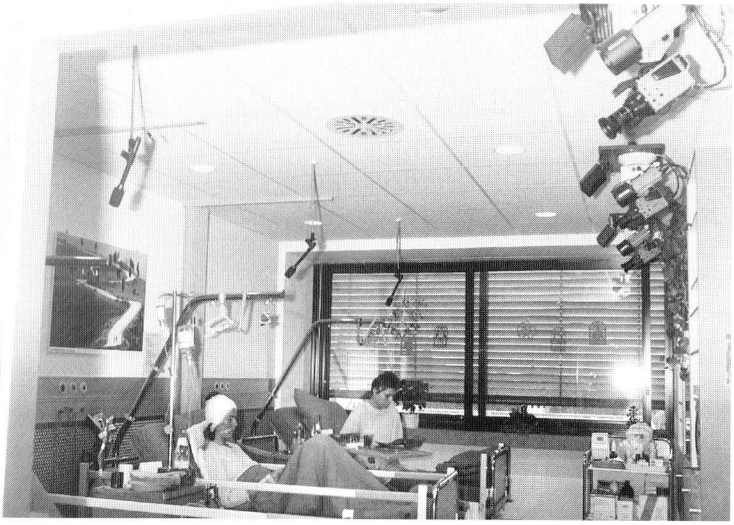

Abb. 110 Intensiv-Video-EEG-Monitoring.
a Patientenraum für nichtinvasive und invasive Ableitungen mit Registrierung von Video und EEG, tags und nachts.

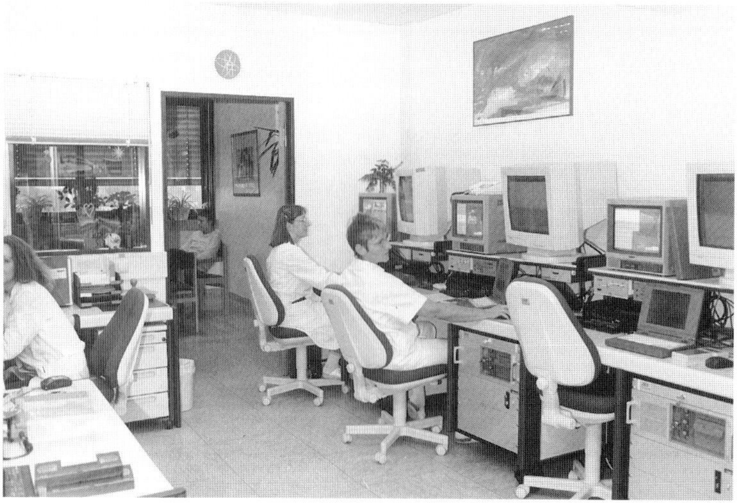

b Zentrale Leitstelle für Registrierung von simultan aufgezeichneten EEGs von 4 Patienten und Blick in den Aufenthaltsraum der Patienten.

Methoden: Da nur die Anfälle selbst wichtige Informationen zur Klassifikation der Anfälle, der Lateralisation und der Lokalisation der fokalen Aktivität liefern, werden die Anfälle mit Hilfe simultaner EEG/Videoaufzeichnungen registriert. Häufig müssen Antiepileptika reduziert werden, um Anfälle überhaupt aufzeichnen zu können. Eine langsame Medikamentenreduktion und besondere Aufklärung des Patienten ist hierzu erforderlich. Durch die langsame Medikamentenreduktion kann das Auftreten atypischer Anfälle vermieden werden. CBZ sollte möglichst nicht schneller als in 10 Tagen abgesetzt werden (Malow et al. 1993). Die Aufzeichnung vom Patientenverhalten und Elektroenzephalogramm im epileptischen Anfall konnten in den letzten Jahren durch neue videokontrollierte Intensiv-Monitoring-Systeme und computergestützte Analysen entscheidend verbessert werden (Abb. **110 a – d**). Die Interpretation von EEG-Befunden erfolgt überwiegend visuell. Computergestützte Verfahren erlauben jedoch eine Datenreduktion, indem sie bestimmte Ereignisse wie Spikes und epileptische Anfälle selektivieren, so daß sie dann vom Arzt ausgewertet werden können oder indem sie teilweise Auswerteaufgaben mit übernehmen. Hierzu gehört vor allem die Quantifizierung fokaler epileptischer Aktivität hinsichtlich Häufigkeit, Amplituden und Zeitverläufen. Ebenso kann die Hintergrundaktivität in den einzelnen Frequenz-

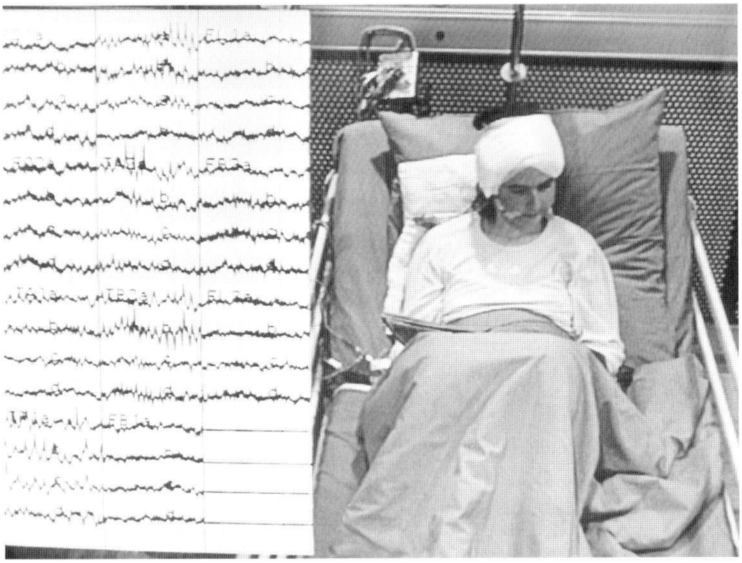

Abb. 110 c Simultane Video-EEG-Registrierung mit subduralen Elektroden.

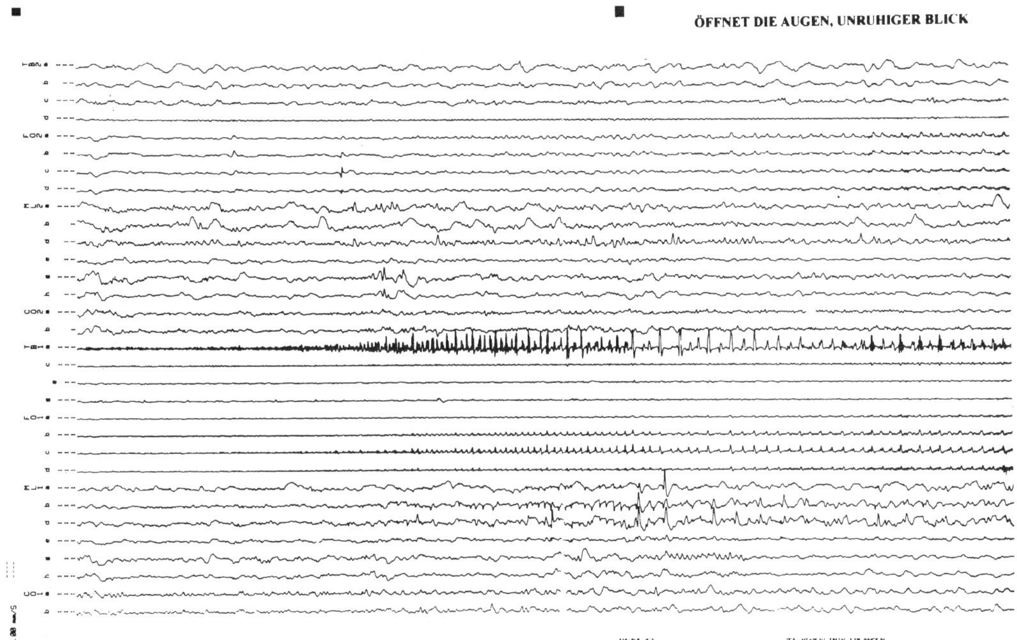

Abb. 110 d Beispiel aus einer 64-Kanal-Ableitung während eines fokalen epileptischen Anfalls mit schneller Aktivität in den Elektroden TB1a (temporobasal). Danach Ausbreitung in die Foramen-ovale-Elektrode (temporomesial links)

Präoperative Diagnostik
1. Anfallsdiagnostik
   a) epileptisch?
   b) Kernschalen-Anfallsstruktur-Hypothese
      1. TLE
      2. EXTRA-TLE
2. MRT
   Läsion? duale Pathologie?
3. Kongruenz
   a) interiktuales epileptisches Aggregat
   b) iktuale Anfallsregion
   c) unilateral, prädominant unilateral, bilateral?
4. Funktionelle Reservekapazität
   a) Überlappung mit funktionell wichtiger Region
   b) Ausmaß struktureller bzw. funktioneller Schaden
   c) Erfassung von Plastizitätsmechanismen
5. Prognosebeurteilung

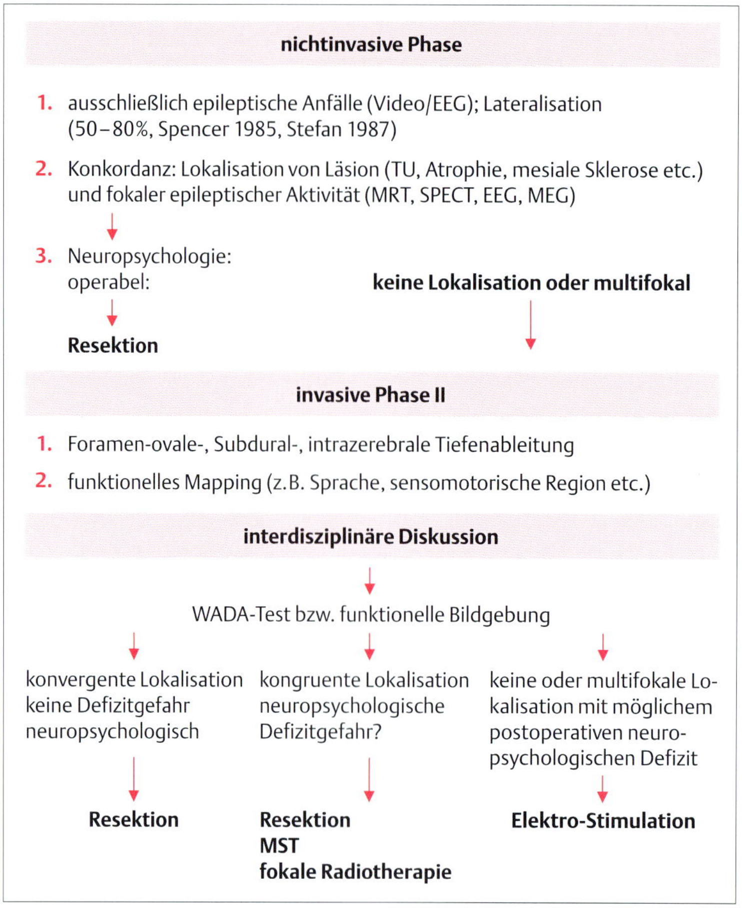

Abb. 111 Schematische Darstellung der Voraussetzungen und Befunde für die nichtinvasive (Phase 1 und Phase 2) Diagnostik sowie deren hauptsächlichen Fragestellungen. Da pseudoepileptische Anfälle in 6–10% unerwartet während des präoperativen Monitorings festgestellt wurden, sind Video-EEG-Aufzeichnungen von Anfällen erforderlich, um Fehldiagnosen und nicht indizierte epilepsiechirurgische Eingriffe zu vermeiden (Henry et al. 1997)

bändern quantifiziert dargestellt werden. Durch diese Verfahren können die Darstellung des Schwerpunktes fokaler epileptischer Aktivität exakter und objektiver erfolgen als durch den Auswerter.

Ein Beispiel für ein Spike-Amplituden-Mapping zeigt die Abb. **112 a**. Bei Frontalhirnepilepsie findet sich das Maximum der Amplituden in den Elektroden F2, F4 weniger in B2, F6 und noch weniger in FZ, T2, T4. Das Maximum wird mit 100% angegeben. Hier handelt es sich um eine rechtsseitige Frontalhirnepilepsie präzentral lateral, bei b) Spikeaktivität bei Temporallappenepilepsie mit mesialer Sklerose. Spikes finden sich hier mit Amplitudenmaximum in der rechten Spenoidalelektrode (SP2), dann T2, F8, T4 und T6. Diesem negativen Feldmaximum ist häufig ein positives Maximum in den Elektroden der kontralateralen Frontozentralregion zugeordnet. In diagnostisch schwierigen Fällen müssen *closely spaced*-Elektroden kontralateral bis tief temporobasal angebracht werden, um das gesamte elektrische Feld mit Minimum und Maximum zu erfassen. c) Spike-Amplitudenverteilung und MAP bei Temporalhirnepilepsie links. Höchste Potentialnegativität temporal (SP1) und positive Potentiale kontralateral C3, P3. d) Hier ist ein Spike-Amplituden-MAP mit „closely spaced" und temporobasalen Zusatzelektroden dargestellt. Auch hier das Maximum in SP2 und mit absteigender Folge in anderen Äquipotentialzonen ZY2, F10, T2, FT10 sowie F8, FT8, T10, A2, T4. Auf die Darstellung der kontralateralen Minima wird aus Platzgründen verzichtet. Computergestützte Verfahren können heute im Rahmen der präoperativen, nichtinvasiven und invasiven Diagnostik sowie intraoperativ eingesetzt werden.

Die Registrierung ausschließlicher interiktualer Aktivität im EEG kann zu einer falschen Lateralisierung in 7–10% führen. Interiktuale und ik-

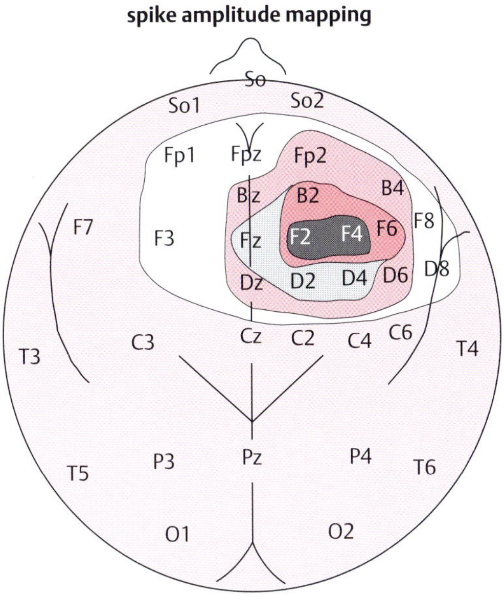

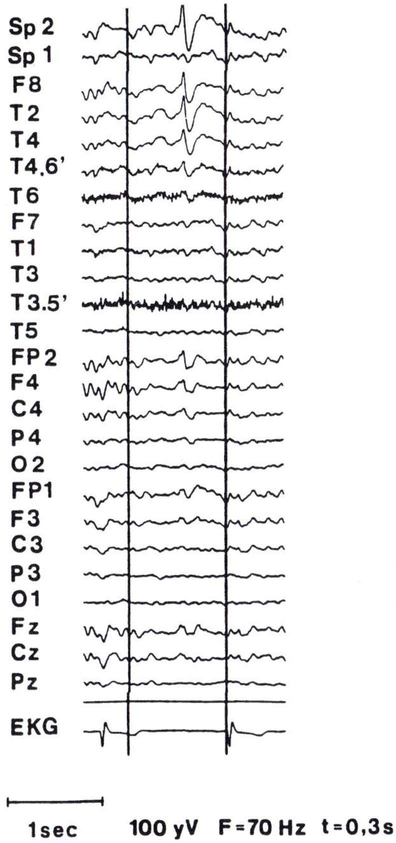

Abb. 112 Die Interpretation von EEG-Befunden erfolgt überwiegend visuell. Computergestützte Verfahren erlauben jedoch eine Datenreduktion, indem sie bestimmte Ereignisse wie Spikes und epileptische Anfälle selektivieren, so daß sie dann vom Arzt ausgewertet werden können, oder indem sie teilweise Auswerteaufgaben mit übernehmen. Hierzu gehört vor allem die Quantifizierung fokaler epileptischer Aktivität hinsichtlich Häufigkeit, Amplituden und Zeitverläufen. Ebenso kann die Hintergrundaktivität in den einzelnen Frequenzbändern quantifiziert dargestellt werden. Durch diese Verfahren kann die Darstellung des Schwerpunktes fokaler epileptischer Aktivität exakter und objektiver erfolgen als durch den Auswerter. Ein Beispiel für ein spike-Amplituden-Mapping zeigt die Abbildung **a**.

a Bei Frontalhirnepilepsie findet sich das Maximum der Amplituden in den Elektroden F2, F4 weniger in B2, F6 und noch weniger in FZ, T2, T4. Das Maximum wird mit 100% angegeben. Hier handelt es sich um eine rechtsseitige Frontalhirnepilepsie präzentral lateral.

b Spikeaktivität bei Temporallappenepilepsie mit mesialer Sklerose. Spikes finden sich hier mit Amplitudenmaximum in der rechten Sphenoidalelektrode (SP2), dann in T2, F8, T4 und T6. Diesem negativen Feldmaximum ist häufig ein positives Maximum in den Elektroden der kontralateralen Frontozentralregion zugeordnet. In diagnostisch schwierigen Fällen müssen *closely spaced*-Elektroden kontralateral bis tief temporobasal angebracht werden, um das gesamte elektrische Feld mit Minimum und Maximum zu erfassen.

tuale negative Befunde erhielten wir bei Temporallappenepilepsie in 10%, und in 40–50% war iktual durch Artefakte oder andere Ursachen im Oberflächen-EEG keine eindeutige Lateralisation möglich. Bei Temporallappenepilepsie war in unserem Krankenkollektiv auch nach Einsatz von Foramen-ovale- und Subduralelektroden keine definitive Lokalisation in 15% der Patienten möglich. Bei 2% wurde kein Anfall registriert. Durch die Beachtung der interiktualen, unspezifischen Verlangsamungsherde in Kombination mit der Spikeaktivität kann die Aussagekraft verbessert werden (Blume et al. 1993). Interiktuale Ableitungen bei Frontalhirnepilepsien trugen bei 63% in einer Studie im Vergleich mit Subduralelektroden bei, in der 53% der Patienten erfolgreich operiert wurden (Salanova et al. 1993).

Kernspintomographische Untersuchungen unter standardisierten MRT-volumetrischen Bedingungen verbessern die präoperative Diagnostik durch den Nachweis geringfügiger temporal-mesialer Atrophien. Delta-Aktivität im EEG korreliert in 60% mit der unilateralen Atrophie, oder zeigt zumindest eine klare Prädominanz. Spikes wur-

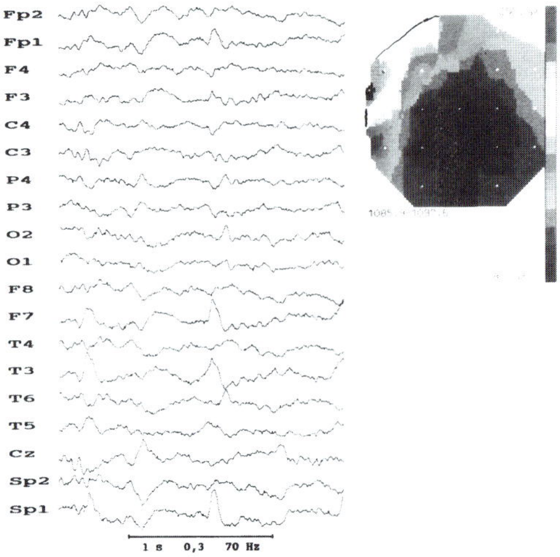

Abb. 112 c Spike-Amplitudenverteilung und MAP bei Temporalhirnepilepsie links. Höchste Potentialnegativität temporal (SP1) und positive Potentiale kontralateral C4, P4.

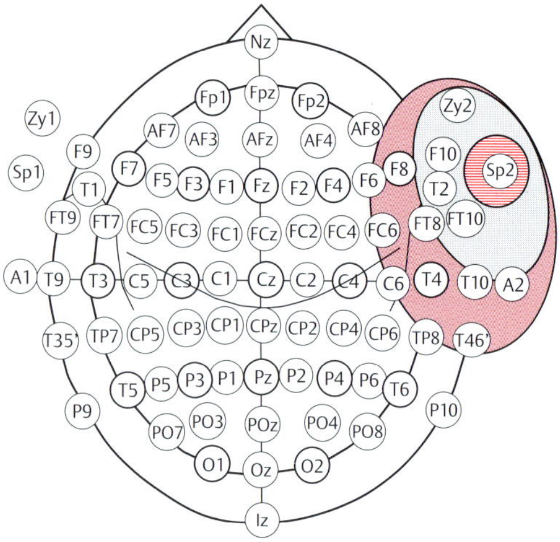

Abb. 112 d Hier ist ein Spike-Amplituden-MAP mit „closely spaced" und temporobasalen Zusatzelektroden dargestellt. Auch hier liegt das Maximum in SP2 und mit absteigender Folge in anderen Äquipotentialzonen ZY2, F10, T2, FT10 sowie F8, FT8, T10, A2, T4. Auf die Darstellung der kontralateralen Minima wird aus Platzgründen verzichtet. Computergestützte Verfahren können heute im Rahmen der präoperativen, nichtinvasiven und invasiven Diagnostik sowie intraoperativ eingesetzt werden (s. dort).

den in 16 von 25% der Fälle auf der Seite der Atrophie gefunden. In 7 Fällen waren sie bilateral. 65% der Anfallslokalisationen lagen ipsilateral zur Atrophie, 12% kontralateral und 23% bilateral (Gambardella et al. 1993). Zuvor liefert die MR-Volumetrie häufig einen wichtigen lateralisierenden Hinweis für den epileptischen Herd bei kryptogener TLE, sie liefert jedoch nicht genügend Informationen über das Ausmaß der erforderlichen Resektion (mesio-basal und lateral) (Arruda et al. 1996). Nur 72% des Oberflächen-EEG und 82% der intrazerebralen Tiefenableitung zeigten einen Anfallsbeginn in der atrophischen Hippocampusregion an. Daher sind zusätzliche elektrophysiologische und funktionelle MR-Untersuchungen einschließlich Neuropsychologie wichtig. Zusätzlich können die elektrophysiologischen Registrierungen der Gehirnströme durch Messungen von Magnetfeldern im Gehirn (MEG) ergänzt werden, um die Präzision der Lokalisation des epileptischen Fokus zu erhöhen. Durch die Einführung moderner, bildgebender Verfahren wie der Kernspintomographie werden heute kleine morphologische Läsionen besser als mit der Computertomographie dargestellt (Abb. **114**). Mit Hilfe der Elektrophysiologie kann nichtinvasiv in vielen

Tabelle 75 Die Lateralisation durch den Nachweis der Sequenz von Anfallssymptomen im Video-EEG ist für die Hypothesenbildung zur Lokalisation fokaler epileptischer Anfälle von großer Bedeutung. In der Tabelle sind die verschiedenen Anfallssymptome und ihre wahrscheinliche Ursprungsregion dargestellt. Anfallssymptome haben dann ihren größten lokalisatorischen Wert, wenn sie als sogenannte Initialsymptome im Anfall oder z. B. als Aura auftreten

Lateralisation durch Anfallssymptome		
Klonisch	–	kontralateral präzentral
Sensorisch/Jackson	–	kontralateral postzentral
Postiktuale Dys-Aphasie	–	dominante Hemisphäre
Iktuale Sprachentäußerung	–	nicht dominant?
Unilateraler Automatismus	–	überwiegend ipsilateral
Unilaterale dystone Schablone	–	kontralateral
Forcierte Version	–	überwiegend kontralateral?
Postiktualer „nose wiping"	–	ipsilateral

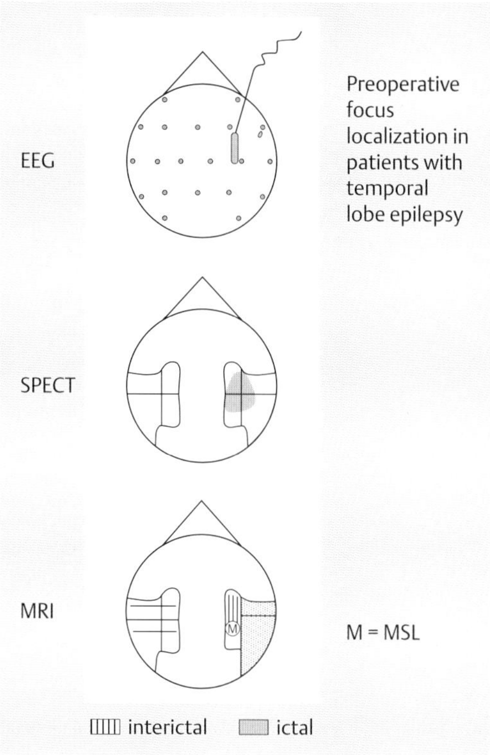

Abb. 113 Multimodal präoperative Lokalisationsdiagnostik bei einem Patienten mit Temporallappenepilepsie. Durch Vergleich der verschiedenen Untersuchungsverfahren kann die Wahrscheinlichkeit der Lokalisation bereits nichtinvasiv erhöht werden. In dem vorliegenden Fall handelt es sich um die Ergebnisse bei einem Patienten mit Temporallappenepilepsie. Die MRT-Volumetrie zeigt eine mesial betonte Atrophie, das EEG einen Herd mit Spike-Aktivität temporal rechts, invasive Ableitungen mit Hilfe der Foramen-ovale-Elektroden bestätigen den Anfallsbeginn temporal mesial. Das iktuale SPECT zeigte eine Hyperperfusion temporal rechts. Die kombinierte Anwendung von MRT und MEG zeigt ein Zentrum fokaler Aktivität temporal mesial „M" im Bereich der stärksten Atrophie. In dem vorliegenden Fall sind die nichtinvasiven Ableitungen für die präoperative Diagnostik ausreichend (Untersuchungen in Zusammenarbeit mit Herrn Dr. Schüler und Frau Dr. Hummel).
MSL = magnetic source localization

Fällen die pathologische Aktivität durch Anfallsableitungen lateralisiert werden und, im Falle temporaler Läsionen, mit den EEG/MEG-Befunden elektroanatomisch korreliert werden. Diese Untersuchungsergebnisse können für die Planung invasiver Ableitungen hilfreich sein. Schließlich wurden in der Nuklearmedizin PET (Darstellung des Ausmaßes umschriebener Stoffwechselstörungen) und SPECT (Darstellung der regionalen Hirndurchblutung) weiterentwickelt.

Der **multimodale**, mehrdimensionale Einblick in die verschiedenen Funktionsstörungen während des Anfallsgeschehens, erlaubt bei Temporallappenepilepsien häufig bereits mit nicht oder weniger invasiven Ableitungen eine Lateralisation oder Lokalisation des für die Anfälle des Patienten verantwortlichen epileptogenen Areals. Wenn Oberflächen-EEG-Ableitungen epileptische Herdaktivität in tieferen Gehirnstrukturen nicht eindeutig erfassen können, sind invasive Registrierungen, d.h. unmittelbar von der Hirnoberfläche, wie z.B. Subdural-Ableitungen (Lüders et al. 1982, Elger und Burr 1994, van Emde-Boas 1994), oder von bestimmten Stellen im Gehirn, mit intrazerebralen Tiefenableitungen (Bancaud und Dell 1959, Olivier 1983, 1989, Munari 1994, Wieser 1987) erforderlich (Abb. **114 – 119**). Methoden, Vorteile und Limitationen sowie Interpretationen werden von Sperling (1997) eingehend diskutiert. Besonders bei extratemporalem Fokus sind elektrokortikographische (ECoG) Explorationen im Hinblick auf eine exakte Lokalisation und die topographische Beziehung zu neurophysiologisch wichtigen funktionstragenden Gehirnarealen (z.B. Sprachregion, Zentralregion etc.) von Bedeutung (Stefan 1989, 1993).

Die aktuelle Wertigkeit der kortikalen Elektrostimulation für die prächirurgische Epilepsiediagnostik wurde von Hufnagel et al. (1993) dargestellt. Wichtig ist auch eine ausführliche neuropsychologische Untersuchung, um vor einer geplanten Operation die links- bzw. rechtshemisphärische Sprachdominanz und die Gedächtnisleistung jeder Hirnhälfte zu erfassen. 15% der rechtshändigen Patienten mit linksseitiger Temporallappenepilepsie wiesen nach einer Untersuchung von Rausch und Walsh (1984) eine rechtshemisphärische Sprachdominanz auf. In Ergänzung zur Fokuslokalisation muß daher u.U. die Sprachlateralisation mit Hilfe des Natrium-Amytal-(Wada-)Tests erfolgen. Weitere Details sind im Kapitel über mentale Funktion und Epilepsie dargestellt. Eine Operationsindikation ergibt sich erst dann, wenn die Synopsis der Befunde zeigt, daß der Fokus in einer operablen Gehirnregion lokalisiert ist. Die präoperative *Primärdiagnostik* besteht aus klinischer Analyse des epileptischen Syndromes, MRT und Elektrophysiologie (EEG/Video), die ergänzende *Sekundärdiagnostik* je nach Erfordernissen und Möglichkeiten eines Zentrums zusätzlich aus MEG, SPECT, PET, funktionellem MRI etc.

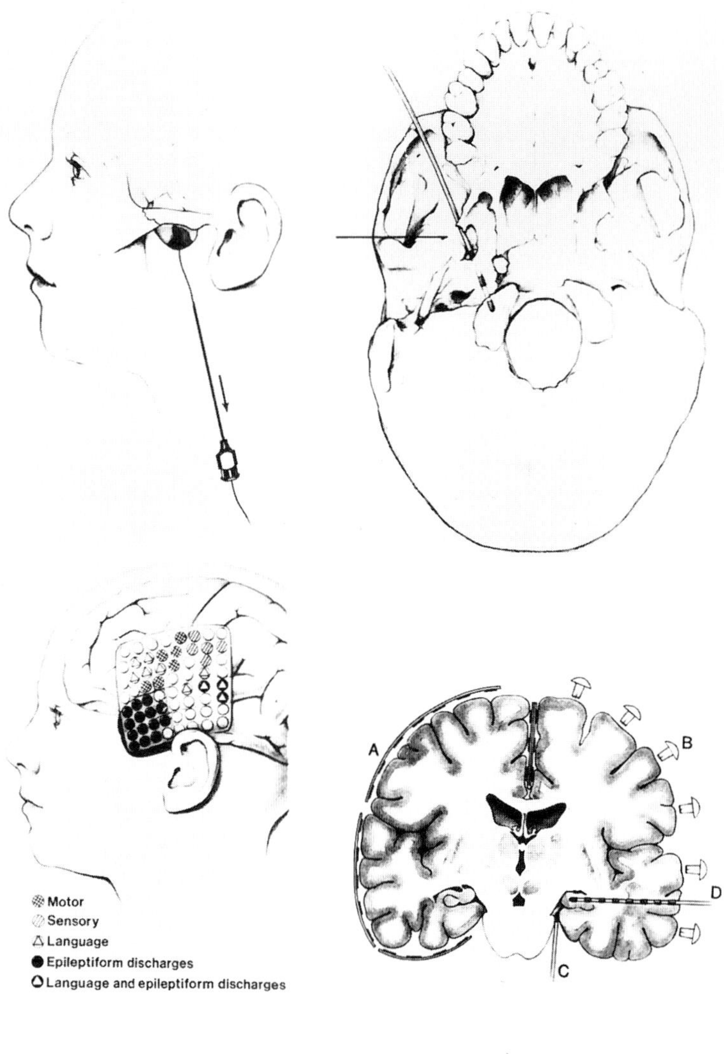

Abb. 114 Schematische Darstellung verschiedener Elektroden zur präoperativen Diagnostik für die Ableitung von spontaner und evozierter Aktivität sowie zur Demarkierung der Prä- und Postzentralregion (nach Wyllie E: The treatment of epilepsy, principles and praxis. Lea and Febiger, Philadelphia, London, 1993); *oben links:* Sphenoidal-; *rechts:* Foramen ovale-Elektrode; *unten links:* 64-Kontakt-Platte; *rechts:* intrazerebrale u. epidurale Elektroden.

14.17.2 Kriterien der Patientenauswahl zur präoperativen Diagnostik

Voraussetzungen für die Überweisungen zur apparativ, personell und zeitlich aufwendigen präoperativen Diagnostik ist der begründete Verdacht auf das Vorliegen einer Herdepilepsie bei Pharmakoresistenz (Tab. **76**). Eine medikamentöse Therapieresistenz kann jedoch erst nach genügend langer, gezielter, hochdosierter und serumspiegelkontrollierter Antiepileptika-Therapie akzeptiert werden (s. Seite 264). Außerdem sind Alter, Allgemeinzustand des Patienten und sein Leidensdruck bzw. die Motivation für die evtl. folgende operative Therapie zu prüfen. Als besonders günstiges Alter wird der Bereich zwischen dem 15. und 20. Lebensjahr angesehen. Operationen werden häufig zwischen dem 1. und 60. Lebensjahr durchgeführt.

Im *Kindesalter* ist zu berücksichtigen, daß die Okzipitalregionen früher ausreifen als die Frontalhirnregionen und der Temporalpol. Die Reifung des Kortex kann dann zu einer epileptogenen Area führen, welche zuvor unauffällig war. Hieraus leitet sich die Überlegung ab, daß die verzögerte Operation der Frontalhirnregion z. B. einen sekundären Fokus triggern kann. Dies gilt vor allem für die ersten zwei oder drei Lebensjahre. Im Hinblick auf die erheblichen Schulschwierigkeiten bei den Kindern, die Anfälle bereits im frühen

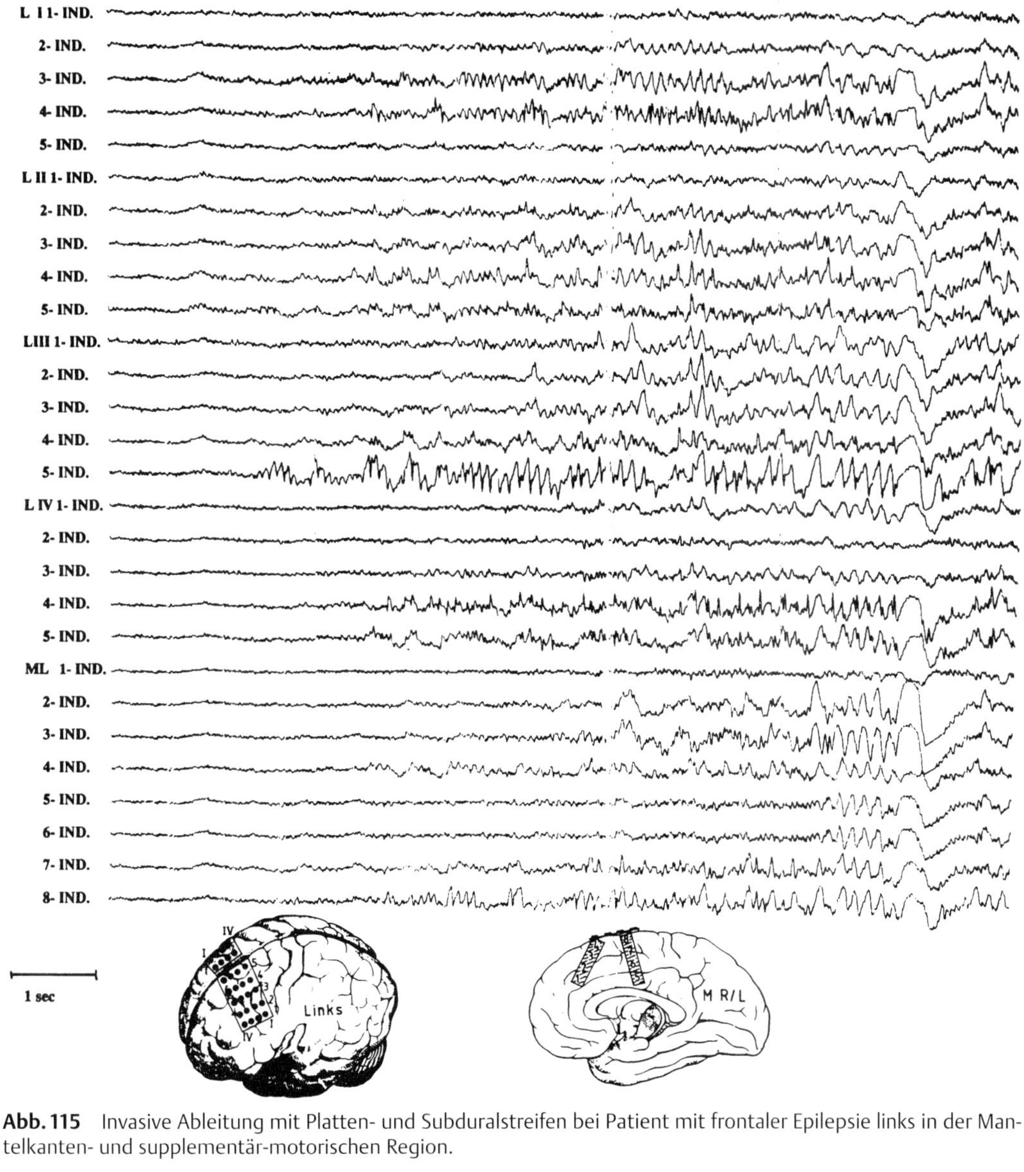

Abb. 115 Invasive Ableitung mit Platten- und Subduralstreifen bei Patient mit frontaler Epilepsie links in der Mantelkanten- und supplementär-motorischen Region.

Lebensalter aufweisen, empfiehlt sich in den meisten Fällen, nach zweijähriger Überprüfung der Pharmakoresistenz, an die präoperative Diagnostik zur Epilepsiechirurgie zu denken. Allerdings muß hier stets das individuelle epileptische Syndrom gewürdigt werden. Die diagnostische und prognostische Beurteilung im Kindesalter ist problematischer als im Erwachsenenalter (Munari et al. 1999). Kontraindikationen für einen epilepsiechirurgischen Eingriff stellen metabolische Enzephalopathien (Melas), Epilepsia partialis continua (bei Alpers-Erkrankung, Slow-virus-Erkrankungen etc.) dar. Eine MS ist keine Kontraindikation. Bei eindeutig für die Anfallsgenese relevanter Lokalisation eines Plaques kann dieser in den epilepsiechirurgischen Eingriff einbezogen werden (Smith et al. 1998). Hippokampale Atrophien finden sich bei Kindern selten. Überwiegend handelt es sich um kortikale Läsionen, Dysplasien oder destruktive zystische bzw. malformative Läsionen (Dulac et al. 1994). Auch im Kindesalter sind Operationen durchaus erfolgreich.

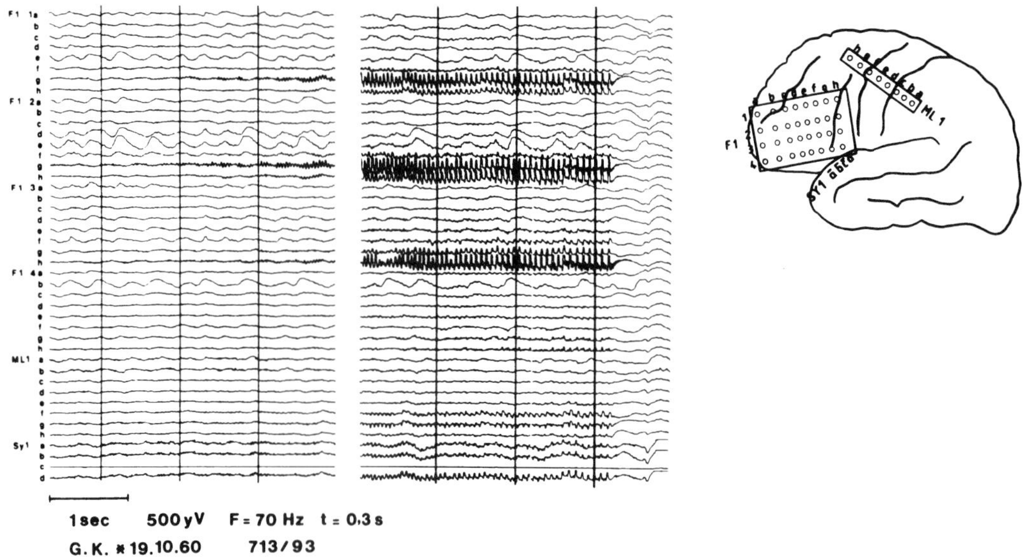

Abb. 116 Invasive Ableitung mit Plattenelektroden und subduralen Streifen bei Frontalhirnepilepsie links, initiale Fast-spike-Aktivität frontolateral, in der sylvischen Region und frontomesial links

Tabelle 76 Auswahlkriterien für die Überweisung zur präoperativen Epilepsiediagnostik

Voraussetzungen zur präoperativen Intensiv-Evaluation	
Pharmakoresistenz	Medikamente 1. und 2. Wahl; ausdosierte Mono- und Kombinationstherapie unter BSP-Kontrolle mindestens 2 Jahre; katastrophale Epilepsien im Kindesalter; intolerable Nebenwirkungen oder soziale Einschränkung
Lokalisationsbezogene Epilepsie	ein bevorzugtes epileptogenes Areal ist zu vermuten (einfach- und komplex-partielle und sekundäre generalisierte Anfälle)
Häufigkeit der Anfälle	mehrfach pro Monat; aber auch bei geringerer Anfallsfrequenz mit sozialer Beeinträchtigung; individuell
Kooperationsfähigkeit	intellektuell (IQ), psychische Belastbarkeit, Leidensdruck, Familienunterstützung

Chronisch progressiv verlaufende und auf Virusinfektionen verdächtige Erkrankungen (z.B. Jacob-Creutzfeldt-Erkrankung, AIDS) sollten von invasiven elektrophysiologischen Untersuchungen und Operationen ausgeschlossen oder zumindest erheblichen Einschränkungen unterworfen werden (Stefan und Wieser 1987). Patienten mit niedriger Intelligenz, starker emotionaler Labilität und geringer Belastbarkeit, Psychosen sowie mangelnder Unterstützung bei der sozialen Reintegration durch die Familie sind ebenfalls schlecht geeignet. Persönlichkeit, Motivation und soziale Anpassungsfähigkeit werden daher bei der Eignung zur präoperativen Diagnostik mit berücksichtigt. Besondere Probleme der Patientenauswahl entstehen bei geistig retardierten Patienten, Kindern, ausgedehnter kortikaler Dysplasie oder dem Rasmussen-Syndrom (Anderman 1989). Bei der Überweisung zur präoperativen Diagnostik sollten diese obengenannten Gesichtspunkte deshalb berücksichtigt werden.

Neben einer eingehenden Beschreibung der Anamnese, des allgemeinen körperlichen und neurologischen bzw. psychischen Befundes (einschließlich Händigkeit) kommt darüber hinaus der Routine-EEG-Befunddokumentation hinsichtlich der Herdkonstanz im gesamten Krankheitsverlauf wesentliche Bedeutung zu. Patienten mit niedrigem IQ (< 70 – 80%) haben u.U. schlechtere Operationserfolge aufzuweisen. Bei der Überweisung von Befunden sollte darauf geachtet werden, daß die beigelegten EEG-Kurven mit ihren Montagen gekennzeichnet sind, und daß bei den bildgebenden Untersuchungen (MRT, SPECT, PET) Abbildungen der Originalbefunde vorliegen.

a

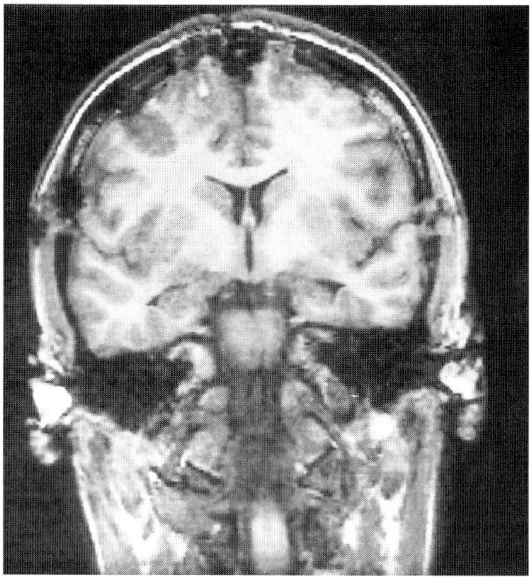

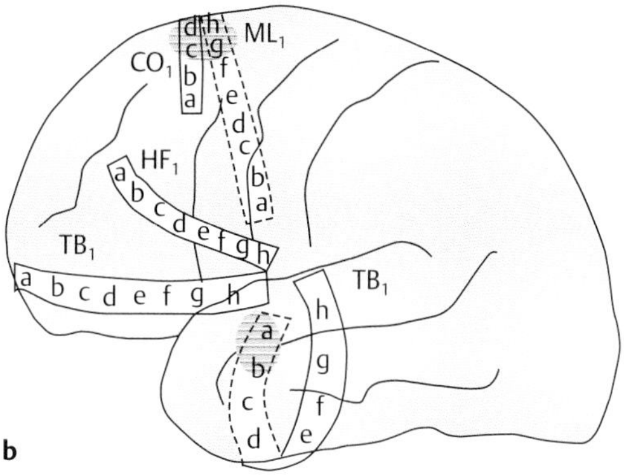

b

c

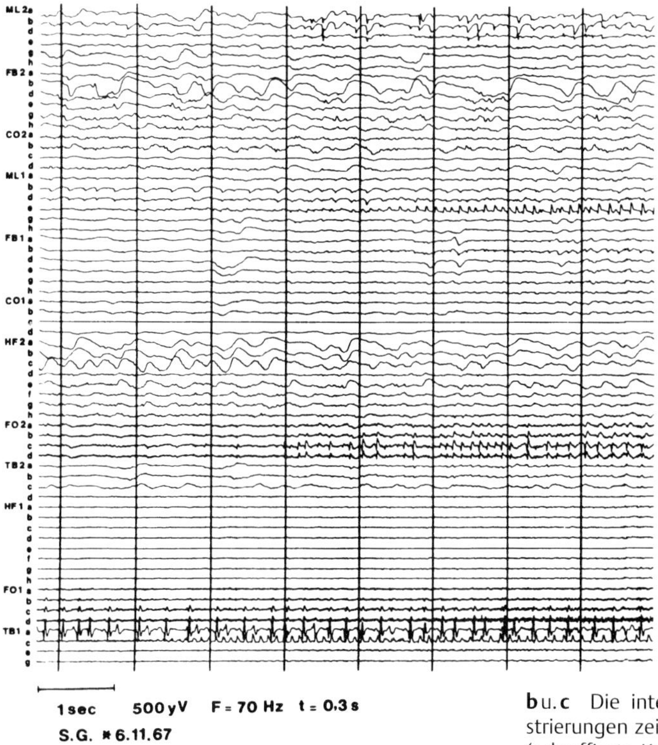

Abb. 117 *KASUISTIK 1.* Anamnese: Bei Geburt Nabelschnurumschlingungen, mit 9 Monaten Fieberkrämpfe, seit dem 9. Lebensjahr Anfälle als Auren (Gänsehaut) mit Übergang in komplex-partielle Anfälle mit Augen- und Kopfwendung nach links, Rumpfunruhe, dystone Halteschablone rechter Arm, orale Automatismen, starrer Blick, postiktuale Dysphasie. Elektrodenplazierung mit subduralen Streifen bei einer Patientin mit fokaler Epilepsie: **a** Mesiale Atrophie temporal rechts.

b u. **c** Die interiktualen und iktualen invasiven Registrierungen zeigen einen Anfallsbeginn temporomesial (schraffierte Kontakte a, b). Ein zweiter Anfallstyp frontomesial (schraffiert h, g, d, c). Die elektrophysiologischen Befunde der subduralen Ableitungen (zusammen mit Frau Dr. Fitzek durchgeführt) sind in Abb. **c** während eines Anfalls dargestellt. Der Anfall beginnt temporobasal medial (TB1) links und wird sekundär von der Foramen ovale-Elektrode (FO1 d) aufgegriffen. Später fokale rhythmische Aktivität in der Nähe der supplementär motorischen Region (ML 1 e). Insgesamt starke Dominanz der temporomesialen epileptischen Aktivität.

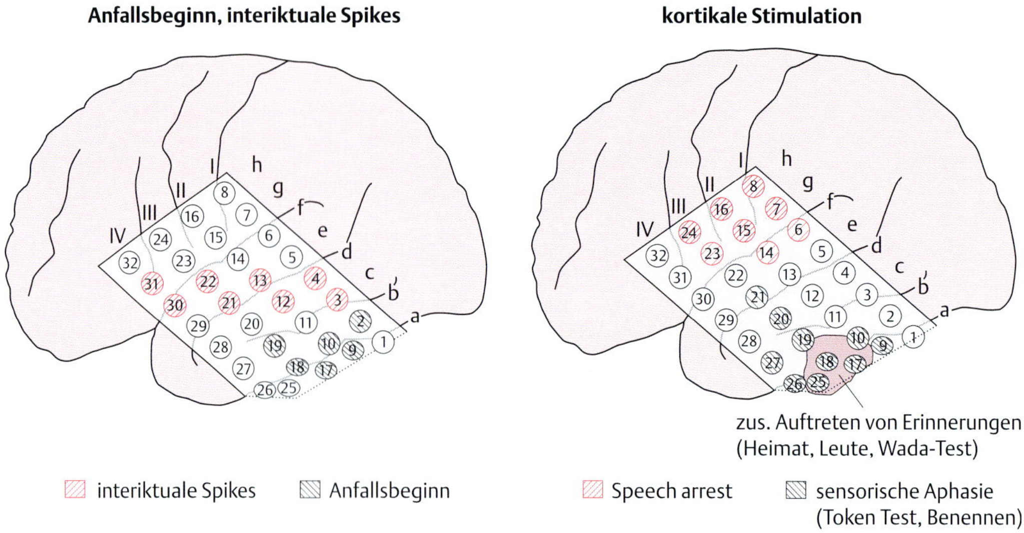

Abb. 118 *KASUISTIK 2.* Lokalisation von Läsion, epileptischem Fokus und Sprachregion in der dominanten Hemisphäre. Im vorliegenden Fall lag eine Läsion temporobasal vor.
a Die fokale epileptische Aktivität wurde ebenfalls temporobasal und im Hippocampus links durch Nachweis des Anfallbeginns lokalisiert.
b Zusätzlich zeigte die Sprachstimulation in der dominanten Hemisphäre eine temporobasale Sprachregion mit deutlich sensorischer Komponente und Rekollektionsphänomenen (Untersuchung erfolgte zusammen mit Frau Dr. M. Weis). Die selektive Resektion erfaßte den vorderen Teil des Amygdala Hippocampus- und Parahippocampus-Gebietes unter Verschonung der temporobasalen Sprachregion.

Wichtig ist außerdem der bisherige Therapieverlauf (Dosierung der Medikation, Anfälle, Nebenwirkungen, Serumkonzentrationen, Dauer der Behandlung, psychosoziale Aspekte, familiäre Unterstützung, Bauer 1989). In den folgenden Abbildungen werden *illustrative Beispiele* zu Befunden der multimodalen präoperativen Diagnostik wiedergegeben (Abb. **115 – 120;** Abb. **119** u. **120** s. Farbtafelteil, S. T 15 ff.).

14.17.3 Operative Behandlungsverfahren

Zur chirurgischen Behandlung pharmakoresistenter Epilepsien kommen heute verschiedene Möglichkeiten in Betracht. Im Vordergrund stehen sowohl die kortikalen **Resektionen** mit Entfernung eines neokortikalen Epilepsiefokus, als auch Resektionen in den limbischen Strukturen des medialen Temporallappens, wie z. B. die selektive Amygdalohippocampektomie. Andere Verfahren zielen auf eine Unterbrechung der epileptischen Erregungsausbreitung. So können durch eine partielle Durchtrennung des Corpus callosum (partielle Kallosotomie) sekundär generalisierte Anfälle bei multifokalen oder bilateralen Anfallsherden beseitigt werden. Eine resezierende Behandlung bei pharmakoresistenter Epilepsie setzt voraus, daß der epileptogene Fokus eindeutig zu lokalisieren ist, und eine Resektion des Fokus ohne neues neurologisches Defizit möglich ist.

Etwa zwei Drittel aller resezierenden Eingriffe entfallen auf Patienten mit komplex-partiellen Anfällen bei temporalem Fokus. Die klassische Temporallappenresektion wird heute individuell den Erfordernissen des einzelnen Patienten angepaßt *(„tailored resection“),* wobei sich die Festlegung der Resektionsgrenzen nach den Ergebnissen der präoperativen Elektrodiagnostik und des intraoperativen Elektrokortikogramms (ECoG) richtet (Olivier et al. 1983). Bei der Operation sollte das epileptogene Gewebe vollständig entfernt werden. Dies ist auf der nicht-dominanten, meist rechten Seite, leicht möglich. Probleme entstehen auf der dominanten Hirnseite, da hier die Sprachareale im hinteren oder basalen Temporallappen geschont werden müssen (Abb. **121**).

In der großen Gruppe der komplex-partiellen Anfälle lassen sich verschiedene intra- und extratemporale epileptogene Herde unterscheiden.

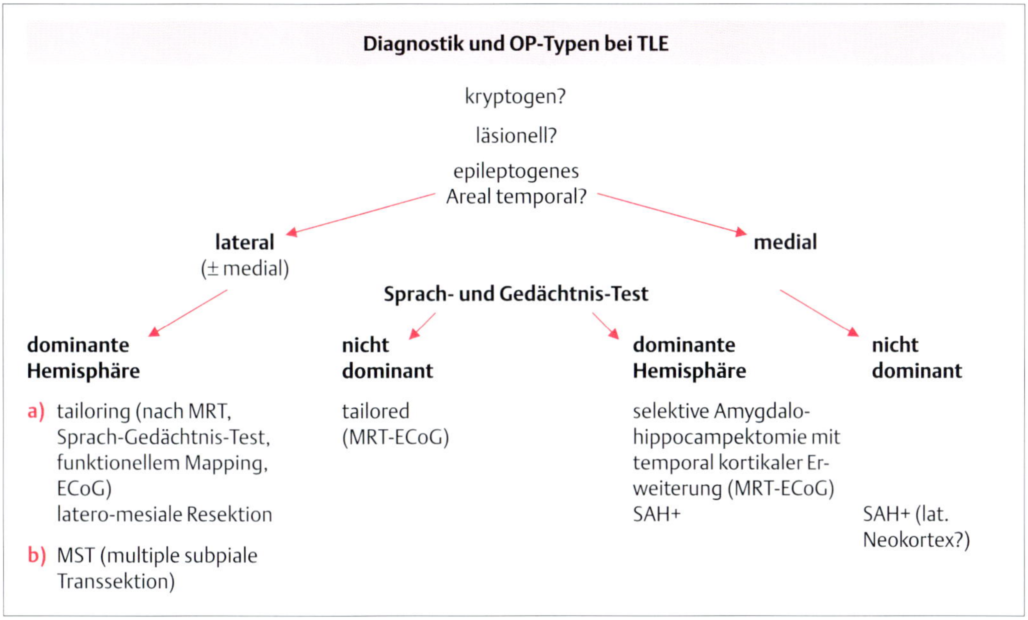

Abb. 121 Die wichtigsten Kriterien zur Durchführung einer erfolgversprechenden Epilepsiechirurgie beinhalten, daß das Team hinreichende Erfahrungen hat, die einzelnen Stufen der Diagnostik in ihrer Bedeutung einzuschätzen und mit dem Patienten eine interaktive Nutzen-Risiko-Abwägung in der jeweiligen diagnostischen Stufe durchzuführen. Ziel ist der individuell adäquate Eingriff.

Der bedeutendste Fokus dabei ist der Amygdalo-hippocampus-Komplex (Wieser 1983). Dies führte zu Eingriffen am limbischen System mit Hippocampektomie (Heppner 1957) sowie zur mikrochirurgischen Technik der selektiven Amygdalohippokampektomie nach Yasargil, bei der die neokortikalen Temporallappenanteile vollständig erhalten bleiben. In den letzten Jahren hat sich gezeigt, daß eine Erweiterung der selektiven Amygdalohippokampektomie im Parahippokampalanteil häufig zweckmäßig ist. Falls eine hippokampale Atrophie oder Sklerose im Kernspintomogramm deutlich wird, ist für ein „tailoring" der Resektion eine Verifikation der Prädominanz epileptischer Aktivität mit Hilfe des intraoperativen ECoG möglich (Kanner et al. 1995, Stefan et al. 1993, 1996). Hierdurch kann bei einigen Patienten eine zusätzliche invasive präoperative Diagnostik vermieden werden (Stefan 1993) (Abb. **124 a** u. **b**).

Auch bei extratemporalem (z. B. frontalem 18 %, zentroparietalem 13 % oder okzipitalem 1 %) Fokus kommen (nach Erfahrung der Montreal-Gruppe) resezierende Verfahren in Betracht. Die exakte präoperative Fokuslokalisation ist auch hier für die Operation unbedingte Voraussetzung. Sollte der Fokus im funktionstragenden Gewebe selbst lokalisiert sein, kommt eine resezierende Operation nicht in Frage, da sonst schwere neurologische Defizite die Folge wären. In seltenen Fällen, in denen die Funktion des Hirngewebes durch den zugrundeliegenden Prozeß bereits aufgehoben ist, wie z. B. bei infantiler Hemiparese, kann eine Resektion ohne neues Defizit in Einzelfällen, bis hin zur Hemisphärektomie oder Hemispherotomie (Schramm et al. 1996) folgen (Rasmussen 1983).

Alternativ kommt hier in bestimmten Fällen die heute mehr gebräuchliche **Durchtrennung** des Corpus callosum in Betracht (Kallosotomie). Durch die Durchtrennung der Kommissurfasern wird eine Ausbreitung der epileptischen Aktivität auf der Gegenseite verhindert. Die sekundäre Generalisation des Anfalls ist damit unmöglich. Indiziert ist die *Kallosotomie* vor allem bei Patienten mit multifokaler Epilepsie und schweren Sturzanfällen. Durch die operative Behandlung können die Sturzanfälle, die oft zu schweren Verletzungen der Patienten führen, unterdrückt werden (Gates 1984). Die Kallosotomie wird heute als partielle anteriore Zweidrittel-Durchtrennung durchgeführt, um das sonst zu erwartende Diskonnektionssyndrom zu vermeiden (Abb. **123**).

Lokalisation funktionell wichtiger Kortexregionen

Somatosensorisch	
Präzentral	Mürhythmus
	Bewegungs bez. Potential
Sulcus centralis	SEP Phasenumkehr
Postzentral	SEP Maximum (MEG = SEF)
Akustisch Visuell	Evoziertes Potential (AEP) bzw. Magnetfeld AEF
	Evoziertes Potential (VEP) bzw. Magnetfeld VEF
Sprache	Elektrostimulation
Broca, Wernicke	(fMR)
Gyrus fusiformis	

Kognitive Funktion, Recollection, Déjà- vu etc.

Amygdala – hippocampal – parahippocampal temporal Neokortex

Abb. 122 Bevor eine Resektion bei einer fokalen Epilepsie durchgeführt wird, muß Klarheit darüber herrschen, wie die räumliche Beziehung der Lokalisation des epileptischen Fokus zu funktionell wichtigen Kortex-Regionen ist. Hierzu sind verschiedene funktionell wichtige Regionen zu lokalisieren. In der Abbildung sind die Regionen und Methoden aufgeführt, mit denen eine solche Lokalisation erfolgen kann.
P = Potential, F = magnetisches Feld

Eine diagnostische Hilfe kann u. U. die Differenzierung in „primäre und sekundäre bilaterale Synchronie" durch „small time differences" während Spike-wave im EEG darstellen (Gotman 1983, Kobayashi et al. 1992). „Generalisierte" tonische Anfälle, die zum Sturz führen, können jedoch auch Folge fokaler Anfallsgeneratoren in der supplementär motorischen Region sein. Daher sollte geprüft werden, ob nicht trotz Vorliegens generalisierter tonischer Anfallssymptome eine selektive Resektion im Bereich der SMA in Betracht kommt.

14.17.4 Prä- und intraoperative Elektrokortikographie

Intraoperative elektrographische Ableitungen ermöglichen einen direkten Abgriff vom Kortex (Abb. **125**, Farbtafel, S. T21 f.). Sie erlauben, ohne zusätzliche operative Maßnahme und Risiko von Nebenwirkungen, die Registrierung epileptischer Aktivität in einem relativ großen Hirnareal mit guter anatomischer Auflösung. Hierbei wird allerdings überwiegend interiktuale epileptische Aktivität registriert, da in der Regel nur eine begrenzte Zeit von ca. 20 – 30 min für die Ableitung zur Verfügung steht. Neben der Registrierung epileptischer Spontanaktivität, können durch Elektrostimulation elektrische Nachentladungen oder selten sogar ein Anfall reproduziert werden (Penfield und Jasper 1954, Gloor et al. 1982). Als initiales Anfalls-

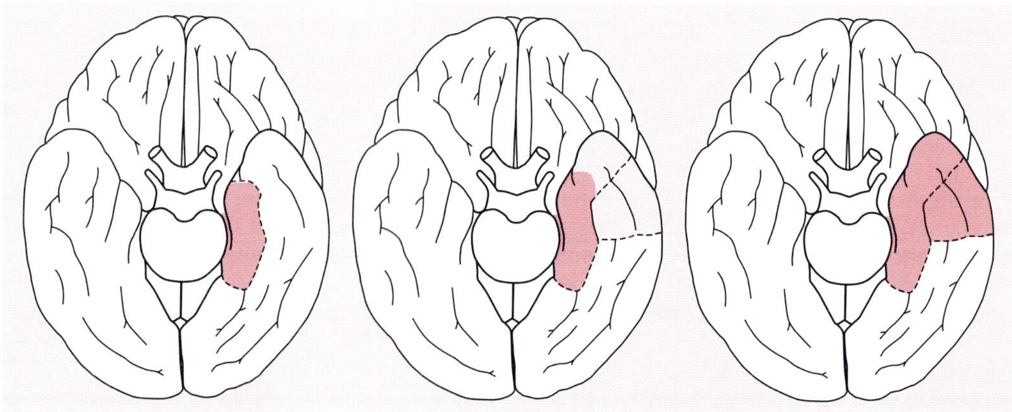

Abb. 123 Die klinische Entscheidung über Indikation und Art des Eingriffes ist komplexer als früher. Das „tailoring" kann laterale und mesiale Hirnregionen betreffen. In dieser Abbildung ist schematisch das unterschiedliche Ausmaß der lateralen Resektion (vor allem bei Operationen in der „dominanten" Hemisphäre) dargestellt. Rechts: großes Ausmaß der neokortikalen Resektion (analog klassische Standardresektion), Mitte: kleinere Resektionsvolumina neokortikal (je nach Befunden des Anfallsmonitorings, MR/EEG/MEG/ECoG und der bildgebungskorrelierten Neuropsychologie). Aus Stefan et al. 1996, Tailoring von Resektionen bei pharmakoresistenten Temporallappenepilepsien. Nervenarzt (1996) 306 – 310.

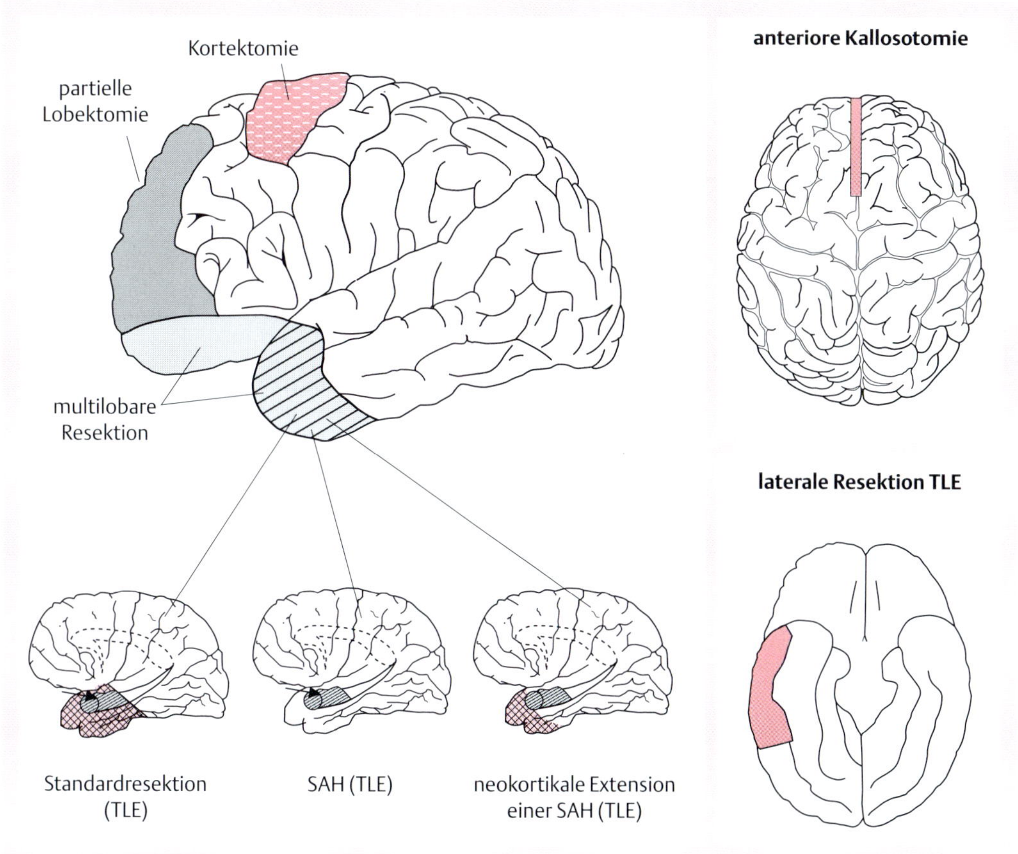

Abb. 124 Schematische Darstellung häufiger operativer Behandlungsverfahren bei pharmakoresistenter Epilepsie. SAH = selektive Amygdalohippokampektomie

symptom kann bei der Temporallappenepilepsie in 42% der Patienten eine Aura durch Elektrostimulation im Amygdala mehr als im Hippokampusbereich ausgelöst werden (Stefan et al. 1991).

Die Reizschwellenbestimmungen für sog. „after discharges" (AD) ist bei morphologisch verändertem Gehirngewebe nicht geeignet, um eine gesicherte Lokalisation des epileptischen Areals zu erhalten (Engel 1978). Bei erfolgreich operierten Patienten (selektive Amygdalohippokampektomie) war allerdings gehäuft eine AD-Entladung im Hippocampus bei fehlender AD bei Neokortex-Stimulation (Gyrus temporalis medialis) zu beobachten (Stefan 1993).

Zur Durchführung eines kortikalen Mappings funktionstragender Hirnregionen, wie z.B. Sprache, somatosensorischer Region, akustisch-visueller Kortex, sind Untersuchungen in Lokalanästhesie erforderlich, welche bei unzureichend kooperativen Patienten nicht durchgeführt werden können. In diesem Fall sind präoperativ Subduralableitungen erforderlich. Hier steht wesentlich mehr Zeit zur Untersuchung zur Verfügung. Elektrodenstimulationen können dabei allerdings selten zu sensiblen Mißempfindungen führen. Subduralableitungen sollen nicht bei erhöhtem intrakraniellen Druck durchgeführt werden. Ihr Vorteil besteht in der Aufzeichnungsmöglichkeit interiktualer und iktualer epileptischer Aktivität, wohingegen der Vorteil des intraoperativen Elektrokortikogramms in einer größeren Flexibilität des Untersuchungsganges besteht. Die erhöhte Flexibilität betrifft vor allem das Vorgehen im Verlauf eines epilepsiechirurgischen Eingriffes. Daher werden intraoperative ECoG-Ableitungen auch im Rahmen subpialen Transsektion wichtiger funktioneller Hirnregionen durchgeführt (Morell et al. 1989) (Abb. **126**).

a

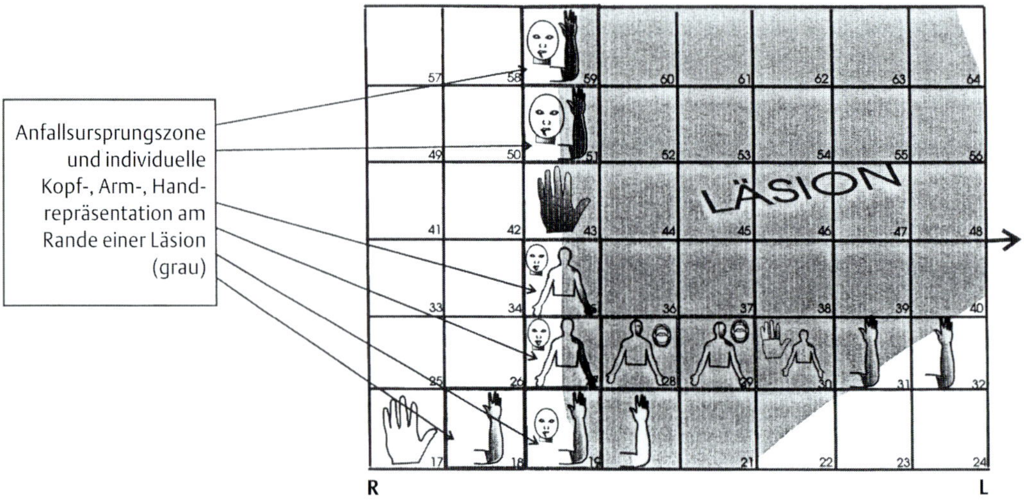

b

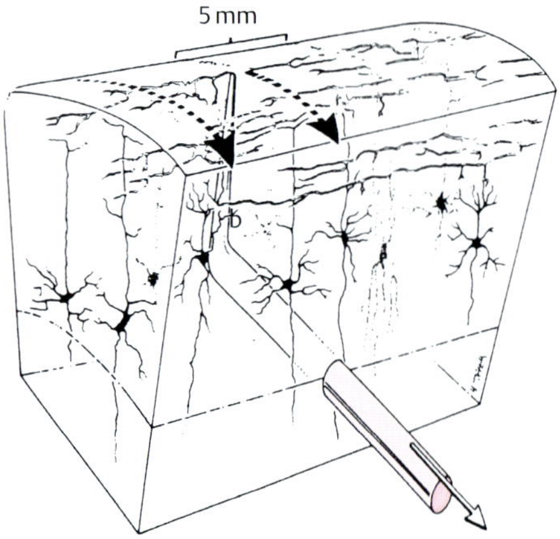

Abb. 126 **a** Frontalhirnepilepsie: Das Ergebnis der Elektrostimulation des Gehirns zeigt, daß die Anfallsursprungszone und die funktionell wichtige motorische Region überlappen. Eine Resektion kommt wegen des drohenden neurologischen Defizites daher nicht in Betracht.
b u. **c** Falls im Bereich einer funktionell wichtigen Zone (somatosensorischer Kortex, Sprachregion) an einer Hirnregion mit fokaler epileptischer Aktivität operiert werden soll, verbieten sich u. U. resektive Eingriffe. Sie können durch eine sogenannte multiple subpiale Transsektion (mit begleitendem intraoperativen ECoG-Monitoring) z. T. ersetzt werden. Die folgenden Abbildungen zeigen (nach Morell F, Whisler W 1982) die Technik der Transsektion horizontaler Fasern.

c

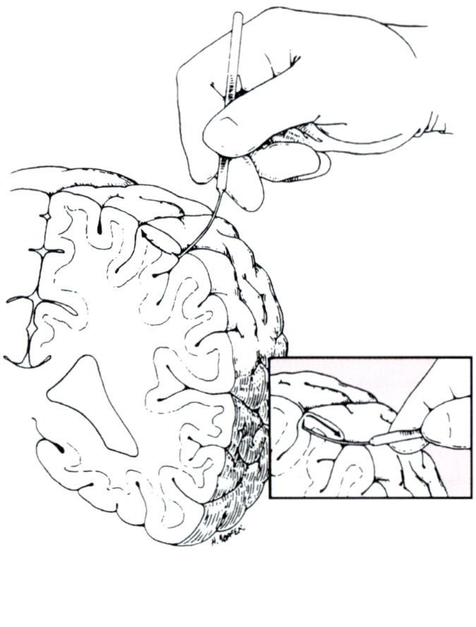

Zur Bestimmung der Lokalisation der Zentralregion sind verschiedene Verfahren geeignet. Die Präzentralregion wird durch direkte Elektrostimulation erfaßt. Der Sulcus centralis durch SEP-Phasenumkehr bei Stimulation z. B. des Nervus medianus; die Postzentralregion durch SEP maxima, direkte Kortexstimulation oder somatosensorisch evozierte Magnetfeldaktivität (MEG). Das MEG erlaubt in den meisten Fällen eine nichtinvasive präoperative Lokalisation der Zentralregion. Diese ist im Vergleich zum funktionellen MR sensitiver und präziser. In der sprachdominanten Hemisphäre ist bei Operationen im Frontalhirn in Broca-Nähe ebenfalls eine Stimulation erforderlich. Untersuchungen von Ojemann et al. 1982 zeigten eine höhere Inzidenz von aphasischen Störungen bei Standardtemporallappenepilepsien im Vergleich zu „tailored resections" nach individueller intraoperativer Lokalisation der Sprachregionen mit funktionellem Mapping. Eine postoperative verbale Gedächtnisleistungsstörung wurde besonders bei präoperativer hoher Ausgangslage beobachtet (Rausch und Crandell 1982, Novelly et al. 1983).

Bei früher Manifestation einer Temporallappenepilepsie sind relativ häufig anteriore Sprachleistungsrepräsentationen im Temporallappen beobachtet worden (Devinsky et al. 1992). Liegt das epileptogene Areal relativ weit temporal hinten, können mit Hilfe des funktionellen Sprachmappings u.U. ausgedehntere Resektionen erfolgen, als bei einer Standardresektion ohne Mapping vorgesehen werden kann. Bei vorwiegend neokortikaler Sprach-Gedächtnisrepräsentation muß der Eingriff u.U. auf eine mesiale Resektion beschränkt bleiben. Die Entwicklung computergestützter intraoperativer Analysen des ECoG ermöglicht eine quantitative Darstellung von spontaner evozierter epileptischer Aktivität (Schlegel und Stefan 1992). Spikedichte, Amplituden und Zeitverlaufsanalysen schaffen wichtige Voraussetzungen zur Aufschlüsselung der regionalen Prädominanz fokaler epileptischer Aktivität sowie Hinweise zur Propagation im neuronalen Netzwerk (s. Abb. **125**, Farbtafel S. T21 f.).

Computergestützte Analysen können bereits während der Registrierung im Operationsraum eingesetzt werden (Hellmann et al. 1993, Hofmann et al. 1993, Stefan et al. 1993). Diese Untersuchungen sind z.Z. Gegenstand aktueller Forschung im Hinblick auf die Mikrostruktur fokaler epileptischer Aktivität. Bei mehr diffusem „spiking“ ist die Interpretation hinsichtlich möglicher zugrundeliegender Quellen u.U. sehr schwierig und erfordert besondere Erfahrung in der elektrophysiologischen Signalanalyse epileptischer kortikaler Aktivität. Unsere Erfahrungen sprechen dafür, daß wir es bei der Temporallappenepilepsie nicht mit einer einzigen Entität zu tun haben, sondern daß es neben multifokalen, diffusen Spikeaktivitäten auch schwerpunktmäßige individuelle Verteilungen gibt. Falls diese in dem lateralen Neokortex in der dominanten Hemisphäre vorliegen, ist ein Sprachmapping und „tailoring“ der Resektion anzuraten, falls die überwiegende fokale epileptische Aktivität im Bereich des Hippocampus und temporobasaler Strukturen (z.B. Parahippocampus) liegt, ist neben einer selektiven Amygdalahippocampektomie eine parahippokampale Erweiterung der „tailored resection“ angezeigt. Da die Temporallappenepilepsie keine uniforme Entität darstellt, sollte den individuellen Gegebenheiten (fokale, epileptische Aktivität in der dominanten oder nicht-dominanten Hemisphäre, Prädominanz intralobär anterior-posterior, lateral-mesial etc.) bei der Operationsplanung Rechnung getragen werden. Bereits in der nichtinvasiven Phase können wichtige Orientierungshilfen zur prädominanten fokalen Aktivität durch subtile MEG/EEG-Analysen erhalten werden. Das erforderliche Ausmaß der invasiven Diagnostik wird dann durch das multimodale Mosaik der Gesamtbefunde bestimmt. Falls möglich, ist die Kombination von nichtinvasiver präoperativer Diagnostik und intraoperativem ECoG für den Patienten am wenigsten belastend (Abb. **125**, Farbtafel S. T21 f.).

Kasuistik: Selbstschilderung von Ängsten, Selbstzweifeln und Dankbarkeit; Momente der Befindlichkeit vor und nach der Operation einer Patientin.

Zur allgemeinen (präoperativen) Befindlichkeit: Zuerst ist es ein überraschendes und nicht begreifliches Moment, es (selbst) mit einem epileptischen Anfallsleiden zu tun zu haben. Man begreift dessen Existenz, hinterfragt, richtet sich ein, träumt, hofft.

Gleichzeitig werden einem Implikationen bewußt, erlebt man sie. Andere erahnt man nicht einmal, manche werden einem im Laufe der Zeit deutlich vor Augen geführt, manche bleiben unbewußt. Vielfältig und weithin ins eigene Leben eingreifend sind sie allemal.

Unmittelbare und mittelbare Beeinträchtigungen eines epileptischen Anfallsleidens wirken nicht nur auf die gesamte gesundheitliche Befindlichkeit des/der Betroffenen, sondern auch in weite Bereiche der gesamten Lebenssituation, der Lebensgestaltung und -planung.

So liegen neben der gesundheitlichen situativen Beeinträchtigung durch den Anfall an sich häufig Konzentrationsschwäche, reduziertes Wahrnehmungs- und Leistungsvermögen vor.

Und dann die fast allgegenwärtige Angst und Anspannung vor den gefürchteten Anfällen, das Durchleben des Anfalls, danach die Erschöpfung, das Wieder-zu-sich-kommen und erneut die aufkommende Anspannung und Angst.

Auch darf die physische und psychische Inanspruchnahme durch die Einnahme von Medikamenten nicht unterschätzt werden, so u.a. Müdigkeit, Konzentrationsschwäche mit möglichem Leistungsabfall, Disposition für andere Krankheiten. Man wirkt angespannter, gehemmter, begibt sich in Selbstzweifel, ist verunsichert, zieht sich zurück, überläßt Entscheidungen seinen Mitmenschen, begibt sich in gewissem Maße in deren Abhängigkeit und verliert dadurch an Selbständigkeit.

Es kommen plötzlich Einschränkungen auf einen zu, seien sie sozialer, gesellschaftlicher oder persönlicher Art, Einschränkungen, mit denen man sich zusätzlich auseinanderzusetzen hat.

Ein Thema ist z. B. der Führerschein bzw. das Autofahren. Jetzt ist wegen der Krankheit, die nicht einfach mit vorübergehendem Ruhigstellen wie bei einem Knochenbruch zu behandeln und unter Kontrolle zu bekommen ist, die eigene Gesundheit und die der Mitmenschen bei einem Autounfall – möglicherweise ausgelöst durch einen Anfall – gefährdet. Aus der Güterabwägung ergibt sich folglich ein Verlust an Mobilität und an Wahlfreiheit.

Wichtig in der persönlichen Grunddisposition: Schule, Berufsausbildung oder Studium. Aus evidenten Handlungsbeschränkungen, Rücksicht und Verantwortungsgefühl sich und dem Umfeld gegenüber, können viele Wünsche, Vorstellungen und Pläne nicht oder nur beschränkt realisiert werden. Entsprechende Eingriffe können so tief greifen, daß sich auch das Gefühl des Ausgeschlossenseins einstellt oder verstärkt.

Den äußeren Schranken durch die Krankheit an sich, fügt man innere Selbstzweifel, „innere Emigration", die sicherlich auch zu einer Wesensänderung führen, hinzu.

Auch im Privatleben verändert sich einiges: Sowie man selbst ein anderes Umfeldverhalten an den Tag legt, so muß auch das Umfeld lernen, ein Leben mit der Krankheit zu akzeptieren und mitzutragen – mit verschiedensten möglichen Konsequenzen. Akzeptanz ist keine Selbstverständlichkeit. Die Belastbarkeit des/der Betroffenen (wie auch dessen/deren Umfeld) sinkt, nicht selten wird man mit Unverständnis, Schuldgefühlen, mangelnder Unterstützung konfrontiert.

Verdrängungsmechanismen greifen auch deshalb Platz, weil nach wie vor die Epilepsie im gesellschaftlichen Bewußtsein anderen organischen Krankheiten nicht gleichgestellt ist.

Epilepsie bleibt unbegreiflich und erfährt keine deutliche Bewertung in der Gesellschaft. Epilepsie ist mit nebulösen Einschätzungen verbunden. Da ist es auch nicht trostreich, daß prominente Persönlichkeiten der Weltgeschichte wie Alexander der Große oder Caesar mit hoher Wahrscheinlichkeit Epileptiker waren – und sie deshalb als „Lieblinge der Götter" galten. Ungläubigkeit, Unverständnis und Ablehnung herrschen im gesamten Lebenskreis des/der Betroffenen vor; hierdurch wird die Akzeptanz des/der Kranken und der Krankheit, „das normale Umgehen" mit der Epilepsie noch zusätzlich erschwert.

Folglich ist man also auch bemüht, seine Krankheit nicht „öffentlich" werden zu lassen, um weiteren Konfliktpotentialen aus dem Weg zu gehen.

Gerade in einer Partnerschaft benötigt man dann um so mehr Verständnis für diese Situation, noch mehr Zuwendung und Unterstützung und auch Anerkennung.

All dies, einschließlich bereits angesprochener belastender Besonderheiten, kann die Beziehung immer wieder erschweren und auf die Probe stellen.

Während der konservativen Therapie ist man dem bereits angesprochenen Wechselspiel von Hoffen, Bangen, Verdrängen und Verzweifeln ausgesetzt. Hoffen auf Anfallsfreiheit und damit verbundene mögliche positive Veränderungen der eigenen Person und des Umfelds. Verzweiflung und Mutlosigkeit nach einem erneuten Anfall, der wieder einmal so überraschend und nicht beeinflußbar in einem tobt.

Selbst die Einnahme der verschiedensten Medikamente, sei es als Mono- oder Kombinationstherapie mit ihren zahlreichen möglichen Nebenwirkungen helfen nur bedingt. Die Chancen auf Stabilisierung, Besserung oder gar Anfallsfreiheit sinken vielfach auch aufgrund eintretender Pharmakoresistenz, und immer wieder stellt sich der/die Betroffene die Frage nach Möglichkeiten und Risiken einer Operation.

Die präoperative Phase

Wird dem/der Betroffenen ärztlicherseits die Möglichkeit eines operativen Eingriffes signalisiert und erklärt er/sie die Bereitschaft, einen entsprechenden Weg mitzugehen, so wird der Wunsch nach Heilung und Gesundung nochmals stärker und scheint plötzlich greifbar. Aber der/die Betroffene gerät auch in die Sondersituation der präoperativen Diagnostik. Beginnend und sehr bewußt erlebt man das umfangreiche präoperative diagnostische Prozedere, das zu durchlaufen ist.

Alles wird überlagert von den Träumen von einem „sorgenfreien" Leben ohne Anfälle, der Neugier auf die möglichen positiven Veränderungen und, damit verbunden, der Beginn eines neuen Lebens. Ebenso die Ungewißheit und Angst, ob während der Operation alles gut vonstatten gehen wird, ob Operationsfolgeschäden auftreten, wie mögliche motorische, sprachliche und/oder visuelle Störungen und wie das mögliche Entstehen neuer Foci. Ob wirklich ein Leben ohne Anfälle beginnen kann?

Nach der Operation

Plötzlich ist es vorbei und überstanden. Die Operation ist – wie ärztlicherseits bestätigt – erfolgreich verlaufen. Der Focus ist beseitigt bzw. der noch bestehende Teil unter Kontrolle, und es sind keinerlei Störungen zurückgeblieben.

Schon in der ersten Phase der Rekonvaleszenz kommt die Zeit des Wartens auf einen möglichen Anfall. Jedes Gespräch, sei es mit dem Partner, der Familie oder eingeweihten Freunden beginnt mit den Fragen: Wie geht es Dir? Hattest Du einen Anfall? – aber kein Anfall überfällt einen!

In einer Mischbefindlichkeit aus einer sich immer deutlicher entwickelnden positiven Grundstimmung und einem nicht geringen Maß an skeptischer Ungläubigkeit weiß man doch: Das neue Leben hat begonnen!

Zu Beginn ist es ein völlig ungläubiges Staunen. Man zählt die Tage, die Wochen ohne Anfälle. Jeder Tag ist ein Tag des Glücks! Behutsam, Schritt für Schritt kommt das „normale" Leben zurück. Eigentlich aber beginnt es jetzt erst. Peinlich genau achtet man ständig auf jedes vermeintliche oder tatsächliche Alarmzeichen in sich selbst und in seiner Umgebung: setzt man sich möglichen Risikofaktoren, wie z.B. Schlafmangel, Streß, Alkoholkonsum aus?

Die physische Rekonvaleszens ist zumeist erstaunlich kurzzeitig abgeschlossen, während die psychische eigentlich erst beginnt: Allmählich wagt man zu hoffen und zu glauben, daß das Anfallsleiden tatsächlich beseitigt zu sein scheint und damit all das Negative der Krankheit endlich vorüber ist. Verwunderung, Erstaunen, Ungläubigkeit und Freude in dieser neuen, so einmaligen Situation machen sich bemerkbar. Behutsam beginnt der Prozeß einer anderen, offeneren und aktiveren Teilnahme am Alltag, an den sozialen, beruflichen und gesellschaftlichen Aufgabenstellungen. Herausforderungen, denen man früher ausgewichen ist, werden zunehmend aufgenommen. Man traut sich mit der Zeit mehr und mehr zu, gewinnt an Selbstwertgefühl, an Selbstvertrauen.

Beispielsweise in der Familie und im näheren Umfeld setzt eine Bewertung ein: Galt man doch als labil, schutzbedürftig, benötigte um so mehr Verständnis und Anteilnahme für diese Sondersituation, so beansprucht man jetzt Gleichheit und Normalität.

Allemal erfordert es aber insgesamt einen längeren Zeitraum, mit dieser „neuen Normalität" umgehen zu können. Was bleiben wird, ist eine besondere Sensibilität gegenüber Krankheit, Erinnerung an eine Zeit vielfacher Ausweglosigkeit – und großer Dankbarkeit.

Stephanie Jaletzke, Mainz 1994

14.17.5 Ergebnisse der operativen Therapie

Die besten Resultate zeigen die *resezierenden* Verfahren und hier wiederum die Eingriffe am Temporallappen. In großen Serien mit insgesamt über 2000 Patienten konnte bei über 80% Anfallsfreiheit oder eine wesentliche Besserung erzielt werden (Engel und Shewman 1993).

Bei strenger Auswahl der Patienten ist u. U. keine großvolumige Standardresektion erforderlich. Operationen im Temporallappen erfordern u.U. ein „tailoring" der Resektion (Stefan 1993/1996) bis hin zur selektiven Amygdalohippocampektomie und parahippokampalen Resektion.

Der Anteil operierter extratemporaler Epilepsien hat in den letzten Jahren zugenommen. Die Ergebnisse der extratemporalen Resektion sind etwas weniger günstig. Symptomatische Epilepsien mit Läsionen wurden in 60–70% und ohne Läsionen in 20% anfallsfrei (Zentner et al. 1998). Eine Anfallsfreiheit wird bei 40–50% und eine wesentliche Besserung bei weiteren 20% der Patienten erreicht. Patienten mit einer strukturellen Läsion im Temporallappen und unitemporaler Epilepsie haben eine deutlich größere Chance (bis 90%) durch einen epilepsiechirurgischen Eingriff anfallsfrei zu werden, als Patienten mit bitemporaler Epilepsie mit einem dominanten Fokus (maximal 60%). Die präoperative Prognosebeurteilung bei bilateralen TLE-Aktivitäten wird durch die MR-Spektroskopie ermöglicht. Eberhardt et al. (1999) haben hierfür unilaterale, leicht bilaterale und massiv bilaterale Spektroskopiemuster evaluiert. Bei der Kallosotomie lassen sich bei 70–80% der Fälle die gefährlichen Sturzanfälle unterbinden.

Ein neues Verfahren der funktionellen Epilepsiechirurgie stellt die *Multiple Subpiale Transsektion* (MST) (Morell et al. 1993, Abb. **127**, Farbtafel S. T24) dar. Hiermit wurde bei Patienten mit Epilepsieherden in funktionell wichtigen Regionen, in denen keine vollständige Resektion des epileptogenen Hirngewebes durchgeführt wer-

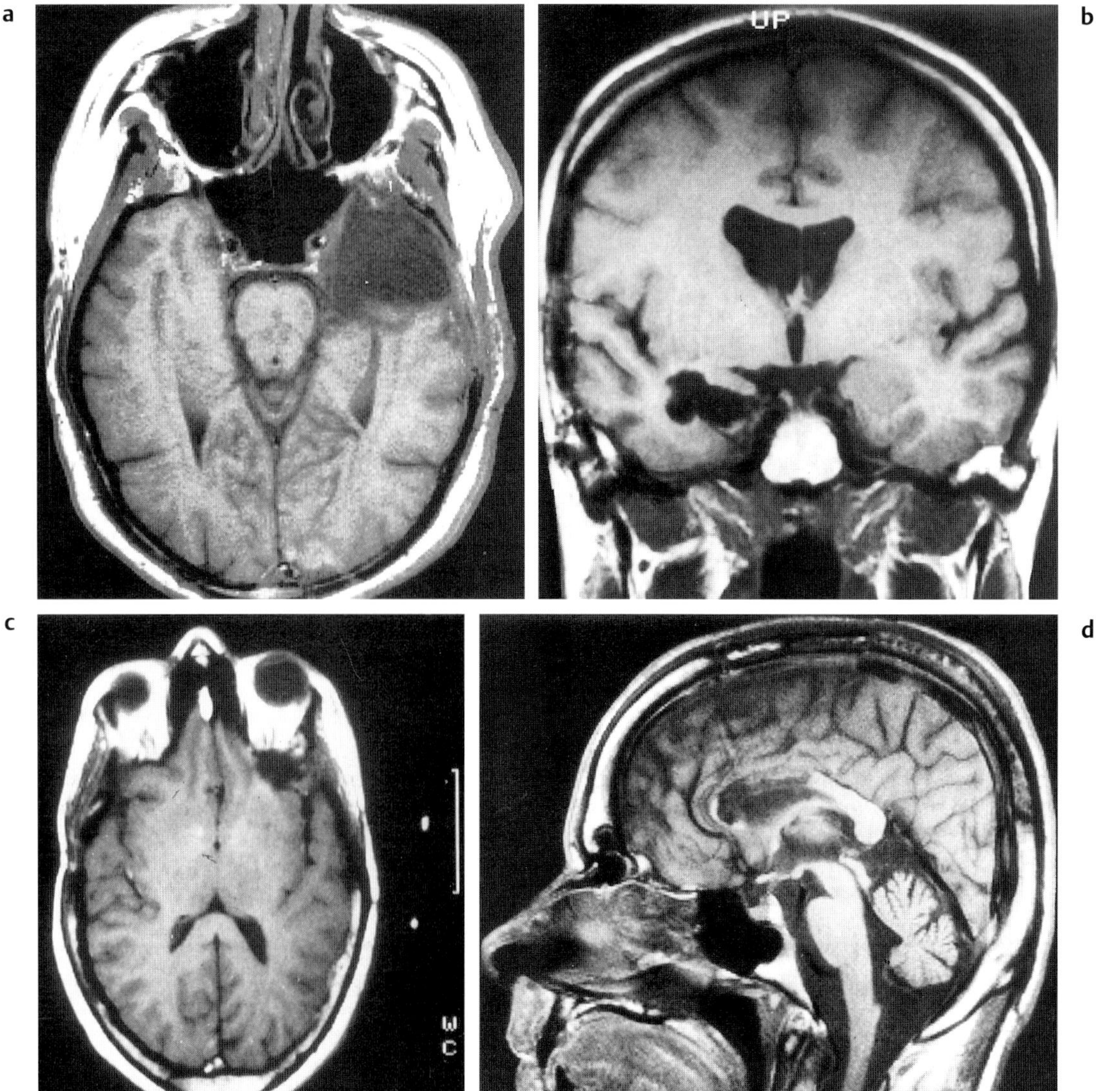

Abb. 128 Resektionsvolumina bei verschiedenen Operationen. **a** Zustand nach Standardresektion im Temporallappen; **b** Zustand nach selektiver Amygdala Hippokampektomie. **c** Zustand nach selektiver Operation frontal links unterhalb des Sprachzentrums; **d** Zustand nach Kallosotomie bei Lennox-Gastaut-Syndrom mit Sturzanfällen.

den konnte, durch Kombination einer Resektion mit MST in 55% Anfallsfreiheit erzielt (Hufnagel et al. 1997). Durch die Modifikation selektiver, tailored, Hemispherotomie- und MST-Verfahren wurde das Spektrum der epilepsiechirurgischen Eingriffe für individuelle Erfordernisse erweitert. Hierdurch werden auch vermehrt extratemporale Epilepsien für operative Eingriffe zugänglich. Das Ausmaß einer Resektion kann postoperativ oder bereits (Abb. **128 a – d**) intraoperativ durch MR-Kontrolle im OP-Verlauf festgestellt werden (Buchfelder et al. 1999). Ein Beispiel für ein intraoperatives MR nach Temporallappenresektion ist in Abb. **128 e** wiedergegeben. Postoperativ wird die medikamentöse Behandlung mit Antiepileptika in der Regel für mindestens 2 Jahre fortgeführt.

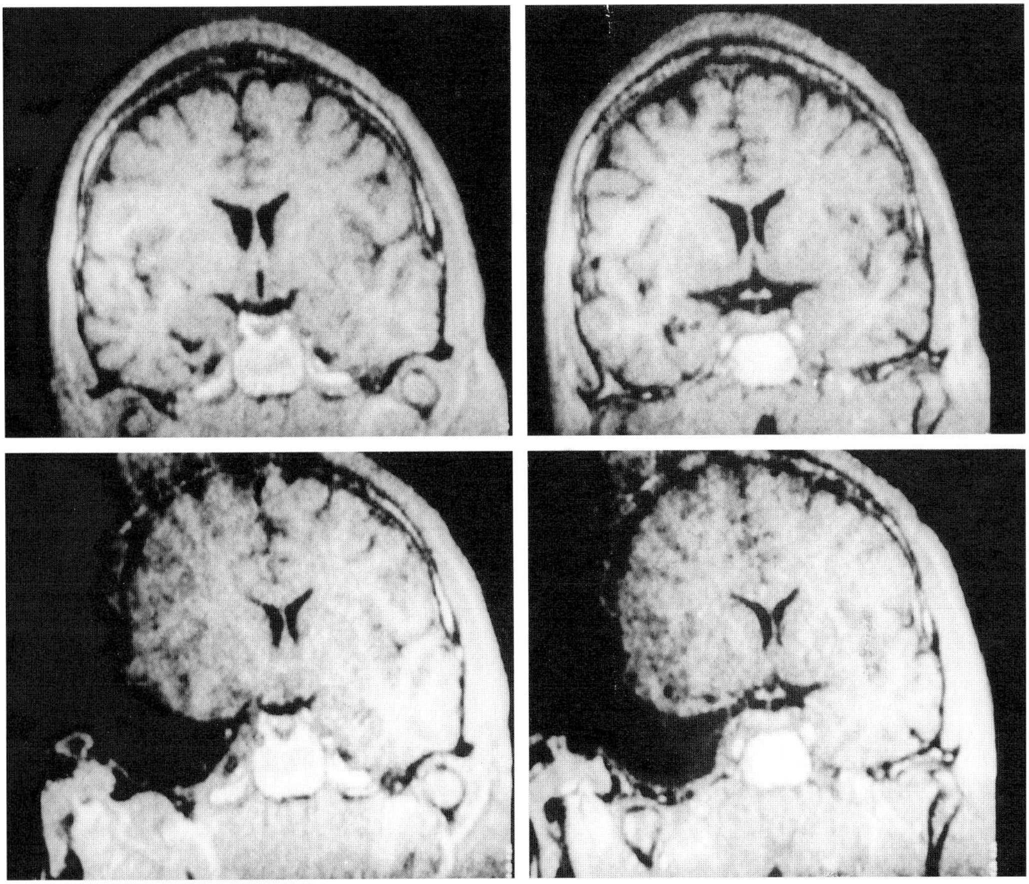

Abb. 128e Intraoperative Kontrolle der Resektion mittels MRT (aus: Stefan und Buchfelder 1998, Ärzteblatt 95, Heft 50, S. 2494–2499).

Die Entscheidung über eine Medikamentenreduktion sollte nur in Absprache mit einem Zentrum für Epilepsiechirurgie erfolgen (Tab. **77**).

14.17.6 Komplikationen

Die Komplikationsrate der invasiven Diagnostik ist gering. Die Mortalität bei über 1000 Patienten ist gleich Null. Die Morbidität ist vor allem bedingt durch Infektionen und Blutungen und liegt permanent zwischen 2 und 0,5% (Behrens et al. 1997), je nach Methode.

Die operativen Verfahren sind komplikationsarm. Zusätzlich zum geringen allgemeinchirurgischen Blutungs- und Infektionsrisiko (im Bereich von 1%) stehen die lokalen Komplikationen des jeweiligen Eingriffes im Vordergrund. Bei den häufigen Temporallappenresektionen kann es zu passageren Sprach- sowie Gedächtnisstörungen kommen. Bleibende Defizite sind selten (Neubauer 1989). Insgesamt liegt die Komplikationsrate unter 5%.

OP-refraktäre fokale Epilepsien können vorliegen, falls zwar die Lokalisation jedoch das Ausmaß der durchzuführenden Resektion nicht ideal getroffen wurde. Dies kann z. B. in einer unzureichend nach posterior reichenden Hippocampus-Resektion oder Parahippocampus-Resektion liegen oder einer zu kleinen Resektion im neokortikalen Bereich, falls funktionell wichtiges Gewebe verschont bleiben muß. Zweitoperationen können zur Anfallsfreiheit führen. Awad et al. (1991) fanden in ca. 20% postoperativer Anfallsrezidive, Residualherde, welche nicht immer im Bereich der Erstresektion lagen.

Vor 2. Operationen liefert das nicht-invasive MEG durch die Möglichkeit der kontaktlosen Registrierungstechnik wichtige Informationen bezüglich der Rest-Fokusaktivität (Kirchberger et al. 1998). Das MEG wird von den anatomischen

Tabelle 77 Übersicht über operative Behandlungsergebnisse bei Patienten mit pharmakoresistenten Epilepsien, modifiziert nach Engel (1987)

	Anfallsfrei %	Besserung (seltene Anfälle) %	Komplikationsquote %
1. Kortikale Resektion			
Topektomie			
subpiale Resektion (Hirnduranarbe)	70	18	3–10
Amygdalohippokampektomie			
Lobektomie			
temporal anterior	55	28	
frontal*			
zentral			
parietal, extratemporal	43	28	
okzipital			
Multilobektomie			
Hemisphärektomie			5–20
subtotal (frontal und okzipital erhalten)			
subtotal (total funktionell)	77	18	
Diskonnektion			5–15
Rostrum und Splenium corporis callosum			
weiße Substanz frontal und parieto-okzipital	5	71	
Multiple subpiale Transektion	20–30	40–50	5–15
2. Stereotaktischer Eingriff	fraglicher Effekt		
3. Elektrostimulation			
Vermis des Kleinhirns	Effekt aus Anfallsfrequenz nicht bewiesen		
Vagusstimulation		30	
4. Radiochirurgie-Therapie	in Einzelfällen nachgewiesen		

* Frontalhirnläsion: postoperativ Anfallsfreiheit 44–65%; Frontalhirnepilepsie ohne Läsion: postoperativ anfallsfrei 9%, Reduktion > 50% der Anfälle – 90% (Wyllie et al. 1986); 60% FLE anfallsfrei auch kryptogen gute Post-OP-Prognose Swartz et al. (1998).

Veränderungen durch den OP-Defekt nicht maßgeblich beeinflußt wie das EEG. Die Epilepsiechirurgie im Kindesalter hat in den letzten Jahren zugenommen, oft handelt es sich um größere extratemporale oder multilobuläre Reaktionen bei katastrophalen läsionellen Epilepsien (Holthausen et al. 1997). In einer Serie von 31 Operationen zwischen 1. und 23. Lebensmonat konnte Anfallsfreiheit oder eine deutliche Reduktion in 70% erzielt werden. Allerdings erscheint das Risiko erhöht. 2 Patienten starben postoperativ (Mortalität 6%) (Duchowny et al. 1998).

Spontane psychische Verhaltensbesserungen wurden postoperativ bei Temporallappenepilepsie in 53% festgestellt. Psychotherapie und soziale Eingliederungshilfen wurden in 24% durchgeführt (Ferguson et al. 1992). Da postoperativ in 6–9% psychogene Anfälle nachgewiesen wurden, ist der präoperative Nachweis epileptischer Anfälle und Ausschluß psychogener Attacken durch Video-EEG-Monitoring zu fordernn (Ney et al. 1998). Schizophreniforme Psychosen wurden postoperativ bei Temporallappenepilepsie selten beobachtet (Fenwick 1987, Hefner et al. 1992). Hierbei kann es sich um kurzfristige, episodische Alternativpsychosen handeln. Hierbei wird eine akute Störung der Balance exzitatorischer (Glutamat) und inhibitorischer (GABA) Transmitter diskutiert. Depressionen lagen bis zu 25% vor und Suizide wurden in ca. 2% festgestellt. Da die Anfallsfreiheit für den Patienten zu einer enormen Belastung führen kann, weil von ihm gefordert wird, daß er selbständig sein müsse, ist bei bestimmten Patienten eine psychosoziale Vorbereitung zur Operation erforderlich. Nach Kallosotomien kann die Aufmerksamkeitsleistung erhöht werden. Der Patient erhält das Gefühl, durch das Fernbleiben der Sturzanfälle, sein Selbstwertgefühl stärken zu können, da der Sturzhelm wegfällt. Außerdem wurde über verminderte Aggressivität berichtet. In extrem seltenen Fällen kam es zu Mutismus bei Beidhändern und Rechts-Links-Antagonismus. Mögliche Risiken und therapeutische Effekte müssen jeweils in einer interaktiven Risiko-Nutzen-Abwägung mit dem Patienten individuell besprochen werden.

14.17.7 Stereotaktische Radiochirurgie und innovative Therapie

Die Radiochirurgie mit dem Gamm-knife ist trotz vielversprechender erster Ergebnisse noch eine experimentelle Therapie (Regis et al. 1996).

Eine weitere alternative Behandlungsmethode stellt die stereotaktische fokale *Radiotherapie* mit einem Linearbeschleuniger dar. Tierexperimentelle Untersuchungen zeigten eine neuronale Reafferenzierung nach lokaler Bestrahlung (Barcia-Salorio et al. 1985). Bei pharmakoresistenten fokalen Epilepsien kann u. U. trotz gelungener Lokalisation des epileptogenen Areals kein epilepsiechirurgischer Eingriff erfolgen. Dies trifft dann zu, wenn das epileptogene Areal im Bereich funktionell wichtiger Hirnregionen liegt oder der Patient aufgrund internistischer Grundleiden nicht narkose- bzw. operationsfähig ist (Stefan et al. 1998).

Eine weitere wichtige rationale Basis für einen Therapieansatz könnte die Inhibition epileptischer Aktivität durch Hemmung der genetischen Transkription auf molekularbiologischer Basis sein (Löwenstein 1992, Gass et al. 1993). Gentherapie und Transplantate befinden sich zur Zeit noch in einem sehr frühen Stadium eines experimentellen Ansatzes. Sowohl die Transplantation hippokampaler fetaler Zellen als auch GABAerger Zellen wurden durchgeführt (Shetta und Turner 1997, Löscher et al. 1998). Wesentliche Voraussetzungen zum besseren Verständnis spezieller Pathomechanismen menschlicher Epilepsien und daraus möglicherweise resultierenden Therapieentwicklungen stellen Untersuchungen der Elementarprozesse der Epileptogenese des Menschen nach operativer Entfernung von epileptogenem Hirngewebe dar.

15 Soziale Integration und Rehabilitation

Neben der Anfallskontrolle steht die soziale Integration des Patienten als wichtigstes Behandlungsziel im Vordergrund. Über die verschiedenen ärztlichen, pädagogischen und sozialen Probleme bei Patienten mit Epilepsien informiert ausführlich ein Leitfaden für Erzieher, Fürsorger, Arbeits- und Berufsberater von der Deutschen Sektion der Internationalen Liga gegen Epilepsie.

15.1 Erziehung, Familie, Schule, Beruf

Eine soziale Integration wird durch das Zusammenwirken der ärztlichen Betreuung, adäquater Erziehung, Familienunterstützung, Verständnis in der Schule und Selbsthilfegruppen erleichtert. Durch die Anfälle verliert der Patient leicht seine Selbständigkeit in der Familie und Integration in der Gesellschaft. Eine Selbststigmatisierung durch Scham und Angst kann zu einem Versteckspiel mit Verbergen der Erkrankung führen (Specht und Thorbecke 1999). Die Eltern werden schnell in die Rolle einer übertriebenen Fürsorge und Überwachung gedrängt. Man muß bei der Erziehung eine übertriebene Angst vor Verletzungen, die Gefahr einer gestörten Persönlichkeitsentwicklung mit Unselbständigkeit und mangelnde Integration vermeiden. Will man Unselbständigkeit und Abhängigkeit vermeiden, muß der „over protection" frühzeitig entgegengewirkt werden. Angehörige müssen frühzeitig auf diese Gefahr aufmerksam gemacht werden. Bei prädisponierter Familiendisposition können sich schwere neurotische Entwicklungen mit psychogenen Körperstörungen manifestieren.

Probleme der Berufsausbildung und Berufstätigkeit ergeben sich für Epilepsiekranke in erheblichem Maße. Bereits Kindergarten- und Schulbesuche können sich schwierig gestalten. Kindergärten in öffentlicher Trägerschaft können die Aufnahme eines anfallskranken Kindes in einem normalen Kindergarten unter Berufung auf die Erkrankung nur dann verweigern, wenn das Kind wegen seiner Krankheit dort nicht betreut oder nicht hinreichend gefördert werden kann, so etwa bei hoher Anfallsfrequenz und körperlichem oder geistigem Entwicklungsrückstand. Eine Aufnahme in einen Sonderkindergarten erscheint dann sinnvoll. Ähnlich wie bei den Kindergärten kann in Abhängigkeit vom Gesundheits- und Entwicklungszustand des Kindes eine Eingliederung in eine Sonderschule angewiesen werden. Selbstverständlich wird man es so lange wie möglich vermeiden, ein Kind voreilig in einen Sonderbereich einzuweisen. Nicht selten wurde die Schul- und Berufsausbildung eines Patienten mit Epilepsie allein aufgrund der Tatsache der Epilepsie inhibiert, obwohl eine relativ hohe Intelligenz vorliegt. Der Lehrer hatte die wichtige Aufgabe, die Integration des Schülers in der Klasse zu fördern und für Verständnis und Akzeptanz zu sorgen, wobei eine möglichst zur Selbständigkeit führende Erziehung gefördert werden soll. Eine Aufnahme in die Hochschule kann seitens der Hochschule dann verweigert werden, wenn der Studienbewerber durch die Krankheit die Gesundheit anderer Hochschulmitglieder gefährdet oder den ordnungsgemäßen Studienbetrieb erheblich beeinträchtigen würde, was bei einigen naturwissenschaftlichen Studien- und Sportarten denkbar ist. Die berufliche Eignungsberatung sollte unter Berücksichtigung von Neigung, Anfallsart und Behandlungsstand durch ein Arbeitsamt und durch den Arzt erfolgen. Ein Beruf, der eine besondere Unfallgefährdung aufweist, sollte nicht gewählt werden. Eine detaillierte Aufstellung von Berufsmöglichkeiten für Patienten mit Epilepsie geben die Empfehlungen zur Beurteilung beruflicher Möglichkeiten von Personen mit Epilepsie, verfaßt von einem Arbeitskreis zur Verbesserung der Eingliederungschancen von Personen mit Epilepsie (Arbeitsmedizin, Sozialmedizin, Präventivmedizin) siehe Tab. **78**.

Häufig haben die an Epilepsie erkrankten Patienten bereits eine Berufsausbildung abgeschlossen und befinden sich in einem Arbeitsverhältnis. Die neu aufgetretene Krankheit bringt die Fragestellung mit sich, ob der ausgeübte Beruf fortgesetzt werden kann. Es besteht dabei die Möglichkeit, die Arbeit unter Schutzmaßnahmen fortzusetzen (eine Umbesetzung im Betrieb zu ar-

Tabelle 78 Einschränkung der beruflichen Einsatzfähigkeit bei Epilepsie

nicht geeignet	in der Regel nicht zumutbar	häufig Bedenken bei
Berufskraftfahrt	Nachtschicht	Hitze
Absturzgefahr	Akkordarbeit	Kälte
offenes Wasser	Wehrdienst	Lärm
offenes Feuer		Überdruck
Starkstrom		sonstige Überwachungs- und Steuertätigkeit
ungeschützte Maschinen, die rotieren, zerkleinern oder verformen		optokinetische Reize
		Wechselschicht
Überwachungs- und Steuertätigkeit mit Gefährdung anderer (z. B. Kran, Stellwerk)		Publikumsverkehr, Unterricht
		langem Arbeitsweg
		starkem Streß

rangieren). Ferner kommen das Erlernen eines neuen Berufes in einem Berufsförderungswerk oder eine Umschulung auf dem freien Arbeitsmarkt mit Unterstützung eines Trägers der beruflichen Rehabilitation in Frage. Über die Möglichkeit einer Weiterbeschäftigung entscheidet in der Regel der Betrieb, über die Möglichkeit der Umschulung die BfA. Bei Patienten, die älter als 40 Jahre sind, gestaltet sich eine Umschulung meist aus formalen Gründen schwierig. Die Beratungsmöglichkeiten sollten genützt werden, um eine optimale Rehabilitation zu ermöglichen (Thorbecke et al. 1987). Neben den Berufen selbst sind die in Tab. **79** angegebenen arbeits- und arbeitsplatzgebundenen Faktoren limitierend für die Beschäftigung von Epilepsiekranken (Blumenthal 1984).

Die Ergebnisse einer 30jährigen „follow-up"-Studie über die Berufsunfähigkeit bei Epilepsiepatienten faßt Penin (1979) wie folgt zusammen: Meist ist es nicht die Epilepsie selbst, sondern es sind die sozialen Folgen, die zur Aufgabe des Berufes zwingen. Meistens gefährden nicht die Anfälle, sondern psychische Störungen, gleich welcher Folge, auch pharmakogen, die berufliche Eingliederung. Nur bei 15% der Epilepsiekranken ist der Verlauf nach Penin (1979) so schwer, daß eine ungünstige soziale Prognose heute noch unvermeidbar scheint. Die therapeutischen und sozialmedizinischen Aufgaben sieht Penin in nachstehenden Punkten:

- breite Aufklärung über Epilepsie
- Motivierung zur frühestmöglichen Behandlung
- neue Antiepileptika ohne oder mit nur geringen Nebenwirkungen
- Arbeitsplatzanalysen vor und nach berufsfördernden Maßnahmen
- verbesserte gesetzliche Regelungen der Arbeitsplatzbeschaffung für Arbeitnehmer mit Epilepsie.

Da 1987 die Ausbildungsordnungen für elektrotechnische und metalltechnische Berufe geändert und zwischenzeitlich noch differenziertere Beurteilungsmöglichkeiten entwickelt wurden, liegt jetzt eine überarbeitete Empfehlung (1994) vor. Heute wird eine differenzierte Abstimmung von individuellen, krankheitsbezogenen Einschränkungen (Schwere der Epilepsie) und individuellen beruflichen Bedingungen (Art des Berufes, Anfänger, Berufserfahrung) gefordert. Je nach Gefährdungskategorie (Bewußtsein erhalten = A, Verlust der Haltungskontrolle = B, Störung der Willkürmotorik = C, unangemessene Bewegung = D), Anfallshäufigkeit, Bindung an den Schlaf-Wach-Rhythmus, Auslösesituation etc., werden die beruflichen Möglichkeiten individuell beurteilt. Ein Beispiel hierfür gibt Tab. **80**. Über Arbeit und berufliche Rehabilitation informiert ein Ratgeber von Thorbecke et al. (1995).

15.2 Rehabilitation

Patienten mit Epilepsie werden auch heute als Gruppe noch oft diskriminiert. Dies beruht oft auf der in einer Leistungsgesellschaft bestehenden Haltung gegenüber chronisch Kranken oder zumindest zeitweise Funktionseingeschränkten. Die Rehabilitation sollte nicht nur die Anpassung an eine größtmögliche Schul- und Arbeitsleistung anstreben, sondern viel mehr die sozialen Beziehungen im Sinne eines vollwertigen Menschen fördern. Psychosoziale Probleme in Form von Entwicklungsstörungen in der Familie oder später in der Schule bzw. Berufsumgebung stellen eine große Gefahr dar. Häufig findet durch die Eltern eine over protection statt. Daher sollte eine frühzeitige Beratung der Eltern erfolgen, damit sie in die Lage versetzt werden, die Eingliederung ihres Kindes in das soziale Umgebungsmilieu auf rationaler Grundlage durchzuführen.

Tabelle 79 Tabellarische Übersicht beruflicher Möglichkeiten bei Patienten mit Epilepsie (nach „Empfehlungen zur Beurteilung beruflicher Möglichkeiten", Arbeitskreis zur Verbesserung der Eingliederungschancen von Personen mit Epilepsie. Arbeitsmedizin, Sozialmedizin, Präventivmedizin (1983, 1994)

Tätigkeit	keine Bedenken	meist möglich	evtl. möglich
Bohrer, Bohrwerksdreher, Dreher, Automateneinrichter, Fräser, Hobler, Schleifer	1, 2		3, 4, 5, 6, 7
Mechaniker (Chirurgie-, Feinwerk-, Büromaschinen), Werkzeugmacher	1, 2	3	4, 5, 6, 7
Flugzeugmechaniker, Landmaschinenmechaniker, Maschinenschlosser, Betriebsschlosser, Kunststoffschlosser	1, 2	3	4, 5, 6, 7
Schweißer	1, 2	3	4, 5, 6, 7
Güteprüfer	1, 2, 3	4, 5, 6, 7	
Technischer Zeichner, Maschinenbautechniker der Fachgruppe Konstruktion, Qualitätswesen, Arbeitsvorbereitung und NC-Technik	1, 2, 3	4, 5, 6, 7	
Maschinenbau-Ingenieur	1, 2, 3	4, 5, 6, 7	
Nachrichtengerätemechaniker, Funkelektroniker, Energieanlagenelektroniker	1	2, 3	4, 5, 6, 7
Feingeräteelektroniker, Informationselektroniker	1, 2	3, 4	5, 6, 7
Fernmeldeelektroniker	1	2, 3, 4	5, 6, 7
Elektrogerätemechaniker, Elektromaschinenmonteur, Energiegeräteelektroniker	1	2	3, 4, 5, 6, 7
Elektrotechniker, Elektroingenieur, Elektroniktechniker, Elektronikingenieur	1, 2	3, 4, 5, 6, 7	

1 Anfallsfrei im Sinne der KFZ-Tauglichkeit
2 Anfälle nur aus dem Schlaf im Abstand von länger als 1 Monat; einseitige Krämpfe bei klarem Bewußtsein im Abstand von länger als einer Woche bis einem Monat
3 Anfälle aus dem Schlaf im Abstand von länger als 1 Woche; sehr kurze Anfälle mit Beeinträchtigung der Aktivität im Abstand von länger als einem halben Jahr
4 Kurze Anfälle mit Beeinträchtigung der Aktivität im Abstand von länger als 1 Woche; einseitige Krämpfe bei klarem Bewußtsein; Anfälle mit Sturz, die einschließlich Reorientierung nicht länger als 5 min dauern, im Abstand von länger als einem halben Jahr
5 Anfälle mit Beeinträchtigung der Aktivität im Abstand von länger als 1 Woche; kurze Anfälle, bei denen der Kranke nicht der Situation angemessen handelt, im Abstand von länger als einem halben Monat; Anfälle mit Sturz, die einschließlich Reorientierung nicht länger als 15 min dauern, im Abstand von länger als einem Monat
6 Anfälle, bei denen der Kranke nicht der Situation angemessen handelt im Abstand von länger als einem Monat; Anfälle mit Sturz, die einschließlich Reorientierung nicht länger als 15 min dauern, im Abstand von länger als einem Monat
7 Anfälle mit Beeinträchtigung der Aktivität; kurze Anfälle mit Beeinträchtigung der Aktivität, bei denen der Kranke nicht der Situation angemessen handelt, im Abstand von länger als 1 Woche; Anfälle mit Sturz, die einschließlich Reorientierung nicht länger als 15 min dauern, im Abstand von länger als 1 Woche

Tab. **80**
A Beeinträchtigung der Handlungsfähigkeit bei erhaltenem Bewußtsein mit Haltungskontrolle;
B Handlungsunterbrechung bei Bewußtseinsstörung mit Haltungskontrolle;
C Handlungsunfähigkeit mit/ohne Bewußtseinsstörung bei Verlust der Haltungskontrolle;
D Unangemessene Handlungen bei Bewußtseinsstörungen mit/ohne Haltungskontrolle

Tabelle 80 Gefährdungsbeurteilung – industrielle maschinenbautechnische Berufe (nach: Empfehlungen zur Beurteilung beruflicher Möglichkeiten von Personen mit Epilepsie – Überarbeitung 1994 durch Arbeitskreis zur Verbesserung der Eingliederungschancen von Personen mit Epilepsie. Epilepsie-Blätter 7: 33 – 40 (1994)

Industrielle maschinenbautechnische Berufe Hinweise zur Beurteilung der beruflichen Möglichkeiten für Personen mit Epilepsie ○ grundsätzlich keine Bedenken △ möglich in der Mehrzahl der Arbeitsplätze □ möglich in besonderen Fällen **Risiken** insbesondere drehende, ungeschützte Teile (Backenfutter, Bohrspindeln) Fehlprogrammierung		**Paragraph 25 BBiG;** **Paragraph 25 WHO** Bohrer, Bohrwerksdreher, Dreher, Revolverdreher, Automateneinrichter, Fräser, Universalfräser, Hobler, Universalhobler, Universalschleifer **Zerspanungsmechaniker** Fachrichtung: Automatendrehtechnik, Frästechnik, Drehtechnik, Schleiftechnik Berufe der ehemaligen DDR: Facharbeiter für Werkzeugmaschinen Drehen, Fräsen, Schleifen, Hobeln, Bohren Facharbeiter für Schleifwerkzeuge Automateneinrichter	**Paragraph 25 BBiG;** **Paragraph 25 WHO** Mechaniker, Feinwerk-, Chirurgie-, Büromaschinenmechaniker, Elektromaschinenbauer, Werkzeugmacher, Fluggeräte-, Landmaschinenmechaniker, Maschinen-, Betriebs-, Kunststoffschlosser, Schmelzschweißer, NC-Anwendungsfachmann **Industriemechaniker** Fachrichtung: Geräte- und Feinwerktechnik, Produktionstechnik, Maschinen- und Systemtechnik, Betriebstechnik **Werkzeugmechaniker** Fachrichtung: Instrumententechnik, Stanz- und Umformtechnik **Konstruktionsmechaniker** Fachrichtung: Ausrüstungstechnik **Anlagenmechaniker** Fachrichtung: Versorgungstechnik Berufe der ehemaligen DDR: Instandhaltungs-, Flugzeugmechaniker, Landmaschinen- und Traktorenschlosser, Maschinenbauer, Mechaniker, Elektromaschinenbauer, Feinmechaniker, Facharbeiter für Schweißtechnik, Werkzeugmacher	**Paragraph 25 BBiG;** **Paragraph 25 WHO** Güteprüfer, Technischer Zeichner, Teilekonstrukteur **Maschinenbautechniker** Fachrichtung: Konstruktion, Qualitätswesen, Arbeitsvorbereitung und NC-Technik, Produktionsorganisation **Dipl.-Ing. Maschinenbau** Werkstoffprüfer, Metall Maschinenbauzeichner
		1	2	3
– Anfallsfrei > 1 Jahr nach operativer Therapie – Anfallsfrei > 2 Jahre unter Pharmakotherapie – Anfälle nur aus dem Nachtschlaf > 3 Jahre – Kategorie „0“		○	○	○
Anfälle ≤ 2/Jahr	**A**	○	○	○
	B	○	○	○
	C	△	△	△
	D	□	△	△
Anfälle 3 – 1/Jahr	**A**	○	○	○
	B	△	△	○
	C	△	△	△
	D	□	□	△
Anfälle ≥ 1/Monat	**A**	○	○	○
	B	△	△	△
	C	□	□	△
	D	□	□	△

Sehr wichtig ist die den Erfordernissen der Situation realistisch angepaßte Unterstützung der Förderung des Selbstwertgefühles. Falls die psychosoziale Entwicklung bereits lange ungünstig verlief, kann die Kontrolle der Anfälle durch die Behandlung zu einem unlösbaren Konflikt bzw. Schutzlosigkeit mit Angst vor Verlust der Krankenrolle führen. Das primäre Ziel einer Behandlung besteht daher darin, den Patienten in die Lage zu versetzen, etwas „leisten" zu können und akzeptiert zu werden – selbst wenn nicht alle Anfälle kontrollierbar sind. Eine kontinuierliche Langzeit-Medikation ist unter folgenden Umständen besonders gefährdet: Alkoholismus, soziale Isolierung durch konstante Bindungen, häufigen Arztwechsel oder organischem Psychosyndrom (z. B. frontal) sowie versicherungsrechtliche Rentenansprüche (Rabe 1974, Posthuma 1974, Blumenthal 1984). Wichtige arbeitsbezogene Probleme (Berufswahl am Ende der Schulzeit, fehlgeschlagene Ausbildung, Arbeitslosigkeit, Kündigung und Berentung) diskutiert Thorbecke (1993) anhand von Beispielen aus der Praxis. Beratungen erfolgen über psychologische Fachdienste, Berufsberatung und arbeitsmedizinische Fachdienste. Eingliederungsvorschläge können in Schule, Arbeitsplatz, Berufsbildungswerk und Berufsförderungswerk erhalten werden.

Nur wenige Patienten mit Epilepsie müssen dauerhaft untergebracht werden. Nach Geitzig und Taige (1987) handelt es sich um ca. 3,5% der Patienten. Abgesehen von der chronischen, können tageweise oder wochenweise Unterbringungen in Internaten mit Körperbehinderten-Schulen erfolgen. Kurzzeitheime nehmen zur Entlastung Patienten vorübergehend für einige Wochen auf. Sparty et al. (1987) geben hierzu Kurzzeitunterbringungseinrichtungen an. Zunächst werden innerbetriebliche Möglichkeiten der Umsetzung, schließlich ein Stellenwechsel mit Suche einer risikoärmeren Tätigkeit und dann schließlich eine Umschulung gesucht. Bezüglich der Umschulung erfolgt eine Behindertenberatung beim Arbeitsamt sowie eine Testung und Beurteilung der jeweiligen Person im Rahmen einer Berufsfindungsmaßnahme innerhalb von wenigen Wochen. Im Rahmen einer betrieblichen Ausbildung wird vom Arbeitsamt ein Unterhaltsgeld von ca. 75% des letzten Nettogehaltes vorgesehen. Das Berufsfortbildungswerk findet in der Handelsschule und das Berufsförderungswerk in einer größeren überregionalen Einrichtung statt.

Zur Verbesserung des gesundheitlichen Allgemeinbefindens können Kuren für maximal vier Wochen alle drei Jahre ärztlicherseits verordnet werden. Zur Behandlung der Epilepsie können Heilverfahren in Spezialzentren und darüber hinausgehender krankengymnastischer Therapie durchgeführt werden.

Das Sozialgesetzbuch sieht einen Nachteilsausgleich für Behinderte vor. Dieser betrifft sowohl die Rehabilitation, die Einkommenssteuer, Kraftfahrzeughilfeverordnung, Berufsfindung, Werkstättenverordnung, Schwerbehindertenausweis und Arbeitsförderung. Bei einer Behinderung von über 50% kann ein Schwerbehindertenausweis vom Versorgungsamt ausgestellt werden. Hiernach richtet sich dann auch der Steuerfreibetrag individuell. Aufgrund der Einschätzung der Schwerbehinderung wird die Regelung für Freifahrten für den Nahverkehr oder für eine Begleitperson vorgenommen. Zur Wohnraumförderung wird ein Wohnberechtigungsschein ausgestellt, der u. U. einen Mietzuschuß vorsieht oder bei baulichen Maßnahmen die Anpassung des Wohnraumes fördert. Bezüglich Hilfen des Gesetzgebers wird auf Lipinski (1994), Thurst (1985) und den Ratgeber des Bundesministerium für Arbeit und Sozialordnung (1992) verwiesen.

In einer Lebensqualitätsuntersuchung von Gilliam et al. (1997) wurden 81 erwachsene Epilepsiepatienten mit mittelschweren Epilepsien nach ihren Sorgen im Zusammenhang mit epileptischen Anfällen befragt. Die am wichtigsten klassifizierten Befürchtungen sind für Patienten demnach

1. Fahrerlaubnis (28%)
2. Arbeitstelle (23%)
3. Unabhängigkeit (10%)
4. Verletzungsgefahr (7%)
5. Medikamentennebenwirkung (5%)
6. Unvorhersagbarkeit (5%)
7. Andere.

16 Genetische Beratung

Es gibt viele Erkrankungen, bei denen epileptische Anfälle und genetische Dispositionen eine Rolle spielen. Hierbei kann der genetische Einfluß auch indirekt auf neuronale Aktivität einwirken und sich keineswegs nur auf Neurone beziehen (z.B. Unverricht-Lundborg-Erkrankung).

Bei der Entstehung von Epilepsien sind in unterschiedlichem Ausmaß genetische Faktoren und Realisationsfaktoren durch erworbene Hirnläsionen beteiligt. Zusätzlich ist zu berücksichtigen, daß Epilepsien bei metabolisch-degenerativen zerebralen Erkrankungen vorkommen können, welche selbst ein Vererbungsrisiko aufweisen. In diesem Falle ist bei Erkrankungen mit autosomal rezessivem Erbgang das Risiko für die Geschwister auf 25% und bei Erkrankungen mit autosomal dominantem Erbgang das Risiko für die Nachkommen auf 50% einzuschätzen (Moser und Haar 1985). Bei idiopathischen oder symptomatischen Epilepsien anderer Ursache liegt ein nur teilweise erfaßter polygenetischer Erbgang vor, welcher je nach fokaler oder generalisierter Epilepsie eine unterschiedliche Penetranz aufweist. Ist die Mutter an Epilepsie erkrankt, so ist das Risiko höher einzuschätzen als bei der Erkrankung des Vaters. Bei 3–4% der Kinder eines an Epilepsie erkrankten Elternteils treten epileptische Anfälle auf (Annergers et al. 1982). Das Risiko für Geschwister oder Nachkommen wird im Einzelnen folgendermaßen eingeschätzt (Doose 1978, 1989, 1993):

- „Typische“ *Absenceepilepsie des Schulalters:* falls eine Elterngeneration betroffen ist 10%, falls nicht 8%. Zeigt das mütterliche EEG eine Photosensibilität oder Spike-waves, erhöht sich das Risiko für Geschwister auf 21%.
- *Impulsiv-Petit-mal-Epilepsie:* 7%
- *Primär generalisierte myoklonisch-astatische Epilepsie:* 13–20%
- *Benigne Epilepsie mit zentrotemporalen Spikes* (Geschwister): 15%
- Idiopathische Aufwach-Grand-mal-Epilepsie: 7% (Moser und Haar 1985, Doose 1993). (Schlaf-Grand-mal 2%, diffuse Grand mal 1%).

Sind beide Elternteile an Epilepsie erkrankt, ist das Vererbungsrisiko mit bis zu 25% einzuschätzen.

Der Nachweis generalisierter Spike-wave-Paroxysmen im EEG belegt lediglich die genetische Disposition zur Epilepsie. Sie wird bei ca. 18% im Kindesalter registriert (Benninger et al. 1983). Nach Metrakos und Metrakos (1961) treten Spike-wave-Paroxysmen bevorzugt zwischen dem 5. und 7. Lebensjahr auf. Auch für die *Photosensibilität* besteht eine Altersbevorzugung. Nach Doose und Baier (1987) werden bei 40% der Geschwister von Epilepsiekranken in der Pubertät photo-paroxysmale EEG-Veränderungen gefunden, ohne daß diese an Epilepsie erkrankten. Auch bei partiellen Epilepsien liegt eine genetische Komponente vor, die allerdings meistens gering ausgeprägt ist (3–5%) (siehe Ätiopathogenese, partielle Anfälle und Epilepsien). Bei *Fieberkrämpfen* wird das Risiko für Geschwister und Nachkommen auf 10% und bei mütterlicher Belastung auf 20% eingeschätzt (Doose 1993).

Genmapping-Analysen zeigen bei Epilepsien mit familiärer Disposition eine genetische Kopplung zum Chromosom 20 (benigne familiäre neonatale Krämpfe), zum Chromosom 21 (Unverricht-Lundborg-Erkrankung) und zum Chromosom 6 p (juvenile Myoklonus-Epilepsie-Janz). Al-

Tabelle 81 Zusammengefaßte Angaben von genetischen Faktoren bezüglich Elternteil, Nachkommen und Epilepsiemanifestationen bei verschiedenen EEG-Veränderungen

EEG Elternteil	Nachkomme	Epilepsie
Spike wave	+	9,7%
Spike wave	–	4,4%
Theta-Rhythmus	+	7%
Sharp waves zentro-temporal	+	15%?

nach: Blom und Heisbel 1987, Tsai et al. 1989, Doose und Baier 1987, 1988 lerdings konnte diese Kopplung nicht in allen Studien bestätigt werden (Whitehouse et al. 1993); so daß eine chromosomal-lokalisatorische Heterogenität bei dem letztgenannten Syndrom unterstellt werden muß. Die Analyse sog. „Kandidaten-Gene“ stellt einen anderen Zugang zur Aufschlüsselung der genetischen Disposition dar. Solche Gene sind für den Membranaufbau von Bedeutung, welcher die neuronale Erregbarkeit beeinflußt. Gendefekte wurden bisher bei verschiedenen idiopathischen Epilepsien auf unterschiedlichen Chromosomenregionen festgestellt. Eine Übersicht zeigt Tab. **82** (Berkovic 1997, Sander 1996). Die DNA-Analysen mit PCR-Technik von Patienten mit juveniler Myoklonus-Epilepsie und verwandten mit idiopathischen generalisierter Epilepsie werden z.Z. durchgeführt, um die Beziehung einzelner Syndrome und der idiopathischen generalisierten Aufwachepilepsie schlechthin zu definieren (Gardiner 1993). Es sind möglicherweise verschiedene Teilformen der idiopathischen generalisierten Aufwachepilepsie mit einem Gen assoziiert. Beispiele für symptomatische Epilepsien mit identifizierten molekulargenetischen Defekten von Einzelgenepilepsien wurden von Bercovic (1997) und Dorn und Krämer (1998) zusammengefaßt.

Tabelle 82

Epilepsie-Syndrom	„Linkage“	Gen
benigne familiäre Neugeborenenkrämpfe	20 q, 8 q	?
benigne familiäre inf. Krämpfe	19 q 13	?
autosomal dominante nächtliche Frontalhirnepilepsie	20 q, 15 q 24	CHRNA4
partielle Epilepsie mit akustischen Phänomenen; familiäre Temporallappenepilepsie	10 q	?
autosomal dominante Fieberkrämpfe	8 q?	?
juvenile myoklonische Epilepsie	15 q 14 6 q	CHRNA7 ?
benigne Epilepsie mit zentro-temporalen Spikes	15 q 14	?

17 Rechtsgrundlagen

17.1 Beruf

Bei der Bewerbung um eine berufliche Anstellung muß differenziert werden, ob Anfallsfreiheit besteht, oder ob Anfälle auftreten. Falls die Epilepsie ausgeheilt ist, muß der Bewerber keine Auskunft über die früher aufgetretenen Anfälle geben. Wird der Bewerber nicht direkt nach früheren Erkrankungen gefragt, so muß er nur über solche Krankheiten berichten, die seine Arbeitsleistung beeinträchtigen. Falls er gezielt nach Krankheiten gefragt wird, kann er die Aussage verweigern. Sonst muß er auf Anfrage die Erkrankung angeben, falls sie nicht ausgeheilt ist und Bedeutung für seinen Beruf hat. Werden Erkrankungen verschwiegen, so stellt dies einen Entlassungsgrund dar.

Grundsätzlich darf der Arbeitgeber vor der Einstellung eine ärztliche Untersuchung verlangen. Solange der Stellenbewerber aber den Arzt nicht von seiner Schweigepflicht entbunden hat, darf der Arzt dem Arbeitgeber lediglich ohne Angabe einer Diagnose oder eines Befundes mitteilen, ob der Stellenbewerber für die fragliche Arbeit tauglich ist oder nicht. Hat der Stellenbewerber den Arzt von seiner Schweigepflicht entbunden, so dürfen nach Steinmeyer (persönliche Mitteilung) nur solche Krankheiten in dem Gutachten erscheinen, die für die betreffende Arbeit von Bedeutung sind. Dies dürfte bei ausgeheilten früheren Erkrankungen nicht der Fall sein.

Ein Arbeitgeber kann bei Vorliegen einer Epilepsie die Kündigung aussprechen, sofern der Arbeitnehmer deshalb seine Tätigkeit nicht aufnehmen kann. Zuvor ist jedoch in Erwägungen zu ziehen, ob die Möglichkeit einer Weiterbeschäftigung im Betrieb besteht. Erst nachdem dieses ausgeschlossen wird, darf die Kündigung ausgesprochen werden.

Kann ein Arbeitnehmer mit Epilepsie langfristig seiner Arbeit aufgrund der Erkrankung nicht nachkommen, ohne daß eine Aussicht auf Änderung dieser Situation besteht und der Arbeitgeber die Notwendigkeit der Neubesetzung des Arbeitsplatzes darlegt, kann die Kündigung ebenfalls ausgesprochen werden. Nach Steinmeyer (persönliche Mitteilung) trifft dies in der Regel zu, falls es durch häufige Fehlzeiten zu einer erheblichen Beeinträchtigung der betrieblichen Interessen kommt (Bundesarbeitsgericht 1989). Dies wird zumeist angenommen, wenn innerhalb der vergangenen 3 Jahre mehr als ungefähr 15% der Arbeitszeit wegen der Erkrankung versäumt wurde.

Eine Befreiung vom *Wehrdienst* liegt beim Auftreten von epileptischen Anfällen in der Regel vor.

Berufsfördernde Rehabilitationsmaßnahmen werden bei Anfallskranken nach Blumenthal (1994) in Form vom

1. Beratungen im Arbeitsamt mit Eignungsuntersuchungen, Berufs- und Arbeitsberatungen,
2. Trainingsmaßnahmen für die Berufsfindung und Arbeitserprobung sowohl in Betrieben als auch in Rehabilitationseinrichtungen und Werkstätten für Behinderte und
3. Ausbildungsmaßnahmen (einschließlich Umschulung) sowie
4. Arbeiten (mit technischen Hilfen, Eingliederungshilfen, Anlerntätigkeit, psychosozialen, begleitenden Hilfen) angeboten. Über 90% der Patienten mit Anfällen erhalten Hilfen zur beruflichen Eingliederung direkt in ihrem Betrieb, meistens ohne formelles Rehabilitationsverfahren.

17.2 Beamtenlaufbahn

Patienten mit Epilepsie, die eine Beamtenlaufbahn einschlagen wollen, werden individuell auf ihre Eignung hin untersucht. Die Begutachtung erfolgt durch einen Nervenarzt einschließlich EEG-Untersuchung sowie neurologisch-psychischem Status. Aufgrund des Ergebnisses dieser Untersuchung wird dann individuell festgestellt, ob der Bewerber für den Beamtenstand geeignet ist. Dabei muß festgestellt werden, ob der Patient nicht nur für die konkrete Tätigkeit, sondern die gesamte Laufbahn geeignet ist. Patienten mit Epilepsie werden nicht in Funktionsstellen aufgenommen, bei denen sie für das Leben und die Gesundheit der Allgemeinheit direkt verantwortlich sind (z.B. Verkehrsbetriebe). Bewerber, die mindestens 2 Jahre nach der Beendigung der Behandlung anfallsfrei sind, keine psychopathologischen Auffälligkeiten aufweisen und deren EEG-Untersuchung keine für Epilepsie spezifischen Veränderungen zeigt, gelten als geheilt und sind für alle übrigen Positionen im Beamtendienst geeignet. Patienten, die eine kontinuierliche medikamentöse Behandlung benötigen, um die Anfälle zu kontrollieren, jedoch keine psychopathologischen Auffälligkeiten und nur selten Anfälle aufweisen, werden nach den Unfallverhütungsvorschriften für solche Positionen als geeignet betrachtet, in denen ein möglicher epileptischer Anfall nicht zu einer Gefährdung des Beamten oder Dritten führen kann (z.B. Büroarbeit). Patienten, die noch selten (3–4mal jährlich) große Anfälle erleiden, werden nicht in Stellen mit Publikumsverkehr (z.B. Schalterdienste) oder im Schuldienst eingesetzt.

17.3 Versicherungen

Grundsätzlich nehmen Versicherungen auch Anfallskranke auf. Nach der Krankheit dürfen sie nur dann fragen, wenn es für die Abschätzung des Risikos von Bedeutung ist. So wird etwa bei Abschluß einer Lebensversicherung, einer Unfallversicherung und einer (privaten) Krankenversicherung nach Behinderungen gefragt, da die Krankheit oder Behinderung hier für die Kalkulation der Versicherung von Bedeutung ist. Die Versicherungsgesellschaft muß wissen, ob ein erhöhtes Krankheitsrisiko (Krankheitsversicherung), ein erhöhtes Unfallrisiko (Unfallversicherung) oder eine durchschnittlich geringere Lebenserwartung (Lebensversicherung) besteht. Nach ärztlicher Begutachtung kann bereits nach dreijähriger Anfallsfreiheit unter individueller Berücksichtigung von einer normalen Situation ausgegangen werden. Danach richtet sich dann auch die geforderte Prämie. Die Versicherungen fordern häufig beträchtliche Risikozuschläge. Tritt die Erkrankung nach Abschluß der Versicherung auf, so realisiert sich das versicherte Risiko, und die Krankenversicherung ist zur Entrichtung von Leistungen verpflichtet. Bei den privaten Unfallversicherungen besteht ein Ausschluß vom Versicherungsschutz für Unfälle, die durch Anfälle verursacht sind. Vorbehaltlich anderer Regelungen in den Versicherungsbedingungen ist bei nachträglich auftretender Epilepsie keine Meldung an die Versicherung erforderlich. Patienten mit Epilepsie sind in die gesetzliche Krankenversicherung integriert, ohne einen erhöhten Beitragssatz bezahlen zu müssen. Schwierigkeiten bezüglich der gesetzlichen Rentenversicherung treten auf, wenn Patienten schon bei Eintritt ins Berufsleben erwerbsunfähig sind. Arbeiten sie dennoch, so erwerben sie einen Anspruch auf Erwerbsunfähigkeitsrente nur, wenn sie eine Versicherungszeit von mindestens 20 Jahren zurückgelegt haben. Ansonsten ist erforderlich, daß vor Eintritt der Berufs- und Erwerbsunfähigkeit eine Versicherungszeit von 60 Kalendermonaten zurückgelegt worden ist.

Da Krankheiten, wie z.B. Epilepsie, das Haftpflichtrisiko erhöhen können, kann u.U. von der Haftpflichtversicherung nach Behinderungen gefragt werden. Bei Rechtsschutzversicherungen ist dieses unmöglich.

17.4 Haftungsfragen

Grundsätzlich haftet man für Schäden nur dann, wenn man vorsätzlich oder fahrlässig gehandelt hat. Da Anfälle mit Bewußtseinsstörungen einhergehen können, wird in solchen Fällen das Erfordernis der Fahrlässigkeit oder des Vorsatzes zumeist nicht gegeben sein. Anders ist aber zu entscheiden, wenn man Vorsorge dafür hätte treffen können, daß keine Schäden entstehen. Dies gilt also für vorsätzliches oder fahrlässiges Verhalten. In diese Regelung ist die Teilnahme am Straßenverkehr sowie die Aufsichtspflicht über anvertraute Personen eingeschlossen. Eine ausführlichere Darstellung bzgl. Rechtsfragen bei Epilepsie wird von Würmeling (1984) und Steinmeyer (1986) gegeben.

Hinsichtlich der Auslegung der Unfallverhütungsvorschriften sei auf Würmeling (1984) verwiesen. Hier ist nämlich von der außergewöhnlichen Gefahr die Rede, welcher der Anfallskranke nicht ausgesetzt werden soll. Ein Gefahrenrisiko wie im täglichen Leben kann dagegen in Kauf genommen werden. Der Arbeitsplatz darf also nicht mit größeren als den alltäglichen Risiken behaftet sein. Der Arbeitgeber hat zu entscheiden, ob ein solches außergewöhnliches Risiko bei der Arbeit vorliegt oder nicht. Handelt der Arbeitgeber in Übereinstimmung mit den Unfallvorschriften, so macht er sich grundsätzlich nicht haftpflichtig. Das gleiche gilt für den Arbeitnehmer. Eine unmittelbare Haftung besteht nur bei Vorsatz, ein Regreß seitens der Versicherung auch bei grober Fahrlässigkeit. Derartige Haftungsrisiken können sich z.B. bei fehlerhafter Einweisung eines Arbeitnehmers in den Arbeitsplatz ergeben.

17.5 Kriminalität

Patienten mit Epilepsie weisen keine spezielle oder gehäufte Kriminalität auf (Jüül-Jensen 1963). Die Beurteilung der Zurechnungsfähigkeit muß sowohl den Zeitraum zwischen den Anfällen als auch den psychopathologischen Befund des Patienten berücksichtigen. Bei den meisten Patienten mit Epilepsie sind diese genauso wie jene von normalen Menschen zu beurteilen. Eine besondere Situation kann sich beim Vorliegen einer Wesensänderung oder einer zusätzlichen Hirnerkrankung ergeben, welche die Epilepsie bedingt. Im epileptischen Anfall mit Bewußtseinsveränderung ist der Patient rechtlich nicht handlungsfähig, während in der Aura oder im interiktualen Verstimmungszustand keine wesentlichen Einschränkungen der Zurechnungsfähigkeit zu erwarten sind (Würmeling 1984). Im postiktualen Dämmerzustand, welcher über Minuten bis Tage oder sogar Wochen andauern kann, besteht ebenfalls keine Zurechnungsfähigkeit.

17.6 Führerschein

Die Entscheidung, ob ein an Epilepsie erkrankter Patient ein Fahrzeug im öffentlichen Straßenverkehr steuern darf, muß individuell getroffen werden. Ein Epilepsiepatient kann den Erwerb eines Führerscheins beantragen. Die Möglichkeit des Erwerbs wird im Rahmen einer Eignungsprüfung durch den Technischen Überwachungsverein entschieden. Im Falle des Auftretens von Anfällen nach Erwerb eines Führerscheins erfolgt die Feststellung der Verkehrstauglichkeit nach einem Gutachten des gemeinsamen Beirates für Verkehrsmedizin (1985/1996). Bei einer Epilepsie mit chronisch rezidivierenden manifesten Anfällen besteht in der Regel keine Verkehrstauglichkeit. Treten z. B. unter der Behandlung keine weiteren Anfälle mehr auf, so kann unter Berücksichtigung der obengenannten Richtlinien und der individuellen Gegebenheiten die Verkehrstauglichkeit erneut bejaht werden. Zur Frage der Verkehrstauglichkeit wird eine Reihe von Gesichtspunkten berücksichtigt, wie z. B.

- Anfallstyp
- tageszeitliche Bindung
- EEG
- Epilepsieform
- neurologischer und psychischer Befund
- Medikamente und deren Nebenwirkungen
- Zeitraum der Anfallsfreiheit.

Falls aufgrund der klinischen Untersuchungen mit hinreichender Wahrscheinlichkeit begründet werden kann, daß keine weiteren Anfälle mehr auftreten und eine psychische Eignung besteht, kann nach zweijähriger Anfallsfreiheit die Verkehrstauglichkeit u. U. bejaht werden. In einem solchen Falle werden regelmäßige klinische Kontrollen zur Auflage gemacht. Für die Führerscheinklasse C und die berufliche Personenbeförderung besteht keine Verkehrstauglichkeit. Die heutigen Empfehlungen der Deutschen Sektion der Internationalen Liga gegen Epilepsie beruhen im wesentlichen auf dem Gutachten des gemeinsamen Beirats für Verkehrsmedizin. Hier wird ausgeführt, daß eine Person, die unter epileptischen Anfällen oder anderen anfallsartig auftretenden Bewußtseinsstörungen (Narkolepsie, Synkopen) leidet, grundsätzlich zunächst zum Führen von Kraftfahrzeugen aller Art ungeeignet ist. Nach einem einmaligen Anfall kann die Eignung zum Führen eines Kraftfahrzeugs nur dann angenommen werden, wenn nach eingehender klinischer Prüfung davon auszugehen ist, daß mit überwiegender Wahrscheinlichkeit kein zweites Ereignis auftritt, da das einmalige Ereignis unter besonderen Umständen aufgetreten ist und die weiteren Untersuchungsergebnisse gegen eine chronisch rezidivierende Anfallserkrankung sprechen.

Für die Beurteilung der Verkehrstauglichkeit bei Patienten mit rezidivierenden Anfällen wird heute in der Regel eine zweijährige Anfallsfreiheit gefordert. Elektroenzephalographische Registrierungen sollen frei von generalisierten Spike-wave-Paroxysmen sein. Bei Vorliegen fokaler Veränderungen oder generalisierter, unspezifischer EEG-Veränderungen ist die Entscheidung individuell und im Zusammenhang mit der Klinik zu treffen. Mit Hilfe von Langzeit-EEG-Ableitungen können bei Vorliegen von generalisierten Spike-waves die Häufigkeit und Dauer mit in die Beurteilung eingehen. Bei längerer Dauer als 2 s muß vermehrt mit vorübergehenden kognitiven Funktionsstörungen gerechnet werden. Weiterhin dürfen keine hirnorganischen Veränderungen im Sinne eines psychoorganischen Syndroms, zentralnervöse Nebenwirkungen von Antiepileptika oder sonstige psychische Befunde bestehen, die auf eine Einschränkung der Zuverlässigkeit im Straßenverkehr hinweisen. Bei Patienten mit ausschließlich nächtlichen Anfällen und regelmäßigen Auren sowie umschriebenen fokalmotorischen Anfällen können Ausnahmeregelungen in Kraft treten.

Weiterhin ist bei der Beurteilung zu berücksichtigen, welche Form der Epilepsie und welche Ätiologie besteht. Bei Führerscheinanträgen für landwirtschaftliche Fahrzeuge kann großzügiger als für PKW oder LKW verfahren werden. Bei einem Gelegenheitsanfall, der in erheblichen Belastungsauslösesituationen auftrat, kann die Fahrerlaubnis nach kurzem Beobachtungszeitraum erteilt werden. Bei Patienten mit weniger massiven Auslösefaktoren und EEG-Veränderungen muß entsprechend vorsichtiger vorgegangen werden, da sich in einem solchen Falle eine Oligoepilepsie anbahnen kann. Nach Untersuchungen von Ritter und Ritzel (1972) ist die Unfallhäufigkeit von Epilepsiepatienten nur geringfügig höher als die der übrigen Verkehrsteilnehmer. Fountain et al. (1983) beobachteten eine gleich erhöhte Unfallrate bei Patienten mit Epilepsie, Patienten mit Diabetes mellitus und Patienten mit zerebrovaskulären Erkrankungen. Anfälle verursachten Autounfälle bei 0,1 – 0,5% (80% nur Kraftfahrzeug des Fahrers oder zusätzlich ein unbewegliches Objekt). Das geringfügige Übersteigen der Unfallhäufigkeit gegenüber dem allgemeinen Durchschnitt war zudem auf eine kleine Risikogruppe zurückzuführen, die eine hirnorganische Wesensveränderung, mangelnde Compliance und rezidivierenden Alkoholabusus sowie soziale Integrationsschwierigkeiten aufwies. Die Gutachter müssen daher auf Faktoren wie Zuverlässigkeit der Medikation, der regelmäßigen Lebensführung und der Einhaltung eines Alkoholverbotes eingehen. Fountain et al. (1983) und Krämer und Besser (1984) betonen, daß die Anfallsfrequenz im Verlauf der ersten drei Monate nach Behandlungsbeginn einen wichtigen prognostischen Indikator darstellt, so daß bei individueller Prüfung die Fahrerlaubnis früher erteilt werden könnte. In einer prospektiven Studie (Beghi und Tagnoni 1988) zeigt sich die höchste Rückfallrate innerhalb des 1. Behandlungsjahres.

Falls ein Patient trotz ausreichender Aufklärung und Verbot weiterhin ein Kraftfahrzeug im Straßenverkehr steuert, ist der Arzt berechtigt und in besonders schwerwiegenden und offensichtlichen Fällen auch verpflichtet, den Behörden davon Mitteilung zu machen. Eine Verpflichtung kann dann bestehen, wenn eine unmittelbare Gefahr für Leib oder Leben Dritter vorliegt. Eine eindringliche Aufklärung des Patienten ist allerdings erforderlich und sollte im Krankenblatt einwandfrei dokumentiert werden. Obwohl vielfach die Meinung vertreten wird, daß eine mündliche Aufklärung mit entsprechenden Aufzeichnungen ausreicht, vertritt Würmeling (1984) die Auffassung, daß man sich die Aufklärung vom Patienten schriftlich bestätigen lasen soll, um ihr das nötige Gewicht zu verleihen und um den Patienten sagen zu können: „Die Verantwortung ist von mir, dem Arzt, jetzt genommen und ist vollständig auf den Patienten übergegangen, der im Fall des Nichtbeachtens des Fahrverbotes die straf- und zivilrechtlichen Konsequenzen tragen muß."

Falls ein Epilepsiepatient trotz medikamentöser Behandlung weiterhin an Anfällen leidet, ist natürlich zunächst zu überprüfen, ob durch eine Änderung der medikamentösen Behandlung eine Anfallsfreiheit erzielt werden kann. Bestehen Hinweise für eine unregelmäßige Medikamenten-Einnahme (Non-Compliance), so ist intensiv nach der Ursache zu suchen. Sie kann z. B. in Nebenwirkungen unter der Einnahme des Medikamentes oder in übertriebener Angst vor möglichen Nebenwirkungen bestehen. Eine andere Ursache können selten auftretende Anfälle sein. Bei unzureichendem Behandlungseffekt sind eine spezielle neurologische Untersuchung und eine ausführliche Beratung erforderlich. Zeigt sich, daß der Patient trotz ausführlicher Beratung nicht zu einer kontinuierlichen Behandlung zu motivieren ist, und führt er trotz auftretender Anfälle ein Kraftfahrzeug im Straßenverkehr und gefährdet dadurch die öffentliche Sicherheit über die vertretbaren Risiken hinaus, so ist eine Weitergabe dieses Problemfalles an das Gesundheitsamt in Betracht zu ziehen. Außerdem wird man den Arzt für berechtigt ansehen können, den Behandlungsvertrag wegen fehlenden Vertrauensverhältnisses zu kündigen. Die Durchbrechung der Schweigepflicht ist nach den Grundsätzen des rechtfertigenden Notstandes zulässig.

Die Kommission Fahrtauglichkeit der Liga gegen Epilepsie (1993) diskutiert außerdem, daß 1. einfach-partielle Anfälle, die keine Behinderung für das Steuern eines Fahrzeuges darstellen, das Führen eines Kraftfahrzeuges nicht ausschließen. Hierzu gehören u. U. auch isolierte Auren (mit Ausnahme visueller Auren, welche mit Photomen oder Verdunkelung des Gesichtsfeldes einhergehen). Während klinisch manifester Absencen die Fahrtüchtigkeit ausschließen, kann nach Penin (1994) bei sehr seltenen, nur elektroenzephalographisch nachweisbaren Spike-wave-Paroxysmen < 2 s Dauer, individuell unter Berücksichtigung der übrigen Befunde u. U. die Annahme einer Fahrtauglichkeit verantwortet werden.

Bei operativ behandelten Patienten soll u. U. nach einem Jahr Anfallsfreiheit die Fahrerlaubnis befürwortet werden. Nach den 1996 erschienenen Ergänzungen zu Begutachtungsleitlinien können folgende zusätzliche Kriterien berücksichtigt werden:

1. Gelegenheitsanfall z.B. Fieber oder nach Hirn-OP oder bei unauffälligem MR ohne Hinweis auf idiopathische Oligoepilepsie → Anfallsfreiheit 3–6 Monate
2. Anfälle nur im Schlaf → Anfallsfreiheit 3 Jahre.

Flugzeug-Führung

Das selbständige Steuern eines Flugzeugs ist bei aktiver Epilepsie untersagt. Das Vorgehen bei einem einzelnen Anfall oder speziellen epileptischen Syndromen muß unter Berücksichtigung des EEG individuell diskutiert werden (Gregors et al. 1993, Gates 1994).

Aufklärung: Die Aufklärung über Führerscheineinschränkung oder Vermeidung gefährdeter Arbeitsplätze (rotierende Maschinen, Umgang mit Feuer, siedenden Flüssigkeiten, hohen Energiequellen, Absturzgefahr) ohne adäquate Sicherungen (z.B. Lichtschranke) muß im Krankenblatt oder Arztbrief dokumentiert werden.

17.7 Flugreisetauglichkeit

Bei der Einschätzung der Flugreisetauglichkeit muß zwischen der Flugfähigkeit an sich und der Eignung für Interkontinentalreisen unterschieden werden. Grundsätzlich sind Flugreisen für Epilepsiepatienten möglich. Allerdings wird die Reisefähigkeit von verschiedenen Fluggesellschaften unterschiedlich beurteilt. Da Regreßansprüche bei Abbruch oder Umleitung von Flügen wegen eines Anfalls möglich sind, sind die Kriterien zur Zulassung von Flugreisen neben gesundheitlichen Erwägungen von Bedeutung. Von den meisten Fluggesellschaften wird ein ärztliches Attest gefordert, in dem Anfallstyp, Medikation und allgemeine Verhaltensregeln aufgeführt sind. Weiterhin sind Angaben über die Notwendigkeit einer Begleitperson erwünscht. Seltene partielle Anfälle oder Absencen mit niedriger Anfallsfrequenz ermöglichen eine Flugreise auch ohne Begleitperson. Bei häufigen Anfällen ist die Begleitung durch ein Familienmitglied meistens ausreichend. Bei schweren Anfällen (ausgestalteten komplex-partiellen, Sturz- oder Grand-mal-Anfällen) ist in der Regel eine Begleitperson zu empfehlen.

Anfallsauslösend können Streß, Schlafmangel oder Schlafverschiebung während eines längeren Fluges (Interkontinentalflug) sein. Die antiepileptische Medikation sollte vorsichtig den neuen Tag-Nacht-Bedingungen angepaßt werden, wobei eine vorübergehende Mehrfachdosierung von Retard-Präparaten hilfreich sein kann. Zu Beginn der Reise und zur Erreichung eines ausreichenden Schlafes während eines Interkontinentalfluges mit starker Zeitverschiebung kann Diazepam oder Clobazam zusätzlich als prophylaktische Intervalltherapie benutzt werden. Synkopen treten häufiger (29%) als epileptische Anfälle (4%) während eines Fluges auf (Kahn und Krämer 1997). Eine Übersicht über die Bedingungen zur Flugreisetauglichkeit aus der Sicht von 42 internationalen Fluggesellschaften wurde von Bauer et al. (1989a) gegeben.

17.8 Forensische Begutachtung

Verstimmungszustände können selten zu aggressiven Handlungen führen. In iktualen Dämmerzuständen wurden vereinzelt gewalttätige Handlungen ausgeführt, für die der Patient nicht zurechnungsfähig war. Insgesamt gibt es weder eine spezifische Kriminalität, noch eine besondere Gefährlichkeit für Patienten mit Epilepsie. Die Beurteilung der Zurechnungsfähigkeit für eine Straftat erfolgt individuell unter Einschluß der speziellen Anamnese, Epilepsie und des psychischen Befundes. Die strafrechtliche Schuldfähigkeit wird nach den §20/21 des Strafgesetzbuches geregelt. Falls die Diagnose Epilepsie feststeht, erfolgt die forensische psychiatrische Beurteilung nach der forensischen Kategorie „krankhafte seelische Störungen".

Für die Beurteilung ist wichtig, im Verlauf welchen Anfallsgeschehens (Anfallstyp) eine Straftat begangen wurde. Hierbei kann die Tat entweder infolge einer Bewußtseinstrübung oder affektiven Veränderung auftreten. Im interiktualen Zeitraum ist zu prüfen, ob eine erhebliche Verminderung der Steuerungsfähigkeit vorliegt.

Eine Betreuung wird nur selten z.B. bei Status epilepticus oder schwerem hirnorganischen Syndrom erforderlich.

17.9 Minderung der Erwerbsfähigkeit

Für die gutachterliche Beurteilung der Minderung der Erwerbstätigkeit bei epileptischen Anfällen werden die in Tab. **83** aufgeführten Richtlinien empfohlen.

Tabelle 83 Richtlinien zur Beurteilung der Minderung der Erwerbsfähigkeit bei epileptischen Anfällen (Scheid 1980)

Art der Traumafolge	**Minderung der Erwerbsfähigkeit (MdE) in %**		
	Kriegsopferversorgung (KOV), Schwerbehindertengesetz	Gesetzliche Unfallversicherung	Private Unfallversicherung
Bemessung der MdE bei isoliertem Vorkommen von zerebralen Anfällen (je nach Art)			
1. Selten mit Pausen von Monaten	50–60	40	40
2. Mittlere Häufigkeit mit Pausen von Wochen	60–80	50–60	50–60
3. Häufig oder mit Serien von generalisierten Krampfanfällen, von fokal betonten oder von multifokalen Anfällen	90–100	70–100	70–100
4. Nach 3 Jahren Anfallsfreiheit bei noch pathologischem EEG und weiterer Notwendigkeit antikonvulsiver Behandlung	30	20	20

Ein Anfallsleiden gilt als abgeklungen, wenn ohne Medikation 3 Jahre Anfallsfreiheit besteht und das EEG keine Zeichen einer erhöhten Anfallsbereitschaft erkennen läßt. Ohne sonstige Symptome eines Hirnschadens ist dann eine MdE nicht mehr anzunehmen.

Tabelle 84 Die Anfallshäufigkeit als Beurteilungskriterium (nach Penin 1984)

Einfach oder/und komplex-partielle Anfälle			Grand-mal-Anfälle	
I:	Bis zu	6 Anfälle im Jahr	bis zu	3 Anfälle im Jahr = „selten"
II:	Bis zu	12–24 Anfälle im Jahr	bis zu	6 Anfälle im Jahr = „untermittelhäufig"
III:	Bis zu	48 Anfälle im Jahr	bis zu	12 Anfälle im Jahr = „mittelhäufig"
IV:	Mehr als	48 Anfälle im Jahr	mehr als	12 Anfälle im Jahr = „häufig" berufsunfähig
V:	Mehr als	120 Anfälle im Jahr	mehr als	48 Anfälle im Jahr = „sehr häufig" (erwerbsunfähig)

18 Reisen

Vor größeren Reisen – vor allem interkontinental – sollten bei Patienten mit Epilepsie bestimmte Vorbereitungen getroffen werden. Sie betreffen:

1. Maßnahmen zur Sicherung der kontinuierlichen Antiepileptikaeinnahme (Kompensation bei Zeitverschiebung, ausreichende Anzahl von Medikamenten im Reisegepäck? Kinder!)
2. Vermeidung von Schlafentzug, Flüssigkeitsstoß, Diarrhö (keine Kohletabletten)
3. Vorsicht bei Malariaprophylaxe oder Antibiotika (z. B. Erythromycin-Interaktion mit CBZ)
4. Fiebersenkende Medikamente (Paracetamol), Interaktionen beachten!
5. Mitnehmen eines internationalen Notfallausweises
6. Beachtung der Impf- und Flugreiserichtlinien.

Als Vorsichtsmaßnahmen bei längeren Flugreisen werden bei häufigeren Anfällen mit Grand mal eine informierte Begleitperson und Notfallmedikation (z. B. Diazepam-Tropfen) empfohlen (Elger und Brockhaus 1997).

19 Impfungen

Bei Epilepsiepatienten sind Impfungen gegen Hepatitis A und B, Typhus, Tetanus, Polio und FSME, Grippe, Masern, Diphtherie, Mumps ebenso wie Tollwut unbedenklich. Eine Pockenschutzimpfung ist kontraindiziert. Cholera-, Gelbfieber- und Paratyphusimpfungen weisen eine erhöhte Komplikationsrate auf. Doxycyclin wäre prinzipiell bei Epilepsie geeignet (Kombination mit CBZ vermeiden!) ist jedoch in Deutschland ebenso wie Atovaquone zur Prophylaxe der Malaria nicht zugelassen. In einzelnen Fällen wurden bei allen Medikamenten, die zur Malariaprophylaxe dienen, Anfälle beobachtet. Hierbei ist allerdings nicht eindeutig zu unterscheiden, ob die Einnahme des Medikamentes, der Schlafentzug des Interkontinentalfluges oder die Sonnenexposition mit Hyper- oder Dehydration der relevante Auslösefaktor der Gelegenheitsanfälle war (Tab. **85**). Bei Kindern mit antikonvulsiver Behandlung durch ACTH oder Kortikoide ist nach Stickl (1984) eine Impfung mit Polio-Lebendimpfstoff nach Sabin kontraindiziert. Hier kann der Tot-

Tabelle 85 Schutzimpfung bei Epilepsie aus Bauer et al. (1989 b)

Lit.-Stelle **Krankheit**	Matthes (1984)	Schär (1987)	Spiess (1987)	Stickl (1984)	Stollreiter und Diehl (1986)
Cholera	erhöhte Komplikationsrate	nicht als Kontraindikation genannt	keine Angabe	parenteral kontraindiziert	parenteral kontraindiziert
Gelbfieber	erhöhte Komplikationsrate	nicht als Kontraindikation genannt; kontraindiziert bei Steroiden	wenn indiziert	kontraindiziert	keine Bedenken
Hepatitis B	keine Bedenken	nicht als Kontraindikation genannt	keine Bedenken	keine Angabe	keine Bedenken
Malaria	keine Angabe	keine Angabe	keine Angabe	keine Bedenken bei Resochin; Daraprim kann die Nebenwirkungen der Antiepileptika verstärken	oral keine Bedenken
Paratyphus	erhöhte Komplikationsrate	keine Angabe	keine Angabe	parenteral kontraindiziert	parenteral kontraindiziert
Typhus	erhöhte Komplikationsrate	orale Impfung nicht als Kontraindikation genannt	wenn indiziert	oral keine Bedenken; parenteral kontraindiziert	oral keine Bedenken; parenteral kontraindiziert
Tetanus	keine Bedenken	nicht als Kontraindikation genannt	keine Bedenken	keine Bedenken	keine Bedenken
Poliomyelitis	keine Bedenken	nicht als Kontraindikation genannt	keine Bedenken	keine Bedenken bei Impfung von SALK; Impfung nach SALBIN bei Steroiden kontraindiziert	keine Bedenken

Tabelle 86 Malariaprophylaxe bei Patienten mit Epilepsie

Substanz	Präparat	Bewertung
Chloroquin	Resochin	prinzipiell zur Malariaprophylaxe geeignet, kann allerdings Anfälle auslösen (vorübergehend Anfallsschutz erhöhen?)
Proguanil	Paludrine	Malariaprophylaxe und Suppression bei Epilepsie geeignet*
Mefloquin	Lariam	prinzipiell als Prophylaktikum nur für 1 – 3 Wochen einsetzbar*
Hydrochloroquinsulfat	Quensyl	zur Prophylaxe bei Epilepsie geeignet*
Pyrimethamin	Daraprim Pyrimethamin-Heyl	kann bei höherer Dosierung oder länger andauernder Anwendung Krampfanfälle auslösen
Primaquin	Primaquin-Bayer	zur Prophylaxe allein nicht geeignet
Primethamin/Sulfadoxin	Fansidar	zur Prophylaxe nicht geeignet
Chinin	diverse Präparate	zur Prophylaxe nicht geeignet
Doxycyclin	Vibramycin	Prophylaxe bei Chloroquin-Mefloquin-Resistenz (in Deutschland zur Prophylaxe nicht zugelassen) nicht für Kinder unter 8 Jahre, Sonnenallergie!
Atovaquone	Malorone	zur Prophylaxe nicht zugelassen (nicht gleichzeitig mit Doxycyclin) obwohl in Kombination mit Proguanil sehr effektiv (Sell et al. 1998)

* ärztliche Überwachung

impfstoff nach Salt angewendet werden. Ebenso soll bei Kindern mit hirnorganischen Anfällen keine Keuchhustenimpfung vorgenommen werden. Eine Pertussis-Impfung ist problematisch. Bei geburtstraumatisch hervorgerufenen Neugeborenenanfällen wird von einer BCG-Impfung Abstand genommen. Wegen erhöhter Verletzungsgefahr wird eine Tetanusimpfung und wegen erhöhter Komplikationen bei bestimmten Kinderkrankheiten (Masern, Mumps) unter Berücksichtigung der jeweiligen Epilepsie eine Impfung empfohlen.

20 Sport

Eine sportliche Betätigung ist für Epilepsiepatienten möglich und auch ratsam. Einige Sportarten bergen jedoch eine erhöhte Verletzungsgefahr in sich, so daß von ihnen abgeraten werden muß. Die große Bedeutung des Sports gerade für Jugendliche und sein hoher Stellenwert in der Sozialisation Heranwachsender unterstreicht die Notwendigkeit auch bei Epilepsiepatienten. Von einem Leistungssport sollte jedoch abgeraten werden. Faktoren, die während einer körperlichen Anstrengung zu einer Anfallsmanifestation führen können sind in Tab. **87** modifiziert nach Klimpt (1987) zusammengefaßt.

Bei der Beratung bezüglich einer zu wählenden Sportart müssen Anfallstyp, Anfallsfrequenz, körperlich-geistige Entwicklung sowie eine mögliche Beeinträchtigung durch die antiepileptische Therapie individuell berücksichtigt werden (Lipinski 1990). Bei einzelnen Sportarten ist eine besondere Aufmerksamkeit gegenüber dem Sporttreibenden notwendig.

Besonders unfallsträchtig und gefährlich für den Patienten sind Wassersportarten, besonders Schwimmen im Meer. Es wird angenommen, daß 3 – 18% der Todesfälle und 33 – 88% der tödlich verlaufenden Unfälle von Epilepsiepatienten durch Ertrinken verursacht werden. Die Schwimmdauer sollte daher auf 20 min beschränkt sein. Offenes, tiefes Wasser sollte vermieden werden. In jedem Fall ist eine Aufsicht notwendig. Ein Bad in der Badewanne ist nicht weniger gefährlich, wenn nicht sogar riskanter, wenn der Patient nicht überwacht wird, besonders morgens oder abends, also zu Zeiten hoher Anfallsfrequenz.

Insgesamt kann angenommen werden, daß 60% der Epilepsiepatienten Sport wie Gesunde treiben können. In 20% ist eine besondere Aufsicht erforderlich und in weiteren 20% ist von einer Sportart abzuraten (Holzgraefe 1993). Während Wassersportarten im allgemeinen als gefährlich für Patienten mit Epilepsie bekannt sind, zeigen sie auch relativ häufig Unfälle beim Fahrradfahren.

Tabelle 87 Erlaubte und nicht erlaubte Sportarten bei Epilepsie

Nicht erlaubt	erlaubt
Wassersport Schwimmen (allein), Tauchen, Springen, Wasserball, Wasserspringen, Wasserski, tiefe Gewässer, z. B. Meer	bei seltenen oder medikamentös kontrollierten Anfällen Schwimmen unter Vorbehalt mit Aufsicht
Leichtathletik Stabhochsprung, Schwerathletik, Gewichtheben	Laufen (ohne Zeitdruck, Wurf- und Stoßübungen, Weit-, Hoch- und Dreisprung, Wandern)
Hallensport Boxen, Turnen am Hochgerät, Klettern, Salto, Flick-Flack, Hechtspringen	Ballspiele (zeitlich begrenzt), Bodenturnen, Gymnastik, Geräteturnen in geringer Höhe am Pferd, Bock und Kasten (Hock- und Gerätsprung)
Wintersport Skispringen; bei nicht völlig gutartigem Leiden: Eishockey, Abfahrtslauf, Tor- und Langlauf	Skiwandern, Rodeln; bei gutartigem Leiden: Tor- und Abfahrtslauf, Langlauf
Allgemein Radsport, Flugsport, Fallschirmspringen, Schießen, Motorsport	außerhalb des Wettkampfes: Fechten, Tennis, evtl. therapeutisches Reiten

21 Selbsthilfegruppen

Selbsthilfegruppen haben sich zur Aufgabe gestellt, eine Vermittlung zwischen Patienten, Ärzten und Kliniken, Schulen, Sozial- und Gesundheitsämtern durchzuführen. Hierbei leisten sie wichtige Aufklärungsarbeit über Epilepsie, um bestehende Vorurteile in der Gesellschaft abzubauen. Der Anfallskranke erhält durch die Gruppe die Möglichkeit, zu erfahren, wie andere mit der Epilepsie leben und erfährt Anleitung zur Selbsthilfe, vor allem im sozialen Bereich und Umgang mit seiner Erkrankung. Die Möglichkeit, offen über die Krankheit zu sprechen, baut bei Betroffenen und Angehörigen Ängste ab und hilft in praktischen Lebensfragen. Adressen sind über die Geschäftsstelle der Deutschen Sektion der Internationalen Liga gegen Epilepsie zu erfahren.

Informationsquellen

Deutsche Sektion der Internationalen Liga gegen Epilepsie

Geschäftsstelle
Herforder Straße 5 – 7
33602 Bielefeld

Informationszentrum Epilepsie (IZE)
Herforder Straße 5 – 7
33602 Bielefeld
Tel. 05 21/12 41 17 (tägl. 9.00 – 12.00 Uhr)

Stiftung Michael
Münzkamp 5
22339 Hamburg
Tel. 0 40/5 38 85 40

Deutsche Epilepsievereinigung gem. e.V. (DE)
Zillestraße 102
10585 Berlin
Tel. 0 30/3 42 44 14

Die Adressen aller Epilepsie-Selbsthilfegruppen und Kontaktstellen sind bei den o.g. Anschriften und bei den Gesundheitsämtern vor Ort erhältlich.

IZE, DE und Stiftung Michael sind ebenso Ansprechpartner für Betroffene und Angehörige.

Probleme aus Patientensicht

Aus Patientensicht werden vor allem folgende Hauptproblempunkte genannt (Gilliam et al. 1997): Führerschein, Beschäftigung (aus Angst des Arbeitgebers keine Arbeitserlaubnis), zu wenig Selbständigkeit, Verletzungsgefahr im Anfall, Nebenwirkung der Therapie, außerdem werden häufig erwähnt: zu wenig Aufklärung, Versorgung nicht flächendeckend (Ärzte, Fachkliniken), späte Überweisung zum Spezialisten, zu frühe Berentung, zu große Stigmatisierung, häufiger Wechsel von Ärzten in Epilepsieambulanzen, psychologische Vor- und Nachbetreuung bei Epilepsiechirurgie.

Hinsichtlich der Erstversorgung bei einem Anfall wird außerdem häufig eine verbesserte Informationsübermittlung zur individuell erforderlichen Behandlungsmaßnahme gefordert.

22 Videoaufzeichnungen von epileptischen Anfällen

1. Penin H, Christe W, Boenigk H, Bülau P, Stefan H (1990) Video-Dokumentation epileptischer Anfälle nach der Internationalen Klassifikation; Epilepsie die Anfallsform: Symptome, EEG, Klassifikation, VHS- und UMATIC-Geigy-Service.
2. Stefan H et al. (1995) Präoperative Diagnostik zur Epilepsiechirurgie. VHS und UMATIC-Geigy-Service.
3. Sonnen A, Alving J, Munari C, Stefan H (1995) Video-illustrated classification of exemplary and difficult to classify epileptic seizures (Subcommission on Education of the International League against Epilepsy involved with the preparation of a Video-Atlas of seizures: Alving J, Binnie C, Dravet C, Munari C, van Emde-Boas W, Seino M, Henriksen O, Theodore W).
4. Elger C, Hufnagel A (1997) Phänomenologie fokaler Anfälle I und II. Hoechst Marion Merell Dow-Video.
5. Stefan H und S. Robeck (1998) Sprachstörungen im Anfall. VHS-Service Novartis.
6. Stefan H (1999) Individuelle Lokalisation von Hirnfunktionen. VHS-Service Novartis.
7. Steinhoff B, Differentialdiagnose von Anfällen. Jansen-Cilag.
8. Stefan H (1999) CD-ROM: Interessante Fälle und Anfallssymptome zur Diagnose und Behandlung von Epilepsien.

23 Abkürzungen

AD	„after discharges“
AE	Antiepileptikum
AZM	Acetazolamid
AZ-Test	Azeton-Test
BEOP	benigne Epilepsie im Kindesalter mit okzipitalem Paroxysmus
BNS-Anfälle	Blitz-Nick-Salaam-Anfälle
Br	Bromide
BZD	Benzodiazepine
CBZ	Carbamazepin
CK	Creatinkinase
CLB	Clobazam
CLZ	Clorazepate
CP	komplex-partielle Anfälle
CT	Computertomographie
CZP	Clonazepam
ECoG	Elektrokortikographie
ED	Enzephalomyelitis disseminata
EHN	Ethotoin
ENG	Elektronystagmographie
EPC	Epilepsia partialis continua
EPSP	exzitatorisches postsynaptisches Potential
ESES	elektrischer Status epilepticus im Schlaf
ESM	Ethosuximid
FBM	Felbamat
FKH	frühkindliche Hirnschädigung
FLE	Frontalhirnepilepsie
FSH	follikelstimulierendes Hormon
FSME	Frühsommer-Meningo-enzephalitis
GABA	Gamma-Aminobuttersäure
GBP	Gabapentin
GM	tonisch-klonischer Grand-mal-Anfall
IPSP	inhibitorisches postsynaptisches Potential
KSS	Kearns-Sayre-Syndrom
LE	Lupus Erythematodes
LTG	Lamotrigin
LGS	Lennox-Gastaut-Syndrom
LH	luteotropes Hormon
LZP	Lorazepam
M_2E	Motor secondary evolvement
MEG	Magnetenzephalographie
MELAS	itochondriale Myopathie, Enzephalopathie, Laktatazidose und „Schlaganfalls“-Episoden
MERRF	Myoklonus-Epilepsie mit „ragged red fibers“
MES	maximaler Elektroschock-Test
MHT	Mephenytoin
MRS	Magnetresonanzspektroskopie
MRT	Magnetresonanztomographie, Kernspintomographie
MPB	Methylphenobarbital
MSM	Mesuximid
MTB	Metharbital
MST	multiple subpiale Transsektion
NDM	N-Desmethylsuximid
NMDA	N-Methyl-D-Aspartat
NMR	Nuclear Magnetic Resonance (besser MRT)
NZP	Nitrazepam
OXC	Oxcarbazepin
PAC	Phenacemid
Pb	Phenobarbital
PDS	paroxysmale Depolarisationsshift
PEMA	Phenylethylmalonamid
PET	Positronenemissionstomographie
PGB	Progabide
PHT	Phenytoin, Diphenylhydantoin
PME	progressive Myoklonus-Epilepsie
PMO	Paramethadion
PNP	Polyneuropathie
PRM	Primidon
PSM	Phensuximid
PTH	Parathormon
PZT	Pentylentetrazol-Test
RIT	rhythmische iktuale Transformation
SDA	simultane Doppelbild-aufzeichnung
SMA	supplementär-motorische Region
SP	einfach(simple)-partieller Anfall
SPECT	single photon emission computed tomography
SQUID	super conducting quantum interferrence device

SW	spike-and-wave-Komplexe
Tc-HMPAO	Technetium-Hexamethyl-propyleneamineoxime
TC (= GM)	tonisch-klonischer Grand-mal-Anfall
TGA	transiente globale Amnesie
TGB	Tiagabin
TIA	transitorische ischämische Attacken
TLE	Temporalhirnepilepsie
TMO	Trimethadion
TPM	Topiramat
VBI	vertebrobasiläre Insuffizienz
VGB	Vigabatrin (Vinyl-GABA)
VPA	Valproinsäure
ZNS	Zonisamide

Auflösung der Diagnose- und Therapiefälle

Differentialdiagnose-Fall (S. 50)

Mastozytose-Attacke

Sicherung der Diagnose durch:

- Urin (N-Methylhistamin etc.), Serumkonzentration (Radioimmunoassay)
- Hautbiopsie
- Differential-Blutbild
- Knochenmarkbiopsie
- Ausschluß Karzinoidsyndrom
  Endokriner Tumor
  Phäochromozytome
  Schilddrüsen-Ca

Therapie-Fall (S. 230)

Ein Impulsiv-Petit mal (juvenile myoklonische Epilepsie) wird mit VPA und LTG behandelt. CBZ, PHT und VGB sind kontraindiziert. Die Kombination CBZ und LTG kann über pharmakodynamische Interaktion zu Übelkeit führen. Eine Dosisreduktion von CBZ ist angebracht.

24 Fachwortverzeichnis

AICARDI-Syndrom
Spasmen, Suppression-burst-EEG, Balkenagenesie, Retina- und Vertebralanomalie

Adam-Stokes-Anfall
Syndrom, bei dem es infolge vorübergehenden Herzstillstands oder Bradykardie zu Störungen des Bewußtseins und der Atmung kommt.

Alpha-Fetoprotein
Fetales Protein, welches bei Neuralrohrmißbildungen im Serum bzw. Fruchtwasser der Mutter in erhöhter Konzentration in den ersten 3 – 4 Monaten der Schwangerschaft festgestellt werden kann.

Amaurotische Idiotie
Speicherung von Gangliosiden im Nervensystem mit ballonartiger Degeneration der Ganglienzellen. In der Retina bleibt die Fovea als kirschroter Fleck (cherry-red spot), während die übrige Retina durch die Speicherung weißlich erscheint.

Ammonhorn-Sklerose
Gliose im Bereich des Ammonhorns.

Anfallssemiologie
Bedeutungsanalyse der Bezeichnungen von Anfallssymptomen.

Antidrome Ausbreitung
Der physiologischen Richtung entgegengesetzt.

Arc de cercle
Franz. Kreisbogen. Psychogene Anfallssymptomatik bei hysterischem Anfall von Charcot: Der Patient bäumt sich auf, so daß nur der Hinterkopf und die Füße den Körper stützen.

Arousal
Weckreaktion des Hirns, welche über die Formatio reticularis vermittelt wird.

Atmungskomplex-III-Defekt
Der mitochondriale Stoffwechsel ist für die Atmungskette von Bedeutung. Defekte in der Atmungskette können im Komplex I (NADH-Koenzym-Q-Reduktase), Komplex II (Suxinat-Koenzym-Reduktase), Komplex III (Koenzym-Zytochrome-C-Reduktase) oder Komplex IV (Zytochrom-C-Oxydase) vorliegen.

Attraktor
Teil des Phasenraums, in dem sich nach einer gewissen Anfangszeit das System bewegt. Die Planeten beschreiben Ellipsen um die Sonne. Der Attraktor ist die Planetenbahn und der jeweilige Geschwindigkeitsvektor in den Raumkoordinaten.

Autochthon
Eigenständig aus sich heraus ohne fremde äußere Einflüsse entstanden.

Axorhizomelisch
Verteilung tonischer Verkrampfungen in der Mittellinie der Körperlängsseite.

Bloch-Sulzberger-Syndrom
Incontinentia pigmenti und multiple fokale sowie generalisierte Anfallsformen (neurokutanes Syndrom).

Borborygmi
Magenknurren und Rumoren.

Bradbury-Eggleston-Syndrom
Autonome Insuffizienz durch Degeneration von Ganglien.

Bulbusdruckversuch
Druck mit dem Daumen auf den Augapfel bei geschlossenem Lid.

Burst suppression
Hochgespannte Amplitudenfrequenz rasch wechselnder Potentiale, welche in Gruppen auftreten und von generalisierter Abflachung der Kurventätigkeit gefolgt werden.

Capgras-Syndrom periiktual
Paroxysmale Angst, Empfindung jemandem zu „nahe“ zu sein, Depersonalisation bei limbischen (meist linksseitigen) Entladungen.

Catameniale Epilepsie
Bindung des zeitlichen Auftretens der Anfälle an den Menstruationszyklus.

Chaos
Chaotisch ist die Eigenschaft des Systems, welches sensibel gegen Anfangsbedingungen ist. Je nachdem, in welchem minimalen Abstand ein Raumschiff um den Mond geschickt wird, kann es ihn nur einmal umkreisen und durch die Mondschwerkraft zur Erde zurückgelenkt werden oder in eine Umlaufbahn kommen. Das Erreichen der Mondumlaufbahn wäre dann wiederum ein Attraktor. Chaosanalysen werden experimentell zur Analyse fokaler epileptischer Aktivität eingesetzt.

Chorea Huntington
Autosomal dominant vererbbares Leiden mit choreatischen Hyperkinesen und meist psychoorganischem Syndrom bei Atrophie des Corpus striatum.

De-novo-Automatismen
Automatismen, die erstmals während des epileptischen Anfalls auftreten.

Deafferenzierung
Funktionelle Abkopplung eines höheren Zentrums von den zuführenden Impulsen aus untergeordneten Zentren.

Dichotomie
Zweiteilung eines Sachverhaltes.

Diskonnektionssyndrom
Leitungsstörung, die auf einer Unterbrechung der Verbindungen zwischen kortikalen Projektions- oder Assoziationsfeldern des Gehirns zurückzuführen ist. Leitungsstörungen zwischen den Hemisphären kommen durch Unterbrechung des Balkens oder bei subkortikalen Schädigungen im Marklager zustande. Durchtrennung der Kommissurensysteme führen zu neuropsychologischen Ausfällen (Split-brain-Syndrom).

Echolalie
Sinnloses Nachsprechen von Worten und Sätzen.

Ektopische Aktionspotential-Entstehung
Entstehung von Aktionspotentialen außerhalb des physiologischen Erregungsursprunges.

Elektrische „Synapsen“ (gap junctions)
Synapsen, die nicht über biochemische Vermittlung infolge Transmitterfreisetzung funktionieren, sondern als Feldeffekte über gap junctions. Letztere sind sog. elektrische nicht synaptische Transmissionsstellen zwischen der prä- und postsynaptischen Membran.

Elektrodermales Dekrement
Abflachung der Potentialamplitude.

Emprostothone Bewegungsmuster
Embryonale Körperhaltung mit nach vorn gebeugtem Kopf und schüsselförmiger Rumpfbeugung.

Enechetische Konstitution
Als epileptoide Psychopathie beschriebenes schwerfälliges, klebriges, haftendes Wesen. Umständlichkeit. Hierbei handelt es sich keinesfalls immer um konstitutionelle Charaktereigenschaften, sondern um ein multifaktoriell bedingtes Syndrom (symptomatische Epilepsie, Medikamente etc.).

Ephapse
Künstliche Synapse; bei genügend engem Kontakt zweier engbenachbarter markloser Nervenfasern können Impulse von einem auf den anderen Nerven überspringen.

Epileptiforme EEG-Aktivität
Spike, Spike-wave-Komplex oder Sharp-wave. Die genannten Graphoelemente sprechen für eine interiktuale epileptische Funktionsstörung; sie beweisen nicht das Auftreten manifester epileptischer Anfälle.

Epilepsiespezifische „EEG-Veränderungen“
Spike, Spike-wave-Komplex oder Sharp-wave; die genannten Graphoelemente sprechen für eine interiktuale epileptische Funktionsstörung; sie beweisen nicht das Auftreten manifester epileptischer Anfälle.

Epilepsietypische EEG-Veränderungen
Spike, Spike-wave-Komplex oder Sharp-wave; die genannten Graphoelemente sprechen für eine interiktuale epileptische Funktionsstörung; sie beweisen nicht das Auftreten manifester epileptischer Anfälle.

Erethisch
Krankhaft gesteigerte, in ihrem stärksten Ausmaß mit Wesensänderung einhergehende Erregbarkeit und Reizbarkeit.

Erratisch
Herumirrend, unregelmäßig verteilt; bei Myoklonien unregelmäßige Körperverteilung.

Foix-Chavany-Marie-Syndrom
Kongenitale bilaterale perisylvische Malformation mit Pseudobulbär-Parese, kognitiven Defiziten und Anfällen.

Fraktal
Maß der Selbstähnlichkeit bei verschiedenen Längenmaßstäben. Nimmt man (klassisches Beispiel) Karten Großbritanniens mit verschiedenen Längenmaßstäben, so wird sich die Länge der Küste bei Karten mit größerem Maßstab verändern, weil mehr Buchten eingezeichnet sind.

Die fraktale Dimension gibt an, wie groß der Teilraum ist, der von Meßwerten bezogen auf alle denkbaren Werte eingenommen wird, also z. B. bei der Küstenlinie wieviel Prozent der Landkarte bei beliebig guter Auflösung Küste werden.

Ein Strange Attractor ist ein Attraktor mit fraktaler Dimension.

Die Hausdorff-Dimension ist wie die Kapazität ein Maß der fraktalen Dimension.

Funktelemetrie
Drahtlose Übermittlung von Signalen des Senders und Empfängers (EEG, EKG, Polygraphie).

Gauchererkrankung
Speicherung eines Zerebrosides in den Zellen des retikulo-histiozytären Systems; Störung des Lipoidstoffwechsels.

Gilles de la Tourette-Syndrom
Generalisierte Tic-Erkrankung mit Echolalie, Kopolalie (Ausrufen obszöner Worte).

Gomori-Trichromfärbung
Färbung histologischer Muskelpräparate zur Darstellung der sog. red ragged fibres; diese bestehen aus vermehrten morphologisch veränderten Mitochondrien.

Graphoelement
Charakteristische Auslenkung des EEG-Schreibers; Graphoelemente bilden verschiedene Wellenformen, die zur Routinediagnostik benutzt werden.

Hallervorden-Spatz-Erkrankung
Seltenes vererbbares Leiden aufgrund degenerativer Veränderungen im Bereich des Globus pallidus und der Substantia nigra.

Hypertelorismus
Vergrößerung des Abstandes der inneren Augenwinkel.

Hypsarrhythmie
Veränderungen des EEG, welche durch einen unregelmäßigen Wechsel spannungshoher und an Frequenz wechselnder (meist langsamer Wellen) vermischt mit wechselnd lokalisierten steileren Potentialen und Spikes gekennzeichnet sind. Synonym: diffuse gemischte Krampfpotentiale.

Iktual
Im Anfall.

Interiktual
Epileptische Aktivität außerhalb klinisch manifester Anfallssymptome.

Inzidenz
Anzahl Neuerkrankungen pro Jahr bei 100 000 Menschen (kumulativ = während bestimmten Zeitraums).

Isofeldlinien
Linien gleicher Spannung bzw. Magnetfeldstärke.

Ito-Syndrom
Incontinentia pigmenti achromians, Epilepsie (eher Spätmanifestation) in 50 %.

Jacob-Creutzfeldt-Erkrankung
Disseminierte Degenerationsherde im Zentralnervensystem bei Slow-virus-Erkrankung.

K-Komplex
Graphoelement, welches in Non-REM-Schlaf (Stadium II und III) auftritt, durch eine relativ steile negative Initialschwankung und dann lange anhaltende positive Welle mit überlagerten Schlafspindeln besteht.

Kabeltelemetrie
Durch lange Kabel zwischen Patient und EEG-Gerät können Biosignale bei relativ großer Bewegungsfreiheit des Patienten registriert werden. Im Gegensatz zur Funktelemetrie ist der Patient jedoch an eine Kabelverbindung gebunden.

Karotis-Druckversuch
Druck auf die Karotisgabel. Durch den Gefäßdruck kommt es zu einer Rezeptorstimulation in der Adventitia und Reizung des Nucleus dorsalis n. vagi. Dies führt als Reflexantwort zur Abnahme der Herzfrequenz (80%) und/oder Blutdruckabfall. Der Karotis-Druckversuch sollte nur im Liegen durchgeführt werden und ist kontraindiziert bei schwerer Arteriosklerose.

Kataplexie
Affektiver Tonusverlust.

Koprolalie
Redefluß unanständiger Ausdrücke.

Lafora-Erkrankung
Form der Myoklonusepilepsie mit Myoklonien, epileptischen Anfällen und häufig auftretender Demenz. Es liegt eine genetisch bedingte Störung des Kohlehydratstoffwechsels zugrunde, die sich vor allem in den für die Erkrankung typischen intrazytoplasmatischen Lafora-Einschlußkörperchen manifestiert.

Lance-Adams-Syndrom
Myoklonisch-zerebellar-hypokinetisches Syndrom bei Zustand nach hypoxischem Hirnschaden.

Lissenzephalie
Glattes Hirn ohne Gyration (Agyrie/Pachygyrie-Komplex).

MAP
Bildgebende Darstellung der Isokonturlinien von Potential- oder Magnetfeldern.

Megalenzephalie
Vergrößerte Hirnregion.

Medication Event Monitor System
Computergestütztes Meßsystem zur Überprüfung der Medikamenteneinnahme.

Morbus Ito
S. Ito-Syndrom.

Neglekt
Fehlende Wahrnehmung eines Körperteils bzw. Körperseite.

Neurofibromatosis Recklinghausen
Fibrome, fokale Epilepsie (10–20%) intrakranielle Tumore.

Neurokutane Syndrome
Heterogene Gruppe genetisch bedingter Erkrankungen von: Nervensystem, Haut und Anhangsgebilden (oft auch Augen), siehe z. B.: Neurofibromatose, tuberöse Sklerose, Bloch-Sulzberger-Syndrom, Ito-Syndrom, Sturge-Weber-Syndrom; embryo-fetale Mißbildungen mit fokalen zerebralen Dysplasien bis hin zur Megaloenzephalie und in unterschiedlicher Beteiligung auch Epilepsie.

Pachygyrie
Verplumpte Gyri.

Phakomatose
Embryonal oder fetal bedingte Entwicklungsstörung, zum Teil mit blastomatös entarteten Fehlanlagen.

Paropsie
Sehstörung.

POTS
Posturales Tachykardie-Syndrom als Ausdruck einer limitierten autonomen Neuropathie.

Prävalenz
Anzahl Personen, die zu einem bestimmten Zeitpunkt von Erkrankung betroffen sind.

Ramsay-Hunt-Syndrom
Aktionsmyoklonus, epileptische Anfälle und spinozerebelläre Symptomenkombination.

Romano-Ward-Syndrom
Verlängerte QT-Zeit, autosomal dominanter Erbgang, plötzlich auftretende Bewußtlosigkeit durch Herzrhythmusstörung.

Schimmelpenning-Feuerstein-Mims-Syndrom
Neurokutanes Syndrom mit linearem Naevus sebaceus Jadasohn, z.T. mit partieller Alopezie, fokalen Anfällen.

Sturge-Weber-Syndrom
Enzephalofaziale Angiomatose, die durch einen Gesichtsnävus im Gebiet eines oder mehrerer Trigeminusäste sowie verkalkte geschlängelte Gefäße (meist Kapillaren) in den Meningen der parietookzipitalen Konvexität gekennzeichnet ist. Zusätzlich kommen Angiome der Retina vor. Häufig Kombination Gesichtsnävus, partielle Epilepsie (50%), Intelligenzdefekt, kontralaterale Hemiparese.

Synchronie
Zeitgleiche Abläufe, z.B. bilateral synchrones Auftreten von generalisierten Potentialen im EEG oder synchrone Dokumentation von EEG- und Anfallssymptomen.

Tapetoretinale Degeneration
Hereditärer Entartungsprozeß der Netzhaut die Pigmentschicht der Netzhaut des Auges betreffend.

Tuberöse Sklerose
Dominant vererbbares neurokutanes Syndrom (Kopplung auf Chromosom 9/11) mit Epilepsie (in 90%), oft West-Syndrom, Adenoma sebaceum, kortikalen und periventrikulären Hämatomen, Gliomen, Retinatumoren, Hautveränderungen, Herzleitungsstörungen.

Valsalvamanöver
Zuhalten der Nasenöffnung und Pressen, damit ein erhöhter intrathorakaler Druck entsteht.

VBI
Vertebrobasiläre Insuffizienz.

Vertexzacken
Physiologisches Schlafphänomen in Form einer hohen negativen Welle über der Vertexregion im leichten Non-REM-Schlaf.

Whipple-Krankheit
Intestinale Lipoiddystrophie; chronische Darmerkrankung mit Durchfällen, Steatorrhö, Gewichtsabnahme, Anämie.

Wilson-Erkrankung
Seltenes rezessives Erbleiden bei Kupferstoffwechselstörung infolge Coeruloplasminmangels; degenerativer Prozeß im extrapyramidalen System und Leberzirrhose, Pigmentierung der Hornhaut.

25 Farbtafelteil

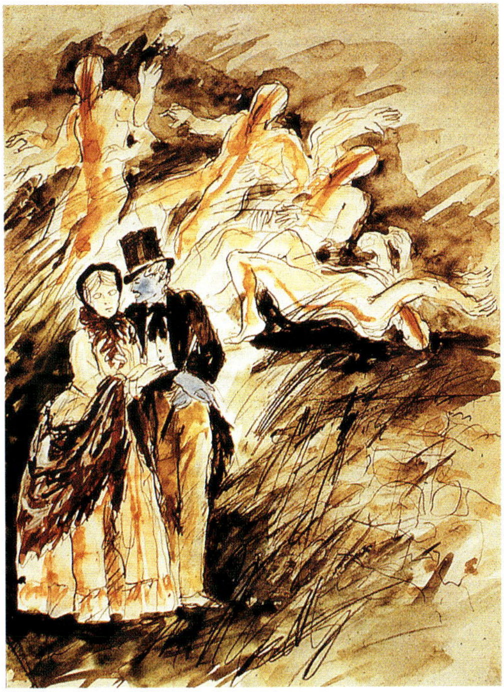

Abb. 1 Illustration zu Lucilla „Was ist es denn?" aus Poor Miss Finch (Brandt 1986). Mit freundlicher Genehmigung von Frau Daniela Marion Brandt.

b

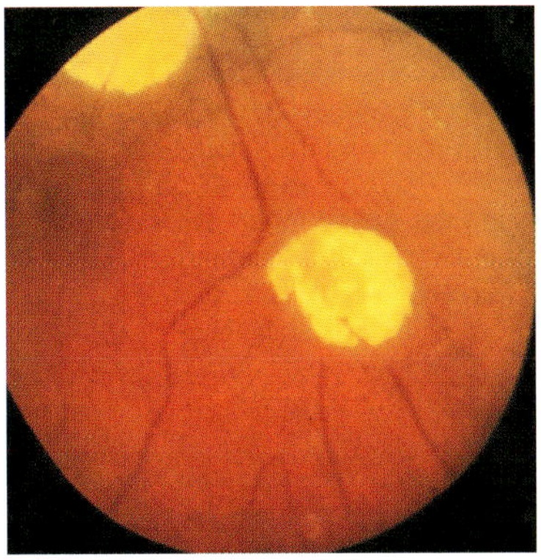

c

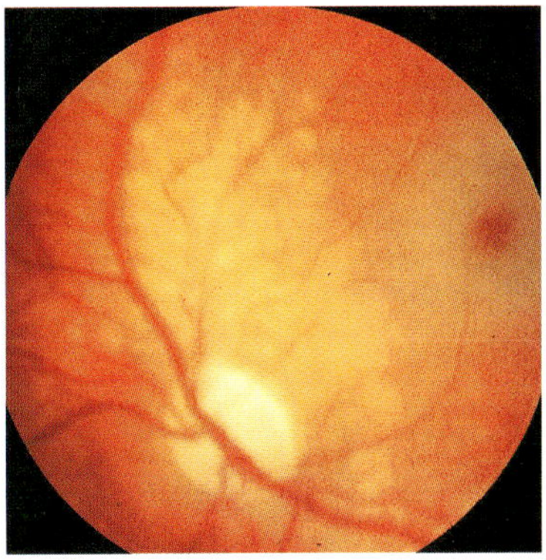

a

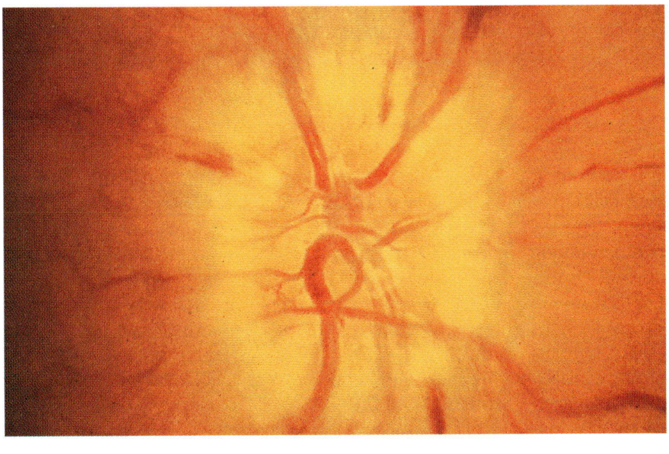

Abb. 12 a–e Augenhintergrund bei symptomatischer Epilepsie.
a Stauungspapille bei symptomatischer Epilepsie (Glioblastom).
b Netzhauttumor infolge tuberöser Sklerose.
c Kirschroter Fleck bei Tay-Sachs-Erkrankung.

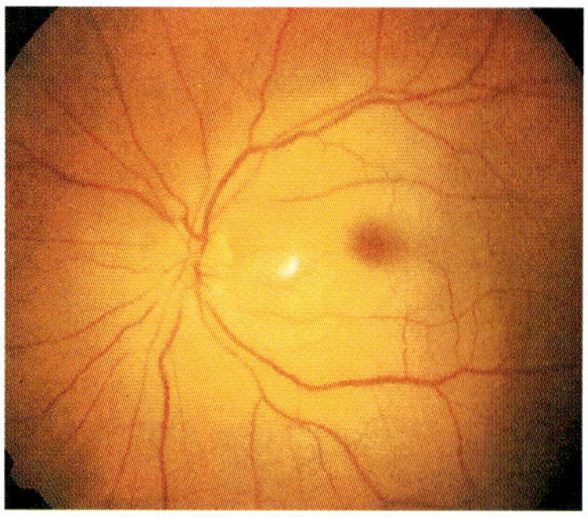

Abb. 12d Kirschroter Fleck bei zerebralem arteriovenösen Verschluß (Embolie).

Für die Überlassung der Abbildungen bedanken wir uns bei Herrn Prof. Naumann und Herrn Dr. Küchler, Augenklinik der Universität Erlangen-Nürnberg sowie bei Herrn Dr. Brenner, Neurologische Klinik der Universität Erlangen-Nürnberg.

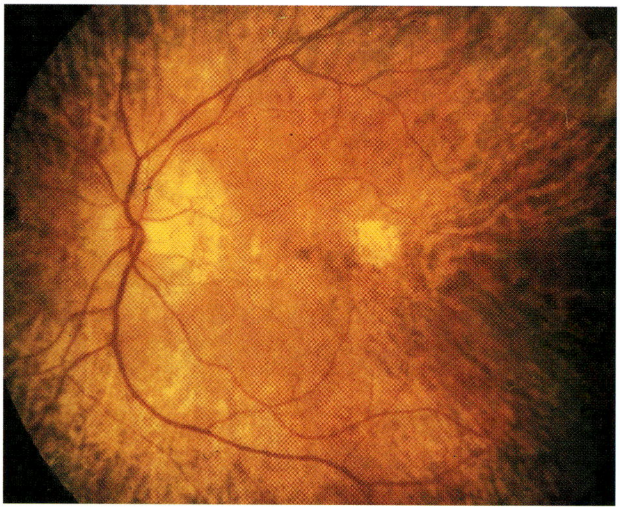

Abb. 12e Retinitis pigmentosa bei mitochondrialer Zytopathie.

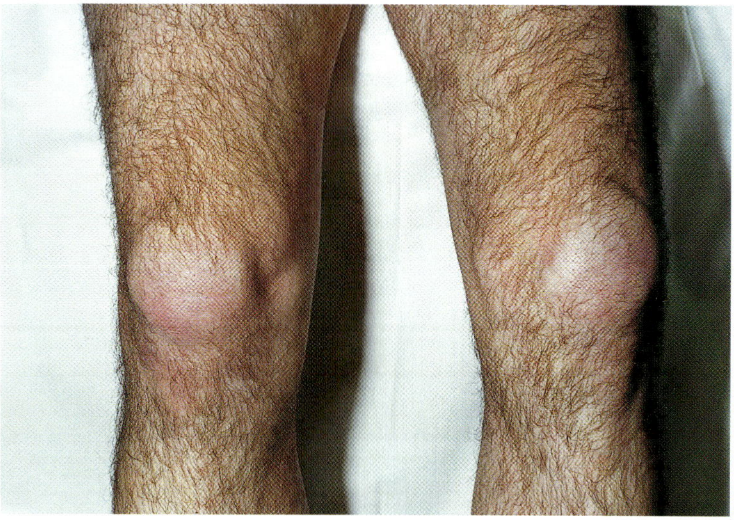

Abb. 18 Prellungen bei Sturzanfällen infolge „Drop attacks".

Abb. 33a–f Zwei Protonen-MR-Spektren von kontralateralen, je 8 ml großen Volumina im linken (**a, c**) bzw. rechten (**b, d**) Hippocampus eines Patienten. Die drei Resonanzen können diversen Cholinverbindungen (Cho), Kreatin und Kreatinphosphat (Cre) und N-Acetyl-Aspartat (NAA) zugeordnet werden. Ergebnisse von Studien weisen auf eine Erniedrigung des Verhältnisses von NAA zu Cho auf der fokalen Seite hin. Mit „Chemical Shift Spektroskopie Imaging" (CSI-Technik) ist es möglich, in einer Messung eine ganze Matrix von lokalisierten MR-Spektren gleichzeitig aufzunehmen. **e** In der automatischen Nachverarbeitung der Daten werden z. B. die Verhältnisse von NAA/Cholin bestimmt. Diese Matrix kann nach der Messung noch verschoben werden, um eine genaue Positionierung zu ermöglichen. **f** Das Protonen-MR-Spektrum eines der ca. 3 ml großen Volumina ist rechts in Grün gezeichnet. Für die genauere quantitative Auswertung werden die Daten i. allg. durch einen „Fit" (in Rot überlagert) approximiert. (Mit freundlicher Genehmigung von Herrn Dr. Sauter, Siemens UB-MED.) ▶

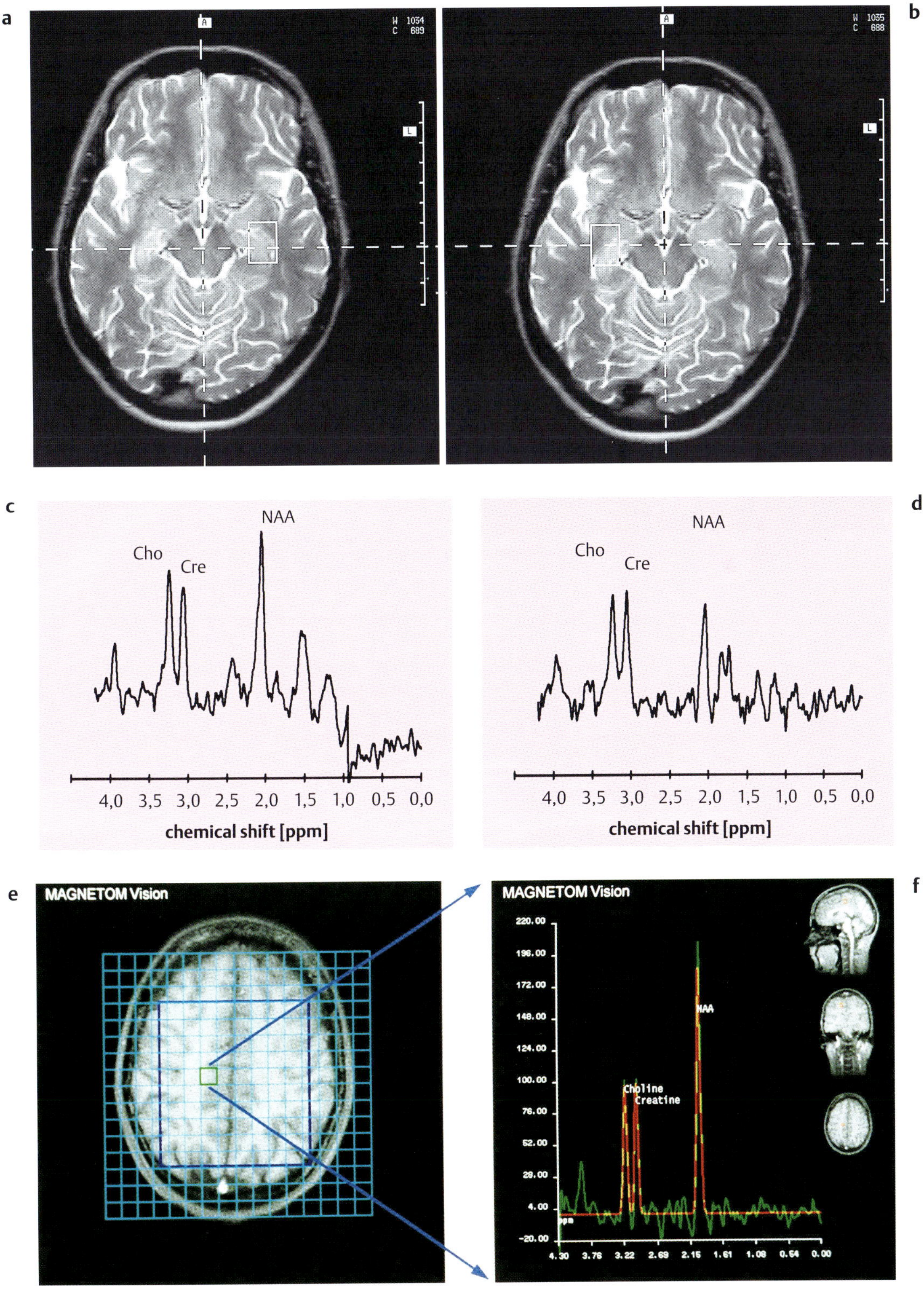
a
A
W 1034
C 689
L
b
A
W 1035
C 688
L
c
Cho
Cre
NAA
4,0 3,5 3,0 2,5 2,0 1,5 1,0 0,5 0,0
chemical shift [ppm]
d
Cho
Cre
NAA
4,0 3,5 3,0 2,5 2,0 1,5 1,0 0,5 0,0
chemical shift [ppm]
e
MAGNETOM Vision
f
MAGNETOM Vision
220.00
196.00
172.00
148.00
124.00
100.00
76.00
52.00
28.00
4.00
-20.00
NAA
Choline
Creatine
ppm
4.30 3.76 3.22 2.69 2.15 1.61 1.08 0.54 0.00

a

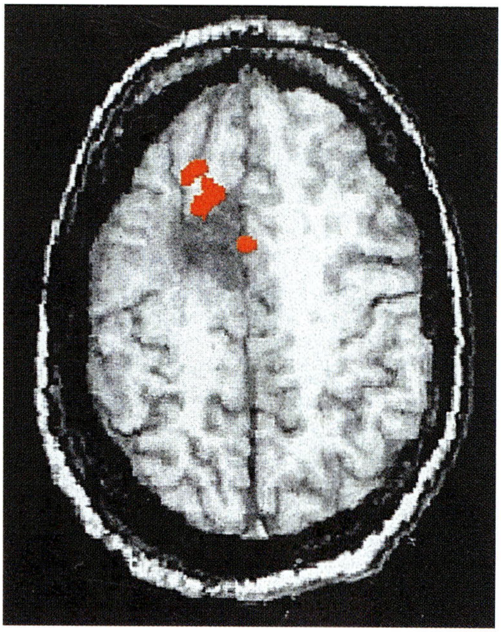

Abb. 35 Nach nur teilweiser Reduktion von Anfällen durch Resektion im Parasagittal- und SMA-Bereich zeigt das MEG fokale Restaktivität vor der Resektionsgrenze frontal (**a**). Sie wird durch das intraoperative ECoG bestätigt (**b**). Eine kleine Nachoperation führt zur Anfallsfreiheit (siehe auch Abb. **127** im Farbtafelteil).

b

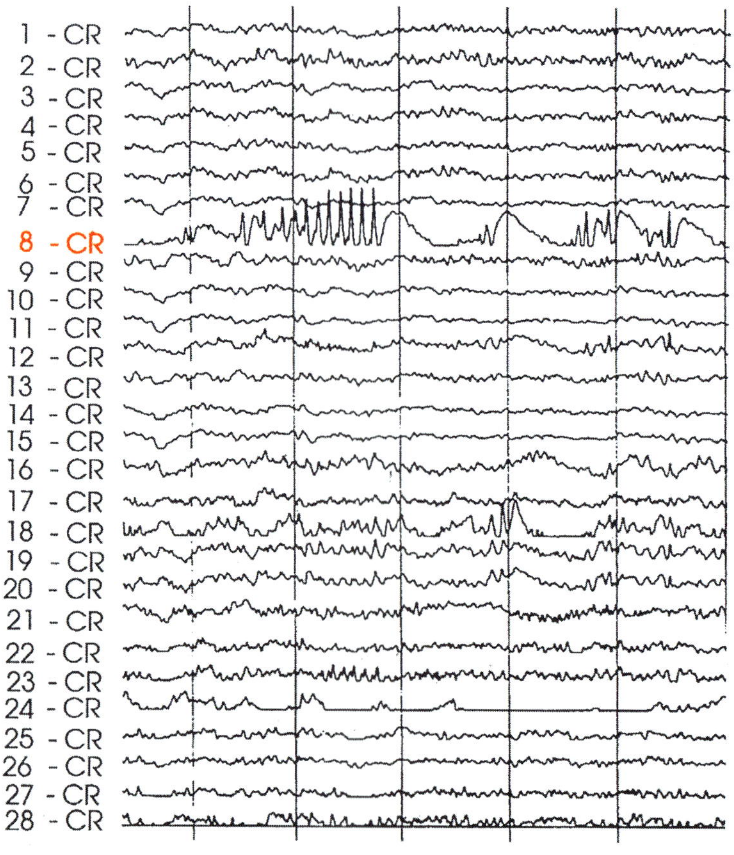

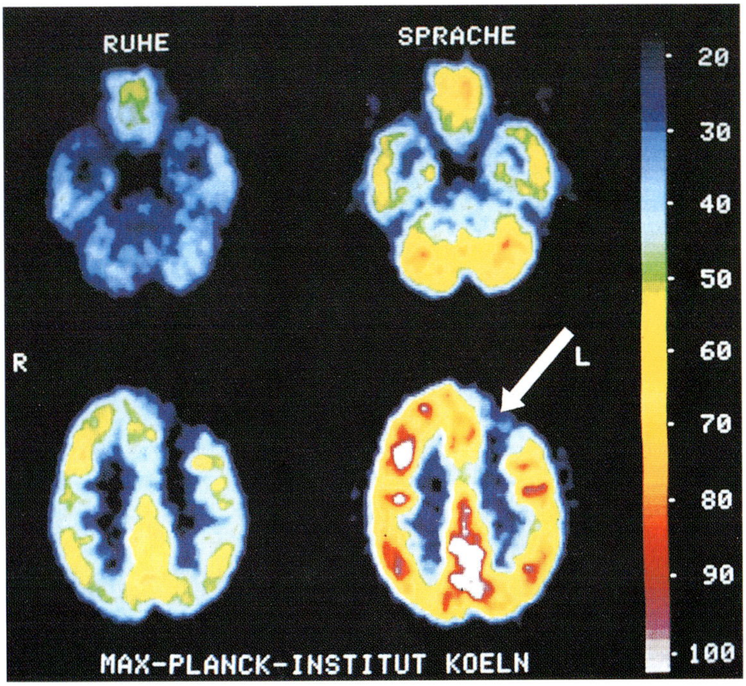

Abb. 38 **a** Fluordesoxyglykose-Positronenemissionstomographie (PET) eines Patienten mit Frontalhirnepilepsie.

Für die Überlassung des Befundes sei Herrn Prof. Pawlik, Max Planck-Institut, Köln, gedankt.

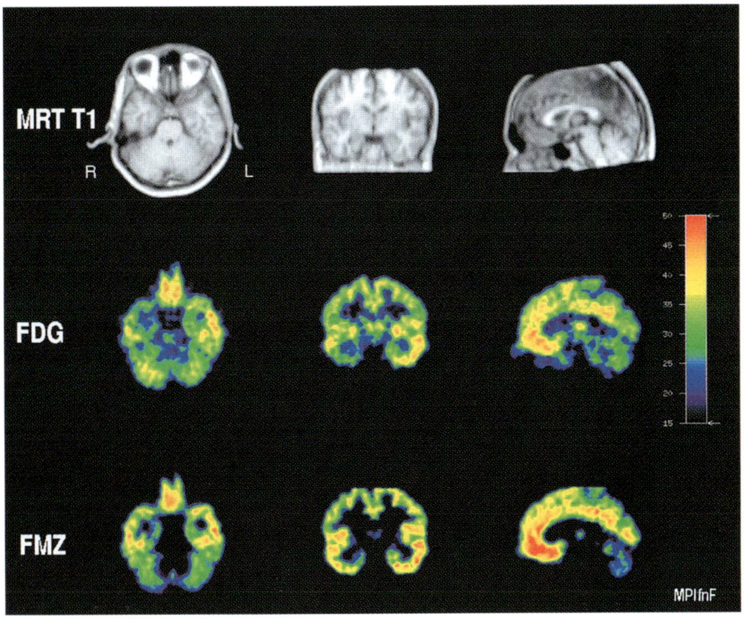

b Temporallappenepilepsie: ausgedehnte rechtseitige Glukosestoffwechselstörung (Minderung) bei umschriebener Reduktion der Flumazenilbindung im mesialen Kortex (aus: Szelies et al. 1996, Neuroimage 3, 109 – 118)

Zu **a**: Die Positronenemissionstomographie zeigt unter Standardruhebedingungen sowie unter Sprachaktivierung (Farbskala des Hirnglukoseverbrauchs in µmol Glukose/100 g Hirngewebe pro min) ein hypometabolisches Areal frontal links. In der PET-Ruhemessung läßt sich ein umschriebener Stoffwechseldefekt im linken intermediären Frontalkortex nachweisen, der dem im MRI erkennbaren atrophischen Gewebe (Glianarbe nach FKH) entspricht. Darüber hinaus zeigt sich eine beidseitige, jedoch rechts deutlich betonte Schädigung der temporobasalmesialen Graustrukturen. Insgesamt liegt der Glukosestoffwechsel supratentoriell im Normbereich. Unter Sprache kommt es zu einer kortikalen Stoffwechselsteigerung um ca. 65 % bei fehlender Rekrutierbarkeit des linken frontalen Stoffwechseldefekts, im Gegensatz zur ausreichenden Rekrutierbarkeit im Bereich der temporobasalen mesialen Strukturen. Der Patient wies nächtliche Anfälle mit Kribbelparästhesien im gesamten Körper, dann Schwarzwerden vor den Augen und Vokalisationen auf.

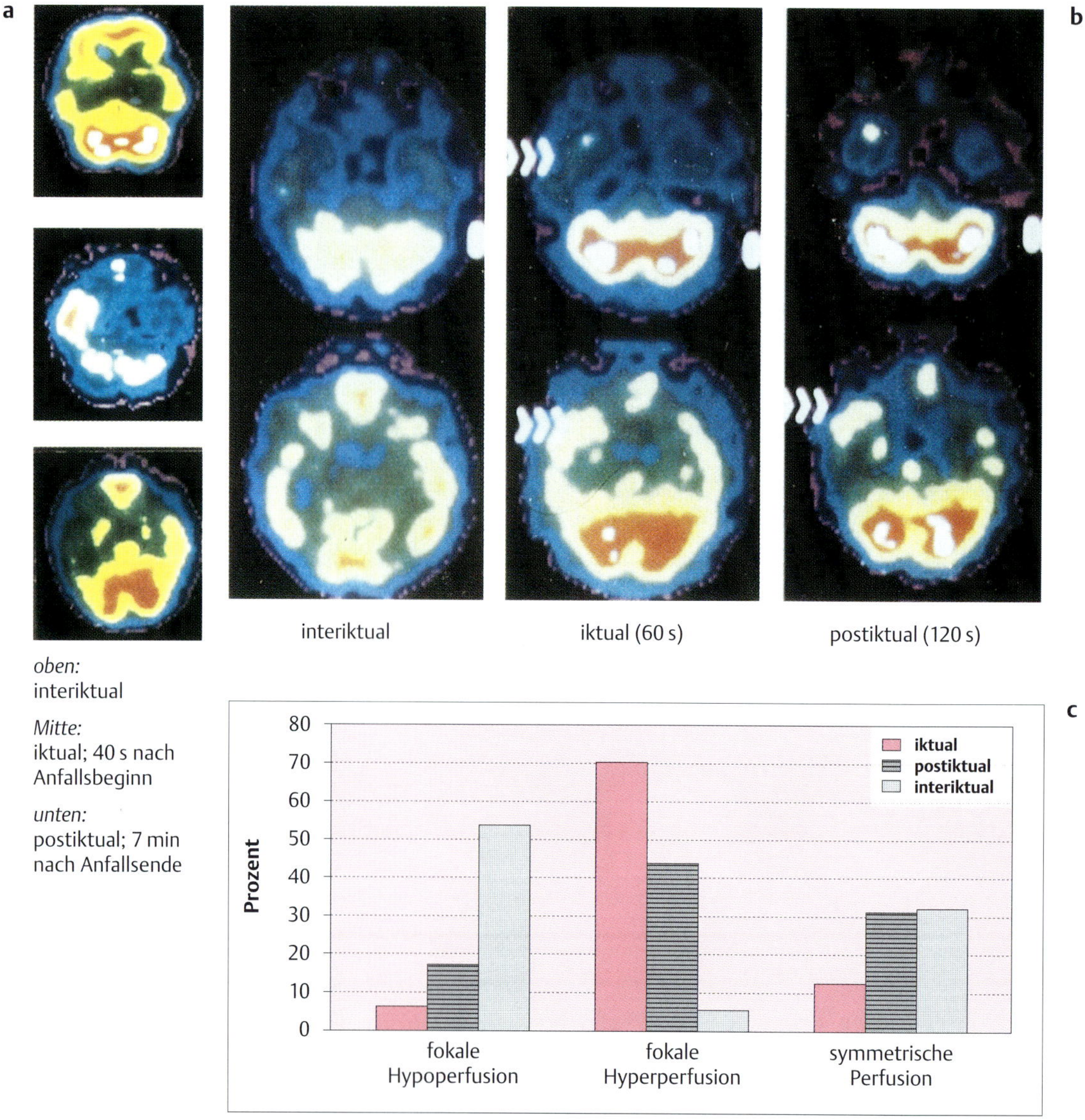

Abb. 40 a – c SPECT (Tc HMPAO)-Vergleich von interiktualen, iktualen und postiktualen Befunden. Während sich interiktual meistens eine Hypoperfusion zeigt, kann bei geeigneter, schneller Injektionstechnik iktual häufig eine Hyperperfusion in der epileptogenen Hirnregion nachgewiesen werden. Diese Abbildung zeigt den Vergleich bei verschiedenen Latenzen zwischen Anfallsbeginn und Injektion. **a** Interiktual unauffällige Perfusion. Iktual bei Injektionslatenz von 40 s deutliche *Hyper*perfusion im Temporallappen. Postiktual bei Injektion 7 min nach dem Ende des Anfalls noch ausgeprägte *Hypo*perfusion im betroffenen Temporallappen. **b** Bei Injektionslatenz von 60 s deutliche Hyperperfusion im betroffenen Temporallappen. Bei postiktualer Injektion mit relativ kurzer Latenz zum Anfallsbeginn (120 s) zeigt sich noch ein „Nachleuchten" der temporalbasal betroffenen Hirnregion. Postiktuale SPECT-Aufzeichnungen (mehr als 2 min nach Anfallsbeginn) zeigen mit zunehmender Latenz zum Anfallsbeginn einen Übergang von der Hyperperfusion im Anfall in die Hypoperfusion (Berkovic et al. 1990, Weis et al. 1994). Eine Hypoperfusion kann jedoch auch Ausdruck einer nichtepileptogenen Läsion sein. In einzelnen Fällen kann die Unterscheidung zwischen postiktualer Hypo- und Hyperperfusion zu Schwierigkeiten bei der Lateralisation führen. In diesem Fall ist eine rasche iktuale Injektion erforderlich. **c** Vergleich der Häufigkeit von Hyper- und Hypoperfusion bei interiktualem und postiktualem SPECT. S. a. Abb. **119 b**.

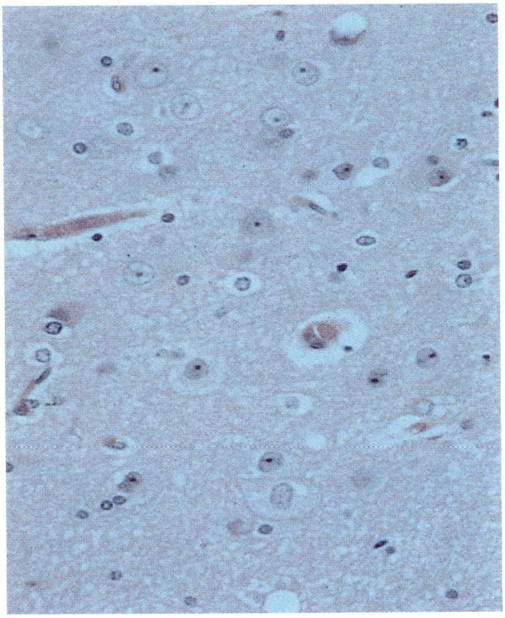

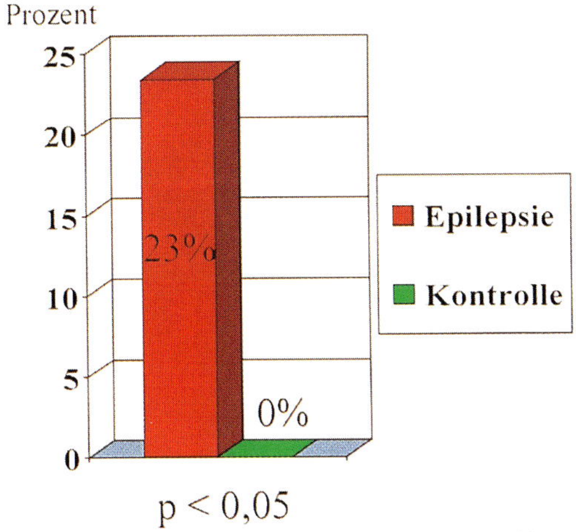

Abb. 41 a Heterotope Nervenzellen im Marklager (mehr als 10 Nervenzellen pro Gesichtsfeld im Großhirnmarklager).

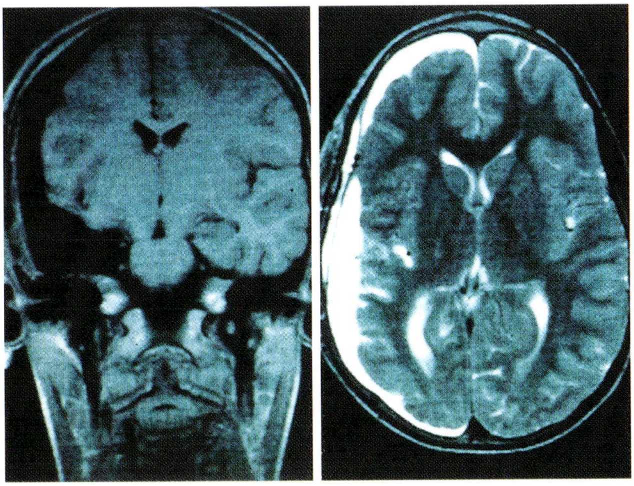

Abb. 41 b

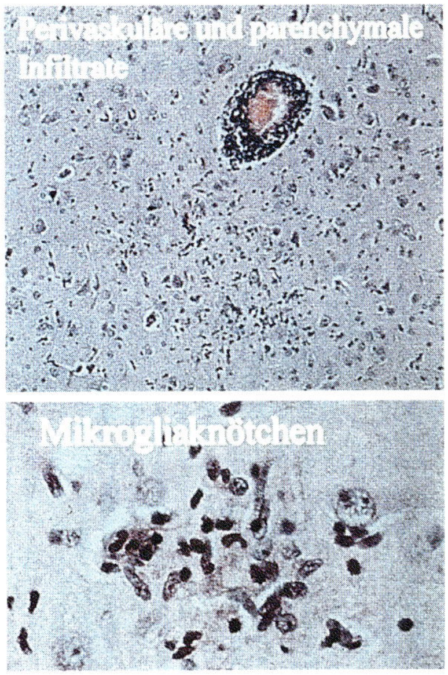

Abb. 41 b – e Histologische Befunde bei symptomatischer Epilepsie.
b Kortex bei fokaler Enzephalitis (Rasmussen-Syndrom) mit vorwiegend lymphozytären Infiltraten und Mikrogliaknötchen.

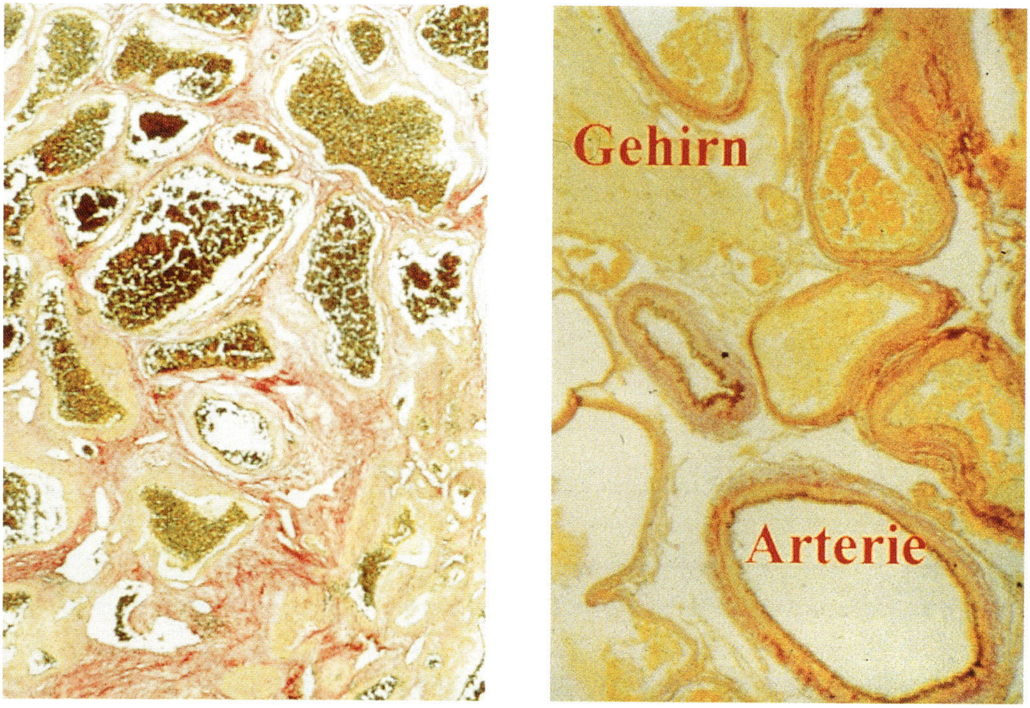

Abb. 41 c Kavernöses Angiom und Arteriovenöses Angiom.

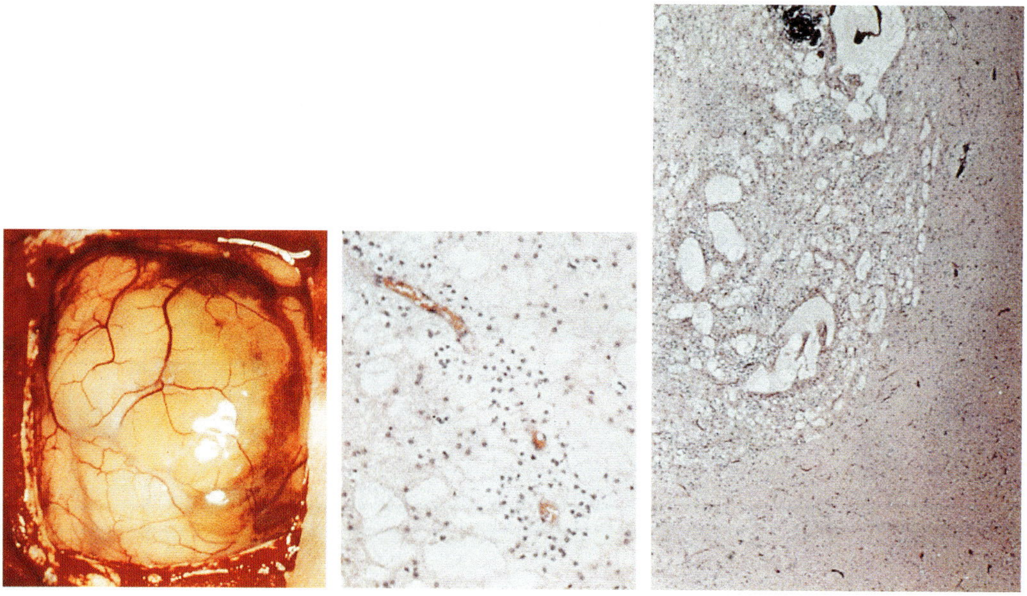

Abb. 41 d Dysembryoplastischer neuroepithelialer Tumor (DNT).

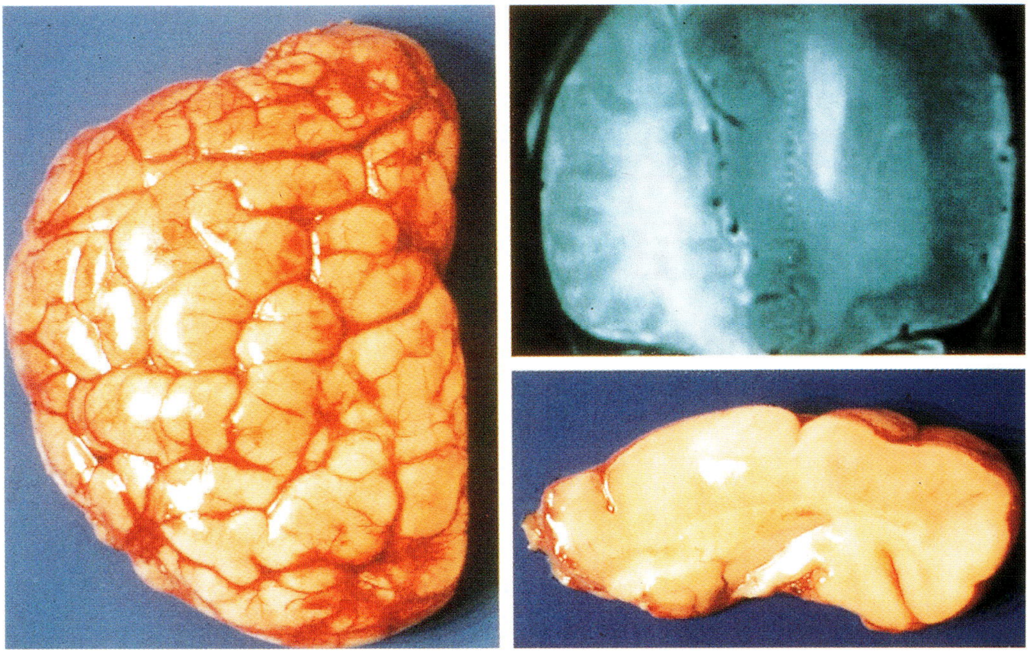

Abb. 41 e Hemimegenzephalie MRT und makroskopischer Befund.

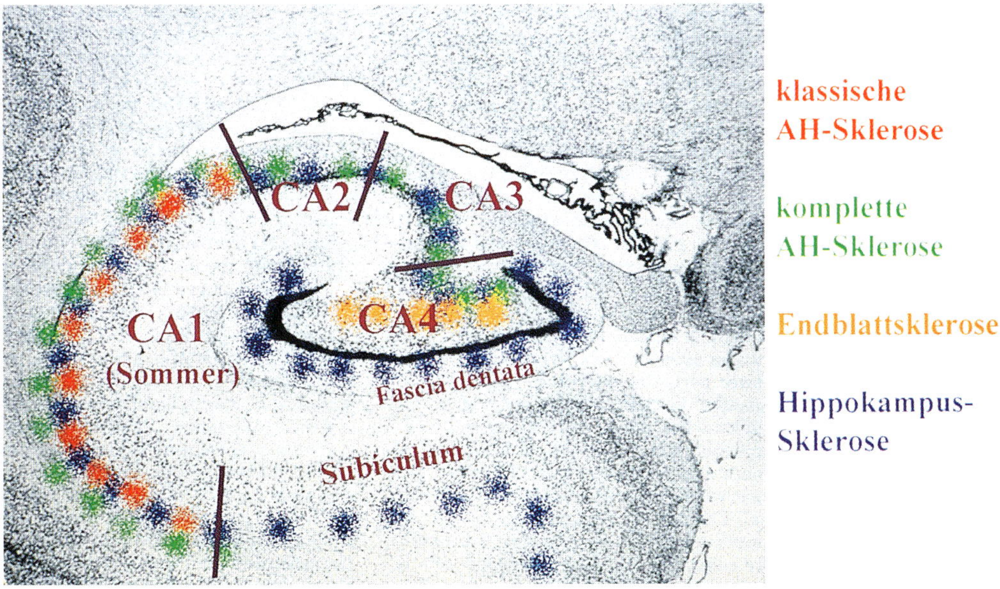

Abb. 41 f Bei klassischer Ammonshorn-Sklerose handelt es sich ätiopathologisch um den Untergang von Nervenzellen plus reaktiver Gliose im CA_1-Sektor, während es bei ausgeprägten Veränderungen zur kompletten Ammonshorn-Sklerose bis zur Hippocampussklerose kommen kann. (Mit freundlicher Genehmigung von Herrn Prof. W. Paulus, Universität Erlangen-Nürnberg und Münster.)

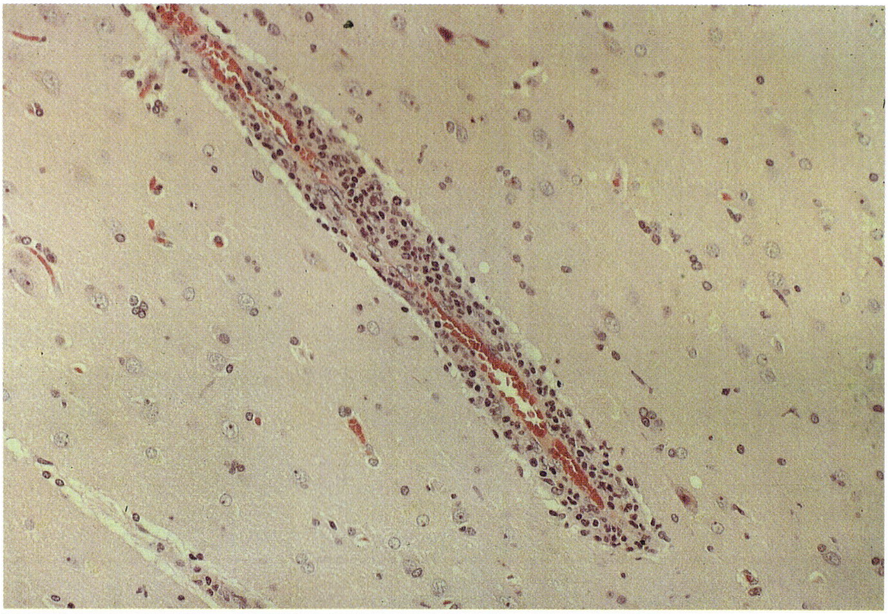

a

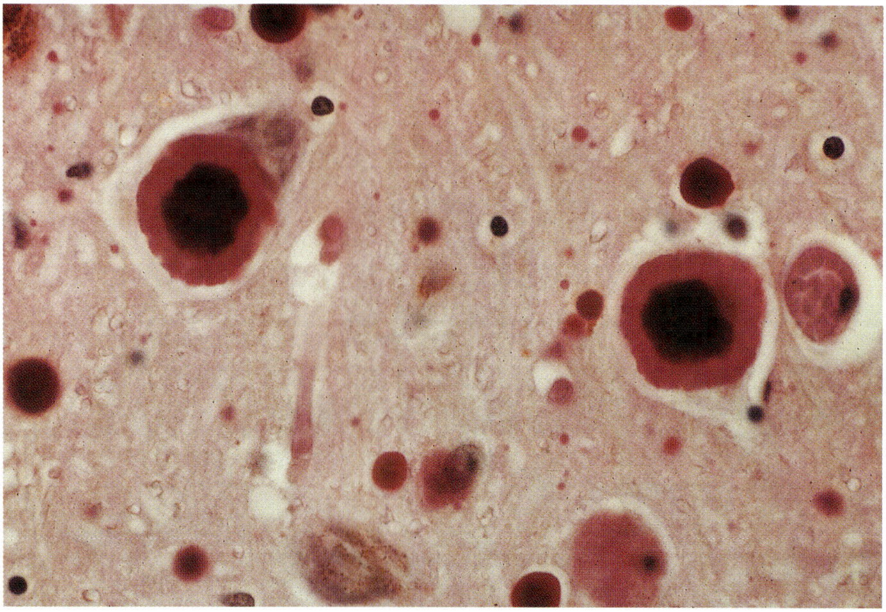

b

Abb. 42 a – d Diese Abb. zeigt verschiedene Befunde bei symptomatischer Epilepsie (z. B. bei isolierter zerebraler Vaskulitis, Myoklonusepilepsie, Melas-Syndrom).
a Vaskuläre Infiltrate bei chronischer, isolierter, zerebraler Vaskulitis mit Anfällen. Sämtliche laborchemischen Untersuchungen negativ.
b Lafora-Körperchen bei progressiver Myoklonusepilepsie.

c

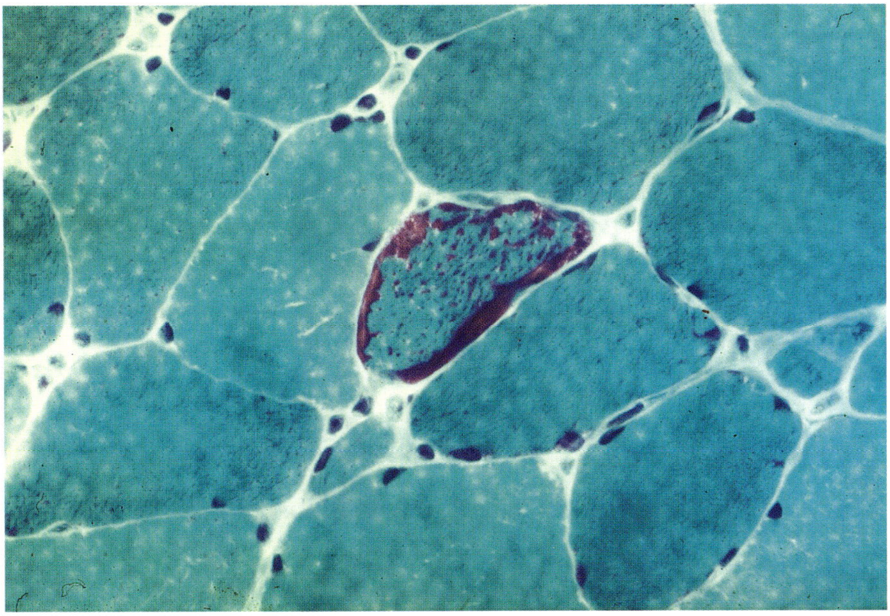

d

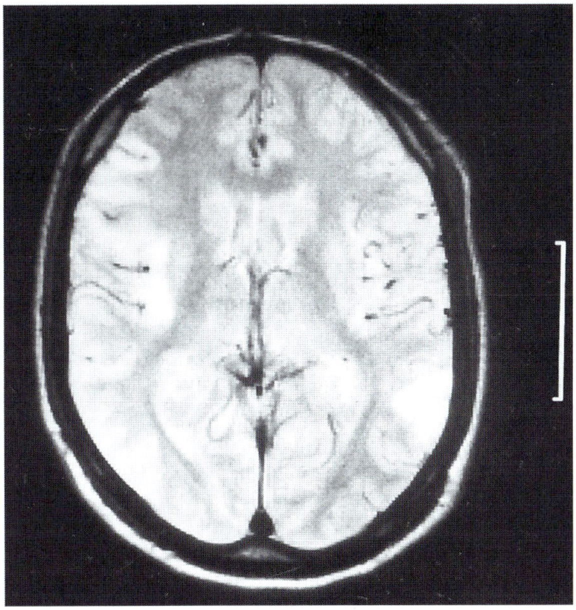

Abb. 42 c *Ragged red fibers* bei mitochondrialer Enzephalomyopathie mit Melas-Syndrom; Laktattest positiv.
d Kernspintomogramm mit Signalveränderungen in der rechten und linken Hemisphäre bei Melas-Syndrom.
(Für die freundliche Überlassung der histologischen Abbildungen sei Herrn PD Dr. med. Engelhardt, Neurologische Klinik der Universität Erlangen-Nürnberg, gedankt.)

e

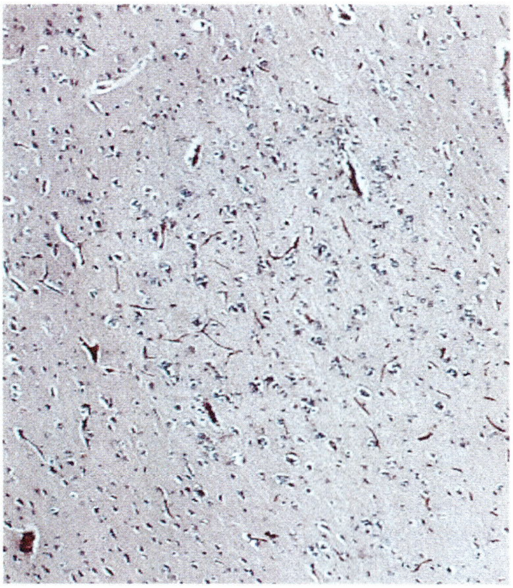

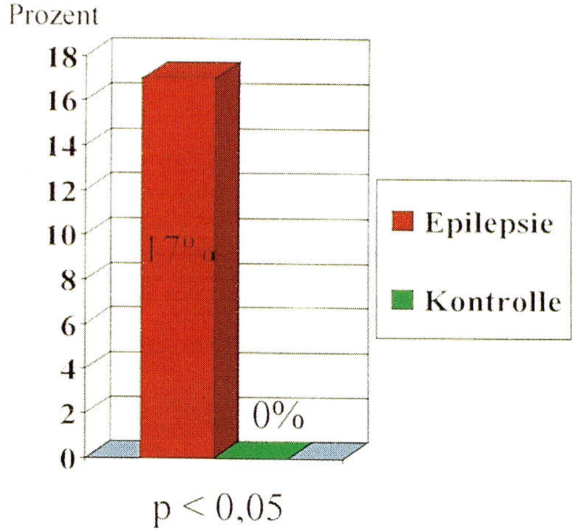

f

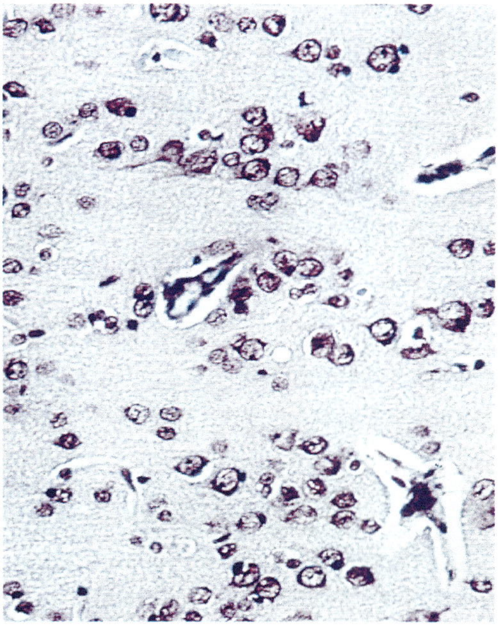

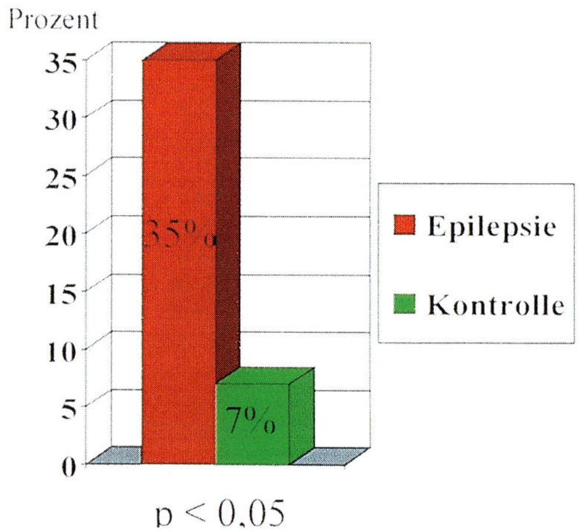

Abb. 42 e Diskrete kortikale Malformationen bei fokaler Epilepsie (im MRT nicht nachweisbar). Die glioneuronale Hamartie: ein umschriebener abnormer Gewebsaufbau.

f Die abnorme Gruppierung kortikaler Neurone. Mit freundlicher Genehmigung von Prof. Paulus und B. Kasper, Neuropathologie, Universität Erlangen-Nürnberg.

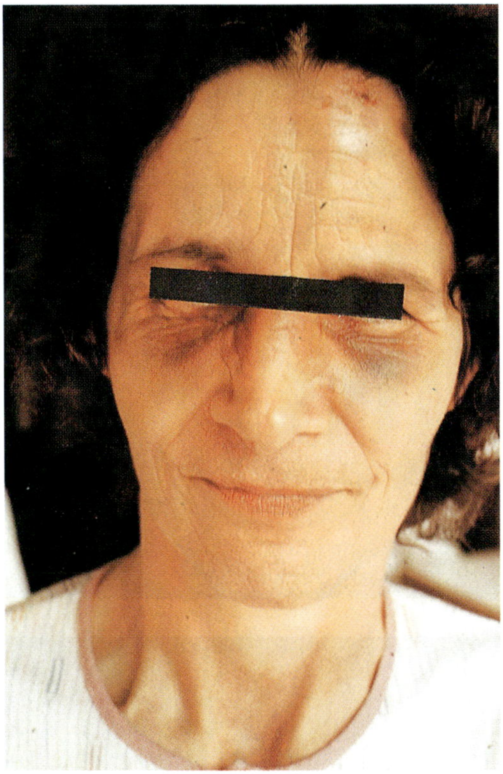

Abb. 56 Periokuläre Petechien nach einem Grand-mal-Anfall; sie sind ein gelegentlich auftretender Hinweis auf einen stattgehabten Grand-mal-Anfall.

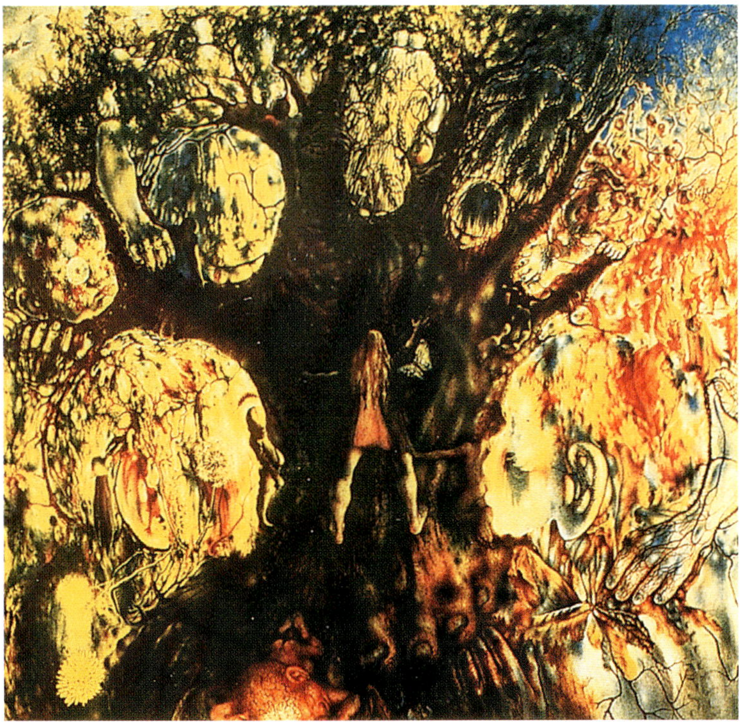

Abb. 81 Das Wechselspiel zwischen „Ich" und „Umwelt" und der Entwicklung der Hirnarchitektur vom Embryonalen bis zum Erwachsenen zeigt das Gemälde von Pawel Tschelitschef (1940) „Hide and Seek", was soviel wie Versteckspiel heißt, genannt. Entsprechend müssen bei der Epilepsiebehandlung organische Reifungsfaktoren und Reaktionen des Betroffenen sowie der Umwelt in der Behandlung gesucht und berücksichtigt werden.

a b c

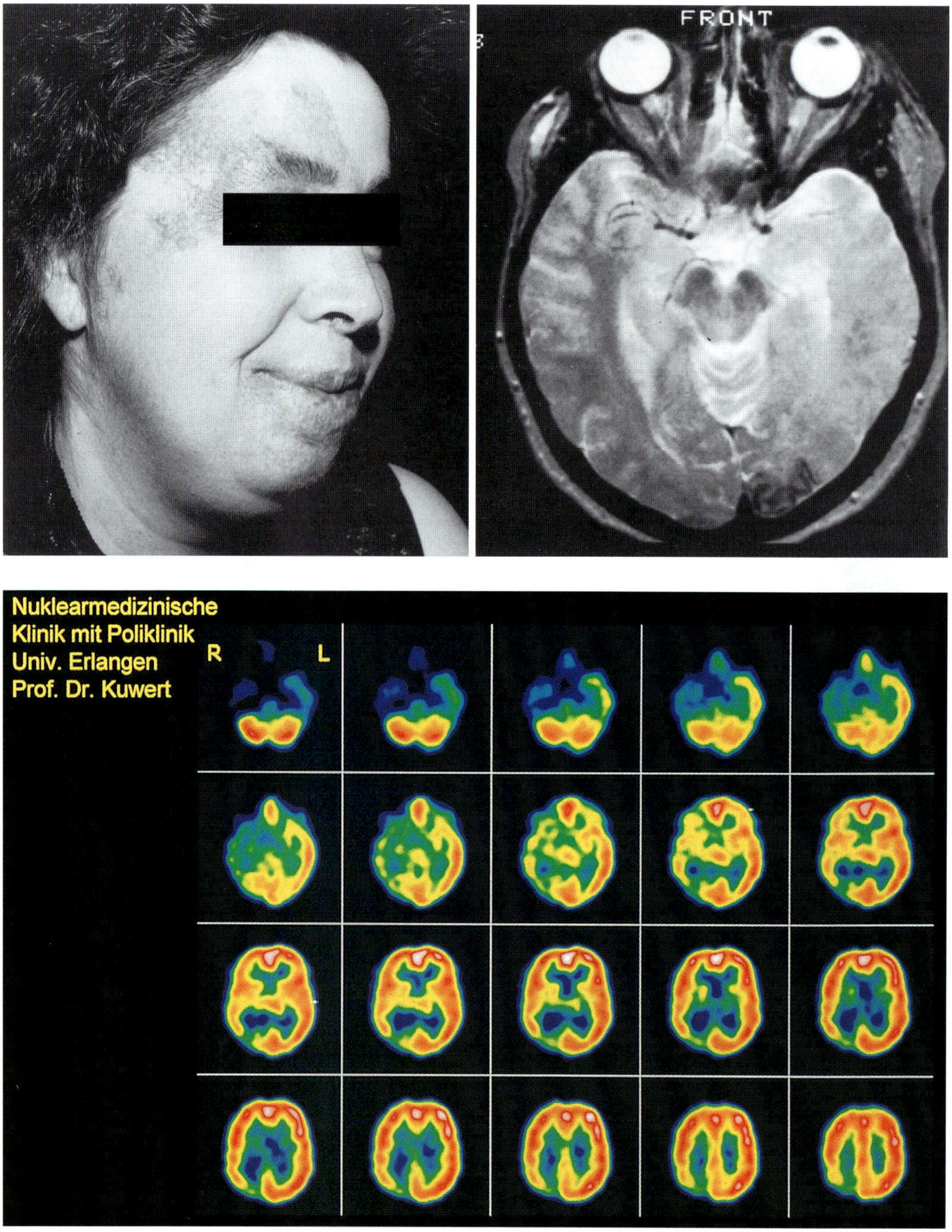

Abb. 78 a–c Anamnese: Seit Geburt Naevus flammeus rechte Gesichtsseite, seit dem 6. Lebensmonat fokale Anfälle mit Sehstörungen, linksseitigen Gesichtsmyoklonien und sekundärer Generalisation bis zum Grand mal.

a Sturge-Weber-Syndrom, Nävus im Trigeminusbereich.

b Girlandenförmige Signalveränderungen bei Angiom okzipital und verwaschener Rindenstruktur temporal rechts.

c Interiktuales SPECT: Hypoperfusion im Temporallappen rechts und okzipital.

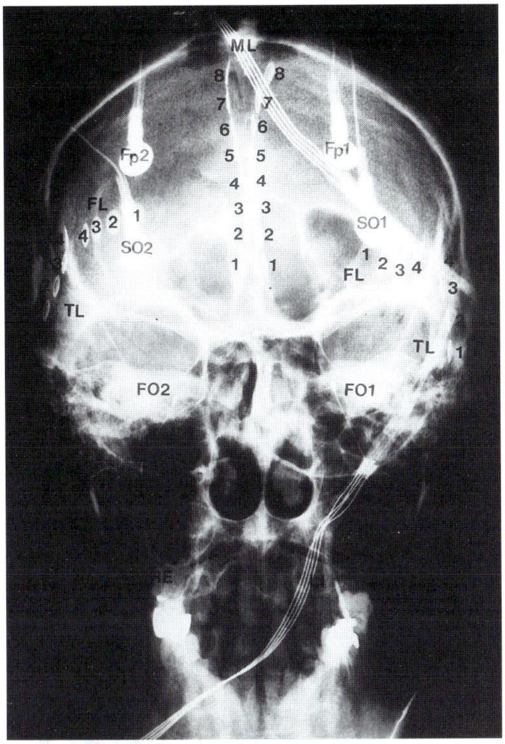

Abb. 119 a – d *KASUISTIK 3.* In der Abb. **119** sind Ergebnisse der präoperativen und intraoperativen elektrophysiologischen Diagnostik eines Patienten mit Frontalhirnepilepsie wiedergegeben. Im Oberflächen-EEG war keine lokalisatorisch verwertbare Spikeaktivität nachweisbar. Während der Anfälle traten massive bilaterale proximal betonte Bewegungsschablonen, Wälzbewegungen [⊙ **Fall 3**] und genitale Automatismen auf.

a Da das Oberflächen-EEG keine Lokalisation zuließ und iktuale Registrierungen durch Artefakte gestört waren, wurden invasive Ableitungen durchgeführt. Das Schema der Elektrodenimplantation ist in einer Röntgenaufnahme dargestellt.

Mit Hilfe iktualer SPECT-Messungen konnten wichtige Informationen für die Implantation invasiver Elektroden gewonnen werden. Die Ergebnisse der SPECT-Untersuchungen sind in **b** dargestellt. Die iktualen SPECT-Registrierungen zeigten, bei einer Latenz zwischen Anfallsbeginn und Injektion von 30 s, eine fokale Hyperperfusion frontal und temporal rechts.

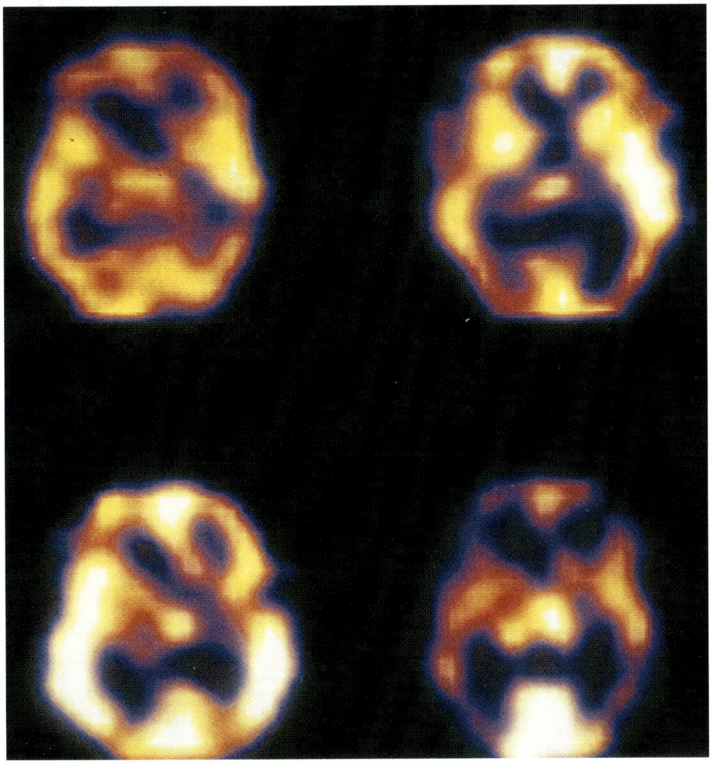

Abb. 119 b Vergleich von SPECT-Messungen bei Frontalhirnepilepsie.

Links oben: Interiktuales SPECT unauffällig.

Rechts oben: Injektionslatenz 30 s. Regionale Hyperperfusion frontal und temporal rechts.

Links unten: Injektionslatenz nach Anfallsbeginn 50 s. Hyperperfusion frontal und temporal beidseits.

Rechts unten: Injektionslatenz 120 s.

Bei Hyperperfusion in der Mittellinienregion bei extratemporalen Epilepsien ist eine rasche Injektion nach Anfallsbeginn von großer Bedeutung, da bei längerer Latenz zwischen Anfallsbeginn und Injektion eine Propagation, z. B. in temporale Abschnitte, eine Hyperperfusion am Sekundärort bedingen kann. Diese kann zu diagnostischen Irrtümern führen, falls die initiale frontale Hyperperfusion nicht registriert wird (Stefan et al. 1994).

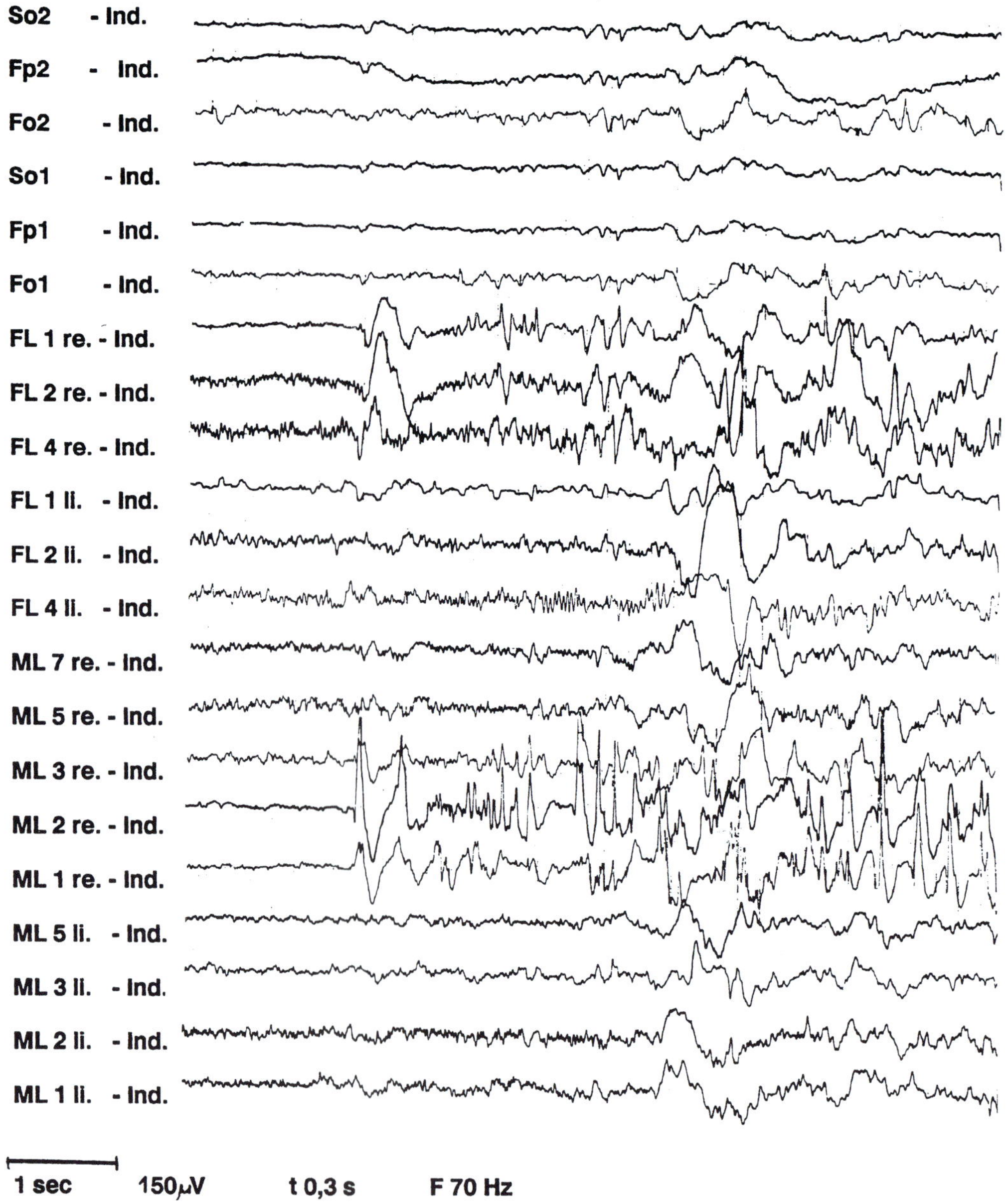

Abb. 119 c Fokale epileptische Aktivität zeigte sich frontobasal medial rechts.

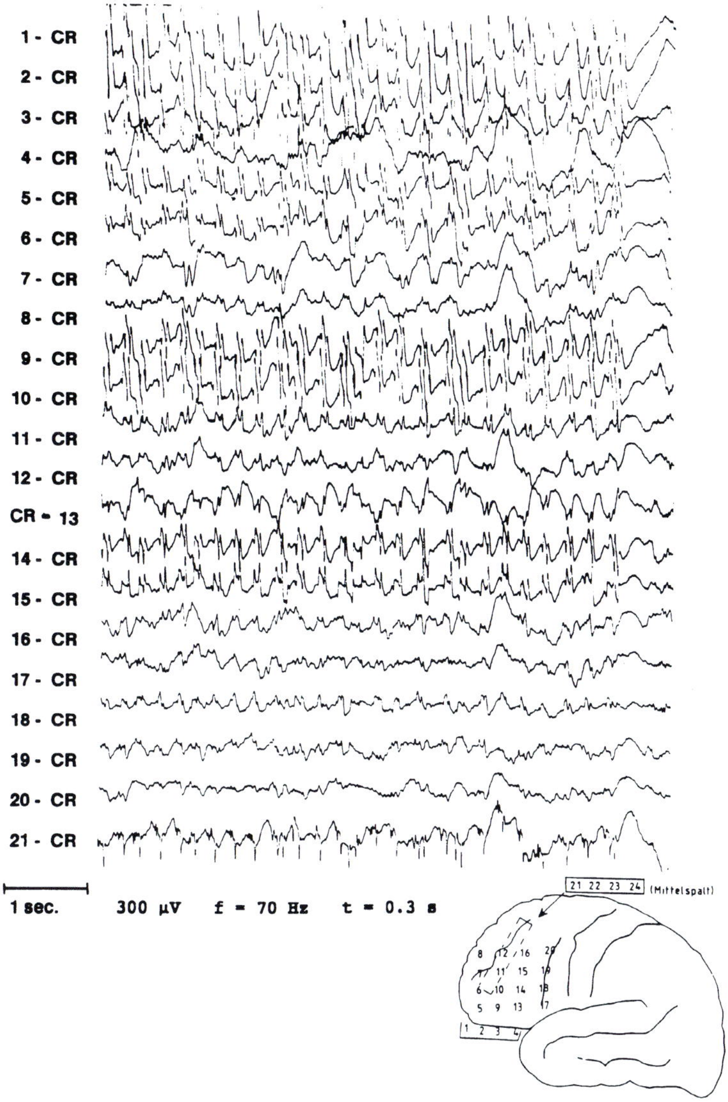

Abb. 119 d Prä- und intraoperativ, interiktuale und iktuale Registrierungen mit zusätzlichen Elektroden frontolateral und basal. Sie lieferten eine ergänzende Orientierungshilfe im Hinblick auf die Demarkierung der Resektionsgrenze. Der Patient ist nach partieller Lobektomie seit über fünf Jahren anfallsfrei.

a

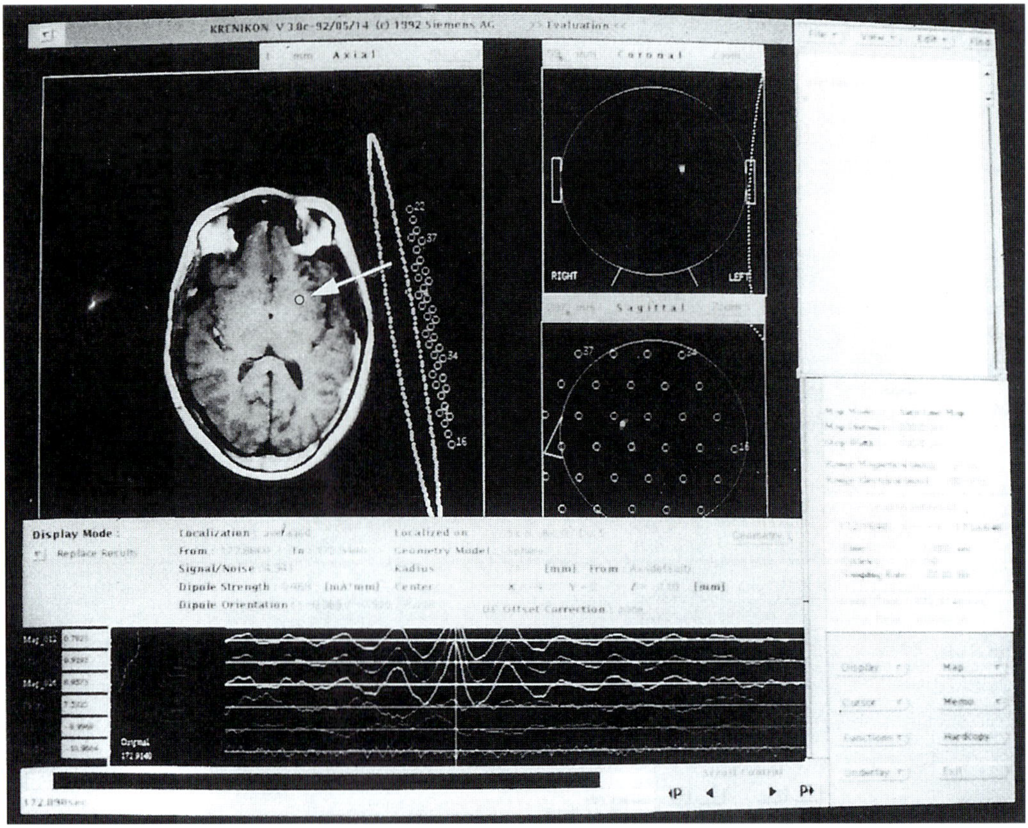

b

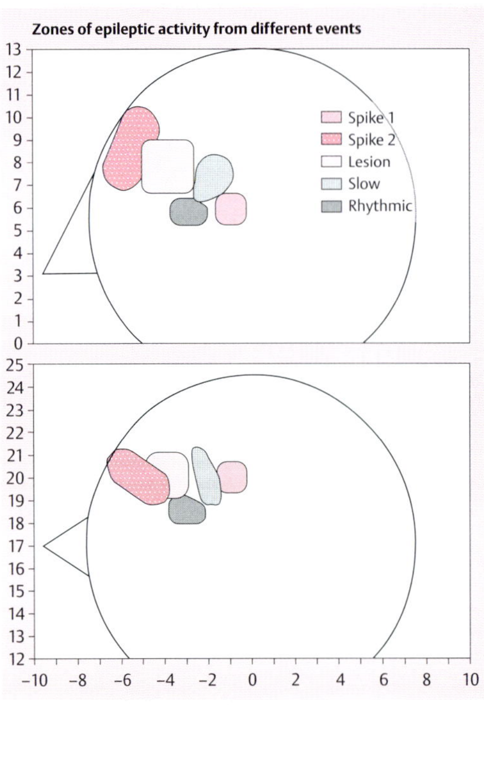

Abb. 120 *KASUISTIK 4. Anamnese:* Seit dem 4. Lebensjahr einfach- und komplex-partielle Anfälle mit initialen Wortfindungsstörungen, dann starrem Blick, Schlucken, motorischer Unruhe bei Bewußtseinstrübung, mehrfach/Woche.

Multimodale Diagnostik bei einem Patienten mit Frontalhirnepilepsie links. Das Kernspintomogramm zeigt eine Läsion frontolaterobasal links.

a, b Das Magnetenzephalogramm zeigt fokale pathologische Aktivität am Rande einer Läsion frontal links unterhalb des später festgestellten Sprachzentrums. Die Ergebnisse der Magnetoenzephalographie in bezug zur Läsion (grau dargestellt) zeigen, daß sowohl die Lokalisation verschiedener Spikes als auch langsamer rhythmischer Aktivität in unmittelbare Nähe am Vorder-, Innen- und Hinterrand der Läsion liegt. Durch diese Betrachtungsweise erhält man eine dreidimensionale Information über die Beziehung von Läsion und pathologischer Aktivität.

c Das iktuale SPECT läßt eine Hyperperfusion frontotemporal links erkennen. Im Oberflächen-EEG findet sich eine große Zone von Spike-Aktivität frontal zentral und temporal links.

d Die invasive Ableitung mit Subdural- und Foramen-ovale-Elektroden zeigt einen fokalen Anfallsbeginn frontal, lateral links mit Sekundärpropagation nach fronto basal und temporal links.

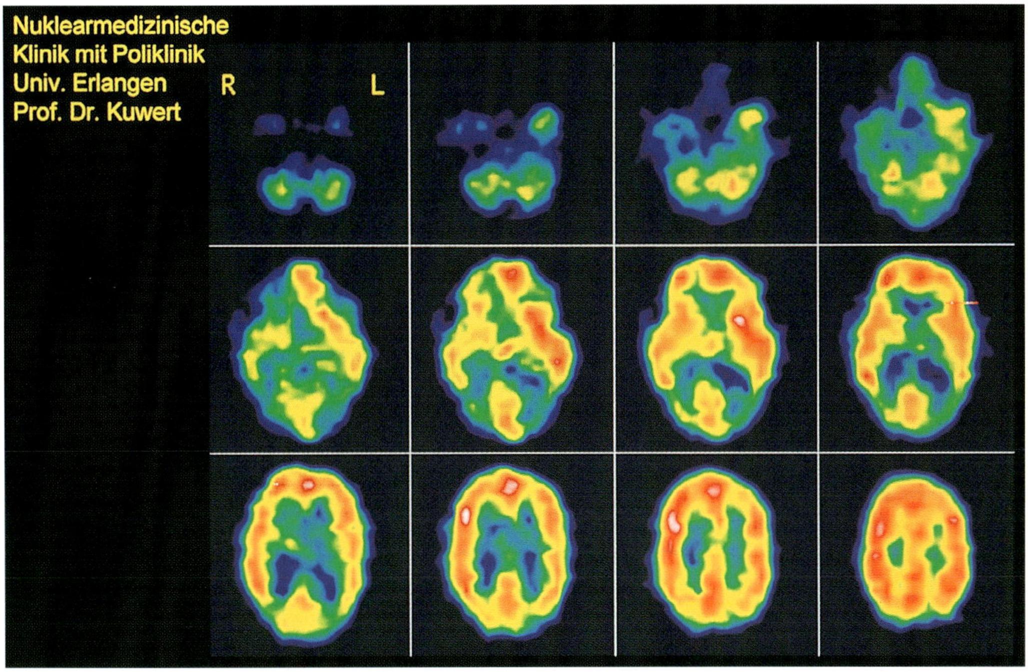
Nuklearmedizinische
Klinik mit Poliklinik
Univ. Erlangen
Prof. Dr. Kuwert
R
L

c

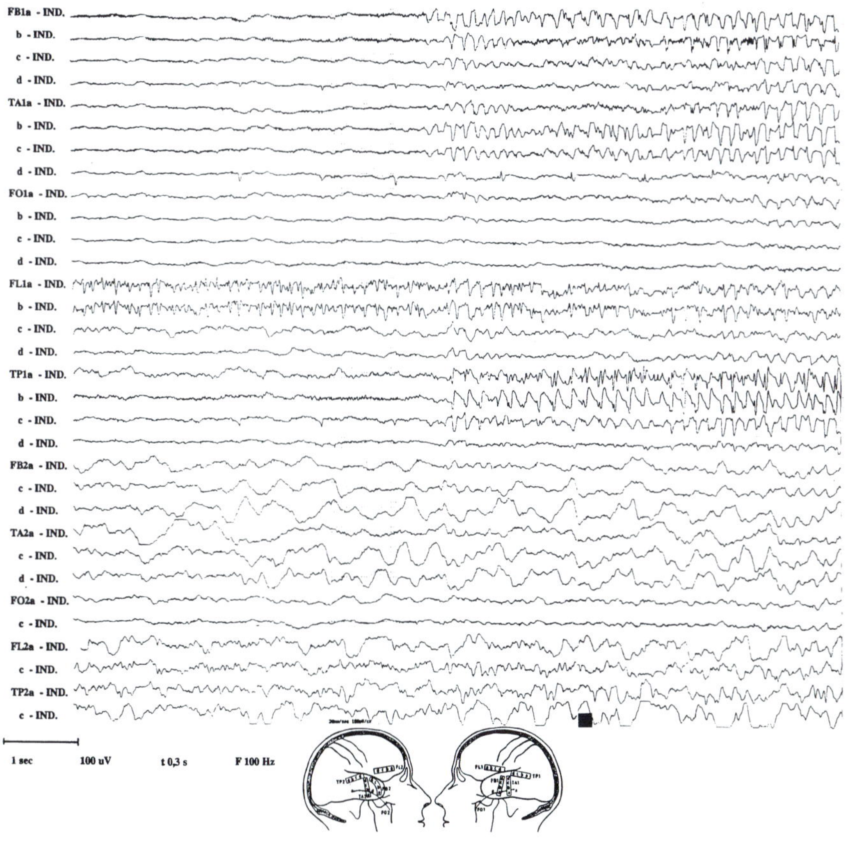
FB1a - IND.
b - IND.
c - IND.
d - IND.
TA1a - IND.
b - IND.
c - IND.
d - IND.
FO1a - IND.
b - IND.
c - IND.
d - IND.
FL1a - IND.
b - IND.
c - IND.
d - IND.
TP1a - IND.
b - IND.
c - IND.
d - IND.
FB2a - IND.
c - IND.
d - IND.
TA2a - IND.
c - IND.
d - IND.
FO2a - IND.
c - IND.
FL2a - IND.
c - IND.
TP2a - IND.
c - IND.
1 sec
100 uV
t 0,3 s
F 100 Hz

d

Abb. 120

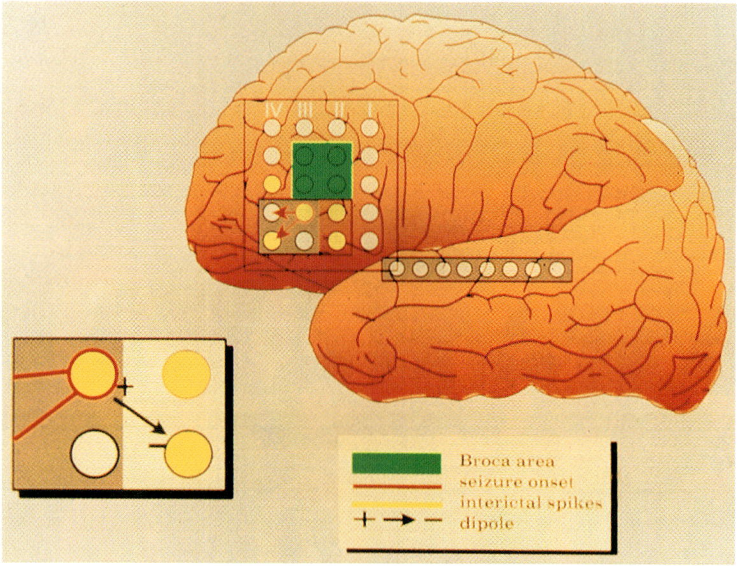

e

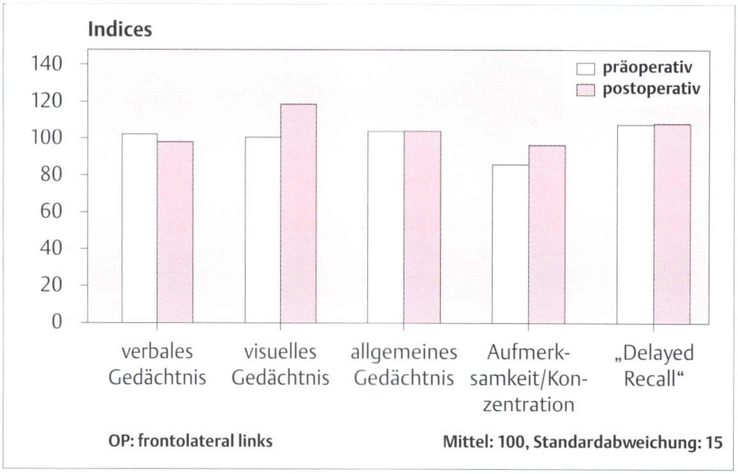

f

Abb. 120 e Zusammenfassende Darstellung der Ergebnisse der invasiven Diagnostik einschließlich einer später durchgeführten Untersuchung mit Plattenelektroden zur Stimulation im Hinblick auf die Lokalisation der Sprachregion zeigt, daß die fokale epileptische Aktivität im Bereich und Randbereich der Läsion (grau) lokalisiert wird, sowohl mit invasiven Subduralableitungen als auch Magnetoenzephalographie. Die Läsion und fokale epileptische Aktivität (interiktual = gelb; iktual = rot) liegen unterhalb des durch die Sprachstimulation festgestellten Sprachzentrums (grün). Es wird eine selektive Resektion von Läsion und fokale epileptische Aktivität durchgeführt.

f Die Patientin ist postoperativ anfallsfrei und weist kein neuropsychologisches Defizit auf, insbesondere keine Sprachstörung. Die Ergebnisse der neuropsychologischen Untersuchung (Frau Dr. Pauli) sind hier dargestellt. Es ist interessant, daß die Aufmerksamkeit postoperativ steigt.

a

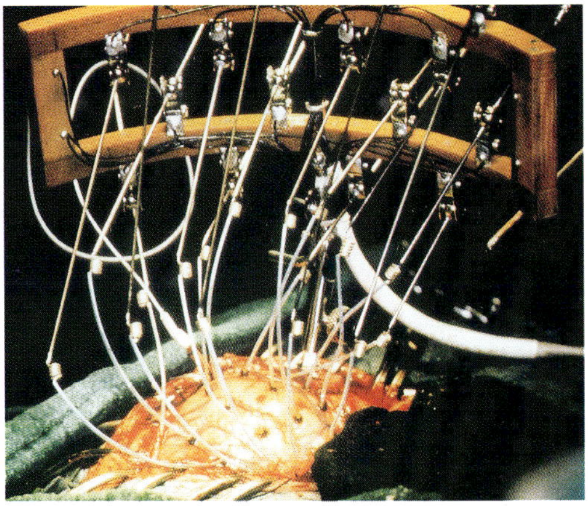

Abb. 125 a–e Die intraoperative Elektrokortikographie stellt den letzten Schritt der diagnostischen Führung eines individuell zugeschnittenen operativen Eingriffs dar.

a Zeigt den Elektrodenhalter (Montreal-Modell), welches durch subdurale Streifenelektroden ergänzt werden kann.

b Zeigt die Elektrodenposition auf dem Gehirn und die Ableitung fokaler Spike-Aktivität im temporomesialen Kortex.

b

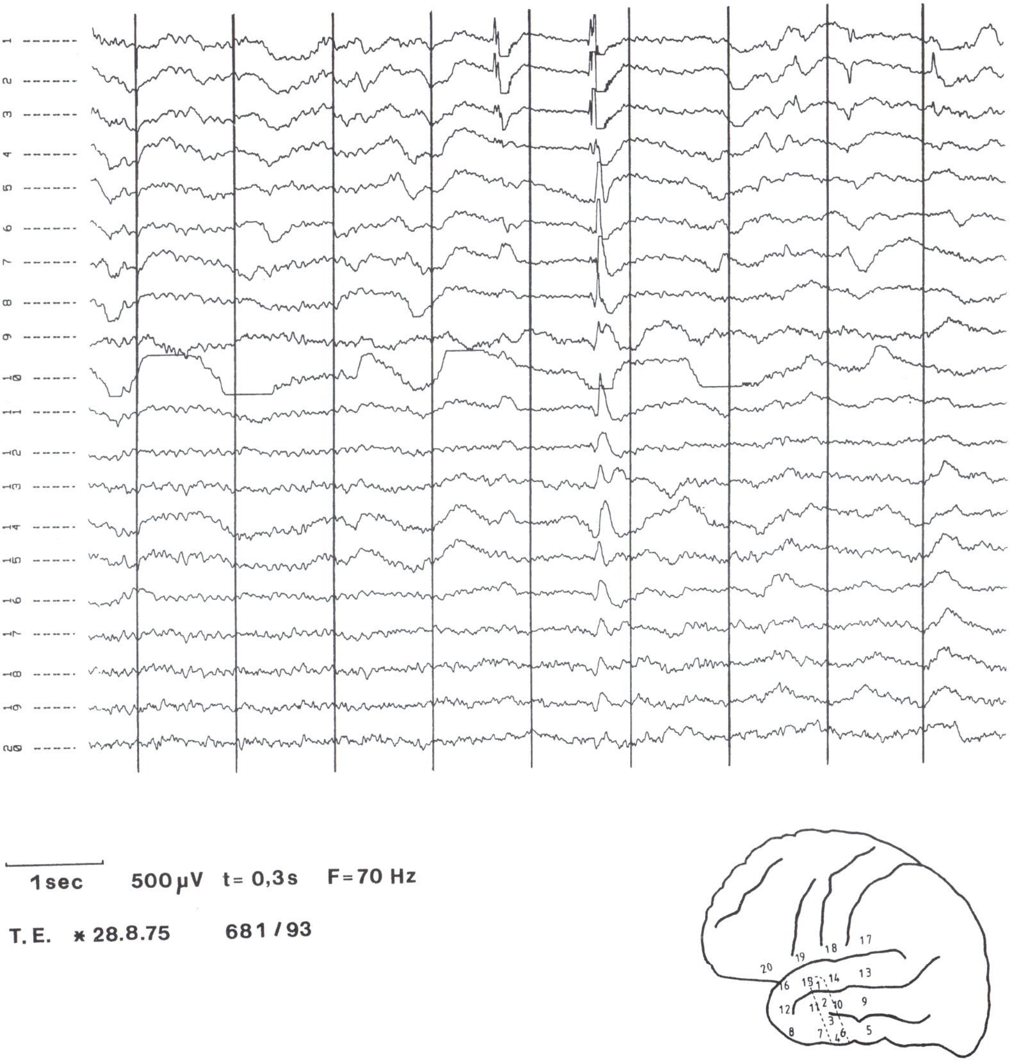

c

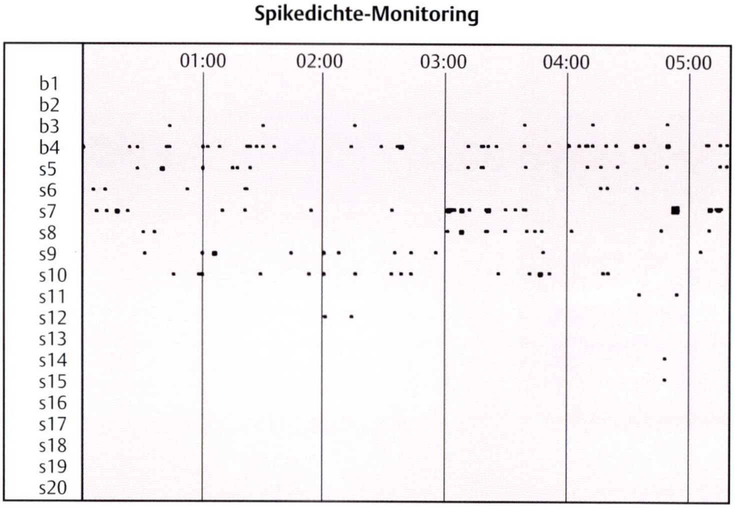

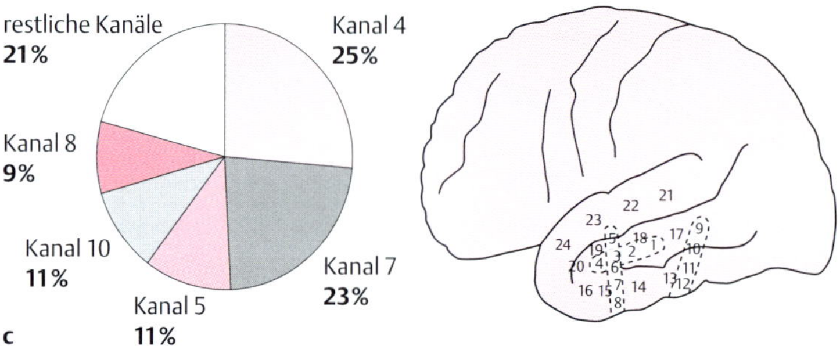

c

d

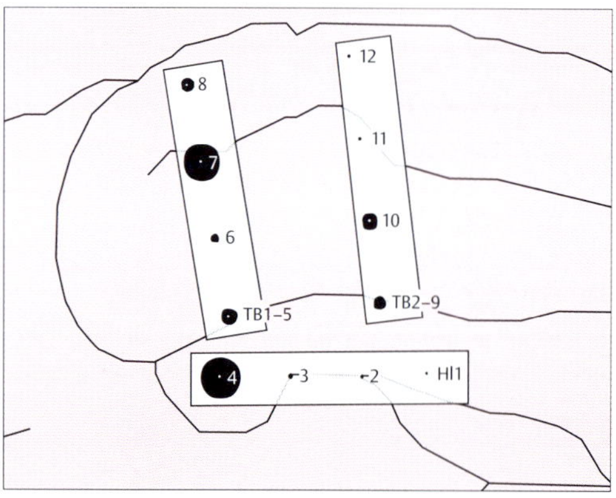

Abb. 125 c Zeigt eine Quantifizierung der Spike-Aktivität während des intraoperativen Monitorings bei einem anderen Patienten mit Temporallappenepilepsie. Die Spike-Häufigkeit in verschiedenen Hirnregionen wird mit der Spike-Dichte-Analyse (Zusammenarbeit mit G. Hellmann, W. Hofmann, M. Spreng) festgestellt. Kanal 1–4 Hippocampus, Kanal 5–8 temporobasal, 9–12 temporobasal hinten. Die höchste Spike-Dichte findet sich im Kanal 4 und 7 temporomesial vorn. Die fokale interiktuale Spike-Aktivität ist in anderen temporobasalen Hirnregionen weniger stark ausgeprägt. Sie findet sich nicht im rechten Bereich des Gyrus temporalis inferior und medius. Kernspintomogramm und iktuale Ableitungen mit Subdural-Ableitungen s. **c**.

d Temporobasal höchste Spike-Frequenz pro Minute (s. Dichte) durch die großen schwarzen Punkte gekennzeichnet.

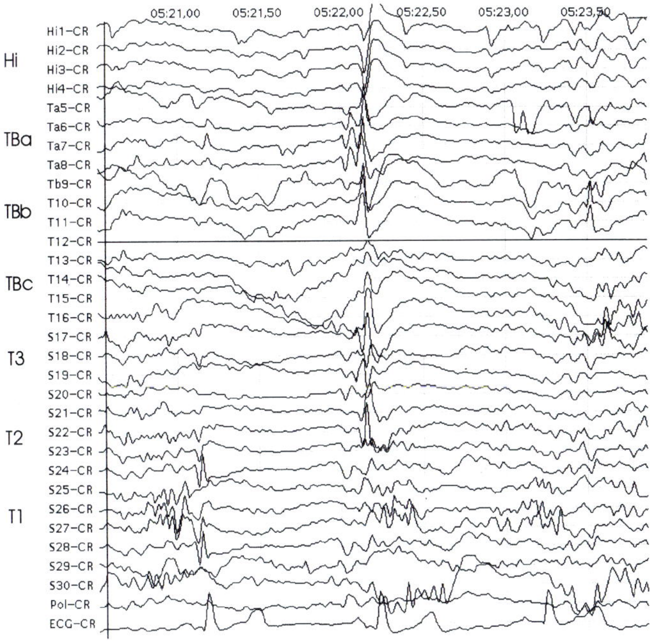

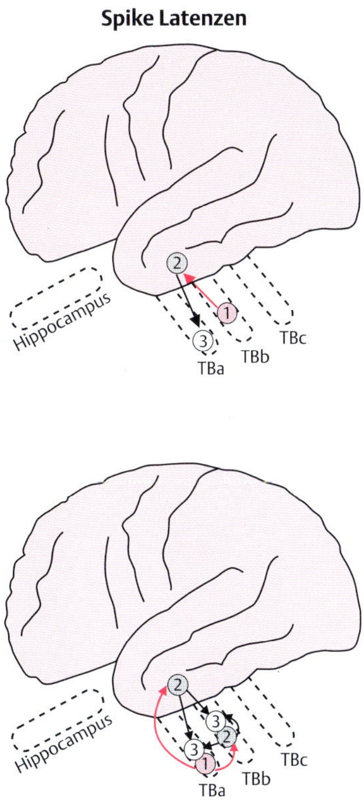

Abb. 125 e Zeigt Ergebnisse intraoperativer Spike-Latenzmessungen (Elektroden liegen hippokampal, temporobasal und über dem Gyrus temporalis superior, medius und inferior). Die Latenzanalyse verweist auf eine bevorzugte Erregungsschleife von temporobasal zum Gyrus temporalis inferior vorne – ohne maßgebliche initiale Beteiligung des Hippocampus (kryptogene TLE postoperativ anfallsfrei ohne Entfernung des Hippocampus; Zusammenarbeit mit Hopfengärtner und Kreiselmeyer 1999)

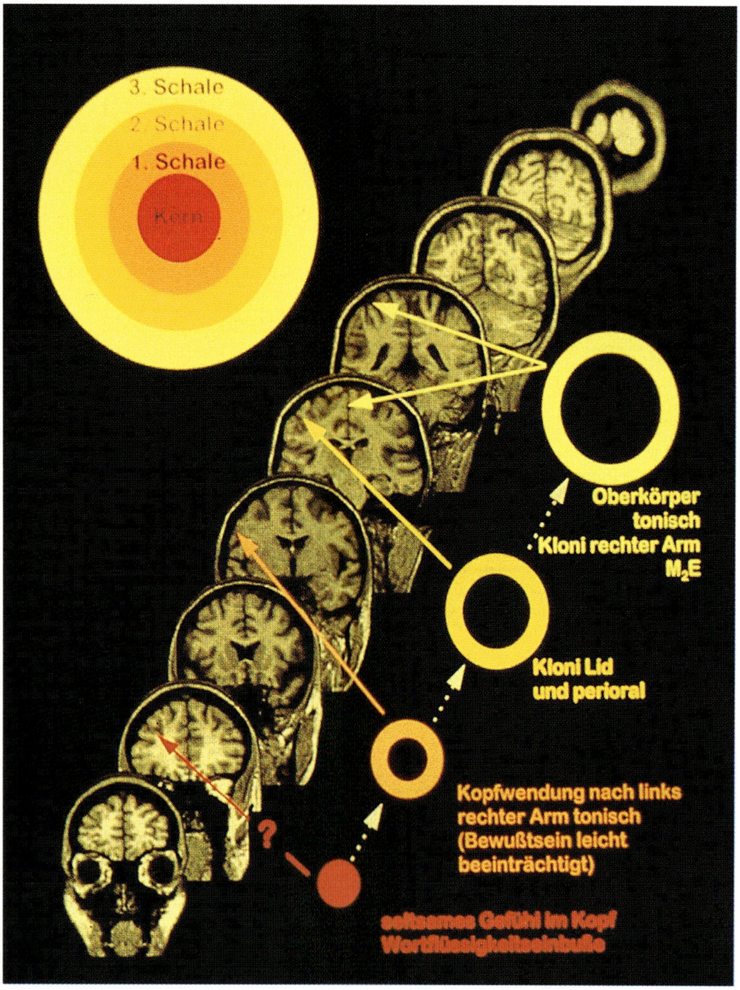

Abb. 127 Kryptogene FLE.
a Kern-Schalen-Modell-Anfallsanalyse: Lokalisation frontal links bei supplementär-motorischem Anfall [⊙ Fall 4, **Anfallssymptome bei Medikamentenreduktion**], invasive Diagnostik mit Subduralstreifen und Plattenableitungen: fokale epileptische Aktivität frontal parasagittal links mit Propagation in SMA-Region. → OP (Resektion) → Anfallsreduktion (Engel III) → Antiepileptische Dosierung mit neuen AED bis zu intolerablen Nebenwirkungen. Da weiterhin Anfälle auftreten, wird eine zweite Operation erwogen. Eine invasive Diagnostik ist nicht mehr durchführbar. Daher erfolgt eine MEG/EEG-Untersuchung.

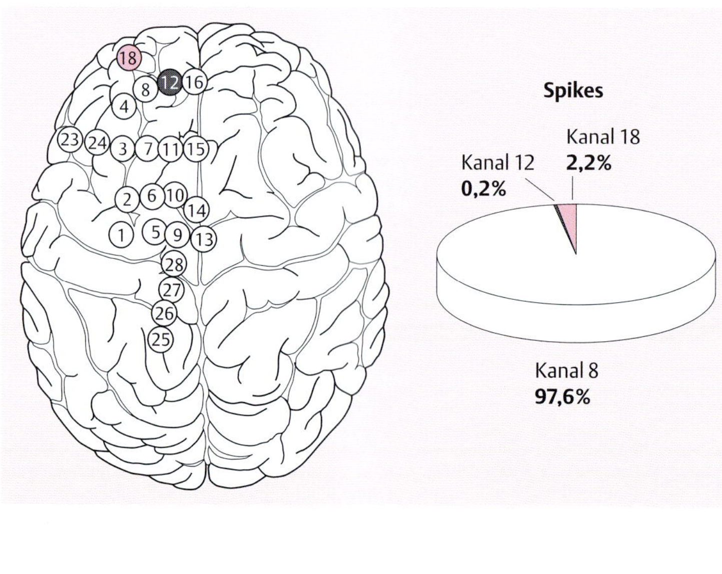

b Postoperatives MEG: Restfokus vor vorderem Resektionsrand (siehe Abb. **35**, Farbtafel S. T 4) → zweite OP mit intraoperativem ECoG.
Das intraoperative ECoG bestätigt umschriebene fokale epileptische Aktivität der MEG-Lokalisation → Nach Resektion + MST → Patient anfallsfrei. Es handelt sich also um sekundäre SMA-Anfälle getriggert von neokortikal frontal links (epileptogene Region = rot); 97,6 % der fokalen epileptischen Aktivität wurden im ECoG in Elektrode 8 registriert.

26 Literaturverzeichnis

Abou-Khalil BW, Siegel GJ, Sachellars JC, Gilman S, Hichwar R, Marshall R (1987) Positron emission tomography studies of cerebral glucose metabolism in chronic partial epilepsy. Ann Neurol 22: 480 - 486

Aarlie JA and Fontana A (1980) Immunological aspects of epilepsy. Epilepsia 21 (5): 451 - 457

Aarts JHP, Binnie CD, Smith AM, Wilkins AJ (1984) Selective cognitive impairment during focal and generalized epileptiform EEG activity. Brain 107: 293 - 308

Abraham-Fuchs K, Stefan H, Schüler P, Uebler J, Schneider S, Naser G (1994) In: Shorvon SD, Fish DR, Anderman F, Bydder GM, Stefan H (eds) Magnetic resonance scanning and epilepsy. Plenum Press, New York

Agarwal BN, Cabebe FG, Hoffmann BJ (1977) Diphenylhydantoin - induced acute renal failure. Nephron 18: 249 - 251

Aicardie J (1985 a) Early myoclonic encephalopathy. In: Roger J, Dravet C, Bureau M, Dreifuss FE, Wolf P (eds) Epileptic syndromes in infancy, childhood and adolescence. Libbey, London, pp 12 - 22

Aicardi J (1985 b) Epileptic seizures in inborn errors of metabolism. In: Roger J, Dravet C, Bureau M, Dreifuss FE, Wolf P (eds) Epileptic syndromes in infancy, childhood and adolescence. Libbey, London, pp. 73 - 77

Aicardi J (1986) Epilepsy in children. Raven, New York, International review of child neurology series

Aicardi J, Chevrie JJ (1971) Myoclonic epilepsies in childhood. Neuropediatrics 3: 177 - 190

Aicardi J, Goutières F (1978) Encéphalopathie myoclonique néonatale. Rev Electroencephalogr Neurophysiol Clin 8: 99 - 101

Ajmone-Marsan C, Ralston B (1957) The epileptic seizure. Its functional morphology and diagnostic significance. Thomas, Springfield

Ajmone-Marsan C, Zivin LS (1970) Factors related to the occurrence of typical paroxysmal abnormalities in the EEG record of epileptic patients. Epilepsia 11: 361 - 381

Alajouanine T, Sabouraud A (1960) Les perturbations paroxystique de langage dans l'epilepsie. Encephale 49: 95 - 133

Albano C, Rubins A, Conto L (1994) Anticonvulsant effect of Fluoxetin. 2nd European Congress of Epileptology, Oporto, Sept. 8, 1994

Alving J (1978) Classification of the epilepsies. An investigation of 402 children. Acta Neurol Scand 60: 157 - 163

Alving J (1979) Classification of the epilepsies. Acta Neurol Scand 60: 157

Andermann E (1980) Genetic aspects of epilepsy. In: Robb P (ed) Epilepsy updated: causes and treatment. Year Book Medical Publishers, New York, pp 11 - 24

Andermann E (1986) Valproic acid and neural tube defects: results of a multicenter survey of over 3000 pregnancies. In: Andermann F (ed) Valproic acid in the treatment of epilepsy: an update. STA Communications, Montreal, pp 21 - 22

Andermann F, Olivier A, Melanson D, Robitaille Y (1985) Focal cortical dysplasia macrogyria, and epilepsy: a study of 15 patients. (Abstr.) 16th Epilepsy International Symposium, Hamburg

Andermann F, Lugaresi E (1986) Migraine and epilepsy. Butterworth, Boston

Andermann F, Andermann E (1988) Startle disorders of man: hyperekplexia, jumping and startle epilepsy. Brain & Development Vol 10, 4: 213 - 222

Andermann F (1989) Auswahl der Patienten für die operative Epilepsiebehandlung. In: Stefan H (Hrsg) Präoperative Diagnostik für die Epilepsiechirurgie. Springer, Berlin

Andermann F, Berkovic S, Carpenter S, Andermann E (1989) The Ramsay Hunt syndrome is no longer a useful diagnostic category. Mov Disord 4: 13 - 17

Andermann F (1994) Brain structure in epilepsy: The crucial role of MRI. In: Shorvon SD, Fish DR, Andermann F, Bydder GM, Stefan H (eds) Magnetic Resonance Scanning and Epilepsy. Plenum Press, New York

Andersen EB, Philbert A, Klee JG (1983) Carbamazepine monotherapy in epileptic out-patients. Acta Neurol Scand (Suppl 94): 29 - 34

Andersen G und Pedersen B (1989) Valproate monotherapy in elderly patients with epilepsy. Epilepsia 30: 663

Angeleri F, Scarpino O, Mauro AM, Giuliani G (1980) Automatic computerized investigation on EEG interictal spikes of human focal epilepsies. Monogr Neural Sci 5: 63 - 73

Annegers JF, Hauser WA, Elveback LR (1979) Remission of seizures and relapse in patients with epilepsy. Epilepsia 20: 729 - 737

Annegers JF, Hauser WA, Elveback LR, Kurland LT (1979) The risk of epilepsy following febrile convulsions. Neurology 29: 297 - 303

Annegers JF, Hauser WA, Anderson VE, Kurland LT (1982) The risks of seizure disorders among relatives of patients with childhood onset epilepsy. Neurology (NY) 32: 174 - 179

Annegers JF, Shirts SB, Hauser WA, Kurland LT (1986) Risk of recurrence after an initial unprovoked seizure. Epilepsia 27: 43 - 50

Arbeitskreis zur Verbesserung der Eingliederungschancen von Personen mit Epilepsie. Arbeitsmedizin, Sozialmedizin, Präventivmedizin (1983) Empfehlungen zur Beurteilung beruflicher Möglichkeiten von Personen mit Epilepsie. Prax Klin Forsch Begutachtung 6: 147 – 151

Arbeitskreis zur Verbesserung der Eingliederungschancen von Personen mit Epilepsie (1994) Empfehlungen zur Beurteilung beruflicher Möglichkeiten von Personen mit Epilepsie – Überarbeitung 1994. Epilepsie-Blätter, Jahrgang 72: 33 – 40

Ardila A, Lopez V (1988) Paroxysmal aphasias. Epilepsia 29 (5): 630 – 634

Arnold DL, Taylor DJ, Radda GK (1985) Investigation of human mitochondrial myopathies by phosphorous magnetic resonance spectroscopy. Ann Neurol 18: 189 – 196

Asconapé JJ, Penry JK (1982) Use of antiepileptic drugs in the presence of liver and kidney disease: a review. Epilepsia 23 (1): 65 – 79

Asconapé JJ, Penry JK (1984) Some clinical and EEG aspects of benign juvenile myoclonic epilepsy. Epilepsia 25: 108 – 114

Askanas V, Engel WK, Britton DE, et al. (1978) Reincarnation in cultured muscle of mitochondrial abnormalities: two patients with epilepsy and lactic acedosis. Arch Neurol 35: 801 – 809

Assmus PH (1975) Paroxysmale Dysarthrie und Ataxie. J Neurol 108: 27 – 48

Avanzini G (1994) Discussion of stereoelectroencephalography. Acta Neurol Scand 152: 70 – 73

Avoli M, Gloor P (1987) Epilepsy. In: Adelmann G (ed) Encyclopedia of neuroscience. Birkhäuser, Basel, pp 400 – 403

Awad A, Rosenfelde J, Ahl J, Hahn J, Lüders H (1991): Intractable epilepsies and structural lesions of the brain: Mapping, resection strategies and seizure outcome

Babb TL (1996) Focal epileptogenosis and secondary changes: Pathoanatomical findings. In: Pawlik G, Stefan H (eds) Focus Localization, Sigor Verlag, Berlin

Bachmann K, Stefan H, Vieth J (eds) Biomagnetism: Principles, models and clinical research. Proceedings of the Opening Symposium of the Biomagnetic Center Erlangen, 5. – 6. Okt. 1990

Backstrom T (1976) Epileptic seizures in women related to plasma, estrogen and progesterone during the menstrual cycle. Acta Neurol Scand 54: 321

Ballaban-Gil K, Callahan C, O'Dell, Pappo M, Moshe S, Shimar S (1998) Complications of ketogenic diet. Epilepsia 39: 744 – 748

Bancaud J, Talairach J, Borris A, et al. (1965) La stéréo-éncephalographie dans l'epilepsie. Masson, Paris

Bancaud J (1969) [Epileptic crises of occipital origin (stereo-electroencephalographic study)] Les crises épileptiques d'origine occipitale (étude stereo-electroencephalographique). Rev Otoneuroophtalmol 41: 299 – 314

Bancaud J (1987) Semiologie et les crises épileptiques d'origine temporale. Rev Neurol 143: 392 – 400

Barchi RL (1998) Ion-channel mutations in muscle and brain. Current opinion in Neurology 461 –467

Barkovich AJ, Kuzniecky R, Dobyns W, Jackson G, Grand P (1996) A classification scheme for malformations of cortical development. Neuropediatrics 27: 59 – 63

Barry E, Sussman NM, Bosley TM, Harner RN (1985) Ictual blindness and status epilepticus amauroticus. Epilepsia 26: 577 – 584

Barth DS, Sutherling W, Engel J Jr, Beatty J (1982) Neuromagnetic localization of epileptiform spike activity in the human brain. Science 218: 891 – 894

Bauer G (1974) Myoklonien, Erscheinungsbild, Pathophysiologie und klinische Bedeutung. Wien Med Wochenschr 124: 577 – 581

Bauer G (1975) Psychische Veränderungen bei kontinuierlichen epileptischen Entladungen. Schweiz Arch Neurol Neurochir Psychiatr 116: 241 – 255

Bauer J, Rao ML, Stefan H (1987) Postiktuale Serumprolaktin-Bestimmungen zur Differenzierung zwischen epileptischen und psychogenen Anfällen. Aktuel Neurol 14: 60 – 62

Bauer J, Mueller RL, Hilz MJ, Stefan H (1989 a) Flugreisefähigkeit, Schutzimpfungen und Malariaprophylaxe bei Patienten mit Epilepsie. Epilepsieblätter 2: 13 – 18

Bauer J, Schrell U, Stefan H, et al. (1986 b) Untersuchungen zur klinischen Bewertung postiktualer Serumkonzentrationen nach epileptischen und psychogenen Anfällen. 29. Jahrestagung der Deutschen Liga der Internationalen Liga gegen Epilepsie, 21. – 29. Sept. Bethel

Bauer J (1989) Überweisung zur Präoperativen Diagnostik: Checkliste der Ein- und Ausschlußkriterien und Befundübermittlung. In: Stefan H (Hrsg) Präoperative Diagnostik für die Epilepsiechirurgie, Springer Verlag

Bauer J (1995) Alternative Therapiestrategien und spezielle Behandlungsindikationen bei Epilepsien. Psycho 21: 313 – 319

Baulac M, Hazemann T, Adam C, Hasboun D, Clemenceau S (1996) Dysgenetic patterns of the hippocampal formations on MRI. AES proceedings Epilepsia 37 Suppl 5, p. 205

Baumgartner C, Doppelbauer A, Sutherling WW, Lindinger G, Levesque MF, Aull S, Zeitlhofer J, Deecke L (1993) Somatotopy of human hand somatosensory cortex as studied in scalp EEG. Electroencephalogr Clin Neurophysiol 88: 271 – 279

Baumgartner C (1993) Clinical electrophysiology of the somato sensory cortex. Springer Verlag, Wien

Baumgartner C (1994) MEG, EEG and ECoG: discussion. Acta Neurol Scand Suppl 152: 91 – 92

Baumgartner C (1994) EEG dipole localization: discussion. Acta Neurol Scand Suppl 152: 31 – 32

Baumgartner C (1998) Sicher therapieren mit Antiepileptika. P. M. Verlag

Bayer H, Selke-Kellermann A, Rambeck B, Bönigk HE, Wolf P (1993) Die akute Vigabarin-Enzephalopathie. Eine bisher nicht bekannte Komplikation. Epilepsieblätter 6: 4

Bear DM, Fedio P (1977) Quantitative analysis of interictal behaviour in temporal lobe epilepsy. Arch Neurol 34: 454 – 467

Beaumanoir A (1985) The Lennox-Gastaut syndrome. In: Roger J, Dravet C, Bureau M, Dreifuss FE, Wolf P (eds)

Epileptic syndromes in infancy, childhood and adolescence. Libbey, London, pp 89 - 99
Beck H, Steffens R, Heinemann V, Elger C (1998) Property of voltage activated Ca^{2+} currents in epilepsy. Epilepsy Research 32: 321 - 332
Beck MG, Janz D (1991) Syndrome-related genetics in generalized epilepsy. Epilepsy Res Suppl 4: 105 - 111
Beghi E, Tognoni G (1988) Prognosis of epilepsy in newly referred patients: a multicenter prospective study. Epilepsia 290 (3): 236 - 243
Beghi E, Musicco M, Viani F, Bordo B, Hauser WA, Nicolosi A (1993) A randomized trial on the treatment of the first epileptic seizure. Scientific background, rationale, study design and protocol. First Seizure Trial Group (FIR. S T Group). Ital J Neurol Sci 14: 295 - 301
Behrens C, Schramm J, Zentner J, König R (1997) Surgical and neurological complications in a series of 708 epilepsy surgery procedures. Neurosurgery 411: 1 - 10
Benninger C, Lipinski C, Matthis P, Scheffner D (1983) EEG-Befunde bei Kindern epileptischer Eltern. In: Remschmidt H, Rentz R, Jungmann J (Hrsg) Epilepsie 1981. Thieme, Stuttgart, S. 118 - 122
Beralolelli A, Rothwell JC, Halleff M, Thompson PD, Manfeoli M, Marsden CD (1998) The pathophysiology of primary dystonia. Brain 121: 1195 - 1212
Berganini L, Bergamasco B, Benna P, Gilli M (1977) Acquired etiological factors of 1785 epileptic subjetcs: clinical-anamnestic research. Epilepsia 18: 437 - 444
Berger AR, Lipton RB, Lesser ML, et al. (1988) Early seizure following intracerebral hemorrhage: implications for therapy. Neurology 30: 1363 - 1365
Berger H (1929) Über das Elektroenzephalogramm des Menschen. Arch Psychiatr Nervenkr 87: 527 - 570
Berger A, Diener W, Stephani V, Schächteli M, Rating D (1997) Benigne frühkindliche Partialepilepsie nach Watanabe. Epilepsieblätter 10: 76 - 81
Berkovic SF, Carpenter S, Evans A, Karpati G, Shoubridge EA, Andermann F, Meyer E, Tyler JL, Diksic M, Arnold D, et al (1989) Myoclonus epilepsy and ragged-red fibres (MERRF). 1. A clinical, pathological, biochemical, magnetic resonance spectrographic and positron emission tomographic study. Brain 112: 1231 - 1260
Berkovic SF, Andermann F, Andermann E, Gloor P (1987) Concepts of absence epilepsies: Discrete syndroms or biological continuum? Neurology (NY) 37: 993 - 1000
Berkovic SF, Rowe CC (1991) The use of SPECT in focal epilepsy. In: Diksic M, Reba M (eds) Radiopharmaceuticals and brain pathology. Boca Raton CRC Press pp. 257 - 266
Berkovic SF, McIntosh AM, Kalnins RM, Bladin PF (1994) Magnetic resonance imaging of hippocampal sclerosis. In: Shorvon SD, Fish DR, Andermann F, Bydder GM, Stefan H (eds) Magnetic Resonance Scanning and Epilepsy. Plenum Press, New York
Berkovic S (1997) Epilepsy genes and the genetics of epilepsy syndromes: The promise of new therapies based on genetic knowledge. Epilepsia 38 (9): 32 - 36
Berkovic S, Newton MR (1997) Single Photon Emission Computeal Tomography. In: Engel J, Pedley T (eds) Epilepsy: A comprehensive Textbook. Raven Press, Philadelphia
Berlit P (1989) Lupus erythematodes und Nervensystem. Dt Ärztebl 86: 43
Berlit P, Berg DE, Nahser HC, Kuhne D (1994) Cerebral arteriovenous malformations. Diagnosis, clinical aspects and therapy. Nervenarzt 65: 226 - 237
Bertolini R, Mastroiacovo P, Segni G (1985) Maternal epilepsy and birth defects: a case-control study in the Italian Multicentric Registry of Birth Defects (IPIMC). Europ J Epidemiol 1: 67 - 72
Besag FM, Berry D, Pool F, Newberry B, Subel B (1998) Carbamazepine Toxicity with LTG. Epilepsia 39 (2): 183 - 187
Besser R, Krämer G (1984) Fahrtauglichkeit bei epileptischen Anfällen. Aktuel Neurol 9: 105 - 108
Besser R, Gross-Selbeck G, Boenigk HE (Hrsg) (1993) Epilepsiesyndrome - Therapiestrategien. Georg Thieme Verlag, Stuttgart, New York
Betts T (1992) Clinical use of vigabatrin. Seizure 1: 3 - 6
Betts T, Boden S (1992) Diagnosis, management and prognosis of a group of 128 patients with non epileptic attacks disorders. Seizure 1: 27 - 32
Bialer M, Johanessen S, Kupferberg H, Levy R, Loiseau P, Perucca E (1999) Progress Report on new Antiepileptic drugs. Epilepsy Research 34: 1 - 41
Bickford R, Whelan J, Class D, Corbin K (1956) Reading epilepsy. Trans Amer Neurol Assn 81: 100 - 102
Biersack HJ, Reichmann K, Winkler C, et al. (1985) ^{99m}Tc-labelled hexamethylprophyleneamine oxime photon emissions scans in epilepsy. Lancet 2: 143 - 147
Binnie CD, Darby CE, de Korte RA, Wilkins AJ (1980) Self-induction of epileptic seizures by eye closure: incidence and recognition. J Neurol Neurosurg Psychiatry 43: 386 - 389
Binnie CD (1986 a) Aura and postictal headache in epileptic patients treated with flunaricin. Rom: Proceedings of the International Congress on Migraine and Epilepsia: Neuronal basis and calcium modulation. Functional Neurology 1986
Binnie CD, van Emde Boas W, Kasteleijn-Nolste-Trenite DGA, et al. (1986 b) Acute effects of lamortrigine (BW 431c) in persons with epilepsy. Epilepsia 27: 248 - 254
Binnie CD, Overweg J (1986) Aura and post-ictal headache in epileptic patients treated with flunarizine. Funct Neurol 1: 543 - 546
Binnie CD (1993) Electroencephalography. In: Laidlaw J, Richins A, Chadwick D (eds) A textbook of epilepsy. Churchill Livingstone pp. 277 - 349
Biomagnetism. 7th International Conference, Conference Digest, New York City, August 14 - 18, 1989
Biomag '93 Vienna. Recent Advances in Biomagnetism. Deecke L, Baumgartner C, Stroink G, Williamson SJ (eds) 9th International Conference on Biomagnetism, Vienna, August 14 - 20, 1993
Birket SE, Krogh E (1971) Motor nerve conduction velocity during diphenylhydantoin intoxication. Acta Neurol Scand 47: 265 - 271
Bjornaes H (1988) Consequences of severe epilepsy: psychosocial aspects. Acta Neurol Scand 78 (177): 28 - 32

Blankenhorn V, Hoffmann HG, Polatschek B (1986) Akute Intoxikation mit dem neuen Antiepileptikum Lamotrigin nach Suizidversuch. Epilepsieblätter, 3 - 5
Blankenhorn V, Bülau P, Krämer G, et al. (1987) Tegretal 400 ret. versus Tegretal 200 in der Behandlung schwerverlaufender partieller Epilepsien. Eine 1-Jahres-Studie. In: Krämer G, Hopf HC (Hrsg) Carbamazepin in der Neurologie. Georg Thieme Verlag, Stuttgart, S. 254 - 259
Bleasel A, Kotagal P, Kankirawatana P, Rybicki L (1997) Lateralizing value and semiology of ictal limb posturing and version in temporal lobe and extratemporal epilepsy. Epilepsia 38: 168 - 174
Bleck TB, Stefan H (1994) Status epilepticus. In: Henley DS, Einhäupl KM, Bleck TB, Dieringer NM: Neurocritical Care. Springer Verlag, Berlin, Heidelberg, New York, S. 762 - 769
Blom S, Heijbel A (1989) Benign epilepsy of childhood with centro-temporal spikes. In: Beck-Managetta V, Doose H et al. (Hrsg) Genetics of the epilepsies. Springer Verlag, Berlin, Heidelberg
Blume WT (1998) Hemispheric Epilepsy. Brain 121: 1937 - 1949
Blumenthal W (1984) Berufliche Fragen bei Anfallskranken. In: Kügelen B, Hillemacher A (Hrsg) Der Anfallskranke in der ärztlichen Sprechstunde. Springer Verlag, Berlin, S. 165 - 174
Blumenthal W (1994) Epilepsie und Arbeitsplatz. Nervenheilkunde. F. K. Schattauer Verlagsgesellschaft mbH 13: 176 - 181
Boarini DJ, Beck DW, van Gelder JC (1985) Postoperative prophylactic anticonvulsant therapy in cerebral glioms. Neurosurgery 16: 290 - 292
Böcher-Schwarz HG, Stefan H, Pawlik G, et al. (1987) Tools for localizing the epileptic focus. Adv Neurosurg 15: 158 - 165
Boenigk HE, Lorenz HJ, Jurgens U (1985) Bromide – heute als antiepileptische Substanzen noch nützlich? Nervenarzt 10: 579 - 582
Bonduelle M (1972) My study of Tegretol in the treatment of epilepsy. In: Wink CAS (ed) Tegretol in epilepsy: report of an international clinical symposium. Nicholls, Manchester, pp 80 - 88
Boogs JG (1997) Seizures in medically complex patients. Epilepsia 38 (Suppl 4) 55 -59
Bourgeois BFD (1988) Combination of valproate and ethosuximide: antiepileptic and neurotoxic interaction. J Pharmacol Exp Ther 247: 128 - 132
Bourgeois BFD, Leppik IE, Sackellares JC, Lesser RP, Laxer KD, Messenheimer JA, Kramer LD, Rosenberg AR, Kamin M (1991) Felbamate double-bind efficacy trial following presurgical monitoring. Epilepsia 32 (Suppl 3): 18
Bourgeois BS (1991) General concepts of medical intractability. Lüders H (ed) Epilepsy Surgery. Raven Press Ltd., New York, 77 - 81
Braak H et al. [1993] European neurology review in clinical neuroscience. Eur Neurol 33: 403 - 408
Braestrup C, Nielsen E, Sonnewald U, Knutsen L, Andersen K (1990) (R)-N-[4,4 bis (3-methyl-2-theinyl) but 3-en-1-yl] niopectic acid with high affinity to the brain γ-aminobutyric acid uptake carrier. J Neurochem 54: 639 -647
Brandl U (1994) Wenig bekannte Nebenwirkungen von LTG-VPA-Kombination bei Kindern. Epilepsieblätter 7 (4) 35 - 36
Brandt DM (1986) Epilepsie im Bild. Geigy, Wehr
Brandt, T (1999) Vertigo. Springer, 2nd ed.
Branten AJW, Wetzels JFM, Weber A, Koene RP (1998) Hyponatriemid due to sodium VPA. Annals of Neurology 43: 265 - 267
O'Brien T, Ruszell K, Britton W, Sharbrough W (1998) The accuracy of seizure semiology in localizing frontal and temporal lobe seizures. Epilepsia 39 (Suppl 6) 113 - 114
Brick JF, Gutrecht JA, Ringel RA (1989) Reflex epilepsy and nonketotic hyperglycemia in the elderly: a specific neuroendocrine syndrome. Neurology 39: 394 - 399
Briere R, Sherwin AL, Robitaille Y, Olivier A, Quesney LF, Reader TA (1986) Alpha-1 adrenoceptors are decreased in human epileptic foci. Ann Neurol 19: 26 - 30
Brodie MJ, Biton V, Montouris GD, Shu-Shen W (1998) Topiramate in patients with generalized tonic-clonic seizures without focal onset. Epilepsia 39 (Suppl 2): 35 - 41
Browne TR, Penry JK, Porter RJ, Dreifuss FE (1974) Responsiveness before, during, and after spike-wave paroxysms. Neurology (Minneap) 24: 659 - 665
Browne TR (1979) Clinical pharmacology of antiepileptic drugs. Drug Ther Rev 2: 469
Browne TR, Feldmann RG, Buchmann RA, et al. (1983) Methsuximide for complex partial seizures: efficacy, toxicity, clinical pharmacology, and drug interactions. Neurology (NY) 33: 414 - 418
Brusilow S, Moostrie N (1996) Urea cycle disorders. Advances in Pediatrics 43: 127 - 169
Bruton CJ (1988) The neuropathology of temporal lobe epilepsy. Maudsley Monographs 31, Oxford Univ Press
Bruton CJ, Janice RS, Frith CD (1994) Epilepsy, psychosis and schizophrenia: Clinical and neuropathologic correlation. Neurology 44: 34 - 42
Buckley NA, Whyte IM, Dawson AH (1993) Self-poisoning with lamotrigine [letter]. Lancet 342: 1552 - 1553
Bülau P, Fichsel H, Stefan H (1985) Familiäre episodische Ataxie. Fortschr Neurol Psychiatr 53: 415 - 420
Bülau P, Penin H, Stefan H (1986) Der Stellenwert der Video-SDA in der Anfallsdiagnostik. Nervenarzt 57: 398 - 404
Bülau P, Stoll KD, Fröscher W (1987) Oxcarbamazepin versus carbamazepin. In: Wolf P, Dam M, Janz D, Dreifuss FE (eds) Advances in epileptology, Vol 16, Raven, New York, pp 531 - 536
Büttner T, Hornig CR, Dorndorf W (1989) Multiple Sklerose und Epilepsie. Nervenarzt 60: 262 - 267
Buchfelder M, Nimsky C, Ganslandt P, Stefan H, Fahlbusch R (1999) Experiences with intraoperative MRI in Epilepsy Surgery. Epilepsia 157
Buck D, Baker G, Jacoby A, Chadowich D (1997) Patients experiences of injury as a result of epilepsy. Epilepsia 38 (4): 439 - 444

Bulau P, Penin H, Stefan H (1986) Value of the video simultaneous double image technic in epilepsy diagnosis. Nervenarzt 57: 398 - 404
Bundesarbeitsgericht (1990) Arbeitsrechtliche Entscheidungen. Betrieb 8: 429 - 433
Burr W, Fröscher W, Hoffmann F, Stefan H (1984) Lack of significant correlation between circadian profiles of valproic acid serum levels and epileptiform electroencephalic activity. Ther Drug Monit 6: 179 - 181
Burr W, Stefan H, Penin H (1986) Epileptic activity during sleep and wakefulness. Eur Neurol 25 (Suppl 2): 141 - 145
Burr W, Stefan H (1987) Day by day variations of the amount of spike-wave-activity in 24 hour casette recordings. Electroencephalogr Clin Neurophysiol 67: 40 - 41
Busis A (1999) Neurology in the electronic age. Eur J Neurol 6 (4): 385 - 414
Butler WH (1989) The neuropathology of Vigabatrin. Epilepsia 30 (3): 15 - 17
Cadenbach A, Röttger K, Müller M (1998) Purple Glove Syndrom. Dtsch med Wschr 123: 318 - 322
Calmeil LF (1824) De l'épilepsie, étudiées sous le rapport de son siège et de son influence sur la production de l'aliénation mentale. Thésis, Université de Paris
Caner K, Saglam S, Haberal M (1995) Epileptic seizure in chronic renal failure and transplanted patients. Transplantation Proceedings 27 (5): 2588 - 2589
Cavazzuti GB (1980) Epidemiology of different types of epilepsy in school-age children of Modena, Italy. Epilepsia 21: 57 - 62
Caveness WF, Meirowsky AM, Berkeley LR, et al. (1979) The nature of posttraumatic epilepsy. J Neurosurg 50: 545 - 553
Cendes F, Andermann F, Gloor P, Lopes I. C, Andermann E, Melanson D, Jones GM, Robitaille Y, Evans A, Peters T (1993) Atrophy of mesial structures in patients with temporal lobe epilepsy: cause or consequence of repeated seizures? Ann Neurol 34: 795 - 801
Cendes F, Leproux F, Melanson D, Ethier R, Evans A, Peters T, Andermann F (1993) MRI of amygdala and hippocampus in temporal lobe epilepsy. J Comput Assist Tomogr 17: 206 - 210
Cendes F, Andermann F, Dubeau F, Gloor P, Evans A, Jones GM, Olivier A, Andermann E, Robitaille Y, Lopes Cl, et al. (1993) Early childhood prolonged febrile convulsions, atrophy and sclerosis of mesial structures, and temporal lobe epilepsy: an MRI volumetric study. Neurology 43: 1083 - 1087
Cendes F, Andermann F, Gloor P, Evans A, Jones GM, Watson C, Melanson D, Olivier A, Peters T, Lopes Cl, et al. (1993) MRI volumetric measurement of amygdala and hippocampus in temporal lobe epilepsy. Neurology 43: 719 - 725
Chadwick D (1994) Standard approach to antiepileptic drug treatment in the United Kingdom. Epilepsia 35 (Suppl) 4: 3 - 10
Chadwick DE (1997) An overview of the efficacy and tolerability of new antiepileptic drugs. Epilepsia 38 (Suppl 1): 59 - 62
Chauvel P, Buser P, Badier JM, Liegeois CC, Marquis P, Bancaud J (1987) The "epileptogenic zone" in humans: representation of intercritical events by spatio-temporal maps. La "zone epileptogene" chez l'homme: representation des evenements intercritiques par cartes spatio-temporelles. Rev Neurol Paris 143: 443 - 450
Chevrie JJ, Aicardi J (1972) Childhood epileptic encephalopathy with slow spike-wave: a statistical study of 80 cases. Epilepsia 13: 259
Choi DW (1988) Glutamate neurotoxicity and diseases of the nervous System. Neuron 1: 623 - 634
Chokroverty S, Sayeed ZA (1975) Motor nerve conduction study in patients on diphenylhydantoin therapy. J Neurol Neurosurg Psychiatry 38: 1235 - 1239
Christian W (1960) Bioelektrische Charakteristik tagesperiodisch gebundener Verlaufsformen epileptischer Erkrankungen. J Neurol 181: 413 - 444
Chugani HT, Shields W, Shewman D, Olson D, Phelps M, Peacock W (1990) Infantile Spasms: PET identifies focal cortical dysgenesis. Ann Neurol 24: 406 - 413
Cockerell OC, Johnson AL, Sander JWAS, Shorvon SD (1997) Prognosis of epilepsy. Epilepsia 38 (1): 31 - 46
Cohen RJ, Suter C (1982) Hysterical seizures: suggestion as a provocative EEG test. Ann Neurol 11: 391
Commission on Classification, Terminology of the International League against Epilepsy (1981) Proposal for revised clinical and electroencephalographic classification of epileptic seizures. Epilepsia 22: 489 - 501
Commission on Classification and Terminology of the International League against Epilepsy (1985) Proposal for classification of the epilepsies. Epilepsia 26: 268 - 278
Commission on Classification, Terminology of the International League against Epilepsy (1989) Proposal for revised clinical and electroencephalographic classification of epileptic seizures. Epilepsia 30: 389 - 399
Conrado et al. (1989) Neurology Vol 40
Corbett JA, Trimble MR, Nichol TC (1985) Behavioral and cognitive impairments in children with epilepsy: the longterm effects of anticonvulsant therapy. J Amer Acad Child Psychiatry 24: 17 - 23
Cordes M, Henkes H, Ferstl F, Schmitz B, Hierholzer J, Schmidt D, Felix R (1992) Evaluation of focal epilepsy: a SPECT scanning comparison of 123-I-iomazenil versus HM-PAO. AJNR Am J Neuroradiol 13: 249 - 253
Covanis A, Jeavons PM (1980) Once daily sodium valproate in the treatment of epilepsy. Dev Med Child Neurol 22: 202 - 204
Cramer JA, Mattson RH, Prevey ML, Scheyer RD, Oulette VL (1989) How often is medication taken as prescribed? A novel assessment technique. J Amer Med Assn 261 (22): 3273 - 3277
Crandall PH, Walter RD, Rand RW (1963) Clinical applications of studies on stereotactically implanted electrodes in temporal lobe epilepsy. Epilepsia 20: 827 - 840
Crawford P, Ghadiali E, Lane R, Blumhardt L, Chadwick D (1987) Gabapentin as an antiepileptic drug in man. J Neurol Neurosurg Psychiatry 50: 682 - 686
Crawford PM, Chadwick DW (1987) GABA and amino acid concentrations in lumbar CSF in patients with treated and untreated epilepsy. Epilepsy Res 1: 328 - 338
Critchley M (1937) Musicogenic epilepsy. Brain 60: 13 - 27

Cummings JL (1985) Clinical neuropsychiatry. Grune & Stratton, Orlando, pp 95–116
Currie S, Heathfield KWG, Henson RA, Scott DF (1971) Clinical cause and prognosis of temporal lobe epilepsy: a survey of 666 patients. Brain 94: 173–190
Dabbagli O, Cascon G, Crowell J, Bamoggadam F (1997) Intraventricular interferon stops seizures in Rasmussen-Syndrome. Epilepsia 38 (9): 1045–1049
Dalla Bernardina B, Chiamenti C, Capovilla G, Colamaria V (1985) Benign partial epilepsies in childhood. In: Roger J, Dravet C, Bureau M, Dreifuss FE, Wolf P (eds) Epileptic syndromes in infancy, childhood and adolescence. Libbey, London, pp 137–149
Dalla Bernardina B, Chiamenti C, Capovilla G, Trevisan E, Tassinari CA (1985) Benigne partial epilepsy with affective symptoms. In: Roger J, Dravet C, Bureau M, Dreifuss FE Wolff P (eds): Epileptic symptoms in infancy, childhood and adolescence. Libbey, London, 1985, pp. 171–175
Dam AM, Fuglsang FA, Svarre OU, Dam M (1985) Late-onset epilepsy: etiologies, types of seizure, and value of clinical investigation, EEG, and computerized tomography scan. Epilepsia 26: 227–231
Dam M (1982) Phenytoin: toxicity. In: Woodbury DM, Penry JK, Pippenger CE (eds) Antiepileptic drugs. Raven, New York
Dam M (1983) Chronic toxicity of antiepileptic drugs with respect to cerebellar and motor function. In: Oxley J, Janz D, Meinardi H (eds) Chronic toxicity of antiepileptic drugs. Raven, New York, pp 223–228
Dam M (1988) Side-effects on drug-treatment in epilepsy. Acta Neurol Scand 78: 17
Dam M, Ekberg R, Loyning Y, Waltimo O, Jakobsen K (1989) A double-blind study comparing oxcarbazepine and carbamazepine in patients with newly diagnosed, previously untreated epilepsy. Epilepsy Res 3: 70–76
Dam M (1989) Long-term evaluation of vigabatrin (gamma vinyl GABA) in epilepsy. Epilepsia 30 (Suppl 3): 326–330
Dam M, Andersen AR, Rogavi-Hansen B (eds) (1994) Epilepsy surgery: non-invasive versus invasive focus localization. Acta Neurologica Scandinavica (1994) No. 152, Vol 89
Danesi MA (1985) Classification of the epilepsies. An investigation of 945 patients in a developing country. Epilepsia 26: 131–136
Danner R (1982) Electrophysiological effects of diphenylhydantoin and carbamazepine on the peripheral and central nervous system. Acta Neurol Scand 65: 668–680
Dansky L, Andermann E, Wolfsen CH, et al. (1988) Growth parameters in offspring of epileptic women. Neurology 38 (1): 249
Darby CE, de Korte RA, Binnie CD, Wilkins AJ (1980) The self-induction of epileptic seizures by eye-closure. Epilepsia 21: 31–42
Dasheiff RM, Dickinson LJ (1986) Sudden unexpected death of epileptic patient due to cardiac arrhythmia after seizure. Arch Neurol 43: 194–196
Dasheiff RM, McNamara D, Dickinson L (1986) Efficacy of second line antiepileptic drugs in the treatment of patients with medically refractive complex partial seizures. Epilepsia 27: 124–127
Daumas-Duport C (1993) Dysembryoplastic neuroepithelial tumours. Brain Pathol 3: 283–285
Dean JC, Penry JK (1988) Valproate monotherapy in 30 patients with partial seizures. Epilepsia 29: 140–144
Declerck AC, Martens WLJ, Wauquier A, Kums GJ (1982) On the relationship between the morphology of generalized spike wave paroxysms, epilepsy and sleep. In: Stefan H, Burr W (eds) Mobile long-term EEG monitoring. Fischer, Stuttgart, pp 103–114
Declerck AC, van de Hamp PHM, Martens WLJ (1984) Evaluation of longterm ambulatory EEG Cassette recording. Biotelemetry 8: 11–13
Deecke L, Scheid P, Kornhuber H (1969) Distribution of readiness potentials, premotion, positivity and motor potential of the human cerebral cortex preceding voluntary finger movements. Exp Brain Res 7: 158–168
Degen R (1980) A study of the diagnostic value of resting and sleep-EEGs after sleep deprivation in epileptic patients on anticonvulsive therapy. Electroencephalogr Clin Neurophysiol 49: 577–584
Degen R, Degen HE, Reker M (1987) Sleep-EEG with or without sleep deprivation. Does sleep deprivation activate more epileptic activity in patients suffering from different types of epilepsy. Eur Neurol 26: 51–59
Degen R (1998) Epilepsien und epileptische Syndrome im Kindes- und Erwachsenenalter. Blackwell Wissenschaftsverlag
Delasiauve LJF (1854) Traité de l'epilepsie. Masson, Paris
Delgado EA, Wasterlain C, Treiman DM, Porter RJ (1982) Current concepts in neurology: management of status epilepticus. N Engl J Med 306: 1337–1340
Delgado EA, Bajorek JG (1982) Status epilepticus: mechanisms of brain damage and rational management. Epilepsia 23 (Suppl 1): 129–41
Delgado EA, Enrile BF (1984) Juvenile myoclonic epilepsy of Janz. Neurology 34: 285–294
Delgado EA (1984) The new wave of research in the epilepsies. Ann Neurol 16: 145–158
Delgado EA, Greenberg D (1984) The search for epilepsies ideal for clinical and molecular genetic studies. Ann Neurol 16 (Suppl): 1–11
Delgado EA, Greenberg DA (1987) Mapping genes in juvenile myoclonic epilepsy. Rev Neurol Paris 143: 351–362
Delgado G, Gallego J, Tunon T, Zarranz JJ, Villanueva JA (1987) Necrotising haemorrhagic encephalomyelopathy in an adult: Leigh's disease. J Neurol Neurosurg Psychiatry 50: 224–227
Delgado-Escueta AV, Kunze U, Waddell G, Boxley J, Nadel A (1977) Lapse of consciousness and automatisms in temporal lobe epilepsy: a videotape analysis. Neurology (Minneap) 27: 144–155
Delgado-Escueta AV, Backsal FE, Treiman DM (1981) Complex partial seizures on closed circuit television and EEG: a study of 691 attacks in 79 patients. Ann Neurol 11: 292–300
Delgado-Escueta AV, Walsh GO (1985) Type I complex partial seizures of hippocampal origin: excellent re-

sults of anterior temporal lobectomy. Neurology (Cleve) 35: 143 - 154
Delgado-Escueta AV, Janz D (1993) Richtlinien zur präkonzeptionellen Beratung, Behandlung und Betreuung von schwangeren Frauen mit Epilepsie. Epilepsie-Blätter 6: 17
Detre JA, Maccotta L, King D, Alsop DC, Glosser G, D'Esposito M, Zarahn E, Aguirre GK, French JA (1998) Functional MRI lateralization of memory in temporal lobe epilepsy. Neurology 50: 926 - 932
De Toledo JC, Ramsey RE (1996) Pattern of involvement of facial muscles during epileptic and non epileptic events: Review of 654 events. Neurology 47: 621 - 625
Deutsche Sektion der Internationalen Liga gegen Epilepsie (1972) Die epileptischen Anfallskrankheiten. Ein Leitfaden für Erzieher, Fürsorger, Arbeits- und Berufsberater. Heidelberger Verlagsanstalt, Heidelberg
Devinsky O, Kelley K, Porter RJ, Theodore WH (1988) Clinical and electroencephalographic features of simple partial seizures. Neurology 38: 1347 - 1352
Dichter MA, Ajala GF (1987) Cellular mechanisms of epilepsy: a status report. Science 237: 157 -160
Diebold K (1973) Die erblichen myoklonisch-epileptisch dementiellen Kernsyndrome. Springer, Berlin
Diehl LW (1975) Psychische Wirkungen von Antiepileptika. In: Helmchen H, Diel LW (Hrsg.) Antiepileptische Langzeitmedikation. Karger, Basel, Bibl psychiat 151
Diehl LW (1976) Psychotrope Effekte antiepileptischer Langzeitmedikation bei therapieresistenten Patienten mit Epilepsie.
Diehl LW (1985) Die Bedeutung der Blutspiegeluntersuchungen für die Therapie epileptischer Verstimmungen und Psychosen. Nervenarzt 56: 383 - 387
Dieterle L, Wohlfarth R, Müller M, Zeugner A (1994) Diagnostik psychogener Anfälle. Extracta Psychiatrica, Heft 10, 8: 22 - 31
Dijkstra U, Gabreels E, Joosten R, et al. (1984) Friedreich's ataxia: intravenous pyrovate load to demonstrate a defect in pyrovate metabolism. Neurology (Cleve) 34: 1493 - 1497
Di Mauro S, Bonilla E, Zeviani M, Nakagawa M, DeVivo DC (1985) Mitochondrial myopathies. Ann Neurol 17: 521 - 538
Dobkin BH (1977) Reversible subacute peripheral neuropathy induced by phenytoin. Arch Neurol 34: 189 - 190
Dobkin BH (1977) Dexamethasone dosage suggested every 3 - 4 days in myasthenia gravis [letter]. Neurology 27: 202
Dodrill CB, Batzel LW (1986) Interictal behavioral features of patients with epilepsy. Epilepsia 27 (2): 64 - 76
Donat JF, Wright FS (1990) Episodic symptoms mistaken for seizures in the neurologically impaired child [see comments]. Neurology 40: 156 - 157
Donselaar CA van, Geerts AT, Schimsheimer R-J (1991) Idiopathic first seizures in adult life: who should be treated? Brit Med J 302: 620 - 623
Doose H (1964) Zur Nosologie der Blitz-Nick-Salaam-Krämpfe. Arch Psychiatr Nervenkr 206: 28 - 48
Doose H, Gerken H, Leonhardt R, Volzke E, Volz C (1970) Centrencephalic myoclonic-astatic petit mal. Clinical and genetic investigation. Neuropadiatrie 2: 59 - 78
Doose H, Gerken H, Horstmann T, Völzke E (1973) Genetic factors in spike-wave absences. Epilepsia 14: 57 - 75
Doose H (1978) Grundlagen der Genetik und der genetischen Beratung bei Epilepsie. Monatsschr Kinderheilkd 126: 487 - 491
Doose H, Sitepu B (1983) Childhood epilepsy in a German city. Neuropediatrics 14: 220 - 224
Doose H, Fichsel H, Hanefeld F, et al. (1983) Fieberkrämpfe - ein ernst zu nehmendes Syndrom. Kinderarzt 14: 1265 - 1266
Doose H (1983) Nonconvulsive status epilepticus in childhood: clinical aspects and classification. Adv Neurol 34: 83 - 92
Doose H, Ritter K, Volzke E (1983) EEG longitudinal studies in febrile convulsions. Genetic aspects Neuropediatrics 14: 81 - 87
Doose H (1985) Myoclonic astatic epilepsy of early childhood. In: Roger J, Dravet C, Bureau M, Dreifuss FE, Wolf P (eds) Epileptic syndromes in infancy, childhood and adolescence. Libbey, London, pp 78 - 88
Doose H, Baier W (1987) Genetic factors in epilepsy with primarily generalised minor seizures. Neuropediatrics 18: 2 - 64
Doose H, Baier WK (1987) Genetic factors in epilepsies with primarily generalized minor seizures. Neuropediatrics (Suppl 1): 181 - 190
Doose H, Baier WK (1988) Thetarhythms in the EEG. A genetic trait in childhood epilepsy. Brain Dev 10: 347 - 354
Doose H (1989) Epilepsien im Kindes- und Jugendalter. Desitin, Hamburg
Doose H (1993) Genetische Beratung in der Epilepsie-Sprechstunde. Epilepsie-Blätter 6: 71 - 76
Dorn T, Kramer G (1998) Genetik der Epilepsien. Akt Neurologie 25: 169 - 178
Dravet C, Bureau M (1981) L'épilepsie myoclonique bénigne du nourisson. Rev Electroencephalogr Neurophysiol Clin 11: 438 - 444
Dreifuss FE (1981) Proposal for revised clinical and electroencephalic classification of epileptic seizures. Epilepsia 22: 489
Dreifuss FE, Santilli N (1986) Valproic acid hepatic fatalities analysis of United State cases. Neurology 36 (1): 175
Dreyer R, Wehmeier H (1978) Die EEG-Abflachung bei psycho-motorischen Anfällen, ihre Häufigkeit, Dauer, Form und Bedeutung: Eine Video-Band-Analyse von 78 Patienten mit 187 Anfällen. Arch Psychiatr Nervenkr 225: 263 - 274
Druschky KF, Müller E, Fleischer-Peters A, Huk W (1985) Incontinentia pigmenti Bloch-Sulzberger als Ursache epileptischer Anfälle. In: Hallen O, Meyer-Wahl JG, Braun J (Hrsg) Epilepsie 83. Genetik und Diagnostik der Epilepsien. Einhorn-Presse-Verlag, Reinbeck, 67 - 74
Druschky KF (1987) Akute hepatische Porphyrien. In: Flügel KA (Hrsg) Neurologische und Psychiatrische Therapie. Perimed, Erlangen, S. 107 - 112

Duchowny M, Jayakar P, Resnick T, Horvey P et al. (1998) Epilepsy surgery in the first three years of life. Epilepsia 39 (7): 737–743

Duchowny MS, Shewmon DA, Wyllie E, Andermann F, Mizrahi EM (1993) Special considerations for preoperative evaluation in childhood. In: Engel J (1983) Surgical treatment of epilepsy, 2nd ed. Raven Press, New York

Dudeck FE, Snow RW, Taylor CP (1986) Role of electric interacting in synchronization of epileptiform bursts. Adv Neurol 44: 539–616

Dulac O, Pinard JM (1994) What is needed from the child neurologist point of view? Acta Neurol Scand 152: 195–197

Dumas-Duport C, Scheithauer BW, Chodkiewicz, et al (1988) Dysembrioplastic neuroepithelial tumor: a surgically curable tumor of young patients with intractable partial seizures. Neurosurgery 23: 545–556

Duncan JS, Sharvan S, Fish DR (1995) The investigation of epilepsy. Churchill Livingstone, New York

Duncan JS (1997) Imaging and epilepsy. Brain 120: 339–377

Durner M, Sander T, Greenberg DA, Johnson K, Beck MG, Janz D (1991) Localization of idiopathic generalized epilepsy on chromosome 6p in families of juvenile myoclonic epilepsy patients. Neurology 41: 1651–1655

Durwen HF, Helmstaedter C, Elger CE (1989) Neuropsychologische und psychologische Aspekte bei operativer Epilepsietherapie. Nervenarzt 60: 10–16

Durwen HF (1992) Gedächtnisdefizite bei Schläfenlappenepilepsie als Ausdruck der Interaktion zwischen epileptischem Fokus und antikonvulsiver Medikation? In: Stefan H (Hrsg) Epilepsie 92, 32. Jahrestagung der Deutschen Sektion der Internationalen Liga gegen Epilepsie, Erlangen 17.–19. 9. 1992

Eberhardt MRS, Stefan H (1997) Temporal lobe epilepsy: Presurgical localization with proton chemical shift imaging, comparison with T_2-relaxametry and volumetry. ISMRM Vancouver

Ebersole JS (1987) Place of ambulatory monitoring in clinical EEG. International Conference on Ambulatory Monitoring, Telfs

Ebersole JS (ed) (1989) Ambulatory EEG monitoring. Raven Press, New York

Ebersole JS (1994) Non-invasive localization of the epileptogenic focus by EEG dipole modeling. Acta Neurol Scand 152: 20–28

Ebner A, Schulz R, Panneh A, Holthausen H, Tuxhorn I, Hoppe M, Oppel F, Wolf P, Lüders H (1994)

Ebner A, Lüders H (1995) Basic of electrophysiological approach in localisation related epilepsies. In: Pawlik G, Stefan H (eds) Focus Localisation. Liga Verlag, Berlin

Eccles JC (1964) The physiology of synapses. Springer, Berlin

Eccles JC (1982) The initiation of voluntary movements by the supplementary motor area. Arch Psychiatr Nervenkr 231: 423–441

Egli M (1982) Gibt es epileptische Synkopen? Schweiz Rundsch Med Prax 71: 1590–1594

Eisen AA, Woods JF, Sherwin AL (1974) Peripheral nerve function in long-term therapy with diphenylhydantoin. A clinical and electrophysiologic correlation. Neurology 24: 411–417

Eke T, Talbot JF, Lawden MC (1997) Severe persistent visual field constriction associated with Vigabatrine. BMJ 311–380

Elger CE, Speckmann EJ (1983) Vertical inhibition in motor cortical epileptic foci and its consequences for descending neuronal activity to the spinal cord. In: Speckmann EJ, Elger CE (eds) Epilepsy and motor system. Urban & Schwarzenberg, München

Elger CE, Schramm J (1993) Chirurgische Epilepsietherapie. Der Radiologe 39: 165–171

Elger CE, Burr W (1994) Subdural electrodes. Acta Neurol Scand Suppl 152: 44–50

Elger C, Brockhaus A (1997) Epilepsie: eine Information für die Praxis. Dt. Univ. Verlag

Elwes RDC, Johnson AL, Shorvon SD, Reynolds EH (1984) The prognosis for seizure control in newly diagnosed epilepsy. Engl J Med 311: 944–947

Elwes RDC, Chesterman P, Reynolds EH (1985) Prognosis after a first untreated tonic-clonic seizure. Lancet 2: 752–753

Encinoza O (1974) Nerve conduction velocity in patients on long-term diphenylhydantoin therapy. Epilepsia 15: 147–154

Engel WK, Cunningham GG (1963) Rapid examination of muscle tissue and improved trichrome stain method for fresh frozen biopsy sections. Neurology (Minneap) 13: 919–923

Engel J, Crandall PH, Brown WJ (1980) Consistent false lateralisation of seizure onset with sphenoidal and scalp telemitted ictal EEG-recordings. Electroencephalography and Clinical Neurophysiology 50: 160

Engel J, Troupin AS, Crandall PH, et al. (1982) Recent developments in the diagnosis and therapy of epilepsy. UCLA Conf Ann of Intern Med 97: 584–598

Engel J (1983) Metabolic patterns of human epilepsy: clinical observations and possible physiological correlates. In: Baldy-Moulinier M, Ingvar H, Meldrum BS (eds) Cerebral blood flow metabolism and epilepsy. Libbey, London, pp 6–18

Engel J, Kuhl DE, Phelps ME (1983) Regional brain metabolism during seizures in humans. Adv Neurol 34: 141–148

Engel J, Kuhl DE, Phelps ME, Rausch R, Nuwer M (1983) Local cerebral metabolism during partial seizures. Neurology 33: 400–413

Engel J (1987) Surgical treatment of epilepsy. Raven, New York

Engel J (1989) Seizures and epilepsy. F. A. Davis Company

Engel J, Pedley T (1997) Epilepsy: A comprehensive Textbook. Lippincott Raven

Engelhardt D von (1993) Epilepsie in der Literatur der Neuzeit. Fundamenta Psychiatrica. Schattauer 3: 3–11

Erba G, Cavazutti V (1980) Incomplete absence: selective and variable functional loss during spike-wave activity. Electroencephalogr Clin Neurophysiol 50: 217

Eskenazi B, Cain WS, Novelly RA, Friend KB (1983) Olfactory functioning in temporal lobectomy patients. Neuropsychologia 21: 365 - 374

Ettlin TH, Scollo-Lavizzari G (1986) Hyperammonämie unter Natriumvalproatbehandlung: klinisch relevant oder ein Nebenbefund? Schweiz Rundsch Med Prax 75 29: 881 - 885

Faingold CL, Browning RA (1987) Mechanisms of anticonvulsant drugs. Eur Pediatr 146: 2 - 14

Falconer MA, Cavanagh JB (1959) Clinico-pathological consideration of temporal lobe epilepsy due to small focal lesions. Brain 82: 483 - 504

Fando JL, Conn M, Wasterlain CG (1979) Brain protein synthesis during neonatal seizures: an experimental study. Exp Neurol 63: 220 - 228

Fariello RG, Booker HE, Chun RWM, Orrison WW (1983) Reenactment of the triggering situation for the diagnosis of epilepsy. Neurology (Cleve) 33: 878 - 884

Farmer JP, Cosgrove GR, Villemure JG, et al. (1988) Intracerebral cavernous angiomas. Neurology 38 (11): 1699 - 1704

Feely M, Calvert L, Gibson J (1982) Clobazam in catamenial epilepsy, a model for evaluating anticonvulsants. Lancet 2: 71 - 73

Feistel H, Schüler P, Neubauer U, Ordnung D, Stefan H, Wolf F (1992) Frontallappenepilepsie - hochspezifischer Fokusnachweis im iktualen ^{99m}Tc-HMPAO-SPECT. DGN für Nuklearmedizin e.V. Jahrestagung 25. - 28. März 1992

Feksi AT, Kaamugisha J, Sander JW, Gatiti S, Shorvon SD (1991) Comprehensive primary health care antiepileptic drug treatment programme in rural and semiurban Kenya. ICBERG (International Community-based Epilepsy Research Group) [see comments]. Lancet 337: 406 - 409

Feksi AT, Kaamugisha J, Gatiti S, Sander JW, Shorvon SD (1991) A comprehensive community epilepsy programme: the Nakuru project. Epilepsy Res 8: 252 - 259

Feldmann KF, Brechbühler S, Faigle JW, Imhof P (1978) Pharmacokinetics, metabolism of GP 47680, a compound related to crbamazepine in animals and man. In: Meinardi H, Rowan AJ (eds): Advances in Epileptology. Swets & Zeitlinger, Amsterdam, 1978, pp. 390 - 394

Fernandez G, Effenberger O, Vim B (1998) Hippocampal malformation as a cause of familial febrile convulsions and subsequent sclerosis. Neurology 50: 909 - 917

Feucht M, Brantner-Inthaler S (1994) Vigabatrin in the Therapy of Lennox-Gastaut-Syndrome. Epilepsia 25: 993 - 998

Fiaux A, Fröscher W, Brech W (1993) Vigabatrin-Elimination bei dialysepflichtiger Niereninsuffizienz. Epilepsie-Blätter 6: 10

Fichsel H, Knöpfle G (1978) Effects of anticonvulsant drugs on thyroid hormones in epileptic children. Epilepsia 19: 323

Finberg RW, Newburger JW, Mikati MA, Heller AH, Burns JC (1992) Effect of high doses of intravenously administered immune globulin on natural killer cell activity in peripheral blood. J Pediatr 120: 376 - 380

Fish D (1994) The risk of seizures posed by video games - interim results from a UK-study. International Epilepsy News 115: 9 - 11

Fish DR, Quirk JA, Smith SJM, Sander JWAS, Shorvon SD, Allen PJ (1993) Video games and epilepsy. National Survey of photosensitivity and seizures induced by electronic screen games (video games, console games, computer games). In: Home and Leisure Accident Research, DTI

Fischer RG (1980) Compliance-oriented prescribing: simplifying drug regimens. J Fam Pract 10 (3): 427 - 435

Fisher E, Siemes H, Pund R, Wittfoht W, Nau H (1992) Valproate metabolites in serum and urine during antiepileptic therapy in children with infantile spasms: abnormal metabolite pattern associated with reversible hepatotoxicity. Epilepsia 33: 165 - 171

Flierl A, Stefan H (1994) Epilepsie und Schwangerschaft - abschätzbares Risiko? TW Neurologie Psychiatrie 8: 515 - 518

Flor-Henry P (1969) Psychosis and temporal lobe epilepsy: a controlled investigation. Epilepsia 10: 363 - 395

Foerster O (1936 a) The motor cortex in man in the light of Hughlings Jackson's doctrines. Brain 59: 135 - 159

Foerster O (1936 b) Motorische Felder und Bahnen. In: Bumke O, Foerster O (Hrsg) Handbuch der Neurologie, Bd. 6. Springer, Berlin, S 1 - 357

Foerster O, Penfield W (1930) Z Gesamte Neurol Psychiatr 125: 476

Foldvary N, Lee N, Thaiwaites G, Kim H, Friedmann AH, Radtke RA (1997) Clinical and electrographic manifestations of lesional neocortical temporal lobe epilepsy. Neurology 49: 757 - 763

Fontaine R, Breton G, Dery R, Fontaine S, Elie R (1990) Temporal lobe abnormalities in panic disorder: an MRI study. Biol Psychiatry 27: 304 - 310

Forster FM, Paulsen WA, Baughman FA (1969) Clinical therapeutic conditioning in reading epilepsy. Neurology (Minneap) 19: 717 - 723

Forster FM (1977) Reflex epilepsy, behavioural therapy, and conditional reflexes. Thomas, Springfield

Forster DMC, Steiner L, Hakanson S (1972) Arteriovenous malformations of the brain: a long-term clinical study. J Neurosurg 37: 562 - 570

Forsters GO (1931) The cerebral cortex in man. The Lancet: 309 - 312

Fountain AJ Jr, Lewis JA, Heck AF (1983) Driving with epilepsy: a contemporary perspective. South Med J 76 (4): 481 - 484

Frederico A, Palmeri S, Guazzi G (1992) Sialidosis: Pathological and biochemical findings.

Frey HH (1981) Pharmakokinetik von Antiepileptika. Therapiewoche 31: 3619 - 3624.

Fritsch G, Hitzig E (1870) Über die elektrische Erregbarkeit des Großhirns. Arch Anat Physiol 37: 300 - 332

Fröscher W (1976) Therapie des Status epilepticus. Schattauer, Stuttgart

Fröscher W, Eichelbaum M, Gugler R, Hildenbrandt G (1980) Medikamentöse Therapie der Epilepsien unter Kontrolle der Antiepileptika-Serumspiegel. Schattauer, Stuttgart

Fröscher W, Eichelbaum M, Hildenbrand H, Penin H (1982) Prospektive Untersuchungen zur Epilepsietherapie mit Carbamazepin. Fortschr Neurol Psychiatr 50: 396–408

Fröscher W, Bülau P, Burr W, et al. (1988) Double-blind, placebo-controlled trial in flunarizine in therapy-resistent persons with epilepsy. Clin Neuropharmacol: 154–160

Fröscher W, Vassella F (1994) Die Epilepsien. Grundlagen, Klinik, Behandlung. De Gruyter Verlag

Fröscher W, Krämer G, Schmidt D, Stefan H (1997) Serumkonzentrationen von Antiepileptika: Praktische Richtlinien zur Messung und Interpretation. Epilepsieblätter 10: 105–111

Fröscher W, Blankenhorn V, Neher K, Rambeck B (1997) Pharmakotherapie der Epilepsien. Schattauer Verlag

Froscher W (1987) Determination of plasma level in treatment with anticonvulsants. Med Klin 82: 748–753

Fukahara N, Tokigucchi S, Shirakawa S, Trubaki T (1980) Myoclonus epilepsy associated with ragged-red-fibres (mitochondrial abnormalities): disease entity or syndrome? Light and electronmiroscopy studies of two cases and review of the literature. J Neurol 47: 133–177

Fukao K, Watanabe Y, Kubota H, Hirawa R, Seima M, Sato S (1996) On the utility of MEG in the diagnosis of localisation related epilepsies. Epilepsia 37 (5): 61

Fukuda H, Valin A, Bryere P, Riche D, Wada JA, Naquet R (1988) Role of the forebrain commissure and hemispheric independence in photosensitive response of epileptic baboon, Papio papio. Electroencephalogr Clin Neurophysiol 69: 363–370

Fylan F, Harding GFA (1997) The effect of television frame rate on EEG abnormalities in photosensitive and pattern sensitive epilepsy. Epilepsia 38 (10): 1124–1131

Gabapentin Study Group, The US (1993) Gabapentin as add-on therapy in refractory partial epilepsy: a double-blind, placebo-controlled, parallel-group study. Neurology 43: 2292–2298

Gabr M, Lüders H, Dinner D, Morris H, Wyllie E (1989) Speech manifestation in lateralisation of temporal lobe seizures. Journal of Neurology 25: 82–87

Garcia PA, Laxer KD, Barbaro N (1998) Electrical stimulation of amygdala and hippocampus during ATL: Prognostic value of auras. Neurology 50: 26

Garcia-Herrero D, Fernandez-Torre JL, Barrasa J, Pascual J. Abdominal epilepsy in adolescent with bilateral perisylvian polymicrogyria. Epilepsia 39 (12): 1370–1374

Gardener R (1993) Molecular genetics in epilepsy. Epilepsy Symposium, Stockholm

Gass P, Herdegen T, Bravo R, Kiessling M (1993) Spatiotemporal induction of immediate early genes in the rat brain after limbic seizures: effects of NMDA receptor antagonist MK-801. European Journal of Neuroscience 5: 933–943

Gastaut H, Remond A (1952) Étude électroencephalographique des myoclonies. Rev Neurol 86: 596–609

Gastaut H, Naquet R, Vigouroux R, Roger A, Badier M (1953) Étude électrographique chez l'homme et chez l'animal des décharges epileptiques dites "psychomotrices". Rev Neurol (Paris) 88: 310–354

Gastaut H (1954) The epilepsies. Electro-clinical correlations. Thomas, Springfield

Gastaut H (1958) Pathophysiology of grand mal seizures generalized from the start. J Nerv Ment Dis 127: 215

Gastaut H (1968) Séméiologie des myoclonies et nosologie analytique des syndromes myocloniques. Rev Neurol (Paris) 119: 1–30

Gastaut H, Dravet C, Loubier D, et al. (1973) Evolution clinique et pronostic du syndrome de Lennox-Gastaut. In: Lugaresi E, Pazzaglia P, Tassinari C (1973) Evolution and prognosis of epilepsies. Gaggi, Bologna, pp 133–154

Gastaut H, Braughton R, Roger J, Tassinari CA (1974) Generalised non convulsive seizures without local onset. In: Vinken PJ, Bruyn GW (eds): Handbook of clinical neurology. North Holland Publ. Amsterdam

Gastaut H, et al. (1974) Generalized convulsive seizures without local onset. In: Vinken PJ, Bruyn GW (eds) Handbook of clinical neurology. North Holland Publ. Amsterdam, pp 107–129

Gastaut H (1974) The diagnosis of epilepsies: the advantage of a new classification (author's transl). Die Diagnose der Epilepsien: Ihre neue Klassifikation und deren Kriterien. MMW Münch Med Wochenschr 116: 1977–1980

Gastaut H (1974) Syncopes: generalized anoxic cerebral seizures. In: Vinken PJ, Bruyn GW (eds) The epilepsies. Elsevier/North Holland, Amsterdam (Handbook of Clinical Neurology, Vol 15), pp 815–835

Gastaut H, Gastaut JL, Goncalves e Silva GE, Fernandez Sanches GR (1975) Relative frequency of different types of epilepsy: a study employing the classification of the International League against Epilepsy. Epilepsia 16: 457–461

Gastaut H, Kugler J (1976) Wörterbuch der Epilepsie. Hippokrates, Stuttgart

Gastaut H, Gastaut JL, Regis H, Raybaud C, Farnarier P, Michel B, Michotey P (1976) Study of epilepsy by computer controlled transverse axial tomography of the brain. Nouv Presse Med 5: 481–486

Gastaut H, Gastaut JL (1976) Computerized transverse axial tomography in epilepsy. Epilepsia 17: 325–336

Gastaut H (1976) Conclusions: computerized transverse axial tomography in epilepsy. Epilepsia 17: 337–338

Gastaut H, Picornell I. D, Gastaut JL (1978) Computerized axial tomography and the etiological diagnosis of epilepsies. Arch Neurobiol Madr 41: 445–452

Gastaut H (1982) The Lennox-Gastaut syndrome. Electroencephalogr Clin Neurophysiol 35: 71–84

Gastaut H (1983) Classification of status epilepticus. In: Delgado-Escueta AV, Wasterlain CG, Treiman DM, Porter RJ (eds) Status epilepticus. Advances in Neurology 34: 15–35, Raven, New York

Gastaut H (1985) Benign epilepsy of childhood with occipital paroxysms. In: Roger J, Dravet C, Bureau M, Dreifuss FE, Wolf P (eds) Epileptic syndromes in infancy, childhood and adolescence. Libbey, London, pp 159–170

Gates JR, Leppik IE, Yap J, Gumnit RJ (1984) Corpus callosotomie: clinical and electroencephalographic effects. Epilepsia 25 (3): 308–316

Gates R (1994) Epilepsy and Flying. AES News 1–3

Geiger LR, Harner RN (1978) EEG patterns at the time of focal seizure onset. Arch Neurol 35: 276 – 286
Geller MR, Geller A (1970) Brief amnestic effects of spike wave discharges. Neurology 20: 380 – 381
Geller M, Geller A (1972) Brief amnestic effects of spike-wave discharge. Neurology (Minneap) 20: 1089
Gemeinsamer Beirat für Verkehrsmedizin (1985) Krankheit und Kraftverkehr. Bundesministerium für Verkehr, Bonn
Germano IM, Zhang YF, Sperber EF, Moshe SI (1996) Neuronal migration disorders increase susceptibility to hyperthermia induced seizure. Epilepsia 37: 902 – 910
Giallonardo A, Ociarato P, Ricci S, Manfredi M (1996) Video EEG study of grimaces. Epilepsia 374: 149
Gibbs FA, Gibbs EL (1952) Epilepsy. Addison-Wesley, Cambridge (Atlas of Encephalography, Vol 2)
Gibbs FA, Gibbs EL (1964) Atlas of encephalography, Vol 3. Addison-Wesley, Reading
Gilad R, Lampl Y, Gabbay U, Sarova-Pinhas I (1996) Early treatment of a single tonic clonic seizure. Arch Neurol 53: 1149 – 1152
Gilliain F, Kuzniecky R, Faught E, Carpenter G, Schrodt R (1997) Patient validated content of epilepsy-specific quality of life measurement. Epilepsia 38 2: 233 – 236
Giroud M, Dumas M, Escousse A, Dumas R (1988) Treatment of epilepsy. Superiority of single daily dose Na Valproate over fractionated doses. Presse Med 17 (30): 1544
Gjerloff I, Arentsen J, Alving J, Secher BG (1984) Monodose versus 3 daily dosis of sodium valproate: a control trial. Acta Neurol Scand 69: 120 – 124
Glass M, Dragunow M (1995) Neurochemical and morphological changes associated with human epilepsy. Brain Res Rev 21: 29 – 41
Gloor P (1968) Generalized cortico-reticular epilepsies. Epilepsia 9: 249 – 263
Gloor P (1975) Contributions of electroencephalography and electrocorticography to the neurosurgical treatment of the epilepsies. In: Purpura DP, Penry JK, Walter RD (eds) Advances in Neurology. Raven Press, New York 8: 59 – 105
Gloor P, Olivier A, Quesney LF, Andermann F, Horowitz S (1982) The role of the limbic system in experiential phenomena of temporal lobe epilepsy. Ann Neurol 12: 129 – 144
Glötzner FL (1979) Hirnstammanfälle. Fortschr Neurol Psychiatr 47: 538 – 549
Glötzner FL, Haubitz I, Miltner F, et al. (1983) Anfallsprophylaxe mit Carbamazepin nach schweren Schädelhirnverletzungen. Neurochirurgia, Stuttgart, 26: 66 – 79
Goddard G, McIntyr E, Leech H (1969) Exp Neurol, 295 – 330
Gonatas NK, Perez MC, Shy GM, Evangelista I (1965) Central "core" disease of skeletal muscle. Amer J Pathol 47: 503 – 524
Goodridge DM, Shorvon SD (1983) Epileptic seizures in a population of 6000. I: Demography, diagnosis and classification, and role of the hospital services. Br Med J Clin Res Ed 287: 641 – 644
Goodridge DM, Shorvon SD (1983) Epileptic seizures in a population of 6000. II: Treatment and prognosis. Br Med J Clin Res Ed 287: 645 – 647
Goosses R (1984) Die Beziehung der Fotosensibilität zu den verschiedenen epileptischen Syndromen. Dissertation, Freie Universität Berlin
Gotmann J, Milner B (1977) Design fluency: The invention of nonsense drawings after focal cortical lesions. Neuropsychologica 15: 653 – 674
Gotman J, Ives JR, Gloor P (1981) Frequency content of EEG and EMG at seizure onset: possibility of removal of EMG artefact by digital filtering. Electroencephalogr Clin Neurophysiol 52: 626 – 639
Gotman J (1983) Measurement of small time differences between EEG channels: method and application to epileptic seizure propagation. Electroencephalogr Clin Neurophysiol 56: 501 – 514
Gotmann J, Ives JR, Gloor P (1985) Longterm monitoring in epilepsy. Electroencephalography and clinical Neurophysiology. Suppl 37
Gotmann J, Ives JR, Gloor P (1985) Long-term monitoring in epilepsy. Elsevier, Amsterdam
Gouzoulis-Mayfrank E, Kasper J, Grunze H (1994) Generalisierte epileptische Anfälle unter Behandlung mit Clozapin. Nervenarzt, Springer Verlag 65: 792 – 794
Gowers WR (1881) Epilepsy and other chronic convulsive diseases: their causes, symptoms and treatment. Reprint 1966. Dover, New York (Reprint 1966)
Graf M, Brunner G, Weber H, et al. (1982) Simultaneous long-term recording of EEG and ECG in "syncope" patients. In: Stefan H, Burr W (eds) Mobile long-term EEG monitoring. Fischer, Stuttgart, pp 67 – 75
Granieri E, Rosati G, Tola G, et al. (1983) A descriptive study of epilepsy in the district of Copparo, Italy, 1964 – 1978. Epilepsia 24: 502 – 514
Graves NM, Holmes GB, Fuerst RH, Leppik IE (1989) Effect of felbamate on phenytoin and carbamazepine serum concentrations. Epilepsia 30: 225 – 229
Graves RE, Strauss EH, Wada J (1990) Mouth asymmetry during speech of epileptic patients who have undergone carotid amytal testing. Neuropsychologia 28: 1117 – 1121
Gregory R, Oates T, Merry RTG (1993) EEG epileptiform abnormalities in candidates for aircrew training. Electroencephalography and Clinical Neurophysiology 86: 75 – 77
Griebel ML (1998) Acute Management of hypersensitivity reactions and seizures. Epilepsia 39 (7): 17 – 21
Griffiths T, Evans MC, Meldrum BS (1982) Intracellular sites of early Ca^{2+} accumulation in the rat hippocampus during status epilepticus. Neurosci Lett 30: 329 – 334
Grünewald F, Menzel C, Elger CE, Biersack H-J (1997) Die klinische Bedeutung der Nuklearmedizin in der prächirurgischen Epilepsiediagnostik. Nuklearmedizin 36 2: 3 – 5
Guberman A, Jaworski ZFG (1979) Pseudohypoparathyreoidism and epilepsy: diagnostic value of computerized cranial tomography. Epilepsia 20: 541 – 553
Guilleminault C, Philips R, Dement WC (1975) A syndrome of hypersomnia with automatic behaviour. Electroencephalogr Clin Neurophysiol 4: 403 – 413

Gulotta F (1994) Pathologisch-anatomische Befunde bei Epilepsien. In: Fröscher W, Vasella F (Hrsg) Die Epilepsien: Grundlagen, Klinik, Behandlung. De Gruyter

Guy Edwards J (1985) Antidepressants and seizures: epidemiological and clinical aspects. In: Trimble MR (ed) The psychopharmacology of epilepsy. Wiley, Chichester, pp 119 – 140

Haerer AF, Anderson DW, Schoenberg BS (1986) Prevalence and clinical features of epilepsy in a biracial United States population. Epilepsia 27: 66 – 75

Hakkereinen H (1981) Carbamazepine and diphenylhydantion as monotherapy or in combination in the treatment of adult epilepsies (Abstr). 14th Epilepsy International Symposium, Kyoto

Halama P (1984) Chronische Hepatopathien durch Antikonvulsiva. Die therapeutische Wirkung von Silymarin. Therapiewoche 34: 2267 – 2274

Hallen O (1955) Zur Frage der Oral-petit mal. Dtsch Z Nervenheilk 172: 535 – 540

Hallen O (1961) Zur Differenzierung der psychomotorischen Anfälle in klinische Formen. Dtsch Z Nervenheilk 183: 199 – 217

Halliday AM (1967) The electrophysiological study of myoclonus in man. Brain 90: 241 – 284

Halliday AM (1983) Clinical and neurophysiological aspects of the relationship between myoclonic jerking and the tonic clonic convulsion in epilepsy. In: Speckmann IJ, Elger CE (eds) Epilepsy and motorsystem. Urban & Schwarzenberg, München, pp 272 – 286

Hanefeld H, Dieterich E, Doose H, et al. (1988) West-Syndrom. Königsteiner Arbeitskreis für Epileptologie

Handforth A, Finch DM, Peters R, Tan AM, Treiman DM (1994) Interictal spiking increases 2-deoxy[14C]glucose uptake and c-fos-like reactivity. Ann Neurol 35: 724 – 731

Handforth A, De Giorga M, Schachter SC, et al. (1998) Vagus nerve stimulation therapy for partial seizure onset. Neurology 51: 48 – 55

Hardiman O, Burke T, Phillips J, et al. (1988) Microdisgenesis in resected temporal neocortex: incidence and clinical significance in focal epilepsy. Neurology 38: 1041 – 1047

Hari R (1994) Comment: MEG in the study of epilepsy. Acta Neurol Scand 152: 89 – 90

Hart RG, Easton JD (1982) Carbamazepine and hematological monitoring. Ann Neurol 11: 309

Harvey AS, Hopkins IJ, Bowe JM, Cook DJ, Shield LK, Berkovic SF (1993) Frontal lobe epilepsy: clinical seizure characteristics and localization with ictal ^{99m}Tc-HMPAO-SPECT. Neurology 43

Hauser WA (1975) Epidemiology of epilepsy. In: Schoenberg BS (ed) Neurological epidemiology: principles and clinical applications. Raven, New York, pp 313 – 339

Hauser WA, Kurland LT (1975) The epidemiology of epilepsy in Rochester, Minnesota, 1935 through 1967. Epilepsia 16: 1 – 66

Hauser WA, Anderson VE, Loewenson RB, McRoberts SM (1982) Seizure recurrence after a first unprovoked seizure. New Engl J Med 307: 522 – 528

Hauser WA, Morris ML, Heston LL, Anderson VE (1986) Seizures and myoclonus in patients with Alzheimer's disease. Neurology 36: 1226 – 1230

Hauser WA, Rich SS, Annegers I, Anderson VE (1998) Risk of recurrent seizures after two unprovoked seizures. New Engl J Med 338: 429 – 434

Hausser HC, Bancaud J (1987) Gustatory hallucinations in epileptic seizures. Electrophysiological, clinical and anatomical correlates. Brain 110: 339 – 359

Hausser-Hauw C, Bancaud J (1987) Gustatory hallucinations in epileptic seizures. Brain 110: 339 – 359

Havekamp W, Schulze-Bahr E, Hördl M, Weidekund H (1997) QT-Syndrome: Aspekte zur Pathogenese molekularer Genetik, Diagnostik und Therapie. Deutsches Ärzteblatt 94, 11: 534 – 539

Heijbel J, Blom S, Bergfors PG (1975) Benign epilepsy of children with centrotemporal EEG foci. A study of incidence rate in outpatient care. Epilepsia 16: 657 – 664

Heinemann R, Lux HD, Gutnick MJ (1977) Extracellular free calcium and potassium during paroxysmal activity in the cerebral cortex of the cat. Exp Brain Res 27: 237

Heinemann SH, Terlau H, Stuhmer W, Imoto K, Numa S (1992) Calcium channel characteristics conferred on the sodium channel by single mutations. Nature 356: 441 – 443

Heinemann SH, Terlau H, Imoto K (1992) Molecular basis for pharmacological differences between brain and cardiac sodium channels. Pflugers Arch 422: 90 – 92

Heinemann U, Gutnick MJ (1979) Relation between extracellular potassium concentration and neuronal activities in cat thalamus (VPL) during projection of cortical epileptiform discharge. Electroencephalogr Clin Neurophysiol 47: 345 – 357

Heinemann U, Konnerth A, Pumain W, Wadman WJ (1986) Extracellular calcium and potassium concentration changes in chronic epileptic brain tissue. Adv Neurol 44: 641 – 661

Heinemann U, Albrecht D, Kohr G, Rausche G, Stabel J, Wisskirchen T (1992) Low-Ca($^{2+}$)-induced epileptiform activity in rat hippocampal slices. Epilepsy Res (Suppl 8): 147 – 155

Heinemann U, Albrecht D, Beck H, Ficker E, von-Haebler D, Stabel J (1992) Delayed K^+ regulation and K^+ current maturation as factors of enhanced epileptogenicity during ontogenesis of the hippocampus of rats. Epilepsy Res (Suppl 9): 107 – 114

Heinemann U, Beck H, Dreier JP, Ficker E, Stabel J, Zhang CL (1992) The dentate gyrus as a regulated gate for the propagation of epileptiform activity. Epilepsy Res (Suppl 7): 273 – 280

Heinemann U, Zhahg CL, Dreier J, Stabel J, Luhmann H (1992) Acute and chronic epileptogenesis. Patol Fiziol Eksp Ter, pp. 37 – 43

Heinemann U (1993) Epilepsy models and their clinical relevance. Epilepsy Symposium Stockholm

Heinemann U, Rating D, Thorbecke R, Wolf P (1998) Epilepsie-Bericht 98. Verlag Einfälle

Heinemann U, Eder C (1997) Control of neuronal excitability. In: Engel J, Peolky, TA (eds) Epilepsy – a com-

prehensive textbook. Vol 1. Lippincott Raven, pp. 237 - 249
Heinemann U (1998) Molekulare Mechanismen therapiezugänglicher und -resistenter Epilepsien. Neuroscience Update Workshop, Berlin
Heiss WD, Herholz K, Pawlik G, et al. (1988) Positronenemissionstomographie. Neurol Psychiatr (Sonderheft) (Bucur) 2: 47 - 50
Hellmann G, Hofmann W, Spreng M, Stefan H (1993) Bewertung von automatischen Spikeerkennungs- und Spikezählverfahren hinsichtlich Diagnosehilfe bei visueller Befundung von ECoG-Aufzeichnungen. Proceedings der Tagung der Deutschen, Österreichischen und Italienischen Liga gegen Epilepsie, Meran
Hellmann G, Spreng M, Stefan H (1994) Spike wave detection with neural networks based on time dependent storage. In: Eiselt M, Zwiener U, Wütte H (eds) Quantitative and topological EEG and MEG analyses. 2nd International Hans Berger Congress, Universitäts-Verlag Druckhaus Meyer, Jena
Hellmann G, Prosch M, Hofmann W, Spreng M, Stefan H (1994) High speed spike analytical system for intraoperative electricorticographical monitoring. Vortrag Neurophys. Kolloquium Erlangen
Hellmann G, Spreng M, Stefan H (1997) Evaluation framework for spike detection software TEMPLAS in EEG and ECoG of epileptic patients. Epilepsieblätter 10: 46 - 47
Hellmann G, Stefan H, Eberhard F, Spreng M, Buchfelder M (1997) Comparison of spike detection in ECoG using Templas software with visual evaluation. In: Quantitative and topological EEG and MEG analysis (ed), Mayer Verlag, Jena, Erlangen 220 - 222
Helmstaedter C, Riedel R, Stefan H (1988) Behandlung einer pharmakoresistenten fokalen Epilepsie mit Hilfe visueller Orientierungsaktivität. Z EEG EMG 19: 92 - 95
Helmstaedter C, Durwen H, Elger C, Penin H (1988) VLMT (Verbaler Lern- und Merkfähigkeits-Test) bei 24 Patienten mit psychomotorischer Epilepsie und rechts- bzw. linkstemporalem Fokus. In: Wolf P (Hrsg) Epilepsie 88. Einhorn Presse Verlag, Reinbeck, 240 - 245
Helmstaedter C, Elger CE (1993) Cognitive consequences of left temporal lobectomy: Comparison with preexisting deficits. Epilepsia 34 (2): 67
Helmstaedter C, Wagner G, Elger CE (1993) Differential effects of first antiepileptic drug application on cognition in lesional and non-lesional patients with epilepsy [see comments]. Seizure 2: 125 - 130
Henriksen P, Juul-Jensen P, Lund M (1967) The mortality of epileptics. Epilepsy and insurance. International Bureau for Epilepsy, London, Social studies in Epilepsy Vol 5
Henry TH, Drury I (1997) Non epileptic seizures in temporal lobectomy candidates with medically refractory seizures. Neurology 48: 1374 - 1382
Heppner F (1957) Eingriffe am limbischen System. ZBL Neurochir 3: 139 - 151
Herholz K, Pawlik G, Wienhard K, Heiss WD (1985) Computer assisted mapping in quantitative analysis of cerebral positron emission tomograms. J Comput Assist Tomogr 9: 154 - 161
Hermann BP, Wyler AR, Richey ET (1988) Wisconsin Card Sorting Test performance in patients with complex partial seizures of temporal-lobe origin. J Clin Exp Neuropsychol 10: 467 - 476
Hermann BP, Wyler AR, Steenman H, Richey ET (1988) The interrelationship between language function and verbal learning/memory performance in patients with complex partial seizures. Cortex 24: 245 - 253
Hermann BP, Whitman S, Wyler AR, Richey ET, Dell J (1988) The neurological, psychosocial and demographic correlates of hypergraphia in patients with epilepsy. J Neurol Neurosurg Psychiatry 51: 203 - 208
Hermann BP, Wyler AR (1988) Effects of anterior temporal lobectomy on language function: a controlled study. Ann Neurol 23: 585 - 588
Hernandez MA, Colilua G, Ortigosa L (1998) Epilepsy cerebral calcification and coeliac disease. Seizure 7: 49 - 54
Herpin Th (1867) De accés incomplets d'épilepsie. Bailliese, Paris 1867
Hess R, Ketz E (1978) Epilepsie und andere Erkrankungen mit anfallsartigen neurologischen Symptomen. In: Hornbostel H, Kaufmann W, Siegenthaler W (Hrsg) Innere Medizin in Praxis und Klinik. Thieme, Stuttgart, S 156
Hess R, Wieser HG (1985) Reflexepilepsien. Schweiz Rundsch Med Prax 74: 646 - 654
Hirsch E, Planc-Portier A, Marescaux C (1994) What are the relevant criteria for a better classification of epileptic syndromes with typical absences? Workshop on Absence Seizures, London
Hirsch L, Lain A, Walczak T (1998) Postictal nose wiping lateralizes to the ipsilateral temporal lobe. Epilepsia 39 (9): 991 - 997
Hoenig J, Hamilton CM (1960) Epilepsy and sexual orgasm. Acta Psychiatr Neurol Scand 35: 448 - 456
Hofmann W, Janezke P, Hellmann G, Stefan H (1994) Computer assisted intraoperative electroticography in epilepsy surgery. In: Eiselt M, Zwiener U, Wütte H (eds) Quantitative and typological EEG and MEG analyses. 2nd International Hans Berger Congress. Universitäts-Verlag Druckhaus Meyer, Jena
Hofmann W, Stefan H, Sprung M (1999) Automatische Klassifizierung der Hintergrundaktivität im ECoG. Klin. Neurophysiologie
Holder LK, Wernicke JF, Tarver WB (1992) Treatment of refractory seizures: Preliminary results of a controlled study. Pace 15: 1557 - 1571
Holmes GL (1980) The electroencephalogram as a predictor of seizures following cerebral infarction. Clin Electroencephalogr 11: 83
Homes GL, Donaldson JO (1987) Effect of sexual hormones on the electroencephalogramm and seizures. J Clin Neurophysiol 4: 1 - 22
Holowach TJ, Thurston DL, Hixon BB, Keller AJ (1982) Additional follow-up of 148 children 15 to 23 years after withdrawal of anticonvulsant therapy. New Engl J Med 306: 831 - 836
Holthausen H, Mang TW, Adams CTB, et al. (1997) Seizures post Hemispherectomy. In: Tuxhorn J, Holthausen H (ed) Pediatric epilepsy syndrome and surgical treatment. John Libbey, London

Hoppe M, Lüders HO, May T, Morris HH, Dinners DS, Holthausen H, Noachtar S, Sakamoto A (1993) Supplementäre sensomotorische Anfälle – eine klinische Analyse. In: Stefan H (Hrsg) Epilepsie 92. Einhorn-Presse Verlag, Reinbek: 303–306
Hoppkins A, Garman A, Clarke C (1988) The first seizure in adult life. Value of clinical features, electroencephalography and computerised tomographic scanning in prediction of seizure recurrence. Lancet 1 (8588): 721–726
Hornig G, Murphy J, Schallert G, Tilton C (1997) Left vagus nerve stimulation in children with refractory epilepsy. Southern Medical Journal Vol 90, 5: 484–488
Horsley V (1986) Brain surgery. British Medical Association, 54th Annual Meeting. Proceedings of Sections Oct. 9, 1986, 2: 670–675
Horsley V (1886) Brain Surgery. British Medical Association. 54th Ann. Meeting. 9 Oct. 1886
Hufnagel A, Elger CE, Böker DK (1990) Activation of the epileptic focus during carotidamytal test. Electrocorticographic registration with subdural electrodes. Electroenceph Clin Neurophysiol 75: 435–463
Hufnagel A, Böker D, Elger C, Kurthen M, Linke D, Solymosi L (1990) Activation of the epileptic focus during intracarotid amobarbital test – electrocorticographic registration via subdural electrodes. Electroenceph Clin Neurophysiol 75: 453–463
Hufnagel A, Burr W, Elger CE, Nadstawek J, Hefner G (1992) Localization of the epileptic focus during methohexital-induced anesthesia. Epilepsia 33: 271–284
Hufnagel A, Elger CE, Helmstaedter CE. Fernandez G, Steinkamp J (1993) Die Wertigkeit der cortikalen Elektrostimulation für die prächirurgische Epilepsiediagnostik. Deutsche Ges f Neurologie, 16.–18.9. 1993, Wien
Hufnagel A, Elger CE, Hefner G, Burr W (1993) Hohe diagnostische und prognostische Relevanz der Methohexital-induzierten Narkose im Rahmen der prächirurgischen Epilepsiediagnostik. In: Stefan H (Hrsg) Epilepsie 92. 32. Jahrestagung Deutsche Sektion der Internationalen Liga gegen Epilepsie, 17.–19.9.1992, Erlangen-Nürnberg
Hufnagel A, Zentner J, Fernandez G, Wolf HK, Schramm J, Elger C (1997) Multiple subpial transection for control of epileptic seizures. Epilepsia 38 (6): 678–688
Hughes JR (1985) Long-term clinical and EEG changes in patients with epilepsy. Arch Neurol 42: 213–223
Huk W, et al. (1990) Magnetic resonance imaging of central nervous system diseases. Springer, Berlin
Hummel C, Stefan H (1994) Generator-Lokalisation evozierter Aktivität mittels Magnetfeldanalyse. Vortrag anläßlich des Symposiums zum zehnjährigen Bestehen der Neurologischen Klinik der Universität Erlangen-Nürnberg, 16.4.1994
Huntforth A, Finch D, Peters R, Tan A, Treimann DM (1994) Interictal spiking increases 2-deoxyl[^{14}C]glucose uptake and c-fos-like reactivity. An Neurol 35: 724–731
Hurst RW, Lee SI (1986) Ictal tinnitus. Epilepsia 27 (6): 769–772
Huttenlochner PR, Wilbourne AJ, Signore J (1971) Medium chain triglycerides as a therapy for intractable childhood epilepsy. Neurol (Cleve) 21: 1097
Hüter J (1970) Übergang von Medikamenten in die Muttermilch und Nebenwirkungen beim gestillten Kind. Thieme, Stuttgart
Inoue Y, Janz C (1985) Klinische Indikation zur Anwendung eines mobilen Langzeit-EEG. Nervenarzt 56: 37–42
Isojärvi J, Rättyä J, Myllylä V, Knip M, Kovivunen R, Tekay A, Tapanainen J (1998) Valproate, Lamotrigine and Insulin mediated risks in women with epilepsy. Ann Neurol 43: 446–451
Jack C, Nichols DA, Sharbrough FE, et al. (1988) Selective posterior cerebral artery amytaltest for evaluation of memory function before surgery before temporal lobe seizure. Radiology 168: 787–793
Jack, CR, Sharbrough FW, Twomey CK, et al. (1990) Temporal lobe seizures lateralization with MR Volume measurements of the hippocampal formation. Radiology 175: 423–429
Jackson GD, Grunewald RA, Connelly A, Duncan JS (1994) Quantitative MR relaxometry study of effects of vigabatrin on the brains of patients with epilepsy. Epilepsy Res 18: 127–137
Jackson GD, Connelly A, Cross JH, Gordon I, Gadian DG (1994) Functional magnetic resonance imaging of focal seizures. Neurology 44: 850–856
Jackson HJ (1899) On asphyxia in slight epileptic paroxysms. On the symptomatology of slight epileptic fits supposed to depend on discharge-lesions of the uncinate gyrus. Lancet 1: 79–80
Jacob PC, Pratab Chaud R (1998) Pathological laughter following intravenous sodium valproate. Can J Neurol Sci 25: 252–253
Jacobi G (1992) Post-traumatic epilepsy. Monatsschr Kinderheilkd 140: 619–623
Jahnke U, Schneider M, Stefan H, Schüler P (1993) MR-Protonen-Spektroskopie mit kurzen Echozeiten bei Patienten mit Temporallappenepilepsie. Gemeinsame Jahrestagung der Deutschen, Italienischen und Österreichischen Liga gegen Epilepsie, 7.–10. Okt. 1993
Janz D (1953) „Aufwach"-Epilepsien (als Ausdruck einer den „Nacht"- oder „Schlaf"-Epilepsien gegenüberzustellenden Verlaufsform epileptischer Erkrankungen). Arch Psychiat Nervenkr 191: 73–98
Janz D (1955) Die klinische Stellung der Pyknolepsie. Dtsch Med Wochenschr 80: 1392–1400
Janz D, Christian W (1957) Impulsiv petit mal. J Neurol 176: 346–386
Janz D (1962) The grand mal-epilepsies and the sleeping-waking-cycle. Epilepsia 3: 69–109
Janz D (1969 a) Die Epilepsien. Spezielle Pathologie und Therapie. Thieme, Stuttgart
Janz D (1969 b) The grand mal epilepsies and the sleeping-waking-cycle. Epilepsia 3: 69
Janz D (1978) Über Pharmakoresistenz in der Epilepsiebehandlung. Dtsch Med Wochenschr 103: 1612–1619
Janz D (1979) Epilepsy and abnormalities (letter). Dtsch Med Wochenschr 104: 1064

Janz D (1982) Antiepileptic drugs and pregnancy: altered utilization pattern and teratogenesis. Epilepsia 23 (1): 53 – 63

Janz D (1985) Schwangerschaft und Kindesentwicklung bei Epilepsie. Neurologica 34: 27 – 45

Janz D, Christian W (1957) Impulsiv-petit mal. J Neurol 176: 394 – 415

Janz D, Kern A, Mössinger HJ, Puhlmann U (1983) Rückfallprognose nach Reduktion der Medikamente bei Epilepsiebehandlung. Nervenarzt 54: 525 – 529

Janz D, Kern A, Neubart R (1986) Computertomographische Befunde bei 948 Patienten mit epileptischen Anfällen. In: Speckmann EJ (Hrsg) Epilepsie 86. 26. Jahrestagung der Deutschen Liga gegen Epilepsie. Münster S 146 – 150. Einhorn, Reinbeck

Jasper HH, Pertuiset B, Flanigin H (1951) EEG and cortical electrograms in patients with temporal lobe seizures. Arch Neurol Psychiatr 65: 272 – 290

Jawad S, Richens A, Goodwin G, Yuen WC (1989) Controlled trial of Lamotrigine (Lamictal®) for refractory partial seizures. Epilepsia 30 (3): 356 – 363

Jeavons PM (1982) Valproate: toxicity. In: Woodbury DM, Penry JK, Pippenger CE (eds) Antiepileptic drugs. Raven, New York

Jeavons PM (1983) Non-epileptic attacks in childhood. In: Rose FC (ed) Research Progress in epilepsy. Pitman, London, pp 224 – 230

Jeavons PM (1984) Non-dose-related side effects of valproate. Epilepsia 25 (1): 50 – 55

Jeavons PM (1985) West-syndrome: infantile spasm. In: Roger J, Dravet C, Bureau M, Dreifuss FE, Wolf P (eds) Epileptic syndromes in infancy, childhood and adolescence. Libbey, London, pp 42 – 50

Jeavons PM, Covanis A, Gupta AK, Clark JE (1980) Monotherapy with sodium valproate in childhood epilepsy. In: Parsonage MJ, Caldwell ADS (eds) The place of sodium valproate in the treatment of epilepsy. Academic, London; Grune & Stratton, New York, pp 53 – 58

Jensen I (1976) Temporal lobe epilepsy. Etiological factors and surgical results. Acta Neurol Scand 53: 103 – 118

Jensen PK, Gram L, Schmutz M (1991) Oxcarbazepine. In: Pisani F, Perucca E, Avanzini G, Richens A (eds) New antiepileptic drugs (Epilepsy Res Suppl) Amsterdam: Elsevier Science Publishers BV135 – 140

Jerusalem J, Angelini C, Engel AG, Groover RV (1973) Mitochondria lipid-glycogen (MLG) disease of muscle. Arch Neurol 29: 162 – 169

Joensen P (1986) Prevalence, incidence, and classification of epilepsy in the Faroes. Acta Neurol Scand 74: 150 – 155

Johannessen SI (1998) Pharmacokinetic of new AED. In: Stefan H, Kramer G, Mamoli B (eds) Challenge Epilepsy: New AED. Blackwell Wissenschaftsverlag, Berlin, S. 69 – 86

Johannessen SI, Morselli PL, Pippenger CE, Richens A, Schmidt D, Meinardi H (eds) (1980) Antiepileptic drug therapy: Advances in drug monitoring. New York: Raven Press

Jokeit H, Ebner A, Holthausen H, Moch A, Pannetz H, Tuxhorn J (1996) Prediction of delayed recall of prose passages after left TLE lobectomy. Epilepsia 37 (4): 151 – 152

Jones RSG (1993) Entorhinal-hippocampal connections: a speculative view of their function. Trends Neurosci 16: 58 – 64

Joshi V, Katiyar BC, Mohan PK, Misra S, Shukla GD (1977) Profile of epilepsy in a developing country: a study of 1000 patients based on the international classification. Epilepsia 18: 549 – 554

Jüül-Jensen P (1963) Epilepsy: a clinical and social analysis of 1020 adult patients with epileptic seizures. Munskgaard, Copenhagen

Jüül-Jensen P (1968) Frequency of recurrence after discontinuance of anticonvulsant therapy in patients with epileptic seizures. A new follow-up study after 5 years. Epilepsia 9: 11 – 16

Jüül-Jensen, P. Foldspang A (1983) Natural history of epileptic seizures. Epilepsia 24: 297 – 312

Jüül-Jensen P, Foldspang A (1983) Natural history of epileptic seizures. Epilepsia 24: 297 – 312

Kälviäinen R, Äikiä M, Riekkinen PJ (1993) Vigabatrin und kognitive Funktion. In: Krämer G (Hrsg) Vigabatrin. Springer Verlag, Berlin

Kälviäinen R, Salmenpäre T, Partanen K, Vainio P, Riekinen PJ, Pitkänen A (1998) Recurrent seizures may cause hippocampal damage in temporal lobe epilepsy. Neurology 50: 1377 – 1382

Kaibara M, Blume WT (1988) The postictal electroencephalogram. Electroencephalogr Clin Neurophysiol 70: 99 – 104

Kamer A, Kaydanova Y, de Toledo-Morrell L, Morell F, Smith M, Bergen D, Piere-Luis C, Pistanovic R (1995) Tailored anterior temporal lobectomy. Arch Neurol 52: 173 – 178

Kanemoto K, Takeuchi J, Kawasaki J, Kawai J (1996) Characteristics of temporal lobe epilepsy with mesial sclerosis with special reference to psychotic episodes. Neurology 47: 1199 – 1203

Kapoor WN, Karpf M, Wieand S, Peterson JR, Levey GS (1983) A prospective evaluation and follow-up of patients with syncope. J Med 309 (4): 197 – 204

Karbowski K (1975) Das Elektroenzephalogramm im epileptischen Anfall. Huber, Bern

Karbowski K (1982) Auditive und vestibuläre Halluzinationen epileptischer Genese: In: Karbowski K (Hrsg) Halluzinationen bei Epilepsien und ihre Differentialdiagnose. Huber, Bern, S 24 – 51

Karbowski K (1985) Epileptische Anfälle. Springer, Berlin

Karbowski K, Wegmüller E (1983) Epileptische Anfälle und Myoklonien bei Niereninsuffizienz. Schweiz Rundsch Med Prax 24: 832 – 839

Karbowski K, Robert F, Fierz L (1977) Atypischer petit mal-Status. Nervenarzt 48: 96 – 98

Kasper BS, Stefan H, Buchfelder M, Paulus H (1999) Temporal lobe microdysgenesis in epilepsy versus control brains. J Neuropathol Exp Neurol 58 (1): 22 – 28

Kearns TP (1965) External ophthalmoplegia, pigmentary degeneration of the retina and cardiomyopathy: a newly recognized syndrom. Trans Amer Ophthalmol Soc 63: 559 – 625

Keene DL, Melmed CA, Andermann F, Baxter DW (1981) Anoxic tonic seizures due to asthma; a serious complication in adults. Can J Neurol Sci 8 (2): 177 – 179

Kellaway P, Hrachovy RA, Frost JD, Zion T (1979) Precise characterization and quantification of infantile spasms. Ann Neurol 6: 214-218

Kellermann K (1978) Recurrent aphasia with subclinical bioelectric status epilepticus during sleep. Europ J Pediatr 128: 207-212

Keränen T, Riekkinen P (1988) Severe epilepsy: diagnostic and epidemiological aspects. Acta Neurol Scand (Suppl 117) 57: 7-14

Keränen T, Reinikainen K, Hallikainen E, Riekkinen P (1982) In: Parsonage M, Grant RME, Craig AG, Ward AA Jr (eds) Advances in Neurology. 14th Epilepsy International Symposium. London, Raven, NY, pp 231-234

Ketz HE, Meier HR (1979) Verlauf- und prognosebestimmende Faktoren beim Grand mal-Status. Aktuel Neurol 6: 233-239

Kieburtz KD, Ketonen L, Zettelmaier AE, et al. (1990) Magnetic resonance imaging findings in HIV cognitive impairment. Arch Neurol 47: 643

Kiessling M, Gass P (1993) Immediate early gene expression experimental epilepsy. Brain Pathology 3: 381-393

Kilpatrick CJ, Davis SM, Tress BM, et al. (1990) Epileptic seizures in acute stroke. Arch Neurol 47: 157-160

King DW, Gallagher B, Murvin AJ, et al. (1982) Pseudoseizures: diagnostic evaluation. Neurology (NY) 32: 18

Kirby S, Sadler RM (1995) Injury and death as a result of seizures. Epilepsia 36: 25-28

Kirchberger K, Hummel C, Stefan H (1998) Postoperative multichannel magnetencephalography in patients with recurrent seizures after epilepsy surgery. Acta Neurol Scand 98: 1

Klawens HL, Topel JL (1974) Parkinsonism as a falling sickness. J Amer Med Assn 230: 1555-1557

Klein C, Vieregge P (1998) Nicht epileptische paroxysmale Bewegungsstörungen. Nervenarzt 69: 647-669

Klimpt F (1987) Epilepsie und Sport im Kindes- und Jugendalter. Epilepsie Heute Suppl 2: 9-18.

Klingenheben T, Hohenlorer SH (1995) Die neurokardiale Synkope. Z Kardiol 84: 137-146

Klosterkötter J (1984) Die Epilepsiepsychosen. Zentral Neurol Psychiatr 241: 637

Kluger G (1993) Stoffwechselstörungen bei Epilepsie. Epilepsieforum, Köln, 11. 6. 1993

Knight AH, Rhind EG (1975) Epilepsy and pregnancy: a study of 153 pregnancies in 59 patients. Epilepsia 16: 99-110

Knight RT, Cooper J (1986) Status epilepticus manifesting as reversable Wernicke's aphasia. Epilepsia 27 (3): 301-304

Kobayashi K, Ohtsuka Y, Oka E, Ohtahara S (1992) Primary and secondary bilateral synchrony in epilepsy: differentiation by estimation of interhemispheric small time differences during short spike-wave activity. Electroencephal Clin Neurophysiol 83: 93-103

Koch D, Lindner R, Degen R, Opitz A (1982) Regionalanästhesie bei Patienten mit zerebralem Krampfleiden? In: Opitz A, Degen R, Kugler J (Hrsg) Anästhesie bei Epileptikern und Behandlung des Status epilepticus. Roche, Basel, S. 185-198

Koch S, Göpfert-Geyer I, Jäger-Roman E, et al. (1983) Antiepileptika während der Schwangerschaft. Eine prospektive Studie über Schwangerschaftsverlauf, Fehlbildungen und kindliche Entwicklung. Dtsch Med Wochenschr 108: 250-257

Koch WM, Garron DC, Gilley DW, Bergen D, Bleck TP, Morrell F, Ristanovic R, Whisler-WW J (1988) Prevalence of psychologic disorders after surgical treatment of seizures. Arch Neurol 45: 1308-1311

Koepp MJ, Richardson MP, Brooks DJ, Duncan JS (1998) Focal cortical release of endogenous opioids during reading-induced seizures. Lancet 352: 952-955

Koerner M, Laxer KD (1988) Ictal speech, postictal language dysfunction and seizure lateralization. Neurol 38: 634-636

Kogeorgos J, Fonagy P, Scott DF (1982). Psychiatric symptom profile of chronic epileptics attending a neurological clinic: A controlled investigation. Br J Psychiatry 140: 236-243

Köhler GK (1975) Epileptische Psychosen - Klassifikationsversuche und EEG-Verlaufsbeobachtungen. Fortschr Neurol Psychiatr 43 (3): 99-154

Köhler GK (1980) Zur Einteilung der Psychosen bei Epilepsie. In: Wolf P, Köhler GK (Hrsg) Psychopathologische und pathogenetische Probleme psychotischer Syndrome bei Epilepsie. Huber, Bern, S 11-18

Kömpf D, Piper HF, Neundörfer B, Dietrich H (1983) Palinopsie (visuelle Perseveration) und zerebrale Polyopie - klinische Analyse und computertomographische Befunde. Fortschr Neurol Psychiatr 51: 270-281

König S, Elger C, Vasella F, Schmidt D, Bergmann A, Boenigh H, Displaud D, Krämer G, Loscher W, Mayer T, Schneble H, Seenies H, Stefan H, Wolf P (1998) Empfehlungen zu Blutuntersuchungen und klinischer Überwachung zur Früherkennung des VPA-assoziierten Leberversagens. Schweizer Ärztezeitung 7914: 580-585

Körner E (1993) EEG-Langzeit-Ableitungen. ARGE für Angewandte Neurophysiologie Graz

Kolodny EH, Jatziv S (1985) Laboratory approaches for inherited neurometabolic diseases. Dev Med Child Neurol 27: 249-260

Koning TJ, Duran M, Dorland L (1998) Beneficial effects of serine and glycine in the management of seizures in 3-Phosphoglycerate deydrogenase deficiency. Annals of Neurology 44: 261-265

Kooi KA, Tucker RP, Marshall RE (1978) Fundamentals of electroencephalography. Harper & Row, Hagerstown, MD

Kotagal P, Lüders H, Williams G, et al. (1988) Temporal lobe complex partial seizures: an analysis of symptom clusters and sequences. Epilepsia 29 (5): 661

Kotagal P, Kankirawatana D, Rybicki C (1997) Lateralising value and semiology of ictal limb posturing. Epilepsia 38: 168-174

Kotila M, Waltimo O (1992) Epilepsy after stroke. Epilepsia 33: 495-498

Kottlarek F (1992) Therapie der BNS-Krämpfe und Valproat. Valproat-Symposium, Magdeburg

Koufen H, Becker W (1980) Klinische und EEG-Untersuchungen zum Problem der sogenannten Alkoholepilepsie. Nervenarzt 51: 100 - 105

Kowalik A, Bauer J, Elger CE (1998) Asystolische Anfälle. Nervenarzt 2: 151 - 158

Kramer G, Besser R (1984) Epilepsy attacks and driver fitness. Dtsch Med Wochenschr 109: 922 - 925

Kramer L, Reife R (1997) Topiramate. In: Engel J, Pedley T (eds) Epilepsy - A comprehensive Textbook. Lippincott Raven, pp. 1593 - 1598

Kramer LD, Pledger GW, Kamin M (1993) Prototype antiepileptic drug clinical development plan. Epilepsia 34: 1075 - 1084

Kramer RE, Lüders H, Goldstick LP, et al. (1988) Ictus emeticus: an electroclinical analysis. Neurology 38: 1048 - 1052

Kramer RE, Lüders H, Lesser RP, et al. (1987) Transient focal abnormalities of neuroimaging starting during focal status epilepticus. Epilepsia 28: 528 - 532

Krämer G, Hopf CH (Hrsg) (1987) Carbamazepin in der Neurologie. Thieme, Stuttgart

Krämer G (1992) Vigabatrin: Wirksamkeit und Verträglichkeit bei Epilepsien im Erwachsenenalter. Aktuelle Neurologie 19: 26 - 40

Krämer G (1992) Medikamentöse Interaktionen von Antiepileptika. In: Hopf H-C, Poeck K, Schliack H (Hrsg) Neurologie in Klinik und Praxis Band 1, 2. Auflage. Thieme, Stuttgart, 3.94 - 3.97

Krämer G (1997) The limitations of antiepileptic monotherapy. Epilepsia 385: 9 - 13

Krämer G (1998) Epilepsien im höheren Lebensalter. Thieme, Stuttgart

Krämer G (1998) Pharmacokinetic Interactions of new AED. In: Stefan H, Krämer G, Mamoli B (eds) Challenge epilepsy. New antiepileptic drugs. Blackwell Wissenschafts-Verlag, Berlin, 87 - 103

Krämer G, Holthausen H (1999) Therapie der Epilepsien. In: Hopf N, Deuschel G, Diener H, Reichmann H (Hrsg) Neurologie in Klinik und Praxis. Thieme, Stuttgart, 520 - 544

Kraus JA, Berlit D (1998) Cerebral embolism and epileptic seizures - the role of the embolic source. Acta Neurol Scand 97: 154 - 159

Krause F (1990) Die operative Behandlung der Epilepsie. Med Clin Berl 5: 1418 - 1422

Krause KH, Bonjour JP, Berlit P, Kynast G, Schmidt GH, Arab L (1986) B vitamins in epileptics. Bibl Nutr Dieta 154 - 167

Kreindler A, Popescu Tismana GD (1969) Interseizure activity in the EEG of patients with grand mal epilepsy. Electroencephalogr Clin Neurophysiol 27: 655

Kreiten K, Stefan H (1984) Kasuistischer Beitrag zur ätiologischen Klärung einer schwer zu diagnostizierenden Ohnmacht. In: Gänshirt H, Berlit P, Haack G (Hrsg) Kardiovaskuläre Erkrankungen und Nervensystem. Neurotoxikologie, Probleme des Hirntodes. Springer, Berlin

Krenn W, Offenbacher H, Körner E, et al. (1987) The diagnostic value of long-term EEG. 17th Epilepsy International Congress, Jerusalem

Kreuz W, Linde R, Funk M, Meyer SR, Foll E, Nowak GU, Jacobi G, Vigh Z, Scharrer I (1992) Valproate therapy induces von Willebrand disease type I. Epilepsia 33: 178 - 184

Kruse R (1968) Das myoklonisch-astatische Petit mal. Springer, Berlin

Kruse R (1978) Die Kombination hysterischer und epileptischer Anfälle im Kindes- und Jugendalter. In: Doose H, Groß-Selbeck G (Hrsg) Epilepsie. Thieme, Stuttgart

Kruse R (1980) Indikation zur Einleitung einer antiepileptischen Langzeit-Therapie. Mschr Kinderheilk 128: 357 - 361. Springer, Berlin

Kruse K (1986) Cerebrale Anfälle bei Elektrolytstörungen und im Rahmen von metabolischen Erkrankungen. In: Gross-Selbeck G (Hrsg) Das anfallskranke Kind. Bd 4, m + p, Hamburg, S. 15 - 31

Kruse R, Schneble H (1989) Pharmakotherapie der Epilepsien. In: Deutsche Sektion der Internationalen Liga gegen Epilepsie (Hrsg) Vademecum Antiepileptikum 1989, 10. Aufl

Kubicki S, Scheuler W, Wittenbecher H (1984) Short term sleep EEG recordings after partial sleep deprivation as a routine procedure in order to uncover epileptic phenomena: an evaluation of 719 EEG recordings. In: Degen R, Niedermeier E (eds) Epilepsy, sleep and deprivation. Elsevier, Amsterdam, pp 249 - 271

Kudela D, Franazuk J, Gregory K (1998) A neural network model of traveling seizure activity wave. Epilepsia 39 6: 3

Kudo T, Wada JA (1990) The effect of unilateral claustral lesion on intermittent light stimulation induced seizure in D, L-allylglycine treated cats. Jpn J Psychiatry Neurol 44: 436 - 437

Kugler J (1972) Zerebrale ischämische Krisen. Von der aktivierten Krise zur spontanen Synkope. Z EEG EMG 3: 109 - 120

Kuhl DE, Engel J, Phelps ME (1983) Emission computed tomography in the study of human epilepsy. Res Publ Assoc Res Nerv Ment Dis 61: 327 - 340

Kuhl W (1980) Vestibulär-zerebrale Synkopen. Dtsch Med Wochenschr 105: 41 - 42

Kuhnen R, Ritter S, Burr W, Stefan H (1985) Aussagefähigkeit mobiler 4- und 8-Kanal-Langzeit-Registrierungen bei Anfallspatienten. In: Kruse R (Hrsg) Epilepsie. Einhorn, Reinbeck

Kuhnz W, Koch S, Helge H, Nau H (1988) Primidone and phenobarbital during lactation period in epileptic women: total and free drug serum levels in the nursed infants and their effects on neonatal behavior. Dev Pharmacol Ther 11: 147 - 154

Künkel H (1979) Zur Kontrolle des Behandlungserfolges bei Epilepsien. Aktuel Neurol 6: 215 - 225

Künzer W, Niederhoff H (1988) Vitamin-K-Versorgung der Neugeborenen. Dtsch Med Wochenschr 113: 432 - 438

Kunzer W, Niederhoff H (1988) Supplying vitamin K to the newborn infant. Dtsch Med Wochenschr 113: 432 - 438

Kurthen M, Lukas M, Hufnagel A, Linke DB, Hefner G, Elger CE, Schramm J (1992) Correlations between verbal memory performance and electrocorticographically determined suppression of electrical brain activity in intracarotid amobarbital tests. Electroencephalogr Clin Neurophysiol 83: 70 - 76

Kutt H (1978) Clinical pharmacology of carbamazepine. In: Pippenger CE, Penry JK, Kutt H (eds) Antiepileptic drugs: quantitative analysis and interpretation. Raven, New York

Kutt H (1989) Phenobarbital interactions with other drugs. In: Levy R, Mattson R, Meldrum B, Penry JK, Dreifuss FE (eds) Antiepileptic drugs, 3rd ed. Raven, New York, pp 313 – 327

Kuyk J, Dunki JL, Aldenkamp AP, et al. (1995) Pseudoepileptic seizures: Hypnosis and diagnostic tool. Seizure 4: 123 – 128

Kuwert T, Bartenstein P, Grünwald F, et al. (1998) Klinische Wertigkeit der Positronen Tomographie in der Neuromedizin. Nervenarzt, pp 12 – 98

Kuzniecki R, Bercovic S, Andermann C, et al. (1988) Focal cortical myoclonus and rolandic cortical dysplasia: clarification by magnetic resonance imaging. Ann Neurol 23: 317 – 325

Kuzniecky R, Bungard S, Faught EBA (1993) Predictive value of magnetic resonance imaging in TLE surgery. Arch Neurol 50: 65 – 75

Lacy JR, Penry JK (1976) Infantile spasms. Raven, New York

Ladurner G, Fritsch G, Sager WD, Iliff LD, Lechner H (1980) Computer tomography in children with epilepsy. Eur Neurol 19: 180 – 184

Ladwig S, Ries S, Henning O, Valikovics A, Daffertshofer M, Pohlmann-Eden B (1997) Combined electroencephalography and measurements of transcranial blood flow during orthostatic testing. Clinical Autonomic Research 7: 305 – 309

Laidlaw J (1956) Catamenial epilepsy. Lancet 2: 1235 – 1237

Laidlaw J, Richens A, Chadwick D (1992) A textbook of epilepsy. Fourth Edition Churchill Livingstone

Lance JW, Adams RD (1963) The syndrome of intention or action myoclonus as a sequel to hypoxic encephalopathy. Brain 86: 111

Landingham van K, Heinz R, Cavazos JE, Darrell (1998) Magnetic resonance imaging evidence of hypocampal injury after prolonged focal febrile convulsions. Ann Neurol 43: 413 – 426

Landolt HH (1960) Die Temporallappenepilepsie und ihre Psychopathologie. Karger, Basel

Lang C, Stefan H (1999) Psychische Veränderungen bei Epilepsie. In: Hopf H, Deuschel U, Diener H, Reichmann H (eds) Neurologie in Praxis und Klinik. Thieme, Stuttgart, 1999, pp. 513 – 520

Larson AW, Wasserstrom WR, Felsher BF, Shih JC (1978) Posttraumatic epilepsy and intermittent porphyria: effects of phenytoin, carbamazepin and clonazepam. Neurology (Minneap) 28: 824 – 828

Laub MJ (1986) Hyperammonämie während Valproat-Therapie bei Kindern und Jugendlichen. Nervenarzt 57: 314 – 318

Laxer KD, Hubesch B, Sappey-Marinier D, Weiner MW (1992) Increased pH and inorganic phosphate in temporal seizure foci demonstrated by P^{31} MRS. Epilepsia 33: 618 – 623

Laxer KD (1997) Clinical Application of Magnetic Resonance Spectroscopy. Epilepsia 38 4: 13 – 17

Leach M, Harden CN, Miller AA (1989) Pharmacological studies of larmotrigine, a novel potential antiepileptic drug. II. Neurochemical studies of the mechanism of action. Epilepsia 27: 490 – 497

Leao AAP (1944) Spreading depression of activity in cerebral cortex. J Neurophysiol 7: 359 – 390

Lebrun Y (1994) Ictal verbal behaviour: a review. Seizure 3: 45 – 54

Lee AG, Delgado EA, Maldonado HM, Swartz B, Walsh GO (1987) Closed-circuit television videotaping and electroencephalography biotelemetry (video/EEG) in primary generalized epilepsies. Adv Neurol 46: 27 – 68

Lee H, Lerner A (1990) Transient inhibitory seizures mimicking crescendo TIAs. Neurology 40: 165 – 166

Leeder JS (1998) Mechanisms of Idiosyncratic hypersensitivity reactions to antiepileptica drugs. Epilepsia 39 (7): 8 – 16

Leestma JE, Kalelkar MB, Teas SS et al. (1984) Sudden unexpected death associated with seizures: analysis of 66 cases. Epilepsia 25: 84 – 88

Lefèbre C, Kölmel HW (1989) Palinopsia as an epileptic phenomenon. Europ Neurol 29: 323 – 327

Lehnertz K, Elger CE (1995) Spatio temporal dynamics of the primary epileptogenic area in temporal lobe epilepsy characterized by neural complexity loss. Electroencephal Clin Neurophysiol 95: 108 – 117

Lell B, Luckner D, Noljave M, Scott T, Kreusner P (1998) Randomised placebo controlled study of atovaquone plus proguanil for malaria prophylaxis in children. Lancet Vol 351: 709 – 713

Lempert T (1993) Synkopen. Nervenarzt 68: 220 – 224

Lennox WG (1951) Heredity of epilepsy as told by relatives and twins. J Amer Med Assn 146: 529 – 536

Lennox WG, Cobb S (1933) Epilepsy XIII. Aura in epilepsy: a statistical review of 1359 cases. Arch Neurol 30: 374 – 387

Lennox WG, Davis JP (1950) Clinical correlates of the fast and slow spike-wave electroencephalogram. Pediatrics 5: 626 – 644

Lennox WG, Lennox MA (1960) Epilepsy and related disorders. Little, Brown, Boston

Lennox-Buchthal MA (1973) Febril convulsions. A reappraisal. Electroenceph Clin Neurophysiol (Suppl 32)

Leonidas D, Iasemidis L, Sackellares C (1996) Chaos Theory and Epilepsy. The Neuroscientist 2: 118 – 124

Lepola UM, Rimon RH, Riekkinen PJ (1993) Three-year follow-up of patients with panic disorder after short-term treatment with alprazolam and imipramine. Int Clin Psychopharmacol 8: 115 – 118

Leppik IE (1988) Compliance during treatment of epilepsy. Epilepsia 29 (2): 79 – 84

Leppik IE, Dreifuss FE, Porter RJ, et al. (1987) A controlled study of progabide in partial seizures: methodology and results. Neurology 37: 963 – 968

Leppik IE, Boucher R, Wilder BJ, Murthy VS, Rask CA, Watridge C, Graves NM, Rangel RJ, Turlapaty P (1989) Phenytoin prodrug: preclinical and clinical studies. Epilepsia 30 222 – 26

Leppik IE (1998) The Role of Lamotrigine in the treatment of epilepsy. Neurology 51: 940 – 942

Letteri JM, Melk H, Louis S, et al. (1971) Diphenylhydantoin metabolism in uremia. New Engl J Med 285: 648 – 652

Levy RH, Moreland TA, Morselli PL, Guyot M, Brachet LA, Loiseau P (1984) Carbamazepine/valproic acid interaction in man and rhesus monkey. Epilepsia 25: 338-345

Levy RH, Schmidt D (1985) Utility of free level monitoring of antiepileptic drugs. Epilepsia 26: 199-205

Lewrenz H, Friedl B (1996) Krankheit und Kraftverkehr. Begutachtungs-Leitlinien des gemeinsamen Beirats für Verkehrsmedizin, Heft 73

Lhal R, Holthausen H, Villagran R, Tuxhorn I, Schnabel R, Boenigk HE, Oppel F, Pannek H (1993) Embryofötale cerebrale Fehlentwicklungen als Ursache pharmakoresistenter Anfälle - Neuropathologischer Bericht über 7 operierte Kleinkinder. Berichtsband: Ligatagung Meran 1993. Epilepsie 1994

Linzer M, Pontinen M, Diwine W, Grupp B, Estes M (1992) Medically unexplained syncope: Relationship to psychiatric illness. Amer J Med 99: 18-25

Lipinski CG (1990) Welcher Sport bei welcher Anfallsart? Anregungen zur sportlichen Betätigung von anfallskranken Kindern und Jugendlichen. Epilepsieblätter 3: 41-46

Lipinski CG (1994) Hilfen des Gesetzgebers. In: Fröscher W, Vasella F. W. de Gruyter, 735-741

Livanainen M (1982) Effect of antiepileptic drugs on human body maturation. In: Morselli PL, Penry JK, Pippenger CE (eds) Antiepileptic drug therapy in pediatrics. Raven, New York

Livingston S (1963) Living with epileptic seizures. Thomas, Springfield

Loiseau P (1964) Crises épileptiques survenant au réveil et épilepsie du réveil. Sud Med Surg 99: 11492-11502

Loiseau P, Dartigues JF (1981) Formes électrocliniques et évolutions des épilepsies de l'adolescence. Rev Electroencephalogr Neurophysiol Clin 11: 493-501

Loiseau P, Louset P (1985) Benign seizures of adolescence. In: Roger J, Dravet C, Bureau M, Dreifuss FE, Wolf P (Hrsg) Epileptic syndromes in infancy, childhood and adolescence. Libbey, London, pp 274-277

Loiseau P, Strube E, Broustet D, et al. (1983) Learning impairment in epileptic patients. Epilepsia 24 (2): 183-192

Lombroso CT (1983) A prospective study of infantile spasms: clinical and therapeutic correlations. Epilepsia 24: 135-158

Lombroso CT (1989) Intermittent home treatment of status and clusters of seizures. Epilepsia 30 (2): 11-14. Raven, New York

Lombroso CT, Erba G (1979) Drop epileptic seizures: atonic tonic myoclonic components: Clinical and electrophysiological correlates. Electroencephalogr Clin Neurophysiol 46: 12 P

Lombroso CT, Fejermann N (1977) Benign myoclonus of early infancy. Ann Neurol 1: 138-143

Lopes da Silva FH, Kamphuis W, Wadman WJ (1992) Epileptogenesis as a plastic phenomenon of the brain, a short review. In: Overweg J, Aldenkamp AP, de Boer HM (eds.) Future Research in Epileptology. Acta Neurologica Scandinavica, Suppl. 140, 86: 34-40

Lopez da Silva FH, Pijn J-P, Wadman WJ (1994) Dynamics of local neuronal networks. In: van Pelt H, Corner MA, Vylings H, Lopez da Silva FH, (eds) Progress in brain research. Elsevier, 102: 359-376

Lorge VM (1963) Klinische Erfahrungen mit einem neuen Antiepileptikum, Tegretol (G 32.883), mit besonderer Wirkung auf die epileptische Wesensveränderung. Schweiz Med Wochenschr 93: 1042

Löscher B (1987) Neurophysiologische und neurochemische Grundlagen der Wirkung von Antiepileptika. Fortschr Neurol Psychiatr 55: 145-157

Löscher B, Gram L, Stefan H (1993) Plasmagaba and seizure control with Vigabatrin. Lancet 341: 117

Löscher W, Rundfeldt C, Höhnack D (1993) Pharmacological characterisation of phenytoin-resistant amygdala-kindled reds: a new model of drug resistant partial epilepsy. Epilepsy Res 15: 207-219

Löscher W, Schmidt D (1988) Which animal models should be used in the search for new antiepileptic drugs? Epilepsy Research 2: 145-181

Löscher W (1992) Pharmacological, toxicological and neurochemical effects of delta 2(E)-valproate in animals [see comments]. Pharm Weekbl Sci 14: 139-143

Löscher W, Faßbänder C, Gram L, Gramer M, Hörstermann D, Zahner B, Stefan H (1993) Determination of GABA and vigabatrine in human plasma by a rapid and simple HPLC-method: correlation between clinical response to vigabatrin and increase in plasma GABA. Epilepsy Research 14: 245-255

Löscher W, Hönack D (1995) Comparison of anticonvulsant efficacy of VPA during prolonged treatment with one and three daily doses or continuous. Epilepsia 36 (9): 929-937

Löscher W, Ebert U, Lehmann H, Rosenthal C, Nikkah GC (1998) Seizure suppression in kindling epilepsy by grafts of fetal GABAergic neurons in rat substantia nigra. J Neurosci Res 51 (2): 196-209

Loscher W, Wahnschaffe U, Rundfeldt C, Honack D, Hoppen HO (1992) Regional alterations in brain amino acids during the estrous cycle of the rat. Neurochem Res 17: 973-977

Loscher W, Wahnschaffe U, Honack D, Wittfoht W, Nau H (1992) Effects of valproate and E-2-en-valproate on functional and morphological parameters of rat liver. I. Biochemical, histopathological and pharmacokinetic studies. Epilepsy Res 13: 187-198

Loscher W (1993) Effects of the antiepileptic drug valproate on metabolism and function of inhibitory and excitatory amino acids in the brain. Neurochem Res 18: 485-502

Loscher W (1993) Basic aspects of epilepsy. Curr Opin Neurol Neurosurg 6: 223-232

Lovelace RE, Horwitz SJ (1968) Peripheral neuropathy in longterm diphenylhydantoin therapy. Archives of Neurology 18: 69

Lüders H, Hahn J, Lesser RB, et al. (1982) Localisation of epileptogenic spike foci: Comparative study of closely spaced scalp electrodes, nasoethmoidal-, sphenoidal-, subdural- and depth-electrodes. In: Akimoto H, Kazamatsuri K, Seino M, Ward AA (eds) Advances in epileptology. 13th Epilepsy International Symposium. Raven, New York, pp 175-189

Lüders H, Lesser RP, Dinner DS, et al. (1988) Localization of cortical function: new information from extra-op-

erative monitoring of patients with epilepsy. Epilepsia 29 (2): 56–65
Lüders H, Lesser RP, Hahn J, Dinner D, Morris H, Harrison M (1985) Global aphasia elicited by stimulation of the dominant fusiform gyrus. J Neurol Suppl 212, pp 232
Lüders H (ed) (1992) Epilepsy Surgery. Raven Press, New York
Lüders H, Burgess R, Noachtar S (1993) Expanding the international classification of seizures to provide localization information. Neurology 43: 1650–1655
Lühdorf K, Jensen LK, Plesner AM (1987) Epilepsy in the elderly: life expectancy and causes of death. Acta Neurol Scand 76: 183–190
Luft R, Ikkos D, Palmeri G, et al. (1962) A case of severe hypermetabolism of nonthyroid origin with a defect in the maintenance of mitochondrial respiratory control. A correlated clinical and morphological study. J Clin Invest 41: 1776–1804
Lugaresi EP, Pazzaglia P, Tassinari CA (1971) Differenciatic of "absence status" and "temporal lobe status". Epilepsia 12: 77–87
Lugaresi EP, Pazzaglia P, Franck L, et al. (1973) Evolution and prognosis of primary generalized epilepsy of the petit mal absence type. In: Lugaresi E, Pazzaglia P, Tassinari CA (eds) Evolution and prognosis of epilepsy. Gaggi, Bologna, pp 2–22
Lux HD, Neher E (1973) The equilibration time course of K^- in cat cortex. Exp Brain Res 17: 190–205
Lux HD, Neher E, Marty A (1981) Single channel activity associated with the calcium dependent outward current. Pfluegers Arch 389: 293–295
Lynol-Balta E, Pilcher H, Joseph S (1996) ACTH immunreactivity in the hippocampal formation. Epilepsia 37 (11): 1081–1087
Macdonald RL (1996) Is there a mechanistic basis for rational polypharmacy ? In: Homann R, Leppik I, Lothmann E, Theodore WH (eds) Rational polypharmacy. Epilepsy Research. Elsevier (Suppl 11): 79–94
Maggaudda et al. (1993) Bilateral occipital calcification, epilepsy and coeliac disease: clinical and neuroimaging features of a new syndrome. J Neurol Neurosurgery Psychiatry 56: 885–889
Majer RV, Green PJ (1985) Neonatal afibrinogenaemia due to sodium valproate (Letter). Lancet 2: 740–741
Majer RV, Green PJ (1987) Neonatal afibrinogenaemia due to sodium valproate [letter]. Lancet 2: 740–741
Majkowski J (1993) Kindling: Dall'Epilessia sperimentale alla psicopatologia. Monduzzi Editore, Publicazioni Scientifiche del Centro Studi Santa Societa e Territorio, Ancona
Malenka RC, Nicoll RA (1993) NMDA-Receptor-dependent synoptic plasticity. Trends Neurosci 16: 521–527
Mallin U, Stefan H, Penin H (1981) Psychopathometrische Studien zum Verlauf epileptischer Absencen. Z EEG EMG 12: 45–49
Malow BA, Blaxton TA, Stertz B, Theodore WH (1993) Carbamazepine withdrawal: Effects of taper rate on seizure frequency. Neurology 43: 2280–2284
Mamoli B, Spatt J, Pankl A (1993) Zur Therapie der Altersepilepsie. Wien Klin Wochenschr 105/16: 453–458
Marks DA, Kim J, Spencer DD, Spencer SS (1992) Characteristics of intractable seizures following meningitis and encephalitis [see comments]. Neurology 42: 1513–1518
Marks WJ, Laxer KD (1998) Semiology of temporal lobe seizures: Value in lateralising the seizure focus. Epilepsia 39: 721–726
Marson AG, Chadwick D (1996) Comparing antiepileptic drugs. Current Opinion in Neurology 9: 103–106
Martin R, Kuzniecky R, Ho S, Pan J, Gilliam F, Faught E (1999) Cognitive effects to topiramate, gabapentin and lamotrigine in healthy adults. Neurology 52: 321–327
Mathieson G (1975) Pathology of temporal lobe foci. Adv Neurol 11: 163–185
Matsumoto H, Ajmone-Marsan C (1964) Cortical cellular phenomena in experimental epilepsy: interictal manifestations. Exp Neurol 9: 286–304
Matsuo F, Bergen D, Faught E, Messenheimer JA, Dren AT, Rudd GD, Lineberry CG (1993) Placebo-controlled study of the efficacy and safety of lamotrigine in patients with partial seizures. Neurology 43: 2284–2291
Matthes A (1999) Epilepsie. Diagnostik und Therapie für Klinik und Praxis. Thieme, Stuttgart
Mattson RH (1980) Value of intensive monitoring. Advances in Epileptology. In: Wada JA, Penry JK (eds) 10th Epilepsy International Symposium. Raven, New York
Mattson RH, Cramer JA, et al. (1981) Seizure frequency and the menstrual cycle: a clinical study. Epilepsia 22: 242
Mattson RH, Cramer JA (1982) Phenobarbital: toxicity. In: Woodbury DM, Penry JK, Pippenger CE (eds) Antiepileptic drugs, 2nd edn. Raven, New York
Mattson RH, Cramer JA, Collins JF, et al. (1985) Comparison of carbamazepine, phenobarbital, phenytoin and primidone in partial and secondarily generalized tonic-clonic seizures. New Engl J Med 313: 145–151
Mattson RH, Cramer JA, Collins JF and VA Study Group (1986) Etiology of partial epilepsy in 622 adults. Epilepsia 27: 618
Mattson RH (1989) Selection of antiepileptic drug therapy. In: Levy R, Mattson R, Meldrum B, Penry JK, Dreifuss FE (eds) Antiepileptic drugs, 3rd edn. Raven, New York, pp 103–115
Mattson RH (1992) Drug treatment of uncontrolled seizures. In: Theodore WH (ed) Surgical Treatment of Epilepsy. Epilepsy Res Suppl 5: 29–35
Mazars G (1970) Criteria of identifying cingulate epilepsies. Epilepsia 1970: 41–47
McCormick KB (1987) Pregnancy and epilepsy: nursing implications. J. Neurosci Nurs 19: 66–76
McLachlan RS, Nicholson RL, Black S, et al. (1985) Nuclear magnetic resonance imaging, a new approach to the investigation of refractory temporal lobe epilepsy. Epilepsia 26: 555–562
McLachlan R, Levin S, Blume WI (1996) Treatment of Rasmussen's syndrome with Ganciclovir. Neurology 47: 925–928
Meencke HJ (1986) Vergleichende klinische neuropathologische Untersuchungen generalisierter Epilepsien. Habilitationsschrift, Freie Universität Berlin

Meencke HJ, Janz D (1984) Neuropathological findings in primary generalized epilepsy: a study of eight cases. Epilepsia 25: 8–21
Meier-Ewert KH (1989) Tagesschläfrigkeit. Ursachen, Differentialdiagnose, Therapie. Praktische Neurologie. Edition Medizin, VCH, Weinheim
Meier-Ewert KH, Stefan H (1995) Epilepsie und Anfälle im Schlaf. Gustav Fischer Verlag, Stuttgart, New York
Meierkord H, Fish DR, Smith SJM, Scott CA, Shorvon SD, Marsden CD (1992) Is nocturnal paroxysmal dystonia a form of frontal lobe epilepsy? Movement Disorders 7: 38–42
Meierkord H, Schuchmann S, Buchheim K, Heinemann U (1997) Optical imaging of low Mg^{2+} induced spontaneous epileptiform activity in combined rat entorhinal cortex – hippocampal slices. Neuro Report 8: 1857–1861
Meinardi H, Stoel LMK (1974) Side-effects of antiepileptic drugs. In: Vinken PJ, Bruyn GW (1974) The epilepsies. Elsevier/North Holland, Amsterdam, pp 705–738 (Handbook of clinical neurology, vol 15)
Meldrum BS, Papy JJ, Toure MF, Brierley JB (1975) Four models for studying cerebral lesions secondary to epileptic seizures. Adv Neurol 10: 147–161
Meldrum BS, Menini C, Naque R, et al. (1979) Proconvulsant, convulsant and other actions of the D- and L-stereoisomers of allylglycine in the photosensitive baboon. Papio papio. Electroencephalogr Clin Neurophysiol 47: 383–395
Meldrum BS (1985) The effect of psychotropic drugs on the seizure threshold: animal studies. In: Trimble MR (ed) The psychopharmacology of epilepsy. Wiley, New York, pp 107–117
Meldrum BS (1987) Physiological and biochemical mechanisms leading to nerve cell loss in status epilepticus. In: Wolf P, Dam M, Janz D, Dreifuss F (eds) Advances in epileptology. 16 th Epilepsy International Congress. Raven, New York, pp 21–25
Meldrum BS (1996) Update on the mechanisms of action of antiepileptic drugs. Epilepsia 37 (6): 4–11
Meldrum BS (1997) First Alfred Myer memorial lecture: Epileptic brain damage: A consequence and a cause of seizures. Neuropathology and Applied Neurobiology 23: 185–202
Meriggioli MN, Grigg-Damberger MM, Garrity ER, McCabe M (1993) Etiology of seizures after lung transplantation. Epilepsia, Vol 34, 6: 133–134
Metrakos JD, Metrakos K (1972) Genetic factors in the epilepsies. In: Alter R, Hauser WA (eds) The epidemiology of epilepsy: a workshop. US Government Printing Office, Washington, pp 97–102 (NINDS monograph, Vol 14)
Metrakos K, Metrakos JD (1960) Genetics of convulsive disorders. I. Introduction, problems, methods, and basic lines. Neurology (Minneap) 10: 228
Metrakos K, Metrakos JD (1961) Genetics of convulsive disorders. II. Genetic and electroencephalographic studies in centrencephalic epilepsy. Neurology (Minneap) 11: 464
Meyer A, Falconer MA, Beck E (1954) Pathological findings in temporal lobe epilepsy. J Neurol Neurosurg Psychiatry 17: 276–285
Mikati M (1991) The newer antiepileptic drugs: carbamazepine and valproic acid. Pediatr Ann 20: 34–40
Mikati MA, Trevathan E, Krishnamoorthy KS, Lombroso CT (1991) Pyridoxine-dependent epilepsy: EEG investigations and long-term follow-up. Electroencephalogr Clin Neurophysiol 78: 215–221
Mikati MA, Trevathan E, Krishnamoorthy KS, Lombroso CT (1993) Pyridoxin-abhängige Epilepsie. Epilepsie-Blätter 6: 24
Miller JW, Yanagihara T, Petersen RC, Klass DW (1987) Transient global amnesia and epilepsy. Arch Neurol 44: 629–633
Milligan N, Dhillon S, Griffiths A, et al. (1984) A clinical trial of single dose rectal and oral administration of diazepam for the prevention of serial seizures in adult epileptic patients. J Neurol Neurosurg Psychiatry 47: 235–240
Milonas J, Kountouris D, Scheer E (1983) Myasthenic syndrome following long-term diphenylhydantoin therapy. Nervenarzt 54: 437–438
Mirsky AF, van Buhren JM (1965) On the nature of the "absence" in centrencephalic epilepsy: a study of some behavioural, electroencephalographic and autonomic factors. Electroencephalogr Clin Neurophysiol 18: 334–348
Mischel D, Nguyen C, Vinters H (1995) Cerebral cortical dysplasia associated with pediatric epilepsy, review of neuropathologic features and proposal to a grading system. J Neuropathol Experiment Neurol 54 (2): 137–153
Moglia A, Bergamasco B, di Perri R, Mancia D (1986) Flunarizine as add-on therapy in epilepsy, cross over study versus placebo. Neurol 1: 547–550
Montagna P, Gallassi R, Medori R, et al. (1988) MELAS syndrome: characteristic migrainous and epileptic features and maternal transmission. Neurology 38: 751–754
Moran N, Fish D, Kitchen N, Shorvon S, Kendall B, Stevens J (1999) Supratentorial cavernous haemangiomas and epilepsy. J Neurol Neurosurg Psychiatry 66: 561–568
Morgan JI, Curran T (1991) Proto-oncogene transcription factors and epilepsy. Trends Pharmacol Sci 12: 343–349
Morgan-Hughes JA, Hayes DJ, Cooper M, Clark JB (1985) Mitochondrial myopathies. Biochem Soc Trans 13: 684–690
Morgan J, Curzon T (1991) American Rev Neurosci 14: 421–451
Morrell F (1982) Biochemical alterations in secondary epileptogenic lesions. In: Mayersdorf A, Schmidt RP (eds) Secondary epileptogenesis. Raven Press, New York, pp 131–163
Morrell F, Whisler W (1982) Multiple subpial transsection for epilepsy eliminates seizures without distroying the function of the transsected zone. Epilepsia 23: 440
Morrell F, Whisler W, Smith M, Höpper T, et al. (1995) Landau Kleffner Syndrome. Brain 118 (6): 1529–1546
Morrell MJ (1997) Sexuality in Epilepsy. In: Engel J, Pedley TA (eds) Epilepsy. Philadelphia: Lippincott-Raven, pp 2021–2026

Morris HH, Dinner DS, Lüders H, et al. (1988) Supplementary motor seizures: clinical and electroencephalographic findings. Neurology 38: 1075 – 1082

Morselli PL, Bossi L (1982) Carbamazepin: absorption, distribution, and excretion. In: Woodbury DM, Penry JK, Pippenger CE (eds) Antiepileptic drugs. Raven, New York

Morselli PL, Loiseau P, Martinez-Lage JM, Bossi L (1984) Long-term follow-up with progabide in resistant epilepsies. In: Porter RJ, Mattson RH, Ward A, Dam M (eds) Advances in epileptology: 15th Epilepsy International Symposium. Raven, New York, pp 177 – 180

Morton L, Pellock J, Legarda St, Gehnan T, Smith M, Knapp E, Kugler AR (1997) Fosphenytoin safety and pharmacokinetics in children. AAN Boston Dez 10

Moser H, Haar J (1985) Bedeutung genetischer Faktoren bei Epilepsie. Schweiz Rundsch Med Prax 74: 636 – 642

Moshe S, Shinnar S, Swann J (1995) Partial (focal) seizures in developing brain. In: Schwartzkroin P, Moshe S, Noebels J, Swann J (eds) Brain development and epilepsy. New York, Oxford University Press, pp 34 – 65

Motte J, Trevathan E, Arvidsson J, Manasco EL (1997) Lamotrigine for generalized seizures associated with the LGS syndrome. New Engl J Med 337: 1807 – 1812

Mumenthaler M, Hecker A (1973) Clinical aspects of tonic seizures. Analysis of 27 personal cases (author's transl). Fortschr Neurol Psychiatr Grenzgeb 41: 623 – 639

Munari C, Talairach J, Musolino A, Szikla G, Bancaud J, Chodkiewitz JP (1983) Stereotactic methodology of functional neurosurgery. J Neurol Sci 2: 69 – 82

Munari C, Bancaud J (1985) The role of stereo-encephalography in the evaluation of partial epileptic seizures. In: Porter RJ, Morselli PL (eds) The epilepsies. Butterworth, London, pp 267 – 306

Munari C, Musolino A, Blond S, Brunet P, Gaillonardo AT, Chodkiewitz JP, Bancaud J (1986) Stereo-EEG exploration in patients with intractable epilepsy: Topographic relations between a lesion and epileptogenic areas. In: Schmidt D (ed) Intractable epilepsy: Experimental and clinical aspects. Raven Press, New York, 129 – 146

Munari C, Hoffmann D, Francione S, Kahane P, Tassi L, Lo RG, Benabid AL (1994) Stereo-electroencephalography methodology: advantages and limits. Acta Neurol Scand Suppl 152: 56 – 67

Munari C, Lorusso G, Minotti L, Cardinale F et al. (1999) Presurgical strategies and epilepsy surgery in children. Child's Nerve Syst 15: 149 – 157

Musch E, Gugler R (1981) Wechselwirkungen zwischen Arzneimitteln. Dtsch Ärztebl 35: 1627 – 1639

Musicco M, Beghi E, Solavi A, Viani F (1997) Treatment of first tonic clonic seizure does not improve the prognosis of epilepsy. Neurology 49: 991 – 998

Naquet Silva-Comte C, Ménini C (1981) Implication of the frontal cortex in paroxysmal manifestations (EEG and EMG) induced by light stimulation in the papio papio. In: Speckmann EJ, Elger CE (eds) Epilepsy and motor system. Urban & Schwarzenberg, München, pp 220 – 237

Nau H, Zierer, R, Spielmann H, et al. (1981) A new model for embryotoxicity testing: teratogenicity and pharmacokinetics of valproic acid following constant-rate administration in mouse using human therapeutic drug and metabolite concentrations. Life Sci 29: 2803 – 2814

Nauta WJH (1971) The problem of the frontal lobe: a reinterpretation. J Psychiatr Res 8: 167 – 187

Nei M, Daly S, Liporace J (1998) A maternal complex partial seizure in labor can affect fetal heart rate. Neurology 51: 904 – 906

Neubauer U (1989) Epilepsiechirurgie. In: Stefan H (Hrsg) Präoperative Diagnostik für die Epilepsiechirurgie. Springer, Heidelberg, pp 110 – 126

Neundorfer B (1986) Significance of noninvasive, technical study procedures in the diagnosis of tumor epilepsy. Lebensversicher Med 38: 22 – 25

Neundörfer B (1989) Internationale Klassifikation der epileptischen Anfälle und Epilepsien (epileptische Syndrome). In: Stefan H (Hrsg) Präoperative Diagnostik für die Epilepsiechirurgie. Springer, Berlin, S 1 – 8

Neundörfer B (1990) EEG-Fibel. Fischer, Stuttgart

Neundörfer B, Meyer-Wahl L, Meyer JG, et al. (1978) Die sogenannte Spätepilepsie. Wiener Klin Wochenschr 90 (21): 765 – 772

Neundörfer B, Meyer-Wahl L, Meyer JG (1979) Symptomatische Epilepsie bei Hirnmetastasen. MMW 121 (12) 431 – 432

Newmark ME, Penry JK (1980) Genetics of epilepsy: a review. Raven, New York

Niedermeyer E, Lopez da Silva F (1982) Electroencephalography. Urban & Schwarzenberg, München

Niedermeyer E (1990) The Epilepsies. Diagnosis and Management. Urban & Schwarzenberg, Baltimore, Munich

Noachtar S, Holthausen H, Sakamoto A, Pannek H, Wolf P (1992) Semi-invasive Elektroden in der epilepsiechirurgischen Diagnostik. In: Stefan H. Epilepsie 92, 32. Jahrestagung der Deutschen Sektion der Internationalen Liga gegen Epilepsie, Erlangen 17. – 19. 9. 1992

Noachtar S, Holthausen H, Pannek H, Seitz RJ, Schlaug R, Lahl R, Witte OW (1993) Die Stellenwerte von EEG-Video-Monitoring, MRT und PET in der epilepsiechirurgischen Diagnostik von 41 Patienten mit Temporallappenepilepsien. Epilepsie-Blätter 6: 24

Noachtar S, Holthausen H, Pannek H, Seitz RJ (1993) Die Bedeutung bildgebender Methoden und des EEG-Video-Monitoring in der epilepsiechirurgischen Diagnostik von Patienten mit Temporallappenepilepsie. In: Stefan H. Epilepsie '93. Gemeinsame Jahrestagung der Deutschen, Österreichischen und Italienischen Sektionen der Internationalen Liga gegen Epilepsie, Meran 7. – 17. Okt. 1993

Nordli DR, De Vivo DC (1997) The ketogenic diet revisited: Back to the future. Epilepsia 38 (7): 743 – 749

Norrel SE (1979) Improving medication compliance: a randomised clinical trial. Brit Med J 2: 1031 – 1033

Ochs P, Gloor P, Quesney F (1984) Does head-turning during a seizure have lateralizing or localizing significance? Neurology (NY) 34: 884 – 890

Ogasahara S, Nishikawa Y, Yorifuji S, et al. (1986) Treatment of Kearns-Sayre syndrome with coenzyme Q 10. Neurology 36: 45–53

Ohtahara S, Yamatogi Y, Ohtsuka Y (1976) Prognosis of the Lennox syndrome-long-term clinical and electroencephalographic follow-up study, especially with special reference to relationship with the West syndrome. Folia Psychiatr Neurol Jpn 30: 275–287

Ohtahara S, Ishida T, Oka E, et al. (1976) On the age-dependent epileptic syndromes: the early infantile encephalopathy with suppression-burst. Brain Dev 8: 270–288

Ohtahara S, Ohtsuka Y, Yamatogi Y, Inoue H (1992) Early-infantile epileptic encephalopathy with suppression-bursts. In: Roger J, Bureau M, Dravet Ch, Dreifuss FE, Perret A, Wolf P (eds) Epileptic syndrome in infancy, childhood and adolescence. 2nd ed. John Libbey, London, pp 25–34

Ojemann GA (1980) Brain mechanisms for language. Observations during neurosurgery. In: Lockard JS, Ward (eds) Epilepsy: A window to brain mechanisms. Raven Press, New York, pp 243–257

Ojemann GA (1982) Models of the brain organization for higher integrative functions derived with electrical stimulation techniques. Hum Neurobiol 1: 243–249

Ojemann GA, Dodrill (1985) Personal communication

Olivier A, Gloor P, Andermann F, Ives J (1982) Occipitotemporal epilepsy studied with stereotaxically implanted depth electrodes and successfully treated by temporal resection. Ann Neurol 11: 428–432

Olivier A (1983) Surgical management of complex partial seizures. Prog Clin Biol Res 124: 309–324

Olivier A, Gloor P, Quesney LF, Andermann F (1983) The indications for and the role of depth recordings in epilepsy. Appl Neurophysiol 46: 33–36

Olivier A (1989) Stereotaktisches Monitoring zerebraler Anfälle. In: Stefan H (Hrsg) Präoperative Diagnostik für die Epilepsiechirurgie. Springer, Berlin, pp 100–109

Olivier A, Gloor P, Quesney LF, Andermann F (1983) The indications for and the role depth electrode recording in epilepsy. Appl Neurophysiol 46: 33–36

Oller-Daurella L, Sanchez ME (1981) Evolution de las ausencias tipicas. Rev Neurol (Barcelone) 9: 81–102

Olney JW, de-Gubareff T, Labruyere J (1983) Seizure-related brain damage induced by cholinergic agents. Nature 301: 520–522

Olney JW, deGubareff T, Sloviter RS (1983) "Epileptic" brain damage in rats induced by sustained electrical stimulation of the perforant path. II. Ultrastructural analysis of acute hippocampal pathology. Brain Res Bull 10: 699–712

Olney JW (1986) Inciting excitotoxic cytocide among central neurons. Adv Exp Med Biol 203: 631–645

Olney JW, Collins RC, Sloviter RS (1986) Excitotoxic mechanisms of epileptic brain damage. Adv Neurol 43: 857–878

Olson W, Engel WK, Walsh GO, et al. (1972) Oculocraniosomatic neuromuscular disease with „ragged-red" fibres. Arch Neurol 26: 193–211

Opp J, Wenzel D, Brandl U (1992) Visomotorische Koordination und hypersynchrone Entladungen. In: Stefan H (Hrsg) Epilepsie 92. 32. Jahrestagung der Deutschen Sektion der Internationalen Liga gegen Epilepsie, Erlangen 17.–19. 9. 1992

Oribe E, Amini R, Nissenbaum E, Boal B (1996) Serum prolactin concentrations are elevated after syncope. Neurology 47: 60–62

Orren MM (1974) Visuomotor behaviour and visual evoked potentials during petit mal seizures. PhD dissertation, University of Boston

Ottevanger PB, Silberbusch P, Van Parys JAP (1987) Oxcarbazepine and Hyponatremia. 17 th Epilepsy International Congress, Jerusalem, Israel, Sept 6–11

Overweg J, Binnie CD, Meijer JWA, et al. (1984) Double-blind placebo-controlled trial of flunarizine as add-on therapy in epilepsy. Epilepsia 25 (2): 217–222

Oxley J (1986) Intermittend treatment of uncontrolled epilepsy. In: Schmidt D, Morselli PL (eds) Intractable epilepsy: experimental and clinical aspects. Raven, New York, pp 203–207

Paetau R, Ganstrøm C, Blomstedt G, Jousmäki V, Krokmann M, Leukkonen E (1999) Magnetoencephalography in presurgical evaluation of children. Epilepsia 40 (3): 326–335

Panayistopoulos CP (1994) The clinical spectrum of typical absence seizures and absence epilepsies. In: Hirsch G, Marescaux C (eds) Idiopathic generalized epilepsies. John Libbey, London

Paeschen van W, Sisodiya S, Conelly A (1995) Quantitative hippocampal MRI and intractable TLE. Neurology 45: 2233–2240

Palmini A, Gloor P (1992) The localizing value of auras in partial seizures: a prospective and retrospective study. Neurology 42: 801–808

Palmini A, Andermann F, Olivier A, Tampieri D, Rotitaille Y, Andermann E, Wright G (1993) Focal neuronal migration disorders and intractable partial epilepsy: A study of 30 patients. Epilepsie-Blätter 6: 21

Pare D, De Curtis M, Clinas R (1992) Role of the hippocampal-entorhinal loop in temporal lobe epilepsy. J Neurosci 12: 1867–1881

Pasqual-Leone A, Dhuner A, Anderson C (1990) Cocaine. Induced teasures. Neurology 40: 404–407

Patry G, Lyagoubi S, Tassinari CA (1971) Subclinical „electrical status epilepticus" induced by sleep in children. Arch Neurol 24: 242–252

Patzold U, Haller P (1975) Die Klinik zerebraler Metastasen. MMW 117: 301–306

Patzzaglia P, d'Alessondro R, Lozito A, Lugaresi E (1982) Classification of partial epilepsy according to the symptomatology of seizures: practical value and prognostic implications. Epilepsia 23: 343–350

Pavlakis SG, Phillips PC, DiMauro S, De VD, Rowland LP (1984) Mitochondrial myopathy, encephalopathy, lactic acidosis, and strokelike episodes: a distinctive clinical syndrome. Ann Neurol 16: 481–488

Pawlik G, Treig T, Stefan H (1992) Hemispheric dominance for language. Comparative study of activation PET and intracarotid sodiumamyobarbital (WADA) test results. Neurology 42, 3: 451

Pawlik G, Fink GR, Kessler J, Heiss WD (1994) PET and functional testing in temporal lobe epilepsy. Acta Neurol Scand 152: 150–156

Pawlik G, Stefan H (1996) Focus localization. Liga Verlag, Berlin

Pedersen B (1981) Intoxication after large overdose of valproate. In: Dam M, Gram L, Pedersen B, Orum H (eds) Valproate in the treatment of seizures. Danish Epilepsy Society, Hvidovre

Pedley TA, Tharp BR, Herman K (1981) Clinical and electroencephalic characteristics of midline parasagittal foci. Ann Neurol 9: 142 - 149

Pelayo R, Barasch E, Kang H, Marion R, Moshé SL (1994) Progressively intractable seizures, focal alopecia and hemimegalencephaly. Neurology 44: 969 - 971

Peiffer J (1988) Indikation von Hirnbiopsien bei zerebralen Stoffwechselkrankheiten (einschließlich spongiöser Dystrophien und mitochondrialer Enzephalomyopathien). Akt Neurol 15: 75 - 81

Peiffer J (1993) Neuronale Schäden durch Epilepsien. Klinisch-neuropathologische Korrelationsversuche zur Frage der Krampfschäden beim Menschen. In: Peters UH, Heinrich K, Neundörfer B (Hrsg) Sammlung psychiatrischer und neurologischer Einzeldarstellungen. Georg Thieme Verlag, Stuttgart, New York

Pendlebury SC, Moses DK, Eadie MJ (1989) Hyponatraemia during Oxcarbazepine therapy. Human Toxicol 8: 337 - 344

Penfield W, Jasper H (1954) Epilepsie and the functional anatomy of the human brain. Little, Brown, Boston, p 337

Penin H (1968) Neuartige Diagnostik und Forschungsanlagen in der Universitätsnervenklinik, Bonn. Acta Med Techn 16: 76 - 78

Penin H (1978a) Antiepileptische Langzeitmedikation. Nervenarzt 49: 497 - 506

Penin H (1978b) Epileptische Psychosen. In: Flügel KA (Hrsg) Neurologische und Psychiatrische Therapie. Perimed, Erlangen, pp 381 - 386

Penin H (1979) Epilepsie und Berufsunfähigkeit. Aktuel Neurol 6: 257 - 265

Penin H, Stefan H (1979) Anfallssyndrome mit Myoklonien. In: Doose H, Gross-Selbeck G (Hrsg) Epilepsie 78. Thieme, Stuttgart

Penin H (1994) Kraftfahrzeugtauglichkeit. In: Fröscher W, Vasella F (Hrsg): Die Epilepsien. De Gruyter, Berlin, pp 731 - 734

Penin H (1984) Hirnorganische Anfälle. In: Rauschelbach HH, Jochheim KA (Hrsg) Das neurologische Gutachten. Thieme, Stuttgart, New York, pp 188 - 202

Penin H, Klosterkötter J (1987) Epilepsiepsychosen. In: Flügel KA (Hrsg) Neurologische und Psychiatrische Therapie. Perimed, Erlangen, 2. Auflage, pp 649 - 655

Penry JK, Dreifuss FE (1969) Automatisms associated with absence of petit mal epilepsy. Arch Neurol 21: 142

Penry JK, Porter RJ (1977) Intensive monitoring of patients with intractable seizures. In: Penry JK (ed) Epilepsy: The 8th International Epilepsy Symposium. Raven, New York, pp 95 - 101

Penry JK, Porter RJ, Dreifuss FE (1975) Simultaneous recording of absence seizures with video tape and electroencephalography: a study of 374 seizures in 48 patients. Brain 98: 427

Penry JK, Dean JC (1988) Valproate monotherapy in partial seizures. Am J Med 84: 14 - 16

Perry TR, Gumnit RJ, Gates JR, Leppik IE (1983) Routine vs intensive monitoring in the evaluation of intractable epilepsy. Public Health Rep 98: 384 - 389

Perucca E, Pisani F (1991) Pharmacokinetics and interactions of the new antiepileptic drugs. Epilepsy Res (Suppl 3): 79 - 88

Perucca E, Manzo L, Crema A (1985) Pharmakokinetic intractions between antiepileptic and psychotropic drugs. In: Trimble MR (ed) The psychopharmacology of epilepsy. Wiley, New York, pp 95 - 105

Perucca E (1996) Advantage and disadvantage of new AED. Brit J Clin Pharm 42: 531 - 543

Perucca E, Gram L, Avanzim G, Dulac O (1998) Antiepileptic drugs as a cause of worsening seizures. Epilepsia 39: 5 - 17

Peters UH (1978) Der Epileptiker in seiner Familie. Fortschr Neurol Psychiatr 46: 633 - 659

Peters UH (1981) Psychische Störungen bei Epilepsie. In: Hopf H, Poeck K, Schliack H (Hrsg) Neurologie in Praxis und Klinik. Thieme, Stuttgart, Bd 2, pp 6.73 - 6.80.

Peterson H (1966) Association of trimethadione therapy and myasthenia gravis. N Engl J Med 274: 506 - 507

Peterson GM, McLean S, Millingen KS (1984) A randomized trial of strategies to improve patient complicance with anticonvulsant therapie. Epilepsia 25: 412 - 417

Pfäfflin M, May T, Stefan H, Adelmeier U (1997) Prävalenz, Behandlung, soziale Aspekte von Epilepsien in Deutschland. EPIDEG Studie, Epilepsie-Blätter, 10

Pijn JP, van Neerven J, Noest A, Lopes da Silva FH (1991) Chaos or noise in EEG signals: dependence on state and brain site. Electroencephal Clin Neurophysiol 79: 371 - 381

Pinder RM, et al. (1977) Sodium valproate: a review of its pharmacological properties and therapeutic efficacy in epilepsy. Drugs 13: 81

Piredda S, Gale K (1985) A crucial epileptogenic site in the deep prepiriform cortex. Nature 317: 623 - 625

Piredda S, Yonekawa W, Whittingham TS, Kupferberg HJ (1985) Potassium, pentylenetetrazol, and anticonvulsants in mouse hippocampal slices. Epilepsia 26: 167 - 174

Pohlmann-Eden B, Schreiner A, Röther J, Schwartz A (1993) Erhöht die zusätzliche Gadolinium-Gabe in der MRT-Diagnostik unselektierter Epilepsien die Sensitivität? In: Stefan H (Hrsg) 32. Jahrestagung der Deutschen Sektion der Internationalen Liga gegen Epilepsie 17. - 19. 9. 1992, Erlangen-Nürnberg

Pohlmann-Eden B, Krakow K, Reimers A, Resch S. Parenterale Valproattherapie des posthypoxischen Myoklonus. ANIM 24. 1. 1998, Hamburg

Polkey CE, Binnie CD (1993) Neurosurgical treatment of epilepsy. In: Laidlaw J, Richins A, Chadwick D (eds) A textbook of epilepsy. Churchill Livingstone, pp 561 - 609

Pollock JM, Carzo CG, Garnett WR (1984) Carbamazepin in children: clinical and laboratory adverse effects. Ann Neurol 16 (3): 392

Pond DA, Bidwell BH, Stein LA (1960) A survey on epilepsy in fourteen general practices. I. Demographic and medical data. Psychiatr Neurol Neurochir 63: 217 - 236

Porschen T, Stefan H (1999) International emergency epilepsy card. International Epilepsy Meeting Prague, Sept.
Porter RJ, Penry JK (1973) Responsiveness at the onset of spike-wave bursts. Electroencephalogr Clin Neurophysiol 34: 239 - 245
Porter RJ, Schmidt D, Treiman DM, Nadi NS (1992) Pharmacologic approaches to the treatment of focal seizures. Past, present, and future. Adv Neurol 57: 607 - 634
Posthuma ESP (1974) Die Rehabilitation von Epileptikern. In: Die Medizinische Welt - Anfallskrankheiten. Vorträge auf dem 15. Neurologischen Fortbildungskurs, Düsseldorf, 25./26. Mai, pp 91 - 99
Prince DA, Wilder BJ (1967) Control mechanisms in cortical epileptogenic foci. Arch Neurol 16: 194 - 202
Pritchard PB, Hungerford GD (1980) Computerized tomography in temporal lobe epilepsy: electroanatomical correlates. Meeting of the Eastern Association of Electroencephalographers, Dec 4, New York
Prokesch RC, Rimland D, Petrini JL, Fein AB (1983) Cerebrospinal fluid pleocytosis after seizures. South Med J 76: 322 - 327
Pullar T, Birtwell AJ, Wiles PG, et al. (1988) Use of pharmacologic indicator to compare compliance with tablets prescribed to be taken once, twice, or three times daily. Clin Pharmacol Ther 44 (5): 540 - 545
Quesney LF (1986) Seizures of frontal lobe origin. In: Pedley TA, Meldrum BS (eds) Recent advances in epilepsy. Churchill-Livingston, Edinburgh, Vol 3, pp 1 - 110
Quesney LF, et al. (1986) Clinical and EEG features of complex partial seizures of temporal lobe origin. Epilepsia 27 (2): 27 - 45
Quesney LF, Olivier A (1988) Pre-operative EEG evaluation in frontal lobe epilepsy. Acta Neurol Scand Suppl 117: 61 - 72
Quesney LF, Abou KB, Cole A, Olivier A (1988) Pre-operative extracranial and intracranial EEG investigation in patients with temporal lobe epilepsy: trends, results and review of pathophysiologic mechanisms. Acta Neurol Scand Suppl 117: 52 - 60
Quesney LF, Abou-Khalil B, Cole A, Olivier A (1989) Preoperative extracranial intracranial EEG investigation in patients with temporal lobe epilepsy: trends, results and review of pathophysiologic mechanisms. Acta Neurol Scand Suppl 117 - 120
Quirk JA, Fish DR, Sander J, Shorvon SD, Allen PJ (1995) First seizure associated with playing electrone screen games. Amer Neurol 37: 733 -737
Rabe F (1970) Extrapyramidale Anfälle. Überblick und kasuistischer Beitrag zur Tumorätiologie. In: Die Medizinische Welt - Anfallskrankheiten. Vorträge auf dem 15. Neurologischen Fortbildungskurs, Düsseldorf, 25./26. Mai 1974. Schattauer, Stuttgart, New York
Rabe F (1970) Die Kombination hysterischer und epileptischer Anfälle. Springer, Berlin, Heidelberg, New York
Rabe F (1974) Grenzen der Therapie und Invalidität bei Patienten mit epileptischen Anfällen. Med Welt 3: 145 - 153
Rabe F (1987) Psychogene Reaktionen und neurotische Entwicklung bei Epilepsiekranken. In: Dahlmann W, Oberdahlhoff HE (Hrsg) Neurolog Psychosomat 58 - 64 Werkverlag Dr. E. Banaschewski, München, Gräfelfing
Rabending G (Hrsg) (1985) Epilepsien. Leitfaden für die Praxis. edition medizin, Weinheim
Rabending G, Fischer W (1986) Epileptische Psychose und nichtkonvulsiver Status epilepticus mit iktualer Bradykardie und Asystolie. Psychiatr Neurol Med Psychol (Leipzig) 38: 184 - 188
Rabending G, Klepel H (1970) Fotokonvulsivreaktion und Fotomyoklonus: altersabhängige genetisch determinierte Varianten der gesteigerten Fotosensibilität. Neuropaediatrie 2: 164 - 172
Rabending G, Klepel H (1978) Die Fotostimulation als Aktivierungsmethode in der Elektroenzephalographie. Fischer, Jena
Racine R, Livingston K, Joaquin A (1975) Effects of procaine hydrochloride, diazepam, and diphenylhydantoin on seizure development in cortical and subcortical structures in rats. Electroencephalogr Clin Neurophysiol 38: 355 - 365
Rajna P, Halász P (1990) The EEG-Atlas of adulthood epilepsy. Innomark
Ralston BL (1961) Cingulate epilepsy and secondary bilateral synchrony. Electroencephalogr Clin Neurophysiol 13: 591 - 598
Ramani SV, Quesney LF, Olson D, Gumnit RJ (1980) Diagnosis of hysterical seizures in epileptic patients. Amer J Psychiatry 137: 705 - 709
Rambeck B, Specht K, Wolf P (1996) Pharmacokinetic interactions of the new antiepileptic drugs. Clin Pharmacokinetic 31 (4): 309 - 324
Rao ML, Stefan H, Bauer J (1989) Epileptic but not psychogenic seizures are accompanied by simultaneous elevation of serum pituitary hormones and cortisol levels. Neuroendocrinology 49: 33 - 39
Rasmussen T (1974) Seizures with local onset and elementary symptomatology. In: Vinken PJ, Bruyn GW (eds) The epilepsies. Elsevier/North Holland, Amsterdam, pp 75 - 86 (Handbook of Clinical Neurology, Vol 15)
Rasmussen T (1983) Hemispherectomy for seizures revisited (the 1982 Penfield lecture). Can J Neurol Sci 10: 191 - 202
Rating D, Nau H, Kuhnz W, et al. (1983) Antiepileptika in der Neugeborenenperiode. Monatsschr Kinderheilkd 131: 6 - 12
Rausch R, Crandall PH (1982) Psychological status related to surgical control of temporal lobe seizures. Epilepsia 23: 191 - 202
Rausch R, Walsh GO (1984) Right hemispheric language dominance in right-handed epileptic patients. Arch Neurol 41: 1077 - 1080
Remillard GM, Anderman F, Testa GF, et al. (1983) Sexual ictal manifestations predominate in women with temporal lobe epilepsy: a finding suggesting sexual demorphism in the human brain. Neurology (NY) 33: 323 - 330
Regis J, Rey M, Lenton P, Dravet C, Bureau M, Bartolomei F, Gastaut JL, Chauvel P, Peragut JC (1996) Gamma knife surgery instead of conventional epilepsy sur-

gery for mesial temporal lobe epilepsy. Epilepsia 37: 182
Reichmann H, DiMauro S (1998) Mitochondriale Medizin. Akt Neurologie 25: 351 – 360
Remschmidt H (1986) Psychogene Anfälle im Kindes- und Jugendalter. In: Gross-Selbeck G (ed) Das anfallskranke Kind, Bd 4. m + p, Hamburg, pp 55 – 76
Rett A, Teubel R (1964) Neugeborenen-Krämpfe im Rahmen einer epileptisch belasteten Familie. Wien, Klin Wochenschr 76: 609 – 613
Reynolds EH (1975) Chronic antiepileptic toxicity: a review. Epilepsia 16: 319
Reynolds EH, Mattson RH, Gallagher BB (1972) Relationship between serum and cerebral spinal fluid anticonvulsant drug and folic acid concentrations in epileptic patients. Neurology (Minneap) 22: 841
Reynolds EH, Shorvon SD (1981) Monotherapy or polytherapy for epilepsy. Epilepsia 22: 1 – 10
Reynolds EH, Elwes RDC, Shorvon SD (1983) Why does epilepsy become intractable? Lancet 2: 952 – 954
Reynolds EH, Shorvon SD (1983) Mono- or polytherapy in the treatment of epileptic patients. Minerva Med 74: 51 – 57
Reynolds EH (1983) Mental effects of antiepileptic medication: a review. Epilepsia 24 (Suppl 2): 85 – 95
Rho M, Donevan SD, Rogawski MA (1994) Mechanism of action of the anticonvulsant Felbamate: oposing effects on N-methyl-D-Aspartate and Gamma-Amino-butyric-acid-A-Receptors. Ann Neurol 35: 229 – 234
Ricci GB, Leoni R, Romani GL, et al. (1985) 3-D neuromagnetic localization of sources of interictal activity in cases of focal epilepsy. In: Weinberg H, Sroink G, Kaatila T (eds) Biomagnetism: application and theory. Pergamon, New York, pp 304 – 310
Richardson EP, Dodge PR (1954) Epilepsy in cerebral vascular disease. A study of the incidence and nature of seizures in 104 consecutive autopsy-proven cases of cerebral infarction and haemorrhage. Epilepsia 3: 49 – 74
Richardson MP, Friston KJ, Sisodiya SM, Koepp MJ, Ashburner J, Free SL, Brooks DJ, Duncan JS (1997) Cortical grey matter and benzodiazepine receptors in malformations of cortical development: A voxel-based comparison of structural and functional imaging data. Brain 120: 1961 – 1973
Richens A, Davidson DLW, Cartlidge NFE, Easter DJ (1994) A multicentre comparative trial of sodium valproate and carbamazepine in adult onset epilepsy. J Neurol Neurosurg Psych 57: 682 – 687
Richens A, et al. (1994) Eine multizentrische Vergleichsstudie mit Valproinsäure und Carbamazepin bei neu diagnostizierter Epilepsie im Erwachsenenalter. Epilepsie Aktuell 1, 2: 1 – 3
Rinke U, Koletzko B (1994) Prävention von Neuralrohrdefekten durch Folsäurezufuhr in der Frühschwangerschaft. Deutsches Ärzteblatt 91, 1: 20 – 26
Ritter G, Ritzel G (1972) Untersuchungen zur Verkehrsdelinquenz von Epileptikern. MMW 114: 2077 – 2081
Robb R, McNaughton F (1974) Vascular disease. In: Vinken PJ, Bruyn GW (eds) The epilepsies. Elsevier/North Holland, Amsterdam (Handbook of Clinical Neurology, Vol 15)
Rochel M (1987) Langzeit-EEG-kontrollierte Einmalgabe von Valproinsäure Convulex. Kinderarzt 12
Rockstroh B, Elbert T (1989) Einsatzmöglichkeiten klinisch-psychologischer Verfahren in der Behandlung von Epilepsien. In: Fröscher W (Hrsg) Aspekte der Epilepsie-Therapie. Überreuter, Wien
Rodin EA (1968) The prognosis of patients with epilepsy. Thomas, Springfield
Rodin EA (1972) Medical and social prognosis in epilepsy. Epilepsia 13: 121 – 131
Roger J, Tassinari CA (1974) Status epilepticus. In: Vinken, PJ, Bruyn GW (eds) The Epilepsies. Elsevier/North Holland, Amsterdam, pp 145 – 188 (Handbook of Clinical Neurology, Vol 15)
Roger J, Dravet C, Bureau M, et al. (1985) Epileptic syndromes in infancy, childhood and adolescence. John Libbey, London
Roger J, Dravet C, Bureau M, Dreifuss FE, Wolf P (1985) Epileptic Syndromes. John Libbey, London
Rogers SW, Andrews PI, Gahring LC, Hughes TE, Heinemann SF, Mc Namara JO (1994) Autoantibodies to glutamate receptor GluR3 in Rasmussens encephalities. Science 265: 648 – 651
Roland PE, Larsen B, Lassen A, Skinhoj E (1980) Supplementary motor area and other cortical areas in organization of voluntary movement in man. J Neurophysiol 43 (1): 118 – 136
Romanelli MF, Morris JC, Ashkin K, Coben LA (1990) Advanced Alzheimer's disease is a risk factor for late-onset seizures. Arch Neurol 47: 847 – 850
Rosenberry KR, Defusco CJ, Mansmann HC Jr, McGeady SJ (1983) Reduced theophyllin half-life induced by Carbamazepin therapy. J Pediatr 102 (3): 472 – 474
Roth B (1980) Narkolepsie und Hypersomnia. Karger, Basel
Rowan AJ, Binnie CD, Warfield CA, et al. (1979) The delayed effect of sodium valproate on the photoconvulsive response in man. Epilepsia 20: 61 – 68
Rowan AJ, Overweg J, Meijer JWA (1981) Monodose therapy with valproic acid: 24-hour telemetric EEG and serum level studies. In: Dam M, Gram L, Penry JK (eds) Advances of epileptology. 13th Epilepsy International Symposium. Raven, New York, pp 533 – 539
Rowe CC, Berkovic SF, Sia ST, et al. (1989) Localization of epileptic foci with postictal SPECT. Ann Neurol 26 (5): 660 – 668
Rowland LP, Hays AP, die Mauro S (1983) Diverse clinical disorders associated with morphological abnormalities of mitochondria. In: Scarlata G, Gerri C (eds) Mitochondrial pathology in muscle diseases. Piccin, Padova, pp 142 – 158
Rundfeldt C, Loscher W (1992) Development of tolerance to the anticonvulsant effect of vigabatrin in amygdala-kindled rats. Eur J Pharmacol 213: 351 – 366
Runge U, Kirsch G, Petersen B, Kallwellis G, Piek J, Kessler CH (1997) Ictal and interictal ECD spect for focus localization in epilepsy. Acta Neurol Scand 96: 271 – 276
Runge U (1996) Predictors of the Course of illness in patients with cryptogenic focal epilepsy. J Epilepsy 9: 176 – 183

Ryvlin P, Bouvard S, Le Bars D, De Lamerie G, Gregoire MC, Kahane P, Froment JC, Mauguiere F (1998) Clinical utility of flumazenil-PET versus ^{18}F-fluorodeoxyglucose-PET and MRI in refractory partial epilepsy. A prospective study in 100 patients. Brain 121: 2067–2081

Sadzot B, Debets R, Maquet P, Comar C, Franck G (1994) PET studies of patients with partial epilepsy: visual interpretation vs. semi-quantification/quantification Acta Neurol Scand (Suppl) 152: 175–178

Samo I (1983) Patient Compliance: Ein Literaturüberblick. Pharm Ind 45 (4): 386–390

Samson H, Harris RA (1992) Neurobiology of alcohol abuse. Trends in Pharmacol Sci 13: 206–211

Sander J (1998) Neuro Drugs for Epilepsy. Current opinion in Neurology 11: 141–148

Sander T (1996) The genetics of idiopathic generalized epilepsy: implications for the understanding of its aetiologies. Mal Med Today 2: 173–180

Sanders VJ, Stephan H, Felisan L, Waddell AE, et al. (1997) Presence of herpes simplex DNA in surgical tissue from epileptic seizure foci. Arch Neurol 54: 954–960

Sarkar TK, Munshi AT (1977) Postictal pulmonary edema. Postgrad Med 61: 281

Sato S, Dreifuss FE, Penry JK (1976) Prognostic factors in absence seizures. Neurology (Minneap) 26: 788–796

Savic I, et al. (1993) Comparison of [^{11}C] flumazenil and [^{18}F] FDG as PET markers of epileptic foci. J Neurol Neurosurg Psychiat 56: 615–621

Savic I (1993) Pet studies of receptor bindings in epilepsy. Stockhom Epilepsy Symposium, 3. 10. 1993

Savic I, Thorell JO, Roland P (1995) [^{11}C]flumazenil positron emission tomography visualizes frontal epileptogenic regions. Epilepsia 36: 1225–1232

Scheffner D, König S, Rauterberg RI, Kochen W, Hofmann WJ, Unkelbach S (1988) Fatal liver failure in 16 children with valproate therapy. Epilepsia 29: 530–542

Scheid W (1980) Lehrbuch der Neurologie, 4. Aufl. Thieme, Stuttgart

Scherg H (1994) From EEG source localization to source imaging. Acta Neurol Scand, Suppl 152: 29–30

Schmidt D (1977) Die Behandlung der Epilepsien mit Hilfe der Blutspiegelbestimmung von Antiepileptika. Nervenarzt 48: 183

Schmidt D (1981) Behandlung der Epilepsien. Thieme, Stuttgart

Schmidt D (1982) Two antiepileptic drugs for intractable epilepsy with complex-partial seizures. J Neurol Neurochirurg Psychiat 45: 1119–1124

Schmidt D, Seldon L (1982) Adverse effects of antiepileptic drugs. Raven, New York

Schmidt D (1983) Pharmakotherapie von Epilepsien – Aktuelle Fragen und Kontroversen. Fortschr Neurol Psychiat 51: 363–386

Schmidt D, Canger R, Avanzini G, et al. (1983) Change of seizure frequency in pregnant epileptic women. J Neurol Neurosurg Psychiatry 46: 751–755

Schmidt D, Kluge W (1983) Fatal toxic epidermal neurolysis following re-exposure to phenytoin. A case report. Epilepsia 24: 440–443

Schmidt D (1984) Behandlung der Epilepsien. Thieme, Stuttgart

Schmidt D (1985) Benzodiazepines – an update. In: Pedley TA, Meldrum AS (eds) Recent advances in Epilepsy. Churchill-Livingston, Edinburgh, pp 125–135

Schmidt D, Tsai JJ, Janz D (1985) Febrile seizures in patients with complex partial seizures. Acta Neurol Scand 72: 68–71

Schmidt D, Jacob R, Loiseau P, Deisenhammer E, Klinger D, Despland A, Egli M, Bauer G, Stenzel E, Blankenhorn V (1993) Zonisamide for add-on treatment of refractory partial epilepsy: a European double-blind trial. Epilepsy Res 15: 67–73

Schmidt D (1986) Diagnostic and therapeutic management of intractable epilepsy. In: Schmidt D, Morselli PL (eds) Intractable epilepsy: experimental and clinical aspects. Raven, New York, pp 237–257

Schmidt D (1988) Epilepsien. In: Brandt T, Dichgans J, Diener HC (Hrsg) Therapie und Verlauf neurologischer Erkrankungen. Kohlhammer, Stuttgart, pp 158–185

Schmidt D (1991) Medical intractability in partial epilepsies. In: Lüders H (ed) Epilepsy Surgery. Raven Press, New York, pp 83–90

Schmidt D (1993) Pharmakotherapie der Epilepsien. Behandlungsstrategien und klinische Pharmakologie. W. Zuckschwerdt Verlag, München, Bern, Wien, New York

Schmidt D (1993) Epilepsien und epileptische Anfälle. Georg Thieme Verlag, Stuttgart, New York

Schmidt D, Fröscher W, Krämer G, Stefan H (1993) Neue Antiepileptika: Vigabatrin und Lamotrigin. Epilepsie-Blätter 6: 77–79

Schmidt D, Elger C, Stefan H et al. (1998) Der Stellenwert der Vagus Nerv-Stimulation. Konsensuskonferenz. San Diego, 4. 12. 1998

Schmidt RP, Wilder BJ (1968) Epilepsy. Davis, Philadelphia

Schmidt-Sommerfeld E, Penn D (1986) Carnitin deficiency. Monatsschr Kinderheilk 134: 224–231

Schmutz M, Klebs K, Portet C, Baltzer V (1989) Zur Pharmakologie von Carbamazepin. In: Müller-Oerlinghausen B, Haas S, Stoll K-D (Hrsg) Carbamazepin in der Psychiatrie. Thieme, Stuttgart

Schneble H (1984) Epilepsie – eine Krankheit ändert ihr Gesicht. ZFA 60 (4): 631–639

Schofer J (1988) Phaeochromozytomdiagnostik Heute. Med Klin 83 (24): 841–843

Scholz W (1951) Die Krampfschädigungen des Gehirns. Springer, Berlin

Schottelius DD (1982) Primidone: absorption, distribution and excretion. In: Woodbury DM, Penry JK, Pippenger CE (eds) Antiepileptic drugs. Raven, New York

Schramm J, Behrens E, Entzian W. (1996) Hemispherical deafferentation: An alternative to functional hemispherectomy. Neurosurgery 363: 509–516

Schrier BK, Thompson EJ (1974) On the role of glial cells in the mammalian nervous system. Uptake, excretion and metabolism of putative neurotransmitters by cultured glial tumour cells. J Biol Chem 249: 17–69

Schuirer G, Nüssel EL, Stefan H, et al. (1990) Heterotope graue Substanz: MR-Befund und klinische Symptome. Deutsche Gesellschaft für Neurologie, Darmstadt

Schüler P, Hahn G, Bauer J, et al. (1990) Quantitative und qualitative MRI-Veränderungen bei Temporallappenepilepsie: Ein Vergleich mit kernspintomographischen Normparametern. Nervenarzt

Schüler P, Hahn G, Huk WJ, Neubauer U, Bauer J, Stefan H (1991) Quantitative and qualitative MRI-abnormalities in temporal lobe epilepsy: A comparison with MR-standard values. Der Nervenarzt 62: 232 – 236

Schüler P, Stefan H, Feistel H, Weis M, Neubauer U (1992) Ergebnisse von EEG, MRI und SPECT bei postoperativ anfallsfreien Epilepsiepatienten. In: Stefan H (Hrsg) Epilepsie 92. 32. Jahrestagung der Deutschen Sektion der Internationalen Liga gegen Epilepsie, Erlangen 17. – 19. 9. 1992

Schüler P, Stefan H (1994) The future role for MR Imaging in epilepsy. In: Shorvon SD, Fish DR, Andermann F, Bydder GM, Stefan H (eds) Magnetic Resonance Scanning and Epilepsy. Plenum Press, New York

Schulz R, Lüders HO, Noachter, S, Niemann H, Mai T, Wolf P (1998) Die Amnesie der epileptischen Aura: eine prospektive Studie mit bitemporalen Elektroden. In: Stefan H, Canger R, Spiel G (Hrsg) Epilepsie 93. Deutsche Sektion der Internationalen Liga gegen Epilepsie, Berlin

Schumm F (1989) Altersepilepsie unter besonderer Berücksichtigung der Therapie. In: Fröscher W (Hrsg) Aspekte der Epilepsie-Therapie. Überreuter, Wien

Schwab RS (1939) Method of measuring conciousness in attacks of petit mal epilepsy. Arch Neurol Psychiatry 41: 215

Schwab RS (1947) Reaction time in petit mal epilepsy. Res Publ Assn Res Nerv Ment Dis 26: 339

Schwartzkroin PA (1997) Progress in epilepsy research: Origins of the epileptic state. Epilepsia 48 (8): 853 – 858

Sciarra D (1954) Clinical evaluation of primidone (mysoline), new anticonvulsant drug. J Amer Med Assn 154: 824

Scollo-Lavizzari G, Eichhorn K, Wiggli U (1976) Die Computer-Tomographie in der Epilepsie-Diagnostik. Eine elektroenzephalo-tomographische Vergleichsstudie. Z EEG EMG 7: 189

Scollo LG (1988) The clinical anti-convulsant effects of flumazenil, a benzodiazepine antagonist. Eur J Anaesthesiol (Suppl 2) 129 – 138

Scolnik D, Nulman I, Rovet J, Gladstone D, Czuchta D, Gardner HA, Gladstone R, Ashby P, Weksberg R, Einarson T et al (1994) : Neurodevelopment of children exposed in utero to phenytoin and carbamazepine monotherapy [published erratum appears in JAMA 1994 Jun 8; 271 (22): 1745] [see comments]. JAMA 271: 767 – 770

Scott RC, Neville BR (1998) Developmental perspectives on epilepsy. Current Opinion in Neurology 11: 115 – 118

Scott C, Besag F, Neville B (1999) Buccal midazolam and rectal diazepam for treatment of prolonged seizures in childhood and adolescence. The Lancet 353: 623 – 626

Scoville W, Milner B (1957) Loss recent memory after bilateral hippocampal lesions. J Neurol Neurosurg Psychiatr 20: 11 – 21

Sepkuty J, Lesser R, Civelik C, Webber R, Shipley R (1998) An automated injection system to spect imaging in seizure localisation. Epilepsia 39 (12): 1350 – 1356

Serafetinides EA, Falconer MA (1963) Speech disturbances in temporal lobe seizures: a study in 100 epileptic patients submitted to anterior temporal lobectomy. Brain 86: 333 – 340

Serratosa J, Delgado-Escueta AV (1993) Generalised myoclonic seizures. In: Wyllie E (ed) Treatment of Epilepsy, Principles and Praxis. Philadelphia, LEA & Febiger

Servit Z (1962) The application of the reflex theory in the interpretation of the clinical picture, genesis, and treatment of epilepsy. Epilepsia 3: 215 – 222

Seyfeddinipur N, Peters UH, Schmitt W (1975) Alkohologene epileptische Anfälle (sog. Alkohol-Epilepsie) und epileptogener Alkoholismus. Med Welt 26 (8): 323 – 326

Shapira Y, Harel S, Russel A (1977) Mitochondrial encephalopathy a group of neuromuscular disorders with defects in oxidative metabolism. Isr J Med 13: 161 – 164

Shelton A, Ryan C, Lesko E, Dasheiff RM (1993) Is "intractable epilepsy" a subjectively determined term? Epilepsia Vol 34 Suppl 6: 35

Sheng M, Greenberg M (1990) The regulation and function of c-fos and other intermediate early genes in the nervous system. Neuron 4: 477 – 485

Shimazono Y, et al. (1953) Disturbance of consciousness in petit mal epilepsy. Epilepsia 2: 49

Sheng M, Greenberg ME (1990) The regulation and function of c-fos and other immediate early genes in the nervous system. Neuron 4: 477 – 485

Sherwin A, Robitaille Y, Quesney F, Olivier A, Villemure J, Leblanc R, Feindel W, Andermann E, Gotman J, Andermann F et al (1988) Excitatory amino acids are elevated in human epileptic cerebral cortex. Neurology 38: 920 – 923

Shetty A, Turner D (1997) Fetal hippocampal cells grafted to kainate-lesioned CA_3 region. Exp Neurol 143 (2): 231 – 245

Shorvon SD (1984) The temporal aspects of prognosis in epilepsy. J Neurol Neurosurg Psychiatry 47: 1157 – 1165

Shorvon SD, Fish R, Andermann F, Büdder G, Stefan H (1994) Magnetic resonance scanning and epilepsy. Plenum Press, New York

Shorvon S, Stefan H (1997) Overview on the safety of newer antiepileptic drugs. Epilepsia 38: 45 – 51

Shy GM, Gonates NK, Somers JE, Wanko T (1963) Nemaline myopathy. A new congenital myopathy. Brain 86: 793 – 810

Siemes H (1997) Die neuen Antiepileptika. Blackwell Wisenschafts-Verlag, Berlin

Silva E, Chengani H, Chengani D (1995) Identification of epileptic foci in frontal lobe epilepsy with high resolution PET. Epilepsia 364: 24

Simon D, Penry JK (1975) Sodium di-n-propyl-acetat (DPA) in the treatment of epilepsy. Epilepsia 16: 549

Simonato M, Hosford DA, Labiner DM, Shin C, Mansbach HH, McNamara JO (1991) Differential expression of immediate early genes in the hippocampus in the kindling model of epilepsy. Brain Res Mol Brain Res 11: 115 - 124
Sluga E, Neumann E (1984) Folsäureuntersuchungen bei Neuropathien. In: Gerstenbrand F (Hrsg) Metabolische und entzündliche Polyneuropathien, pp 63 - 69, Springer, Berlin
Smith DB (1980) Anticonvulsants, seizures and performance: The Veteran's Administration experience. In: Trimble MR, Reynolds EH (eds) Epilepsy, behaviour and cognitive function. Wiley, Chichester, pp 67 - 68
Smith DW, Cullity GJ, Silberstein EP (1988) Fatal hepatic necrosis associated with multiple anticonvulsant therapy. Aust N Z J Med 18: 575 - 581
Smith BJ, Elisevich K (1998) Surgical treatment of intractable epilepsy attributable to multiple sclerosis. Neurology 51 (2): 606 - 608
So EL, Penry JK (1981) Adverse effects of phenytoin on peripheral nerves and neuromuscular junction: a review. Epilepsia 22: 467 - 473
So EL, Penry JK (1981) Epilepsy in adults. Ann Neurol 9: 3 - 16
So N, Berkovic S, Andermann F, Kuzniecky R, Gendron D, Quesney LF (1989) Myoclonus epilepsy and ragged-red fibres (MERRF). 2. Electrophysiological studies and comparison with other progressive myoclonus epilepsies. Brain1121261 - 1276
Sommer W, (1880) Erkrankung des Ammonshornes als aetiologisches Moment der Epilepsie. Archiv Psychiatrie Nervenkrankh. 10: 631 - 675
Sommerville K (1997) Tiagabine. In: Engel J, Pedley A (eds) Epilepsy: A comprehensive textbook. Lippincott-Raven, London, 1645 - 1652
Speckmann EJ (1986) Experimentelle Epilepsieforschung. Erträge der Forschung. Wissenschaftliche Buchgesellschaft, Darmstadt
Speckmann EJ, Straub H, Kohling R (1993) Contribution of calcium ions to the generation of epileptic activity and antiepileptic calcium antagonism. Neuropsychobiology 27: 122 - 126
Spencer SS, Spencer DD, Williamson PD, Mattson RH (1983) Sexual automatisms in partial complex seizures. Neurology (NY) 33: 527 - 533
Spencer SS, Williamson PD, Britgers SL (1985) Reliability and accuracy of localization by scalp ictal EEG. Neurology 35: 1567 - 1575
Spencer SS, Mac Carthy G, Spencer D (1993) Diagnosis of mesial temporal lobe epilepsy: Relative specificity and sensitivity of quantitative MRI. Neurology 43: 303
Sperling MR, Alavi A, Reivich M, Frenchl J, Connor MJ (1995) False Lateralisation of TLE with FDG-PET. Epilepsia 36 (7): 722 - 727
Sperling M (1997) Clinical challenges in invasive monitoring in epilepsy surgery. Epilepsia 38 (Suppl 4): 6 - 12
Spiel G, Feucht M, Hellwig E (1989) Differentialdiagnostik der Epilepsien in der frühen Kindheit. Fortschr Neurol Psychiatr 57: 337 - 346
Spreng M (1996) Wohin geht die Medizintechnik? Medizinprodukte Journal 3: 3 - 9
Spencer SS (1994) The relative contributions of MRI, Spect, and PET imaging in epilepsy. Epilepsia 35 (6): 72 - 89
Spencer SS (1998) Substrates of localization-related epilepsies: Biologic implications of localizing findings in humans. Epilepsia 39: 114 - 123
Squires F, Saederup E (1991) A review of evidence for GABergic predominance/glutamatergic deficit as a common etiological factor in both schizophrenia and affective psychoses: more support for a continuum hypothesis of "functional" psychosis. Neurochemical Research, Vol 1610: 1099 - 1111
Stanbury JB, et al. (1983) Disorders of lysosomal enzymes. In: The metabolic basis of inherited disease. 5th ed. McGraw Hill, New York, pp 751 - 969
Standage KF, Fenton GW (1975) Psychiatric symptom profiles of patients with epilepsy: A controlled investigation. Psychol Med 5:152 - 160
Stanley JR, Darrell V, Lewis JR, et al. (1982) Discontinuation of antiepileptic drugs. Epilepsia 23: 437
Stefan H (1981) Pseudospontanbewegungen bei Patienten mit Petit mal-Anfällen. Arch Psychiatr Nervenkr 229: 277 - 290
Stefan H (1982) Epileptische Absencen. Studien zur Anfallsstruktur, Pathophysiologie und zum klinischen Verlauf. Thieme, Stuttgart
Stefan H (1984 a) Diagnostik und Therapie von Anfällen mit Hilfe des Intensiv-Monitorings. In: Hillemacher A (Hrsg) Der Anfallskranke in der ärztlichen Sprechstunde. Springer, Berlin
Stefan H (1984 b) Episodische Bewußtseins- und Verhaltensstörungen. Beitrag zur Differentialdiagnose unter Berücksichtigung mobiler Langzeit-EEG-Ableitungen. Nervenarzt 55: 188 - 196
Stefan H (1985) Nebenwirkungen von Antiepileptika auf das periphere Nervensystem und vestibulo-okuläre Funktionen. Fortschr Neurol Psychiatr 53 (1): 1 - 32
Stefan H (1987) Erfahrungen mit Langzeit-EEG-Ableitungen in der Diagnostik und Behandlung der Epilepsien. Nervenheilkunde 6: 279 - 283
Stefan H (1988) Verlaufsuntersuchungen bei Enzephalitis. 61. Jahrestagung der Deutschen Gesellschaft für Neurologie, Frankfurt
Stefan H (Hrsg) (1989) Präoperative Diagnostik für die Epilepsiechirurgie. Springer, Berlin
Stefan H (1990) Status epilepticus. In: Wada JA, Ellingson RJ (eds) Clinical neurophysiology of epilepsy. Elsevier, Amsterdam, pp 329 - 358 (EEG handbook, Vol 4)
Stefan H, Burr W (1982) Mobile longterm monitoring. Proceedings of the MLE symposium. Fischer, Bonn
Stefan H, Penin H (1979) Methoden der verfeinerten Merkmalserfassung bei Anfallspatienten. In: Doose H, Gross-Selbeck S (Hrsg) Epilepsie 1979. Thieme, Stuttgart, pp 180 - 187
Stefan H, Burr W, Penin H (1980 a) Funktionelle Beziehungen zwischen zentralen und peripher-motorischen Biosignalen. Anwendungsmöglichkeiten des Additionsverfahrens bei klinisch-epileptologischen Fragestellungen. Z EEG-EMG 11: 28 - 35
Stefan H, Fröscher W, Burr W, et al. (1980 b) Diagnostik und mobile 24-Stunden-Langzeitüberwachung von

Absencen unter Carbamazepin-Therapie. Nervenarzt 61: 623–629

Stefan H, Hoffmann F, Burr W, et al. (1981) Wirksamkeit einer Valproinsäure-Monotherapie auf spike-wave-Aktivität bei primär generalisierten Epilepsien. Nervenarzt 52: 707–714

Stefan H, Hoffmann F, Fichsel H, et al. (1983) Therapie generalisierter Epilepsien mit Langzeit-EEG-gesteuerter Einmalgabe von Natrium-Valproat. Nervenarzt 54: 430–434

Stefan H, Burr W, Fichsel H, et al. (1984) Intensiv follow-up monitoring in patients with once daily evening administrations of sodium valproate. Epilepsia 2: 152–160

Stefan H, Burr W, Fröscher W (1986 a) Valproinsäure-Serumkonzentrationen bei Monotherapie mit Einmal-, Zweimal- und Mehrfachgabe pro Tag. Nervenarzt 57: 640–648

Stefan H, Schäfer H, Kuhnen C (1986 b) Abendliche Einmalgabe von Carbamazepin Slow Release (CSR). Nervenarzt 57: 405–407

Stefan H, Burr W (1986 a) Atlas of mobile long-term-EEG-recordings. Fischer, Stuttgart

Stefan H, Burr W (1986 b) Absences: long-term monitoring for therapy control. In: Schmidt D, Morselli PL (eds) Intractable epilepsy. Raven, New York

Stefan H, Fichsel H, Burr W (1987 a) Progabide-Valproat-Monotherapie im Cross-over-Versuch bei kindlichen Absenceepilepsien. In: Fichsel H (Hrsg) Aktuelle Neuropädiatrie. Springer, Berlin

Stefan H, Pawlik G, Böcher-Schwarz HG, Biersack HJ, Burr W, Penin H, Heiss WD (1987) Functional and morphological abnormalities in temporal lobe epilepsy: a comparison of interictal and ictal EEG, CT, MRI, SPECT and PET. J Neurol 234: 377–384

Stefan H, Kuhnen C, Biersack HJ, Reichmann K (1987) Initial experience with ^{99m}Tc-hexamethyl-propylene amine oxime (HM-PAO) single photon emission computed tomography (SPECT) in patients with focal epilepsy. Epilepsy Res 1: 134–138

Stefan H, Schneider S, Hennemann-Hohenfried U, Stoll KD (1987 c) Serumspiegelschwankungen bei einmaliger Gabe von Tegretal 400 retard. In: Krämer G, Hopf HC (eds) Carbamazepin in der Neurologie. Thieme, Stuttgart

Stefan H, Wieser HG (1987) Prächirurgische epileptologische Intensivevaluation. In: Bätz B, Künkel H (Hrsg) Prächirurgische Diagnostik und operative Behandlung bei therapieresistenten Epilepsien. Zuckschwerdt, München, pp 18–38

Stefan H, Bauer J, Neubauer U, et al. (1988 a) Vergleich von Untersuchungsbefunden der präoperativen Epilepsiediagnostik unter Einbezug eines Mehrkanal-MEG. 33. Jahrestagung der Deutschen EEG-Gesellschaft, Hamburg

Stefan H, Schäfer H, Kuhnen C, Schneider S (1988 b) Clinical monitoring during Carbamazepin slow release, once-daily monotherapy. Epilepsia 29 (5): 571–577

Stefan H, Feistel H, Bauer J, Erbguth F, Wolf F, Neundorfer B (1988) Regional changes in cerebral circulation in epileptic seizure: measurements using ^{99m}Tc-HM-PAO-SPECT. Nervenarzt 59: 299–303

Stefan H, Höll R (1988) Mitochondriale Multisystemerkrankungen mit Anfalls- und anderen neurologischen Leitsymptomen. Epilepsie-Blätter 2: 35–38

Stefan H, Neubauer U (1988) Pharmakoresistente Epilepsien operativ behandelt. D Aerztebl 40: 2737–2747

Stefan H, Bauer J (1990) Status epilepticus: Diagnose und Therapie. Springer, Berlin

Stefan H, Bauer J, Feistel H, Schulemann H, Neubauer U, Wenzel B, Wolf F, Neundörfer B, Huk W-J (1990) Regional cerebral blood flow during focal seizures of temporal and frontocerebral onset. Ann Neurol 27: 162–166

Stefan H, Schneider S, Abraham-Fuchs K, Bauer J, Feistel H, Pawlik G, Neubauer U, Rohrlein G, Huk WJ (1990) Magnetic source localization in focal epilepsy. Multichannel magnetoencephalography correlated with magnetic resonance brain imaging. Brain 113: 1347–1359

Stefan H, Quesney LF, Abou KB, Olivier A (1991) Electrocorticography in temporal lobe epilepsy surgery. Acta Neurol Scand 83: 65–72

Stefan H, Schneider S, Feistel H, Pawlik G, Schüler P, Abraham-Fuchs K, Schlegel T, Neubauer U. Huk WJ (1992) Ictal and interictal activity in partial epilepsy recorded with multichannel magnetoelectroencephalography: Correlation of electroencephalography/electrocorticography, magnetic resonance imaging, single photon emission computed tomography and positron emission tomography findings. Epilepsia 33 (5): 874–887

Stefan H, Deimling M, Hummel C, Jahnke U, Huk WJ (1993) Funktionelle Bildgebung MRT/MEG: Korrelation mit Hirnanatomie. Epilepsie '93. Stefan H, Canger R, Spiel G (Hrsg) Gemeinsame Jahrestagung der Deutschen, Österreichischen und Italienischen Sektion der Internationalen Liga gegen Epilepsie, 7.–10. Okt. 1993, Meran

Stefan H (1993) Electrocorticography: the cortex. Vortrag über Elektrokortikographie. International Congress on Neurophysiology, Vancouver, 9. Sept. 1993

Stefan H, Deimling M, Hummel C, Jahnke U (1993) Funktionelle Bildgebung MRT/MEG: Korrelation mit Hirnanatomie. Stefan H, Canger R, Spiel G (Hrsg) Gemeinsame Jahrestagung der Deutschen, Österreichischen und Italienischen Sektion der Internationalen Liga gegen Epilepsie, 7.–10. Okt. 1993, Meran

Stefan H, Hummel C, Schneider S, Schüler P, Hofmann W, Gebhardt M, Jahnke U, Schulemann H, Buchfelder M (1993) Use of multichannel MEG in focal epilepsies. Biomagnetism, Vienna

Stefan H, Hummel C, Feistel F, Schüler P, Huk W (1993) Multidimensionale (MEG/EEG/MRT/SPECT) Analyse der topographischen Beziehung von Fokus, Läsionen und funktionell wichtiger Hirnregion. Deutsche Ges f Neurologie, 16.–18. 9. 1993, Wien

Stefan H, Schüler P, Schneider S, Gebhardt M, Neubauer U, Hummel C, Huk WJ, Thierauf P (1994) Magnetic source localization and morphological changes in temporal lobe epilepsy: comparison of MEG/EEG, ECoG and volumetry MRI in presurgical evaluation of operated Patients. Acta Neurol Scand 152: 83–88

Stefan H, Canger R, Spiel G (eds) (1994) Epilepsie '93. Gemeinsame Jahrestagung der Deutschen, Österreichischen und Italienischen Sektion der Internationalen Liga gegen Epilepsie, 7. – 10. Okt. 1993, Meran

Stefan H (1994) MR spectroscopy in epilepsy. In: Shorvon SD, Fish DR, Andermann F, Bydder GM, Stefan H (eds) Magnetic Resonance Scanning and Epilepsy. Plenum Press, New York

Stefan H, Pauli E, Buchfelder M (1994) Type of resection and outcome in temporal lobe epilepsy. Proceedings "2nd European Workshop on Epilepsy Surgery". Oporto, 6. – 10. 9. 1994

Stefan H, Quesney LF, Feistel H, Schüler P, Weis M, Hummel C, Pauli E (1995) Pre-surgical evaluation in frontal lobe epilepsy: A multimethodological approach. In: Riggio S, Jasper H, Frontal lobe epilepsies. Raven Press, New York, pp 213 – 222

Stefan H, Pauli E, Eberhard F, Ugrinovich R, Buchfelder M (1996) Tailoring von Resektionen bei pharmakoresistenten TLE. Nervenarzt 67: 306 – 310

Stefan H (1996) Internationale Klassifikation epileptischer Anfälle und Syndrome: Rück- und Ausblick. Epilepsie-Blätter 9: 35 – 42

Stefan H (1996) Use of newer diagnostic techniques in patient management. In: Leppik IE (ed): Rational polypharmacy. Elsevier, Amsterdam, 1996, pp. 199 – 209

Stefan H, Hummel C, Grabenbauer G, et al. (1998) Successful treatment of focal epilepsy by fractionated stereotactic radiotherapy. European Neurology 39: 248 – 250

Stefan H, Flierl A (1998) Nichtepileptische Anfälle. Nervenheilkunde 17: 207 – 212

Stefan H, Krämer G, Mamoli B (1998) Challenge epilepsy new antiepileptic drugs. Blackwell Science

Stefan H, Bernatik H, Knorr J (1999) Gesichtsfeldstörungen und Antiepileptika. Nervenarzt 70: 552 – 555

Stefan H, Andermann F, Chauvel P, Shorvon S (1999) Plasticity in epilepsy. Lippincott Raven, New York

Steiner L, Linquist C, Adler JR, Torner JC, Alves W, Steinert M (1992) Clinical outcome of radiosurgery for cerebral arteriovenous malformations. J Neurosurg 77: 1 – 8

Steinhoff B, Tumani H, Otto M, Herrendorf G, Musch K (1998) Cisternal S 100 protein may be specific markers for the site of seizure origin in intractable TLE. Epilepsia 39 (6): 82 –83

Steinhoff B (1998) New Measurements of efficacy and toxicity. In: Stefan H, Krämer G, Mamoli B (eds) Challenge epilepsy new antiepileptic drugs. Blackwell Wissenschafts-Verlag, München, pp 151 – 165

Steinlein OK, Magnisson A, Stodt I, Bertrand S, Weiland S, Berkovic SF, Nakken KO, Propping P, Bertrand D (1997) An insertion mutation of the CHRNA 4 gene in a family with autosomal dominant nocturnal frontal lobe epilepsy. Hum Molec Genet 6: 943 – 947

Steinlein O (1999) Die Genetik der idiopathischen Epilepsien. Ärzteblatt 20: 1047 – 1052

Steinmeyer HD (1986) Rechtsfragen bei Epilepsie. (Hrsg) Stiftung Michael, Bonn

Stenzel E (1987 a) Beendigung antiepileptischer Therapie: Anthropologische Aspekte. Fortschr Neurol Psychiatr 55: 299 – 305

Stenzel E (1987 b) Carbamazepin retard in der Epilepsietherapie: Ein klinischer Erfahrungsbericht. Aktuel Neurol 14: 127 – 131

Stenzel E, Boenigk HE, Rambeck B (1977) Methsuximid in der Epilepsiebehandlung. Nervenarzt 48: 377 – 382

Sterman MB, Shouse MN (1980) Quantitative analysis of training, sleep, EEG and clinical response to EEG operant conditioning in epileptics. Electroencephalogr Clin Neurophysiol 49: 558 – 576

Stevens L, Matthews WB (1973) Cryptogenic drop attacks: An affliction of women. Brit Med J 1: 439 – 442

Stoffels C, Munari C, Brunie-Lozano E, et al. (1980) Manifestations automatiques dans les crises epileptiques partielles complexes d'origine frontal. Progressi in epilettologia. Bulletino Lega Italia. Epilettologia 29 – 30: 111 – 113

Stores G (1982) Patterns of occurrence of seizure discharge. EEG-monitoring. Fischer, Stuttgart

Strandjord RE (1986) Reduction of antiepileptic-multiple drug therapy and single-drug therapy of partial seizures. In: Schmidt D, Morselli PL (eds) Intractable epilepsy: Experimental and clinical aspects. Raven Press, New York, pp 195 – 202

Strandjord RE, Johannessen SI (1980) Single-drug therapy with carbamazepine in patients with epilepsy: serum levels and clinical effect. Epilepsia 21: 655

Straub HB, Venz S, Schmitz B, Siekmann R, Cordes M, Meencke H-J (1994) Epilepsia, Vol 35, 7: 32

Strauss E, Risser A, Jones MN (1982) Fear responses in patients with epilepsy. Arch Neurol 39: 626 – 630

Strauss E, Wada J, Kosaka B (1983) Spontaneous facial expressions occurring at onset of focal seizure activity. Arch Neurol 40: 545 – 547

Streift RR, Little B (1967) Folic acid deficiency in pregnancy. New Engl J Med 276: 776

Sulkava R (1982) Alzheimer's disease and senile dementia of Alzheimer type: a comparative study. Acta Neurol Scand 65: 636 – 650

Sullivan JB, Rumack BH, Peterson RG (1981) Acute carbamazepine toxicity resulting from overdose. Neurology (NY) 31: 621

Sutherling W, Crandall PH, Engel J, Darcey TM, Cahan LD, Barth DS (1987) The magnetic field of complex partial seizures agrees with intracranial localizations. Annals of Neurol, Vol 21: 548 – 558

Sutula TP, Sackelares JC, Miller JQ, Dreifuss FE (1981) Intensive monitoring in refractory epilepsy. Neurology (NY) 31: 243 – 247

Sutula T, He XX, Cavazos J, Scott G (1988) Synaptic reorganization in the hippocampus induced by abnormal functional activity. Science 239: 1147 – 1150

Sutula T, Cavazos J, Golarai G (1992) Alteration of longlasting structural and functional effects of kainic acid in the hippocampus by brief treatment with phenobarbital. J Neurosci 12: 4173 – 4187

Sutula TP, Sackellares JC, Miller JQ, Dreifuss FE (1981) Intensive monitoring in refractory epilepsy. Neurology 31: 243 – 247

Sutula TP, Golarai G, Cavazos J (1992) Assessing the functional significance of mossy fiber sprouting. Epilepsy Res Suppl 7: 251 – 259

Swartz EW, Delgado-Escueta AV (1987) Complex partial seizures of extratemporal origin: "the evidence for". In: Reprints for an international advanced research on frontal lobe seizures and epilepsies. pp 135 - 171

Swartz EW, Delgado-Escueta AV, Wash GO, et al. (1998) Surgical Outcomes in Pure frontal lobe epilepsy and foci that mimic them: Epilepsy Research 29: 97 - 108

Swift CG (1979) Clinical pharmacology in the elderly. Scott Med J 24: 221 - 223

Swift TR, Groos JA, Ward LC, Crout BO (1981) Peripheral neuropathy in epileptic patients. Neurology (NY) 31: 826 - 831

Szelies B, Weber-Luxenburger G, Pawlik G, Kessler J, Holthoff V, Mielke R, Herholz K, Bauer B, Wienhard K, Heiss W-D (1996) MRI-guided Flumazenil- and FDG-PET in temporal lobe epilepsy. Neuroimage 3: 109 - 118

Tarver WB, George RE, Maschino SE, Holder LK, Wernicke JF (1992) Clinical experience with a helical bipolar stimulating lead. Pacing Clin Electrophysiol 15: 1545 - 1556

Tassinari CA, Lyagoubi S, Santos V, et al. (1969) Etude des décharges de pointe-ondes chez l'homme. II: Les aspects cliniques et électroencéphalographique des absences myocloniques. Rev Neurol (Paris) 121: 379 - 389

Tassinari CA, Lyagoubi S, Gambarelli F, et al. (1971) Relationships between EEG discharge and neuromuscular phenomena. Electroencephalogr Clin Neurophysiol 31: 176

Tassinari CA, Terzano G, Capocchi G, et al. (1977) Epileptic seizures during sleep in children. In: Penry JK (ed) Epilepsy. 8th International Symposium. Raven, New York, pp 345 - 354

Tavenor S, Wong K, Newton R, Brown S (1995) Rechallenge with Lamotrigine after initial rush. Seizure 4: 67 - 71

Taylor DC, Falconer MA, Bruton CJ, Corsellis JAN (1971) Focal dysplasia of the cerebral cortex in epilepsy. J Neurol Neurosurg Psychiatry 34: 369 - 387

Taylor DC (1988) How do seizures begin? Clues from hippocampal slices. Trends Neurosci 9: 375 - 378

Temkin R, Dikmen S, Wilensky AJ, et al. (1990) A randomized double-blind study of phenytoin for the prevention of post-traumatic seizures. New Engl J Med 323: 497 - 502

Tharp BR (1972) Orbital frontal seizures. A unique electroencephalographic and clinical syndrom. Epilepsia 13: 627 - 642

Theodore WH, Newmark ME, Sato S, et al. (1983 a) Fluorodesoxyglucose positron emission tomography in refractory complex partial seizures. Ann Neurol 14 (4): 429 - 437

Theodore WH, Porter RJ, Penry JK (1983 b) Complex partial seizures clinical characteristics and differential diagnosis. Neurology (NY) 33: 1115 - 1121

Theodore WH (1996) PET studies of rCMRglc and rCBF in Partial seizures. In: Pawlik G, Stefan H (eds) Focus localisation. Liga Verlag, Berlin

Thorbecke R (1987) Berufliche Eingliederung von Menschen mit Epilepsie. Rehabilitation 26: 20 - 26

Thorbecke R, Janz D, Specht U (1995) Arbeit und berufliche Rehabilitation bei Epilepsie. Schriften über Epilepsie - Stiftung Michael

Thust W (1992) Die Rechte behinderter Menschen. Hilfe für Behinderte e.V., Düsseldorf

Tietjen GE, Levine SR, Brown E, Mascha E, Welch KM (1994) Factors that predict antiphospholipid immunoreactivity in young people with transient focal neurological events [published erratum appears in Arch Neurol 1994 Jan; 51 (1): 12]. Arch Neurol 50: 833 - 836

Tinuper P, Andermann F, Villemure JG, Rasmussen TB, Quesney LF (1988) Functional hemispherectomy for treatment of epilepsy associated with hemiplegia: rationale, indications, results, and comparison with callosotomy. Ann Neurol 24: 27 - 34

Tinuper P, Avoni P, Riva R, Provini F, Lugaresi E, Baruzzi A (1996) The prognostic value of the electroencephalogramm in antiepileptic drug with-drawal in partial epilepsies. Neurology 47: 76 - 78

Tinuper P (1996) Partial epilepsy of long duration: changing semiology with age. Epilepsia 37: 162 - 164

Todt H (1981) Zur Spätprognose kindlicher Epilepsien - Ergebnisse einer prospektiven Längsschnittstudie. Dtsch Gesundheitsweg 36: 2012 - 2017

Tompkins CA, Mateer CA (1985) Right hemisphere appreciation of international and linguistic indications of affect. Brain 24: 184 - 203

Touchon A, Pavy A, de Lustrac D, et al. (1985) Parasomnia and epileptic activity. In: Koella WP, Rüther E, Schulz H (eds) Sleep 84. Fischer, Stuttgart, pp 425 - 427

Towne AR, Pellock JM, Ko D, DeLorenzo RJ (1994) Determinants of mortality in status epilepticus. Epilepsia 35: 27 - 34

Trachtenberg MC (1983) Basic mechanisms of epilepsy. In: Browne TR, Feldman RG (eds) Epilepsy diagnosis and management. Little, Brown, Boston, pp 11 - 19

Treig T, Pauli E, Stefan H (1994) Neuropsychologie in der Epileptologie. Psycho 20: 34 - 38

Treig T, Stefan H, Wernicke J (1992) Vagusstimulation bei pharmakoresistenten und nichtoperablen Epilepsien. In: Stefan H (Hrsg) Epilepsie 92, 32. Jahrestagung der Deutschen Sektion der Internationalen Liga gegen Epilepsie, Erlangen, 17. - 19. 9. 1992

Treig T (1989) Interventionelle Neuropsychologie in der präoperativen Diagnostik. In: Stefan H (Hrsg) Präoperative Diagnostik für die Epilepsiechirurgie. Springer Verlag, pp 87 - 99

Trimble MR (1987) Anticonvulsant drugs and cognitive function: a review of the literature. Epilepsia 28 (3): 37 - 45

Trimble MR (1988) Anticonvulsant drugs: mood and cognitive function. In: Trimble MR, Reynolds EH (eds) Epilepsy, behaviour and cognitive function. Wiley, Chichester, pp 135 - 143

Tsai JJ, Beck-Managetta G, Janz D, et al. (1989) Generalised spike and wave paroxysm. Subclinical signs of seizure liability in offspring of epileptic patients. In: Beck-Managetta G, Andersen V, Doose H (Hrsg) Genetics of the epilepsies. Springer, Berlin, Heidelberg

Tsuboi T (1977) Primary generalized epilepsy with sporadic myoclonias of myoclonic petit mal type. Thieme, Stuttgart

Tükel K, Jasper H (1952) The electroencephalogram in parasagittal lesions. Electroencephalogr Clin Neurophysiol 4: 481–494
Ullal GR, Satischandra P, Shamkar SK (1996) Hyperthermic seizures: an animal model for hot water epilepsy. Seizure 5: 221–228
Unverricht H (1891) Die Myoklonie. Deuticke, Leipzig
Uthman BM, Wilder BJ, Penry JK, Dean C, Ramsay RE, Reid SA, Hammond EJ, Tarver WB, Wernicke JF (1993) Treatment of epilepsy by stimulation of the vagus nerve. Neurology 43: 1338–1345
Van Buhren JM (1958) Some automatic concomitants of ictal automatism. A study of temporal lobe attacks. Brain 81: 505
Van Duijn H, Meijer JWA, Segers JP (1977) To what extent is drug entry into brain dependent on the way of administration? Some diprophylactic acid experiments on cats. In: Gardner-Thorpe C, Janz D, Meinardi H, Pippenger CE (eds) Antiepileptic drug monitoring. Pitman, Tunbridge Wells, pp 138–146
Van-Emde-Boas W (1994) "Semi-invasive" vs. invasive approaches for intracranial EEG and seizure monitoring in epilepsy. Acta Neurol Scand Suppl 152: 36–38
Van Gelder NM (1982) Glutamatic acid in chronically hyperirritable nervous tissue. In: Akimoto H, Kazamatsuri H, Seino M, Ward A (eds) Adv epileptology 13th Epilepsy International Symposium. Raven, New York
Van Gelder NM, Siatitsas I, Menini C, Gloor P (1983) Feline generalized penicillin epilepsy: changes of glutamic acid and taurine parallel the progressive increase in excitability of the cortex. Epilepsia 24: 200–213
Van Manitius-Robeck, Schüler P, Feistel H, Platsch G, Stefan H (1998) Iktuale Synkopen. Kardiale sympathische Innervationsstörung als Ursache? Nervenarzt 69: 712–716
Van Veelen CW, Debets RM, Van Huffelen AC, et al. (1990) Combined use of subdural and intracerebral electrodes in preoperative evaluation of epilepsy. Neurosurgery 26: 93–101
Varelas M, Wada JA (1988) Lateralizing significance of unilateral upper limb dystonic posturing in temporal/frontal lobe seizures. Neurology 38 (1): 107
Vasella F (1983) Metabolisch bedingte epileptische Anfälle im Kindesalter. Schweiz Rundschau Med Prax 72: 827–831
Vasella F (1985) Symptomatische Epilepsien im Kindesalter. Schweiz Rundschau Med Prax 74: 643–645
Verret S, Steele JC (1971) Alternating hemiplegia in childhood: a report of eight patients with complicated migraine beginning in infancy. Pediatrics 47: 675–680
Vieth J, Schüler P (1988) Die Magnetencephalographie und ihre Möglichkeiten. In: Stefan H (ed) Präoperative Diagnostik für die Epilepsiechirurgie. Springer, Berlin, 1988, pp. 36–74
Wada JA (1978) The clinical relevance of kindling: species, brain sites an seizure suspectibility. In: Livingston KE, Hornykiewiz O (eds) Limbic mechanisms. Plenum press, New York, pp 369–388
Wada JA (1989) Predominantly nocturnal recurrence of intensely affective vocal and facial expression associated with powerful bimanual, bipedal, and axial activity as ictal manifestations of mesial frontal lobe epilepsy. In: Manelis J (ed) Advances in epileptology 17. Raven, New York, pp 261–267
Wada JA, Sato M (1974) Generalized convulsive seizure induced by daily electrical stimulation of the amygdala in cats: Correlative electrographic and behavioural feature. Neurology (Minneap) 24: 565–574
Wada JA, Rasmussen T (1960) Intracarotid injections of sodiumamytal for the lateralization of cerebral speech dominance. Experimental and clinical observation. J Neurosurg 17: 266–282
Wada Y, Yamaguchi N (1990) Pharmacological studies in a new experimental model of photosensitive epilepsy. Jpn J Psychiatry Neurol 44: 313–316
Walker AE (1962) Post-traumatic epilepsy. World Neurol 3: 184–194
Walsh GO, Delgado-Escueta AV (1984) Type II complex partial seizures: poor results of anterior temporal lobectomy. Neurology (NY) 34: 1–13
Walczak TS (1995) Neocortical temporal lobe epilepsy: Characterizing the syndrome. Epilepsia 36: 633–635
Ward AA (1972) Basic mechanisms of the epilepsies. In: Critchley M, O'Leary HL, Jennett B (eds) Scientific foundations of neurology. Davis, Philadelphia
Wasterlain CG (1976) Effects of neonatal status epilepticus on rat brain development. Neurology (Minneap) 26: 975–986
Weaver DF, Camfield P, Fraser A (1988) Massive carbamazepine overdose: clinical and pharmacologic observations in five episodes. Neurology 38: 755–759
Wedel R, Stodieck SRG, Steinhoff BJ, Leinsinger G, Paulus W (1993) ^{99m}Tc-HMPAO- und ^{123}J-Iomazenil-SPECT zur Fokuslokalisation bei Epilepsien. In: Stefan H (Hrsg) Epilepsie 92, 32. Jahrestagung Deutsche Sektion der Internationalen Liga gegen Epilepsie, Erlangen-Nürnberg, 17.–19. 9. 1992
Weinbaum PJ, Cassidy SB, Vintzileos AM, et al. (1986) Prenatal detection of a neural tube defect after fetal exposure to valproate acid. Obstet Gynecol 67 (3): 31–33
Weiner WJ, Nora LM, Glantz RH (1984) Elderly inpatients. Postural reflex impairment. Neurology (NY) 34: 945–947
Weinmann HM (1985) Streifzug durch die Geschichte der Epilepsie. EEG Lab 7: 137–157
Weis M, Feistel H, Stefan H (1994) Utility of ictal SPECT: peri-ictal, post-ictal. Acta Neurol Scand, Suppl 152: 145–147
Weissbecker KA, Durner M, Janz D, Scaramelli A, Sparkes RS, Spence MA (1991) Confirmation of linkage between juvenile myoclonic epilepsy locus and the HLA region of chromosome 6. Am J Med Genet 38: 32–36
Weitbrecht WU, Preuss KJ, Warecka K, Neundörfer B (1984) Einfluß der Antikonvulsiva auf die Serumimmunglobuline. In: Hallen O, Meyer-Wahl FG, Braun J (Hrsg) Epilepsie 82. Einhorn, Reinbeck, S 222–227
White PT, Bailey AA, Bickford RG (1953) Epileptic disorders in the aged. Neurology (Minneap) 3: 674
Whitehouse W, Diebold U, Rees M, Parker K, Doose H, Gardiner RM (1993) Exclusion of linkage of genetic focal sharp waves to the HLA region on chromosome 6p in families with benign partial epilepsy with cen-

trotemporal sharp waves. Neuropediatrics 24: 208–210
Whitehouse WP, Rees M, Curtis D, Sundqvist A, Parker K, Chung E, Baralle D, Gardiner RM (1993) Linkage analysis of idiopathic generalized epilepsy (IGE) and marker loci on chromosome 6p in families of patients with juvenile myoclonic epilepsy: no evidence for an epilepsy locus in the HLA region. Am J Hum Genet 53: 652–662
Whitman S, Hermann BP, Gordon A (1984) Psychopathology in temporal lobe epilepsy: How great is the risk? Biol Psychiatry 19: 213–236
Wieser HG (1979) „Psychische Anfälle" und deren stereoelektroenzephalographisches Korrelat. EEG/EMG 10: 197–206
Wieser HG (1983) Electroclinical features of the psychomotor seizure: a stereoelectroencephalographic study of ictal symptoms and chronotopographical seizure patterns including clinical effects of intracerebral stimulation. Fischer, Stuttgart
Wieser HG, Speckmann GJ, Engel J Jr (1987) The epileptic focus. Libbey, London
Wieser HG, Elger CE (eds) (1987) Presurgical Evaluation of Epileptics. Springer Verlag, Berlin, Heidelberg, New York
Wieser HG (1991) Anterior cerebral artery amobarbital test. In: Lüders H: Epilepsy surgery. Raven Press, New York
Wieser HG, Bösiger DC (1993) Klinische Erfahrungen mit der Magnetoresonanz-Spectroskopie. In: Canger R, Spiel G, Stefan H (Hrsg) Berichtsband Gem. Jahrestagung der Deutschen, Italienischen und Österreichischen Sektion der Internationalen Liga gegen Epilepsie. Epilepsie Verlag, Meran 1994
Wieser HG (1994) PET and SPECT in epilepsy. Eur Neurol 34 (Suppl 1): 58–62
Wieser HG, Duc C, Meier D, Boesinger P (1996) Clinical experience with magnetic resonance spectroscopy in epilepsy. In: Pawlik G, Stefan H (eds) Focus Localization. Ligaverlag, Berlin, 1996, pp 66–78
Wilder RM (1921) The effects of ketonamine on the course of epilepsy. Mago du Ball 2: 307–308
Wilensky A (1993) History of focal epilepsy and criteria for medical intractability. Neurosurg Clin N Am 4: 193–198
Wilkus RJ, Dodrill CB, Thompson PM (1984) Intensive EEG monitoring and psychological studies of patients with pseudoepileptic seizures. Epilepsia 25: 100–107
Williamson PD, Spencer SS (1986) Clinical and EEG features of complex partial seizures of extratemporal origin. Epilepsia 27 (2): 46–63
Willigers H, Koehler PJ (1993) Amnesic syndrome caused by neurosarcoidosis. Clin Neurol Neurosurg 95: 131–135
Witte OW, Schlaug G, Brühl C, Tuxhorn I, Seitz RJ (1993) Dynamische Änderungen des regionalen cerebralen Metabolismus bei fokaler epileptischer Aktivität. In: Deecke L, Lang W (Hrsg) Topographische Diagnostik des Gehirns. Deutsch-österreichischer Neurologienkongreß, Wien, 16.–18. Sept. 1993
Witte OW, Freund HJ (1999) Neuronal Dysfunction, Epilepsy and Postlesional Brain Plasticity. In: Stefan H, Andermann F, Chauvel P, Shorvon S (eds) Advances in Neuroly, Vol. 81. Lipincott Williams & Wilkins, Philadelphia, 1999, pp 25–36
Wolf HK, Wiestler OD (1993) Surgical pathology of chronic epileptic seizure disorders. Brain Pathol 3: 371–380
Wolf HK, Zentner J, Hufnagel A, Campos MG, Schramm J, Elger CE, Wiestler OD (1993) Surgical pathology of chronic epileptic seizure disorders: experience with 63 specimens from extratemporal corticectomies, lobectomies and functional hemispherectomies. Acta Neuropathol Berl 86: 466–472
Wolf HK, Campos MG, Zentner J, Hufnagel A, Schramm J, Elger CE, Wiestler OD (1993) Surgical pathology of temporal lobe epilepsy. Experience with 216 cases. J Neuropathol Exp Neurol 52: 499–506
Wolf P (1970) Zur Klinik und Psychopathologie des Status psychomotoricus. Nervenarzt 41: 603–610
Wolf P (1985) Epilepsy with grand mal on awakening. In: Roger J, Dravet C, Bureau M, Dreifuss FE, Wolf P (eds) Epileptic syndromes in infancy, childhood and adolescence. Libbey, London, pp 259–270
Wolf P, Goosses R (1986) Relation of photosensitivity to epileptic syndromes. J Neurol Neurosurg Psychiatry 49: 1386–1391
Wolf P, Wagner G, Amelung F (1987) Anfallskrankheiten. Springer, Berlin
Wolf P (1993) Der erste epileptische Anfall bei Jugendlichen und Erwachsenen. Epilepsie-Blätter 6: 59–64
Wolf SM, Forsythe A (1989) Epilepsie und geistige Retardierung nach Fieberkrämpfen im Kindesalter. Acta Pediatr Scand 78: 291–295
Wolf SM, Forsythe AB, Stunden AA, et al. (1989) Longterm effect of phenobarbital on cognitive function in children with febrile cônvulsions. Pediatrics 68: 820–823
Wolfe LS, van Gelder NM (1994) Biochemische Grundlagen der Epilepsie. In: Fröscher W, Vassella F (Hrsg) Die Epilepsien: Grundlagen, Klinik und Behandlung. De Gruyter
Wolfersdorf M, Fröscher W (1987) Suizid bei Epilepsiepatienten. Fortschr Neurol Psychiatr 55 (10): 294–298
Wong RKS, Prince DA, Basbaum AE (1979) Dendritic mechanisms underlying penicillin induced epileptiform activity. Science 204: 1228–1231
Wong MC, Suite ND, Labar DR (1990) Seizures in human immunodeficiency virus infection. Arch Neurol 47: 640–642
Woo E, Chan YM, Yu YL (1988) If a well-stabilized epileptic patient has a subtherapeutic drug level, should the dose be increased? A randomized prospective study. Epilepsia 29: 129–139
Woodbury DM, Woodbury JW (1990) Effects of vagal stimulation on experimentally induced seizures in rats. Epilepsia 31 (Suppl 2): 7–19
Würmeling HB (1984) Rechtliche Besonderheiten bei Anfallskranken. In: Kügelgen B, Hillemacher A (Hrsg) Der Anfallskranke in der ärztlichen Sprechstunde. Springer, Berlin
Wyller AR, Richy ET, Atkinson RA, Hermann B (1988) Strip electrodes in acute electrocorticography. J Epilepsy 1: 95–97

Wyllie E, Lüders H, Mac Millan JP, Gupta M (1984) Serum prolactin levels after epileptic seizures. Neurology 34: 1601 - 1604

Wyllie E, Lüders H, Morris H, et al. (1986) The lateralizing significance of versive head and eye movements during epileptic seizures. Neurology 36: 606 - 611

Wyllie E (1993) The treatment of epilepsy: Principles and practice. Lea & Febiger, Philadelphia, London

Yaari Y, Azouz R, Jensen MS. Interplay between interictal and ictal foci in electrogenesis of hippocampal seizures. In Wolf P (ed) Epileptic seizures and syndromes. John Libbey, London, pp 585 - 594

Yates JRW, Ferguson-Smith MA, Shenkin A, et al. (1987) Is disordered folate metabolism the basis for the genetic predisposition to neurol tube defects? Clin Genet 31: 279 - 287

Yerbi MS, Leavit A, van Allen M, et al. (1988) Dysmorphism in infants of mothers with epilepsy. Epilepsia 29: 700

Yoshikawa H, Abe T, Oda Y (1999) Extremely Acute Phenytoin - Induced Peripheral Neuropathy. Epilepsia 40 (4): 528 - 529

Zahner B, Stefan H, Bär B, Neundörfer B (1993) Untersuchungen zu Ätiologie und genetischer Disposition der Epilepsien. In: Stefan H (Hrsg) Epilepsie 92, 32. Jahrestagung Deutsche Sektion der Internationalen Liga gegen Epilepsie, 17. - 19. 9. 1992, Erlangen-Nürnberg

Zandra M, Grandi R, Esli L, Mirabile L, Brambilla A (1998) Treatment of seizures in acute intermittent porphyria: Safety and efficacy of Gabapentin. Seizure 7: 415 - 416

Zaret BS, Beckner RR, Marini AM, Wagle W, Passarelli C (1982) Sodium valproate-induced hyperammonemia without clinical hepatic dysfunction. Neurology 32: 206 - 208

Zentner J, Hufnagel A, Ostertun B, Wolf HK, Behrens E, Campos M, Solymosi L, Elger CE (1998) Surgical treatment of extratemporal epilepsy. Epilepsia 33: 981 - 986

Ziegler R (1977) Klinik der Hyperkalziämie. In: Zumkley H (Hrsg) Klinik des Wasser-, Elektrolyt- und Säure-Basen-Haushalts. Thieme, Stuttgart, pp 126 - 144

Ziegler HK, Kamecke A (1967) Über den unerwarteten Tod bei Epileptikern. Nervenarzt 38: 343 - 347

Zielinski JJ (1974) Epilepsy and mortality rate and cause of death. Epilepsia 15: 191 - 201

Zimmermann HJ, Ishak K (1982) Valproate-induced hepatic injury: analysis of 23 fatal cases. Hepatology 2: 591 - 597

Zschocke S, Alexopoulus T (1984) Die EEG-Langzeitableitung in der Epilepsiediagnostik. Fortschr Neurol Psychiatr 52: 438 - 450

Zschocke S, Hunger J, Alexopoulos T (1982) Gain of information using mobile EEG long-term monitoring. In: Stefan H, Burr W (Hrsg) Mobile long-term EEG monitoring. Fischer, Stuttgart, pp 19 - 26

27 Sachverzeichnis

Wesentliche Begriffe im Sachverzeichnis sind mit **halbfett** gedruckten Seitenzahlen versehen. Ein der Seitenzahl nachgestelltes „T“ verweist auf eine wichtige Übersichtstabelle.

B

F

G

H

I

J

K

Notfallausweis

Seite 1

INTERNATIONALER EPILEPSIE NOTFALLAUSWEIS

*

INTERNATIONAL EPILEPSY EMERGENCY CARD

*

CARTE SANITAIRE INTERNATIONALE D'URGENCE EPILEPSIE

•Interessenvereinigung für Anfallskranke in Köln•
•Verein zur Hilfe Epilepsiekranker Erlangen•

Nur zur Information des Arztes und des medizinischen Rettungspersonals
For information of the doctor and the medical rescue staff only
Réservé à l'information du médecin et des services de secours médicaux

Seite 2

Lichtbild
Photo
Photo

Name / *Name* / Nom

Anschrift und Land / *Address and country* / Adresse et pays

Neue Anschrift / *Change of address* / Changement d'adresse

Ärztliche Angaben
(möglichst auch in englischer und französischer Sprache)
Medical information
(if possible, also in German and French)
Remarques du médicin
(si possible également en allemand et anglais)

Seite 3

Bei mir ist bei einem epileptischen Anfall in der Regel folgendes zu tun:
In case of a seizure, the following rules generally have to be observed:
En cas de besoin la suggestion de traitement est:

Nach dem Anfall befindet sich die Person in der Regel noch im folgenden Zustand:
After a seizure, the patient is generally in the following state:
Après une crise la personne normalement est encore dans l'état suivant:

Spezieller Behandlungsvorschlag im Notfall:
Specific suggestion for treatment in case of emergency:
En cas d'une crise épileptique premier secour conseillé

Seite 4

Derzeitige Behandlung mit Antiepileptika:
Wirkstoffname (INN), Dosierung, Verschreibungsdatum
Current medical therapy with anti-epileptic drugs:
generic name (INN), dose, date of prescription
Traitement médical anti-épileptique en cours:
Nom (INN), posologie, date de la prescription

Name, Name, Nom	Dosis, Dose, Posologie	Datum, Date, Date
1.	mg	
2.	mg	
3.	mg	
4.	mg	
5.	mg	
6.	mg	
7.	mg	

Neue Änderungen / *Recent change in treatment* / Récents changements de médicaments:

1.	mg	
2.	mg	
3.	mg	
4.	mg	
5.	mg	

Welche Antiepileptika wurden schon einmal eingenommen (Name, Dosierung, von/bis Datum)?
What kind of anti-epileptic drugs have been taken in the past (name, dose, date: from-to)?
Quel genre de médicaments anti-épileptiques ont déjà été pris (nom, dose, date: à - de)?

1.	mg	-
2.	mg	-
3.	mg	-
4.	mg	-
5.	mg	-
6.	mg	-

Seite 5

Behandelnder Arzt / *Doctor responsible* / Médicin traitant:
Name, Anschrift, Telefon (mit Vorwahl):
name, address, telephone (incl. area code):
nom, adresse, téléphone (avec préfixe):

Dieser Ausweis wurde ausgestellt am:
date of issue :/ délivré:

Unterschrift des Arztes / *Signature of doctor* / *Signature du docteur*

Im Notfall bitte folgende Person(en) benachrichtigen (Name, Anschrift, Telefonnummer):
In case of emergency please inform (name, address, tel. no.):
En cas d'urgence prière d'avertir (nom, adresse, n° tel):

Seite 6

Andere wichtige gesundheitliche Probleme und Erkrankungen (Allergien, Medikamentenunverträglichkeiten, etc.):
Other important health problems and diseases (allergies, drug intolerance, etc.):
Autres problèmes importants de santé et autres maladies (allergies, intolérances médicamenteuses):

Bisher war bei meinen früheren Anfällen notwendig:
Previous seizure neccessitated the following:
Jusqu'à présent en cas de crise il fallait faire ce qui suit:

	Ja *Yes* / qui	**Nein** *No* / non
• **stabile Seitenlage** *Lateral positioning* / position latérale	☐	☐
• **Medikamentöse Benzodiazepingabe** *Administration of Benzodiazepine* / administration de benzodiazepine	☐	☐
• **Intubation** *Intubation* / intubation	☐	☐
• **Blutzuckerkontrolle** *Blood-sugar check* / contrôle du taux de glycémie	☐	☐

Seite 7

Diese Person hat folgende Epilepsie:
This person has the following type of epilepsy:
Cette personne est atteint d'epilepsie de la manière suivante:

1. **idiopathische** ☐ *idiopathic* idiopathique — **kryptogene** ☐ *cryptogenic* cryptogénique
   symptomatische ☐ *symptomatic* symptomatique — **Epilepsie** *epilepsy* épilepsie
2. **fokal** / *focal* / focal ☐
   generalisiert / *generalised* / généralisé ☐
   unklassifizierbar / *not classifiable* / non classifié ☐
   spezielle Syndrome / *special syndromes* / syndromes particuliers ☐
3. **Kurzbeschreibung der vorliegenden Epilepsie:**
   Brief description of the type of epilepsy involved:
   brève déscription du genre d'épilepsie:

Seite 8

Erste Hilfe beim epileptischen Anfall für den Laienhelfer!
First Aid for Laymen in case of a seizure!
Premiers secours en cas de crise d'épilepsie!

- **Ruhe bewahren / nicht überstürzt handeln**
  Stay calm / do not act hastily
  Garder son calme / Ne pas agir à la hâte
- **Gegenstände die eine Gefahr bedeuten entfernen**
  Remove objects that could be dangerous
  Eloigner tous les objecs pouvant être dangereux
- **stabile Seitenlage / freie Atemwege**
  Lateral position / clear airways
  Mettre la personne en position latérale / Libérer les voies respiratoires

Ein einzelner Anfall ist in der Regel nicht gefährlich!
Er hört meist von selbst auf. Wenn er länger als 5 Minuten dauert, den Arzt rufen.

A single seizure is usually not dangerous!
It will normally cease of ist own accord.
If it lasts for more than 5 minutes, call a doctor.

Une crise isolée n'est pas dangereuse!
Généralement elle s'arrête d'elle-même.
Si elle dure plus de 5 minutes, appeler le médecin.

Installationshinweise zur beiliegenden CD-ROM

1 Systemvoraussetzungen

- Windows 95/98/NT 4.0
- Pentium-Prozessor (mind. 100 MHz), mind. 32 MB RAM
- 8 MB freier Speicherplatz auf der Festplatte
- Bildschirmauflösung mind. 800 × 600, 65 000 Farben (Hi Color)
- Systemeinstellung „small fonts" bzw. „kleine Schriftarten"
- Audio

2 Installation

- Legen Sie die CD-ROM in Ihr CD-ROM-Laufwerk ein.
- Beenden Sie alle anderen Windows-Programme.
- Wählen Sie über den Start-Button der Task-Leiste (Menü-Leiste von Windows am unteren Bildschirmrand) den Menüpunkt „Ausführen ...".
- Geben Sie ein „D:\setup.exe" (ersetzen Sie „D:\" ggf. durch den Laufwerksbuchstaben Ihres CD-ROM-Laufwerks).
- Folgen Sie den Anweisungen des Installationsprogramms.

3 Start des Programms

- Legen Sie die CD-ROM in das CD-Laufwerk Ihres PC ein.
- Wählen Sie über den Start-Button der Menüleiste den Menüpunkt „Programme/Stefan EEG CD-ROM/EEG-Fälle" aus.
- Das Programm prüft nun, ob
  - die CD-ROM eingelegt ist,
  - die Bildschirmauflösung mind. 800 × 600 beträgt,
  - mind. 65 000 Farben eingestellt sind,
  - und ob Audio auf dem System verfügbar ist.
- Die Taste „Bedienungshinweise" zeigt eine kurze Bedienungsanleitung an.

4 Deinstallation

- Wählen Sie über den Start-Button der Menüleiste den Menüpunkt „Einstellungen/Systemsteuerung" aus.
- Wählen Sie den Eintrag „Software" aus.
- Markieren Sie in der Liste den Eintrag „EEG-Fälle" und drücken dann auf „Hinzufügen/Entfernen".
- Anschließend wird das Programm von Ihrer Festplatte gelöscht.